Praxisbuch neurologische Pharmakotherapie

EBOOK INSIDE

Die Zugangsinformationen zum eBook inside finden Sie
am Ende des Buchs.

Frank Block

Hrsg.

Praxisbuch neurologische Pharmakotherapie

3., überarbeitete Auflage

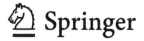 Springer

Herausgeber
Frank Block
HELIOS Klinikum Schwerin Neurologische
Klinik
Schwerin
Deutschland

ISBN 978-3-662-55837-9   ISBN 978-3-662-55838-6 (eBook)
https://doi.org/10.1007/978-3-662-55838-6

Die Deutsche Nationalbibliothek verzeichnet diese Publikation in der Deutschen Nationalbibliografie;
detaillierte bibliografische Daten sind im Internet über http://dnb.d-nb.de abrufbar.

Planung: Dr. Christine Lerche
Umschlaggestaltung: deblik Berlin
Fotonachweis Umschlag: © BestForYou / stock.adobe.com

Springer ist ein Imprint der eingetragenen Gesellschaft Springer-Verlag GmbH, DE und ist ein Teil von
Springer Nature.
Die Anschrift der Gesellschaft ist: Heidelberger Platz 3, 14197 Berlin, Germany

Vorwort

Nach 2008 und 2013 erscheint nun die 3. Auflage dieses Buches. Der Fortschritt in der Neuropharmakologie geht ungebremst weiter. Besonders im Bereich Schlaganfall, multiple Sklerose und Parkinson gab es relevante neue Entwicklungen und Zulassungen neuer Medikamente. Vor diesem Hintergrund erscheint mir eine Aktualisierung des Buches notwendig. Der demografische Wandel bedeutet, dass immer mehr alte Menschen behandlungsbedürftige Erkrankungen erleiden. Neben der Polypharmazie, die häufig bei alten Menschen vorhanden ist, können sich die klinische Präsentation, die Zulassungskriterien, die Pharmakokinetik und die Nebenwirkungen anders als bei jüngeren Menschen darstellen. Deshalb wurde bei allen Kapiteln, in denen es sinnvoll erschien, ein Unterkapitel „Therapie im Alter" ergänzt.

Das vorliegende Buch soll eine schnelle Orientierungshilfe bieten, um im klinischen Alltag pharmakologisch-therapeutische Entscheidungen zu fällen. Es ist untergliedert nach Symptomen bzw. Erkrankungen, die am Anfang eines jeden Kapitels kurz dargestellt werden. Nachfolgend werden die Behandlungsmöglichkeiten erläutert, wobei auch auf nicht-pharmakologische Therapien eingegangen wird. Auf den Off-label-Gebrauch und auf Stellungnahmen des Gemeinsamen Bundesausschusses (G-BA) wurde in allen Kapiteln hingewiesen. Am Ende eines jeden Kapitels werden die einzelnen Medikamente hinsichtlich Pharmakologie, Dosierung, Nebenwirkungen, Kontraindikationen und Interaktionen beschrieben. Abschließend erfolgt eine Bewertung, in die neben der Datenlage der evidenzbasierten Medizin auch die persönlichen Erfahrungen und Einschätzungen der Autoren eingehen. Da es nicht ausbleiben konnte, dass Medikamente in mehreren Kapiteln auftauchen, wurde, um den Umfang des Buches zu begrenzen, entschieden, sie jeweils nur in einem Kapitel ausführlich darzustellen. Handelsnamen, Dosierung und Bewertung sind in jedem Kapitel vorhanden und es wird auf die ausführliche Darstellung verwiesen.

Ich danke den Koautoren für die kompetente Erarbeitung der jeweiligen Kapitel. Zudem bedanke ich mich bei Frau Claudia Bauer, der Projektmanagerin des Springer-Verlages, und bei Frau Dr. Christine Lerche, Senior Editor in der Programmplanung, für die kompetente Umsetzung, ständige Betreuung und für das in mich gesetzte Vertrauen.

Frank Block
Schwerin, im Winter 2018

Inhaltsverzeichnis

1   **Schmerz** 1
Frank Block
1.1   Einleitung 2
1.2   Erkrankungen 2
1.3   Nichtmedikamentöse Verfahren 11
1.4   Therapie im Alter 14
1.5   Präparate 15

2   **Schwindel** 49
Manuel Dafotakis
2.1   Einleitung 50
2.2   Mögliche Ätiologien des „Symptoms" Schwindel 50
2.3   Allgemeine Therapieprinzipien 51
2.4   Erkrankungen 52
2.5   Therapie im Alter 59
2.6   Präparate 60

3   **Epilepsie** 69
Frank Block
3.1   Einleitung 70
3.2   Therapie im Überblick 71
3.3   Status epilepticus 74
3.4   Therapie im Alter 78
3.5   Präparate 79

4   **Schlafstörungen** 99
Johannes Schiefer und Rudolf Töpper
4.1   Einleitung 100
4.2   Restless-legs-Syndrom 100
4.3   Narkolepsie 103
4.4   REM-Schlaf-Verhaltensstörung (Schenck-Syndrom) 105
4.5   Insomnien 106
4.6   Substanzklassen 109
4.7   Therapie im Alter 113
4.8   Präparate 114

5   **Demenz** 137
Frank Block
5.1   Einleitung 138
5.2   Allgemeine Aspekte der Behandlung von Demenzkranken 138
5.3   Alzheimer-Demenz 138
5.4   Frontotemporale Demenzen 140
5.5   Lewy-Körperchen-Demenz 140

5.6	Demenz beim primären Parkinson-Syndrom	141
5.7	Vaskuläre Demenz	141
5.8	Präparate	142

6   Bewegungsstörungen ... 153
Michael Schwarz

6.1	Parkinson	154
6.2	Tremor	161
6.3	Dystonie	163
6.4	Präparate	166

7   Spastik ... 239
Michael Schwarz

7.1	Einleitung	240
7.2	Wirkmechanismen	240
7.3	Allgemeine Therapieprinzipien	242
7.4	Präparate	243

8   Zerebrale Ischämie ... 261
Frank Block

8.1	Einleitung	262
8.2	Allgemeine Therapieprinzipien	262
8.3	Akuttherapie	262
8.4	Sekundärprophylaxe	266
8.5	Therapie im Alter	269
8.6	Präparate	270

9   Infektionen ... 295
Frank Block

9.1	Einleitung	296
9.2	Bakterielle Meningitis	296
9.3	Tuberkulöse Meningitis	300
9.4	Neuroborreliose	301
9.5	Neurosyphilis	302
9.6	Hirnabszess	303
9.7	Virale Meningitis	305
9.8	Herpes-simplex-Enzephalitis	305
9.9	HIV	306
9.10	Therapie im Alter	308
9.11	Präparate	308

10   Immunvermittelte ZNS-Erkrankungen ... 343
Jürgen H. Faiss

10.1	Einleitung	344
10.2	Multiple Sklerose	344
10.3	Neuromyelitis optica Spektrum Erkrankung (NMOSD)	359

10.4   Akute disseminierte Enzephalomyelitis (ADEM)   361
10.5   Vaskulitiden   361
10.6   Antikörpervermittelte Enzephalitiden   366
10.7   Präparate   368

11   Hirntumore   407
        Jörg Gabriel und Frank Block
11.1   Einleitung   408
11.2   Tumorarten   408
11.3   Therapie   410
11.4   Therapie im Alter   411
11.5   Präparate   411

12   Muskel-Nerv-Erkrankungen   419
        Frank Block
12.1   Einleitung   420
12.2   Entzündliche (immunvermittelte) Polyneuropathien   420
12.3   Vaskulitische Neuropathien   424
12.4   Post-Polio-Syndrom   424
12.5   Motoneuronerkrankung   425
12.6   Myasthenia gravis   426
12.7   Lambert-Eaton-Syndrom   429
12.8   Entzündliche (immunogene) Muskelerkrankungen   430
12.9   Polymyalgia rheumatica   432
12.10   Therapie im Alter   433
12.11   Präparate   433

13   Neurologische Erkrankungen in der Schwangerschaft   449
        Frank Block
13.1   Einleitung   450
13.2   Präexistente neurologische Erkrankungen in der Schwangerschaft   450
13.3   Neurologische Erkrankungen mit erhöhter Inzidenz in der
        Schwangerschaft   455
13.4   Schwangerschaftsspezifische Erkrankungen mit neurologischen
        Symptomen   459
13.5   Präparate   461

        Serviceteil   463
        Pharmakaverzeichnis   464
        Stichwortverzeichnis   467

Autorenverzeichnis

Prof. Dr. med. Frank Block
Neurologische Klinik
Helios-Kliniken Schwerin
Wismarsche Str. 393-397
19049 Schwerin

Priv.-Doz. Dr. med. Manuel Dafotakis
Neurologische Klinik
UK Aachen
Pauwelsstr. 30
52057 Aachen

Dr. med. Jörg Gabriel
Neurologische Klinik
Helios-Kliniken Schwerin
Wismarsche Str. 393-397
19049 Schwerin

Prof. Dr. med. Jürgen Faiss
Klinik für Neurologie und Neurophysiologie
Landesklinik Teupitz
Buchholzer Str. 21
15755 Teupitz

Priv.-Doz. Dr. med. Johannes Schiefer
Neurologische Klinik
UK Aachen
Pauwelsstr. 30
52057 Aachen

Prof. Dr. med. Michael Schwarz
Neurologische Klinik
Klinikum Dortmund
Beurhausstr. 40
44137 Dortmund

Prof. Dr. med. Rudolf Töpper
Neurologische Klinik
Allgemeines Krankenhaus Harburg
Eißendorfer Pferdeweg 52
21075 Hamburg

Schmerz

Frank Block

1.1   Einleitung – 2

1.2   Erkrankungen – 2
1.2.1   Migräne – 2
1.2.2   Spannungskopfschmerz – 4
1.2.3   Clusterkopfschmerz – 5
1.2.4   Paroxysmale Hemikranie – 6
1.2.5   Kopfschmerz bei Medikamentenübergebrauch – 6
1.2.6   Neuropathischer Schmerz – 8
1.2.7   Trigeminusneuralgie – 9
1.2.8   Rückenschmerzen – 10

1.3   Nichtmedikamentöse Verfahren – 11
1.3.1   Verhaltensmedizinische Verfahren – 11
1.3.2   Technische oder invasive Verfahren – 13

1.4   Therapie im Alter – 14

1.5   Präparate – 15

© Springer-Verlag GmbH Deutschland, ein Teil von Springer Nature 2018
F. Block (Hrsg.), *Praxisbuch neurologische Pharmakotherapie*,
https://doi.org/10.1007/978-3-662-55838-6_1

1.1   Einleitung

Schmerz ist eines der häufigsten Symptome in der Medizin überhaupt. In vielen Fällen ist der Schmerz ein Zeichen dafür, dass ein Organ erkrankt ist (Fraktur, Blutung, Entzündung etc.), und er hat somit Warnfunktion. Der Schmerz kann aber auch Ausdruck einer Erkrankung sein, der keinerlei Organschäden zugrunde liegen. Schmerz ist eine subjektive Erfahrung des einzelnen Menschen, weshalb sowohl in der Diagnostik als auch in der Therapie somatische und psychische Komponenten berücksichtigt werden müssen.

Kopfschmerzen, neuropathische Schmerzen und Rückenschmerzen sind die Schmerzsyndrome, die täglich von Neurologen behandelt werden. Hinsichtlich der Kopfschmerzen wird in den Ausführungen nur Bezug auf die primären Kopfschmerzen genommen, da bei den symptomatischen Formen das Schwergewicht auf der Behandlung der Ursache liegt. Die neuropathischen Schmerzen werden aufgrund etwas unterschiedlicher Therapieansätze in neuropathische Schmerzen im Allgemeinen und in die Trigeminusneuralgie unterteilt. Aufgrund des unterschiedlichen Therapieansatzes wird bei den Rückenschmerzen zwischen akuten und chronischen Rückenschmerzen unterschieden.

1.2   Erkrankungen

1.2.1 Migräne

Die Migräne ohne Aura ist gekennzeichnet durch meist einseitige, pulsierend-pochende Kopfschmerzen, die von Übelkeit, Erbrechen, Licht- und Lärmempfindlichkeit begleitet sein können. Die Dauer einer solchen Attacke liegt meist zwischen 4 und 72 h. Körperliche Aktivität verstärkt den Schmerz. Deshalb und wegen der vegetativen Begleitsymptome ziehen sich die Betroffenen während der Attacke in ruhige und abgedunkelte Räume zurück. Bei der Migräne mit Aura treten oft vor den Kopfschmerzen neurologische Reiz- und Ausfallsymptome auf, die sich

◘ Tab. 1.1 Analgetika zur Akuttherapie der Migräneattacke

Substanz	Dosis	Applikationsart
Azetylsalizylsäure	1000 mg	Oral, i.v.
Ibuprofen	200–600 mg	Oral, rektal
Naproxen	500–1000 mg	Oral, rektal
Diclofenac	50–100 mg	Oral, rektal
Paracetamol	1000 mg	Oral, rektal

in den meisten Fällen innerhalb von 15–30 min zurückbilden. Nicht selten lassen sich Triggerfaktoren eruieren, hierunter ist vor allem der Östrogenabfall bei der Regelblutung zu nennen. Bestimmte Nahrungsmittel, Stress und Wetterwechsel werden ebenfalls oft ins Feld geführt, auch wenn diese als Triggerfaktoren nicht so gut abgesichert sind. Die Therapie der Migräne unterteilt sich in Akuttherapie und Prophylaxe.

▪ Akuttherapie

Für die Akuttherapie stehen ASS und NSAR zur Verfügung (◘ Tab. 1.1), für deren Wirksamkeit eine ausreichende Dosierung entscheidend ist. Die klinische Erfahrung zeigt, dass Metamizol (1000 mg oral oder rektal) ebenfalls wirksam ist, was allerdings nicht durch klinische Studien belegt ist. Stärker ausgeprägte vegetative Begleitsymptome können die Akuttherapie erschweren, zumal die Analgetika anders als die zentral wirksamen Triptane dagegen nicht wirken.

Bei Übelkeit bzw. Erbrechen sollte vor der Analgetikagabe eine Behandlung mit Metoclopramid (10–20 mg oral oder rektal, 10 mg i.v., i.m. oder s.c.) oder Domperidon (20–30 mg oral) erfolgen, um diese zu lindern, aber auch, um die Magen-Darm-Motilität anzuregen und somit die Resorption des Schmerzmittels zu verbessern.

Die meisten Analgetika können auch als Suppositorium verabreicht werden, um somit die Magen-Darm-Passage zu umgehen.

Bei fehlendem Ansprechen auf diese Medikamente kann auf die sog. Triptane zurückgegriffen werden (◘ Tab. 1.2), die spezifisch zur

◨ **Tab. 1.2** Triptane zur Akuttherapie der Migräne

Substanz	Dosis	Applikationsart	Ansprechrate nach 2 h	Wiederkehrkopfschmerzrate
Sumatriptan	50–100 mg	Oral	59% (100 mg)	32%
	25 mg	Rektal		
	10–20 mg	Nasenspray		
	6 mg	s.c.		45%
Zolmitriptan	2,5–5 mg	Oral	60–63% (5 mg)	32%
	5 mg	Nasenspray		
Naratriptan	2,5 mg	Oral	48–52% (2,5 mg)	20%
Rizatriptan	10 mg	Oral	67–77% (10 mg)	40%
Almotriptan	12,5 mg	Oral	60–62% (12,5 mg)	23%
Eletriptan	40–80 mg	Oral	59–77% (80 mg)	24%
Frovatriptan	2,5 mg	Oral	37–46% (2,5 mg)	25%

Behandlung von Migräneattacken entwickelt wurden. Es gibt einige spezielle Probleme mit den Triptanen, die im Umgang mit ihnen beachtet werden sollten:

- Um ein gutes Ansprechen zu erreichen, sollte das Triptan möglichst früh bei Migräne ohne Aura genommen werden. Bei Migräne mit Aura sollte es erst nach Abklingen der Aura verabreicht werden.
- Kann durch ein Triptan keine relevante Linderung erzielt werden, so ist ein Wechsel auf ein anderes Triptan durchaus lohnend.
- Aufgrund der eher kurzen Wirkdauer kann es nach gutem Ansprechen zu einem Wiederauftreten der Kopfschmerzen kommen, dem mit einer weiteren Dosis begegnet werden kann.
- Viel schneller als die herkömmlichen Schmerzmittel können Triptane einen Kopfschmerz durch Medikamentenübergebrauch hervorrufen. Deshalb sollten sie an nicht mehr als 10 Tagen im Monat eingesetzt werden.

Bei zu geringem Ansprechen kann ein Triptan mit einem NSAR kombiniert werden, um die Wirksamkeit zu verbessern. Die früher viel häufiger eingesetzten Ergotamine haben deutlich an Bedeutung in der Akuttherapie verloren, was hauptsächlich auf deren Nebenwirkungen zurückzuführen ist. Einzige Indikation sind schwere und langanhaltende Migräneattacken, die mit Analgetika und Triptanen nicht adäquat behandelt werden können. Akute und hinsichtlich der Intensität schwere Migräneattacken führen die betroffenen Patienten gelegentlich zum ärztlichen Notdienst, wo ihnen mittels Sumatriptan 6 mg s.c. oder ASS 1 g i.v. geholfen werden kann. Ebenfalls wirksam ist Valproat (Off-label-Gebrauch), welches in einer Dosis von 300–1200 mg intravenös verabreicht wird. Ein Migränestatus, eine Migräneattacke mit einer Dauer von mehr als 72 h, kann durch Kortison 250 mg i.v. durchbrochen werden.

■ **Prophylaxe**
Die Prophylaxe soll die Häufigkeit, Schwere und Dauer der Migräneattacken reduzieren. Dazu ist es notwendig, die Maßnahmen regelmäßig und langfristig anzuwenden. Wichtig ist es, ein realistisches Therapieziel darzustellen. Eine Reduktion von ungefähr 50% ist mit den Möglichkeiten der Prophylaxe erreichbar. Um zu überprüfen, ob dieses Ziel erreicht wird, sollte der Patient einen Kopfschmerzkalender führen. Die Indikation zu einer Prophylaxe ergibt sich bei einer Attackenhäufigkeit und -stärke, die

einen Leidensdruck und eine Einschränkung der Lebensqualität bedeutet:

- 3 und mehr Migräneattacken pro Monat,
- Migräneattacken, die regelmäßig länger als 72 h anhalten,
- Migräneattacken, die nicht gut auf die Akuttherapie ansprechen oder bei denen die Akuttherapie nicht zu tolerierende Nebenwirkungen verursacht,
- Patienten mit Risiko für Kopfschmerz bei Medikamentenübergebrauch,
- bei beruflicher oder sozialer Beeinträchtigung.

Zur Prophylaxe stehen sowohl nichtmedikamentöse Verfahren als auch Medikamente zur Verfügung.

▪▪ Nichtmedikamentöse Verfahren

Bei den nichtmedikamentösen Verfahren haben sich als wirksam erwiesen:

- kognitiv-behaviorales Schmerzbewältigungstraining,
- Ausdauersportarten wie Schwimmen, Joggen, Radfahren,
- progressive Muskelentspannung nach Jacobson,
- Biofeedback,
- multimodale Schmerztherapie.

Für andere Verfahren wie autogenes Training, Yoga, Hypnose oder Meditation gibt es bisher keine Daten, die eine Wirksamkeit belegen.

▪▪ Medikamentöse Prophylaxe

Für die medikamentöse Prophylaxe stehen mehrere Substanzen zur Verfügung, wobei Propranolol, Metoprolol, Topiramat, Flunarizin und Valproat Substanzen der 1. Wahl darstellen und Amitritylin eine Substanz der 2. Wahl ist (▫ Tab. 1.3). Valproat hat keine Zulassung für die Migräneprophylaxe (Off-label-Gebrauch), aber es gibt eine positive Stellungnahme des G-BA hierfür. In 2 neueren Studien konnte eine Wirksamkeit von Candesartan belegt werden (Off-label-Gebrauch). Komorbidität des Patienten und Nebenwirkungsprofil der Substanzen sind weitere Kriterien für die Auswahl. Häufige

▫ **Tab. 1.3** Substanzen zur Migräneprophylaxe

Substanz	Dosis
Propranolol	40–240 mg
Metoprolol	50–200 mg
Topiramat	50–100 mg
Flunarizin	5–10 mg
Valproat (Off-label-Gebrauch)	500–1200 mg
Candesartan (Off-label-Gebrauch)	8–16 mg
Amitriptylin	50–150 mg

Auren lassen sich am besten mit Flunarizin behandeln. Die menstruelle Migräne kann mit einer vorübergehenden Prophylaxe angegangen werden. Dazu kann Naproxen in der Zeit 4 Tage vor bis 3 Tage nach der Periode 2×500 mg pro Tag gegeben werden.

Die chronische Migräne (Migränekopfschmerzen an ≥ 15 Tagen pro Monat) wird prophylaktisch mit Amitriptylin oder Topiramat behandelt. Bei unzureichender Wirkung oder Unverträglichkeit der medikamentösen Prophylaxe kann eine Therapie mit Botulinumtoxin (Botox) erfolgen. Hierzu werden nach einem festem Schema 155 bis 195 Einheiten Botox an 31 bis 39 Injektionsstellen (M. frontalis, M. corrugator, M procerus, M. occipitalis, M. trapezius, zervikale paraspinale Muskulatur) appliziert. Falls erfolgreich, wird die Injektion mit Botulinumtoxin alle 3 Monate wiederholt.

1.2.2 Spannungskopfschmerz

Der Spannungskopfschmerz ist durch meist beidseitige oder holozephale, drückende Kopfschmerzen von leichter bis mittlerer Intensität ohne wesentliche Begleitsymptome gekennzeichnet. Der episodische Spannungskopfschmerz tritt gelegentlich mit einer Dauer von Minuten bis Tagen auf. Ist er an mehr als 15 Tagen im Monat vorhanden, so handelt es sich um einen chronischen Spannungskopfschmerz.

Tab. 1.4 Analgetika zur Behandlung des episodischen Spannungskopfschmerzes

Substanz	Dosis
Azetylsalizylsäure	500–1000 mg
Paracetamol	500–1000 mg
Ibuprofen	200–400 mg
Naproxen	500–1000 mg
Metamizol	500–1000 mg

Tab. 1.5 Substanzen zur Prophylaxe beim Spannungskopfschmerz

Substanz	Dosis
Amitriptylin	25–150 mg
Doxepin (Off-label-Gebrauch)	50–150 mg
Imipramin	30–150 mg
Clomipramin	75–150 mg
Mirtazapin (Off-label-Gebrauch)	15–30 mg
Valproat (Off-label-Gebrauch)	500–1500 mg
Fluoxetin (Off-label-Gebrauch)	20–40 mg
Sulpirid (Off-label-Gebrauch)	200–400 mg
Tizanidin (Off-label-Gebrauch)	4–16 mg

■ **Therapie**

Zur Behandlung des episodischen Spannungskopfschmerzes eignen sich Analgetika (Tab. 1.4). Aufgrund des Risikos, einen Kopfschmerz bei Medikamentenübergebrauch zu entwickeln, sollte die Akuttherapie nicht häufiger als an 10 Tagen im Monat erfolgen.

Wenn die Bedingungen für einen chronischen Spannungskopfschmerz erfüllt sind, so besteht die Indikation zu einer Prophylaxe. Zudem sollte sie in Erwägung gezogen werden, wenn ein erhöhtes Risiko für einen Kopfschmerz bei Medikamentenübergebrauch besteht. Ähnlich wie bei der Migräne sind nichtmedikamentöse Verfahren wie Entspannungsübungen nach Jacobson, Ausdauertraining, Manualtherapie oder Stressbewältigungstraining wirksam. Für die medikamentöse Behandlung steht eine ganze Reihe von Substanzen zur Verfügung (Tab. 1.5), wobei die trizyklischen Antidepressiva Amitriptylin, Doxepin, Imipramin und Clomipramin Mittel der ersten Wahl sind. Mirtazapin, Valproat, Fluoxetin, Sulpirid und Tizanidin stellen Mittel der zweiten Wahl dar. Die Kombination eines Antidepressivums mit einem Stressbewältigungstraining ist den Effekten der Einzeltherapie überlegen, sodass die Kombination grundsätzlich in Erwägung zu ziehen ist.

1.2.3 Clusterkopfschmerz

Attackenartig auftretende, streng einseitige Kopfschmerzen von starker bis stärkster Intensität, deren Schwerpunkt retro-orbital liegt, sind das wesentliche Kennzeichen des Clusterkopfschmerzes. Dieser wird obligat von autonomen Symptomen (Lakrimation, konjunktivale Injektion, Rhinorrhö, nasale Kongestion, Lidschwellung) ipsilateral zum Schmerz begleitet. Während der Attacken, die zwischen 15 und 180 Minuten dauern, laufen die Patienten umher. Die häufigere episodische Form ist durch Phasen mit Attacken gekennzeichnet, die einige Wochen bis Monate dauern und von symptomfreien Intervallen (Monate bis Jahre) unterbrochen sind. Ein chronischer Clusterkopfschmerz liegt vor, wenn die Cluster-Periode ein Jahr ohne spontane Remission anhält oder die Remissionsphasen kürzer als 4 Wochen sind.

■ **Therapie**
■■ **Akuttherapie**

Zur Akuttherapie stehen neben systemisch verabreichbaren Medikamenten die Sauerstoffinhalation und die intranasale Applikation von Lidocain zur Verfügung. Diese beiden Verfahren sollten bei jedem Patienten ausprobiert werden, da sie im Falle der Wirksamkeit keine systemischen Nebenwirkungen aufweisen. Die parenterale Gabe von Triptanen ist sicherlich die wirksamste Form der Attackenkupierung.

Die Therapie im Überblick:
- Inhalation von Sauerstoff (100%) über Gesichtsmaske (7–15 l/min über 15–20 min),
- intranasale Applikation von Lidocain 4%,
- Sumatriptan 6 mg s.c., bei langen Attacken Sumatriptan Nasenspray 20 mg,
- Zolmitriptan Nasenspray.

▪▪ Prophylaxe

Im Bereich der Prophylaxe ist bei dem episodischen Clusterkopfschmerz empfehlenswert, die Episode mit Kortison zu durchbrechen, wobei diese Therapie zeitlich begrenzt werden sollte (maximal 14 Tage). Ansonsten ist Verapamil das wirksamste Mittel bei der Prophylaxe. Es kann in Abhängigkeit vom Therapieerfolg bis auf recht hohe Dosen (> 720 mg/Tag) titriert werden, dieses allerdings nur unter kardialer Kontrolle.

Die Prophylaxe im Überblick:
- Prednisolon initial 100–250 mg über 2–5 Tage, dann ausschleichen,
- Verapamil 3- bis 4-mal 80 mg, ggf. auch höher (Off-label-Gebrauch),
- Lithium 600–1500 mg/Tag (Serumspiegel 0,4–0,8 mmol/l),
- Topiramat 100–200 mg/Tag (Off-label-Gebrauch).

▪▪ Operative Verfahren

Wenn alle diese medikamentösen Maßnahmen versagen, sind operative Verfahren zu erwägen. Für diese gibt es bisher nur Einzelfallbeschreibungen und keine durch kontrollierte Studien belegten Daten. Gelegentlich kann die Blockade des N. occipitalis major ausreichend sein, weshalb sie unbedingt vor den invasiveren Eingriffen erfolgen sollte. Applikation von Glyzerol oder Lokalanästhetika in das Ganglion Gasseri, Hochfrequenz-Rhizotomie oder fokale Bestrahlung mittels Gamma-Knife des Ganglion Gasseri sind mögliche Therapieansätze. Für die tiefe Hirnstimulation mit Platzierung der Elektroden in den posterioren, inferioren Hypothalamus gibt es erste positive Erfahrungen, die auch über einen Zeitverlauf von mehreren Jahren nachweisbar sind. Eine andere Methode der Neurostimulation, die weniger invasiv ist, ist die chronische, bilaterale Stimulation des N. occipitalis major. Dadurch kann die Häufigkeit und die Intensität der Attacken verringert werden.

1.2.4 Paroxysmale Hemikranie

Die paroxysmale Hemikranie ist durch streng einseitige, stechende Schmerzen von heftiger Intensität gekennzeichnet. Der Schmerz wird orbitofrontal oder frontotemporal lokalisiert und kann ähnlich wie beim Clusterkopfschmerz von autonomen Symptomen (Lakrimation, konjunktivale Injektion, Rhinorrhö, nasale Kongestion, Lidschwellung) ipsilateral zum Schmerz begleitet werden. Die Attackendauer liegt im Bereich von 2 bis 45 Minuten und es treten ca. 10 Attacken pro Tag auf. Das sichere Ansprechen auf Indomethacin ist auch als diagnostisches Kriterium zu werten.

▪ Therapie

Die Behandlung mit Indometacin ist Akuttherapie und Prophylaxe zugleich. Man fängt mit 3×25 mg pro Tag an und steigert, je nach Effekt und Verträglichkeit, auf 3×75 mg. Es sollte begleitend ein Magenschutz mit z. B. einem Protonenpumpenhemmer erfolgen. Andere NSAR (Naproxen, Diclofenac) können alternativ bei Unverträglichkeit von Indomethacin eingesetzt werden. Allerdings ist die Ansprechrate mit maximal 50% deutlich geringer. Zudem bewirken diese Substanzen oft nur eine partielle Linderung.

1.2.5 Kopfschmerz bei Medikamentenübergebrauch

Nach der neuen Klassifikation der Internationalen Kopfschmerzgesellschaft kann ein Kopfschmerz bei Medikamentenübergebrauch diagnostiziert werden, wenn die folgenden Kriterien erfüllt sind:
a. Vorhandensein eines Kopfschmerzes an 15 oder mehr Tagen pro Monat, die die Kriterien c und d erfüllen.

b. Regelmäßiger Übergebrauch von Medikamenten zur Behandlung von Kopfschmerzen für mehr als 3 Monate.

c. Der Kopfschmerz hat sich während des Medikamentenübergebrauchs entwickelt oder deutlich verschlechtert.

d. Innerhalb von 2 Monaten nach Absetzen der Medikamente verschwindet der Kopfschmerz oder kehrt zu seinem früheren Auftretensmuster zurück.

Hinsichtlich der Einnahmefrequenz gibt es zwischen den Substanzgruppen Unterschiede: Bei Ergotaminen, Triptanen und Opiaten wird eine Einnahme an 10 oder mehr Tagen pro Monat über einen Zeitraum von mindestens 3 Monaten zugrunde gelegt, bei den klassischen Analgetika sind es 15 oder mehr Tage pro Monat über einen Zeitraum von mindestens 3 Monaten.

Die Prävalenz des Kopfschmerzes bei Medikamentenübergebrauch ist mit 1% beziffert. Es hat sich gezeigt, dass Migräne bei 65% und Spannungskopfschmerz bei 27% die primären Kopfschmerzen waren, auf deren Boden sich zusammen mit dem regelmäßigen Schmerzmittelgebrauch die Kopfschmerzen bei Medikamentenübergebrauch entwickeln. Die Kopfschmerzen bei Medikamentenübergebrauch können sich auch bei Kopfschmerzen nach Schädel-Hirn-Trauma oder HWS-Schleudertrauma entwickeln. Interessanterweise führen andere Indikationen für häufigen Schmerzmittelgebrauch, wie z. B. rheumatische Erkrankungen oder Rückenschmerzen, so gut wie nie zu Kopfschmerzen bei Medikamentenübergebrauch. Frauen sind 3- bis 5-mal häufiger von Kopfschmerzen bei Medikamentenübergebrauch betroffen als Männer. Die Kopfschmerzen bei Medikamentenübergebrauch, die sich unter Analgetika oder Ergotaminen entwickeln, sind ein chronischer, holozephaler, diffuser und dumpfer Kopfschmerz ohne wesentliche Begleitsymptome. Triptane hingegen führen zu migräneartigen Kopfschmerzen. Zudem ist eher eine Zunahme der Attackenfrequenz der Migräne zu beobachten als tägliche Kopfschmerzen. Neben diesen klinischen Unterschieden zwischen den einzelnen

◻ Tab. 1.6 Mittlere Dauer und monatliche Einnahmefrequenz für Kopfschmerz bei Medikamentenübergebrauch

Substanzgruppe	Mittlere Dauer der Einnahme (Jahre)	Mittlere monatliche Frequenz der Einnahme
Analgetika	5,2	74
Ergotamine	2,7	37
Opiate	2,2	108
Triptane	1,7	19

Substanzgruppen lassen sich auch pharmakologische Unterschiede herausarbeiten. So ist die für die Triptane durchschnittliche Dauer der Einnahme kürzer und die monatliche Einnahmefrequenz niedriger als für Ergotamine oder Analgetika (◻ Tab. 1.6).

- **Therapie**

Erster wichtiger Schritt in der Behandlung des Kopfschmerzes bei Medikamentenübergebrauch ist die Aufklärung des Patienten über den Zusammenhang zwischen Medikamenteneinnahme und Kopfschmerz. Darauf aufbauend sollte der Patient zu einer Entzugsbehandlung motiviert werden. Der Entzug der Triptane geht recht schnell und ohne wesentliche Entzugssymptome vonstatten. Bei Ergotaminpräparaten und analgetischen Mischpräparaten entwickeln sich Entzugssymptome wie Übelkeit, Erbrechen, Hypotension und Tachykardie. Die Entzugserscheinungen sind durch Kortison (Prednison 100 mg oral über 5 Tage) gut beherrschbar. Bei Mischpräparaten, die Kodein enthalten, und bei Patienten, die zusätzlich Tranquilizer einnehmen, ist der Entzug schwieriger und langwieriger und bedarf oft einer stationären Behandlung. Um die Compliance zu verbessern, ist oft eine verhaltenstherapeutische Begleittherapie und ggf. eine Aufklärung und Miteinbeziehung der Lebenspartner notwendig und sinnvoll. Nach dem Medikamentenentzug auftretende Kopfschmerzen sind hinsichtlich ihrer Art zu klassifizieren und sollten entsprechend prophylaktisch behandelt werden, um dem erneuten Auftreten eines Kopfschmerzes bei Medikamentenübergebrauch vorzubeugen.

1.2.6 Neuropathischer Schmerz

Neuropathische Schmerzen entwickeln sich nach Verletzungen von peripheren Nerven oder des Zentralnervensystems. Im Bereich der peripheren Nerven sind Polyneuropathien, Neuralgien, Deafferenzierungsschmerzen, Phantomschmerzen, Stumpfschmerzen, postherpetische Neuralgie, sympathische Reflexdystrophie und Engpasssyndrome die wesentlichen und häufigen Ursachen neuropathischer Schmerzen. Bei den Polyneuropathien, die durch viele Erkrankungen bedingt sein können, sind vor allem die diabetische Polyneuropathie und entzündlich bedingte Polyneuropathien zu nennen, die neuropathische Schmerzen verursachen. Von Seiten des ZNS sind Rückenmarksverletzungen und Thalamusläsionen als häufigste Ursachen neuropathischer Schmerzen zu nennen.

Neuropathische Schmerzen sind durch spontan auftretende, brennende oder stechende Schmerzen gekennzeichnet. Zum Teil kommen einschießend attackenartige Schmerzen hinzu. Einige Patienten berichten über eine Zunahme der Schmerzen in den nächtlichen Ruhephasen. Darüber hinaus lassen sich durch nichtschmerzhafte Reize Schmerzen hervorrufen (Allodynie) und schmerzhafte Reize lösen einen intensiveren Schmerz aus (Hyperalgesie).

- **Therapie**
- ■■ **Kausale Behandlung**

Neben der symptomatischen Therapie, auf die unten näher eingegangen wird, ist natürlich die Möglichkeit der kausalen Behandlung zu berücksichtigen. So sollte zum Beispiel bei einem schlecht eingestellten Diabetes mellitus mit schmerzhafter Polyneuropathie eine Optimierung des Blutzuckers erfolgen. Bei einem Guillain-Barré-Syndrom kann durch eine Behandlung mit Immunglobulinen die Entzündung zum Stillstand gebracht werden. Im Gefolge der sich einstellenden Regeneration der Nerven können die mit der Erkrankung verbundenen Schmerzen sistieren. Ein Karpaltunnelsyndrom kann, vor allem bei Versagen der konservativen Therapie, operativ behoben werden und somit können auch die Schmerzen beseitigt werden.

■■ **Symptomatische Behandlung**

Generell ist in der Behandlung neuropathischer Schmerzen zu beachten, dass die Patienten über die Natur der Erkrankung aufgeklärt werden müssen. Im Hinblick auf die Compliance muss den Patienten die Wirkung der einzusetzenden Medikamente erklärt werden.

> Hierbei ist vor allem darauf einzugehen, dass bei vielen Medikamenten der zu erwartende Effekt erst nach einigen Wochen der Behandlung unter einer höheren Dosierung eintritt. Bis zu diesem Zeitpunkt können die Nebenwirkungen das Bild dominieren. Zudem besteht die zu erwartende Wirkung in der Regel in einer Reduktion der Schmerzen um ca. 50–80% und nicht in einer Schmerzfreiheit. Bei der Rückmeldung eines fehlenden Therapieerfolges ist vor dem Umstellen auf ein anderes Medikament zu prüfen, ob die verabreichte Dosierung und die Behandlungsdauer ausreichend waren.

Das Beachten dieser Vorschläge führt über eine bessere Compliance zu einer erhöhten Chance auf einen Therapieerfolg. Entsprechend dem Konzept, dass über periphere oder zentrale Veränderungen das Schmerzgedächtnis aktiviert wird, sollte die Therapie möglichst früh begonnen werden, um einer Chronifizierung der Schmerzen entgegenzuwirken. Auch für die neuropathischen Schmerzen besteht eine Wechselwirkung mit der Psyche, sodass in Ergänzung zur Pharmakotherapie Entspannungsübungen oder verhaltenstherapeutische Verfahren anzuwenden sind.

Es steht eine ganze Reihe von Substanzen zur Behandlung neuropathischer Schmerzen zur Verfügung (◨ Tab. 1.7). Die Entscheidung für eine jeweilige Substanz hängt primär von dem

◧ Tab. 1.7 Substanzen zur Behandlung neuropathischer Schmerzen

Substanz	Dosis
Amitriptylin	25–150 mg
Imipramin	50–200 mg
Duloxetin	60–120 mg
Carbamazepin	400–1200 mg
Gabapentin	1200–3600 mg
Pregabalin	150–600 mg
Lamotrigin (Off-label-Gebrauch)	200–400 mg
Tramadol	200–400 mg
Tilidin/Naloxon	150–600 mg
Oxycodon	20–120 mg

Schmerzcharakter und nicht von der zugrunde liegenden Erkrankung ab. So haben sich die trizyklischen Antidepressiva besonders bei brennenden Schmerzen als recht wirksam erwiesen. Stehen attackenartig einschießende Schmerzen im Vordergrund, so sollte mit einem Antiepileptikum begonnen werden. Sind beide Schmerztypen vorhanden, so sollte mit einem Antidepressivum angefangen werden und bei nicht ausreichendem Effekt kann mit einem Antiepileptikum kombiniert werden. Dabei ist allerdings auf additive Nebenwirkungen wie Sedierung oder kardiale Auswirkungen zu achten. Ein weiterer wichtiger Aspekt in der Auswahl der Substanz sind deren Nebenwirkungen bzw. die Komorbidität des Patienten und die damit im Zusammenhang stehende Medikation. Bei fehlendem Ansprechen auf diese Therapie ist eine Ergänzung mit entweder TENS oder bei sehr umschriebenen Schmerzen mit lokal zu applizierendem Capsaicin oder Lidocain zu erwägen. Im nächsten Schritt sollten erst niederpotente Opioide wie Tramadol und dann stark wirksame Opioide eingesetzt werden. Erst bei Versagen all dieser konservativen Maßnahmen sind invasive Therapien wie Sympathikusblockade oder Rückenmarkstimulation gerechtfertigt.

> Eine Ausnahme stellt die Sympathikusblockade bei der sympathischen Reflexdystrophie dar. Hierbei sollte sie bereits früh erfolgen, um eine Chronifizierung zu verhindern.

1.2.7 Trigeminusneuralgie

Die Trigeminusneuralgie ist charakterisiert durch attackenartig einschießende, stärkste Schmerzen im Versorgungsgebiet eines oder mehrerer Trigeminusäste. Die Attacken dauern meist nur Sekunden lang, jedoch nicht länger als 1–2 min. Die Attacken können spontan auftreten oder sie werden durch sensible Reize im Trigeminusgebiet (Kauen, Sprechen, Rasieren, Luftzug etc.) getriggert.

Bei der idiopathischen Trigeminusneuralgie sind meist die Äste V2 oder V3 allein oder in Kombination betroffen. Zwischen den Attacken herrscht Beschwerdefreiheit und die neurologische Untersuchung ist komplett unauffällig. Die Erkrankung beginnt nach dem 40. Lebensjahr und weist mit zunehmendem Lebensalter eine höhere Inzidenz auf. Die symptomatische Trigeminusneuralgie tritt vor allem bei der MS, bei Raumforderungen und anderen Pathologien im Gebiet des Hirnstammes auf. Bei der symptomatischen Form bestehen zwischen den Attacken weiterhin Beschwerden und es lassen sich regelhaft in der Untersuchung sensible Defizite im Trigeminusgebiet nachweisen.

■ **Therapie**
Um das Auftreten der Attacken zu mindern bzw. deren Intensität zu reduzieren, haben sich vor allem einige Antiepileptika als recht wirksam erwiesen (◧ Tab. 1.8). Aufgrund der langjährigen Erfahrung ist an erster Stelle das Carbamazepin zu nennen. Oxcarbazepin ist wahrscheinlich ebenso gut wirksam, Phenytoin stellt eine weitere Alternative dar. Vorteilhaft ist die Möglichkeit einer intravenösen Schnellaufsättigung, was sich gelegentlich in der Akuttherapie als sehr hilfreich erwiesen hat. Lamotrigin und

⧉ **Tab. 1.8** Substanzen zur Behandlung der Trigeminusneuralgie

Substanz	Dosis
Carbamazepin	600–1200 mg
Gabapentin	900–3600 mg
Phenytoin	300 mg
Oxcarbazepin (Off-label-Gebrauch)	900–1800 mg
Lamotrigin (Off-label-Gebrauch)	200–400 mg
Baclofen (Off-label-Gebrauch)	25–75 mg

Gabapentin sind weitere Antiepileptika, die sich als wirksam in der Therapie der Trigeminusneuralgie erwiesen haben. Das Antispastikum Baclofen ist ebenfalls wirksam. Eine Phase häufiger und starker Attacken kann mit einer Kortisonbehandlung (Prednison, initial 1 mg/kgKG, im Verlauf nach Effekt ausschleichen) durchbrochen werden.

▪▪ **Invasive Therapieoptionen**
Bei Versagen der medikamentösen Behandlung (zu geringer Effekt, Unverträglichkeit) gibt es invasive Therapieoptionen. Perkutane Verfahren am Ganglion Gasseri (temperaturgesteuerte Koagulation, Glyzerinrhizolyse, Ballonkompression) sind destruktive Verfahren mit einer guten vor allem initialen Wirksamkeit. Allerdings treten neben Hypästhesien im Verlauf bei 20–40% Deafferenzierungsschmerzen auf. Die mikrovaskuläre Dekompression nach Janetta hat das Ziel, den pathologischen Gefäß-Nerv-Kontakt zu beheben. In erfahrenen Zentren liegt die initiale Erfolgsrate deutlich über 80%, nach zehn Jahren ist sie mit 67% niedriger. Sowohl die perioperative Mortalität (0,5%) als auch die Morbidität (4–34%) sind zu berücksichtigen. Die fokale Behandlung mit Gamma-Knife zeigt ebenfalls hohe Anfangserfolge (ca. 85%); bisher fehlen aber Langzeiterfahrungen, um die Wirksamkeit der Methode sicher einzustufen.

1.2.8 Rückenschmerzen

Rückenschmerzen sind mit einer Lebenszeitprävalenz von bis zu 80% etwas sehr häufiges. Lokalisation, Begleitsymptome und Dauer sind wichtige Aspekte für die notwendige Diagnostik und die Therapie.

Akute Rückenschmerzen
Der akute Rückenschmerz tritt am häufigsten im Bereich der Lendenwirbelsäule auf, zweithäufigste Lokalisation ist die Halswirbelsäule. Bandscheibenprotrusion oder -prolaps, Arthropathie der kleinen Wirbelgelenke oder des Iliosakralgelenks stellen oft die Ursache dar. Der akute Rückenschmerz ist durch heftige Wirbelsäulenschmerzen mit schmerzhafter Bewegungseinschränkung und Verspannung der paravertebralen Muskulatur und der proximalen Extremitätenmuskulatur gekennzeichnet. Die Rückenschmerzen können von radikulären Symptomen begleitet werden, die im Falle von hochgradigen oder progredienten Paresen oder von Blasenstörungen notfallmäßig eine operative Behandlung notwendig machen.

▪ **Therapie**
Das Therapiekonzept des akuten Rückenschmerzes beinhaltet eine kurze Phase (bis zu 3 Tagen) der Entlastung (Bettruhe, Stufenbett). Die Schmerztherapie erfolgt mit NSAR und Opioiden (⧉ Tab. 1.9). Zudem sollte die

⧉ **Tab. 1.9** Analgetika zur Behandlung akuten Rückenschmerzes

Substanz	Maximale Tages-Dosis
Paracetamol	4×1000 mg
Ibuprofen	3×800 mg
Metamizol	4×1000 mg
Tilidin/Naloxon	150–600 mg
Tramadol	200–400 mg
Oxycodon	20–120 mg

verspannte Muskulatur mit Muskelrelaxanzien (Flupirtin, Methocarbamol, Tolperison) und Wärmebehandlung gelockert werden. Bei den Muskelrelaxanzien ist zu beachten, dass die Therapiedauer auf 2 Wochen zu begrenzen ist und dass die Behandlung mit Tolperison in diesem Kontext eine Off-label-Therapie darstellt. Führt diese Therapie nicht zu einer deutlichen Beschwerdelinderung, ist ein Therapieversuch mit Kortikosteroiden (Decortin 100 mg über 3 Tage, dann über 4 Tage ausschleichen) sinnvoll. Dabei müssen unbedingt die initial eingesetzten NSAR pausiert werden. Ist hierdurch weiterhin kein ausreichender Effekt zu erzielen, kann bei entsprechenden Lokalbefunden eine lokale Infiltration mit einem Kortikosteroid und einem Lokalanästhetikum erfolgen (periradikuläre Therapie, Facetteninfiltration, Infiltration des Iliosakralgelenks). Führen radikuläre Symptome zu neuropathischen Schmerzen, sollten Antikonvulsiva oder Antidepressiva eingesetzt werden. Ist eine deutliche Schmerzreduktion erreicht, sollte umgehend mit aktivierender Physiotherapie begonnen werden. Über eine Kräftigung der Rücken- und Bauchmuskulatur und durch eine Rückenschulung kann das Risiko für Rezidive erheblich verringert werden.

Chronische Rückenschmerzen

Chronische Rückenschmerzen sind dadurch definiert, dass sie an mehr als der Hälfte aller Tage in den letzten 3 Monaten vorhanden waren. Die Beschwerdesymptomatik ist als Resultat eines Chronifizierungsprozesses zu sehen und sie beinhaltet eine Generalisierung der Schmerzen, wechselnde Schmerzlokalisationen und andere körperliche Beschwerden, die nicht adäquat durch somatische Schäden zu erklären sind. Geringe Arbeitszufriedenheit, Stress, sekundärer Krankheitsgewinn, bewegungsarme Lebensweise, Depression, Vermeidungsverhalten, Nikotin- und Alkoholabusus und iatrogene Schmerzchronifizierung sind wesentliche Faktoren, die zur Chronifizierung beitragen. Hinweisen auf eine organische Grunderkrankung (Trauma, Tumorleiden,

chronisches Infektgeschehen, Osteoporose, Inkontinenz, Paresen) muss mit entsprechender Diagnostik nachgegangen werden.

■ **Therapie**
Vor dem Hintergrund der Faktoren, die ein Risiko für die Chronifizierung darstellen, ist es nicht verwunderlich, dass eine unimodale Schmerztherapie nur geringe Erfolgsaussichten hat. Die multimodale Schmerztherapie berücksichtigt diese Faktoren und kann so einer Chronifizierung entgegenwirken und bei einer bereits erfolgten Chronifizierung die Rückenschmerzen effektiver und nachhaltiger reduzieren. Die pharmakologische Therapie erfolgt mit NSAR, Opioiden, Myotonolytika, Antidepressiva und Antikonvulsiva. Eine Opioidverordnung über mehr als 12 Wochen ist nur dann sinnvoll, wenn hierdurch eine wesentliche Schmerzlinderung erzielt werden kann.

1.3   Nichtmedikamentöse Verfahren

1.3.1   Verhaltensmedizinische Verfahren

Da die Psyche sowohl im Schmerzerleben als auch in der Aufrechterhaltung des Schmerzes eine relevante Rolle spielt, sind verhaltensmedizinische Therapieverfahren ein wichtiger Baustein in der Schmerztherapie. Besonders beim chronischen Schmerz wird Lernprozessen eine besondere Bedeutung zugemessen. Dementsprechend werden Verfahren, die ein Umlernen oder eine Veränderung im schmerzauslösenden oder aufrechterhaltenden Verhalten bewirken, häufig und durchaus erfolgreich angewendet. Diesbezüglich sind zu nennen:
- Entspannungstherapie,
- operante Schmerztherapie,
- Biofeedback,
- kognitiv-behaviorale Therapie.

Entspannungstherapie

Schmerz führt als Stressor zu einer generellen Erregung. Hierbei kommt es auch zu einer Erhöhung des Muskeltonus, welche im Sinne eines Circulus vitiosus den Schmerz aufrechterhalten und verstärken kann. Die Entspannungstherapie kann ein Gefühl der Ruhe und Entspannung erzeugen und zudem dem Patienten das Gefühl geben, dass er aktiv etwas gegen seine Schmerzen unternehmen kann. Darüber hinaus wird das Körperempfinden für Verspannung der Muskulatur verbessert und Stresssituationen, die Schmerzen auslösen oder verstärken, können bewusster wahrgenommen werden. Die progressive Muskelentspannung nach Jacobson hat sich bei vielen Schmerzsyndromen als gut wirksam und relativ einfach erlernbar und anwendbar erwiesen. Grundprinzip ist die schrittweise An- und Entspannung verschiedener Muskelgruppen. Ganz wesentlich hierbei ist die Wahrnehmung des Unterschiedes zwischen An- und Entspannung. Zu Anfang wird es für den ganzen Körper 15–20 min dauern und nach viel Übung kann über eine Zusammenfassung von Muskelgruppen der Patient in der Lage sein, innerhalb von Sekunden den ganzen Körper zu entspannen und dieses somit dann auch in Alltagssituationen einzusetzen.

Operante Schmerztherapie

Die operante Schmerztherapie lässt sich auf den Lernmechanismus des operanten Konditionierens zurückführen. Hierzu werden Verfahren eingesetzt, die Veränderungen von Bedingungen hervorrufen, die die Schmerzen aufrechterhalten oder verstärken:

1. Medikamente werden nach einem festen Schema verabreicht.
2. Patienten steigern ihre körperliche Aktivität.
3. Alles Schmerzverhalten wird systematisch ignoriert.
4. Die Angehörigen werden über die operante Schmerztherapie informiert und werden ermuntert, negatives Verhalten (Klagen, Stöhnen) zu ignorieren und positives zu unterstützen.

Biofeedback

Alle autonom ablaufenden Körperfunktionen können über Biofeedback bewusst wahrgenommen und dann auch beeinflusst werden. Hierzu wird ein Gerät benötigt, welches ein Biosignal misst und dem Patienten am besten über akustische Signale meldet. In der Schmerztherapie haben sich vor allem EMG-Biofeedback und Hauttemperatur-Biofeedback als praktikabel und wirksam erwiesen. Anhand der Signale, die Stress oder Anspannung anzeigen, kann man diese positiv beeinflussen und somit die Momente der Schmerzauslösung oder -verstärkung reduzieren.

Kognitiv-behaviorale Therapie

Eine Untergruppe von Schmerzpatienten ist durch dysfunktionale, das Schmerzerleben fördernde Kognitionen charakterisiert. Von besonderer Bedeutung scheint dabei das Erleben des Kontrollverlustes über Bedingungen zu sein, die den Schmerz beeinflussen. Deshalb besteht das Ziel darin, den Patienten eine zunehmende Kontrolle über den Schmerz zu ermöglichen, indem Fertigkeiten zur Schmerzbewältigung trainiert werden. Neben der progressiven Muskelentspannung werden Techniken der Imagination und der Selbstbeobachtung und Strategien der Ablenkung eingesetzt.

Multimodale Schmerztherapie

Sie ist gekennzeichnet durch die Integration von medikamentösen und nichtmedikamentösen multidisziplinären Therapieverfahren. Zu den nichtmedikamentösen multidisziplinären Therapieverfahren zählen verschiedenartige aktivierende Körpertherapien (Ausdauer- und Kräftigungstherapie, Körperwahrnehmung, spezielle Physiotherapie, Ergotherapie, medizinische Trainingstherapie, Arbeitsplatztherapie, Kunst- und Musiktherapie) und Psychotherapie (kognitive Verhaltenstherapie, psychodynamische Therapie, Entspannungstherapie, Biofeedback). Die Auswahl der Therapien sollte sich an den Fähigkeiten und dem Störungsbild des Patienten orientieren und die Durchführung der verschiedenen Therapien sollte über eine Art Stundenplan koordiniert werden.

1.3.2 Technische oder invasive Verfahren

Transkutane elektrische Nervenstimulation (TENS)

Durch die Applikation elektrischer Impulse auf die Haut und die darunter liegenden Nerven können Schmerzhemmmechanismen aktiviert werden. Eine Stimulation mit hohen Frequenzen stößt spinale Hemmmechanismen an und mit niedrigen Frequenzen supraspinale. Mittlerweile steht eine Auswahl von Geräten zur Verfügung, die alle recht handlich sind und am Gürtel oder in der Tasche getragen werden können. Die Elektroden können über dem schmerzenden Areal, über den peripheren Nerven oder paravertebral platziert werden. Es hat sich bewährt, zunächst mit hochfrequenter Stimulation zu beginnen, da diese als angenehmer empfunden wird. Zudem ist es empfehlenswert, den Patienten in die Bedienung einzuweisen und diese vor Ort zu erproben.

Für den Erfolg der TENS-Behandlung ist zu beachten, dass es regelmäßig (3-mal täglich) über eine Zeit von jeweils 20–30 min angewendet werden muss. Im Verlauf ist zu überprüfen, ob und wie der Patient es anwendet und welche Erfahrungen er damit macht. Gegebenenfalls müssen Änderungen hinsichtlich Elektrodenplatzierung oder Stimulationsfrequenz vorgenommen werden. Erwartbar ist eine Schmerzreduktion, die jeweils 2–3 h nach Anwendung anhält. Demand-Herzschrittmacher, Schwangerschaft, Allergien und Stimulation über großen Metallplatten stellen Kontraindikationen gegen die Anwendung von TENS dar. Als Nebenwirkungen können Hautirritationen und gelegentlich eine transiente Schmerzverstärkung auftreten.

Epidurale spinale Elektrostimulation

Die elektrische Reizung der Hinterstränge hat sich als eine risikoarme und in der Behandlung chronischer und mit anderen Verfahren nicht ausreichend zu therapierenden Schmerzen wirksame Methode etabliert. Als spezielle Indikationen haben sich die Reflexdystrophie, periphere Nervenläsionen, Phantomschmerz und die postherpetische Neuralgie erwiesen. Der Mechanismus, wie dieses Verfahren zu einer Schmerzlinderung führt, ist allerdings bisher nicht eindeutig geklärt. Kontraindikationen stellen diffuse Schmerzen, psychische Erkrankungen, axialer Rückenschmerz und tumorbedingte Schmerzen dar. Die Implantation sollte nicht erfolgen, wenn zuvor nicht alle kausalen Therapien und die etablierten pharmakologischen und verhaltenstherapeutischen Schmerzbehandlungen eingesetzt worden sind. Mögliche Komplikationen bestehen in Kabelbruch, Wanderung der Elektrode, Fibrosierung in der Umgebung der Elektrode, Infektionen und Duraperforation.

Über den Periduralraum wird eine mehrpolige Stimulationssonde in die den chronischen Schmerzreizen zugeordneten Segmenten plaziert. Dieses geschieht unter Lokalanästhesie, sodass der Patient beim Vorschieben und Reizen Parästhesien in den betroffenen Schmerzregionen verspürt. Zunächst erfolgt für 1–2 Wochen eine Stimulation über einen externen Impulsgenerator. Zeigt sich darunter eine Schmerzreduktion von mehr als 50 %, wird der Impulsgenerator vollständig implantiert. Hierbei ist zwischen einem Halbimplantat und einem Vollimplantat zu entscheiden. Das Halbimplantat besteht aus einem implantierten Empfänger und einem externen Impulsgeber. Beim Vollimplantat werden Batterie und Impulsgenerator implantiert, was für das tägliche Handling komfortabler, aber deutlich teurer ist. Sind hohe Stromstärken in der Testphase notwendig, sollte man sich für ein Halbimplantat entscheiden, da der häufigere Batteriewechsel patientenschonender und kostengünstiger ist.

Sympathikusblockade

Das sympathische Nervensystem verstärkt über eine Freisetzung von Noradrenalin die Schmerzempfindung. Der sympathisch unterhaltene Schmerz ist durch brennenden Charakter, oberflächliche Lokalisation, Allodynie, Hyperästhesie und trophische Störungen gekennzeichnet. Diese Art von Schmerz ist besonders bei Reflexdystrophie, postherpetischer Neuralgie, Phantomschmerz und Trigeminusneuralgie zu finden. Die Sympathikusblockade kann zum einen diagnostisch hilfreich sein und zum anderen bei wiederholter Anwendung therapeutisch eingesetzt werden. Sie kann entweder mit einem Lokalanästhetikum oder mit dem Opiat Buprenorphin (**g**anglionäre **l**okale **O**piat**a**nalgesie = GLOA) erfolgen. Die GLOA wird wegen der geringeren Komplikationsrate meist bevorzugt. Die Sympathikusblockade wird je nach Lokalisation der Schmerzen am Ganglion cervicale superius, Ganglion stellatum, thorakalen oder lumbalen Grenzstrang durchgeführt.

1.4 Therapie im Alter

Anhaltender bzw. chronischer Schmerz ist im Alter häufig. Degenerative muskuloskeletale Erkrankungen sind sicherlich die häufigste Ursache für Schmerzen. Weitere häufige Gründe für Schmerzen im Alter sind Tumorerkrankungen, diabetische Polyneuropathie, periphere arterielle Verschlusskrankheit, postherpetische Neuralgie, Trigeminusneuralgie, Arteriitis temporalis und Polymyalgia rheumatica. Bei den Kopfschmerzen sind mehrere Aspekte zu bedenken. Spannungskopfschmerzen sind weiterhin die häufigste Form des primären Kopfschmerzes, wohingegen Migräne im höheren Lebensalter deutlich seltener ist. Das Risiko für symptomatische Formen des Kopfschmerzes

bei ernsthaften Erkrankungen ist ab dem 65. Lebensjahr um das 10-fache erhöht.

Das Schmerzerleben wird durch Vereinsamung, Depression und das Erleben des Schmerzes als schicksalhafte Veränderung beeinflusst. Letzteres führt dazu, dass Schmerzen von älteren Menschen seltener spontan berichtet werden. Deshalb sollte ärztlicherseits gezielt danach gefragt werden. Besonders problematisch ist das Erkennen und Behandeln von Schmerzen bei Patienten mit Demenz. Schmerzen bei Demenzkranken werden seltener erkannt. So können zum Beispiel Lautäußerungen, Gesichtsausdruck und Körperbewegungen Schmerz ausdrücken. Agitation, Aggression, Apathie, Schlaf- und/oder Essstörungen sind weitere mögliche Anzeichen für Schmerzen.

Ältere Patienten sind bei adäquater kognitiver Fähigkeit prädestiniert für die multimodale Schmerztherapie, da diese mit aktivierenden und verhaltensmedizinischen Therapien und mit etwas weniger Medikamenten durchaus zum Ziel der Schmerzreduktion kommen kann.

Grundsätzlich sollte man mit niedrigen Dosierungen starten, langsam und vorsichtig steigern und oft im Vergleich zu jüngeren Patienten geringere Höchstdosierungen wählen (◘ Tab. 1.10). Die oral applizierbaren Opioide

◘ **Tab. 1.10** Dosierung der Analgetika im Alter

Substanz	Startdosis im Alter	Maximaldosis im Alter	Übliche Dosis
Paracetamol	3×500 mg	3×1000 mg	4×500–1000 mg
Ibuprofen	3×200 mg	3×600 mg	3×200–800 mg
Novaminsulfon	2×500 mg	2×1000 mg	4×500–1000 mg
Carbamazepin	2×100 mg	2×400 mg	2×300–600 mg
Gabapentin	3×100 mg	3×600 mg	3×300–1200 mg
Pregabalin	2×25 mg	2×150 mg	2×75–300 mg
Amitriptylin	1×10 mg	1×50 mg	1×25–75 mg
Mirtazapin	1×7,5 mg	1×30 mg	1×15–45 mg
Duloxetin	1×30 mg	1×60 mg	1×30–60 mg
Tramadol	2×50 mg	2×100 mg	2×100–200 mg
Tilidin + Naloxon	2×50/4 mg	2×150/12 mg	2×50/4–300/24 mg
Oxycodon	2×5 mg	2×30 mg	2×10–60 mg

sollten möglichst in retardierter Zubereitung verschrieben werden, um hohe Plasmaspiegel zu vermeiden. Wenn möglich ist die orale Applikation zu bevorzugen, da diese die größte Sicherheit hinsichtlich der Resorption bietet. Zudem ist darauf zu achten, dass die medikamentöse Schmerztherapie zu festen Zeitpunkten eingenommen wird. Für Patienten, die feste Darreichungsformen wie Tabletten oder Kapseln nicht schlucken können, aber mit flüssigen Darreichungsformen zurechtkommen, stehen mit Ibuprofen-Saft, Novaminsulfon-Tropfen, Pregabalin-Lösung und Tropfen von Tilidin/Naloxon Alternativen zur Verfügung. Bei letzterem Präparat ist zu bedenken, dass die Tropfen anders als die Tabletten BtM-pflichtig sind. Weitere Alternativen sind die Suppositorien von Paracetamol und die Schmelztabletten von Mirtazapin. Eine weitere Option für eine systemische Schmerztherapie stellen die Opiatpflaster dar. Bei lokal umgrenzten neuropathischen Schmerzen kann man mit lokal applizierbaren Substanzen (5% Lidocain Pflaster, 8% Capsaicin Pflaster) den Schmerz signifikant lindern und somit systemisch zu verabreichende Analgetika einsparen.

1.5   Präparate

- **Almotriptan**
- Almogran, 12,5 mg – Filmtbl. (Almirall Hermal)
- Almotriptan, 12,5 mg – Filmtbl. (Heumann Pharma)

Pharmakodynamik
Almotriptan ist ein selektiver Agonist an 5-HT_{1B}- und 5-HT_{1D}-Rezeptoren.

Pharmakokinetik
Almotriptan wird nach oraler Einnahme schnell und gut resorbiert. Die orale Bioverfügbarkeit liegt bei ca. 70%. Über 75% der verabreichten Dosis werden renal ausgeschieden. Die hauptsächliche Metabolisierung erfolgt durch eine Monoaminooxidase A. Die Eliminationshalbwertszeit beträgt 3,4 h.

Indikation
Akuttherapie der Kopfschmerzen bei Migräne.

Dosierung
- Erwachsene: 12,5 mg, maximal 2×12,5 mg innerhalb von 24 h.

Nebenwirkungen
- **Nervensystem**: Schwindel, Parästhesien, Schläfrigkeit, Kopfschmerzen;
- **Herz-Kreislauf-System**: Tachykardie, Vasospasmen der Koronarien, Herzinfarkt;
- **Sonstiges**: Engegefühl in Rachen, Hals und Brust, Übelkeit, Erbrechen.

Kontraindikationen
- Schwere Leberfunktionsstörung,
- mittelschwere oder schwere arterielle Hypertonie,
- koronare Herzkrankheit einschließlich Angina pectoris oder Herzinfarkt in der Anamnese,
- periphere Gefäßerkrankung,
- Zustand nach Schlaganfall oder TIA,
- gleichzeitige Gabe von anderen Triptanen oder Ergotamin.

Interaktionen
- Bei gleichzeitiger Einnahme von MAO_A-Hemmer Moclobemid kann es zu einer Erhöhung der Plasmakonzentration von Almotriptan kommen ohne Nachweis von klinisch bedeutsamen Wechselwirkungen.
- Bei gleichzeitiger Einnahme von Fluoxetin oder Verapamil kann es zu einer Erhöhung der Plasmakonzentration von Almotriptan kommen ohne Nachweis von klinisch bedeutsamen Wechselwirkungen.

Bewertung

Hochwirksame Substanz zur Akutbehandlung von Migräneattacken.

- **Amitriptylin**
- Amitriptylin-CT, 25 mg, 75 mg – Tbl.
  (AbZ Pharma)
- Amitriptylin-neuraxpharm, 10 mg, 25 mg,
  50 mg – Tbl.; 75 mg, 100 mg – Filmtbl.;
  25 mg, 50 mg, 75 mg retard – Retardkps.;
  Lsg. (neuraxpharm)
- Saroten, 2 ml – Inj.-Lsg.; Tabs 50 mg –
  Filmtbl.; retard Tabs 75 mg – Retardtbl.
  (Bayer Vital)
- Syneudon, 50 mg – Tbl. (Krewel
  Meuselbach)

Pharmakodynamik

Hemmung der Wiederaufnahme von Noradrenalin und Serotonin, zudem anticholinerge,
antiadrenerge und antihistaminerge Wirkung.

Pharmakokinetik

Nach oraler Gabe wird Amitriptylin langsam
und vollständig resorbiert. Die Bioverfügbarkeit beträgt ca. 45% und die Bindung an Plasmaproteine 94–97%. Es wird hauptsächlich
in der Leber über CYP3A4 metabolisiert, der
Hauptmetabolit ist das pharmakologisch aktive
Nortriptylin. Die Plasmahalbwertszeit liegt im
Bereich von 10–28 h.

Indikation

Depression, Schmerzen, Schlafstörungen.

Dosierung

- Zu Beginn 25 mg zur Nacht, im Verlauf auf
  75–150 mg pro Tag steigern.

Nebenwirkungen

- **Nervensystem**: Schwindel, Tremor,
  Kopfschmerzen, Aggression, Ataxie,
  Verwirrtheit, Angst, Manie, Paranoia,
  zerebrale Krampfanfälle, Akathisie,
  Dyskinesie;
- **Herz-Kreislauf-System**: Hypotonie,
  orthostatische Dysregulation, Tachykardie,
  Herzrhythmusstörungen;
- **Magen-Darm-Trakt**: Obstipation,
  Mundtrockenheit, Vergrößerung der
  Speicheldrüse, paralytischer Ileus;

- **Sonstiges**: Akkomodationsstörungen,
  Gewichtszunahme, Schwitzen,
  Galaktorrhö, allergische Reaktionen,
  Harnverhalt.

Kontraindikationen

- Akute Vergiftungen mit Alkohol,
  Schlafmittel, Schmerzmittel,
  Psychopharmaka,
- Harnretention,
- Delir,
- unbehandeltes Engwinkelglaukom,
- Prostatahyperplasie mit Restharnbildung,
- Pylorusstenose,
- paralytischer Ileus,
- Hypokaliämie,
- Bradykardie,
- langes QT-Syndrom oder andere
  Erregungsleitungsstörungen,
- gleichzeitige Behandlung mit Substanzen,
  die das QT-Intervall verlängern,
- gleichzeitige Behandlung mit
  MAO-Hemmern.

Interaktionen

- Die Wirkung von zentral-dämpfenden
  Medikamenten kann durch Amitriptylin
  verstärkt werden.
- Bei gleichzeitiger Gabe anderer anticho-
  linerg wirkender Substanzen Gefahr der
  Verstärkung peripherer und zentraler
  Effekte einschließlich Delir.
- Die Wirkung sympathomimetischer
  Amine kann durch Amitriptylin verstärkt
  werden.
- Bei vorheriger oder gleichzeitiger Gabe
  von Fluoxetin oder Fluvoxamin kann es zu
  einem Anstieg der Plasmakonzentration
  von Amitriptylin kommen.
- Die Wirkung der Antihypertensiva vom
  Typ Guanitidin oder Clonidin kann
  abgeschwächt werden.
- Bei Kombination mit Neuroleptika oder
  Cimetidin kann der Blutspiegel von
  Amitriptylin erhöht sein.
- Amitriptylin kann die Wirkung von
  Kumarinderivaten beeinflussen.

Bewertung

Gut etablierte Substanz in der Behandlung des neuropathischen Schmerzes, ebenfalls wirksam in der Prophylaxe von Spannungskopfschmerzen und Migräne. Allerdings ist es mit vielen Nebenwirkungen und Interaktionen behaftet.

◾ Azetylsalizylsäure

- Alka-Seltzer classic – Brausetbl. (Bayer Vital)
- Aspirin – Tbl.; Direkt – Kautbl.; Effect – Granulat; i.v. Pulver und Lösungsmittel zur Herstellung einer Inj.-Lsg.; Migräne – Brausetbl. (Bayer Vital)
- ASS-ratiopharm, 500 mg – Tbl. (ratiopharm)

◾◾ Pharmakodynamik

Durch Hemmung der Prostaglandinsynthese reduziert Azetylsalizylsäure entzündlich bedingte Schmerzen.

◾◾ Pharmakokinetik

Azetylsalizylsäure wird schnell und vollständig resorbiert. Der Hauptmetabolit ist die Salizylsäure. Die Plasmaeiweißbindung ist konzentrationsabhängig und liegt für Azetylsalizylsäure im Bereich von 49 bis über 70% und für Salizylsäure bei 66–98%. Die Eliminationshalbwertszeit von Azetylsalizylsäure beträgt nur wenige Minuten, die von Salizylsäure liegt dosisabhängig im Bereich von 2 h (0,5 g ASS) über 4 h (1 g ASS) bis über 20 h bei 5 g ASS.

◾◾ Indikation

Leichte bis mäßig starke Schmerzen.

◾◾ Dosierung

- Erwachsene und Jugendliche über 15 Jahre: 500–1000 mg maximal 3× täglich,
- Kinder im Alter von 6–14 Jahren: 250–500 mg maximal 3× täglich.

◾◾ Nebenwirkungen

- **Magen-Darm-Trakt**: gastrointestinale Beschwerden, Übelkeit, Erbrechen, Magenbluten, Magenulzera;
- **Blut**: Anämie;
- **Sonstiges**: Leber- und Nierenfunktionsstörungen, Hypoglykämie, Hautreaktionen, Gichtanfall, Schwindel, Tinnitus.

◾◾ Kontraindikationen

- Bekannte Überempfindlichkeit gegen Azetylsalizylsäure und andere Salizylate,
- Magen- und Duodenalulkus,
- erhöhte Blutungsneigung,
- Asthma bronchiale,
- vorgeschädigte Niere,
- schwere Leberfunktionsstörung,
- letzte 3 Monate der Schwangerschaft.

◾◾ Interaktionen

- Azetylsalizylsäure kann die gerinnungshemmende Wirkung anderer Medikamente wie Heparin oder Kumarinderivate verstärken.
- Azetylsalizylsäure kann das Risiko für gastrointestinale Blutungen bei gleichzeitiger Behandlung mit Kortikoiden, nichtsteroidalen Antiphlogistika oder bei Alkoholkonsum erhöhen.
- Azetylsalizylsäure kann die Wirkung von oralen Antidiabetika erhöhen.
- Azetylsalizylsäure kann die Plasmakonzentration von Digoxin, Barbituraten und Lithium erhöhen.
- Azetylsalizylsäure kann die Wirkungen von Methotrexat, Sulfonamiden, Valproinsäure und Trijodthyronin verstärken.
- Azetylsalizylsäure kann die Wirkung von Aldosteronantagonisten, Schleifendiuretika, harnsäureausscheidenden Gichtmitteln und Antihypertensiva vermindern.

Bewertung

Gut geeignet zur Akutbehandlung von Migräneattacken und Spannungskopfschmerzen. Die i.v.-Applikation ist oft eine wirksame Option bei hartnäckigen Migräneattacken.

- **Baclofen (▶ Kap. 7)**
- Baclofen-ratiopharm, 5 mg, 10 mg, 25 mg – Tbl. (ratiopharm)
- Lioresal, 5 mg, 10 mg, 25 mg – Tbl. (Novartis Pharma)

▪▪ Dosierung
- 25–75 mg pro Tag verteilt auf 3 Gaben.

Bewertung

Reservesubstanz bei der Trigeminus-neuralgie, Off-label-Gebrauch.

- **Botulinumtoxin Typ A (▶ Kap. 6)**
- Botox, 50, 100, 200 Allergan-Einheiten – Trockensubstanz zur Herstellung einer Inj.-Lsg. (Pharm-Allergan)

▪▪ Indikation
Chronische Migräne.

▪▪ Dosierung
- Die empfohlene Verdünnung beträgt 100 E/2,5–5 ml für Botox. An 31 bis 39 Injektionsstellen werden nach festem Schema insgesamt 155 bis 195 Einheiten Botox appliziert.

Bewertung

Mittel der 2. Wahl zur Prophylaxe bei der chronischen Migräne.

- **Candesartan**
- Atacand, 4 mg, 8 mg, 16 mg, 32 mg – Tbl. (Astra Zeneca)
- Blopress, 4 mg, 8 mg, 16 mg, 32 mg – Tbl. (Takeda)
- Candesartan Heumann, 2 m g, 4 mg, 8 mg, 16 mg, 32 mg – Tbl. (Heumann Pharma)
- Candesartan ratiopharm, 2 mg 4 mg, 8 mg, 16 mg, 32 mg – Tbl. (ratiopharm)

- Candesartancilexetil CT, 4 mg, 8 mg, 16 mg, 32 mg – Tbl. (AbZ Pharma)
- Candesartancilexetil Hennig, 4 mg, 8 mg, 16 mg, 32 mg – Tbl. (Henning Pharma)

▪▪ Pharmakodynamik
Candesartan ist ein AT1-Rezeptoren-Blocker.

▪▪ Pharmakokinetik
Candesartancilexetil wird nach oraler Gabe in die aktive Form Candesartan umgewandelt. Die Bioverfügbarkeit beträgt 40%. Candesartan wird zu 99% an Plasmaproteine gebunden. Es wird hauptsächlich unverändert über Urin und Galle ausgeschieden. Die terminale Halbwertszeit liegt bei 9 h.

▪▪ Indikationen
Essentielle Hypertonie, Herzinsuffizienz.

▪▪ Dosierung
- 8 bis 16 mg pro Tag.

▪▪ Nebenwirkungen
- **Nervensystem**: Schwindel, Kopfschmerzen;
- **Herz-Kreislauf-System**: Blutdruckabfall;
- **Magen-Darm-Trakt**: Übelkeit;
- **Sonstiges**: Husten, Hyperkaliämie, Hyponatriämie, erhöhte Leberenzymwerte, Leukopenie, Rückenschmerzen, Hautausschlag, Atemwegsinfektion.

▪▪ Kontraindikationen
- 2. und 3. Schwangerschaftstrimester,
- schwere Einschränkung der Leberfunktion,
- Cholestase,
- Kinder unter 1 Jahr.

▪▪ Interaktionen
- Bei gleichzeitiger Anwendung von Candesartan und ACE-Hemmer kann deren Wirkung verstärkt werden.
- Die gleichzeitige Anwendung mit kaliumsparenden Diuretika, Kaliumpräparaten oder anderen Arzneimitteln, wie Heparin, kann den Kaliumspiegel erhöhen,

— Die gleichzeitige Gabe von Candesartan und NSAR kann zu einem erhöhten Risiko für eine Verschlechterung der Nierenfunktion führen.

- **Capsaicin**
— Qutenza, 179 mg – Pflaster (Grünenthal)

▪▪ Pharmakodynamik
Capsaicin ist ein Agonist der Vanilloid-Rezeptoren an den nozizeptiven C- und A-δ-Fasern. Über eine Aktivierung der Rezeptoren wird eine Freisetzung von Substanz P hervorgerufen und bei wiederholter Anwendung führt dieser Ablauf zu einer Desensibilisierung, die ihrerseits eine Unempfindlichkeit gegenüber Schmerzreizen bewirkt.

▪▪ Indikation
Periphere neuropathische Schmerzen bei Erwachsenen, die nicht an Diabetes leiden.

▪▪ Dosierung
— Das Pflaster soll auf die schmerzhaftesten Hautareale aufgebracht werden. Es soll an den Füßen 30 Minuten und an anderen Stellen 60 Minuten aufgeklebt bleiben. Die Behandlung mit dem Pflaster kann alle 90 Tage wiederholt werden.

▪▪ Nebenwirkungen
Haut: brennender oder stechender Schmerz mit Rötung und Wärmeentwicklung bei den ersten Applikationen. Diese Effekte verlieren sich meist im Verlauf der weiteren Anwendung.

Bewertung

Reservemedikament bei neuropathischen Schmerzen im Bereich der Extremitäten und des Körperstamms.

- **Carbamazepin (▶ Kap. 3)**
— Carbamazepin AbZ, 200 mg, 400 mg – Retardtbl. (AbZ Pharma)
— Carbamazepin Aristo, 200 mg – Tbl.; 200 mg, 300 mg, 400 mg, 600 mg – Retardtbl. (Aristo Pharma GmbH)
— Carbamazepin Desitin, 200 mg, 300 mg, 400 mg, 600 mg – Retardtbl. (Desitin)
— Carbamazepin Heumann, 200 mg, 400 mg –Tbl.; 200 mg, 300 mg, 400 mg, 600 mg – Retardtbl.(Heumann)
— Carbamazepin-ratiopharm, 200 mg – Tbl.; 200 mg, 400 mg – Retardtbl. (ratiopharm)
— Tegretal, 200 mg – Tbl.; 200 mg, 400 mg, 600 mg – Retardtbl.; Suspension (Novartis Pharma)
— Timonil, 200 mg, 400 mg – Tbl.; 150 mg, 200 mg, 300 mg, 400 mg, 600 mg – Retardtbl.; Saft (Desitin)

▪▪ Indikation
Trigeminusneuralgie, Glossopharyngeusneuralgie, schmerzhafte diabetische Neuropathie.

▪▪ Dosierung
— 400–1600 mg pro Tag in retardierter Präparation verteilt auf 2 Gaben. Die Dosierung sollte durch Wirkung und Verträglichkeit bestimmt werden.

Bewertung

Antiepileptikum, welches zur Behandlung der Trigeminusneuralgie und von Schmerzen bei diabetischer Neuropathie zugelassen ist und auch bei neuropathischen Schmerzen anderer Genese mit einschießenden Attacken wirksam ist. Carbamazepin ist bei der Trigeminusneuralgie weiterhin Mittel der 1. Wahl. Allerdings ist es mit vielen Nebenwirkungen und Interaktionen behaftet.

- **Clomipramin**
— Anafranil, 10 mg, 25 mg – Drg.; 75 mg – Retardtbl. (Riemser Pharma)
— Clomipramin-neuraxpharm, 10 mg, 25 mg – Filmtbl.; 75 mg retard – Retardtbl. (neuraxpharm)

▪▪ Pharmakodynamik

Hemmung der Wiederaufnahme von Serotonin und Noradrenalin, zudem anticholinerge, antiadrenerge und antihistaminerge Wirkung.

▪▪ Pharmakokinetik

Die Bioverfügbarkeit beträgt ca. 50% und die Bindung an Plasmaproteine ca. 98%. Clomipramin wird in der Leber metabolisiert, der Hauptmetabolit Desmethylclomipramin ist ebenfalls pharmakologisch aktiv. Die Ausscheidung erfolgt zu 2/3 renal und 1/3 über Fäzes.

▪▪ Indikationen

Depression, Zwangsstörungen, Schmerztherapie.

▪▪ Dosierung

- Erwachsene 25–100 mg pro Tag.

▪▪ Nebenwirkungen

- **Nervensystem**: Schwindel, Tremor, Kopfschmerzen, Delir, Parästhesien, Ataxie, Krampfanfälle, Akathisie, Dystonie, Polyneuropathie, Müdigkeit, innere Unruhe, Verwirrtheit, Halluzinationen, Angst, Manie, Alpträume, Konzentrationsstörungen;
- **Herz-Kreislauf-System**: Hypotonie, orthostatische Dysregulation, Tachykardie, EKG-Veränderungen, Arrhythmie;
- **Magen-Darm-Trakt**: Übelkeit, Erbrechen, Diarrhö, Obstipation, Mundtrockenheit, paralytischer Ileus;
- **Leber**: Anstieg der Leberenzyme, Hepatitis;
- **Blutbild**: Leukopenie, Agranulozytose, Eosinophilie, Thrombozytopenie;
- **Sonstiges**: Schwitzen, Akkomodations-, Miktionsstörungen, Gewichtszunahme, allergische Reaktionen.

▪▪ Kontraindikationen

- Akute Vergiftungen mit Alkohol, Schlafmittel, Schmerzmittel, Psychopharmaka,
- akuter Harnverhalt,
- Delir,
- unbehandeltes Engwinkelglaukom,
- Prostatahyperplasie mit Restharnbildung,
- Pylorusstenose,
- paralytischer Ileus,
- Hypokaliämie,
- schwere Leber- oder Niereninsuffizienz,
- AV-Block,
- akuter Herzinfarkt,
- gleichzeitige Behandlung mit MAO-Hemmern.

▪▪ Interaktionen

- Die Wirkung von zentral-dämpfenden Medikamenten kann durch Clomipramin verstärkt werden.
- Bei gleichzeitiger Gabe anderer anticholinerg wirkender Substanzen Gefahr der Verstärkung peripherer und zentraler Effekte einschließlich Delir.
- Die Wirkung sympathomimetischer Amine kann durch Clomipramin verstärkt werden.
- Bei vorheriger oder gleichzeitiger Gabe von Fluoxetin oder Fluvoxamin kann es zu einem Anstieg der Plasmakonzentration von Clomipramin kommen.
- Die Wirkung der Antihypertensiva vom Typ Guanitidin oder Clonidin kann abgeschwächt werden.
- Bei Kombination mit Neuroleptika, Östrogenen, Methylphenidat oder Cimetidin kann der Blutspiegel von Clomipramin erhöht sein.
- Clomipramin kann die Wirkung von Kumarinderivaten verstärken.
- Bei gleichzeitiger Anwendung mit Phenytoin oder Carbamazepin kann deren Plasmaspiegel erhöht sein.
- Enzyminduktoren wie Barbiturate, Carbamazepin, Phenytoin, orale Kontrazeptiva können den Plasmaspiegel und damit die Wirkung von Clomipramin vermindern.

Bewertung

Etablierte Substanz in der Behandlung des neuropathischen Schmerzes, Mittel der 1. Wahl bei der Prophylaxe des Spannungskopfschmerzes.

- **Diclofenac**
  - Diclo-CT, 100 mg – Supp. (AbZ Pharma)
  - Diclo dispers – Tbl. zur Herstellung einer Suspension zum Einnehmen (betapharm)
  - Diclofenac AbZ, 25 mg, 50 mg – Tbl. (AbZ Pharma)
  - Diclofenac Heumann, 50 mg – Tbl; 100 mg – Retardtbl. (Heumann Pharma)
  - Diclofenac-ratiopharm, 25 mg, 50 mg – Tbl.; 75 mg, 100 mg – Retardkps.; 50 mg, 100 mg – Supp.; Inj.-Lsg. (ratiopharm)
  - Diclofenac SF-Rotexmedica – Inj.-Lsg. (Rotexmedica)
  - DICLO KD, 75 mg akut – Hartkps. (Kade)
  - Voltaren, 25 mg, 50 mg – Tbl.; 100 mg – Retardtbl.; 25 mg, 50 mg, 100 mg – Supp.; Injekt – Inj.-Lsg.; Dispers; K Migräne, 50 mg – Tbl.; Resinat – Kps. (Novartis Pharma)

- ■ **Pharmakodynamik**

Durch Hemmung der Prostaglandinsynthese reduziert Diclofenac entzündlich bedingte Schmerzen.

- ■ **Pharmakokinetik**

Diclofenac wird nach oraler Gabe vollständig resorbiert. Maximale Plasmaspiegel werden nach 2–3 h erreicht. Das oral verabreichte Diclofenac unterliegt einem ausgeprägten First-pass-Effekt. Es wird in der Leber metabolisiert und die unwirksamen Metabolite werden renal ausgeschieden. Diclofenac wird zu 99% an Plasmaproteine gebunden. Die Eliminationshalbwertszeit beträgt ca. 2 h.

- ■ **Indikation**

Symptomatische Behandlung von entzündlich bedingten Schmerzen.

- ■ **Dosierung**
  - Erwachsene und Jugendliche ab 15 Jahren 50–150 mg pro Tag.

- ■ **Nebenwirkungen**
  - **Magen-Darm-Trakt**: Übelkeit, Erbrechen, Durchfall, gastrointestinale Ulzera;
  - **Nervensystem**: Kopfschmerzen, Reizbarkeit, Müdigkeit, Schwindel, Sensibilitätsstörungen, Ohrensausen, Tinnitus, aseptische Meningitis;
  - **Niere**: Ödeme, nephrotisches Syndrom, Papillennekrosen;
  - **Blutbild**: Anämie, Leuko-, Thrombozytopenie, Agranulozytose;
  - **Sonstiges**: Leberschäden, Hautreaktionen, Alopezie.

- ■■ **Kontraindikationen**
  - Magen-Darm-Geschwüre,
  - ungeklärte Blutbildungs- oder Blutgerinnungsstörungen,
  - Blutungen,
  - letztes Drittel der Schwangerschaft.

- ■■ **Interaktionen**
  - Die gleichzeitige Gabe von Diclofenac mit Digoxin, Phenytoin oder Lithium kann deren Serumspiegel erhöhen.
  - Diclofenac kann die Wirkung von Diuretika und Antihypertensiva abschwächen.
  - Die gleichzeitige Gabe von Diclofenac und kaliumsparenden Diuretika kann eine Hyperkaliämie bedingen.
  - Die gleichzeitige Gabe von Diclofenac und anderen nichtsteroidalen Antiphlogistika oder Glukokortikoiden erhöht das Risiko für Nebenwirkungen am Magen-Darm-Trakt.
  - Die Gabe von Diclofenac mit Methotrexat kann dessen Konzentration erhöhen und das Risiko für toxische Wirkungen erhöhen.

Bewertung

Gut wirksam in der Akutbehandlung von Migräneattacken und Spannungskopfschmerzen.

- **Domperidon** (► Kap. 6)
  - Domperidon AbZ, 10 mg – Filmtbl. (AbZ Pharma)

- Domperidon-CT, 10 mg – Filmtbl. (AbZ Pharma)
- Domperidon-ratiopharm, 10 mg – Filmtbl. (ratiopharm)
- Domperidon Teva, 10 mg – Filmtbl. (TEVA)
- Motilium, 10 mg – Tbl.; Trpf. (Takeda)

■■ Indikation
Übelkeit, Erbrechen, Völlegefühl.

■■ Dosierung
- 3- bis 4-mal 1–2 Tabletten, maximale Tagesdosis 80 mg.

> **Bewertung**
>
> Antiemetikum, welches bei einer Migräneattacke vor Gabe eines Analgetikums sowohl die Übelkeit lindert als auch die Resorption des Analgetikums verbessert. Cave: QTc-Zeit-Verlängerung.

■ Doxepin
- Aponal, 5 mg, 10 mg, 25 mg – Tbl.; 50 mg, 100 mg – Filmtbl.; Trpf.; Amp. – Inj.-Lsg. (Cheplapharm)
- Doxepin-ratiopharm, 10 mg, 25 mg, 50 mg, 100 mg – Filmtbl. (ratiopharm)
- Mareen, 50 mg – Tbl.; 100 mg – Filmtbl. (Krewel Meuselbach)

■■ Pharmakodynamik
Hemmung der Wiederaufnahme von Noradrenalin und Serotonin, zudem anticholinerge und antihistaminerge Wirkung.

■■ Pharmakokinetik
Doxepin wird nach oraler Gabe schnell und fast vollständig resorbiert. Es unterliegt einem hohen First-pass-Metabolismus. Nach Verstoffwechselung in der Leber entstehen z. T. auch aktive Metaboliten. Doxepin und sein Hauptmetabolit werden zu 80% an Plasmaproteine gebunden. Die Eliminationshalbwertszeit liegt im Bereich von 8–24 h.

■■ Indikationen
Depression, chronische Schmerzen.

■■ Dosierung
- 25–150 mg pro Tag.

■■ Nebenwirkungen
- **Nervensystem:** Schwindel, Tremor, Kopfschmerzen, Aggression, Ataxie, Verwirrtheit, Angst, zerebrale Krampfanfälle, Akathisie, Dyskinesie, Müdigkeit, innere Unruhe.
- **Herz-Kreislauf-System:** Hypotonie, orthostatische Dysregulation, Tachykardie, Herzrhythmusstörungen, Verstärkung einer Herzinsuffizienz.
- **Magen-Darm-Trakt:** Obstipation, Mundtrockenheit, Vergrößerung der Speicheldrüse, paralytischer Ileus.
- **Sonstiges:** Akkomodationsstörungen, Gewichtszunahme, Schwitzen, Galaktorrhö, allergische Reaktionen, Harnverhalt, Libidoverlust, Potenz- und Ejakulationsstörungen, Glaukomanfälle.

■■ Kontraindikationen
- Akute Vergiftungen mit Alkohol, Schlafmittel, Schmerzmittel, Psychopharmaka,
- Harnretention,
- Delir,
- unbehandeltes Engwinkelglaukom,
- Prostatahyperplasie mit Restharnbildung,
- kardiale Erregungsleitungsstörungen,
- gleichzeitige Behandlung mit MAO-Hemmern.

■■ Interaktionen
- Die Wirkung von zentral-dämpfenden Medikamenten kann durch Doxepin verstärkt werden.
- Bei gleichzeitiger Gabe anderer anticholinerg wirkender Substanzen Gefahr der Verstärkung peripherer und zentraler Effekte einschließlich Delir.
- Die Wirkung sympathomimetischer Amine kann durch Doxepin verstärkt werden.

- Die Wirkung der Antihypertensiva vom Typ Guanitidin, Reserpin oder Guanfacin kann abgeschwächt werden.
- Die antihyertensive Wirkung von Nitraten und β-Rezeptorenblockern kann durch Doxepin verstärkt werden.
- Bei Kombination mit Neuroleptika oder Cimetidin kann der Blutspiegel von Doxepin erhöht sein.

Bewertung

Gut etablierte Substanz in der Behandlung des neuropathischen Schmerzes, Mittel der 1. Wahl bei der Prophylaxe des Spannungs-kopfschmerzes. Für den Einsatz in der Schmerztherpie ist der Tatbestand des Off-label-Gebrauchs erfüllt. Allerdings mit vielen Nebenwirkungen und Interaktionen behaftet.

Duloxetin
- Ariclaim, 30 mg, 60 mg Hartkps. (Lilly)
- Cymbalta, 30 mg, 60 mg – Hartkps. (Lilly)
- Duloxetin AbZ, 30 mg, 60 mg – Hartkps. (AbZ Pharma)
- Duloxetin Hennig, 30 mg, 60 mg – Hartkps. (Hennig Pharma)
- Duloxetin Heumann, 20 mg, 30 mg, 40 mg, 60 mg – Hartkps. (Heumann Pharma)
- Duloxetin Hormosan, 30 mg, 60 mg – Hartkps. (Hormosan Pharma)
- Duloxetin Lilly, 30 mg, 60 mg – Hartkps. (Lilly)
- Duloxetin neuraxpharm, 30 mg, 60 mg – Hartkps. (neuraxpharm)
- Duloxetin-ratiopharm, 30 mg, 60 mg – Hartkps. (ratiopharm)

Pharmakodynamik
Duloxetin ist kombinierter Wiederaufnah-mehemmer von Serotonin und Noradrena-lin. Dadurch kann es absteigende, hemmende Schmerzbahnen aktivieren.

Pharmakokinetik
Duloxetin wird nach oraler Gabe gut resorbiert. Die orale Bioverfügbarkeit liegt zwischen 32 und 80%. Duloxetin wird zu 96% an Plasmaproteine gebunden. Duloxetin wird durch Oxidation metabolisiert und die Metabolite über den Urin ausgeschieden.

Indikationen
Depression, schmerzhafte diabetische Poly-neuropathie.

Dosierung
- 60–120 mg pro Tag.

Nebenwirkungen
- **Nervensystem**: Schwindel, Müdigkeit, Tremor;
- **Magen-Darm-Trakt**: Übelkeit, Erbrechen, Diarrhö, Mundtrockenheit;
- **Sonstiges**: Schwitzen, Hitzewallungen, erektile Dysfunktion, unscharfes Sehen.

Kontraindikationen
- Gleichzeitige Anwendung mit nichtselek-tiven, irreversiblen MAO-Hemmern,
- gleichzeitige Anwendung mit Fluvoxamin, Ciprofloxacin oder Enoxacin,
- Lebererkrankungen mit einer Leberfunktionsstörung,
- schwere Nierenfunktionseinschränkung.

Interaktionen
Bei Kombination mit reversiblen MAO-Hemmern, Serotoninwiederaufnahmehem-mern, trizyklischen Antidepressiva, Johannis-kraut, Triptanen, Tramadolol, Pethidin oder Tryptophan besteht erhöhtes Risiko für ein Serotoninsyndrom.

Bewertung

Etablierte Substanz in der Behandlung des neuropathischen Schmerzes bei diabetischer Polyneuropathie.

- **Eletriptan**
- Relpax, 20 mg, 40 mg – Filmtbl. (Pfizer Pharma)

Pharmakodynamik

Eletriptan ist ein selektiver Agonist an vaskulären 5-HT_{1B}-Rezeptoren und an neuronalen 5-HT_{1D}-Rezeptoren.

Pharmakokinetik

Eletriptan wird nach oraler Einnahme schnell und gut (> 80%) resorbiert. Es wird zu etwa 85% an Proteine gebunden. Eletriptan wird hauptsächlich hepatisch metabolisiert.

Indikation

Akuttherapie der Kopfschmerzen bei Migräne.

Dosierung

- Erwachsene: 40 mg, maximal 2×40 mg innerhalb von 24 h.

Nebenwirkungen

- **Nervensystem**: Müdigkeit, Schwindel, Kribbeln, Hypästhesie, Enge- oder Steifigkeitsgefühl;
- **Herz-Kreislauf-System**: Wärmegefühl, Tachykardie, periphere Durchblutungsstörungen;
- **Sonstiges**: Engegefühl in Brust oder Hals, Kraftlosigkeit, Schwitzen, Ödeme.

Kontraindikationen

- Schwere Leber- oder Nierenfunktionsstörung,
- mittelschwere oder schwere arterielle Hypertonie,
- koronare Herzkrankheit einschließlich Angina pectoris oder Herzinfarkt in der Anamnese, signifikante Arrhythmien, Herzinsuffizienz,
- periphere Gefäßerkrankung,
- Zustand nach Schlaganfall oder TIA.

Interaktionen

- Inhibitoren von CYP3A4 wie Ketokonazol, Itrakonazol, Erythromycin, Clarithromycin, Josamycin und Proteaseinhibitoren

führen zu einem Anstieg der Konzentration und der Halbwertszeit von Eletriptan.
- Zeitnahe Einnahme von Eletriptan und Ergotamin kann zu einer Blutdruckerhöhung führen.

Bewertung

Hochwirksame Substanz zur Akutbehandlung von Migräneattacken.

- **Ergotamintartrat**
- Ergo-Kranit Migräne, 2 mg – Tbl. (Krewel Meuselbach GmbH)

Pharmakodynamik

Ergotamin ist ein natürlich vorkommendes Mutterkornalkaloid mit α-adrenerger, dopaminerger und serotonerger Wirkung.

Pharmakokinetik

Ergotamintartrat wird nach oraler Gabe unvollständig resorbiert. Es unterliegt einem ausgeprägten First-pass-Metabolismus. Zirka 90% der Metabolite werden über die Galle ausgeschieden. Die Plasmahalbwertszeit liegt bei 1,5–2,5 h.

Indikation

Migräneattacken, wenn andere Therapien nicht wirksam sind.

Dosierung

- 2 mg, Höchstdosis 4 mg pro Tag.

Nebenwirkungen

- **Magen-Darm-Trakt**: Übelkeit, Erbrechen, Durchfall;
- **Sonstiges**: Parästhesien, Muskelschwäche, -schmerzen, Tachy- oder Bradykardien, Angina-pectoris-Anfälle, Durchblutungsstörungen, Fibrosen.

Kontraindikationen

- Sepsis,
- zentrale und periphere Durchblutungsstörungen,

- Bluthochdruck,
- schwere Leber- und Nierenfunktionsstörungen,
- Basilarismigräne, familiär-hemiplegische Migräne,
- Phäochromozytom,
- Thyreotoxikose,
- Therapie mit Makrolidantibiotika, Tetrazyklinen oder β-Blockern,
- Schwangerschaft, Stillzeit,
- anamnestisch bekannte medikamentös bedingte Fibrosen.

▪▪ Interaktionen

Makrolide, Tetrazykline, β-Blocker, Triptane und Proteaseinhibitoren können die gefäßverengende Wirkung von Ergotamintartrat verstärken.

Bewertung

Reservemedikament zur Akutbehandlung bei langdauernden bzw. wiederkehrenden Migräneattacken.

▪ Flunarizin

- Flunarizin acis, 5 mg, 10 mg – Hartkps. (acis Arzneimittel)
- Flunarizin-CT, 5 mg, 10 mg – Hartkps. (AbZ Pharma)
- Flunavert, 5 mg, 10 mg – Kps. (Hennig Pharma)

▪▪ Pharmakodynamik

Flunarizin ist ein Kalziumantagonist der Klasse IV nach WHO-Definition. Der Wirkmechanismus der prophylaktischen Wirkung bei Migräne ist nicht geklärt.

▪▪ Pharmakokinetik

Die Plasmaspiegel von Flunarizin sind durch eine hohe Variabilität gekennzeichnet. Es wird zu mehr als 90% an Plasmaproteine gebunden und es unterliegt einem hohen First-pass-Effekt. Die Eliminationshalbwertszeit liegt bei 18 Tagen.

▪▪ Indikation

Prophylaxe bei Migräne mit oder ohne Aura, wenn die Behandlung mit β-Rezeptorenblockern kontraindiziert ist oder nicht ausreichend wirkt.

▪▪ Dosierung

- Patienten unter 65 Jahre: 10 mg Flunarizin abends,
- Patienten über 65 Jahre: 5 mg Flunarizin abends.

▪▪ Nebenwirkungen

- **Nervensystem**: Benommenheit, Müdigkeit, depressive Verstimmungen, Parkinson-Syndrom, Akathisie, Schlaflosigkeit, Kopfschmerzen;
- **Sonstiges**: Gewichtszunahme, Sodbrennen, Übelkeit, Galaktorrhö.

▪▪ Kontraindikationen

- Patienten mit Morbus Parkinson,
- Patienten mit Depression.

▪▪ Interaktionen

- Bei gleichzeitiger Einnahme mit Schlafmitteln, anderen Beruhigungsmitteln oder Alkohol kann die sedierende Wirkung von Flunarizin verstärkt werden.
- Bei gleichzeitiger Anwendung von Antiepileptika kann die Verstoffwechselung von Flunarizin beschleunigt sein.

Bewertung

Medikament zur Prophylaxe bei Migräne. Aus der persönlichen Erfahrung bedingen die Gewichtszunahme und die eher geringe Wirkung eine schlechte Compliance.

▪ Fluoxetin (▶ Kap. 8)

- Fluoxetin AbZ, 20 mg – Kps. (AbZ Pharma)
- Fluoxetin-CT, 20 mg – Kps. (AbZ Pharma)
- Fluoxetin-ratiopharm, 20 mg – Kps.; 20 mg – Tbl. (ratiopharm)
- Fluoxetin-TEVA, 20 mg – Kps., 20 mg – Tbl. (TEVA)

▪▪ Dosierung

— Zu Beginn 20 mg pro Tag, im Verlauf maximal 60 mg pro Tag.

Mittel der 2. Wahl zur Prophylaxe beim chronischen Spannungskopfschmerz, Off-label-Gebrauch.

▪ Flupirtin

— Flupigil, 100 mg – Hartkps. (MEDA Pharma)
— Flupirtinmaleat Hormosan, 100 mg – Hartkps. (Hormosan Pharma)
— Katadolon, 100 mg – Hartkps.; 150 mg – Supp.; S long, 400 mg – Retardtbl. (TEVA)
— Trancolong, 400 mg – Retardtbl. (Kade)
— Trancopal Dolo, 100 mg – Hartkps. (Kade)

▪▪ Pharmakodynamik

— Öffnet selektiv neuronale Kaliumkanäle. Durch den Ausstrom von K^+ wird das Ruhemembranpotenzial der Nervenzelle hyperpolarisiert und die Zelle wird weniger leicht aktivierbar. Dadurch wird indirekt die Aktivierung von NMDA-Rezeptoren gehemmt, da zur Aufhebung des Mg^{++}-Blockes des NMDA-Rezeptors eine Depolarisation notwendig ist.
— Aus der verminderten Impulsweiterleitung der nozizeptiven Bahnen und der Interneurone an Motoneurone resultiert die analgetische bzw. die muskelverspannungslösende Wirkung. Durch den indirekten NMDA-Antagonismus wird einem „Wind-up"-Mechanismus entgegengewirkt, der zur Antwortverstärkung auf nachfolgende Impulse führt und so zur Schmerzchronifizierung beiträgt.

▪▪ Pharmakokinetik

— $t_{1/2} = 7$ h (10 h für die Summe aus Flupirtin und M1).
— 75% der Substanz in der Leber zu einem aktiven (M1) und einem inaktiven (M2) Metaboliten, Elimination zu 69% renal (27% Flupirtin, 28% M1, 12% M2).

▪▪ Indikationen

Schmerzhafte Muskelverspannungen.

▪▪ Dosierung

— 3- bis 4-mal 100 mg pro Tag.

▪▪ Nebenwirkungen

— **Nervensystem**: Müdigkeit, Schwindel, Schlafstörungen, Depression, Tremor, Kopfschmerzen, Unruhe, Verwirrtheit, Sehstörungen;
— **Magen-Darm-Trakt**: Sodbrennen, Übelkeit, Erbrechen, Verstopfung, Appetitlosigkeit, Mundtrockenheit, Durchfall;
— **Sonstiges**: allergische Reaktionen, Anstieg der Transaminasen.

▪▪ Kontraindikationen

— Bekannte Überempfindlichkeit,
— Cholestase,
— vorbestehende Lebererkrankung,
— Alkoholabusus,
— Myasthenia gravis.

▪▪ Interaktionen

— Flupirtin kann die Wirkung von sedierenden und muskelentspannenden Medikamenten verstärken.
— Über Verdrängung aus der Eiweißbindung kann Flupirtin die Wirkung von Kumarinderivaten und Diazepam verstärken.

Wirksam bei schmerzreflektorischer Muskelverspannung. Die schmerzlindernde Wirkung bei anderen Schmerzen ist gering.

▪ Frovatriptan

— Allegro, 2,5 mg – Filmtbl. (Berlin-Chemie)

▪▪ Pharmakodynamik

Frovatriptan ist ein selektiver Agonist an $5\text{-}HT_{1B}$- und $5\text{-}HT_{1D}$-Rezeptoren.

▪▪ Pharmakokinetik

Die orale Bioverfügbarkeit liegt bei ca. 22–40%. Frovatriptan wird zu 30% renal unverändert ausgeschieden, der andere Anteil wird in der Leber metabolisiert.

▪▪ Indikation
Akuttherapie der Kopfschmerzen bei Migräne.

▪▪ Dosierung
- Erwachsene: 2,5 mg, maximal 2×2,5 mg innerhalb von 24 h.

▪▪ Nebenwirkungen
- **Nervensystem**: Schwindel, Parästhesien, Schläfrigkeit, Hypästhesie, Tremor;
- **Herz-Kreislauf-System**: Tachy-, Bradykardie, Palpitationen;
- **Magen-Darm-Trakt**: Übelkeit, Mundtrockenheit, Durchfall, Bauchschmerzen;
- **Sonstiges**: Engegefühl in Rachen, Hals und Brust.

▪▪ Kontraindikationen
- Schwere Leberinsuffizienz,
- mittelschwere oder schwere arterielle Hypertonie,
- koronare Herzkrankheit einschließlich Angina pectoris oder Herzinfarkt in der Anamnese,
- periphere Gefäßerkrankung,
- Zustand nach Schlaganfall oder TIA,
- gleichzeitige Gabe von anderen Triptanen oder Ergotamin.

▪▪ Interaktionen
- Bei gleichzeitiger Einnahme von Frovatriptan und MAO-Hemmern, selektiven Serotoninwiederaufnahmehemmern oder Johanniskraut besteht ein erhöhtes Risiko für ein serotonerges Syndrom.
- Die Plasmakonzentration von Frovatriptan kann bei gleichzeitiger Einnahme von Fluvoxamin oder von oralen Kontrazeptiva erhöht sein.

Bewertung

Hochwirksame Substanz zur Akutbehandlung von Migräneattacken.

▪ Gabapentin
- Gabagamma, 100 mg, 300 mg, 400 mg – Hartkps.; 600 mg, 800 mg – Filmtbl. (Wörwag)
- Gabapentin AbZ, 100 mg, 300 mg, 400 mg – Hartkps.; 600 mg, 800 mg – Filmtbl. (AbZ Pharma)
- Gabapentin Heumann, 100 mg, 300 mg, 400 mg – Hartkps.; 600 mg, 800 mg – Filmtbl. (Heumann Pharma)
- Gabapentin Hormosan, 100 mg, 300 mg, 400 mg – Hartkps.; 600 mg, 800 mg – Filmtbl. (Hormosan Pharma)
- Gabapentin-neuraxpharm, 100 mg, 300 mg, 400 mg – Hartkps.; 600 mg, 800 mg – Filmtbl. (Neuraxpharm)
- Gabapentin-ratiopharm, 100 mg, 300 mg, 400 mg – Hartkps.; 600 mg, 800 mg – Filmtbl. (ratiopharm)
- Gabapentin-TEVA, 300 mg – Hartkps.; 600 mg, 800 mg – Filmtbl. (TEVA)
- Neurontin, 100 mg, 300 mg, 400 mg – Hartkps.; 600 mg, 800 mg – Filmtbl. (Pfizer Pharma)

▪▪ Pharmakodynamik
Verstärkung der GABAergen Inhibition und Hemmung der glutamatergen Exzitation über Modulation der Aktivität des GABA-synthetisierenden Enzyms GAD und des Glutamat-synthetisierenden Enzyms.

▪▪ Pharmakokinetik
Die orale Bioverfügbarkeit beträgt 60%. Gabapentin wird nicht an Plasmaeiweiß gebunden. Die Halbwertszeit liegt im Bereich von 5–7 h. Gabapentin wird komplett renal ausgeschieden.

▪▪ Indikationen
Neuropathische Schmerzen, Trigeminusneuralgie.

▪▪ Dosierung
- Erwachsene: 1800–3600 mg pro Tag verteilt auf 3 Gaben.

▪▪ Nebenwirkungen
- **Nervensystem**: Ataxie, Diplopie, Nystagmus, Schwindel, Somnolenz, Tremor;

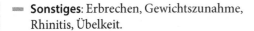

- **Sonstiges**: Erbrechen, Gewichtszunahme, Rhinitis, Übelkeit.

Interaktionen

Antazida verringern die Resorption.

> **Bewertung**
>
> Antiepileptikum mit guter Wirkung und Zulassung zur Behandlung neuropathischer Schmerzen. Hierbei ist auf eine wirksame Dosierung zu achten, unter 900 mg pro Tag ist mit keiner Linderung zu rechnen.

- **Ibuprofen**
- Aktren, 200 mg – Tbl.; Forte 400 mg – Filmtbl.; Spezial 400 mg – Weichkps. (Bayer Vital)
- Dismenol N, 200 mg – Filmtabl. (Simons)
- Dolgit, 200 mg, 400 mg, 600 mg – Tbl.; 800 mg – Filmtbl. (Dolorgiet)
- Esprenit, 400 mg, 600 mg – Filmtbl.; 800 mg retard – Retardtbl.; Supp. (Hennig)
- Ib-u-ron, 75 mg, 150 mg – Supp. (bene Arzneimittel)
- Ibu-Lysin-AbZ Migräne, 684 mg – Filmtbl. (AbZ Pharma)
- Ibu-Lysin-ratiopharm, 684 mg – Filmtbl. (ratiopharm)
- Ibu Teva, 400 mg – Filmtbl. (TEVA)
- Ibuprofen AbZ, 200 mg, 400 mg, 600 mg, 800 mg – Filmtbl.; Saft (AbZ Pharma)
- Ibuprofen-CT, 200 mg, 400 mg, 600 mg, 800 mg – Filmtbl.; 400 mg, 800 mg – Retardtbl.; 500 mg – Supp. (AbZ Pharma)
- Ibuprofen Heumann, 200 mg, 400 mg, 600 mg, 800 mg – Filmtbl. (Heumann Pharma)
- IBU-ratiopharm, 400 mg, 600 mg, 800 mg – Filmtbl.; 800 mg – Retardtbl.; 200 mg, 400 mg akut – Schmerztbl.; 500 Lysinat Schmerztbl. – Filmtbl. (ratiopharm)
- Imbun, 500 mg, 1000 mg Filmtbl.; 800 mg – Retardtbl.; 500 mg – Supp. (Recordati Pharma)
- Neuralgin extra, 684 mg – Filmtbl. (Pfleger)
- Pedea, 5 mg/ml – Inj.-Lsg. (Orphan Europe)

Pharmakodynamik

Durch Hemmung der Prostaglandinsynthese reduziert Ibuprofen entzündlich bedingte Schmerzen.

Pharmakokinetik

Ibuprofen wird nach oraler Gabe vollständig resorbiert. Es wird in der Leber metabolisiert und die unwirksamen Metabolite werden renal ausgeschieden. Ibuprofen wird zu 99% an Plasmaproteine gebunden. Die Eliminationshalbwertszeit beträgt 1,8–3,5 h.

Indikation

Symptomatische Behandlung von entzündlich bedingten Schmerzen.

Dosierung
- Erwachsene und Jugendliche ab 15 Jahren 1200–2400 mg pro Tag.

Nebenwirkungen
- **Magen-Darm-Trakt**: Sodbrennen, Bauchschmerzen, Übelkeit, gastrointestinale Ulzera;
- **Nervensystem**: Kopfschmerzen, Schwindel, Schlaflosigkeit, Reizbarkeit;
- **Niere**: Ödeme, nephrotisches Syndrom, Papillennekrosen;
- **Blutbild**: Anämie, Leuko-, Thrombozyto-, Panzytopenie, Agranulozytose;
- **Sonstiges**: Leberschäden, Hautreaktionen, Alopezie, Tinnitus.

Kontraindikationen
- Magen-Darm-Geschwüre,
- ungeklärte Blutbildungsstörungen,
- Blutungen,
- letztes Drittel der Schwangerschaft.

Interaktionen
- Die gleichzeitige Gabe von Ibuprofen mit Digoxin, Phenytoin oder Lithium kann deren Serumspiegel erhöhen.
- Ibuprofen kann die Wirkung von Diuretika und Antihypertensiva abschwächen.
- Die gleichzeitige Gabe von Ibuprofen und kaliumsparenden Diuretika kann eine Hyperkaliämie bedingen.

- Die gleichzeitige Gabe von Ibuprofen und anderen nichtsteroidalen Antiphlogistika oder Glukokortikoiden erhöht das Risiko für Nebenwirkungen am Magen-Darm-Trakt.
- Die Gabe von Ibuprofen mit Methotrexat kann dessen Konzentration erhöhen und das Risiko für toxische Wirkungen erhöhen.
- Es gibt Einzelfallberichte über Wechselwirkungen zwischen Ibuprofen und blutgerinnungshemmenden Mitteln.

Bewertung

Gut wirksame Substanz zur Akutbehandlung von Migräneattacken und Spannungskopfschmerz sowie akuten Rückenschmerzen.

▪ Imipramin
- Imipramin-neuraxpharm, 10 mg, 25 mg, 100 mg – Filmtbl. (neuraxpharm)
- Tofranil, 25 mg – Tbl. (Dolorgiet)

▪▪ Pharmakodynamik
Hemmung der Wiederaufnahme von Noradrenalin und Serotonin, zudem antagonistische Eigenschaften an den m-Cholinozeptoren, Histaminrezeptoren, α-Adrenozeptoren und Serotoninrezeptoren.

▪▪ Pharmakokinetik
Die Bioverfügbarkeit beträgt 22–77% und die Bindung an Plasmaproteine ca. 90%. Imipramin unterliegt einem hohen First-pass-Effekt. Es wird in der Leber metabolisiert, dabei entsteht u. a. der aktive Metabolit Desipramin. Etwa 70% werden über den Urin ausgeschieden, 22% mit den Fäzes. Imipramin unterliegt dem enterohepatischen Kreislauf.

▪▪ Indikationen
Depression, Schmerztherapie.

▪▪ Dosierung
- 25–150 mg pro Tag.

▪▪ Nebenwirkungen
- **Nervensystem**: Tremor, Schwindel, Parästhesien, Kopfschmerzen, Krampfanfälle, Akathisie, Dyskinesie, Ataxie, Polyneuropathie, Müdigkeit, Schlafstörungen, innere Unruhe, Verwirrtheit, Delir, Halluzinationen;
- **Herz-Kreislauf-System**: Hypotonie, orthostatische Dysregulation, Tachykardie, Arrhythmien, Reizleitungsstörungen;
- **Magen-Darm-Trakt**: Obstipation, Übelkeit, Erbrechen, Mundtrockenheit, paralytischer Ileus;
- **Leber**: Anstieg der Leberenzyme, Hepatitis;
- **Sonstiges**: allergische Reaktionen, Gewichtszunahme, Störung von Libido und Potenz, Schwitzen, Akkomodationsstörungen, Mydriasis, Glaukomanfälle, Miktionsstörungen, Veränderungen des Blutbildes.

▪▪ Kontraindikationen
- Akute Vergiftungen mit Alkohol, Schlafmittel, Schmerzmittel, Psychopharmaka,
- akuter Harnverhalt,
- Delir,
- unbehandeltes Engwinkelglaukom,
- Prostatahyperplasie mit Restharnbildung,
- Pylorusstenose,
- paralytischer Ileus,
- schwere Leber- oder Niereninsuffizienz,
- AV-Block,
- Remissionsphase nach Herzinfarkt,
- gleichzeitige Behandlung mit MAO-Hemmern,
- Nebennierenmarktumoren.

▪▪ Interaktionen
- Die Wirkung von zentral-dämpfenden Medikamenten kann durch Imipramin verstärkt werden.
- Bei gleichzeitiger Gabe anderer anticholinerg wirkender Substanzen Gefahr der Verstärkung peripherer und zentraler Effekte einschließlich Delir.
- Die Wirkung sympathomimetischer Amine kann durch Imipramin verstärkt werden.

- Bei vorheriger oder gleichzeitiger Gabe von Fluoxetin oder Fluvoxamin kann es zu einem Anstieg der Plasmakonzentration von Imipramin kommen.
- Die Wirkung der Antihypertensiva vom Typ Guanithidin, Betanidin, Reserpin, α-Methyldopa oder Clonidin kann abgeschwächt werden.
- Bei Kombination mit Neuroleptika, Methylphenidat oder Cimetidin kann der Blutspiegel von Imipramin erhöht sein.
- Imipramin kann die Wirkung von Kumarinderivaten verstärken.
- Bei gleichzeitiger Anwendung mit Phenytoin oder Carbamazepin kann deren Plasmaspiegel erhöht sein.
- Enzyminduktoren wie Barbiturate, Carbamazepin, Phenytoin, orale Kontrazeptiva können den Plasmaspiegel und damit die Wirkung von Imipramin vermindern.

Bewertung

Gut etablierte Substanz in der Therapie neuropathischer Schmerzen, Mittel der 1. Wahl bei der Prophylaxe des Spannungskopfschmerzes.

- **Indometacin**
- Indo-CT, 25 mg, 50 mg – Hartkps.; 50 mg, 100 mg – Supp.; 75 mg – Retardkps. (AbZ Pharma)
- Indomet-ratiopharm, 25 mg, 50 mg – Hartkps.; 50 mg, 100 mg – Supp.; 75 mg – Retardkps. (ratiopharm)

■■ Pharmakodynamik
Durch Hemmung der Prostaglandinsynthese reduziert Indometacin entzündlich bedingte Schmerzen.

■■ Pharmakokinetik
Indometacin wird nach oraler und rektaler Gabe rasch und vollständig resorbiert. Nach 30 bis 120 Minuten werden maximale Plasmaspiegel erreicht, die gut mit dem Wirkungsverlauf der Analgesie korrelieren. Indometacin wird zu 90

bis 93% an Plasmaproteine gebunden. Es wird glucoronidiert bzw. demethyliert und renal bzw. mit den Fäzes ausgeschieden. Die Eliminationshalbwertszeit beträgt 2–11 h.

■■ Indikation
Symptomatische Behandlung von entzündlich bedingten Schmerzen.

■■ Dosierung
- Erwachsene 50–150 mg pro Tag.

■■ Nebenwirkungen
- **Magen-Darm-Trakt**: Dyspepsie, Flatulenz, Bauchkrämpfe, Inappetenz, gastrointestinale Ulzera;
- **Nervensystem**: Schwindel, Schläfrigkeit, Erschöpfung, Depression;
- **Niere**: interstitielle Nephritis, Papillennekrosen;
- **Blutbild**: Anämie, Leuko-, Thrombozyto-, Panzytopenie, Agranulozytose;
- **Sonstiges**: Erhöhung der Leberenzyme, Leberschäden, Hautreaktionen, Alopezie.

■■ Kontraindikationen
- Magen-Darm-Geschwüre,
- ungeklärte Blutbildungsstörungen,
- Blutungen,
- letztes Drittel der Schwangerschaft.

■■ Interaktionen
- Die gleichzeitige Gabe von Indometacin mit Digoxin oder Lithium kann deren Serumspiegel erhöhen.
- Indometacin kann die Wirkung von Diuretika und Antihypertensiva abschwächen.
- Die gleichzeitige Gabe von Indometacin und kaliumsparenden Diuretika kann eine Hyperkaliämie bedingen.
- Die gleichzeitige Gabe von Indometacin und anderen nichtsteroidalen Antiphlogistika oder Glukokortikoiden erhöht das Risiko für Nebenwirkungen am Magen-Darm-Trakt.
- Die Gabe von Indometacin mit Methotrexat kann dessen Konzentration erhöhen

und das Risiko für toxische Wirkungen erhöhen.

— Bei Kombination mit Probenecid wird die Indometacin-Elimination verlangsamt.

— Durch Furosemid wird die Indometacin-Ausscheidung beschleunigt.

Bewertung

Therapie der Wahl bei der chronisch paroxysmalen Hemikranie. Es ist auch wirksam in der Akutbehandlung von Migräneattacken und Spannungskopfschmerz.

- **Lamotrigin (▶ Kap. 3)**
— Lamictal, 2 mg, 5 mg, 25 mg, 50 mg, 100 mg, 200 mg – Tbl. (GlaxoSmithKline)
— Lamotrigin AbZ, 50 mg, 100 mg – Tbl. (AbZ Pharma)
— Lamotrigin acis, 25 mg, 50 mg, 100 mg, 200 mg – Tbl. (acis)
— Lamotrigin-CT, 5 mg, 25 mg, 50 mg, 100 mg, 200 mg – Tbl. (AbZ Pharma)
— Lamotrigin Desitin, 50 mg, 100 mg, 200 mg – Tbl. (Desitin)
— Lamotrigin Heumann, 25 mg, 50 mg, 100 mg, 200 mg – Tbl. (Heumann Pharma)
— Lamotrigin Hormosan, 25 mg, 50 mg, 100 mg, 200 mg – Tbl. (Hormosan Pharma)
— Lamotrigin-ratiopharm, 5 mg, 25 mg, 50 mg, 100 mg, 200 mg – Tbl. (ratiopharm)
— Lamotrigin TEVA, 5 mg, 25 mg, 50 mg, 100 mg, 200 mg – Tbl. (TEVA)

■■ **Dosierung**
— 200–400 mg pro Tag verteilt auf 2 Gaben.

Bewertung

Antiepileptikum mit nachgewiesener Wirkung beim zentralen neuropathischen Schmerz und bei der Trigeminusneuralgie. Off-label-Gebrauch.

- **Lidocain**
= Xylocain 4% – Lsg. (AstraZeneca)
= Versatis 5% – Pflaster (Grünenthal)

■■ **Pharmakodynamik**
Lidocain wirkt lokalanästhetisch über eine Hemmung des Natriumeinstroms an den Nervenfasern.

■■ **Pharmakokinetik**
Lidocain wird bei topischer Anwendung auf Schleimhäuten absorbiert.

■■ **Indikation**
= Oberflächenanästhesie vor operativen und diagnostischen Eingriffen im Hals-, Nasen-, Rachen- und Bronchialbereich.
= Post-Zoster-Neuralgie (Lidocain-Pflaster)

■■ **Dosierung**
= Maximal 5 ml (Lidocain-Lsg.); das Pflaster einmal täglich bis zu 12 Stunden auf den schmerzenden Bereich kleben.

■■ **Nebenwirkungen**
Allergische Reaktionen, Ödeme im Rachen- und Kehlkopfbereich, bei starker Resorption systemische zentralnervöse und kardiovaskuläre Symptome.

■■ **Kontraindikationen**
= Erhebliche Störungen des Reizleitungssystems,
= dekompensierte Herzinsuffizienz,
= kardiogener oder hypovolämischer Schock.

Bewertung

Option zur lokalen, intranasalen Akutbehandlung beim Clusterkopfschmerz (Lidocain-Lsg., Off-label-Gebrauch). Lokale Behandlung bei der Post-Zoster-Neuralgie (Lidocain-Pflaster), Option zur lokalen Behandlung bei arthrogenen Schmerzen (Off-label-Gebrauch, Lidocain-Pflaster).

- **Lithium**
  - Hypnorex retard – Retardtbl. (Sanofi)
  - Lithiofor – Retardtbl. (Vitor Pharma)
  - Lithium Apogepha – Tbl. (Apogepha)
  - Quilonum retard, 450 mg Lithiumcarbonat – Retardtbl. (Teofarma)

Pharmakodynamik
Lithium zeigt eine ausgeprägte Wirkung auf Ionenkanäle, auf Neurotransmitter wie Serotonin, Dopamin und Norepinephrin und auf Second-Messenger-Systeme.

Pharmakokinetik
Lithiumsalze werden schnell aus dem Magen-Darm-Trakt resorbiert. Es bindet nicht an Plasmaproteine. Lithium wird hauptsächlich unverändert renal ausgeschieden. Die Halbwertszeit beträgt durchschnittlich 24 h.

Indikationen
Prophylaxe manisch-depressiver Erkrankungen, Behandlung manischer Zustände und von Depressionen, Prophylaxe bei Clusterkopfschmerz.

Dosierung
- Bei einem Lithiumspiegel von 0,5–1,2 mmol/l erreicht Lithium seine volle Wirksamkeit, für die Prophylaxe ist meist ein Spiegel von 0,5–0,8 mmol/l ausreichend. Die Behandlung sollte einschleichend mit einer Tablette begonnen werden und im Verlauf in Abhängigkeit von Effekt und Serumspiegel angepasst werden.

Nebenwirkungen
- **Nervensystem**: Ataxie, extrapyramidal-motorische Symptome, Tremor, Krampfanfälle, Dysarthrie, Schwindel, Somnolenz, Koma, Nystagmus, verschwommenes Sehen;
- **Herz-Kreislauf-System**: Arrhythmien, Hypotonie, EKG-Veränderungen;
- **Niere**: initial Natrium- und Kaliumverlust, nephrogener Diabetes insipidus, interstitielle Fibrose;

- **Hormone**: euthyreote Struma, Hypothyreose, Hyperglykämie, Hyperparathyreodismus, Hyperkalzämie;
- **Sonstiges**: Alopezie, Pruritus, akneiforme Dermatose, Anorexie, Übelkeit, Erbrechen, Leukozytose.

Kontraindikationen
- Akutes Nierenversagen,
- akuter Herzinfarkt,
- Hyponatriämie,
- Schwangerschaft,
- Morbus Addison,
- Myasthenia gravis,
- Hypothyreose,
- Herzrhythmusstörungen,
- Epilepsie.

Interaktionen
- Erhöhung des Lithiumserumspiegels durch Thiazide, kaliumsparende und Schleifendiuretika.
- Erniedrigung des Lithiumspiegels durch osmotisch wirkende Diuretika und Carboanhydraseinhibitoren.
- Antiepileptika, Methyldopa und trizyklische Antidepressiva erhöhen den Lithiumspiegel mit Gefahr der Neurotoxizität.
- In Kombination mit Neuroleptika erhöhtes Risiko für Auftreten von Nebenwirkungen, u. a. auch ein klinisches Bild ähnlich dem malignen neuroleptischen Syndrom.
- In Kombination mit Serotoninwiederaufnahmehemmern, MAO-Hemmern oder 5-HAT-Agonisten erhöhtes Risiko für ein serotonerges Syndrom.
- Erniedrigung des Lithiumspiegels durch Harnstoff, Xanthinpräparate, Pentoxifyllin.
- Neuromuskulär blockierende Substanzen verlängern die Wirkung von Lithium.
- Kaliumjodid verstärkt die Wirkung von Lithium hinsichtlich Strumabildung.
- Erhöhung des Lithiumspiegels bis zur Toxizität durch

Metronidazol, nichtsteroidale Antiphlogistika, ACE-Hemmer und Angiotensin-II-Rezeptor-Antagonisten.
- Kalziumantagonisten erhöhen die Lithiumtoxizität.

Bewertung

Prophylaktikum beim Clusterkopfschmerz.

- **Metamizol**
- Analgin – Tbl.; Ampullen – Inj.-Lsg. (medphano)
- Novaminsulfon AbZ, 500 mg – Filmtbl.; Trpf. (AbZ Pharma)
- Novaminsulfon-ratiopharm, 500 mg – Tbl.; Trpf.; 1 g, 2,5 g – Inj.-Lsg. (ratiopharm)

■■ Pharmakodynamik

Metamizol wirkt vermutlich über einen zentralen und peripheren Mechanismus analgetisch.

■■ Pharmakokinetik

Metamizol wird nach oraler Gabe vollständig resorbiert, die Bioverfügbarkeit liegt bei ca. 90%. Metamizol wird zu 4-Methylaminoantipyrin hydrolisiert, worauf die klinische Wirksamkeit beruht. 4-Methylaminoantipyrin wird zu 58% an Plasmaproteine gebunden.

■■ Indikation

Akute oder chronische starke Schmerzen.

■■ Dosierung

- Kinder im Alter von 4–9 Jahren maximal 1000 mg pro Tag,
- Kinder von 10–14 Jahren maximal 2000 mg pro Tag,
- Erwachsene und Jugendliche ab 15 Jahren maximal 4000 mg pro Tag.

■■ Nebenwirkungen

- **Herz-Kreislauf-System**: hypotensive Reaktionen;
- **Blutbild**: Leukopenie, Agranulozytose;

- **Sonstiges**: allergische Reaktionen vom Exanthem bis zum anaphylaktischen Schock, akute Verschlechterung der Nierenfunktion, akute interstitielle Nephritis.

■■ Kontraindikationen

- Störungen der Knochenmarksfunktion,
- genetisch bedingter Glukose-6-Phosphat-Dehydrogenase-Mangel,
- akute hepatische Porphyrie,
- letztes Drittel der Schwangerschaft.

■■ Interaktionen

⊕ **Bei gleichzeitiger Gabe von Metamizol und Chlorpromazin kann eine schwere Hypothermie auftreten.**

Bewertung

Gut wirksame Substanz zur Akutbehandlung von Migräneattacken und Spannungskopfschmerz, ebenfalls gut wirksam bei akuten Rückenschmerzen. Aufgrund der möglichen Agranulozytose sollte Metamizol nicht als Dauermedikation eingesetzt werden.

- **Methocarbamol**
- DoloVisano, 750 mg – Tbl. (Kade)
- Ortoton, 750 mg – Filmtbl.; Inj.-Lsg. (Recordati Pharma)

■■ Pharmakodynamik

Methocarbamol ist ein zentral wirksames Muskelrelaxans. Diese Wirkung wird vermittelt durch Hemmung der polysynaptischen Reflexleitung auf Rückenmarksebene und in subkortikalen Zentren.

■■ Pharmakokinetik

Methocarbamol wird nach oraler Gabe schnell und vollständig resorbiert. Die Plasmahalbwertszeit beträgt ca. 2 Stunden. Methocarbamol und seine 2 Hauptmetaboliten werden fast ausschließlich über die Niere ausgeschieden.

■■ Indikationen

Symptomatische Behandlung von schmerzhaften Muskelverspannungen, insbesondere im unteren Rückenbereich.

■■ Dosierung

— Erwachsene: 3×2 Filmtabletten pro Tag, Höchstdosis 10 Tabletten pro Tag.

■■ Nebenwirkungen

— **Nervensystem**: Schwindel, Sehstörungen, Benommenheit;
— **Sonstiges**: Kopfschmerzen, Brechreiz, Unruhe, Juckreiz.

■■ Kontraindikationen

— Schwangerschaft und Stillzeit,
— Koma,
— Erkrankungen des ZNS,
— Myasthenia gravis.

■■ Interaktionen

— Bei gleichzeitiger Anwendung mit zentralwirksamen Arzneimitteln wie Barbituraten, Opioiden sowie Appetitzüglern kann es zur wechselseitigen Wirkungsverstärkung kommen.
— Methocarbamol kann die Wirkung von Pyridostigmin abschwächen.

Bewertung

Muskelrelaxans mit guter Wirkung und guter Verträglichkeit bei Lumbago oder Lumboischialgie.

■ Metoclopramid

— Gastronerton – Tbl.; Lsg. (Dolorgiet)
— Gastrosil, 10 mg – Tbl. (Heumann Pharma)
— MCP AbZ, Lsg. – (AbZ Pharma)
— MCP-ratiopharm, 10 mg – Tbl.; 30 mg – Retardkps.; Zpf.; Trpf.; Inj.-Lsg. (ratiopharm)
— Paspertin, 10 mg – Filmtbl.; Trpf.; Inj.-Lsg. (Abbot Arzneimittel)

■■ Pharmakodynamik

Metoclopramid ist ein zentral wirksamer Dopaminantagonist. Durch Hemmung dopaminerger Neurone in der Area postrema wird die antiemetische Wirkung vermittelt, über periphere Ansätze kommt es zu einer Motilitätssteigerung des Magen-Darm-Traktes.

■■ Pharmakokinetik

Metoclopramid wird nach oraler Gabe (nicht retardiert) schnell resorbiert. Die Bioverfügbarkeit beträgt 60–80%. Es wird nur geringfügig an Plasmaproteine gebunden. Der größte Teil wird nach Metabolisierung und ca. 20% unverändert renal ausgeschieden. Die Eliminationshalbwertszeit beträgt 2,6–4,6 h.

■■ Indikationen

Übelkeit, Brechreiz, Erbrechen, Motilitätsstörungen des oberen Magen-Darm-Traktes, diabetische Gastroparese.

■■ Dosierung

— Erwachsene: 30–40 mg pro Tag.

■■ Nebenwirkungen

— **Nervensystem**: Müdigkeit, Kopfschmerzen, Schwindel, Dyskinesien, malignes neuroleptisches Syndrom, Parkinson-Syndrom;
— **Sonstiges**: Durchfall, Hautausschlag, Prolaktinerhöhung, Gynäkomastie, Galaktorrhö.

■■ Kontraindikationen

— Phäochromozytom,
— prolaktinabhängige Tumoren,
— mechanischer Ileus,
— Darmdurchbruch,
— Blutungen im Magen-Darm-Trakt,
— Epilepsie,
— extrapyramidal-motorische Erkrankungen.

■■ Interaktionen

— Metoclopramid kann die Resorption von Digoxin und Cimetidin vermindern.
— Metoclopramid kann die Resorption von L-Dopa, Paracetamol, verschiedenen Antibiotika und Lithium beschleunigen.

- Anticholinergika können die Wirkung von Metoclopramid vermindern.
- Bei Kombination mit Neuroleptika können extrapyramidale Störungen verstärkt auftreten.
- Bei Kombination mit Serotoninwiederaufnahmehemmern können verstärkt extrapyramidale Störungen oder ein Serotoninsyndrom auftreten.
- Die Wirkung von Sukzinylcholin kann durch Metoclopramid verlängert werden.

Bewertung

Antiemetikum, welches bei einer Migräneattacke vor Gabe eines Analgetikums sowohl die Übelkeit lindert als auch die Resorption des Analgetikums verbessert.

- **Metoprolol**
- Metoprolol Heumann, 50 mg, 100 mg – Tbl.; 200 mg retard – Retardtbl. (Heumann Pharma)
- Metoprolol AbZ, 50 mg, 100 mg – Tbl.; 200 mg retard – Retardtbl. (AbZ Pharma)
- Metoprolol-CT, 200 mg – Retardtbl. (AbZ Pharma)
- Metoprolol-ratiopharm, 50 mg, 100 mg – Tbl.; 50 mg, 100 mg, 200 mg – Retardtbl. (ratiopharm)

■■ Pharmakodynamik
Metoprolol ist ein relativ kardioselektiver β-Rezeptorenblocker, der aber auch β_2-Rezeptoren hemmt.

■■ Pharmakokinetik
Metoprolol wird nach oraler Gabe fast vollständig (95%) resorbiert. Es unterliegt einem ausgeprägten First-pass-Effekt. Die systemische Verfügbarkeit liegt deshalb bei ca. 50%. Metoprolol wird zu 12% an Plasmaproteine gebunden. Es wird oxidativ in der Leber metabolisiert. Metoprolol und seine Metabolite werden zu 95% renal ausgeschieden. Die Eliminationshalbwertszeit liegt bei 3–5 h.

■■ Indikationen
Tachykarde Herzrhythmusstörungen, Migräneprophylaxe.

■■ Dosierung
- Anfangsdosis 1- bis 2-mal 50 mg. Je nach Verträglichkeit langsam bis auf maximal 200 mg pro Tag erhöhen.

■■ Nebenwirkungen
- **Nervensystem:** Müdigkeit, Schwindel, Benommenheit, Kopfschmerzen, Schlafstörungen, Alpträume, Halluzinationen, depressive Verstimmungen;
- **Herz-Kreislauf-System:** Blutdruckabfall, Bradykardie, Synkope, Palpitationen, atrioventrikuläre Überleitungsstörungen, Verstärkung einer Herzinsuffizienz, Kältegefühl an den Extremitäten;
- **Magen-Darm-Trakt:** Übelkeit, Erbrechen, Obstipation, Diarrhö;
- **Sonstiges:** Mundtrockenheit, Libido- und Potenzstörungen, Atemnot bei Patienten mit Neigung zu bronchospastischen Reaktionen.

■■ Kontraindikationen
- Manifeste Herzinsuffizienz,
- Schock,
- AV-Block II. oder III. Grades, Sinusknoten-Syndrom, sinuatrialer Block, Bradykardie,
- Hypotonie,
- Azidose,
- bronchiale Hyperreagibilität,
- Spätstadien peripherer Durchblutungsstörungen.

■■ Interaktionen
- Bei gleichzeitiger Anwendung von Metoprolol und Insulin oder oralen Antidiabetika kann deren Wirkung verstärkt werden. Warnzeichen einer Hypoglykämie können verschleiert oder abgemildert werden.
- Die gleichzeitige Gabe von Metoprolol und trizyklischen Antidepressiva, Barbituraten, Phenothiazinen, Nitroglyzerin, Diuretika, Vasodilatoren und anderen

blutdrucksenkenden Mitteln kann zu einem verstärkten Blutdruckabfall führen.

— Die kardiodepressive Wirkung von Metoprolol und Antiarrhythmika kann sich addieren.

— Bei gleichzeitiger Gabe von Metoprolol und Kalziumantagonisten vom Verapamil- oder Diltiazem-Typ kann es zu Hypotension, Bradykardie oder anderen Herzrhythmusstörungen kommen. Deshalb sollten in diesen Fällen die Patienten sorgfältig überwacht werden.

— Bei gleichzeitiger Anwendung von Metoprolol und Kalziumantagonisten vom Nifedipin-Typ kann es zu einer verstärkten Blutdrucksenkung und ganz selten zu einer Herzinsuffizienz kommen.

Bewertung

β-Rezeptorenblocker mit guter Wirksamkeit zur Migräneprophylaxe.

- **Mirtazapin**
— Mirtagamma, 15 mg, 30 mg, 45 mg – Filmtbl. (Wörwag)
— Mirtazapin AbZ, 15 mg, 30 mg, 45 mg – Filmtbl.; Schmelztbl. (AbZ Pharma)
— Mirtazapin Heumann, 15 mg, 30 mg, 45 mg – Filmtbl. (Heumann Pharma)
— Mirtazapin Hormosan, 15 mg, 30 mg, 45 mg – Filmtbl. (Hormosan Pharma)
— Mirtazapin-CT, 15 mg, 30 mg, 45 mg – Filmtbl.; Schmelztbl. (AbZ Pharma)
— Mirtazapin-neuraxpharm, 15 mg, 30 mg, 45 mg – Filmtbl. (Neuraxpharm)
— Mirtazapin-ratiopharm, 15 mg, 30 mg, 45 mg – Filmtbl.; Schmelztbl. (ratiopharm)
— Mirtazelon, 15 mg, 30 mg, 45 mg – Filmtbl. (Krewel Meuselbach)
— Remergil, 15 mg, 30 mg, 45 mg – Schmelztbl.; 15 mg – Lsg.; (MSD)

■■ **Pharmakodynamik**
Durch präsynaptischen Antagonismus am α_2-Rezeptor indirekte Verstärkung der noradrenergen und serotonergen Transmission; zudem hat es eine Histamin-H_1-antagonistische Wirkung.

■■ **Pharmakokinetik**
Die Bioverfügbarkeit beträgt ca. 50% und die Bindung an Plasmaproteine 85%. Die Eliminationshalbwertszeit liegt im Bereich von 20–40 h. Mirtazapin wird in der Leber metabolisiert, daran sind CYP2D6 und CYP3A4 beteiligt. Die Metaboliten werden über Urin und Fäzes ausgeschieden.

■■ **Indikation**
Depression.

■■ **Dosierung**
— 15–45 mg als abendliche Einmaldosis.

■■ **Nebenwirkungen**
— **Nervensystem**: Schwindel, Müdigkeit, Kopfschmerzen, Tremor, Krampfanfälle, Manie, Parästhesien, Restless-legs-Syndrom, Alpträume;
— **Blutbild**: akute Knochenmarksdepression;
— **Sonstiges**: Gewichtszunahme, verstärkter Appetit, Erhöhung der Transaminasen, Exantheme, Arthralgien.

■■ **Kontraindikationen**
Mirtazapin darf nicht gleichzeitig oder innerhalb von 2 Wochen nach Absetzen von MAO-Hemmern angewendet werden.

■■ **Interaktionen**
— Enzyminduktoren wie Carbamazepin, Phenytoin, Rifampicin können den Plasmaspiegel und damit die Wirkung von Mirtazapin vermindern.
— Die Bioverfügbarkeit von Mirtazapin wird bei gleichzeitiger Gabe von Cimetidin um mehr als 50% erhöht.
— Mirtazapin kann die zentral-dämpfende Wirkung von Alkohol und Benzodiazepinen verstärken.

Bewertung

Antidepressivum mit Wirksamkeit bei neuropathischen Schmerzen, Mittel der 2. Wahl bei der Prophylaxe des Spannungskopfschmerzes. Oft positiv ist der schlafanstoßende Effekt. Off-label-Gebrauch.

- **Naproxen**
  - Aleve – Filmtbl. (Bayer Vital)
  - Naproxen acis, 250 mg, 500 mg – Tbl. (acis Arzneimittel)
  - Naproxen-CT, 500 mg – Filmtbl. (AbZ Pharma)
  - Naproxen Hormosan, 250 mg, 500 mg – Tbl. (Hormosan Pharma)
  - Naproxen-ratiopharm, 200 mg – Filmtbl. (ratiopharm)
  - Proxen – Filmtbl.; S 250, S 500 – magensaftresistente Tbl. (Roche)

■■ **Pharmakodynamik**

Naproxen hemmt die Prostaglandinsynthese und reduziert somit entzündlich bedingte Schmerzen.

■■ **Pharmakokinetik**

Naproxen wird nach oraler Gabe vollständig resorbiert. Es wird zu 99% an Plasmaproteine gebunden. Naproxen wird hepatisch metabolisiert und renal ausgeschieden.

■■ **Indikation**

Behandlung von entzündlich bedingten Schmerzen.

■■ **Dosierung**
  - Erwachsene 500–1250 mg pro Tag,
  - Kinder und Jugendliche zwischen 10–15 mg/kgKG pro Tag verteilt auf 2 Gaben.

■■ **Nebenwirkungen**
  - **Magen-Darm-Trakt**: Übelkeit, Erbrechen, Sodbrennen, Magenschmerzen, Stomatitis, gastrointestinale Ulzera;
  - **Nervensystem**: Kopfschmerzen, Schwindel, Schlaflosigkeit, Tinnitus, aseptische Meningitis;
  - **Blutbild**: aplastische Anämie, Leuko-, Thrombozyto-, Panzytopenie, Agranulozytose, hämolytische Anämie;
  - **Niere**: akutes Nierenversagen, nephrotisches Syndrom, interstitielle Nephritis, Papillennekrosen;
  - **Sonstiges**: allergische Reaktionen, periphere Ödeme, Alopezie.

■■ **Kontraindikationen**
  - Ungeklärte Blutbildungsstörungen,
  - Magen-Darm-Geschwüre,
  - Blutungen,
  - letztes Drittel der Schwangerschaft.

■■ **Interaktionen**
  - Bei gleichzeitiger Anwendung mit Digoxin, Phenytoin oder Lithium kann deren Serumspiegel erhöht werden.
  - Naproxen kann die Wirkung von Diuretika und Antihypertensiva abschwächen.
  - Die gleichzeitige Gabe von Naproxen und kaliumsparenden Diuretika kann eine Hyperkaliämie hervorrufen.
  - In Kombination mit anderen nicht-steroidalen Antiphlogistika oder Glukokortikoiden steigt das Risiko für Magen-Darm-Geschwüre.
  - Die zeitnahe Gabe von Naproxen und Methotrexat (24 h) kann zu einer Erhöhung der Methotrexatkonzentration führen und das Risiko für toxische Wirkungen erhöhen.

Bewertung

Gut wirksam in der Akutbehandlung von Migräneattacken und Spannungskopfschmerz, zudem Option für die Prophylaxe bei menstrueller Migräne.

- **Naratriptan**
  - Naramig, 2,5 mg – Filmtbl. (UCB Pharma/ GlaxoSmithKline)
  - Naratriptan Hennig, 2,5 mg – Filmtbl. (Hennig Pharma)
  - Naratriptan Heumann, 2,5 mg – Filmtbl. (Heumann Pharma)
  - Naratriptan-Hormosan, 2,5 mg – Filmtbl. (Hormsoan Pharma)
  - Naratriptan-ratiopharm, 2,5 mg – Filmtbl. (Ratiopharm)

■■ **Pharmakodynamik**

Naratriptan ist ein selektiver Agonist an 5-HT_{1B}- und 5-HT_{1D}-Rezeptoren.

■■ **Pharmakokinetik**

Naratriptan wird nach oraler Einnahme schnell und gut resorbiert. Die Bioverfügbarkeit bei Frauen ist mit 74% höher als die bei Männern (63%). Es wird nur zu 29% an Proteine gebunden. Naratriptan wird hauptsächlich unverändert renal ausgeschieden.

■■ **Indikation**

Akuttherapie der Kopfschmerzen bei Migräne.

■■ **Dosierung**

— Erwachsene: 2,5 mg, maximal 2×2,5 mg innerhalb von 24 h.

■■ **Nebenwirkungen**

— **Herz-Kreislauf-System**: Bradykardie, Tachykardie, Blutdruckanstieg;
— **Allgemein**: Engegefühl in Brust oder Hals, Müdigkeit, Schwindel, Unwohlsein;
— **Sonstiges**: Sehstörungen.

■■ **Kontraindikationen**

— Schwere Leber- oder Nierenfunktionsstörung,
— mittelschwere oder schwere arterielle Hypertonie,
— koronare Herzkrankheit einschließlich Angina pectoris oder Herzinfarkt in der Anamnese,
— periphere Gefäßerkrankung,
— Zustand nach Schlaganfall oder TIA.

■■ **Interaktionen**

— Orale Kontrazeptiva vermindern die Gesamtclearance von Naratriptan um ca. 1/3.
— Zeitnahe Einnahme von Naratriptan und Ergotamin oder anderen Triptanen kann das Risiko koronarer Vasospasmen erhöhen.

Bewertung

Hochwirksame Substanz zur Akutbehandlung von Migräneattacken.

■ **Oxcarbazepin** (▶ Kap. 3)

— Apydan extent, 150 mg, 300 mg, 600 mg – Tbl. (Desitin)
— Oxcarbazepin-CT, 150 mg, 300 mg, 600 mg – Filmtbl. (AbZ Pharma)
— Oxcarbazepin-ratiopharm, 150 mg, 300 mg, 600 mg – Filmtbl. (ratiopharm)
— Timox, 150 mg, 300 mg, 600 mg – Filmtbl.; extent 150 mg, 300 mg, 600 mg; Suspension (Desitin)
— Trileptal, 150 mg, 300 mg, 600 mg – Filmtbl.; Suspension (Novartis)

■■ **Dosierung**

— 600–1800 mg pro Tag verteilt auf 2–3 Gaben. Die Dosierung sollte durch Wirkung und Verträglichkeit bestimmt werden.

Bewertung

Neueres Antiepileptikum, das auch bei der Trigeminusneuralgie und schmerzhafter diabetischer Neuropathie eingesetzt werden kann. Off-label-Gebrauch.

■ **Oxycodon**

— Oxycodon-HCL AbZ, 10 mg, 20 mg, 30 mg, 40 mg, 60 mg, 80 mg – Retardtbl. (AbZ Pharma)
— Oxycodon-HCL beta, 10 mg, 20 mg, 30 mg, 40 mg, 60 mg, 80 mg – Retardtbl. (betapharm)
— Oxycodon-HCL CT, 10 mg, 20 mg, 40 mg, 80 mg – Retardtbl. (AbZ Pharma)
— Oxycodon-HCL Hennig, 5 mg, 10 mg, 20 mg, 40 mg, 80 mg – Retardtbl. (Hennig Pharma)
— Oxycodon-HCL Heumann, 5 mg, 10 mg, 20 mg – Kps., 5 mg, 10 mg, 20 mg, 30 mg, 40 mg, 60 mg, 80 mg – Retardtbl. (Heumann Pharma)
— Oxycodon-HCL neuraxpharm, 5 mg, 10 mg, 20 mg, 40 mg, 80 mg – Retardtbl. (neuraxpharm)

- Oxycodon-HCL ratiopharm, 5 mg, 10 mg, 20 mg – Kps., 5 mg, 10 mg, 20 mg, 40 mg, 80 mg – Retardtbl. (ratiopharm)
- Oxygesic, 5 mg, 10 mg, 15 mg, 20 mg, 30 mg, 40 mg, 60 mg, 80 mg, 120 mg, 160 mg – Retardtbl.; 5 mg, 10 mg, 20 mg – Hartkps.; 5 mg, 10 mg, 20 mg – Schmelztbl.; Inj.-Lsg. (Mundipharma)

■■ Pharmakodynamik

Oxycodon bindet agonistisch an κ-, μ- und δ-Opiatrezeptoren in Gehirn und Rückenmark.

■■ Pharmakokinetik

Die Retardtabletten werden in 2 Phasen resorbiert: ein kleiner Teil mit einer Halbwertszeit von 0,6 h und der größere Teil mit einer Halbwertszeit von 6,9 h. Oxycodon wird zu 38–45% an Plasmaproteine gebunden.

■■ Indikation

Starke bis sehr starke Schmerzen.

■■ Dosierung

- Erwachsene und Jugendliche ab 12 Jahren: bei nicht-opioidgewöhnten Patienten zu Beginn 10 mg alle 12 h,
- Patienten mit vorheriger Opiattherapie können bereits zu Anfang höhere Dosen erhalten.
- Im Verlauf nach Effekt und Verträglichkeit bis auf maximal 2×80 mg steigern.

■■ Nebenwirkungen

- **Nervensystem**: Müdigkeit, Schwindel, Stimmungsveränderungen, Antriebsminderung, Parästhesien, Halluzinationen, Tremor, epileptische Anfälle;
- **Magen-Darm-Trakt**: Verstopfung, Mundtrockenheit, Bauchschmerzen, Durchfall;
- **Herz-Kreislauf-System**: Blutdrucksenkung, Synkope;
- **Atemwege**: Dyspnoe, Husten;
- **Sonstiges**: Schwitzen, Ödeme, Juckreiz, Harnverhalt, Toleranz und Abhängigkeit.

■■ Kontraindikationen

- Schwere Atemdepression,
- schwere chronische obstruktive Lungenerkrankung,
- Cor pulmonale,
- schweres Bronchialasthma,
- paralytischer Ileus,
- Schwangerschaft,
- Stillzeit.

■■ Interaktionen

- Zentral dämpfende Arzneimittel (Sedativa, Hypnotika, Neuroleptika, Antidepressiva, Antihistaminika, andere Opioide) oder Alkohol können die Nebenwirkungen von Oxycodon – insbesondere die Atemdepression – verstärken.
- Arzneimittel mit anticholinerger Wirkung können die anticholinergen Nebenwirkungen von Oxycodon (Verstopfung, Mundtrockenheit, Störungen beim Wasserlassen) verstärken.
- Cimetidin kann den Abbau von Oxycodon hemmen.

Bewertung

Opiat mit nachgewiesener Wirkung beim neuropathischen Schmerz.

- **Paracetamol**
- ben-u-ron, 500 mg – Hartkps.; Saft; 75 mg, 125 mg, 250 mg, 500 mg, 1000 mg – Supp.; 500 mg, 1000 mg – Tbl. (bene-Arzneimittel)
- Paracetamol AbZ, 500 mg – Tbl.; 125 mg, 250 mg, 500 mg, 1000 mg – Supp. (AbZ Pharma)
- Paracetamol B Braun – Inf.-Lsg. (B Braun)
- Paracetamol Kabi – Inf.-Lsg. (Fresenius Kabi)
- Paracetamol-Hormosan, 500 mg –Tbl. (Hormosan Pharma)
- Paracetamol-ratiopharm, 500 mg – Tbl.; 500 mg – Brausetbl.; Lsg.; 75 mg, 125 mg,

250 mg, 500 mg, 1000 mg – Supp. (ratiopharm)
- Perfalgan, 10 mg/ml – Inf.-Lsg. (Bristol-Myers Squibb)

▪▪ Pharmakodynamik
Paracetamol hemmt die zerebrale Prostaglandinsynthese deutlich, die periphere nur schwach.

▪▪ Pharmakokinetik
Paracetamol wird nach oraler Gabe rasch und vollständig resorbiert, maximale Plasmaspiegel werden nach 0,5–1,5 h erreicht. Bei rektaler Gabe beträgt die Resorption 68–88% und die maximale Plasmakonzentration wird nach 3–4 h erreicht. Die Plasmaproteinbindung ist mit bis zu 10% gering. Paracetamol wird in der Leber verstoffwechselt und renal ausgeschieden.

▪▪ Indikation
Leichte bis mäßig starke Schmerzen.

▪▪ Dosierung
- Im Alter von 6–9 Jahren maximal 3×500 mg pro Tag,
- bis 12 Jahre maximal 4×500 mg pro Tag und
- älter als 12 Jahre maximal 4×1000 mg pro Tag.

▪▪ Nebenwirkungen
- **Blutbild**: Thrombozyto-, Leukopenie, Agranulozytose;
- **Sonstiges**: allergisches Exanthem, Analgetika-Asthma.

▪▪ Kontraindikationen
- Leberfunktionsstörungen,
- Nierenfunktionsstörungen,
- Gilbert-Syndrom,
- Neugeborene.

▪▪ Interaktionen
- Bei gleichzeitiger Gabe von Arzneimitteln, die eine Enzyminduktion in der Leber hervorrufen, können auch sonst ungefährliche Dosierungen von Paracetamol Leberschäden bedingen.

- Bei gleichzeitiger Gabe von Paracetamol und Chloramphenicol kann die Ausscheidung von Chloramphenicol verlangsamt sein, was mit einem erhöhten Risiko der Toxizität einhergeht.
- Bei gleichzeitiger Anwendung von Paracetamol und AZT wird das Risiko für eine Neutropenie erhöht.

Bewertung
Wirksam in der Akutbehandlung von Migräneattacken und Spannungskopfschmerz.

▪ Phenytoin (▶ Kap. 3)
- Phenydan, 100 mg – Tbl.; 250 mg – Inj.-Lsg.; 750 mg – Infusionskonzentrat (Desitin)

▪▪ Dosierung
- 100–300 mg pro Tag in 1–3 Einzelgaben.

Bewertung
Antiepileptikum, das zur Behandlung der Trigeminusneuralgie eingesetzt werden kann. Allerdings ist es mit vielen Nebenwirkungen und Interaktionen behaftet.

▪ Pregabalin
- Lyrica, 25 mg, 50 mg, 75 mg, 100 mg, 150 mg, 200 mg, 300 mg – Hartkps. (Pfizer)

▪▪ Pharmakodynamik
Pregabalin bindet an eine Untereinheit (α_2-δ-Protein) von spannungsabhängigen Kalziumkanälen.

▪▪ Pharmakokinetik
Pregabalin wird rasch resorbiert, die orale Bioverfügbarkeit beträgt mindestens 90%. Es wird nicht an Plasmaproteine gebunden. Pregabalin wird zu 98% unverändert renal ausgeschieden. Die mittlere Eliminationshalbwertszeit beträgt 6,3 h.

▪▪ Indikation

Zusatztherapie bei fokalen Anfällen mit oder ohne sekundäre Generalisierung von Erwachsenen, neuropathische Schmerzen.

▪▪ Dosierung

- 300–600 mg pro Tag, verteilt auf 2 Einzelgaben.

▪▪ Nebenwirkungen

- **Nervensystem**: Müdigkeit, Ataxie, Gedächtnisstörungen, Tremor, Dysarthrie, Parästhesien, Nystagmus, Dyskinesien, Diplopie, Schwindel;
- **Magen-Darm-Trakt**: Mundtrockenheit, Obstipation, Flatulenz, Erbrechen;
- **Atemwege**: Dyspnoe, trockene Nase;
- **Herz-Kreislauf-System**: Tachykardie, AV-Block I. Grades, Hypotonie, Hypertonie;
- **Sonstiges**: erektile Dysfunktion, Gewichtszunahme, Neutropenie, Muskelzuckungen, Myalgie.

▪▪ Interaktionen

- Die durch Oxycodon bedingten kognitiven und grobmotorischen Beeinträchtigungen können durch Pregabalin verstärkt werden.
- Pregabalin kann die Wirkung von Alkohol und Lorazepam verstärken.

Bewertung

Neues Antiepileptikum mit Zulassung zur Behandlung des neuropathischen Schmerzes.

- **Prednisolon** (▶ Kap. 12)
- Decortin H, 1 mg, 5 mg, 10 mg, 20 mg, 50 mg – Tbl. (Merck serono)
- Dermosolon, 5 mg, 10 mg, 20 mg – Tbl. (Dermapharm)
- Prednigalen, 10 mg, 25 mg – Inj.-Susp. (Galenpharma)
- Prednisolon acis, 5 mg, 20 mg, 50 mg – Tbl. (acis Arzneimittel)

- Prednisolon Jenapharm, 1 mg, 5 mg, 10 mg, 20 mg, 50 mg – Tbl. (mibe Arzneimittel)
- Prednisolon Rotexmedica, 25 mg, 250 mg – Inj.-Susp. (Rotexmedica)
- Prednisolon-ratiopharm, 5 mg, 50 mg – Tbl. (Ratiopharm)
- Prednisolut, 10 mg L, 25 mg L, 50 mg L,100 mg L – Trockensubstanz und Lösungsmittel zur Inj.; 250 mg, 500 mg, 1000 mg – Trockensubstanz und Lösungsmittel zur Inj. (mibe)
- Solu-Decortin H, 10 mg, 25 mg, 50 mg, 100 mg, 250 mg, 500 mg, 1000 mg – Pulver (Merck Serono)

- **Prednison** (▶ Kap. 12)
- Decortin, 1 mg, 5 mg, 20 mg, 50 mg – Tbl. (Merck Serono)
- Prednison acis, 5 mg, 20 mg, 50 mg –Tbl. (acis Arzneimittel)
- Prednison-ratiopharm, 5 mg – Tbl. (ratiopharm)

▪▪ Dosierung

- Initial bis zu 250 mg beim Status migraenosus und der Clusterepisode, sonst 1 mg pro kgKG, im Verlauf zügig (innerhalb von 1 Woche) ausschleichen.

Bewertung

Prednison bzw. Prednisolon kann bei Status migraenosus, zur Durchbrechung der Clusterepisode, bei schwerer Phase von Trigeminusneuralgie und zum Kupieren der Entzugssymptomatik bei Kopfschmerzen durch Medikamentenübergebrauch wirksam vorübergehend eingesetzt werden.

- **Propranolol** (▶ Kap. 6)
- Dociton, 10 mg, 40 mg, 80 mg – Filmtbl.; 80 mg retard, 160 mg retard – Retardkps. (mibe)
- Propanodol-CT, 40 mg, 80 mg – Filmtbl. (AbZ Pharma)

▪▪ Dosierung

▬ Anfangsdosis 2- bis 3-mal 40 mg. Je nach
Verträglichkeit langsam bis auf maximal
160–240 mg pro Tag erhöhen.

Bewertung

Etablierte Sustanz in der
Migräneprophylaxe.

▪ Rizatriptan

▬ Maxalt, 5 mg, 10 mg – Tbl.; 5 mg, 10 mg –
Schmelztbl. (MSD)
▬ Rizatriptan AbZ, 10 mg – Schmelztbl. (AbZ
Pharma)
▬ Rizatriptan Heumann, 5 mg, 10 mg – Tbl.;
5 mg, 10 mg – Schmelztbl. (Heumann
Pharma)
▬ Rizatriptan-Hormosan, 5 mg, 10 mg – Tbl.
(Hormosan Pharma)
▬ Rizatriptan-ratiopharm,10 mg –
Schmelztbl. (ratiopharm)

▪▪ Pharmakodynamik

Rizatriptan ist ein selektiver Agonist an 5-HT_{1B}-
und 5-HT_{1D}-Rezeptoren.

▪▪ Pharmakokinetik

Rizatriptan wird nach oraler Einnahme schnell
und gut resorbiert. Die orale Bioverfügbarkeit
beträgt zwischen 40–45%. Es wird nur zu 14%
an Proteine gebunden. Rizatriptan wird über die
Monoaminoxidase A metabolisiert.

▪▪ Indikation

Akuttherapie der Kopfschmerzen bei Migräne.

▪▪ Dosierung

▬ Erwachsene: 10 mg, maximal 2×10 mg
innerhalb von 24 h.

▪▪ Nebenwirkungen

▬ **Nervensystem**: Parästhesien, Hypästhesie,
Tremor, Ataxie;
▬ **Herz-Kreislauf-System**: Tachykardie,
Blutdruckanstieg, Hitzewallungen;
▬ **Sonstiges**: Verschwommensehen,
Atemnot, Übelkeit, Schwitzen, Juckreiz.

▪▪ Kontraindikationen

▬ Schwere Leber- oder
Nierenfunktionsstörung,
▬ mittelschwere oder schwere arterielle
Hypertonie,
▬ koronare Herzkrankheit einschließlich
Angina pectoris oder Herzinfarkt in der
Anamnese,
▬ periphere Gefäßerkrankung,
▬ Zustand nach Schlaganfall oder TIA,
▬ gleichzeitige Gabe von MAO-Hemmern
oder innerhalb von 2 Wochen nach
Absetzen einer MAO-Hemmer-Therapie.

▪▪ Interaktionen

▬ Bei gleichzeitiger Einnahme von
MAO-Hemmern kann es zu einer
Erhöhung der Plasmakonzentration von
Rizatriptan kommen.
▬ Zeitnahe Einnahme von Rizatriptan und
Ergotamin oder anderen Triptanen kann
das Risiko koronarer Vasospasmen erhöhen.
▬ Die Plasmakonzentration von Rizatriptan
kann bei gleichzeitiger Einnahme von
Propranolol erhöht sein.

Bewertung

Hochwirksame Substanz zur
Akutbehandlung von Migräneattacken.

▪ Sulpirid (▶ Kap. 2)

▬ Dogmatil, 100 mg i.m. – Inj.-Lsg.; 50 mg –
Kps.; 200 mg – Tbl.; 25 mg/5 ml – Saft
(Sanofi-Aventis)
▬ Meresa, 200 mg –Tbl. (Riemser Pharma)
▬ Sulpirid-CT, 50 mg, 200 mg – Tbl. (AbZ
Pharma)
▬ Sulpirid-Hormosan, 200 mg – Tbl.
(Hormosan Pharma)
▬ Sulpirid-ratiopharm, 50 mg, 200 mg – Tbl.
(ratiopharm)
▬ Sulpivert, 50 mg – Kps.; 100 mg, forte
200 mg – Tbl. (Hennig)
▬ Vertigo-Meresa, 50 mg – Hartkps.;
200 mg – Tbl. (Riemser Pharma)
▬ vertigo neogama, 50 mg, 100 mg, 200 mg –
Tbl. (Hormosan Pharma)

▪▪ Dosierung
- 200–400 mg beim Spannungskopfschmerz.

Bewertung

Mittel der 2. Wahl für die Prophylaxe
beim Spannungskopfschmerz.
Off-label-Gebrauch.

▪ Sumatriptan
- Imigran, 50 mg, 100 mg, T 50 mg, T
  100 mg – Filmtbl.; Inject – Inj.-Lsg.;
  Nasal, 10 mg, 20 mg – Lsg.; 25 mg – Supp.
  (GlaxoSmithKline)
- Sumatriptan AbZ, 50 mg, 100 mg – Filmtbl.
  (AbZ Pharma)
- Sumatriptan-Hormosan, 50 mg, 100 mg –
  Filmtbl.; Inject – Inj.-Lsg. (Hormosan
  Pharma)
- Sumatriptan-ratiopharm, 50 mg, 100 mg, T
  50 mg, T 100 mg – Filmtbl. (ratiopharm)

▪▪ Pharmakodynamik
Sumatriptan ist ein selektiver Agonist an
5-HT_{1B}- und 5-HT_{1D}-Rezeptoren.

▪▪ Pharmakokinetik
Die Bioverfügbarkeit liegt nach oraler Gabe bei
ca. 14%, nach subkutaner Injektion bei 96%. Die
Plasmaproteinbindung ist mit 14–21% gering.
Sumatriptan wird größtenteils in der Leber
metabolisiert.

▪▪ Indikationen
Akuttherapie der Kopfschmerzen bei Migräne
und Clusterkopfschmerz.

▪▪ Dosierung
- Erwachsene: oral 50–100 mg, maximal
  3×100 mg innerhalb von 24 h,
- bei subkutaner Gabe 6 mg, maximal
  2×6 mg innerhalb von 24 h.

▪▪ Nebenwirkungen
- **Nervensystem**: Parästhesien, Hypästhesie,
  Schläfrigkeit, Krampfanfälle;
- **Herz-Kreislauf-System**: Tachykardie,
  Palpitationen, Blutdruckanstieg;

- **Sonstiges**: Engegefühl in Rachen, Hals
  und Brust, Schmerzen im Brustkorb,
  Übelkeit.

▪▪ Kontraindikationen
- Schwere Leber- oder
  Nierenfunktionsstörung,
- mittelschwere oder schwere arterielle
  Hypertonie,
- koronare Herzkrankheit einschließlich
  Angina pectoris oder Herzinfarkt in der
  Anamnese,
- periphere Gefäßerkrankung,
- Morbus Raynaud,
- Zustand nach Schlaganfall oder TIA,
- gleichzeitige Gabe von Ergotamin,
- Sumatriptan darf nicht zusammmen mit
  einem MAO-Hemmer oder innerhalb von
  2 Wochen nach Abbruch dieser Therapie
  angewendet werden.

Bewertung

Hochwirksame Substanz zur
Akutbehandlung von Migräneattacken und
Clusterkopfschmerz.

▪ Tilidin und Naloxon
- Tilidin AbZ – Trpf. (AbZ-Pharma)
- Tilidin-ratiopharm plus, 50/4 mg,
  100/8 mg, 150/12 mg, 200/16 mg –
  Retardtbl.; Trpf. (ratiopharm)
- Valoron N, 50/4 mg, 100/8 mg, 150/12 mg,
  200/16 mg – Retardtbl.; N – Trpf. (Pfizer)

▪▪ Pharmakodynamik
Tilidin ist ein Prodrug mit schwacher Opioid-
wirkung, Naloxon ist ein Opioidantagonist.

▪▪ Pharmakokinetik
Beide Substanzen werden nach oraler Gabe
rasch resorbiert und unterliegen einem ausgeprägten First-pass-Effekt. Tilidin wird überwiegend zu Nortilidin, der eigentlichen Wirk-
substanz, metabolisiert, Naloxon wird ebenfalls
verstoffwechselt. Tilidin und Naloxon und deren
Metabolite werden hauptsächlich mit dem Urin
ausgeschieden. Nierenfunktionsstörungen

können nicht zur Akkumulation pharmakologisch aktiver Metabolite führen.

▪▪ Indikation
Behandlung starker und sehr starker Schmerzen.

▪▪ Dosierung
— Bezogen auf Tilidin 100–600 mg pro Tag.

▪▪ Nebenwirkungen
— **Nervensystem**: Müdigkeit, Schwindel, Kopfschmerzen;
— **Sonstiges**: Übelkeit, Erbrechen, Durchfall, Bauchschmerzen, Schwitzen.

▪▪ Kontraindikationen
— Abhängigkeit von Opiaten,
— andere Abhängigkeitserkrankungen,
— hereditäre Galaktoseintoleranz, Laktasemangel, Glukose-Galaktose-Malabsorption,
— ausgeprägte Leberinsuffizienz.

▪▪ Interaktionen
— Bei gleichzeitiger Einnahme mit Alkohol oder sedierenden Arzneimitteln kann es zu einer gegenseitigen Verstärkung und Verlängerung der Wirkung auf das ZNS kommen.
— Tilidin und Naloxon sollten nicht mit anderen Opiaten kombiniert werden, da durch Interaktionen die resultierende Wirkung nicht abgeschätzt werden kann.
— Bei Behandlung mit Kumarinderivaten kann die gerinnungshemmende Wirkung verstärkt werden.

Bewertung

Stark wirksames Analgetikum mit nachgewiesener Wirkung beim neuropathischen Schmerz.

▪ Tizanidin (▶ Kap. 7)
— Sirdalud, 2 mg, 4 mg, 6 mg – Tbl. (Novartis)
— Tizanidin-TEVA, 2 mg, 4 mg, 6 mg – Tbl. (TEVA)

▪▪ Dosierung
— 6–12 mg pro Tag verteilt auf 3 Gaben.

Bewertung

Antispastikum, Mittel der 2. Wahl bei Trigeminusneuralgie, Mittel der 3. Wahl für die Prophylaxe beim Spannungskopfschmerz. Off-label-Gebrauch.

▪ Tolperison (▶ Kap. 7)
— Mydocalm, 50 mg – Filmtbl. (Strathmann)
— Tolpersion-HCl neuraxpharm, 50 mg, 150 mg – Filmtbl. (neuraxpharm)

▪▪ Pharmakodynamik
— Myotonolytikum vom Lokalanästhetika-Typ mit nicht völlig verstandenem Wirkmechanismus,
— membranstabilisierende Eigenschaften über Reduktion des Einstroms von Na^+-Ionen in Nervenmembranen; Reduktion der Neurotransmitterfreisetzung über Hemmung spannungsabhängiger Ca^{++}-Kanäle,
— muskelrelaxierende Wirkung über verminderten Einstrom nozizeptiver Afferenzen, Reduktion mono- und polysynaptischer Reflexe und Hemmung retikulospinaler Projektionen.

▪▪ Pharmakokinetik
$T_{max} = 0{,}5{-}1{,}5$ h; $t_{1/2} = 2{-}4$ h.

▪▪ Indikation
Spastik bei neurologischen Erkrankungen.

▪▪ Dosierung
— Einschleichend beginnen, individuell zu findende Dosis.
— Beginn mit 3×50 mg/Tag, Steigerung wöchentlich um 150 mg/Tag auf max. 450 mg/Tag, verteilt auf 3 Einzelgaben, mit Flüssigkeit nach den Mahlzeiten einzunehmen; in Ausnahmefällen sind Dosen von 900 mg/Tag möglich (in Studien verabreicht).

▪▪ Nebenwirkungen

Meist sind die genannten Beschwerden vorübergehend und bilden sich bei Dosisreduktion zurück.

- **Nervensystem**: Schwindel, Schläfrigkeit (gelegentlich), Kopfschmerzen, Schlafstörung (selten), Mattigkeit, Schwäche (gelegentlich);
- **Gastrointestinaltrakt**: abdominale Beschwerden, Übelkeit, Erbrechen, Abdominalschmerz (gelegentlich), Obstipation, Diarrhö, gastrointestinale Störung (selten);
- **Haut**: Erythem, Exanthem, Pruritus, Schwitzen (selten), Urtikaria, angioneurotisches Syndrom (sehr selten), anaphylaktischer Schock (Einzelfälle);
- **Herz-Kreislauf-System**: Tachykardie, arterielle Hypotonie (selten);
- **Muskel- und Skelettsystem**: Muskelschwäche (selten).

▪▪ Kontraindikationen

- Bekannte Überempfindlichkeit,
- Myasthenia gravis,
- Stillzeit.

▪▪ Interaktionen

- Nicht bekannt, eine Dosisreduktion sollte erwogen werden bei Gabe anderer zentral wirksamer Antispastika,
- wegen Metabolisierung über CYP 2D6 ist eine Wechselwirkung mit Medikamenten, die auch über dieses System metabolisiert werden, nicht auszuschließen,
- Verstärkung der Wirkung nichtsteroidaler antiinflammatorischer Substanzen (NSAID).

Bewertung

Muskelrelaxans, welches bei ausreichender Dosierung gut wirksam ist bei wenig Nebenwirkungen. Off-label-Therapie.

▪ Topiramat (► Kap. 3)

- Topamax, 25 mg, 50 mg, 100 mg, 200 mg – Filmtbl; 25 mg, 50 mg – Kps. (Janssen-Cilag)
- Topiramat Desitin, 25 mg, 50 mg, 100 mg, 200 mg – Filmtbl. (Desitin)
- Topiramat-Janssen, 25 mg, 50 mg, 100 mg, 200 mg – Filmtbl. (Janssen-Cilag)
- Topiramat Heumann, 25 mg, 50 mg, 100 mg, 200 mg – Filmtbl. (Heumann Pharma)
- Topiramat-Hormosan, 25 mg, 50 mg, 100 mg, 200 mg – Filmtbl (Hormosan Pharma)
- Topiramat-ratiopharm, 25 mg, 50 mg, 100 mg, 200 mg – Filmtbl. (ratiopharm)

▪▪ Dosierung

- 100 mg pro Tag.

Bewertung

Gut wirksames und verträgliches Mittel zur Prophylaxe bei Migräne. Ebenfalls wirksam zur Prophylaxe beim Clusterkopfschmerz, hierbei Off-label-Gebrauch.

▪ Tramadol

- Tramadol, 50 mg, 100 mg – Inj.-Lsg. (Rotexmedica)
- Tramadol AbZ, 50 mg – Kps.; 100 mg, 150 mg, 200 mg – Retardtbl.; Trpf.; 100 mg – Inj.-Lsg. (AbZ Pharma)
- Tramadol acis, Trpf. (acis Arzneimittel)
- Tramadol Heumann, 50 mg – Hartkps., Trpf., Inj.-Lsg. (Heumann Pharma)
- Tramadol Librapharm, 50 mg – Hartkps., 100 mg – Supp., Trpf., Inj.-Lsg., (Libra-Pharm)
- Tramadol-CT, 50 mg – Hartkps., 100 mg, 150 mg, 200 mg – Retardkps.; Trpf.; Inj.-Lsg. (AbZ Pharma)
- Tramadol-ratiopharm, 50 mg – Hartkps.; 50 mg – Brausetbl.; 50 mg, 150 mg, 200 mg – Retardkps; 100 mg – Retardtbl.; Trpf.; 50 mg, 100 mg – Amp. (ratiopharm)
- Tramagit – Tbl.; retard 100 mg, 150 mg, 200 mg – Retardtbl.; Trpf.; Inj.-Lsg. (Krewel Meuselbach)
- Tramal – Tbl.; Kps.; long, 100 mg, 150 mg, 200 mg – Retardtbl.; Trpf.; Supp.; Inj.-Lsg. (Grünenthal)

- Tramundin, 50 mg – Filmtbl.; retard, 100 mg, 150 mg, 200 mg – Retardtbl.; Trpf. (Mundipharma)
- TRAVEX ONE, 150 mg, 200 mg, 300 mg, 400 mg – Retardtbl. (MEDA Pharma/ Tropon)

▪▪ Pharmakodynamik

Tramadol ist ein Agonist an κ-, μ- und δ-Opiatrezeptoren in Gehirn und Rückenmark mit größerer Affinität zu den μ-Rezeptoren. Die Hemmung der Wiederaufnahme von Noradrenalin und die Verstärkung der Freisetzung von Serotonin sollen zudem zu der analgetischen Wirkung beitragen.

▪▪ Pharmakokinetik

Retardiertes Tramadol wird nach oraler Gabe zu über 90% resorbiert, die Bioverfügbarkeit liegt bei 70%. Der First-pass-Effekt liegt bei 30%. Etwa 20% des Tramadol sind an Plasmaproteine gebunden. Die Eliminationshalbwertszeit beträgt etwa 6 h. Tramadol wird hauptsächlich durch Demethylierung metabolisiert und renal ausgeschieden.

▪▪ Indikation

Behandlung von mäßig starken bis starken Schmerzen.

▪▪ Dosierung

- Erwachsene und Jugendliche über 12 Jahren: anfangs 2×100 mg, bei unzureichender Schmerzlinderung bis auf 400 mg pro Tag steigern.

▪▪ Nebenwirkungen

- **Nervensystem:** Schwindel, Benommenheit, Kopfschmerzen, Tremor, epileptische Anfälle, Parästhesien, Atemdepression, Halluzination, Verwirrtheit, Schlafstörungen, Alpträume;
- **Herz-Kreislauf-System:** Herzklopfen, Tachykardie;
- **Magen-Darm-Trakt:** Übelkeit, Erbrechen, Obstipation, Mundtrockenheit;
- **Sonstiges:** Verschwommensehen, Miktionsstörungen, allergische Reaktionen, Schwitzen.

▪▪ Kontraindikationen

- Akute Alkohol-, Schlafmittel-, Analgetika-, Opioid- und Psychopharmakaintoxikation,
- gleichzeitige Behandlung mit MAO-Hemmern,
- nicht ausreichend kontrollierte Epilepsie.

▪▪ Interaktionen

- Bei gleichzeitiger Anwendung mit Substanzen, die ebenfalls dämpfend auf das zentrale Nervensystem wirken, ist mit einer gegenseitigen Verstärkung der zentralen Effekte zu rechnen.
- Bei gleichzeitiger Gabe von Carbamazepin kann die analgetische Wirkung abgeschwächt und die Wirkdauer verkürzt werden.
- Die Kombination von gemischten Agonisten/Antagonisten und Tramadol sollte nicht erfolgen, da die analgetische Wirkung der Agonisten abnehmen kann.
- Tramadol kann die krampfauslösende Wirkung von Serotoninwiederaufnahmehemmern, trizyklischen Antidepressiva und Neuroleptika verstärken.
- Bei gleichzeitiger Anwendung mit serotonergen Substanzen (Serotoninwiederaufnahmehemmer, MAO-Hemmer) besteht ein erhöhtes Risiko für ein serotonerges Syndrom.
- Bei gleichzeitiger Anwendung mit Kumarinderivaten kann es zu verminderten Quick-Werten und Ekchymosen kommen.

Bewertung

Stark wirksames Analgetikum mit nachgewiesener Wirkung beim neuropathischen Schmerz.

- **Valproinsäure (▸ Kap. 3)**
- Ergenyl, 150 mg, 300 mg, 500 mg – Filmtbl., Lsg.; chrono, 300 mg, 500 mg – Retardtbl.; intravenös – Inj.-Lsg.; vial – Trockensubstanz und Lösungsmittel (Sanofi-Aventis)
- Leptilan, 150 mg, 300 mg, 600 mg – Tbl. (Riemser Pharma)

- Orfiril, 150 mg, 300 mg, 600 mg – Drg.;
  Saft; Inj.-Lsg; long, 150 mg, 300 mg –
  Retardkps.; 500 mg, 1000 mg – Retardmi-
  nitbl. (Desitin)
- Valproat AbZ, 300 mg, 500 mg – Retardtbl.
  (AbZ Pharma)
- Valproat-CT, 300 mg, 600 mg – Filmtbl.;
  chrono-CT, 300 mg, 500 mg – Retardtbl.
  (AbZ Pharma)
- Valproat-ratiopharm chrono, 300 mg,
  500 mg – Retardtbl. (Ratiopharm)

■■ Dosierung
- 900–1200 mg pro Tag in retardierter
  Präparation verteilt auf 2 Gaben.

Bewertung

Antiepileptikum, das in der Prophylaxe der
Migräne wirksam ist. Off-label-Gebrauch.

■ Verapamil
- Isoptin, 40 mg, 80 mg, 120 mg – Filmtbl.;
  120 mg, 240 mg – Retardtbl. (Mylan
  Healthcare)
- Verabeta, 40 mg, 80 mg – Filmtbl.; 120 mg,
  240 mg – Retardtbl. (betapharm)
- Verapamil AbZ, 40 mg, 80 mg, 120 mg –
  Filmtbl.; 240 mg – Retardtbl. (AbZ
  Pharma)
- Verapamil Hennig, 40 mg, 80 mg, 120 mg –
  Filmtbl.; 120 mg, 240 mg – Retardtbl.
  (Hennig)
- Verapamil-ratiopharm, 40 mg, 80 mg,
  120 mg – Filmtbl.; 240 mg – Retardtbl.
  (ratiopharm)

■■ Pharmakodynamik
Verapamil ist ein Kalziumantagonist, der Wirkmechanismus bei der Prophylaxe des Clusterkopfschmerzes ist unklar.

■■ Pharmakokinetik
Verapamil wird nach oraler Gabe zu 80–90% aus
dem Dünndarm resorbiert, es unterliegt einem
ausgeprägten First-pass-Metabolismus. Es wird
zu 90% an Plasmaproteine gebunden.

■■ Indikationen
KHK, tachykarde Herzrhythmusstörungen,
arterielle Hypertonie.

■■ Dosierung
- Bis 320 mg pro Tag.

■■ Nebenwirkungen
- **Nervensystem:** Schwindel, Parästhesien,
  Tremor, Neuropathie, extrapyramidal-mo-
  torische Symptome, Kopfschmerzen;
- **Herz-Kreislauf-System:** Herzinsuffizienz,
  orthostatische Dysregulation, Sinusbrady-
  kardie, AV-Block, Knöchelödeme;
- **Magen-Darm-Trakt:** Übelkeit, Völlegefühl,
  Obstipation, Erbrechen, Ileus;
- **Sonstiges:** allergische Reaktionen,
  Gelenkschmerzen, Muskelschwäche,
  Verminderung der Glukosetoleranz,
  Tinnitus, Bronchospasmus, Impotenz,
  Gynäkomastie.

■■ Kontraindikationen
- Herz-Kreislauf-Schock,
- akuter Herzinfarkt,
- ausgeprägte Reizleitungsstörungen,
- Sinusknotensyndrom,
- manifeste Herzinsuffizienz,
- Vorhofflimmern/-flattern und gleichzei-
  tiges WPW-Syndrom.

■■ Interaktionen
- Bei Kombination mit Antiarrhythmika,
  β-Rezeptorenblockern oder Inhalations-
  narkotika Verstärkung der kardiovasku-
  lären Wirkungen.
- Bei Kombination mit Antihypertensiva
  Verstärkung des antihypertensiven
  Effektes.
- Bei Kombination mit Digoxin kann dessen
  Plasmaspiegel erhöht sein.
- Die Carbamazepin-Wirkung wird
  verstärkt.
- Die Wirkung von Lithium wird
  abgeschwächt.
- Das Blutungsrisiko, welches durch ASS
  entsteht, kann bei gleichzeitiger Einnahme
  von Verapamil verstärkt werden.

- Bei Kombination mit anderen Inhibitoren des Isoenzyms 3A4 wie Ketokonazol, Proteaseinhibitoren, Makrolide oder Cimetidin kann es zu einer Erhöhung des Plasmaspiegels von Verapamil kommen.
- Induktoren des Isoenzyms 3A4 wie Phyentoin, Carbamazepin, Rifampicin, Phenobarbital können den Spiegel von Verapamil senken.
- Bei Substraten des Isoenzyms 3A4 wie Antiarrhythmika, Statine, Midazolam, Cyclosporin, Theophyllin oder Prazosin kann deren Plasmaspiegel erhöht werden.

Bewertung

Gut wirksam in der Prophylaxe des Clusterkopfschmerzes. Off-label-Gebrauch.

- **Zolmitriptan**
- Ascotop, 2,5 mg, 5 mg – Filmtbl.; 2,5 mg, 5 mg – Schmelztbl.; Nasenspray (AstraZeneca)
- Zolmitriptan-Hormosan, 2,5 mg, 5 mg – Filmtbl.; 2,5 mg, 5 mg – Schmelztbl. (Hormosan Pharma)
- Zolmitriptan-ratiopharm, 2,5 mg, 5 mg – Filmtbl.; 2,5 mg, 5 mg – Schmelztbl. (ratiopharm)

Pharmakodynamik

Zolmitriptan ist ein selektiver Agonist an 5-HT_{1B}- und 5-HT_{1D}-Rezeptoren.

Pharmakokinetik

Zolmitriptan wird nach oraler Einnahme schnell und gut resorbiert. Die orale Bioverfügbarkeit liegt bei ca. 40%. Zolmitriptan wird größtenteils in der Leber metabolisiert, wobei ein Metabolit aktiv ist. Es wird zu 60% renal ausgeschieden.

Indikation

Akuttherapie der Kopfschmerzen bei Migräne.

Dosierung

- Erwachsene: 2,5–5 mg, maximal 2×5 mg innerhalb von 24 h.

Nebenwirkungen

- **Nervensystem:** Parästhesien, Hypästhesie, Schläfrigkeit;
- **Herz-Kreislauf-System:** Tachykardie, Palpitationen, Blutdruckanstieg;
- **Sonstiges:** Engegefühl in Rachen, Hals und Brust, Übelkeit.

Kontraindikationen

- Schwere Leber- oder Nierenfunktionsstörung,
- mittelschwere oder schwere arterielle Hypertonie,
- koronare Herzkrankheit einschließlich Angina pectoris oder Herzinfarkt in der Anamnese,
- periphere Gefäßerkrankung,
- Zustand nach Schlaganfall oder TIA,
- gleichzeitige Gabe von anderen Triptanen oder Ergotamin.

Interaktionen

- Bei gleichzeitiger Einnahme von MAO_A-Hemmer Moclobemid kann es zu einer Erhöhung der Plasmakonzentration von Zolmitriptan und dessen Metaboliten kommen.
- Die Plasmakonzentration von Zolmitriptan kann bei gleichzeitiger Einnahme von Cimetidin erhöht sein.

Bewertung

Hochwirksame Substanz zur Akutbehandlung von Migräneattacken. Das Nasenspray ist zudem in der Attacken-behandlung des Clusterkopfschmerzes wirksam.

Schwindel

Manuel Dafotakis

2.1   Einleitung – 50

2.2   Mögliche Ätiologien des „Symptoms" Schwindel – 50

2.3   Allgemeine Therapieprinzipien – 51

2.4   Erkrankungen – 52
2.4.1   Benigner paroxysmaler Lagerungsschwindel (BPLS) – 52
2.4.2   Neuropathia vestibularis – 54
2.4.3   Morbus Menière (Menière-Syndrom) – 55
2.4.4   Perilymphfistel – 56
2.4.5   Vestibularisparoxysmie – 56
2.4.6   Basilarismigräne und vestibuläre Migräne – 57
2.4.7   Orthostatischer Tremor – 57
2.4.8   Hirnstamminfarkt – 58
2.4.9   Phobischer Schwankschwindel – 59

2.5   Therapie im Alter – 59

2.6   Präparate – 60

© Springer-Verlag GmbH Deutschland, ein Teil von Springer Nature 2018
F. Block (Hrsg.), *Praxisbuch neurologische Pharmakotherapie*,
https://doi.org/10.1007/978-3-662-55838-6_2

2.1   Einleitung

Da Schwindel zu den in der Praxis am häufigsten von Patienten beklagten Symptomen gehört, kommt der Kategorisierung der Schwindelsymptome eine große Bedeutung zu. Eine bewährte Praxis stellt die Unterteilung in „systematische" und „unsystematische" Schwindelformen dar, auch wenn man sich darüber bewusst sein sollte, dass eine kleine Anzahl von Patienten mitunter in beide Kategorien eingeordnet werden kann.

Der unsystematische Schwindel stellt dabei die größere Herausforderung an den Untersucher dar, da der Begriff „Schwindel" so vielfältig in der Bevölkerung verwendet wird, dass darunter auch Zustände wie „Dauerkopfschmerz", „Leere im Kopf", „Dösigkeit" oder auch einfach nur ein „allgemeines Benommenheitsgefühl" subsumiert werden. Das amerikanische Schrifttum bezeichnet deshalb letztere Empfindungen auch eher als „dizziness" und nur den „echten" Schwindel – der als Dreh-, Lift- oder Schwankschwindel definiert ist – als „vertigo". Der systematische Schwindel kann als spezifische Störung der Gleichgewichtsregulation (als Dreh-, Lift- oder Schwankschwindel) definiert werden. Hierunter werden im weiteren Sinne auch Stand- und Gangunsicherheit verstanden, die nicht primär den peripheren oder zentralen vestibulären Bahnen, sondern den Lokomotionszentren oder deren Eingangssystemen zuzuordnen sind. Beispiele hierfür sind Störungen des visuellen Systems und seiner Verschaltungen, aber auch eine unzureichende Weiterleitung der Propriozeption der Beine von peripher nach zentral bei Polyneuropathie, eine Hinterstrangerkrankung oder ein orthostatischer Tremor.

Für den Untersucher ist es an dieser Stelle von großer Bedeutung, durch die gezielte Anamnese (Dauer, Frequenz, Auslösefaktoren, Begleitsymptome, Trauma in der Vorgeschichte, Medikamente usw.) und die anschließende neuro-opthalmologische (Nystagmusanalyse im abgedunkelten Raum mit Frenzel-Brille, Blickfolge- und Sakkaden-Prüfung) und vestibuläre Untersuchung (Lagerungsproben, Romberg-Stehversuch, Unterberger-Tretversuch, vestibulo-okulärer Reflex – Kopfimpulstest nach Halmagyi, Kopfschüttel-Test), die Weichen für das weitere Prozedere festzulegen, um unnötige oder vielleicht sogar belastende Zusatzuntersuchungen zu minimieren. **Unter Bewertung aller klinischer Tests ist man in der Lage, etwa 80% der Schwindelsyndrome eindeutig zu definieren oder sogar die genaue Diagnose zu stellen.**

Schon an dieser Stelle sei daran erinnert, dass die Diagnose einer vertebrobasilären Insuffizienz bei dem isolierten rezidivierenden Symptom „Schwindel" sehr unwahrscheinlich ist und eher nach internistischen, medikamentös induzierten sowie psychiatrischen Ursachen gefahndet werden sollte.

▪▪ Diagnostisches „work-up"

Da bei einer Vielzahl von Erkrankungen „Schwindel" ein Kern- oder auch Nebensymptom darstellt, empfiehlt sich ein Vorgehen, das sich an der Häufigkeit der infrage kommenden Erkrankungen orientiert. In einem Patientengut von 515 Patienten, die sich in einer neurologisch geführten Schwindelambulanz vorstellten, konnten folgende Erkrankungen nachgewiesen werden: Die häufigste Diagnose war der benigne paroxysmale Lagerungsschwindel (28,5%), gefolgt von phobischem Schwankschwindel (11,5%), zentralen Schwindelursachen (10,1%), Neuritis vestibularis (9,7%), Menière-Krankheit (8,5%) und Migräne (6,4%).

Hat man anamnestisch die Unterscheidung in systematischen und unsystematischen Schwindel vorgenommen sowie die klinische Untersuchung abgeschlossen, kommt man in der Regel zu einer Syndromdiagnose und kann anschließend die Ätiologie durch gezielte Zusatzdiagnostik klären.

2.2   Mögliche Ätiologien des „Symptoms" Schwindel

▪▪ Peripher vestibulärer Schwindel
- Schädigung des N. vestibulocochlearis (z. B. Neuropathia vestibularis, Vestibularisparoxysmie),
- Labyrinthschädigung (z. B. M. Menière),
- gutartiger Lagerungsschwindel.

▪▪ Zentraler Schwindel
- Störungen der vestibulären Kerngebiete und ihrer Verknüpfungen mit anderen Systemen, insbesondere mit der Okulomotorik (Ischämie, multiple Sklerose, Tumor),
- zentraler Lage- oder Lagerungsschwindel (z. B. medikamentös induziert),
- zerebelläre Symptome.

▪▪ Benommenheitsschwindel (unsystematischer Schwindel)
- Orthostatische Dysregulation,
- vasovagale Synkope,
- neurokardiogene Synkope,
- kardiozirkulatorische Ursachen wie Herzrhythmusstörungen oder Klappenfehler,
- metabolische Erkrankungen (z. B. Hypoglykämien, Hyperventilation, Nebennierenrindeninsuffizienz, Elektrolytstörungen).

▪▪ Stand- und Gangunsicherheit
- Polyneuropathie (diabetische Polyneuropathie, alkoholische Polyneuropathie etc.),
- orthostatischer Tremor,
- spinale Ataxie,
- spino-zerebelläre Ataxien,
- bilaterale Vestibulopathie.

2.3 Allgemeine Therapieprinzipien

Bei der Behandlung von Schwindelbeschwerden werden unspezifische Therapieformen von spezifischen unterschieden. Die unspezifischen Therapien wirken fast ausnahmslos symptomatisch in Form einer „Beruhigung" der vestibulären Funktionszentren im sog. „drei-Neuronen-Kreis" des vestibulo-okulären Reflexes. Von den vielen Neurotransmittern seien Glutamat und Acetylcholin als erregende sowie γ-Amino-Buttersäure (GABA) und Histamin als inhibierende

▫ Tab. 2.1 Therapieschema akuter Schwindelzustände

Medikament	Dosierung	Nebenwirkungen	Kontraindikationen
Dimenhydrinat (Antihistaminikum)	50 mg p.o. 3- bis 4-mal pro Tag 100 mg Supp. 2× pro Tag 62 mg (= 1 Amp.) i.v. in 250 mlNaCl 0,9% 3× pro Tag	Sedierung, Benommenheit, Mundtrockenheit	Asthma bronchiale, Engwinkelglaukom, Prostatahypertrophie mit Restharnbildung
Clonazepam (GABA-Agonist stellvertretend für die Gruppe der Benzodiazepine)	0,5 mg p.o. 2× pro Tag	Sedierung, Benommenheit, Abhängigkeitspotenzial	Atemantriebsstörungen, Suchterkrankung in der Vergangenheit, Myastheniagravis, Schlafapnoe-Syndrom
Zur Vorbeugung der Reisekrankheit: Scopolamin (Anticholinergikum)	Pflaster 1,5 mg	Desorientiertheit, Verwirrtheit (besonders bei älteren Personen), Mundtrockenheit	Demenz, AV-Blockierung, Engwinkelglaukom
Reine Antiemetika bei Chemotherapie: Ondansetron (Gruppe der 5-HT3-Blocker)	4–8 mg p.o. 2× pro Tag 32 mg i.v. pro Tag	Obstipation	Leberinsuffizienz

Transmitter genannt. Dopamin besitzt eine Rolle in der vestibulären Kompensation und Serotonin entfaltet seine Wirkung am zentralen Brechzentrum.

Fast alle in der symptomatischen Therapie eingesetzten Medikamente weisen einen sedierenden Effekt auf. Es werden

- Benzodiazepine – Verstärkung der GABAergen Dämpfung,
- Anticholinergika – zentrale muskarinerge M_2-Rezeptoren,
- Antihistaminika – zentrale H_1- und H_2-Rezeptoren und
- die Gruppe der Antiemetika – Dopaminantagonisten und Antiserotoninergika –

unterschieden. Anwendung finden sie in den ersten Tagen einer Neuropathiavestibularis (▶ Abschn. 2.4.2), während der akuten Phase einer Hirnstammaffektion (MS-Plaque, Hirnstamminfarkt etc.), zur Vorbeugung der Reisekrankheit (Scopolamin) und gelegentlich vor Befreiungsmanövern beim gutartigen Lagerungsschwindel (◘ Tab. 2.1).

Dabei ist zu bedenken, dass sämtliche Medikamente die Erholung und Anpassung des vestibulären Systems stören und die physiologischen Kompensationsmechanismen gehemmt werden. Aus diesem Grund sollte einmal mehr der Grundsatz gelten: so lange wie nötig, jedoch auch so kurz wie möglich. Schließlich sei auch noch daran erinnert, dass nach Verabreichung der Medikamente die klinische Befunderhebung (z. B. Nystagmusanalyse) erschwert wird und darüber hinaus manche der eingesetzten Medikamente selbst „Schwindelsymptome" hervorrufen können.

2.4   Erkrankungen

2.4.1 Benigner paroxysmaler Lagerungsschwindel (BPLS)

Der benigne paroxysmale Lagerungsschwindel (BPLS) mit einer Inzidenz von 10–60/100.000/Jahr ist die häufigste peripher-vestibuläre Störung überhaupt. Die durch bestimmte Lagerungsmanöver (z. B. Dix-Hallpike-Manöver) auslösbare und durch ihre Nystagmus-Charakteristik (Latenz, Crescendo/Decrescendo, Dauer, Richtungsumkehr beim Aufrichten, Erschöpflichkeit) nur schwer verwechselbare Schwindelform hat in fast 9 von 10 Fällen ihre Ursache in einer durch Otolithenpartikel der Maculautriculi ausgelösten Kanalolithiasis des posterioren Bogenganges (pBPLS). Die Bezeichnung „benigne" rührt daher, dass bei einem großen Teil der Patienten das Krankheitsbild nach wenigen Tagen oder Wochen spontan sistiert. In den übrigen Fällen kann man durch gezielte Befreiungsmanöver in 99% aller Fälle eine Heilung erzielen.

Die in der Regel im posterioren Bogengang gesammelten Partikel bilden einen den Bogengang verstopfenden Pfropf, der bei Kopfdrehung (meistens bei Drehung im Bett) in Richtung des betroffenen Ohres eine ampullofugale Sogwirkung auf die Cupula ausübt. Diese Reizung führt zu einer Aktivierung der mit dem posterioren Bogengang in Verbindung stehenden Augenmuskelkerne, nämlich des ipsilateralen M. obliquus superior (Einwärtsrollung und Senkung) und des kontralateralen M. rectus inferior (Auswärtsrollung und Senkung). Es kommt so zu einer „langsamen" Aktivierung dieser Muskeln mit einer „schnellen", korrigierenden Rückstellbewegung, die den entsprechenden typischen Nystagmus, d. h. einen zum unten liegenden Ohr schlagenden (geotropen) torsionellen Nystagmus beim Blick geradeaus oder zum betroffenen Ohr, bezeichnet oder einen nach oben schlagenden vertikalen Nystagmus beim Blick zum nicht betroffenen Ohr.

> Findet sich bei der Lagerung ein „down-beat-Nystagmus", so muss neben der sehr seltenen (!) anterioren Variante des BPLS immer auch an einen zentralen Lagerungsschwindel gedacht werden!

Eine leichte Unsicherheit beim Gehen nach erfolgreichem Befreiungsmanöver stellt eine normale Reaktion des Körpers auf die Dysbalance der Otolithenorgane dar, da sich die

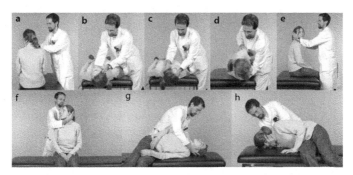

Abb. 2.1 Obere Reihe: Epley-Manöver: a Der Patient sitzt auf der Liege mit 45° zur kranken Seite gedrehtem Kopf (hier links), **b** dann wird der Patient nach hinten gelagert und der Kopf leicht überstreckt, **c** im nächsten Schritt wird der Kopf um 90° zur Gegenseite gedreht (hier rechts), **d** nun wird der Oberkörper um 90° weiter gedreht (hier rechts), **e** schließlich wird der Patient aus der Seitlagerung wieder aufgesetzt. Zu beachten ist die Tatsache, dass zwischen jedem Schritt 30 s liegen sollten. **Untere Reihe: Semont-Manöver: f** Der Patient sitzt auf der Liege mit 45° zur gesunden Seite gedrehtem Kopf (hier rechts), **g** aus dieser Position wird der Patient in Seitlagerung zur kranken Seite gebracht (hier links), dabei verbleibt der Kopf ca. 90 Sekunden streng in der 45°-Position, **h** schließlich wird ein „Überwurf" um 180° zur Gegenseite durchgeführt, wobei der Kopf weiterhin in der 45°-Ausgangstellung verbleibt. Nach 90 s wird der Patient wieder in die Ausgangsstellung gebracht (nicht gezeigt).

im hinteren Bogengang festgesetzten Partikel zuvor wahrscheinlich aus der Maculautriculi herausgelöst und so zu einem Tonusunterschied geführt haben, der sich in einer milden Störung für die vertikale Körperwahrnehmung (otolith-okulärer Reflex) manifestiert und nach wenigen Tagen in der Regel verschwindet (**Abb. 2.1**).

Die seltenere Variante des gutartigen Lagerungsschwindel des horizontalen Bogenganges ruft bei Drehung um die Längsachse einen häufig ohne Latenz auftretenden, rein horizontalen, zum unten liegenden Ohr schlagenden Nystagmus hervor, der häufig länger dauert als beim posterioren Bogengang (Geschwindigkeitsspeicher länger als bei den anderen Bogengängen) und wenig oder nur sehr langsam habituiert. Dies ist wahrscheinlich dadurch bedingt, dass neben den Konglomeraten noch ein anderer Faktor, wie z. B. eine Kanalenge, vorliegen muss, welche die Konglomerate immer wieder am Verlassen des Bogengangs hindert. Analog zur Auslösung des Nystagmus im posterioren Bogengang kommt es beim Lagerungsschwindel des horizontalen Bogenganges bei Drehung zur betroffenen Seite zu einer ampullofugalen Auslenkung der Cupula mit „langsamer" Aktivierung des ipsilateralen M. rectusmedialis und

des kontralateralen M. rectus lateralis mit entsprechender „schneller" Rückstellbewegung, die sich als geotroper horizontaler Nystagmus zum unten liegenden Ohr äußert. Dreht man den Kopf in Rückenlage zur gesunden Seite, so kommt es zu einer Verschiebung des Konglomerats in Richtung der Cupula, welche eine ampullopetale Verschiebung und somit eine Hemmung hervorruft, sodass ein – im Vergleich zur Drehung zur betroffenen Seite wesentlich geringer ausgeprägter, aber wieder geotroper – Nystagmus zur gesunden Seite ausgelöst wird.

Zur Therapie wird der Kopf des Patienten in Rückenlage um 90° zur betroffenen Seite gedreht, um den rein horizontalen Nystagmus zu beobachten, anschließend dreht man den Kopf wieder in die Ausgangsposition, um dann in vier 90°-Schritten den Patienten um die eigene Achse zu drehen und zwar in Richtung des **nicht** betroffenen Ohres und in den jeweiligen Positionen für eine Minute zu verweilen (sog. Barrel Roll nach Epley oder „Barbecue-Rotation" nach Lempert). Alternativ bietet sich das Gufoni-Manöver an, bei dem der Patient aus sitzender Position auf die gesunde Seite gelagert wird, 2 Minuten in dieser Position verblieben wird und daran anschließend eine rasche 45–60° Kopfrotation erfolgt, sodass der Patient „in die

Liege" schaut. Auch die von Vannucchi beschriebene forced prolonged position (FPP) erzielt gute Ergebnisse. Bei diesem Therapieansatz muss der Patient während mehrerer Stunden auf der gesunden Seite liegen, sodass die Otokonien aufgrund der Schwerkraft aus dem hinteren Schenkel des horizontalen Bogengangs ins Vestibulum fallen.

Eine Sonderform des horizontalen gutartigen Lagerungsschwindels stellt der sogenannte apogeotropische horizontale gutartige Lagerungsnystagmus dar. In diesen Fällen schlägt der Nystagmus bei Drehung des Kopfes nicht zum untenliegenden Ohr (geotroper Nystagmus), sondern zum oben liegenden Ohr, was durch ein Festsitzen der Partikel an der vom Bogengang abgewandten Seite der Cupula des horizontalen Bogenganges (Cupulolithiasis) erklärt wird. Der Nystagmus ist in diesem Falle bei Drehung des Kopfes zur gesunden Seite am stärksten ausgeprägt und weist eine lange Dauer auf. Auch bei dieser besonderen Form kann das Gufoni-Manöver angewandt werden, dass dann wiederum zur gesunden Seite erfolgt.

Differenzialdiagnostisch kommt der alkoholinduzierte Lagennystagmus oder ein zentraler Lagerungsschwindel infrage.

Der Vollständigkeit halber soll auch der sehr seltene gutartige Lagerungsschwindel des anterioren Bogenganges erwähnt werden. Dieser beruht ebenfalls auf einer Kanalolithiasis, welche bei entsprechender Kopfdrehung eine ampullofugale Auslenkung der Cupula des anterioren Bogenganges bedingt, die zu einer „langsamen" Reizung der Augenmuskelkerne des ipsilateralen M. rectussuperior und des kontralateralen M. obliquus inferior führt. Die schnelle Rückstellbewegung ergibt schließlich einen Nystagmus, der zum oben liegenden Ohr (beim Blick nach oben oder geradeaus) oder der nach unten „down-beat" (beim Blick nach unten) schlägt. Gesichert wird der Nystagmus ebenfalls durch das Dix-Hallpike Manöver, und die anschließende Befreiung erfolgt analog der des pBPLS, nur dass man das Befreiungsmanöver nach Epley oder Semont zur gesunden Seite hin durchführt.

2.4.2 Neuropathia vestibularis

Die Neuropathia vestibularis (Neuritis vestibularis, Neuronitis vestibularis, akute einseitige periphere Vestibulopathie) ist charakterisiert durch den akuten labyrinthären Drehschwindel ohne begleitende Hörminderung, als dessen Ursache einerseits eine entzündliche Komponente („Neuritis") oder andererseits vaskuläre Gründe angenommen werden. Somit weist die Neuropathia vestibularis Gemeinsamkeiten mit der idiopathischen Fazialisparese (Bell-Lähmung) auf.

Die Patienten klagen über einen Dauerdrehschwindel, eine Fallneigung und über Oszillopsien, die durch den Nystagmus hervorgerufen werden, sowie häufig über Erbrechen. In der neurologischen Untersuchung dominiert in der akuten Phase ein zur gesunden Seite schlagender horizontal-rotatorischer Spontannystagmus, der unter Fixation abnimmt. Der Kopfimpulstest nach Halmagyi (Testung des vestibulo-okulären Reflexes) ist pathologisch bei Kopfdrehung zur betroffenen Seite. In den Stand- und Gangprüfungen fällt eine Fallneigung zur kranken Seite auf. Die Diagnose wird gestellt anhand von Anamnese, klinischer Untersuchung und einer kalorischen Testung, die eine Untererregbarkeit oder einen Ausfall der betroffenen Seite zeigt. Differenzialdiagnostisch muss in erster Linie an eine sog. „Pseudoneuritis" gedacht werden, die durch Verschlüsse der hirnstamm- oder labyrinthversorgenden Arterien hervorgerufen werden kann. Hinweise für eine zentrale Ursache sind: Wechsel der Schlagrichtung des Nystagmus bei Blick zur Gegenseite, eine vertikale Skew Deviation, die sich im Abdecktest als Einstellsakkade zeigt, oder aber eine fehlende Einstellsakkade im Halmagyi-Kopfimpulstest.

Eine routinemäßige Lumbalpunktion zum Ausschluss infektiöser Ursache wird nicht empfohlen. Eine Ausnahme stellt das gleichzeitige Auftreten Neuritis vestibularis mit einer Fazialisparese dar, welches häufig durch einen Zoster oticus bedingt ist (Ramsay-Hunt-Syndrom).

■ Therapie

In der akuten Phase können Antivertiginosa sinnvoll sein (z. B. Dimenhydrinat 62 mg in 250 ml NaCl 0,9% bis zu 3-mal täglich i.v.). Wichtiger jedoch erscheint die frühe Mobilisation der Patienten. Das in manchen Kliniken favorisierte Konzept der Durchblutungsförderung bei gleichzeitiger antiödematöser Therapie – analog zum Hörsturz – ist in keiner Studie belegt, sodass zurzeit eine Vielzahl von verschiedenen Empfehlungen existiert. Es gibt jedoch Hinweise, dass eine Behandlung mit Kortison einen positiven Effekt auf die Restitution der Vestibularfunktion zu haben scheint. Hierzu wird Methylprednisolon in absteigender Dosis eingesetzt (Off-label-Gebrauch!):

- 100 mg an den Tagen 1–3,
- 80 mg an den Tagen 4–6,
- 60 mg an den Tagen 7–9,
- 40 mg an den Tagen 10–12,
- 20 mg an den Tagen 13–15,
- 10 mg an den Tagen 16–18 sowie an Tag 20 und 22.

Zur Sicherheit sollten Patienten mit Diabetes mellitus oder anderen Komorbiditäten, die durch eine Kortisonbehandlung beeinflusst werden können (Osteoporose, Magenulkus, Glaukom), engmaschig kontrolliert und gegebenenfalls stationär aufgenommen werden. Parallel dazu sollte frühzeitig ein Gleichgewichtstraining durchgeführt werden, das zu Hause noch für die Dauer von 30 Tagen fortgeführt werden sollte. In der Regel kommt es nach spätestens 6 Wochen zu einer guten zentralen Kompensation. In manchen Fällen kommt es zu einem gleichzeitigen oder aber verzögert auftretenden zusätzlichen gutartigen Lagerungsschwindel (sogenanntes Lindsay-Hemenway-Syndrom).

2.4.3 Morbus Menière (Menière-Syndrom)

Die Kombination aus Drehschwindel, Tinnitus und Hörminderung (manchmal auch Ohrdruck) stellt die klassische Symptomtrias des Morbus Menière dar. Als Ursache der Erkrankung wird ein endolymphatischer Hydrops angenommen, der durch eine gestörte Resorption der Endolymphe im Saccusendolymphaticus (perisakkuläre Fibrose) ausgelöst wird. Die Attacken treten häufig ohne Vorwarnung auf und dauern 20 min bis zu mehreren Stunden. Zu Beginn der Erkrankung können oligo- oder monosymptomatische Formen vorkommen, die die Diagnose erschweren. Die Schwindelattacken nehmen im Verlauf der Erkrankung ab. Die Abnahme der Beschwerden beruht sehr wahrscheinlich auf der Ausbildung einer permanenten Fistelmembran zwischen Endo- und Perilymphraum, sodass Druckunterschiede, die zuvor zum Einreißen der Membran geführt haben, nicht mehr vorkommen können.

Erwähnenswert sind noch die zwar seltenen (ca. 1%), aber eindrücklichen Stürze, die ohne Bewusstseinsverlust oder Prodromi einhergehen können und als Tumarkin-Otolithenkrisen bezeichnet werden. Diese werden vermutlich durch einseitige Reizung von Otolithen infolge endolymphatischer Druckveränderung und unzureichender vestibulospinaler Steuerung der Haltereflexe hervorgerufen.

■ Therapie

In der akuten Attacke können Schwindel und Übelkeit durch die im allgemeinen Teil beschriebenen Antivertiginosa eingesetzt werden, z. B. Dimenhydrinat 100 mg (1- bis 4-mal pro Tag) als Suppositorium oder intravenös als Kurzinfusion in 250 ml NaCl 0,9%, wobei bei der parenteralen Applikation die Nebenwirkungen (Sedierung, Herabsetzung der Schutzreflexe) bedacht werden sollten.

Eigentliches Ziel der Behandlung ist jedoch die Rezidivprophylaxe. Dabei kommt dem Betahistin eine besondere Rolle zu, da es in einer Metaanalyse von 118 Publikationen zwischen den Jahren 1978 und 1995 als einziges Medikament neben der Diuretikagabe einen positiven Effekt auf die Schwindelhäufigkeit hatte, wobei es aber auch Autoren gibt, die die Substanz als unwirksam erachten und eher die insgesamt gute Spontanprognose der vestibulär-cochleären

Störung als ursächlich für den „Erfolg" des Präparates ansehen. Unterstützt wird letztere These durch ein Cochrane-Review, das keine eindeutige Evidenz für die Wirksamkeit von Betahistin nachweisen konnte, sowie eine rezente multizentrische Studie, die ebenfalls keinen Unterschied zwischen Placebo und Betahistin-Behandlung (2 Dosierungen: 2×24 mg und 3×48 mg) erbrachte. Demgegenüber stehen die Erfahrungen vieler Schwindelzentren, dass eine ausreichend hochdosierte Betahistin-Behandlung einen positiven Effekt auf die Attackenhäufigkeit aufweist, der nach Beendigung der Prophylaxe auch wieder in eine erhöhte Anfallsfrequenz mündete. Eine ausreichende und umfassende Aufklärung des Patienten insbesondere im Off-label-Bereich ist somit unabdingbar, wenngleich Betahistin in der Regel hervorragend vertragen wird. Sollte man sich also für eine prophylaktische Therapie entscheiden, so muss Betahistin, in der Dosierung 2-mal 24 mg/Tag (aus eigener Erfahrung noch höhere Dosierung bis zu 3-mal 48–96 mg, Off-label-Gebrauch) über 4–12 Monate gegeben werden. Lediglich Patienten mit einem Asthma bronchiale sollten eine Dosis von 3-mal 16 mg nicht überschreiten. Reicht dies nicht aus, um die Attackenfrequenz zu reduzieren, so kann eine zusätzliche Gabe des Kombinationsdiuretikums Hydrochlorothiazid/Triamteren (50 mg/25 mg) ½–1 Tablette täglich sinnvoll sein. In jedem Falle sollte ein Therapieversuch ausreichend lange und entsprechend hochdosiert erfolgen. Die Patienten müssen darüber informiert werden, dass die prophylaktische Wirkung des Betahistin sich erst nach ca. 6–9 Monaten „entfaltet" und in dieser Zeit weiterhin Attacken auftreten können.

Sollte sich auch dann kein Therapieerfolg einstellen, empfiehlt es sich, die Diagnose im Hinblick auf die Differenzialdiagnose einer vestibulären Migräne zu überprüfen. Nur in besonderen, therapierefraktären Fällen kann eine intratympanale Instillation mit Gentamycin eingeleitet werden. Die immer wieder diskutierte Saccotomie, die im Gegensatz zur Gentamycintherapie eine funktionserhaltende Therapie darstellt, konnte bisher in größeren Studien keinen signifikanten Vorteil gegenüber Plazebo erbringen, sodass diese Operation nur eingeschränkt

empfohlen werden kann und ausschließlich an Zentren durchgeführt werden sollte, die einen entsprechenden Schwerpunkt aufweisen.

2.4.4 Perilymphfistel

Bei einer Perilymphfistel kommt es aufgrund einer Verbindung zwischen Perilymphraum und intrakraniellem Raum (am häufigsten durch eine Dehiszenz des anterioren Bogengangs) oder dem Mittelohr (z. B. durch Trauma, Cholesteatom) zu „fehlgeleiteten" Druckübertragungen zum Innenohr. Die resultierende Bewegung der Lymphe lenkt die Cupula aus, welche einen Nystagmus induziert und einen konsekutiven Schwindel entstehen lässt. Ist ein solcher Shunt vorhanden, genügt ein Valsalva-Manöver wie Pressen, Husten, Räuspern und manchmal nur ein Vornüberbeugen, um einen episodischen Dreh- und/oder Schwankschwindel hervorzurufen. Dieser dauert in der Regel wenige Sekunden an. Da der Ort der Fistel die Symptome bedingt, kann der klinische Befund sehr variieren (Drehschwindel bei überwiegender Affektion der Bogengänge, Schwankschwindel bei vorherrschender Beteiligung der Otolithenorgane). Bei der Anamnese sollte vor allem nach Schädel-Hirn-Traumen und rezidivierenden Mittelohrentzündungen gefragt werden. Entscheidend sind die Ergebnisse von Provokationstests. Bei aufgesetzter Frenzel-Brille werden Valsalva-Manöver, Tragusdruck und Politzer-Ballon-Versuch (Zeichen nach Hennebert) durchgeführt, um einen Nystagmus nachzuweisen.

- **Therapie**

Entscheidend ist der Nachweis der Fistel durch eine Feinschicht-CT der Felsenbeinregion. Gelingt der Fistelnachweis, so muss eine chirurgische Sanierung erfolgen.

2.4.5 Vestibularisparoxysmie

Bei der Vestibularisparoxysmie kommt es zu kurzen, Sekunden (in Ausnahmefällen Minuten) dauernden Dreh- und Schwankschwindelattacken, die manchmal durch bestimmte Kopfhaltungen ausgelöst oder in ihrer Ausprägung moduliert werden können. Oftmals bestehen während der Attacken ein Tinnitus oder eine Hörminderung. Ähnlich der Trigeminusneuralgie wird ein Gefäß-Nerven-Kontakt (A. cerebelli inferior anterior) in Höhe der Austrittszone des achten Hirnnervs als ursächlich erachtet, wobei durch die arteriellen Pulsationen die Attacken ausgelöst werden sollen.

- **Therapie**

Ähnlich dem Konzept der Trigeminusneuralgie wird eine Therapie mit Carbamazepin in einer Dosierung von 200–800 mg/Tag zu einer Besserung führen. Hierbei ist wichtig, dass bei den häufig älteren Patienten die Aufdosierung besonders langsam erfolgen sollte und retardierte Präparate von Vorteil sind. Wir würden z. B. mit 100 mg retardiertem Carbamazepin zur Nacht beginnen und unter regelmäßigen Serumkontrollen der Elektrolyte (Natrium) und der Leberenzyme (AST, ALT, γ-GT) sowie des BB (1× pro Monat) alle 5–7 Tage um 100 mg steigern (z. B. 0-0-100, 100-0-100, 100-0-200, 200-0-200). Hinzuweisen ist auf die häufig initial auftretende Somnolenz und die Gleichgewichtsstörungen, die auch bereits bei deutlich unterhalb des therapeutischen Spiegels liegenden Dosierungen auftreten können. Manchmal zeigt sich dabei ein Blickrichtungsnystagmus oder ein ungerichteter Schwankschwindel. Spiegelbestimmungen erübrigen sich in der Regel, da man sich eher an die Nebenwirkungen als an die interindividuell nicht gut vergleichbaren (und im Übrigen auch sehr breiten) Medikamentenspiegelvorgaben halten sollte. Carbamazepin ist ein starker Induktor im CYT-P450-System und kann eine Reihe von Wechselwirkungen hervorrufen, u. a. induziert es die eigene Metabolisierung, sodass häufig nach 6–8 Wochen eine Erhöhung der anfangs wirksamen Dosis erfolgen muss. Auf Hautexantheme, Hyponatrieämie, Leberwerterhöhung sowie BB-Veränderungen (insbesondere Agranulozytose) sollte im Verlauf geachtet werden.

Sollte Carbamazepin nicht vertragen werden (z. B. ältere Menschen) oder sich eine der unerwünschten Wirkungen wie Hyponatriämie oder eine Allergie einstellen, kann alternativ auf Gabapentin umgestellt werden. Beide Substanzen sind für die Behandlung der Vestibularisparoxysmie nicht zugelassen, sodass die Therapie off label erfolgt.

2.4.6 Basilarismigräne und vestibuläre Migräne

Die Diagnose einer Basilarismigräne galt bis vor wenigen Jahren noch als eine seltene Ausschlussdiagnose bei anders nicht zu erklärenden, rezidivierenden Hirnstammsymptomen, wie Doppelbildern, Oszillopsien, Stand- und Gangataxie und Schwindel, die bisweilen von Bewusstseinsstörungen begleitet wurden. In der Tat stellt das Vollbild einer Basilarismigräne auch weiterhin eher ein seltenes Ereignis im klinischen Alltag dar, jedoch werden die monosymptomatischen, bisweilen sich in den Kategorien „rezidivierende TIAs, monosymptomatischer M. Menière, ungeklärter Schwindel" befindlichen vestibulären Migräneattacken häufiger diagnostiziert. Diese Schwindelform wird als das Chamäleon unter den episodischen Schwindelsyndromen bezeichnet, was damit schon auf die Vielgestaltigkeit und den Symptomreichtum dieser Störung hinweist. Die Therapieprinzipien sind ähnlich wie bei der Migräne mit Aura (▶ Abschn. 1.2.1).

2.4.7 Orthostatischer Tremor

Beim orthostatischen Tremor klagen die Betroffenen über ein schwindelartiges Unsicherheitsgefühl ausschließlich im Stehen, vor allem bei Sichtdeprivation (z. B. unter der Dusche). Im Sitzen, Liegen oder beim Gehen sind die Patienten nahezu beschwerdefrei. Das führt mitunter zu dem Umstand, dass die Patienten unruhig in einem Gespräch hin und her tippeln, da sie durch die Bewegung eine höhere Standfestigkeit erhalten. Hat man die Differenzialdiagnose eines orthostatischen Tremors erwogen, zeigt die klinische Untersuchung manchmal ein feines

Vibrieren der Muskulatur, welches man entweder fühlen oder manchmal auch durch Auskultation hören kann. Die Sicherung erfolgt durch die Tremoranalyse mit Oberflächenelektroden mit dem Nachweis eines spezifischen hochfrequenten (13–18 Hz), von den Beinen in stehender Position abgeleiteten Tremormusters.

■ **Therapie**

Therapeutisch wurde als Off-label-Substanz bisher Clonazepam eingesetzt, ein Benzodiazepin, welches Abhängigkeit und Gewöhnungseffekte hervorrufen kann. Die Anfangsdosis beträgt in der Regel 0,25 mg/z. N. und man steigert langsam um jeweils 0,25 mg alle 5 Tage bis auf 3×1 mg/Tag, eine weitere Erhöhung bringt meistens keine weitere Verbesserung. Seit einigen Jahren wird auch Gabapentin eingesetzt, wobei festzuhalten ist, dass lediglich eine kleine, aber dennoch doppelt geblindete Crossover-Studie an 6 Patienten vorliegt. Der Dosisbereich reichte von 600–2700 mg/Tag, sodass man sicherlich über 3 Wochen bis zu einer mittleren Dosis von 1800 mg/Tag auftitrieren, dann aber kritisch überprüfen sollte, ob eine Verbesserung vorliegt. Man kann mit dem Patienten auch besprechen, eine noch höhere Dosis einzusetzen. Man beginnt mit 3×100 mg und steigert dann im Zweitagesrhythmus um jeweils 100 mg/Tag bis zur Erhaltungsdosis. Auch hier erfolgt der Einsatz der Substanz als Off-label-Gebrauch.

2.4.8 Hirnstamminfarkt

Auch wenn das isolierte, wiederkehrende Symptom Schwindel eher selten auf eine zerebrale Durchblutungsstörung zurückzuführen ist, gibt es natürlich diese Fälle. Etwas häufiger sind die sog. Pseudoneuritiden, die durch den Verschluss einer kleinen hirnstammversorgenden Arterie im Bereich der Eintrittszone des N. vestibulo-cochlearis bzw. in dessen Kerngebiet auftreten können und dann von einer Neuropathia vestibularis nur schwer zu unterscheiden sind. In der Literatur sind diese Fälle aber fast immer mit weiteren klinischen Zeichen oder abnormen paraklinischen Befunden assoziiert, die letztlich den Verdacht auf eine Hirnstammläsion lenken (sogenannte HINTS-Regel: Head-impulse-Test [in der Regel bei zentraler Läsion negativ]; Nystagmusumkehr [neben dem SPN kommt es zu einem BRN in die Gegenrichtung → zentrale Genese]; Test of skew [im Abdeck-Test kommt es zu einer vertikalen Einstellbewegung → zentrale Ursache]).

Wirklich wiederkehrende Schwindelsensationen mit auch beobachtbaren Nystagmen stellen eine absolute Rarität dar, müssen doch anatomische Gegebenheiten vorliegen, die eine transiente Low-flow-Situation in der zerebralen Blutversorgung hervorrufen (z. B. die Kombination aus hypoplastischer oder stenosierter A. vertebralis der einen Seite mit einer durch Kopfbewegung induzierten Verengung der anderen Seite = „rotational vertebral artery occlusion syndrome"). Bei allen anderen Gegebenheiten sollte eher nach anderen Ursachen gefahndet werden. Die häufig verschriebenen „durchblutungsfördernden" Mittel (Vertigoheel, Procordal etc.) sind vom Standpunkt der Pathophysiologie der Störung aus betrachtet völlig unangebracht und haben keinen nachgewiesenen Nutzen. Auch Sulpirid findet sich immer wieder auf der Medikationsliste bei Patienten, die aufgrund eines „chronischen vaskulären Schwindels" behandelt werden. So wie der Begriff des chronisch vaskulären Schwindels schlecht definiert ist und auch kein schlüssiges pathophysiologisches Konzept besitzt, scheint der breite Einsatz des Medikaments zumindest teilweise auch auf seinen antidepressiven Eigenschaften zu beruhen. Nicht vergessen werden sollte jedoch in diesem Zusammenhang, dass Sulpirid ein D_2-Antagonist ist und das Risiko in sich birgt, extrapyramidal-motorische Nebenwirkungen wie Spätdyskinesien oder Dystonien auszulösen.

Das Subclavian-Steal-Syndrom gehört ebenfalls zu den vaskulären Ursachen, die eine rezidivierende Schwindelsymptomatik hervorrufen können. Durch einen Verschluss oder eine hochgradige Stenosierung der proximalen A. subklavia einer Seite kommt es im Rahmen einer Muskelbelastung des ipsilateral zur Stenose gelegenen Armes zu Schwindelsensationen, die neben Doppelbildern auch kurzzeitige Paresen oder Gefühlsstörungen bedingen können. Hier kann die funktionelle dopplersonographische Untersuchung den Befund sichern. Die anschließende Therapie erfolgt operativ (Bypass: communis-subklavia) oder interventionell (Stenting).

2.4.9 Phobischer Schwankschwindel

Der phobische Schwankschwindel gehört zu den somatoformen, komplexen Schwindelsyndromen, die häufig chronischer Natur und damit schwer zu behandeln sind. Nicht selten entwickeln sich diese Störungen im Anschluss an eine organisch begründbare Schwindelerkrankung, die nicht erkannt oder nur unzureichend behandelt wurde. Obwohl aufgrund der guten Spontanprognose die organische Schwindelform häufig schon abgeklungen ist, entwickeln die Patienten eine psychische Störung, die Elemente von Angststörungen und Phobien aufweist. Auf die Fülle der Symptome kann an dieser Stelle nicht eingegangen werden, jedoch sollte die Diagnose immer dann in Erwägung gezogen werden, wenn Anamnese und klinischer Befund keine systematische Schwindelerkrankung erkennen lassen. Als Therapiemöglichkeiten stehen psychodynamische und verhaltenstherapeutische Verfahren (Psychoedukation) zur Verfügung, die –bei großem Leidensdruck – medikamentös unterstützt werden können. Als Substanzen kommen Medikamente aus der Gruppe der SSRI in Frage, wie z. B.Paroxetin.

2.5 Therapie im Alter

- **Polyätiologischer Schwindel**

Neben den oben dargestellten spezifischen Schwindelformen gibt es eine nicht unerhebliche Anzahl von vor allem älteren polymorbiden Patienten, deren Symptomkomplex nicht ohne weiteres in die Kategorie systematischer oder unsystematischer Schwindel einzuordnen ist. Diese Patienten erhalten dann häufig Diagnosen wie „vaskuläre bzw. vertebro-basiläre Insuffizienz", „Altersschwindel" oder „Hirnstammtaumeligkeit".

Dabei findet sich bei diesen Patienten eine Vielzahl von Faktoren, die in der Summe zu Schwindelbeschwerden führen können. Oft finden sich bei diesen Patienten eine Polypharmazie, ein reduzierter Visus, eine Herzinsuffizienz, eine Presbyakusis, Gelenkbeschwerden, eine zentrale neurodegenerative Erkrankung oder eine Polyneuropathie.

Auch bei diesen Patienten empfiehlt sich ein systematisches Vorgehen, welches neben dem klinischen Untersuchungsbefund (PNP, hypokinetisch-rigides Syndrom, fokale neurologische Ausfallserscheinungen) auch eine dezidierte Medikamentenanamnese verlangt. Darüber hinaus wird man eine internistische Diagnostik (EKG, TTE, Holter-EKG, 24-h-RR, Labor: Niereninsuffizienz, Anämie, Infekt, Leberinsuffizienz etc.) sowie eine augenärztliche Abklärung (Brille, Katarakt, Glaukom, Makuladegeneration) und orthopädische Vorstellung (Coxarthrose, Spinalkanalstenose) initiieren müssen. Auch eine Ischämie des Hirnstamms ist natürlich möglich, diese führt jedoch in der Regel nicht zu rezidivierenden Beschwerden.

In Abhängigkeit von den erhobenen Befunden kann eine entsprechende Therapie (Reduktion von Medikamenten, Anpassung einer Brille etc.) mit Verbesserung der Situation erreicht werden. Eine unspezifische Therapie z. B. mit Vertigoheel oder einem Ginko-Präparat sollte nicht erfolgen.

Beim geriatrischen Patienten ist zudem zu beachten, dass durch die reduzierte Medikamenten-Clearance und die oftmals gleichzeitig bestehende zusätzliche Medikation mit häufig nicht mehr zu überblickenden Wechselwirkungen der Einsatz von Antivertiginosa, wie oben im allgemeinen Teil beschrieben, vorsichtiger zu erfolgen hat, wobei die Regel gilt, mit $\frac{1}{3}$–$\frac{1}{2}$ der üblichen Startdosis zu beginnen und bei Präparaten, die aufdosiert werden müssen,

◘ **Tab. 2.2** Dosierung der symptomatischen Therapie des Schwindels im Alter

Substanz	Startdosis im Alter	Maximaldosis im Alter	Übliche Dosis
Dimenhydrinat p.o.	1×50 mg	3×50 mg	4×50 mg
Clonazepam p.o.	1×0,25 mg	2×0,5 mg	2×1 mg
Scopolamin Pflaster	1,5 mg		
Carbamazepin	2×100 mg	2×400 mg	2×300–600 mg
Gabapentin	3×100 mg	3×600 mg	3×300–1200 mg
Amitriptylin	1×10 mg	1×50 mg	1×25–75 mg
Ondansetron p.o.	2×4 mg	1×8 mg	2×8 mg
Paroxetin	1×10 mg	1×40 mg	1×40–60 mg

dies mit größeren zeitlichen Abständen zu tun (◘ Tab. 2.2).

2.6   Präparate

■ **Betahistin**
- Aequamen/forte, 6 mg, 12 mg – Tbl. (Altana Pharma Deutschland)
- Betahistin AL, 6 mg, 12 mg – Tbl. (AliudPharma)
- Betahistin-ratiopharm, 6 mg, 12 mg – Tbl. (ratiopharm)
- Betahistin STADA, 6 mg, 12 mg – Tbl. (Stadapharm)
- Betavert, 6 mg, 12 mg – Tbl. (Hennig)
- Vasomotal, 16 mg, 24 mg – Tbl.; Trpf.; Lsg. (Solvay Arzneimittel)

■■ **Pharmakodynamik**
Betahistin ist ein partieller Histaminagonist (H_1-Agonist, H_3-Antagonist, keine Wirkung auf H_2-Rezeptoren), der eine entspannende Wirkung auf die Präkapillarsphinkteren ausübt. Auch eine direkte Wirkung an den Vestibulariskernen wird diskutiert.

■■ **Pharmakokinetik**
Maximale Plasmaspiegel werden nach ca. 1 h erreicht. Nach 3–4 h sind 50% der Substanz wieder ausgeschieden.

■■ **Indikation**
Menière-Symptomkomplex.

■■ **Dosierung**
- 3× täglich 24 (bis zu 96) mg zu den Mahlzeiten.

■■ **Nebenwirkungen**
- Magenschmerzen (histaminagonistischer Effekt),
- Palpitationen,
- Kopfdruck,
- Diarrhö.

■■ **Kontraindikationen**
- Phäochromozytom,
- bekanntes Magen- oder Duodenalulkus,
- bei Asthmatikern ist Vorsicht geboten.

■■ **Interaktionen**
Antihistaminika können die Wirkung von Betahistin abschwächen.

Bewertung

Man beachte, dass die Therapie ausreichend lange und ausreichend hochdosiert durchgeführt werden muss (länger als 6 Monate), bevor man die Therapie als „wirkungslos" einstuft.

- **Carbamazepin** (▶ Kap. 3)
- Carba, 200 mg – Tbl. (AbZ-Pharma)
- Carba, 200 mg – Tbl.; 400 mg – Retardtbl. (CT Arzneimittel)
- Carbabeta, 200 mg – Tbl.; 300 mg, 400 mg, 600 mg – Retardtbl. (betapharm)
- Carbadura, 200 mg – Tbl.; 300 mg, 400 mg, 600 mg – Retardtbl. (Merck Dura)
- Carbaflux, 200 mg – Tbl.; 300 mg, 400 mg, 600 mg – Retardtbl. (Hennig)
- Carbagamma, 200 mg, 400 mg – Tbl.; 600 mg – Retardtbl. (Wörwag)
- Carbamazepin-1 A Pharma, 200 mg – Tbl.; 300 mg, 400 mg, 600 mg – Retardtbl. (1 A Pharma)
- Carbamazepin AL, 200 mg, 400 mg – Retardtbl. (AliudPharma)
- Carbamazepin-biomo, 600 mg – Retardtbl. (Biomo)
- CarbamazepinHexal, 200 mg, 400 mg – Tbl.; 150 mg, 300 mg, 400 mg, 600 mg – Retardtbl. (Hexal)
- Carbamazepin-neuraxpharm, 200 mg – Tbl.; 200 mg, 300 mg, 400 mg, 600 mg – Retardtbl. (neuraxpharm)
- Carbamazepin-ratiopharm, 200 mg – Tbl.; 200 mg, 400 mg – Retardtbl. (ratiopharm)
- Carbamazepin-RPh, 300 mg, 400 mg, 600 mg – Retardtbl. (Rodleben)
- Carbamazepin Sandoz, 200 mg, 400 mg – Tbl.; 200 mg, 400 mg, 600 mg – Retardtbl. (Sandoz)
- Carbamazepin STADA, 200 mg – Tbl. (Stadapharm)
- Espa-lepsin, 200 mg – Tbl.; 200 mg, 300 mg, 400 mg, 600 mg – Retardtbl. (Esparma)
- Finlepsin, 200 mg, 400 mg, 600 mg – Retardtbl. (AWD-Pharma)
- Fokalepsin, 300 mg, 600 mg – Retardtbl. (Lundbeck)
- Sirtal, 400 mg – Retardtbl. (Merck dura)
- Tegretal, 200 mg – Tbl.; 200 mg, 400 mg, 600 mg – Retardtbl.; Suspension (Novartis Pharma)
- Timonil, 200 mg, 400 mg – Tbl.; 150 mg, 200 mg, 300 mg, 400 mg, 600 mg – Retardtbl.; Saft (Desitin)

■■ **Dosierung**
- 600–1600 mg pro Tag, bei retardierter Zubereitung 2 Gaben pro Tag.
- Man beginnt mit 100 mg retardiertem Carbamazepin zur Nacht und kann alle 5–7 Tage um 100 mg steigern (z. B. 0–0–100, 100–0–100, 100–0–200, 200–0–200 usw.).
- Unter stationären Bedingungen kann die Aufdosierung schneller erfolgen.

Bewertung

Beim Einsatz als „Membranstabilisierer" bei der Vestibularisparoxysmie muss bedacht werden, dass das Medikament als Hauptnebenwirkung „Schwindel" hervorrufen kann, insbesondere wenn die Aufdosierung zu rasch erfolgt. Darüber hinaus ist zu beachten, dass Carbamazepindurch eine Autoinduktion des CYP450-Pathways sich selbst nach ca. 6–8 Wochen verstärkt abbaut, sodass unter Umständen nach diesem Zeitraum eine Dosiserhöhung erfolgen muss. Off-label-Gebrauch.

- **Clonazepam** (▶ Kap. 3)
- Antelepsin, 0,5 mg, 2,0 mg – Tbl. (Desitin)
- Rivotril, 0,5 mg, 2,0 mg – Tbl.; 1,0 mg – Inj.-Lsg.-Konzentrat; Trpf. (Roche)

■■ **Dosierung**
- **Therapie des akuten Schwindels:** vorsichtige intravenöse Gabe von 0,5 mg (entspricht 1 ml der Kombination aus Verum und Aqua dest.) über ca. 10 min.

🛑 **Blutdruckabfall und Sedierung mit Herabsetzung der Schutzreflexe.**

- **Therapie des orthostatischen Tremors:** Die Anfangsdosis beträgt 0,25 mg/z. N. p.o. und man steigert langsam um jeweils 0,25 mg alle 5 Tage bis auf 3×1 mg/Tag, eine weitere Erhöhung bringt meistens keine weitere Verbesserung.

Bewertung

Beim orthostatischen Tremor scheint
es so zu ein – ähnlich wie bei der
REM-Schlaf-Störung des idiopathischen
Parkinson-Syndroms –, dass auch niedrige
Dosierungen über lange Zeit ausreichend
wirken und keine Augmentation auftritt.
Off-label-Gebrauch.

> Man beachte die paradoxe Reaktion auf
> Benzodiazepine vor allem bei älteren
> Menschen.

- **Dimenhydrinat**
- Dimen, 50 mg – Tbl. (Heumann)
- Radovan S, 50 mg – Tbl. (Grünwalder)
- Superpep, 50 mg – Tbl. (Hermes)
- Vertigo-Vomex SR, 120 mg – Retardkps.; S, 80 mg – Supp. (AstellasPharma)
- Vomacur, 50 mg – Tbl.; 40 mg, 70 mg – Supp. (Hexal)
- Vomex A, 50 mg – Drg. N; 150 mg – Retardkps. N; 330 mg/100 ml – Sirup; 40 mg, 70 mg, 150 mg –Supp.; 100 mg/2 ml i.m. – Inj.-Lsg.; 62 mg/10 ml i.v. – Inj.-Lsg. (AstellasPharma)

▪▪ Pharmakodynamik

Die Wirkung beruht auf einer zentralen und peripheren H_1-Rezeptor-Blockade, wodurch es zu einer Hemmung der vestibulären Kerngebiete kommt. Daneben bestehen anticholinerge Eigenschaften.

▪▪ Pharmakokinetik

Oral wird Dimenhydrinat sehr rasch resorbiert, maximale Plasmaspiegel werden nach ca. 1–2 h erreicht. Die Wirkung tritt nach 15–30 min ein und hält ca. 4–6 h an (50 mg), die Plasmahalbwertszeit beträgt 5–10 h. Bei intravenöser Applikation (62 mg/10 ml) empfiehlt es sich, das Präparat auf 250 ml NaCl 0,9% aufzuziehen und als Kurzinfusion zu verabreichen, hier tritt der Wirkungsbeginn entsprechend früher ein.

▪▪ Indikation

Schwindel verschiedener Genese.

▪▪ Dosierung
- 50 mg Tablette 3- bis 4-mal täglich,
- 100 mg Suppositorium 2× pro Tag,
- 62 mg (= 1 Amp.) i.v. in 250 ml NaCl 0,9% 3× pro Tag.

▪▪ Nebenwirkungen
- Benommenheit, Sedierung,
- Herabsetzung des Reaktionsvermögens,
- anticholinerge Nebenwirkungen wie Akkomodationsschwäche, Miktionsstörungen und Mundtrockenheit.
- Bei Überdosierung kann es zu Krampfanfällen, anticholinergen Psychosen, Delir, Tachykardie und Blutdruckanstieg kommen.

▪▪ Kontraindikationen
- Bekannte Epilepsie (relative Kontraindikation),
- erhöhter intrakranieller Druck (Gefahr der Maskierung, kein unmittelbarer Effekt auf den intrakraniellen Druck),
- gleichzeitige Verabreichung von Aminoglykosidantibiotika, wegen der Gefahr der Maskierung möglicher ototoxischer Effekte,
- Engwinkelglaukom,
- Prostatahypertrophie mit Restharnbildung,
- Schwangerschaft (außer bei schwerem Schwangerschaftserbrechen mit schweren Elektrolytverlusten) und Stillzeit.

▪▪ Interaktionen
- Verstärkender Effekt von Hypnotika, Tranquillanzien, Neuroleptika und Alkohol. MAO-Hemmer verstärken die Wirkung von Dimenhydrinat.
- Vorsicht auch bei gleichzeitiger Heparin- und Glukokortikoidgabe, da eine Wirkverstärkung auftreten kann.

Bewertung

Der Einsatz als Dauermedikation ist eher kritisch zu sehen.

- **Gabapentin** (► Kap. 1)
- GabaLich, 100 mg, 300 mg, 400 mg – Hartkps. (Winthrop)
- Gabapentin AL, 100 mg, 300 mg, 400 mg – Hartkps. (AliudPharma)
- Gabapentin beta, 100 mg, 300 mg, 400 mg – Hartkps. (betapharm)
- Gabapentin dura, 100 mg, 300 mg, 400 mg – Hartkps. (Merck Dura)
- Gabapentin Hexal, 100 mg, 300 mg, 400 mg – Hartkps.; 600 mg, 800 mg – Filmtbl. (Hexal)
- Gabapentin-neuraxpharm, 100 mg, 300 mg, 400 mg – Hartkps. (neuraxpharm)
- Gabapentin-ratiopharm, 100 mg, 300 mg, 400 mg – Hartkps.; 600 mg, 800 mg – Filmtbl. (ratiopharm)
- Gabapentin Stada, 100 mg, 300 mg, 400 mg – Hartkps. (Stadapharm)
- Gabax, 100 mg, 300 mg, 400 mg – Hartkps. (TemmlerPharma)
- Neurontin, 100 mg, 300 mg, 400 mg – Hartkps.; 600 mg, 800 mg – Filmtbl. (Parke-Davis/Pfizer)

- ■■ **Dosierung**
- Auftitrierungsschema: 1. Tag 3×100 mg, 3. Tag 3×200 mg, 5. Tag 3×300 mg usw. bis zur Erhaltungsdosis, die bei der Vestibularisparoxysmie und dem orthostatischen Tremor im Bereich von 1800–2400 mg liegt.
- Bei älteren Menschen mit reduzierter Kreatinin-Clearance (< 80 ml/min) entsprechend geringer dosieren (50–80 ml/min: 600–1200 mg/Tag; 30–49 ml/min: 300–900 mg/Tag; 15–29 ml/min: 150 [1 Kapsel 300 mg jeden 2. Tag]–600 mg).
- Wie bei allen antiepileptisch wirksamen Medikamenten sollte eine Beendigung der Therapie durch langsame Ausdosierung erfolgen.

Bewertung

Der Vorteil gegenüber Carbamazepin liegt in dem günstigeren Nebenwirkungsprofil. Dennoch sollte die Aufdosierung auch hier langsam erfolgen. Off-label-Gebrauch.

- **Ondansetron**
- axisetron, 4 mg, 8 mg – Filmtbl.; lingual 4 mg, 8 mg – Schmelztbl.; 4 mg, 8 mg – Inj.-Lsg. (Apocare)
- cellondan, 4 mg, 8 mg – Filmtbl.; lingual 4 mg, 8 mg – Schmelztbl.; 4 mg, 8 mg – Inj.-Lsg. (cell pharm)
- Ondansetron-1 A Pharma, 4 mg, 8 mg – Filmtbl. (1 A Pharma)
- Ondansetron B. Braun, 2 mg/ml – Inj.-Lsg. (B. Braun)
- Ondansetronbeta, 4 mg, 8 mg – Filmtbl.; i.v. 8 mg – Inj.-Lsg. (betapharm)
- Ondansetron GRY, 4 mg, 8 mg – Filmtbl. (Gry)
- Ondansetron HEXAL, 4 mg, 8 mg – Filmtbl.; 2 mg/ml – Inj.-Lsg. (Hexal)
- Ondansetron-ratiopharm, 4 mg, 8 mg – Filmtbl.; 4 mg, 8 mg – Schmelztbl; 4 mg, 8 mg – Inj.-Lsg. (ratiopharm)
- Ondansetron Sandoz, 4 mg, 8 mg – Filmtbl. (Sandoz)
- Ondansetron STADA, 4 mg, 8 mg – Filmtbl.; 4 mg, 8 mg – Inj.-Lsg. (Stadapharm)
- Ondansetron Winthrop, 4 mg, 8 mg – Filmtbl.; 2 mg/ml – Inj.-Lsg. (Winthrop)
- Zofran, 4 mg, 8 mg – Filmtbl.; Lsg.; 4 mg, 8 mg – Inj.-Lsg. in Fertigspritzen; i.v. 4 mg, i.v. 8 mg – Inj.-Lsg. (GlaxoSmithKline)
- ZofranZydis Lingual, 4 mg, 8 mg – Schmelztbl. (GlaxoSmithKline)

- ■■ **Pharmakodynamik**

Selektiver Antagonismus an zentralen 5-HT3-Rezeptoren in der Area postrema (sog. Brechzentrum).

▪▪ Pharmakokinetik

Die orale Bioverfügbarkeit liegt bei 60%, die Plasmaeiweißbindung bei 76% und die Halbwertszeit bei 3–4 h. Weitgehend hepatische Metabolisierung mit anschließend 80% renaler und 20% biliärer Elimination.

▪▪ Indikation

Prophylaxe und Therapie von zytostatika- bzw. strahlentherapieinduzierter Übelkeit und Erbrechen.

▪▪ Dosierung

- 8 mg i.v. als Kurzinfusion in 100 oder 250 ml NaCl 0,9%, weitere Einzeldosen (8 mg) nach jeweils 4 h oder Dauerinfusion mit 1 mg/h (z. B. 8 mg Ondansetron/50 ml NaCl 0,9%-Perfusorspritze = 6,25 ml/h),
- 2×8 mg/Tag bei oraler Verabreichung.

▪▪ Nebenwirkungen

- Kopfschmerzen,
- Obstipation bei häufiger Anwendung,
- Bauchschmerzen,
- Schlafstörungen.

▪▪ Kontraindikationen

- Schwere Darmmotilitätsstörung,
- sorgfältige Indikationsstellung während Schwangerschaft und Stillzeit,
- Dosisreduktion bei Leberinsuffizienz.

▪▪ Interaktionen

Nicht bekannt.

Bewertung

Nur zur Behandlung des zytostatika- und strahlentherapeutisch induzierten Erbrechens zugelassen.

▪ Paroxetin

- Euplix, 20 mg – Filmtbl. (Desitin)
- ParoLich, 20 mg – Filmtbl. (Winthrop)
- Paroxalon, 20 mg – Filmtbl. (KrewelMeuselbach)
- Paroxat, 20 mg, 40 mg – Filmtbl. (Hexal)
- paroxedura, 20 mg, 30 mg – Filmtbl. (Merck dura)
- Paroxetin-1 A Pharma, 20 mg, 40 mg – Filmtbl. (1 A Pharma)
- ParoxetinAbZ, 20 mg – Filmtbl. (AbZ-Pharma)
- Paroxetin AL, 20 mg – Filmtbl. (AliudPharma)
- Paroxetin AWD, 20 mg – Filmtbl. (AWD-pharma)
- Paroxetin beta, 20 mg, 40 mg – Filmtbl. (betapharm)
- paroxetin-biomo, 20 mg – Filmtbl. (biomo)
- Paroxetin-CT, 20 mg – Filmtbl. (CT Arzneimittel)
- Paroxetin Holsten, 20 mg – Filmtbl. (Holsten Pharma)
- Paroxetin-Isis, 20 mg – Filmtbl. (Actavis Deutschland)
- Paroxetin-neuraxpharm, 20 mg – Filmtbl. (neuraxpharm)
- Paroxetin-ratiopharm, 20 mg, 30 mg – Filmtbl. (ratiopharm)
- Paroxetin Sandoz, 20 mg, 40 mg – Tbl. (Sandoz)
- Paroxetin STADA, 20 mg – Filmtbl. (Stadapharm)
- Paroxetin TAD, 20 mg – Filmtbl. (TAD Pharma)
- Seroxat, 20 mg – Filmtbl.; 2 mg/ml Suspension zum Einnehmen (GlaxoSmithKline)
- Tagonis, 20 mg – Filmtbl. (GlaxoSmithKline)

▪▪ Pharmakodynamik

Paroxetin ist ein selektiver Serotoninwiederaufnahmehemmer.

▪▪ Pharmakokinetik

Paroxetin wird nach oraler Gabe gut resorbiert. Es unterliegt einem First-pass-Metabolismus, die Metabolite sind nicht pharmakologisch aktiv. Ca. 95% sind an Plasmaproteine gebunden. Die Ausscheidung erfolgt über Fäzes und Urin. Die Eliminationshalbwertszeit liegt bei 1 Tag.

▪▪ Indikation

Depression, Zwangsstörung, Panikstörung, Angststörung, posttraumatische Belastungsstörung.

▪▪ Dosierung

– Beim phobischen Schwankschwindel reichen mitunter 20 mg/Tag (morgens zum Frühstück) aus, um einen positiven Effekt auf das Krankheitsbild zu haben, im Einzelfall kann man aber auch bis auf 40 mg/Tag steigern.

> ▶ Wichtig ist jedoch die begleitende psychotherapeutische und psychoedukative Behandlung.

▪▪ Kontraindikationen

– Kombination mit MAO-Hemmer,
– Kombination mit Thioridazin.

▪▪ Nebenwirkungen

– **Nervensystem**: Schwindel, Tremor, extrapyramidale Störungen, Krampfanfälle, Serotoninsyndrom, Müdigkeit, Verwirrtheit, Halluzinationen, Manie, Angst, Akathisie;
– **Magen-Darm-Trakt**: Übelkeit, Obstipation, Mundtrockenheit, gastrointestinale Blutungen, Erhöhung der Leberenzyme;
– **Herz-Kreislauf-System**: Tachykardie, Bradykardie, Blutdruckanstieg oder -abfall;
– **Sonstiges**: Hyponatriämie, allergische Reaktionen, Ödeme, Harnretention, verschwommenes Sehen, sexuelle Dysfunktionen, Hyperprolaktinämie.

▪▪ Interaktionen

– Bei Kombination mit Triptanen, Tramadol, Tryptophan, Linezolid, Lithium oder Johanneskraut besteht ein erhöhtes Risiko für ein Serotoninsyndrom.
– Paroxetin kann den Spiegel von Procyclidin erhöhen.
– Bei Kombination mit oralen Antikoagulantien, nicht-steroidalen Antirheumatika oder Azetylsalizylsäure kann es zu einer erhöhten Blutungsneigung kommen.

Bewertung

Paroxetin zeichnet sich durch seine geringen anticholinergen Eigenschaften aus.

▪ Scopolamin

– Scopoderm TTS, 1,5 mg – transdermales Pflaster (Novartis Consumer Health)

▪▪ Pharmakodynamik

Parasympathikolytikum durch kompetitive Hemmung von Azetylcholin an muskarinergen Rezeptoren. Die Wirkung wird sowohl zentral als auch peripher vermittelt, wobei der antivertiginöse Effekt wahrscheinlich durch eine Inhibition der Erregungsweiterleitung von den Ncl. vestibulares und der Formatio reticularis zu übergeordneten Zentren hervorgerufen wird.

▪▪ Pharmakokinetik

Die Wirkung des Pflasters entfaltet sich voll ca. 6 h nach Aufkleben.

▪▪ Indikation

Anwendung zur Vermeidung der Reisekrankheit (Kinetose).

▪▪ Dosierung

– Aufkleben des Pflasters ca. 10–12 h vor Reiseantritt. Wirkung hält ca. 72 h an. Nach Ablauf der ersten 72 h nochmalige Applikation möglich.

▪▪ Nebenwirkungen

Die Nebenwirkungen erklären sich aus der anticholinergen Wirkungsweise und bestehen in erster Linie aus
– Sedierung, motorischer Dämpfung, Konzentrationsschwäche,
– Mundtrockenheit,
– Mydriasis mit Akkomodationsstörung,
– verminderter Schweißsekretion,
– Harnverhalt bei vorbestehender Prostatahypertrophie,
– in Einzelfällen toxischen Psychosen sowie Steigerung der Anfallsfrequenz bei Epileptikern.

> ❯ Man beachte, dass die Symptome bis zu 24 h nach Entfernen des Pflasters persistieren können.

▪▪ Kontraindikationen
- Engwinkelglaukom,
- bestehende bradykarde Herzrhythmusstörungen,
- Prostatahypertrophie mit bekannter Restharnbildung,
- Schwangerschaft und Stillzeit,
- Kinder < 10 Jahren.

▪▪ Interaktionen
Verstärkung der sedierenden Effekte durch Antihistaminika, trizyklische Antidepressiva, Benzodiazepine, Chinidin, Amantadin und Alkohol.

Bewertung

Für die Reisekrankheit hat sich das Pflaster bewährt, jedoch sollte beachtet werden, dass Sedierung und reduzierte Reaktionsfähigkeit auftreten können.

▪ Sulpirid
- Arminol, 50 mg – Kps.; 200 mg – Tbl. (KrewelMeuselbach)
- Dogmatil forte, 200 mg – Tbl. (Sanofi-Synthelabo)
- Dogmatil, 100 mg i.m. – Inj.-Lsg.; 50 mg – Kps.; 25 mg/5 ml – Saft (Sanofi-Synthelabo)
- Meresa, 50 mg – Hartkps.; forte, 200 mg – Tbl. (Dolorgiet)
- Neogama, 50 mg – Kps.; forte, 200 mg – Tbl. (Hormosan)
- Sulpirid-1 A Pharma, 50 mg – Hartkps.; 100 mg, 200 mg – Tbl. (1 A Pharma)
- Sulpirid AL, 50 mg, 200 mg – Tbl. (AliudPharma)
- Sulpirid beta, 50 mg – Hartkps.; 200 mg – Tbl. (betapharm)
- Sulpirid-CT, 50 mg, 200 mg – Tbl. (CT Arzneimittel)
- Sulpirid HEXAL, 50 mg – Kps.; 100 mg, 200 mg – Tbl. (Hexal)

- Sulpirid-neuraxpharm, 50 mg, 100 mg, 200 mg – Tbl. (neuraxpharm)
- Sulpirid-ratiopharm, 50 mg, forte 200 mg – Tbl. (ratiopharm)
- Sulpirid-RPh, 50 mg – Hartkps. (Rodleben)
- Sulpirid Sandoz, 50 mg, 200 mg – Tbl. (Sandoz)
- Sulpirid STADA, 50 mg, 200 mg – Tbl. (Stadapharm)
- Sulpivert, 50 mg – Kps.; 100 mg, forte 200 mg – Tbl.; injekt, 100 mg i.m. – Inj.-Lsg. (Hennig)
- Vertigo-Meresa, 50 mg – Hartkps.; 200 mg – Tbl. (Dolorgiet)
- vertigo neogama, 50 mg, 100 mg, forte 200 mg – Tbl.; Liquidum 2% – Lsg. zur Einnahme; 100 mg/2 ml – Amp. Inj.-Lsg. (Hormosan)

▪▪ Pharmakodynamik
Sulpirid gehört zur Gruppe der Benzamide. Als Neuroleptikum hat es eine schwache bis mittelstarke Potenz mit der Fähigkeit der Blockade der D_2-artigen Rezeptoren. Die stärkere Anreicherung an den mesolimbischen als an den striatonigralen Rezeptorarealen ist wahrscheinlich der Grund für das insgesamt seltenere Auftreten von extrapyramidal-motorischen Nebenwirkungen.

▪▪ Pharmakokinetik
Oral verabreicht wird Sulpirid in 4,5 h absorbiert; der maximale Plasmaspiegel von Sulpirid liegt bei 0,73 mg/l nach Einnahme einer Tablette von 200 mg. Die Bioverfügbarkeit der oralen Medikation beträgt 25–35%. Dabei diffundiert Sulpirid rasch ins Gewebe, vor allem in die Leber und Niere. Die plasmatische Eliminationshalbwertszeit beträgt 7 h, die Gesamt-Clearance liegt bei 126 ml/min. Die Ausscheidung von Sulpirid erfolgt im Wesentlichen renal durch glomeruläre Filtration, wobei keine pharmakologisch aktiven Metabolite gebildet werden.

▪▪ Indikation
Schizophrenie, Schwindelzustände, z. B. M. Menière.

■■ **Dosierung**

━ 150–300 mg/täglich oral oder 2×100 mg
   i.m. bei akuten Schwindelzuständen.

■■ **Nebenwirkungen**

━ Sedierung, Abgeschlagenheit,
━ Übelkeit und Erbrechen,
━ Früh- und Spätdyskinesien,
━ Akathisie und innere Unruhe,
━ unter Umständen Spannungsgefühl in
   den Brustdrüsen, Abnahme von Libido
   und Potenz beim Mann, Menstruations-
   beschwerden bei Frauen.

■■ **Kontraindikationen**

━ Wie bei allen Neuroleptika ist der
   Einsatz von Sulpirid bei Patienten mit
   Parkinson-Syndrom zu vermeiden, da im
   schlimmsten Fall eine akinetische Krise
   ausgelöst werden kann,
━ epileptische Anfälle in der Anamnese,
━ Phäochromozytom,
━ prolaktinabhängige Tumoren, z. B.
   Mammakarzinom.

■■ **Interaktionen**

Antihypertonika können in ihrer Wirkung abgeschwächt werden und so zu Blutdruckkrisen
führen.

> **Bewertung**
>
> Die Studienlage hinsichtlich des akuten
> vestibulären Schwindels ist schlecht (eine
> Studie aus den 1970iger Jahren) und
> Spätdyskinesien sind nicht auszuschließen.

Epilepsie

Frank Block

3.1   Einleitung – 70

3.2   Therapie im Überblick – 71
3.2.1   Allgemeine Therapieprinzipien – 71
3.2.2   Medikamentöse Epilepsietherapie – 71
3.2.3   Epilepsiechirurgie – 73
3.2.4   Vagusnervstimulation – 74

3.3   Status epilepticus – 74
3.3.1   Status generalisierter tonisch-klonischer Anfälle – 77
3.3.2   Status fokaler Anfälle – 77
3.3.3   Absencenstatus – 78

3.4   Therapie im Alter – 78

3.5   Präparate – 79

© Springer-Verlag GmbH Deutschland, ein Teil von Springer Nature 2018
F. Block (Hrsg.), *Praxisbuch neurologische Pharmakotherapie*,
https://doi.org/10.1007/978-3-662-55838-6_3

3.1   Einleitung

Die Epilepsie ist charakterisiert durch das wiederholte, unprovozierte Auftreten von epileptischen Anfällen. Die Diagnose einer Epilepsie kann gestellt werden, wenn entweder 2 unprovozierte Anfälle aufgetreten sind oder wenn nach einem unprovozierten Anfall epilepsietypische Potenziale im EEG oder eine Läsion in der Bildgebung nachgewiesen wurden. Grundlage der epileptischen Anfälle sind paroxysmale synchrone Entladungen ausreichend großer Neuronengruppen. Für die Therapie besonders relevant ist die Klassifikation nach fokalen und generalisierten Anfällen (◘ Tab. 3.1) bzw. nach idiopathischen und symptomatischen Anfällen. Wiederholte häufige Anfälle können zu einer funktionellen und morphologischen Schädigung des Gehirns führen. Diese Veränderungen treten heutzutage aufgrund der Behandlung nur noch selten auf. Allerdings weisen Patienten mit Epilepsie eine erhöhte Morbidität und Mortalität auf. Bei tonisch-klonischen Anfällen kann es zu Frakturen besonders der Wirbelkörper oder zu Sturzverletzungen kommen. Alle Anfälle mit Bewusstseinsstörung können während besonderer Tätigkeiten (Arbeiten an rotierenden Maschinen, Kochen, Duschen etc.) lebensgefährliche Verletzungen verursachen. Zudem gibt es den plötzlichen unerwarteten Tod bei Epilepsiepatienten, der in seiner Genese nicht vollständig aufgeklärt ist. Die Tachykardien, die während eines Anfalles auftreten können, scheinen dafür einen wesentlichen Faktor darzustellen.

◘ **Tab. 3.1** Klassifikation von Epilepsien

Fokale Anfälle	Einfach fokale Anfälle	Motorische Symptome
		Sensible Symptome
		Sensorische Symptome
		Vegetative Symptome
	Komplex fokale Anfälle	
	Fokale Anfälle mit sekundärer Generalisierung	
Generalisierte Anfälle	Absencen	
	Myoklonische Anfälle	
	Klonische Anfälle	
	Tonische Anfälle	
	Tonisch-klonische Anfälle	
Altersgebundene Anfälle	Fokale Anfälle	Benigne Epilepsie mit zentrotemporalem Spike
		Epilepsie mit okzipitalen Paroxysmen
		Primäre Leseepilepsie
	Generalisierte Anfälle	Neugeborenenkrämpfe
		Myoklonische Epilepsie
		Absencen
		Myoklonisch-astatische Anfälle
		Lennox-Gestaut-Syndrom
		West-Syndrom

3.2   Therapie im Überblick

3.2.1   Allgemeine Therapieprinzipien

Die Diagnose Epilepsie stellt als solche die Indikation zu einer antikonvulsiven Therapie dar. Bei symptomatischen Epilepsien sollte, soweit möglich, die Ursache behandelt werden. Das primäre Therapieziel ist Anfallsfreiheit. Diese wird bei bis zu 80% der Patienten mit generalisierten Anfällen und bei ca. 60% der Patienten mit fokalen Anfällen erreicht. Kann dieses Ziel nicht mit einer medikamentösen Erst- und Zweittherapie und nicht mit einer Kombinationstherapie erreicht werden, ist zu prüfen, ob die Epilepsiechirurgie oder die Vagusstimulation angezeigt sind. Sollte das nicht der Fall sein, ist eine tolerable niedrige Anfallsfrequenz anzustreben.

> Da die antikonvulsive Therapie meist eine langfristige oder eine lebenslange Behandlung bedeutet, muss sie möglichst nebenwirkungsarm sein.

Kognitive Einbußen und Gewichtszunahme sind häufig auftretende Nebenwirkungen vieler Antiepiletika, die die Lebensqualität der Patienten enorm beeinträchtigen können und darüber die Compliance verschlechtern.

Die Aufklärung des Patienten über die Erkrankung ist ein wichtiger Bestandteil der Behandlung, da diese auch Hinweise über auslösende Faktoren bzw. deren Vermeidung beinhaltet. Für die Lebensführung sind folgende Dinge zu beachten:

- Es sollte ein regelmäßiger Schlafrhythmus eingehalten werden, bei dem Schlafdauer und Einschlafzeit nicht um mehr als 2 h variieren.
- Bei Auftreten von Fieber sollte dieses umgehend gesenkt werden und zügig eine Ursache ermittelt und diese spezifisch behandelt werden.
- Patienten mit fotosensitiver Epilepsie sollten Flackerlicht wie Stroboskob in der Diskothek oder nichtflimmerfreie Bildschirme meiden.
- Meiden potenziell gefährdender Situationen wie Arbeiten an rotierenden Maschinen, auf Dächern oder Baugerüsten.
- Auf regelmäßige Einnahme der Antiepileptika ist unbedingt zu achten.
- Alkohol sollte, wenn überhaupt, in kleinen Mengen getrunken werden (z. B. 1–2 Gläser Wein oder Bier). Höherprozentiger Alkohol sollte ganz gemieden werden.

Es ist sinnvoll, diese Patienten durch regelmäßige ambulante Kontrollen zu begleiten (bei stabiler Situation sind diese alle 3 bis 6 Monate ausreichend). Neben anamnestischen Angaben zur Verträglichkeit und zur Wirkung der Antiepileptika sind EEG-Kontrollen, Spiegelbestimmungen der Antiepileptika und Untersuchungen des Blutbildes, der Leberenzyme, der Nierenwerte und der Elektrolyte sinnvoll. Zudem sollte der Patient einen Anfallskalender führen, um so die Anfallsfrequenz zu erfassen.

Falls nötig, sollte frühzeitig psychologische Betreuung eingeleitet und soziale Unterstützung gegeben werden.

Die Aufklärung der Angehörigen über die Erkrankung ist ebenfalls wichtig, insbesondere die Information darüber, was beim Auftreten eines großen Anfalls zu bedenken und zu tun ist:

- Patienten am besten auf den Boden legen und durch ein Kissen oder eine Decke weich abpolstern. Alle Gegenstände, die den Patienten während des Anfalls verletzen können, entfernen.
- Dauer und Begleiterscheinungen des Anfalls beobachten und ggfs. mit dem Handy filmen. Diese Informationen sind zur Diagnosesicherung sehr wichtig.

3.2.2   Medikamentöse Epilepsietherapie

Für die medikamentöse Therapie stehen sowohl für die fokalen als auch für die generalisierten Epilepsien eine ganze Reihe von Substanzen zur Verfügung (◘ Tab. 3.2 und ◘ Tab. 3.3). Neben dem

◻ Tab. 3.2 Monotherapie generalisierter Epilepsien

Anfallsart	Ersttherapie	Alternativen
Absencen	Valproat, Ethosuximid	Lamotrigin, Clobazam
Myoklonische Anfälle	Valproat	Lamotrigin, Clobazam, Phenobarbital, Zonisamid
Fotosensible Anfälle	Valproat	Lamotrigin, Clobazam
Aufwach-Grand-mal	Valproat	Lamotrigin, Topiramat, Phenobarbital
West-Syndrom	Vigabatrin, Valproat, ACTH	Clobazam
Lennox-Gastaut-Syndrom	Valproat	Lamotrigin, Clobazam, Felbamat, Topiramat

◻ Tab. 3.3 Monotherapie fokaler Epilepsien

Anfallsart	Ersttherapie	Alternativen
Einfach oder komplex fokale Anfälle	Carbamazepin, Lamotrigin, Levetiracetam, Lacosamid, Oxcarbazepin	Topiramat, Gabapentin, Clobazam, Phenytoin, Phenobarbital, Felbamat, Vigabatrin, Zonisamid

Anfallstyp sind die Komorbidität und die damit im Zusammenhang stehende Medikation für die Auswahl des Antiepileptikums relevant. Grundsätzlich ist so zu verfahren, dass eine Substanz der 1. Wahl eingesetzt wird. Die jeweilige Substanz ist entsprechend der Verträglichkeit angemessen in ihrer Dosis zu steigern (◻ Tab. 3.4). Dieses Vorgehen ist zum einen wegen der dosisabhängigen neurotoxischen Nebenwirkungen und zum anderen wegen der idiosynkratischen Hautreaktionen von Relevanz. Hinsichtlich der Zieldosis kann man sich primär an den Erfahrungswerten orientieren. Im Einzelfall kann jedoch bei Verträglichkeit auf deutlich höhere Dosierungen eingestellt werden.

Das pharmakologische Ziel besteht in dem Erreichen der Steady-state-Konzentration (Aufnahme und Ausscheidung der applizierten Dosis halten sich die Waage). Es wird meist nach einem Zeitraum erreicht, der das 5-fache der Eliminationshalbwertszeit des jeweiligen Antiepileptikums beträgt. Bei fehlendem Effekt auf die Anfallsfrequenz bzw. Unverträglichkeit ist auf ein Alternativpräparat umzustellen. Bei erneutem Therapieversagen ist dann eine Kombinationstherapie angezeigt (◻ Tab. 3.5). Nach Umstellung ist als Faustregel das 2,5-fache der zuvor anfallsfreien Zeit als Beobachtungszeitraum anzusetzen, um den Erfolg dieser Maßnahme zu bewerten. Bei der Kombinationstherapie ist zu berücksichtigen, dass viele Antiepileptika gegenseitige Interaktionen aufweisen, die eine Wirkungsabschwächung oder -steigerung bedeuten können (◻ Tab. 3.6).

Von vielen Antiepileptika sind auch Generika auf dem Markt. Im Vergleich zum Originalpräparat kann die Bioverfügbarkeit um bis zu 45% abweichen. Deshalb sollte ein Wechsel auf ein Generikum bei einem anfallsfreien Patienten unter Originalpräparat vermieden werden. Ebenso sollte nicht wiederholt zwischen verschiedenen generischen Präparaten gewechselt werden. Einer primären Einstellung auf ein Generikum steht allerdings nichts im Weg. Grundsätzlich ist als Therapieziel die Anfallsfreiheit zu formulieren. Besonders bei fokalen Anfällen ist dieses Ziel aber nicht immer zu erreichen, sodass auch eine deutliche Reduktion der Anfälle ein Therapieziel sein kann. Wurde eine Anfallsfreiheit erreicht, so kann nach einer

◼ **Tab. 3.4** Dosissteigerungen bis zum Erreichen der Steady-state-Konzentration

Substanz	Anfangsdosis	Steigerungsschritte	Maximaldosis
Brivaracetam	50 mg	50 mg/Woche	200 mg/Tag
Carbamazepin	200 mg	200 mg/Woche	1600 mg/Tag
Clobazam	5 mg	5 mg jeden 2. Tag	30 mg/Tag
Eslicarbazepinazetat	400 mg	400 mg/2 Wochen	1200 mg/Tag
Ethosuximid	250 mg	250 mg/Woche	2000 mg/Tag
Felbamat	600 mg	600 mg/Woche	3600 mg/Tag
Gabapentin	300 mg	300 mg/Tag	3600 mg/Tag
Lacosamid	100 mg	100 mg/Woche	400–600 mg/Tag
Lamotrigin	25 mg	25 mg/2 Wochen	600 mg/Tag
Levetiracetam	1000 mg	1000 mg/2 Wochen	3000 mg/Tag
Oxcarbazepin	300 mg	300 mg/Woche	2400 mg/Tag
Perampanel	2 mg	2 mg/Tag	12 mg/Tag
Phenobarbital	25 mg	25 mg/Woche	300 mg/Tag
Phenytoin	300 mg	Keine	400 mg/Tag
Pregabalin	150 mg	150 mg/Woche	600 mg/Tag
Primidon	62,5 mg	62,5 mg/Woche	1500 mg/Tag
Topiramat	50 mg	50 mg/Woche	400 mg/Tag
Valproinsäure	300 mg	300 mg/3 Tage	2000 mg/Tag
Vigabatrin	1000 mg	500 mg/Woche	4000 mg/Tag
Zonisamid	50 mg	100 mg/Woche	500 mg/Tag

Behandlungszeit von 2–3 Jahren ein Ausschleichen der Medikation erwogen werden. Dieses Vorgehen ist sicherlich immer individuell zu entscheiden, wobei neben speziellen Aspekten der Epilepsie (◼ Tab. 3.7) die berufliche und soziale Situation und die Wünsche des Patienten mit einbezogen werden müssen.

3.2.3 Epilepsiechirurgie

Grundsätzlich kommt die Epilepsiechirurgie bei den Patienten infrage, die eine Therapieresistenz hinsichtlich der Behandlung mit Antiepileptika aufweisen. Hierunter versteht man das Ausbleiben einer deutlichen Anfallsreduktion bzw. Anfallsfreiheit bei einer hinsichtlich des Anfallstyps angemessenen Antiepileptikatherapie mit ausreichender Dosis und Dauer und auch bereits erfolgter Umstellung auf eine Zweit- und Kombinationstherapie. Als Faustregel hierfür gilt: Die Therapie mit zwei Antiepileptika hat im Zeitraum von zwei Jahren nicht zu einer akzeptablen Anfallskontrolle geführt. Ferner ist für die Epilepsiechirurgie zu fordern, dass sich mittels EEG ein Fokus ausmachen lässt, der in keiner eloquenten Hirnregion liegen darf. Der Nachweis einer strukturellen Läsion in der MRT und die Übereinstimmung mit klinischen und EEG-Befunden bedeuten, dass eine

⬛ Tab. 3.5 Kombinationstherapie

Fokale Anfälle	Primär generalisierte tonisch-klonische Anfälle	Absencen	Myoklonien	Unklassifizierbare Anfälle
LEV/LAC	VPA/LTG	VPA/ESM	VPA/CLB	VPA/CLB
LEV/LTG	VPA/LEV	VPA/CLB	VPA/ZON	VPA/LTG
LEV/ZON	VPA/TPM	VPA/TPM	VPA/LTG	VPA/TPM
LEV/VPA	LTG/LEV	LTG/TPM	VPA/PB	LTG/TPM
LEV/CBZ	LTG/VPA	VPA/LTG	VPA/FBM	
LEV/GBP	LTG/TPM	VPA/FBM	VPA/ESM	
CBZ/LTG	LTG/ZON			
CBZ/LEV				
CBZ/LAC				
CBZ/VPA				

CBZ Carbamazepin; *CLB* Clobazam; *ESM* Ethosuximid; *GBP* Gabapentin; *LAC* Lacosamid; *LEV* Levetiracetam; *LTG* Lamotrigin; *PB* Phenobarbital; *TGB* Tiagabin; *TPM* Topiramat; *VPA* Valproinsäure; *ZON* Zonisamid.

Resektion der Läsion eine hohe Wahrscheinlichkeit aufweist, eine Anfallskontrolle herbeizuführen. Aus der Erfahrung lässt sich feststellen, dass Patienten mit einer Hippokampussklerose deutlich besser von dem epilepsiechirurgischen Eingriff profitieren als solche mit einer kortikalen Dysplasie.

3.2.4 Vagusnervstimulation

Patienten mit einer Pharmakoresistenz ihrer Anfälle, die nicht für die Epilepsiechirurgie infrage kommen, sind mögliche Kandidaten für die Implantation eines Vagusnervstimulators. Dieser besteht aus einem Stimulationsgerät, welches im Brustbereich implantiert wird, und einer Reizelektrode, die meist mit dem linken Nervus vagus verknüpft wird. Der Stimulator gibt im Regelfall alle 5 min für jeweils 30 s hochfrequente Impulse (30 Hz) an den Vagusnerv ab. Die Wirkung entfaltet sich erst nach Ablauf von Monaten und besteht meistens in einer Reduktion der Anfälle um 50%. Mögliche

Nebenwirkungen bestehen, neben den operationsassoziierten Dingen wie Blutung oder Infektion, in Heiserkeit, Husten, Luftnot und Kribbelparästhesien im Halsbereich.

3.3 Status epilepticus

Der Status epilepticus ist durch anhaltende epileptische Aktivität von bestimmter Mindestdauer charakterisiert. Bei den generalisiert tonisch-klonischen Anfällen ist die Grenze willkürlich bei 5 min festgesetzt. Für fokale Anfälle liegt die Grenze bei 20–30 min. Der Status epilepticus, besonders der von generalisiert tonisch-klonischen Anfällen, ist mit einer Mortalität von gut 20% und einer erhöhten Morbidität behaftet. Ursächlich lässt sich der Status epilepticus häufig auf Erkrankungen wie Schlaganfall, metabolische Erkrankungen, zerebrale Hypoxie, Enzephalitiden, Tumoren, Schädelhirntraumata oder Alkohol zurückführen. Bei bekannter Epilepsie ist zudem ein Absinken des Antiepileptikaspiegels ein weiterer häufiger Grund.

⬛ Tab. 3.6 Änderung der Serumkonzentrationen von Antiepileptika

	CBZ	CLB	ESM	FBM	GBP	LTG	OXC	PP	PB	PHT	PRM	TGB	TPM	VGB	VPA
CBZ		CBZ↓	CBZ↓	FBM↓	=	LTG↓	=	PP↓	CBZ↓	PHT↓	CBZ↓ PRM↓	TGB↓	TMP↓	=	VPA↓
CLB	CBZ↑		=	=	=	=	=	=	=	PHT↑	=	=	=	=	VPA↑
ESM	=	=		=	=	=	=	=	=	PHT↑	=	=	=	=	=
FBM	CBZ↓ FBM↓	=	=		=	=	=		PB↑	PHT↑ FBM↑	PB↑		=	=	VPA↑ FBM↑
GBP	=	=	=	=		=	=	=	=	=	=	=	=	=	=
LTG	CBZ↑ LTG↓	=	=	=	=		=	=	LTG↓	LTG↓	LTG↓		=	=	LTG↑
OXC	CBZ↓	=	=	=	=	=		PP↓	PB↓	PHT↑	=		=	=	=
PP	CBZ↓	CLB↓	ESM↓	FBM↓	=	LTG↓	OXC↑		PB↓	PHT↓	=		=	=	VPA↓
PB	PB↑	CLB↓	ESM↓	FBM↓	=	LTG↓	=	=		=	=	=	=	=	VPA↓
PHT	CBZ↓	CLB↓	ESM↓	FBM↓	=	LTG↓	PHT↑	PHT↓	PB↑		PRM↓		TMP↓	=	VPA↓
PRM	CBZ↓	CLB↓	ESM↓	FBM↓	=	LTG↓	=	=	PB↓	PHT↑			=	=	VPA↓
TPM	TPM↓	=	=	=	=	=	=	TPM↓	=	PHT↑ TPM↓	=			=	=
VGB	=	=	=	=	=	=	=	=	PB↓	PHT↓	=		=		=
VPA	CBZ↑ VPA↓	VPA↑	ESM↑ VPA↓	=	=	LTG↑	=	=	PB↓ VPA↓	PHT↑ VPA↓	PRM↑ VPA↓		=	=	

CBZ Carbamazepin; *CLB* Clobazam; *ESM* Ethosuximid; *FBM* Felbamat; *GBP* Gabapentin; *LTG* Lamotrigin; *OXC* Oxcarbazepin; *PP* Perapanel; *PB* Phenobarbital; *PHT* Phenytoin; *PRM* Primidon; *TGB* Tiagabin; *TPM* Topiramat; *VGB* Vigabatrin; *VPA* Valproinsäure.
= kein Einfluss; ↑ Spiegel steigt; ↓ Spiegel sinkt.

◘ Tab. 3.7 Risikoeinschätzung von Anfallsrezidiven nach Absetzen der Medikation

Faktoren für ein geringes Risiko	Faktoren für ein hohes Risiko
Idiopathische generalisierte Epilepsie	Symptomatische fokale Epilepsie Komplex fokale Anfälle mit sekundärer Generalisierung
Benigne fokale Epilepsie	Juvenile myoklonische Epilepsie
Pyknolepsie	Myoklonische Anfälle
Klinisch unauffällige Patienten	Frühkindliche Grand-mal-Epilepsie
Unauffällige zerebrale Bildgebung	Myoklonisch astatische Epilepsie
Unauffälliges EEG	Kombinationstherapie

> **Der Status epilepticus, besonders der generalisierte tonisch-klonische Anfall, ist ein Notfall. Das Therapieziel beim Status epilepticus besteht im Durchbrechen desselben.**

Die Einteilung in Status epilepticus generalisierter tonisch-klonischer Anfälle, Status fokaler Anfälle und Absencenstatus ist im Hinblick auf das Therapieziel, die Prognose und die möglichen Nebenwirkungen relevant, da das Vorgehen beim Status epilepticus generalisierter tonisch-klonischer Anfälle aggressiver sein muss als beim Status fokaler Anfälle oder beim Absencenstatus. Grundsätzlich sollten die Medikamente zum Durchbrechen des Status epilepticus intravenös verabreicht werden. Ist dieses aus irgendwelchen Gründen nicht machbar, besteht noch die Möglichkeit der intramuskulären, rektalen oder bukkalen Applikation.

Benzodiazepine   Sie sind aufgrund der schnellen antiepileptischen Wirkung Mittel der 1. Wahl beim Status epilepticus. Unter den Benzodiazepinen ist das Lorazepam wegen seiner längeren antiepileptischen Wirkung zu bevorzugen. Bei Diazepam und Clonazepam kommt es durch die hohe Fettlöslichkeit zu einer Umverteilung, die eine kürzere antiepileptische Wirkung und eine längere Sedierung bedeutet. Midazolam ist wasserlöslich und wird im Körper so metabolisiert, dass es dann fettlöslich ist. Diese Eigenschaften erklären, weshalb Midazolam nach intramuskulärer Gabe recht rasch resorbiert wird. Nach intravenöser Applikation der Benzodiazepine sind Bewusstseinstrübungen, muskelrelaxierende Effekte und Atem- und Kreislaufdepression Nebenwirkungen, die im Vergleich zur oralen Gabe häufiger und in stärkerer Ausprägung auftreten können.

Phenytoin   Die intravenöse Gabe von Phenytoin führt frühestens nach 20–30 min zu relevanten Gewebsspiegeln im Gehirn, sodass es zur alleinigen Initialbehandlung des Status epilepticus nicht geeignet ist. Deshalb ist für die Frühphase der Behandlung eine Kombination mit einem Benzodiazepin anzuraten. Bradykarde Rhythmusstörungen und Blutdruckabfall sind häufige und schwerwiegende Nebenwirkungen dieser Applikationsform von Phenytoin. Wichtig ist zu bedenken, dass Phenytoin über einen separaten venösen Zugang verabreicht werden muss.

Barbiturate   Sie wirken ähnlich schnell und gut antiepileptisch wie die Benzodiazepine. Aufgrund der starken depressiven Wirkung auf Bewusstsein, Atmung und Kreislauf sind sie nur bei intubierten und beatmeten Patienten mit entsprechendem Kreislaufmonitoring einsetzbar.

Valproinsäure   Sie steht seit mehreren Jahren als Injektionslösung zur Verfügung und kann schnell intravenös aufgesättigt werden – ohne relevante Sedierung oder Kreislaufprobleme. Allerdings ist der Stellenwert in der Statusbehandlung außer beim Absencenstatus noch nicht ausreichend geklärt.

Levetiracetam Seit 2006 gibt es eine i.v.-Formulierung. Auch wenn Levetiracetam wegen seiner guten Verträglichkeit und der geringen Sedierung häufig eingesetzt wird, beruht die Datenlage bisher nur auf Fallserien und retrospektiven Studien.

Lacosamid Hierzu ist die Evidenzlage noch dürftiger als bei Levetiracetam. Aufgrund von Einzelfallberichten und kleinen Fallserien mit positivem Ergebnissen kann es als Option bei Therapieversagern der etablierten Substanzen eingesetzt werden.

Propofol Propofol ist ein Hypnotikum und kein Antiepileptikum im eigentlichen Sinne. Es führt nach intravenöser Gabe zu einer schnellen Suppression der EEG-Aktivität. Ebenso wie die Barbiturate bewirkt es eine Bewusstlosigkeit, Atemdepression und Blutdrucksenkung.

> ❶ Aufgrund des Propofol-Infusions-Syndroms mit Bradykardie-Asystolie, Lipidämie, metabolischer Azidose, Nierenversagen und Rhabdomyolyse sollte Profolol in einer Dosis über 5 mg/kgKG/h nicht länger als 48 h verabreicht werden.

3.3.1 Status generalisierter tonisch-klonischer Anfälle

Die allgemeinen Maßnahmen beim Status generalisierter tonisch-klonischer Anfälle umfassen den Schutz vor Selbstgefährdung, das Freihalten der Atemwege, sofortige Entfernung von Zahnersatz und Überwachung von Herz-Kreislauf und Atmung. Ein kontinuierliches EEG-Monitoring ist anzuraten. Selbstverständlich muss ein intravenöser Zugang gelegt werden. Im Krankenhaus muss dieses Krankheitsbild grundsätzlich auf einer Intensivstation versorgt werden. Fast immer besteht die Indikation zur Intubation und Beatmung. Zu vermeiden ist ein häufiger Fehler der intensivmedizinischen Behandlung generalisierter tonisch-klonischer Anfälle, der darin besteht, nach Durchbrechung desselben

mit Benzodiazepinen oder Narkotika keine weiterführende antiepileptische Basismedikation (z. B. Phenytoin oder Valproat) anzusetzen, sodass dann eine erneute Anfallsaktivität auftreten kann. Orientiert an der Schnelligkeit der Wirkung und an dem Nebenwirkungsprofil hat sich ein Stufenschema etabliert:

> **Stufenschema für Basismedikation – generalisierte tonisch-klonische Anfälle**
> ▬ **1. Stufe**: Lorazepam 0,1 mg/kgKG i.v. (2 mg/min, ggf. wiederholen, maximal 10 mg) oder Clonazepam 1–2 mg i.v. (0,5 mg/min, ggf. wiederholen, maximal 6 mg) oder Diazepam 0,15 mg/kgKG i.v. (5 mg/min, ggf. wiederholen, maximal 30 mg);
> ▬ **2. Stufe**: bei ausbleibender Anfallskontrolle durch die 1. Stufe bzw. auch zur Etablierung einer antiepileptischen Basismedikation Phenytoin 20 mg/kgKG i.v. (50 mg/min über ca. 5 min, den Rest über 20–30 min, maximal 30 mg/kgKG) oder Valproat 20–30 mg/kgKG i.v. als Bolus, dann 6 mg/kgKG/h;
> ▬ **3. Stufe**: falls Stufe 2 erfolglos, Phenobarbital 20 mg/kgKG i.v. (100 mg/min, auch höhere Raten möglich, dann meist intubationspflichtig) oder Thiopental 5–7 mg/kgKG i.v. als Bolus, dann 3-7 mg/kgKG/h unter EEG-Monitoring bis zum Burst-Suppression-Muster, oder Propofol 2 mg/kgKG i.v., dann 4–10 mg/kgKG/h EEG-gesteuert, oder Midazolam 0,2 mg/kgKG i.v. als Bolus, dann 0,1–0,5 mg/kgKG/h EEG-gesteuert.

3.3.2 Status fokaler Anfälle

Der Status fokal-motorischer Anfälle ist im Gegensatz zum Status komplex-fokaler Anfälle leicht zu diagnostizieren. Letzterer kann sich mit psychomotorischer Verlangsamung, Desorientiertheit und/oder motorischen Automatismen bemerkbar machen. Diese Symptome sind nicht spezifisch und können bei einer Vielzahl anderer Erkrankungen zu finden sein, sodass eine klare Zuordnung oft nur mit EEG erreicht werden kann. Zudem gibt es noch den einfach-fokalen Status epilepticus ohne Bewusstseinsstörung und ohne konvulsive Elemente mit isolierten sensorischen, dysphasischen oder autonomen Phänomenen.

> **Stufenschema für Basismedikation – fokal-motorische Anfälle**
> - **1. Stufe**: Lorazepam 2 mg i.v. oder 2,5 mg oral (expidet), oder Diazepam 10–20 mg i.v. oder rektal, oder Clonazepam 1–2 mg i.v. oder oral, oder Clobazam 10 mg oral. Bei Nichtwirksamkeit können auch höhere Dosen der Benzodiazepine eingesetzt werden, allerdings unter Beachten von Sedierung und Atemdepression. Die höheren Dosierungen deshalb nur unter entsprechender Überwachung und wegen der besseren Steuerbarkeit i.v.;
> - **2. Stufe**: bei Versagen der 1. Stufe Phenytoin i.v. 20 mg/kgKG i.v. (50 mg/min über ca. 5 min, den Rest über 20–30 min, maximal 30 mg/kgKG) oder Valproat 20–30 mg/kgKG i.v. als Bolus, dann 6 mg/kgKG/h.

3.3.3 Absencenstatus

Der Absencenstatus ist bei entsprechender Anamnese und akuten Verhaltensauffälligkeiten recht leicht klinisch zu diagnostizieren. In anderen Fällen kann die Klärung mittels EEG erfolgen. Zudem sollte innerhalb von 24 h nach Erstbehandlung eine EEG-Kontrolle erfolgen, um ein Status-Rezidiv auszuschließen.

> **Stufenschema für Basismedikation – Absencenstatus**
> - **1. Stufe**: Lorazepam 2 mg i.v. oder 2,5 mg oral (expidet), oder Diazepam 10–20 mg i.v. oder rektal, oder

> Clonazepam 1–2 mg i.v. oder oral, oder Clobazam 10 mg oral. Bei Nichtwirksamkeit können auch höhere Dosen der Benzodiazepine eingesetzt werden, allerdings unter Beachtung von Sedierung und Atemdepression. Die höheren Dosierungen deshalb nur unter entsprechender Überwachung und wegen der besseren Steuerbarkeit i.v.;
> - **2. Stufe**: bei Versagen der 1. Stufe Valproat 20–30 mg/kgKG i.v. als Bolus, dann 6 mg/kgKG/h.

3.4   Therapie im Alter

Epilepsien im Alter sind allermeist fokale Epilepsien. Sie sind fast immer Folge von Hirnschädigungen durch Schlaganfälle, neurodegenerative Erkrankungen, Hirntumoren oder Schädelhirntraumata. Klinisch manifestiert sich dementsprechend die Altersepilepsie seltener als generalisiert tonisch-klonische Anfälle, sonders als fokale Anfälle mit zum Teil diskreter Symptomatik wie Sprachstörungen, mnestische Defizite oder Bewusstseinsstörungen. Besonders problematisch ist der nichtkonvulsive Status epilepticus, dessen klinische Manifestation von sehr milden kognitiven Defiziten bis hin zum Koma reicht. Verwirrtheitszustände, agitiert-aggressives, antriebsarmes oder bizarr anmutendes Verhalten sind mögliche Ausprägungen, die Stunden bis Tage und manchmal noch länger anhalten können. Da diese Symptome von Patienten, Angehörigen und Pflegenden oft nicht als Ausdruck epileptischer Anfälle eingestuft werden, wird die korrekte Diagnose sehr spät oder gar nicht gestellt. Osteoporose ist eine häufige Veränderung im Alter. Frakturen treten bei älteren Epilepsiepatienten doppelt so häufig auf wie bei Gesunden, dabei sind nur 25 bis 40% der Frakturen an Anfälle gebunden.

Die Altersepilepsie ist viel seltener als pharmakoresistent einzustufen. Glücklicherweise ist oft eine Monotherapie ausreichend. Aufgrund vieler Interaktionen sollten die enzyminduzierenden Antiepileptika (Carabamazepin,

◻ Tab. 3.8 Antiepileptische Therapie im Alter

Substanz	Anfangsdosis	Steigerungsschritte	Zieldosis
Carbamazepin	200 mg	200 mg /Woche	400–600 mg
Clobazam	5 mg	5 jeden 4. Tag	10–15 mg
Gabapentin	300 mg	300 mg /3 Tage	900–1200 mg
Lacosamid	100 mg	100 mg /Woche	400 mg
Lamotrigin	25 mg	25 mg /2 Wochen	100 mg
Levetiracetam	250 mg	500 mg /2 Wochen	750 mg
Oxcarbazepin	150 mg	150 mg /Woche	600–900 mg
Phenobarbital	15 mg	15 mg /Woche	100 mg
Phenytoin	50 mg	100 mg /3 Tage	100–300 mg
Pregabalin	50 mg	150 mg /Woche	300 mg
Primidon	62,5 mg	62,5 mg /2 Wochen	250 mg
Topiramat	25 mg	12,5 mg /Woche	100 mg
Valproinsäure	300 mg	300 mg /4–7 Tage	900–1500 mg
Zonisamid	50 mg	100 mg /2 Wochen	300 mg

Phenytoin, Phenobarbital, Primidon) im Alter möglichst nicht eingesetzt werden. Die potenziellen Nebenwirkungen sind ein weiterer Aspekt in der Auswahl des Antiepileptikums. Kognitive Nebenwirkungen sind besonders von Topiramat und Benzodiazepinen zu erwarten. Levetiracetam führt dosisabhängig zu Verhaltensänderungen. Valproat kann eine Enzephalopathie auslösen und bei einem bestehenden Morbus Parkinson dessen Symptome verstärken. Im Alter besonders geeignet sind aufgrund geringer Nebenwirkungen und Interaktionen Lamotrigin, Lacosamid und Gabapentin. Grundsätzlich sollte im Alter ungefähr die Hälfte der Dosis des jungen Erwachsenen als Zieldosis angestrebt werden und am besten doppelt so langsam aufdosiert werden (◻ Tab. 3.8). Bei Schluckstörungen kann auf die Substanzen, die als Lösung erhältlich sind (Carbamazepin, Levetiracetam, Oxcarbazepin, Pregabalin, Valproat), zurückgegriffen werden.

3.5   Präparate

- **Brivaracetam**
- Briviact, 10 mg, 25 mg, 50 mg, 75 mg, 100 mg – Filmtbl.; Infusionslsg. (UCB)

▪▪ Pharmakodynamik
Brivaracetam bindet hoch selektiv an das synaptische Vesikelprotein 2A und moduliert darüber die Exozytose von Neurotransmittern.

▪▪ Pharmakokinetik
Brivaracetam wird schnell und vollständig resorbiert. Die terminale Halbwertszeit beträgt etwa 9 h. Es wird nur zu weniger als 20% an Plasmaproteine gebunden. Brivaracetam wird hauptsächlich renal ausgeschieden.

▪▪ Indikation
Brivaracetam wird zur Zusatzbehandlung von fokalen Anfällen mit oder ohne sekundäre

Generalisierung bei Erwachsenen und Jugendlichen ab 16 Jahren eingesetzt.

▪▪ Dosierung
- 50–200 mg Brivaracetam pro Tag auf 2 Gaben verteilt verabreicht.

▪▪ Nebenwirkungen
- **Nervensystem**: Müdigkeit, Schwindel, Depression, Angst, Insomnie, Reizbarkeit;
- **Magen-Darm-Trakt**: Übelkeit, Erbrechen, Obstipation;
- **Sonstiges**: verminderter Appetit, Infektionen der oberen Atemwege, Husten.

▪▪ Kontraindikationen
Schwangerschaft.

▪▪ Interaktionen
Der Plasmaspiegel von Brivaracetam kann durch folgende Induktoren des Zytochrom-P450-Systems **vermindert** werden:
- Carbamazepin, Phenobarbital, Phenytoin, Primidon,
- Rifampicin,
- Johanniskraut.

Bewertung

Antiepileptikum für die Add-on-Medikation bei fokalen Anfällen. Von Vorteil ist die Möglichkeit der i.v.-Gabe und das geringe Interaktionspotenzial. Der Einsatz in der Statusbehandlung ist Off-label-Gebrauch.

▪ Carbamazepin
- Carbamazepin AbZ, 200 mg, 400 mg – Retardtbl. (AbZ Pharma)
- Carbamazepin Aristo, 200 mg – Tbl.; 200 mg, 300 mg, 400 mg, 600 mg – Retardtbl. (Aristo Pharma GmbH)
- Carbamazepin Desitin, 200 mg, 300 mg, 400 mg, 600 mg – Retardtbl. (Desitin)
- Carbamazepin Heumann, 200 mg, 400 mg –Tbl.; 200 mg, 300 mg, 400 mg, 600 mg – Retardtbl. (Heumann)

- Carbamazepin-ratiopharm, 200 mg – Tbl.; 200 mg, 400 mg – Retardtbl. (ratiopharm)
- Tegretal, 200 mg – Tbl.; 200 mg, 400 mg, 600 mg – Retardtbl.; Suspension (Novartis Pharma)
- Timonil, 200 mg, 400 mg – Tbl.; 150 mg, 200 mg, 300 mg, 400 mg, 600 mg – Retardtbl.; Saft (Desitin)

▪▪ Pharmakodynamik
Über eine Blockade der Natriumkanäle werden repetitive Entladungen neuronaler Membranen vermindert.

▪▪ Pharmakokinetik
Carbamazepin wird langsam und fast vollständig resorbiert. Die maximalen Plasmakonzentrationen werden je nach Darreichungsform nach 4–16 h erreicht. Carbamazepin wird zu 70–80% an Plasmaproteine gebunden. Es wird in der Leber metabolisiert. Bei Dauertherapie beträgt die Halbwertszeit unter Berücksichtigung der Enzyminduktion 10–20 h.

▪▪ Indikation
Fokale Anfälle mit oder ohne sekundäre Generalisierung.

▪▪ Dosierung
- Erwachsene: 600–1600 mg pro Tag, bei retardierter Zubereitung 2 Gaben pro Tag, unretardiert 3 pro Tag,
- Kinder: 10–20 mg/kgKG pro Tag.

▪▪ Nebenwirkungen
- **Blutbildveränderungen** wie Agranulozytose, aplastische Anämie, Eosinophilie, Leukopenie, Thrombozytopenie;
- **Nervensystem**: Ataxie, Doppelbilder, Dystonie, Nystagmus, Schwindel, Somnolenz, Tremor;
- **Magen-Darm-Trakt**: Stomatitis, Durchfall, Obstipation;
- **Haut**: Alopezie, Dermatitis exfoliativa, Ekzem;
- **Leber**: Leberwerterhöhung, Leberfunktionsstörung, Lebernekrose;
- **Sonstiges**: Hyponatriämie, Wasserretention.

▪▪ Kontraindikationen

- Atrioventrikulärer Block,
- symptomatische Hyponatriämie,
- Knochenmarksschädigung bzw. -depression,
- akute intermittierende Porphyrie,
- gleichzeitige Behandlung mit MAO-Hemmer,
- gleichzeitige Behandlung mit Voriconazol.

▪▪ Interaktionen

Carbamazepin verringert über Enzyminduktion die Plasmaspiegel folgender Medikamente:

- Clonazepam, Ethosuximid, Felbamat, Lamotrigin, Tiagabin, Primidon, Topiramat, Valproinsäure,
- typische und atypische Neuroleptika,
- trizyklische Antidepressiva,
- Tetrazykline,
- Antimykotika vom Azoltyp,
- Praziquantel, Caspofungin, Indinavir,
- Fentanyl, Midazolam, Phenazon, Methylphenidat, Methadon, Theophyllin, Chinidin, Digoxin, Propranolol, Felodipin, Flunarizin,
- Kortikosteroide, Ciclosporin, Tacrolimus,
- Phenprocumon, Dicumarol, Wafarin,
- orale Kontrazeptiva.

Der Plasmaspiegel von Carbamazepin kann durch folgende Induktoren des Zytochrom-P450-Systems **vermindert** werden:

- Phenobarbital, Phenytoin, Primidon,
- Theophyllin,
- Rifampicin,
- Doxorubicin,
- Cisplatin,
- Johanniskraut.

Der Plasmaspiegel von Carbamazepin kann durch folgende Inhibitoren des Zytochrom-P450-Systems **erhöht** werden:

- Makrolidantibiotika,
- Isoniazid,
- Kalziumantagonisten,
- Azetazolamid,
- Dextropropoxyphen/Propoxyphen,
- Viloxazin,
- Danazol,
- Ritonavir,
- Antimykotika vom Azoltyp,
- Nicotinamid,
- Fluoxetin,
- Nefazodon,
- Terfenadin,
- Loratadin,
- Cimetidin.

Sonstige Interaktionen:

- Die gleichzeitige Anwendung von Carbamazepin und Lithium kann die neurotoxische Wirkung beider Substanzen verstärken.
- Die Einnahme von Carbamazepin bei vorbestehender Neuroleptikabehandlung kann das Risiko für das Auftreten eines malignen neuroleptischen Syndroms oder eines Steven-Johnson-Syndroms erhöhen.
- Die Leberschädlichkeit von Isoniazid kann durch Carbamazepin erhöht werden.
- Die gleichzeitige Gabe von Carbamazepin mit Diuretika kann zu einer symptomatischen Hyponatriämie führen.
- Bei gleichzeitiger Behandlung mit Carbamazepin und Paracetamol kann die Bioverfügbarkeit von Paracetamol vermindert werden.
- Carbamazepin kann die Elimination von Schilddrüsenhormonen verstärken.
- Die gleichzeitige Behandlung mit Carbamazepin und Serotoninwiederaufnahmerhemmern erhöht das Risiko für ein toxisches Serotoninsyndrom.
- Die gleichzeitige Einnahme von Carbamazepin und Antiarrhythmika, zyklischen Antidrepressiva oder Erythromycin erhöht das Risiko für kardiale Überleitungsstörungen.

Bewertung

Gut wirksames, lang bekanntes Antiepileptikum bei fokalen Anfällen. Allerdings ist es mit vielen Nebenwirkungen und Interaktionen behaftet.

- **Clobazam**
- Frisium, 10 mg, 20 mg Tabs – Tabl. (Sanofi Aventis)

Pharmakodynamik
Verstärkung der GABAergen Hemmung.

Pharmakokinetik
Clobazam wird nach oraler Gabe schnell und zu fast 90% resorbiert. Es wird zu 85–91% an Plasmaproteine gebunden. Die Eliminationshalbwertszeit beträgt 18 h. Es wird hauptsächlich über die Leber abgebaut.

Indikation
Zusatztherapie bei Patienten mit epileptischen Anfällen, die unter einer Standardbehandlung nicht anfallsfrei sind.

Dosierung
- Erwachsene und Jugendliche über 15 Jahren: 20–80 mg pro Tag verteilt auf 1–2 Einzelgaben,
- Kinder von 3–15 Jahren: 0,3–1,0 mg/kgKG pro Tag.

Nebenwirkungen
- **Nervensystem**: Müdigkeit, Schwindel, Ataxie, Muskelschwäche, Tremor, Dysarthrie, Diplopie, Nystagmus, anterograde Amnesie, Atemdepression;
- **Magen-Darm-Trakt**: Mundtrockenheit, Obstipation, Übelkeit;
- **Haut**: Exanthem, Urtikaria;
- **Sonstiges**: Abhängigkeit, paradoxe Reaktionen.

Kontraindikationen
- Abhängigkeit von Alkohol, Drogen oder Arzneimitteln,
- Schwangerschaft im ersten Trimenon,
- Myasthenia gravis,
- spinale und zerebelläre Ataxien,
- schwere Leberschäden,
- Schlafapnoe-Syndrom,
- schwere respiratorische Insuffizienz,
- akute Vergiftung mit Alkohol, Schlafmitteln, Schmerzmitteln, Neuroleptika, Antidepressiva, Lithium.

Interaktionen
- Wirkungsverstärkung bei gleichzeitiger Behandlung mit anderen zentral dämpfenden Arzneimitteln.
- Die Wirkung von Muskelrelaxanzien und Lachgas kann verstärkt werden.
- Bei gleichzeitiger Einnahme von Substanzen, die das Monooyxgenasesystem hemmen, wie Cimetidin oder Erythromycin, kann die Wirkung von Clobazam verstärkt werden.
- Die Plasmaspiegel von Phenytoin und Valproinsäure können bei gleichzeitiger Gabe von Clobazam ansteigen.

Bewertung

Clobazam ist gut wirksam in der Behandlung zur vorübergehenden Abschirmung bei erhöhter Anfallsbereitschaft und als Add-on-Medikation; zur Dauertherapie nicht geeignet.

- **Clonazepam**
- Clonazepam-neuraxpharm, Trpf. (neuraxpharm)
- Rivotril, 0,5 mg, 2,0 mg – Tbl.; 1,0 mg – Inj.-Lsg.-Konzentrat; Trpf. (Roche)

Pharmakodynamik
Verstärkung der GABAergen Hemmung im Nervensystem.

Pharmakokinetik
Nach oraler Gabe werden maximale Plasmaspiegel nach 2–3 h erreicht. Clonazepam wird zu 83–87% an Plasmaproteine gebunden. Die Eliminationshalbwertszeit beträgt 30–40 h.

Indikation
Alle Formen von epileptischen Anfälle bei Säuglingen, Kindern und Erwachsenen, jeweils in der akuten Phase bzw. zur Durchbrechung des Status epilepticus.

Dosierung
- Erwachsene: 4–8 mg pro Tag verteilt auf 2–3 Einzeldosen,

- Kinder im Schulalter: 3–6 mg pro Tag,
- Kleinkinder: 1,5–3 mg pro Tag,
- Säuglinge: 0,5–1,0 mg pro Tag.

■■ Nebenwirkungen
- **Nervensystem**: Müdigkeit, Schwindel, Ataxie, Nystagmus, Diplopie, Dysarthrie, Muskelschwäche, Konzentrationsstörungen, Desorientierung, anterograde Amnesie, Atemdepression;
- **Haut**: Urtikaria, Pruritus, Ausschlag, Haarausfall, Pigmentverschiebung;
- **Magen-Darm-Trakt**: Übelkeit, epigastrische Beschwerden;
- **Sonstiges**: Brustschmerzen, Thrombozytopenie, Libidoverlust, Impotenz.

> ❗ Die Behandlung mit Clonazepam kann zu Abhängigkeit führen.

■■ Kontraindikationen
- Medikamenten-, Drogen- und Alkoholabhängigkeit,
- Myasthenia gravis,
- schwere Ateminsuffizienz.

■■ Interaktionen
Bei gleichzeitiger Anwendung mit anderen zentral wirksamen Medikamenten wie Narkosemitteln, Schlafmitteln, Psychopharmaka, Schmerzmitteln und Muskelrelaxanzien kann es zu einer gegenseitigen Verstärkung kommen.

> **Bewertung**
>
> Clonazepam ist gut wirksam in der Behandlung des Status epilepticus und zur vorübergehenden Abschirmung bei erhöhter Anfallsbereitschaft; nicht zur Dauertherapie geeignet.

■ Diazepam
- Diazepam, 10 mg – Inj.-Lsg. (Rotexmedica)
- Diazepam AbZ, 5 mg, 10 mg – Tbl.; Trpf.; Inj.-Lsg. (Abz Pharma)
- Diazep-CT, 5 mg, 10 mg – Tbl. (AbZ Pharma)
- Diazepam Desitin, 5 mg, 10 mg – Rectal Tube (Desitin)

- Diazepam Lipuro, Inj.-Lsg. (B. Braun)
- Diazepam-ratiopharm, 2 mg, 5 mg, 10 mg – Tbl.; 10 mg – Zäpfchen; Trpf.; 10 mg – Inj.-Lsg. (Ratiopharm)
- Valocordin-Diazepam – Trpf. (Krewel Meuselbach)

■■ Pharmakodynamik
Verstärkung der GABAergen Hemmung im ZNS.

■■ Pharmakokinetik
Nach rektaler Gabe wird Diazepam sehr schnell und fast vollständig aus dem Enddarm resorbiert. Die intravenöse Applikation führt umgehend zu einem maximalen Plasmaspiegel, wohingegen die intramuskuläre Gabe eine Kinetik vergleichbar zur oralen Verabreichung aufweist. Diazepam wird zu 95–99% an Plasmaproteine gebunden. Diazepam wird hauptsächlich in der Leber metabolisiert, wobei die Metaboliten ebenfalls pharmakologisch aktiv sind. Diese haben Plasmahalbwertszeiten zwischen 5 und 100 h.

■■ Indikation
Status epilepticus.

■■ Dosierung
- Erwachsene: 0,25 mg/kgKG i.v. (5 mg/min, ggf. wiederholen, maximal 30 mg); rektal 5–10 mg, maximal 30 mg;
- Kinder über 5 Jahre: 1 mg i.v., maximal 10 mg, 10 mg rektal;
- Kinder ab 3 Jahren: 5–10 mg i.v., 10 mg rektal;
- Kinder bis 3 Jahren: 2–5 mg i.v., 5 mg rektal.

■■ Nebenwirkungen
- **Nervensystem**: Müdigkeit, Schwindel, Ataxie, Nystagmus, Diplopie, Dysarthrie, Muskelschwäche, Konzentrationsstörungen, Desorientierung, anterograde Amnesie, Atemdepression;
- **Magen-Darm-Trakt**: Übelkeit, Erbrechen, epigastrische Beschwerden;
- **Sonstiges**: Brustschmerzen, Thrombozytopenie, Hypotonie, Bradykardie, Libidoverlust, Impotenz.

❗ **Die Behandlung mit Diazepam kann zu Abhängigkeit führen.**

■■ **Kontraindikationen**
- Medikamenten-, Drogen- und Alkoholabhängigkeit,
- akute Vergiftung mit Alkohol, Schlaf- oder Schmerzmitteln, Psychopharmaka,
- Schlafapnoe-Syndrom,
- schwere Ateminsuffizienz,
- akuter grüner Star,
- zerebellare und spinale Ataxien,
- schwere Leberschäden.

■■ **Interaktionen**
- Bei gleichzeitiger Anwendung mit anderen zentral wirksamen Medikamenten wie Narkosemitteln, Schlafmitteln, Psychopharmaka, Schmerzmitteln und Muskelrelaxanzien kann es zu einer gegenseitigen Verstärkung kommen.
- Bei gleichzeitiger Anwendung von Cimetidin, Disulfiram oder Omeprazol kann die Wirkung von Diazepam verstärkt und verlängert werden.
- Diazepam kann die Wirkung von L-Dopa hemmen.
- Durch Diazepam kann der Metabolismus von Phenytoin gehemmt und dessen Wirkung verstärkt werden.
- Phenobarbital und Phenytoin können den Metabolismus von Diazepam beschleunigen.

Bewertung

Diazepam ist wirksam in der Behandlung des Status epilepticus und zur vorübergehenden Abschirmung bei erhöhter Anfallsbereitschaft, nicht zur Dauertherapie geeignet. Im Grand-mal-Status ist die rektale Applikationsform von Vorteil, wenn keine i.v.-Applikation möglich ist.

● **Eslicarbazepinacetat**
- Zebebinix, 800 mg – Tbl. (Bial)

■■ **Pharmakodynamik**
Über eine Blockade spannungsabhängiger Natriumkanäle werden repetitive Entladungen neuronaler Membranen vermindert.

■■ **Pharmakokinetik**
Eslicarbazepinacetat wird weitgehend in Eslicarbazepin umgewandelt. Eslicarbazepin weist eine niedrige (< 40%) Bindung an Plasmaproteine auf. Die Halbwertszeit von Eslicarbazepin beträgt 10 bis 20 Stunden. Die Metaboliten von Eslicarbazepinacetat werden hauptsächlich renal ausgeschieden.

■■ **Indikation**
Monotherapie und Zusatztherapie von fokalen Anfällen mit oder ohne sekundäre Generalisierung bei Erwachsenen.

■■ **Dosierung**
- Initial 400 mg pro Tag, Erhöhung nach 1 bis 2 Wochen auf 800 mg, maximal 1200 mg pro Tag.

■■ **Nebenwirkungen**
- **Nervensystem**: Müdigkeit, Schwindel, Kopfschmerzen, Amnesie, Apathie, Reizbarkeit, Dystonie, zerebelläre Symptome, Doppelbilder;
- **Sonstiges**: Übelkeit, Erbrechen, Durchfall, Hautauschlag, Leuko- oder Thrombozytopenie.

■■ **Interaktionen**
Eslicarbazepin bewirkt eine Induktion von CYP3A4. Dadurch kann es zu einer signifikanten Verringerung der Dosis und damit der Wirksamkeit von oralen Kontrazeptiva, Simvastatin und Warfarin kommen.

Bewertung

Ein weiterer Metabolit von Carbamazepin zur Mono- und Zusatzbehandlung fokaler Anfälle, der keine wesentlichen Vorteile gegenüber der Ausgangssubstanz bietet.

- **Ethosuximid**
- Ethosuximid-neuraxpharm, Trpf.
  (neuraxpharm)
- Petnidan, 250 mg – Kps.; Saft (Desitin)
- Suxilep, 250 mg – Kps. (mibe)

■■ Pharmakodynamik
Hemmende Wirkung auf den Abbau von GABA.

■■ Pharmakokinetik
Ethosuximid wird nach oraler Gabe fast vollständig resorbiert. Es wird nicht an Plasmaeiweiße gebunden. Ein Großteil des Ethosuximids wird in der Leber metabolisiert, nur 10–20% werden unverändert renal ausgeschieden. Die Halbwertszeit beträgt 55–57 h.

■■ Indikationen
Absencen, myoklonisch-astatische Petit-mal, jugendliche myoklonische Anfälle.

■■ Dosierung
- Erwachsene: 15–30 mg/kgKG pro Tag,
- Kinder: 20–40 mg/kgKG pro Tag.

■■ Nebenwirkungen
- **Nervensystem**: Ataxie, Dyskinesien, Ängstlichkeit, paranoid-halluzinatorische Psychose;
- **Magen-Darm-Trakt**: Übelkeit, Erbrechen, Singultus, Leibschmerzen, Appetitstörungen, Diarrhö, Obstipation;
- **Haut**: Exantheme, Stevens-Johnson-Syndrom;
- **Blut**: Leukopenie, Agranulozytose, aplastische Anämie, Panzytopenie;
- **Sonstiges**: Gewichtsverlust, Kopfschmerz.

■■ Kontraindikationen
- Überempfindlichkeit gegen Ethosuximid, gegen andere Sukzinimide.

■■ Interaktionen
- Bei gleichzeitiger Anwendung von zentral wirksamen Medikamenten oder Alkohol kann es zu einer Wirkungsverstärkung kommen.

Bewertung

Antiepileptikum zur Behandlung von Absencen, myoklonisch-astatischen Petit-mal und jugendlichen myoklonischen Anfällen.

- **Gabapentin (► Kap. 1)**
- Gabagamma, 100 mg, 300 mg, 400 mg – Hartkps.; 600 mg, 800 mg – Filmtbl. (Wörwag)
- Gabapentin AbZ, 100 mg, 300 mg, 400 mg – Hartkps.; 600 mg, 800 mg – Filmtbl. (AbZ Pharma)
- Gabapentin Heumann, 100 mg, 300 mg, 400 mg – Hartkps.; 600 mg, 800 mg – Filmtbl. (Heumann Pharma)
- Gabapentin Hormosan, 100 mg, 300 mg, 400 mg – Hartkps.; 600 mg, 800 mg – Filmtbl. (Hormosan Pharma)
- Gabapentin-neuraxpharm, 100 mg, 300 mg, 400 mg – Hartkps.; 600 mg, 800 mg – Filmtbl. (Neuraxpharm)
- Gabapentin-ratiopharm, 100 mg, 300 mg, 400 mg – Hartkps.; 600 mg, 800 mg – Filmtbl. (ratiopharm)
- Gabapentin-TEVA, 300 mg – Hartkps.; 600 mg, 800 mg – Filmtbl. (TEVA)
- Neurontin, 100 mg, 300 mg, 400 mg – Hartkps.; 600 mg, 800 mg – Filmtbl. (Pfizer Pharma)

■■ Indikation
- **Monotherapie**: Erwachsene und Kinder über 12 Jahren mit fokalen Anfällen mit und ohne sekundäre Generalisierung;
- **Zusatztherapie**: Erwachsene und Kinder ab 3 Jahren bei fokalen Anfällen mit und ohne sekundäre Generalisierung.

■■ Dosierung
- Erwachsene und Kinder über 12 Jahre: 1800–3600 mg pro Tag verteilt auf 3 Gaben,
- Kinder im Alter von 3–12 Jahren: 30–50 mg/kgKG.

Bewertung

Gut verträgliches Antiepileptikum für fokale Anfälle.

- **Lacosamid**
- Vimpat, 50 mg, 100 mg, 150 mg, 200 mg – Filmtbl.; Sirup; Inf.-Lsg. (UCB)

Pharmakodynamik

Lacosamid verstärkt die langsame Inaktivierung der spannungsabhängigen Natriumkanäle.

Pharmakokinetik

Lacosamid wird rasch und vollständig resorbiert. Die orale Bioverfügbarkeit beträgt annähernd 100%. 95% der Dosis werden unverändert oder als Metaboliten mit dem Urin ausgeschieden. Die Eliminationshalbwertszeit beträgt 13 Stunden.

Indikation

Behandlung bei Erwachsenen mit fokalen Anfällen mit und ohne sekundäre Generalisierung.

Dosierung

- Zu Beginn 2×50 mg pro Tag, Steigerung nach 1 Woche auf 2×100 mg. Tageshöchstdosis 2×200 mg.

Nebenwirkungen

Schwindel, Kopfschmerzen, Somnolenz, Tremor, Nystagmus, Doppelbilder, Verschwommensehen, Übelkeit, Erbrechen, Obstipation, Pruritus.

Kontraindikationen

Überempfindlichkeit gegen Lacosamid, Erdnüsse oder Soja.

Interaktionen

Vorsicht ist geboten bei Patienten, die mit Medikamenten behandelt werden, die mit einer Verlängerung des PR-Intervalls assoziiert sind (Carbamazepin, Lamotrigin, Pregabalin) oder die mit Klasse-I-Antiarrhythmika behandelt werden.

Bewertung

Neues Antiepileptikum als Add-on-Medikation bei fokalen Anfällen. Von Vorteil ist die Möglichkeit der i.v.-Gabe. Einsatz in der Statusbehandlung ist Off-label-Gebrauch.

- **Lamotrigin**
- Lamictal, 2 mg, 5 mg, 25 mg, 50 mg, 100 mg, 200 mg – Tbl. (GlaxoSmithKline)
- Lamotrigin AbZ, 50 mg, 100 mg – Tbl. (AbZ Pharma)
- Lamotrigin acis, 25 mg, 50 mg, 100 mg, 200 mg – Tbl. (acis)
- Lamotrigin-CT, 5 mg, 25 mg, 50 mg, 100 mg, 200 mg – Tbl. (AbZ Pharma)
- Lamotrigin Desitin, 50 mg, 100 mg, 200 mg – Tbl. (Desitin)
- Lamotrigin Heumann, 25 mg, 50 mg, 100 mg, 200 mg – Tbl. (Heumann Pharma)
- Lamotrigin Hormosan, 25 mg, 50 mg, 100 mg, 200 mg – Tbl. (Hormosan Pharma)
- Lamotrigin-ratiopharm, 5 mg, 25 mg, 50 mg, 100 mg, 200 mg – Tbl. (ratiopharm)
- Lamotrigin TEVA, 5 mg, 25 mg, 50 mg, 100 mg, 200 mg – Tbl. (TEVA)

Pharmakodynamik

Durch Blockade der Natriumkanäle Stabilisierung neuronaler Membranen, Reduktion der gesteigerten Glutamatfreisetzung.

Pharmakokinetik

Lamotrigin wird schnell und fast vollständig aus dem Darm resorbiert. Maximale Plasmaspiegel werden 2,5–3,9 h nach Einnahme erreicht. Die mittlere Plasmaeliminationshalbwertszeit beträgt 29 h. Lamotrigin ist zu 55% an Plasmaeiweiß gebunden. Der überwiegende Anteil wird in der Leber metabolisiert.

Indikationen

Monotherapie der Epilepsien bei Erwachsenen und Kindern ab 12 Jahren. Zusatztherapie bei refraktären Epilepsien bei Erwachsenen und Kindern ab 12 Jahren und beim refraktären Lennox-Gastaut-Syndrom bei Kindern von 2–11 Jahren.

▪▪ Dosierung

━ **Monotherapie**: Erwachsene und Kinder ab 12 Jahre 100–200 mg pro Tag auf 2 Gaben verteilt.

━ **Kombinationstherapie**:
 ━ Erwachsene und Kinder ab 12 Jahre ohne Valproat 200–400 mg pro Tag, mit Valproat 100–200 mg pro Tag,
 ━ Kinder von 2–11 Jahre ohne Valproat 5–15 mg/kgKG und mit Valproat 1–5 mg/kgKG.

▪▪ Nebenwirkungen

━ **Nervensystem**: Ataxie, Diplopie, Schwindel, Müdigkeit, Nystagmus, Zunahme der Anfallshäufigkeit bei primären Grand-mal-Anfällen;

━ **Sonstiges**: allergische Hautreaktionen, Erbrechen, grippale Symptome, Übelkeit, Alopezie, Anorexie.

▪▪ Kontraindikationen

━ Manifeste Leberfunktionsstörungen.

▪▪ Interaktionen

━ Paracetamol kann die Clearance von Lamotrigin beschleunigen.

━ Carbamazepin, Phenobarbital, Phenytoin und Primidon können die Metabolisierung von Lamotrigin beschleunigen.

━ Valproinsäure kann die Metabolisierung von Lamotrigin hemmen.

Bewertung

Gut und breit wirksames Antiepileptikum. Wesentlicher Nachteil ist das extrem langsame Eindosieren.

▪ Levetiracetam

━ Keppra, 250 mg, 500 mg, 750 mg, 1000 mg – Filmtbl.; Lsg.; Konzentrat für Inj.-Lsg. (UCB)

━ Levetiracetam AbZ, 500 mg, 1000 mg – Filmtbl. (Abz Pharma)

━ Levetiracetam-CT, 250 mg, 500 mg, 750 mg, 1000 mg – Filmtbl.; Lsg. (AbZ Pharma)

━ Levetiracetam Desitin, 250 mg, 375 mg, 500 mg, 750 mg, 1000 mg, 1250 mg, 1500 mg – Granulat; Lsg.; Konzentrat für Inj.-Lsg. (Desitin)

━ Levetiracetam Heumann, 250 mg, 500 mg, 750 mg, 1000 mg – Filmtbl.; Lsg. (Heumann Pharma)

━ Levetiracetam Hormosan, 250 mg, 500 mg, 750 mg, 1000 mg – Filmtbl.; Lsg. (Hormosan Pharma)

━ Levetiracetam-neuraxpharm, 250 mg, 500 mg, 750 mg, 1000 mg – Filmtbl.; Lsg.; Granulat, (neuraxpharm)

━ Levetiracetam-ratiopharm, 250 mg, 500 mg, 750 mg, 1000 mg – Filmtbl.; Lsg.; Konzentrat für Inj.-Lsg. (ratiopharm)

━ Levetiracetam UCB, 250 mg, 500 mg, 750 mg, 1000 mg – Filmtbl.; Lsg.; Konzentrat für Inj.-Lsg. (UCB Pharma)

━ Levetiragamma, 250 mg, 500 mg, 750 mg, 1000 mg – Filmtbl. (Wörwag Pharma)

▪▪ Pharmakodynamik

Der antiepileptische Wirkmechanismus von Levetiracetam ist unbekannt.

▪▪ Pharmakokinetik

Levetiracetam wird schnell und so gut wie vollständig resorbiert. Die Plasmahalbwertszeit beträgt 7±1 h. Der größte Teil von Levetiracetam wird unverändert renal ausgeschieden. Durch Hydrolyse wird ca. ein Viertel des Levetiracetam metabolisiert.

▪▪ Indikation

Levetiracetam wird zur Monotherapie und Zusatzbehandlung von fokalen Anfällen mit oder ohne sekundäre Generalisierung bei Erwachsenen und Jugendlichen ab 16 Jahren eingesetzt.

▪▪ Dosierung

━ In der Monotherapie und der Kombinationstherapie werden 1000–3000 mg

Levetiracetam pro Tag auf 2 Gaben verteilt verabreicht.

▪▪ Nebenwirkungen
- **Nervensystem**: Müdigkeit, Ataxie, Amnesie, Depression, Tremor, Schwindel, Diplopie;
- **Magen-Darm-Trakt**: Übelkeit, Diarrhö;
- **Haut**: Exanthem;
- **Sonstiges**: Asthenie, Kopfschmerzen.

▪▪ Kontraindikationen
Schwangerschaft.

▪▪ Interaktionen
Probenecid hemmt die renale Clearance des primären Metaboliten des Levetiracetam.

Bewertung

Antiepileptikum für die Monotherapie und Add-on-Medikation bei fokalen Anfällen. Von Vorteil ist die Möglichkeit der i.v.-Gabe und das geringe Interaktionspotenzial. Bei Patienten mit deutlicher Hirnschädigung haben wir recht häufig Unverträglichkeiten wie Unruhezustände oder Halluzinationen beobachtet. Der Einsatz in der Statusbehandlung ist Off-label-Gebrauch.

▪ Lorazepam
- Lorazepam-neuraxpharm, 1 mg, 2,5 mg – Tbl. (neuraxpharm)
- Lorazepam-ratiopharm, 1 mg, 2,5 mg – Tbl. (ratiopharm)
- Tavor, 0,5 mg 1,0 mg, 2,5 mg – Tbl.; 1,0 mg, 2,5 mg – Expidet Plättchen; 2,0 mg – Amp.; 2,0 mg Tabs – Tbl. (Pfizer)
- Tolid, 1,0 mg, 2,5 mg – Tbl. (Riemser Pharma)

▪▪ Pharmakodynamik
Lorazepam besitzt eine hohe Affinität zu Benzodiazepinrezeptoren und bewirkt dort eine Verstärkung der hemmenden Wirkung von GABA.

▪▪ Pharmakokinetik
Der Wirkungseintritt nach intravenöser Gabe ist nach 0,5–5 min nachweisbar. Nach intramuskulärer Gabe kommt es zu einer raschen und vollständigen Resorption, maximale Plasmaspiegel werden innerhalb von 60–90 min erreicht. Die Plasmaeiweißbindung von Lorazepam beträgt 80–93%. Lorazepam wird komplett glukoronidiert. Das pharamakodynamisch inaktive Glukoronid wird über die Niere ausgeschieden.

▪▪ Indikation
Status epilepticus fokaler oder generalisierter Anfälle.

▪▪ Dosierung
- Erwachsene: initial 4 mg langsam i.v. injizieren (2 mg/min); falls es zu keinem ausreichenden Effekt kommt, kann die gleiche Dosis nochmals appliziert werden;
- Kinder und Jugendliche: initiale Dosis von 0,05 mg/kgKG, bei Ausbleiben des Erfolgs eine weitere Dosis von 0,05 mg/kgKG.

▪▪ Nebenwirkungen
- **Nervensystem**: Müdigkeit, Schwindel, anterograde Amnesie, Ataxie, Dysarthrie, Diplopie, Atemdepression, Unruhe, paradoxe Reaktionen;
- **Sonstiges**: Kreislaufreaktionen, partielle Obstruktion der Atemwege, Hautausschlag, Übelkeit, Blutbildveränderungen, Leberwerterhöhung, Abhängigkeit;
- **Lokale Reaktionen**: Schmerzen, Brennen, Rötung, Phlebitis.

▪▪ Kontraindikationen
- Myasthenia gravis,
- spinale oder zerebelläre Ataxie,
- akute Vergiftung mit Alkohol oder zentral dämpfenden Pharmaka,
- Schlaf-Apnoe-Syndrom, schwere Ateminsuffizienz,
- Patienten mit Alkohol-, Drogen- oder Medikamentenabhängigkeit.

■■ Interaktionen
- Bei gleichzeitiger Anwendung mit zentral dämpfenden Medikamenten oder mit Alkohol kann es zu einer gegenseitigen Verstärkung der zentral dämpfenden Effekte kommen.
- Die Wirkung von Muskelrelaxanzien und Analgetika kann verstärkt werden.
- Bei gleichzeitiger Anwendung mit Scopolamin kann es zu Halluzinationen und stärkerer Sedierung kommen.
- Bei gleichzeitiger Anwendung mit Clozapin können ausgeprägte Dämpfung mit Kreislauf- und Atemstillstand, starkem Speichelfluss und Ataxie auftreten.
- Bei gleichzeitiger Applikation mit Haloperidol sind Apnoe, Koma, Bradykardie und Todesfälle bei zumeist schwerkranken Patienten beschrieben worden.

Bewertung

Lorazepam ist gut wirksam in der Behandlung des Status epilepticus und zur vorübergehenden Abschirmung bei erhöhter Anfallsbereitschaft; nicht zur Dauertherapie geeignet.

■ Midazolam
- Buccolam, 2,5 mg, 5 mg, 7,5 mg, 10 mg – Lsg. (Shire)
- Dormicum, 5 mg, 15 mg, 50 mg – Inj-Lsg.; 7,5 mg – Filmtbl. (Roche)
- Midazolam B. Braun, 1 mg, 5 mg – Inj.-Lsg. (B. Braun)
- Midazolam-hameln, 1 mg, 2 mg, 5 mg – Inj.-Lsg. (Hameln plus)
- Midazolam-ratiopharm, 5 mg, 15 mg 50 mg, 90 mg, 100 mg – Inj.-Lsg. (Ratiopharm)
- Midazolam Rotexmedica, 1 mg, 5 mg – Inj.-Lsg. (Rotexmedica)

■■ Pharmakodynamik
Verstärkung der GABAergen Hemmung im ZNS.

■■ Pharmakokinetik
Nach intramuskulärer, intravenöser oder rektaler Gabe erfolgt jeweils eine rasche Resorption. Midazolam wird zu 96–98% an Plasmaproteine gebunden. Es wird fast vollständig durch Metabolisierung abgebaut.

■■ Indikation
Kann zur Narkose benutzt werden, um einen Status epilepticus zu durchbrechen. Kann hierzu nur unter intensivmedizinischer Behandlung eingesetzt werden.

■■ Dosierung
Initial 0,2 mg/kgKG i.v. als Bolus, dann 0,8–1 μg/kgKG/min i.v. Die längerfristige Behandlung unter EEG-Kontrolle, da narkotisierter Patient klinisch nicht beurteilbar ist.

■■ Nebenwirkungen
- **Nervensystem**: Müdigkeit, Schwindel, Ataxie, Dysarthrie, Muskelschwäche, Konzentrationsstörungen, Desorientierung, anterograde Amnesie, Atemdepression;
- **Herz-Kreislauf-System**: Herzstillstand, Hypotonie;
- **Magen-Darm-Trakt**: Übelkeit, Erbrechen, Obstipation;
- **Sonstiges**: Hautreaktionen, Bronchospasmus, anaphylaktischer Schock, Abhängigkeit.

■■ Kontraindikationen
Schwere Ateminsuffizienz.

■■ Interaktionen
- Andere sedierende Arzneimittel (Opiate, Antipsychotika, sedierende Antidepressiva, Phenobarbital und Antihistaminika) können die Wirkung von Midazolam verstärken.
- Bei gleichzeitiger Behandlung mit Antimykotika vom Azoltyp können erhöhte Midazolamplasmaspiegel auftreten.
- Bei gleichzeitiger Behandlung mit dem Proteaseinhibitor Saquinavir wird die Clearance von Midazolam reduziert.

Bewertung

Midazolam ist gut wirksam in der Behandlung des Status epilepticus. Off-label-Gebrauch.

- **Oxcarbazepin**
- Apydan extent, 150 mg, 300 mg, 600 mg – Tbl. (Desitin)
- Oxcarbazepin-CT, 150 mg, 300 mg, 600 mg – Filmtbl. (AbZ Pharma)
- Oxcarbazepin-ratiopharm, 150 mg, 300 mg, 600 mg – Filmtbl. (ratiopharm)
- Timox, 150 mg, 300 mg, 600 mg – Filmtbl.; extent 150 mg, 300 mg, 600 mg; Suspension (Desitin)
- Trileptal, 150 mg, 300 mg, 600 mg – Filmtbl.; Suspension (Novartis)

▪▪ Pharmakodynamik

Über eine Blockade spannungsabhängiger Natriumkanäle werden repetitive Entladungen neuronaler Membranen vermindert.

▪▪ Pharmakokinetik

Nach oraler Gabe wird Oxcarbazepin fast vollständig resorbiert. In der Leber wird es zu Monohydroxyderivat, dem pharmakologisch aktiven Metaboliten, metabolisiert. Die Halbwertszeit von Monohydroxyderivat beträgt 9,3 h. Das Monohydroxyderivat wird zu 95% über die Niere ausgeschieden.

▪▪ Indikation

Mono- und Kombinationstherapie fokaler Anfälle mit und ohne sekundäre Generalisierung bei Erwachsenen und Kindern ab 6 Jahren.

▪▪ Dosierung
- Erwachsene: 600–2400 mg pro Tag in 2–3 Einzeldosen,
- Kinder ab 6 Jahren: 30–46 mg/kgKG.

▪▪ Nebenwirkungen
- **Nervensystem**: Ataxie, Doppelsehen, Müdigkeit, Schwindel;

- **Sonstiges**: Hyponatriämie, vorübergehende Blutbildveränderungen, Leuko- oder Thrombozyten betreffend.

▪▪ Interaktionen
- Oxcarbazepin und Monohydroxyderivat induzieren Zytochrome CYP3A4 und CYP3A5, die für den Metabolismus von Kalziumantagonisten vom Dihydropyridintyp und von oralen Kontrazeptiva verantwortlich sind. Dadurch werden die Plasmaspiegel dieser Arzneimittel gesenkt und deren Wirkung vermindert.
- Die gleichzeitige Einnahme von Oxcarbazepin und Lithium kann zu einer verstärkten Neurotoxizität führen.
- Carbamazepin, Phenobarbital und Phenytoin können den Plasmaspiegel des Monohydroxyderivates von Oxcarbazepin erniedrigen.
- Bei gleichzeitiger Gabe kann es zu einem Anstieg der Plasmaspiegel von Phenytoin bzw. Phenobarbital kommen.

Bewertung

Gut wirksames Antiepileptikum zur Behandlung fokaler Anfälle. Die nicht so seltene Hyponatriämie ist ein relevantes Problem.

- **Perampanel**
- Fycompa, 2 mg, 4 mg, 6 mg, 8 mg, 10 mg, 12 mg – Filmtbl. (Eisai)

▪▪ Pharmakodynamik

Perampanel ist ein selektiver, nicht-kompetitiver Antagonist des AMPA-Rezeptors.

▪▪ Pharmakokinetik

Perampanel wird nach oraler Gabe zügig resorbiert. Es wird fast zu 95% an Plasmaproteine gebunden. Perampanel wird durch primäre Oxidation und sequentielle Glukuronidierung metabolisiert. Die Metaboliten werden über den Urin (30%) und Fäzes (70%) ausgeschieden.

▪▪ Indikation

Zusatztherapie von fokalen Anfällen mit oder ohne sekundäre Generalisierung bei Erwachsenen.

▪▪ Dosierung

— In der Kombinationstherapie werden 4–12 mg Perampanel pro Tag als Einzeldosis abends vor dem Schlafengehen verabreicht.

▪▪ Nebenwirkungen

— **Nervensystem**: Ataxie, Schwindel, Müdigkeit, Dysarthrie, Aggressivität, Angst, Verwirrtheit;
— **Magen-Darm-Trakt**: Übelkeit;
— **Sonstiges:** Gewichtszunahme, Rückenschmerzen, veränderter Appetit.

▪▪ Interaktionen

— Gestagenhaltige orale Kontrazeptiva können durch Perampanel in ihrer Wirksamkeit abgeschwächt werden.
— Bei gleichzeitiger Einnahme mit Carbamazepin, Oxcarabazepin, Phenytoin oder Topiramat kann die Konzentration von Perampanel vermindert werden.
— Perampanel kann die Konzentration von Carbamazepin, Clobazam, Lamotrigin oder Valproat vermindern.
— Perampanel kann die Konzentration von Oxcarabazepin erhöhen.

> **Bewertung**
>
> Neues Antiepileptikum zur Zusatztherapie bei fokalen Anfällen.

▪ Phenobarbital

— Luminal, 100 mg – Tbl.; 200 mg – Inj.-Lsg. (Desitin)
— Luminaletten, 15 mg – Tbl. (Desitin)
— Phenobarbital-neuraxpharm, 15 mg, 100 mg – Tbl. (neuraxpharm)

▪▪ Pharmakodynamik

Verstärkung der GABAergen Hemmung.

▪▪ Pharmakokinetik

Die Bioverfügbarkeit beträgt 80–100%. Die Plasmahalbwertszeit ist mit 60–150 h sehr lang. Phenobarbital wird zu 50–60% an Plasmaproteine gebunden. Es wird überwiegend über die Leber verstoffwechselt, 10–40% werden unverändert über die Niere ausgeschieden.

▪▪ Indikation

Verschiedene Formen der Epilepsie.

▪▪ Dosierung

— Erwachsene: 1–3 mg/kgKG pro Tag verteilt auf 2 Einzelgaben,
— Kinder: 3–4 mg/kgKG pro Tag.

▪▪ Nebenwirkungen

— **Nervensystem**: Müdigkeit, Schwindel, Ataxie, kognitive Störungen, Atemdepression;
— **Magen-Darm-Trakt**: Übelkeit, Erbrechen, Obstipation;
— **Blut**: Leuko-, Lymphozytose;
— **Haut**: Ausschlag, Dermatitis, Erythema multiforme, Stevens-Johnson-Syndrom.

▪▪ Kontraindikationen

— Akute Vergiftung mit Alkohol, Schlafmitteln, Schmerzmitteln, dämpfenden Psychopharmaka,
— akute hepatische Porphyrie,
— schwere Nieren- oder Leberfunktionsstörungen,
— schwere Herzmuskelschäden,
— Abhängigkeitserkrankungen,
— Atemwegserkrankungen mit Dyspnoe oder Obstruktion.

▪▪ Interaktionen

— Wirkungsverstärkung bei gleichzeitiger Einnahme mit anderen zentral dämpfenden Arzneimitteln.
— Durch Enzyminduktion kann der Abbau beschleunigt und damit die Wirksamkeit von Medikamenten wie Felbamat, Ethosuximid, Lamotrigin, Tiagabin, Valproinsäure, oralen Antikoagulanzien, Kortikoiden, Schilddrüsenhormonen,

Doxycyclin, Chloramphenicol, Antimykotika vom Azoltyp, Griseofulvin, oralen Kontrazeptiva vermindert werden.
- Es kann die Methotrexattoxizität verstärken.
- Bei gleichzeitiger Gabe mit Felbamat kann der Plasmaspiegel von Phenobarbital erhöht sein.

Bewertung

Aufgrund des Nebenwirkungsprofils und der großen Auswahl an anderen gut verträglichen Substanzen wird es heutzutage in der Dauertherapie selten eingesetzt. Bei schwer zu durchbrechendem Status Mittel der 3. Stufe.

- **Phenytoin**
- Phenitoin AWD, 100 mg – Tbl. (TEVA)
- Phenydan, 100 mg – Tbl.; 250 mg – Inj.-Lsg.; 750 mg – Infusionskonzentrat (Desitin)

Pharmakodynamik
Über eine Blockade der Natriumkanäle werden repetitive Entladungen neuronaler Membranen vermindert.

Pharmakokinetik
Nach oraler Gabe wird Phenytoin vor allem aus dem Dünndarm resorbiert. Es wird überwiegend (83–94%) an Plasmaproteine gebunden. Die Halbwertszeit beträgt zwischen 20 und 60 h. Phenytoin wird zu mehr als 95% in der Leber verstoffwechselt.

Indikationen
Fokale Anfälle und sekundär generalisierte Anfälle.

Dosierung
- Erwachsene und Jugendliche ab dem 13. Lebensjahr: 300 mg pro Tag in 1–3 Einzelgaben.
- Kinder bis zum 12. Lebensjahr: 2 mg/kgKG pro Tag.

Nebenwirkungen
- **Nervensystem**: Ataxie, zerebelläre Dysfunktion, Kleinhirnatrophie, periphere Neuropathie, Nystagmus, Müdigkeit, Tremor;
- **Herz-Kreislauf-System**: AV-Block, Asystolie, Blutdruckabfall, Verstärkung einer vorbestehenden Herzinsuffizienz;
- **Blutbild**: Agranulozytose, Anämie, Thrombozytopenie;
- **Haut**: Dermatitis exfoliativa, Erythema multiforme, Exanthem;
- **Endokrinium**: Funktionsstörungen von Schilddrüse, Pankreas, Nebennierenrinde oder Gonaden;
- **Sonstiges**: Gingivahyperplasie, Hirsutismus.

Kontraindikationen
- Progressive Myoklonusepilepsie,
- vorbestehende schwere Schädigung der Blutzellen oder des Knochenmarks,
- AV-Block II. oder III. Grades, Sick-Sinus-Syndrom,
- innerhalb der ersten 3 Monate nach Herzinfarkt,
- manifeste Herzinsuffizienz,
- pulmonale Insuffizienz,
- schwere arterielle Hypotonie,
- Bradykardie,
- Vorhofflimmern oder -flattern.

Interaktionen
- Verminderung der Serumkonzentration von Phenytoin durch Antiepileptika wie Carbamazepin, Phenobarbital, Primidon oder Vigabatrin; Antazida, Antibiotika wie Ciprofloxacin oder Rifampicin, Dexamethason, Diazoxid, Sucralfat, Theophyllin.
- Verminderung der Wirkung durch Folsäure.
- Erhöhung der Serumkonzentration von Phenytoin durch Antiepileptika wie Ethosuximid, Felbamat, Topiramat oder Valproinsäure; oralen Antikoagulanzien, Benzodiazepinen, Cimetidin, Cycloserin, Disulfiram, Fluoxetin, Isoniazid, Methylphenidat, Omeprazol, Ranitidin, trizyklischen Antidepressiva, Amiodaron,

Antimykotika, Kalziumkanalblockern, Fluvoxamin, Leflunomid, Ticlopidin, Viloxazin.
- Verminderung der Serumkonzentration von Antiepileptika wie Carbamazepin, Lamotrigin, Felbamat, Topiramat oder Valproinsäure; oralen Antikoagulanzien, Cyclosporin, Digitoxin, Tetrazyklinen, Itraconazol, Kortikosteroiden, oralen Kontrazeptiva, Pancuronium, Theophyllin, trizyklischen Antidepressiva, Kalzium-kanalblockern, Östrogenen, Vecuronium, Chinidin, Diazepam, Disopyramid, Furosemid, Methadon, Nelfinavir, Paracetamol, Paroxetin, Praziquantel, Repaglinide, Tolbutamid, Vitamin D.
- Die Toxizität von Methotrexat kann verstärkt werden.

> **Bewertung**
>
> Gut wirksames und lang bekanntes Antiepileptikum zur Behandlung fokaler Anfälle. Aufgrund des Nebenwir-kungsprofils und des hohen Interaktions-potenzials wird es zur Dauertherapie nur noch selten verwendet. Phenytoin hat weiterhin einen festen Platz in der Statustherapie.

- **Pregabalin (▶ Kap. 1)**
- Lyrica, 25 mg, 50 mg, 75 mg, 100 mg, 150 mg, 200 mg, 225 mg, 300 mg – Hartkps.; Lsg. (Pfizer Pharma)
- Pregabalin AbZ, 25 mg, 50 mg, 75 mg, 100 mg, 150 mg, 200 mg, 225 mg, 300 mg – Hartkps. (AbZ Pharma)
- Pregabalin Hennig, 25 mg, 50 mg, 75 mg, 100 mg, 150 mg, 200 mg, 225 mg, 300 mg – Hartkps. (Hennig Pharma)
- Pregabalin-Hormosan, 25 mg, 50 mg, 75 mg, 100 mg, 150 mg, 200 mg, 225 mg, 300 mg – Hartkps. (Hormosan Pharma)
- Pregabalin-neuraxpharm, 25 mg, 50 mg, 75 mg, 100 mg, 150 mg, 200 mg, 225 mg, 300 mg – Hartkps. (neuraxpharm)
- Pregabalin-ratiopharm, 25 mg, 50 mg, 75 mg, 100 mg, 150 mg, 200 mg, 225 mg, 300 mg – Hartkps.; Lsg. (ratiopharm)

▪▪ Dosierung
- 300–600 mg pro Tag, verteilt auf 2 Einzelgaben.

> **Bewertung**
>
> Antiepileptikum zur Zusatztherapie bei fokalen Anfällen.

- **Primidon**
- Liskantin, 250 mg – Tbl.; Saft, (Desitin)
- Mylepsinum, 250 mg – Tbl. (TEVA)

▪▪ Pharmakodynamik
Der Wirkmechanismus von Primidon ist nicht vollständig geklärt. Es wird eine Hyperpolarisa-tion von Membranen angenommen.

▪▪ Pharmakokinetik
Nach oraler Gabe wird Primidon rasch resor-biert, maximale Plasmakonzentrationen werden nach 3 h erreicht. In der Leber wird Primidon zu Phenylethylmalonamid und Phenobarbital verstoffwechselt, die beide ebenfalls eine anti-konvulsive Wirkung entfalten. Die Plasmaei-weißbindung von Primidon und Phenylethyl-malonamid ist gering, die von Phenobarbital beträgt ca. 50%. Die Plasmahalbwertszeit von Primidon bei Monotherapie beträgt 15 h.

▪▪ Indikationen
Grand-mal-Anfälle, fokale Anfälle und myoklo-nische Anfälle des Jugendalters.

▪▪ Dosierung
- Erwachsene und Kinder über 9 Jahren: 750–1500 mg pro Tag verteilt auf 2 Einzelgaben,
- Kinder von 6–9 Jahren: 750–1000 mg pro Tag,
- Kinder von 2–5 Jahren: 500–750 mg pro Tag.

■■ Nebenwirkungen

▬ Nervensystem: Schwindel, Müdigkeit, Ataxie, Nystagmus, Gedächtnis- und Konzentrationsstörungen, Unruhe;

▬ Blut: megaloblastäre Anämie, Leuko-, Thrombozytopenie;

▬ Stoffwechsel: Hypokalzämie, Osteoporose;

▬ Sonstiges: Erhöhung der alkalischen Phosphatase und γ-Glutamyltransferase, Exanthem, Appetitlosigkeit, Impotenz, verminderte Libido.

■■ Kontraindikationen

▬ Akute Vergiftung mit zentral dämpfenden Pharmaka oder Alkohol,

▬ akute hepatische Porphyrie,

▬ schwere Leber- und Nierenfunktionsstörung,

▬ schwere Myokardschäden.

■■ Interaktionen

▬ Die zentral dämpfende Wirkung von Psychopharmaka, Schlafmitteln und Alkohol kann durch Primidon verstärkt werden.

▬ Bei gleichzeitiger Gabe kann der Metabolismus von Carbamazepin, Lamotrigin, Tiagabin, Phenytoin, Phenobarbital, Valproinsäure erhöht bzw. deren Plasmaspiegel erniedrigt sein.

▬ Bei gleichzeitiger Behandlung mit Valproinsäure kann der Spiegel von Phenobarbital erhöht sein.

▬ Die gleichzeitige Behandlung mit MAO-Hemmern kann zu einer Verstärkung der Wirkung von Primidon führen.

▬ Die Wirkung von oralen Antikoagulanzien und Herzglykosiden kann durch Primidon abgeschwächt werden.

▬ Durch beschleunigte Metabolisierung kann die Wirkung von Griseofulvin, Doxycyclin, Chloramphenicol, Metronidazol, Zytostatika, Levothyroxin, Vitamin D, Aminophyllin, Theophyllin, Steroidhormonen und oralen Kontrazeptiva vermindert werden.

▬ Isoniazid kann den Abbau von Primidon hemmen.

▬ Bei gleichzeitiger Behandlung mit Rifampicin kann die Wirkung von Primidon abgeschwächt werden.

Bewertung

Aufgrund des Nebenwirkungsprofils und der großen Auswahl an anderen gut verträglichen Substanzen wird es heutzutage in der Dauertherapie selten eingesetzt.

■ Propofol

▬ Disoprivan – Emulsion zur Inj. oder Infusion (AstraZeneca)

▬ Propofol – Emulsion zur Inj. oder Infusion (Fresenius)

▬ Propofol Claris – Emulsion zur Inj. oder Infusion (Pharmore)

▬ Propofol-Lipuro – Emulsion zur Inj. oder Infusion (B. Braun)

▬ Propofol-ratiopharm – Emulsion zur Inj. oder Infusion (ratiopharm)

■■ Pharmakodynamik

Propofol ist ein kurz wirkendes Anästhetikum.

■■ Pharmakokinetik

Propofol ist zu 98% an Plasmaeiweiß gebunden. Seine Bioverfügbarkeit beträgt 100%. Propofol wird größtenteils in der Leber metabolisiert.

■■ Indikation

Kann zur Narkose benutzt werden, um einen Status epilepticus zu durchbrechen. Kann hierzu nur unter intensivmedizinischer Behandlung eingesetzt werden.

■■ Dosierung

▬ Initial 1–2 mg/kgKG i.v., dann 2–10 mg/kgKG/h i.v. Die längerfristige Behandlung unter EEG-Kontrolle, da narkotisierter Patient klinisch nicht beurteilbar ist.

■■ Nebenwirkungen
- Blutdruckabfall, Apnoe.
- Bei Narkoseeinleitung können leichte Exzitationssyndrome, Brady- oder Tachykardie, Hyperventilation, Hitzeanfall und Husten auftreten.
- In der Aufwachphase kann es zu Übelkeit, Schwindel, Arrhythmie, Husten, Erbrechen, Kopfschmerzen, Kältegefühl oder Euphorie kommen.
- Selten wurden Krampfanfälle, Fieber oder Pankreatitis beobachtet.
- Sehr selten können bei der Intensivbehandlung Rhabdomyolyse, metabolische Azidose, Hyperkaliämie oder Herzversagen gelegentlich mit Todesfolge auftreten (Propofol-Syndrom).

■■ Kontraindikationen
Zur Sedierung von Kindern und Jugendlichen bis 16 Jahren im Rahmen der Intensivbehandlung.

■■ Interaktionen
- Benzodiazepine, Parasympatholytika und Inhalationsnarkotika bewirken zusammen mit Propofol eine verlängerte Narkosedauer.
- Die kardiovaskulären Nebenwirkungen von Propofol können bei gleichzeitiger Anwendung von Analgetika, Muskelrelaxanzien oder Lokalanästhetika verstärkt werden.
- Bei gleichzeitiger Verabreichung von Fentanyl kann eine transiente Erhöhung des Propofolspiegels erfolgen.

Bewertung

Hypnotikum, welches in der Behandlung des Status epilepticus eingesetzt wird. Off-label-Gebrauch.

● Topiramat
- Topamax, 25 mg, 50 mg, 100 mg, 200 mg – Filmtbl; 25 mg, 50 mg – Kps. (Janssen-Cilag)
- Topiramat Desitin, 25 mg, 50 mg, 100 mg, 200 mg – Filmtbl. (Desitin)
- Topiramat-Janssen, 25 mg, 50 mg, 100 mg, 200 mg – Filmtbl. (Janssen-Cilag)
- Topiramat Heumann, 25 mg, 50 mg, 100 mg, 200 mg – Filmtbl. (Heumann Pharma)
- Topiramat-Hormosan, 25 mg, 50 mg, 100 mg, 200 mg – Filmtbl (Hormosan Pharma)
- Topiramat-ratiopharm, 25 mg, 50 mg, 100 mg, 200 mg – Filmtbl. (ratiopharm)

■■ Pharmakodynamik
Topiramat reduziert die Frequenz des Auftretens von Aktionspotenzialen nach der Depolarisation von Neuronen. Diese Wirkung weist auf eine Blockade spannungsabhängiger Natriumkanäle hin. Zudem hat es eine schwache antagonisierende Wirkung am Kainat/AMPA-Subtyp des Glutamatrezeptors und es erhöht die GABA-Aktivität an $GABA_A$-Rezeptoren.

■■ Pharmakokinetik
Topiramat wird schnell resorbiert und weist eine hohe Bioverfügbarkeit (80%) auf. Die mittlere Plasmaeleminationshalbwertszeit beträgt 21 h. Ein Großteil des Topiramats (70%) wird unverändert renal ausgeschieden.

■■ Indikationen
Monotherapie von Epilepsien bei Erwachsenen und Kindern ab 2 Jahren. Kombinationstherapie von fokalen Anfällen mit oder ohne sekundäre Generalisierung, primär generalisierten tonisch-klonischen Anfällen und Lennox-Gastaut-Syndrom bei Erwachsenen und Kindern ab 2 Jahren.

■■ Dosierung
- **Monotherapie**: Erwachsene 100–500 mg pro Tag verteilt auf 2 Einzelgaben, Kinder 3–6 mg/kgKG pro Tag;
- **Kombinationstherapie**: Erwachsene 200–400 mg pro Tag, Kinder 5–9 mg/kgKG pro Tag.

▪▪ Nebenwirkungen
▬ **Nervensystem**: Müdigkeit, Ataxie,
Nystagmus, Doppelbilder, Parästhesien,
Gedächtnisstörungen, Verwirrtheit,
Depression, Psychose, Tremor;
▬ **Sonstiges**: Gewichtsverlust, Appetit-
losigkeit, abdominelle Beschwerden,
Nephrolithiasis, Leukopenie.

▪▪ Interaktionen
▬ Topiramat kann den Phenytoinspiegel
erhöhen.
▬ Carbamazepin und Phenytoin können den
Spiegel von Topiramat erniedrigen.
▬ Topiramat kann den Serumspiegel von
Digoxin absenken.
▬ Topiramat kann zu einer Verminderung
des Serumspiegels von Ethinylestradiol
führen.
▬ Hydrochlorothiazid kann den Plasma-
spiegel von Topiramat bis zu 30% erhöhen.
▬ Topiramat kann die Plasmakonzentration
von Metformin erhöhen.
▬ Topiramat kann den Plasmaspiegel von
Pioglitazon senken.
▬ In Kombination mit anderen Arznei-
mitteln, die zu einer Nephrolithiasis
prädisponieren, kann Topiramat ein
erhöhtes Nierensteinrisiko bedeuten.

Bewertung

Breit wirksames Antiepileptikum. Aufgrund
der kognitiven Nebenwirkungen wird es
seltener eingesetzt.

▪ Valproinsäure
▬ Ergenyl, 150 mg, 300 mg, 500 mg – Filmtbl.,
Lsg.; chrono, 300 mg, 500 mg – Retardtbl.;
intravenös – Inj.-Lsg.; vial – Trockensubstanz
und Lösungsmittel (Sanofi-Aventis)
▬ Leptilan, 150 mg, 300 mg, 600 mg – Tbl.
(Riemser Pharma)
▬ Orfiril, 150 mg, 300 mg, 600 mg –
Drg.; Saft; Inj.-Lsg; long, 150 mg,

300 mg – Retardkps.; 500 mg, 1000 mg –
Retardminitbl. (Desitin)
▬ Valproat AbZ, 300 mg, 500 mg – Retardtbl.
(AbZ Pharma)
▬ Valproat-CT, 300 mg, 600 mg – Filmtbl.;
chrono-CT, 300 mg, 500 mg – Retardtbl.
(AbZ Pharma)
▬ Valproat-ratiopharm chrono, 300 mg,
500 mg – Retardtbl. (Ratiopharm)

▪▪ Pharmakodynamik
Valproat verstärkt die GABAerge Hemmung
durch präsynaptische Beeinflussung des GABA-
Metabolismus. Zudem werden postsynaptische
Effekte auf Ionenkanäle angenommen.

▪▪ Pharmakokinetik
Valproat wird zügig und fast komplett resorbiert.
Der größte Teil (80–95%) ist an Plasmaeiweiß
gebunden. Die Plasmahalbwertszeit bei Monotherapie liegt bei 12–16 h, bei Kombination mit
Antiepileptika, die eine Enzyminduktion bedingen, ist sie mit 4–9 h deutlich kürzer. Valproat
wird überwiegend hepatisch metabolisiert und
nur zu einem geringen Teil unverändert renal
(< 5%) ausgeschieden.

▪▪ Indikationen
Behandlung von generalisierten Anfällen in
Form von Absencen, myoklonischen Anfällen
und tonisch-klonischen Anfällen.

▪▪ Dosierung
▬ Erwachsene: 1200–2400 mg pro Tag, bei
retardierter Präparation 2 Gaben, unreta-
diert 3 Gaben,
▬ Kinder (6–14 Jahre): 600–1200 mg pro Tag,
▬ Jugendliche: 600–1500 mg pro Tag.

▪▪ Nebenwirkungen
▬ **Nervensystem**: Enzephalopathie,
Tremor, Parästhesien, Schläfrigkeit,
▬ Ataxie;
▬ **Blut**: Leuko-, Thrombozytopenie,
Knochenmarkdepression, Erniedrigung
von Fibrinogen bzw. Faktor VIII;

- **Magen-Darm-Trakt**: Übelkeit, Magen-
schmerzen, Diarrhö;
- **Haut**: Erythema multiforme, Stevens-
Johnson-Syndrom, Lyell-Syndrom,
Haarausfall;
- **Leber**: Hyperammonämie,
Leberfunktionsstörungen;
- **Sonstiges**: Gewichtszunahme, periphere
Ödeme, Hypersalivation, Kopfschmerzen,
Amenorrhö.

■■ **Kontraindikationen**
- Lebererkrankungen,
- Porphyrie,
- Blutgerinnungsstörungen.

■■ **Interaktionen**
- Carbamazepin, Phenobarbital, Phenytoin
und Primidon können den Serumspiegel
von Valproinsäure senken.
- Felbamat kann den Serumspiegel von
Valproinsäure erhöhen.
- Valproat kann die zentral-dämpfende
Wirkung von Barbituraten, Neuroleptika,
Benzodiazepinen, Antidepressiva und
MAO-Hemmern verstärken.
- Valproinsäure kann die Konzentration von
Phenobarbital, Lamotrigin und Felbamat
erhöhen.
- Valproinsäure kann die Menge des freien
Phenytoins erhöhen.
- Valproinsäure kann die toxischen Effekte
des Carbamazepins erhöhen.
- Valproat kann die Serumkonzentration
von Zidovudin erhöhen und somit dessen
toxische Wirkungen verstärken.
- Mefloquin und Carbapeneme verstärken
den Abbau von Valproat.
- Cimetidin, Erythromycin und Fluoxetin
können die Serumkonzentration von
Valproat erhöhen.
- Die gleichzeitige Einnahme von Valproat
und Thrombozytenaggregationshemmern
bzw. oralen Antikoagulanzien kann zu
einer erhöhten Blutungsneigung führen.

> **Bewertung**
>
> Gut wirksames und lang bekanntes
> Antiepileptikum für generalisierte
> Anfälle und fokale Anfälle. Allerdings
> ist es mit vielen Nebenwirkungen und
> Interaktionen behaftet. Einsatz in der
> Statusbehandlung ist Off-label-
> Gebrauch.

- **Vigabatrin**
- Sabril, 500 mg – Filmtbl.; 500 mg –
Granulat (Sanofi-Aventis)

■■ **Pharmakodynamik**
Vigabatrin hemmt irreversibel und selektiv die
GABA-Transaminase, das für den Abbau von
GABA verantwortliche Enzym. Dadurch kommt
es zu einer Erhöhung der GABA-Konzentration
im Gehirn.

■■ **Pharmakokinetik**
Vigabatrin wird rasch und vollständig resorbiert. Vigabatrin wird nicht an Plasmaeiweiße
gebunden und es wird unverändert über den
Urin ausgeschieden.

■■ **Indikationen**
Monotherapie beim West-Syndrom. Zusatztherapie bei fokalen Anfällen mit oder ohne sekundäre Generalisierung.

■■ **Dosierung**
- Monotherapie beim West-Syndrom:
bis 150 mg/kgKG pro Tag verteilt auf
1–2 Gaben,
- Zusatztherapie bei Erwachsenen:
2–3 g pro Tag verteilt auf 1–2
Einzelgaben,
- Zusatztherapie bei Kindern:
  - 10–15 kgKG: 0,5–1 g pro Tag,
  - 15–30 kgKG: 1–1,5 g pro Tag,
  - 30–50 kgKG: 1,5–3 g pro Tag,
  - > 50 kgKG: 2–3 g pro Tag.

▪▪ Nebenwirkungen

▬ **Augen**: Gesichtsfeldstörungen bei 30–50% der Patienten, deshalb vor Beginn und über die gesamte Dauer der Behandlung (in 6-monatigen Abständen) augenärztliche Untersuchungen einschließlich Perimetrie, Optikusatrophie, Optikusneuritis;

▬ **Nervensystem**: Müdigkeit, Schwindel, Parästhesien, Konzentrationsstörungen, Ataxie, Tremor, Depression, Psychose;

▬ **Magen-Darm-Trakt**: Übelkeit, abdominelle Schmerzen;

▬ **Sonstiges**: Exanthem, Urtikaria.

▪▪ Interaktionen

▬ Vigabatrin kann zu einer Abnahme der Aktivität von Alaninaminotransferase (ALAT) und in geringerem Ausmaß von Aspartataminotransferase (ASAT) führen.

▬ Vigabatrin kann den Aminosäuregehalt im Urin erhöhen.

Bewertung

Aufgrund der Gesichtsfeldstörungen nur Reservemedikament.

▪ Zonisamid

▬ Zonegran, 25 mg, 50 mg, 100 mg – Hartkps. (Eisai)

▬ Zonisamid Heumann, 25 mg, 50 mg, 100 mg – Hartkps. (Heumann Pharma)

▬ Zonisamid-neuraxpharm, 25 mg, 50 mg, 100 mg – Hartkps. (neuraxpharm)

▬ Zonisamid-ratiopharm, 25 mg, 50 mg, 100 mg – Hartkps. (ratiopharm)

▪▪ Pharmakodynamik

Zonegran scheint eine Wirkung auf spannungsabhängige Natrium- und Kaliumkanäle zu haben. Zudem wird eine modulierende Wirkung auf die GABA-vermittelte Hemmung angenommen.

▪▪ Pharmakokinetik

Zonegran wird fast vollständig resorbiert. Es wird fast zur Hälfte an Plasmaproteine gebunden. Zonegran wird durch Spaltung und durch N-Azetylierung abgebaut. Die Metaboliten werden über den Urin ausgeschieden.

▪▪ Indikation

Monotherapie und Zusatztherapie von fokalen Anfällen mit oder ohne sekundäre Generalisierung bei Erwachsenen.

▪▪ Dosierung

▬ **Monotherapie**: 300 mg Zonegran pro Tag als Einzeldosis,

▬ **Kombinationstherapie**: 300–500 mg Zonegran pro Tag verteilt auf 2 Einzeldosen.

▪▪ Nebenwirkungen

▬ **Nervensystem**: Ataxie, Schwindel, Diplopie, Müdigkeit, Amnesie, myasthenisches Syndrom;

▬ **Magen-Darm-Trakt**: Schmerzen, Übelkeit, Diarrhö, Erbrechen;

▬ **Leber**: Choleszystitis, Leberzellschädigung;

▬ **Nieren und Harnwege**: Harn- und Nierensteine, Niereninsuffizienz;

▬ **Blut**: Agranulozytose, aplastische Anämie, Leuko-, Thrombozyto-, Panzytopenie;

▬ **Haut**: Hautausschlag, Erythema multiforme, Pruritus, Stevens-Johnson-Syndrom, Anhidrose.

Bewertung

Neueres Antiepileptikum zur Therapie bei fokalen Anfällen.

Schlafstörungen

Johannes Schiefer und Rudolf Töpper

4.1   **Einleitung – 100**

4.2   **Restless-legs-Syndrom – 100**
4.2.1   Klinik – 100
4.2.2   Behandlung – 101

4.3   **Narkolepsie – 103**
4.3.1   Klinik – 103
4.3.2   Behandlung – 103

4.4   **REM-Schlaf-Verhaltensstörung (Schenck-Syndrom) – 105**
4.4.1   Klinik – 105
4.4.2   Behandlung – 105

4.5   **Insomnien – 106**
4.5.1   Häufigkeit und Klassifikation – 106
4.5.2   Behandlung – 107

4.6   **Substanzklassen – 109**
4.6.1   Benzodiazepine – 109
4.6.2   Non-Benzodiazepin-Hypnotika vom Typ der Cyclopyrrolone,
         der Imidazopyridine und der Pyrazolopyrimidine – 109
4.6.3   Antidepressiva – 110
4.6.4   Neuroleptika – 111
4.6.5   Chloralhydrat – 111
4.6.6   Antihistaminika – 112
4.6.7   Melatonin – 112
4.6.8   Phytotherapeutika – 112

4.7   **Therapie im Alter – 113**

4.8   **Präparate – 114**

© Springer-Verlag GmbH Deutschland, ein Teil von Springer Nature 2018
F. Block (Hrsg.), *Praxisbuch neurologische Pharmakotherapie*,
https://doi.org/10.1007/978-3-662-55838-6_4

4.1   Einleitung

Unter dem Symptom des nichterholsamen Schlafes können sich eine Vielzahl verschiedener neurologischer, psychiatrischer oder internistischer Erkrankungen verbergen, die differenzierter medikamentöser und nichtmedikamentöser Therapien bedürfen. Die häufigste schlafbezogene Erkrankung auf neurologischem Gebiet ist das Restless-legs-Syndrom. Sehr viel seltener ist die Narkolepsie, deren Kernsymptome inzwischen pharmakologisch gut beherrschbar sind. Die REM-Schlaf-Verhaltensstörung, die ebenfalls medikamentös gut behandelbar ist, ist eine nicht seltene Begleiterkrankung neurodegenerativer Erkrankungen wie dem M. Parkinson. Die idiopathische Form gilt als Prädiktor, mit hoher Wahrscheinlichkeit im Verlauf eine neurodegenerative Erkrankung zu entwickeln. Bei der großen Gruppe der Insomnien sollten pharmakologische Therapieansätze erst nach Ausschöpfung nichtmedikamentöser Maßnahmen zum Einsatz kommen.

4.2   Restless-legs-Syndrom

4.2.1   Klinik

Nach aktuellen epidemiologischen Untersuchungen ist davon auszugehen, dass es sich bei dem Restless-legs-Syndrom um eine der häufigsten neurologischen Erkrankungen überhaupt handelt. Die epidemiologischen Daten weisen darauf hin, dass bis zu 13% der Frauen und bis zu 6% der Männer über 65 Jahre an einer Restless-legs-Symptomatik leiden. Die Symptome beginnen typischerweise im mittleren Lebensalter, sie können aber bereits auch im Kindesalter vorkommen. Charakterisiert wird das Restless-legs-Syndrom durch einen unangenehmen Bewegungsdrang der Beine, der ausschließlich in Ruhe auftritt. Die Bewegungsunruhe wird von sensiblen Missempfindungen, die von vielen Patienten auch als Schmerzen empfunden werden, begleitet. Nach Aufstehen und Umherlaufen kommt es zu einer raschen Linderung der Beschwerden. Typisch für das Restless-legs-Syndrom ist eine zirkadiane Rhythmik der Beschwerden: Die Symptome sind abends und in der Nacht deutlich ausgeprägter. Durch die Bewegungsunruhe wird der Schlaf der Patienten erheblich beeinträchtigt. Es resultieren hartnäckige Ein- und Durchschlafstörungen, die bei einigen Patienten eine erhebliche Tagesmüdigkeit und Erschöpfung bis hin zu depressiver Verstimmung bedingen. Bei sehr vielen Patienten ist die Bewegungsunruhe korreliert mit periodischen Beinbewegungen im Schlaf, über die häufig der Partner des Patienten Auskunft geben kann. Im Verlauf der Erkrankung können sich die Symptome auf die Arme ausdehnen und bereits früher im Tagesverlauf auftreten.

Trotz vieler Erklärungsansätze ist die Pathophysiologie dieser Erkrankung noch weitgehend ungeklärt. Die bei vielen Patienten (ca. 60%) positive Familienanamnese zeigt an, dass es sich häufig um eine genetisch bedingte Erkrankung handelt. Entsprechende genetische Untersuchungen weisen auf einen autosomal dominanten Erbgang hin. Genom-weite Assoziationsstudien konnten mehrere verantwortliche Gene identifizieren, deren pathophysiologische Funktion jedoch noch nicht geklärt ist.

Neben dem idiopathischen, oftmals genetisch bedingten Restless-legs-Syndrom finden sich symptomatische Formen des Restless-legs-Syndroms bei einer Reihe von anderen Erkrankungen:

- dialysepflichtige Niereninsuffizienz,
- spinale Läsionen,
- Eisenmangel,
- Polyneuropathie,
- rheumatoide Arthritis,
- neurodegenerative Erkrankungen (M. Parkinson, spinozerebelläre Atrophie).

Eine Restless-legs-Symptomatik kann durch eine Schwangerschaft exazerbieren oder ausschließlich darunter auftreten.

Die polysomnografische Untersuchung im Schlaflabor erlaubt den Nachweis der periodischen Extremitätenbewegungen im Schlaf, die häufig von kürzeren oder längeren Wachphasen begleitet werden. Bei typischer Anamnese ist eine Schlaflaboruntersuchung in vielen Fällen entbehrlich, sodass die Diagnose nach klinischen Kriterien gestellt wird (s. nachfolgende Übersicht). Indiziert ist eine Polysomnografie bei klinisch unklaren Fällen, bei Patienten, die nicht auf eine dopaminerge Therapie ansprechen und bei Patienten mit ausgeprägter Tagesmüdigkeit, um eine Schlaf-bezogene Atemstörung oder andere Parasomnien auszuschließen. Empfehlenswert ist die Polysomnografie bei jungen Patienten vor einer Dauertherapie mit dopaminergen Substanzen.

Diagnosekriterien des Restless-legs-Syndroms
1. Bewegungsdrang der Beine, gewöhnlich begleitet von oder verursacht durch unbehagliche und unangenehme Empfindungen in den Beinen.
2. Bewegungsdrang bzw. unangenehme Empfindungen beginnen oder verschlechtern sich während Ruhezeiten.
3. Bewegungsdrang wird durch Bewegung teilweise oder vollständig gebessert.
4. Bewegungsdrang verschlechtert sich abends oder nachts oder tritt ausschließlich abends oder nachts auf.

4.2.2 Behandlung

Nur eine Minderzahl der Patienten mit Restless-legs-Syndrom bedarf einer medikamentösen Therapie. Zu den nichtmedikamentösen Behandlungsstrategien gehören Maßnahmen der Schlafhygiene und verhaltenstherapeutische Ansätze. Ferner sollten Medikamente, die eine Restless-legs-Symptomatik verstärken oder auslösen können, reduziert oder abgesetzt werden (Neuroleptika, tri- und tetrazyklische Antidepressiva, Mirtazapin). Da Eisenmangel ebenfalls ein Restless-legs-Syndrom induzieren kann, ist bei niedrigem Eisen- und insbesondere Ferritin-Spiegel (Ferritinspiegel < 50 mg/ml) eine Eisensubstitution (Eisen-II-Sulfat 600 mg pro Tag) sinnvoll.

Bei ausgeprägter Restless-legs-Symptomatik (ausgeprägte Bewegungsunruhe an mehreren Abenden pro Woche, nichterholsamer Schlaf, ausgeprägte Missempfindungen) ist eine spezifische medikamentöse Therapie erforderlich. Da es sich bei dem Restless-legs-Syndrom um eine chronische Erkrankung handelt, ist in der Regel eine dauerhafte medikamentöse Behandlung notwendig. Zur Wirksamkeit von dopaminergen Substanzen bei Patienten mit Restless-legs-Syndrom gibt es zahlreiche Untersuchungen. In Deutschland derzeit zugelassen sind L-Dopa-Präparate sowie 3 Dopaminagonisten (Pramipexol, Ropinirol, Rotigotin).

L-Dopa   Es ist in der Therapie des leichten bis mittelschweren Restless-legs-Syndroms sehr wirksam. Abends eingenommenes L-Dopa in einer Dosis von 50–100 mg führt sehr rasch zu einem deutlichen Rückgang des abendlichen Bewegungsdranges und zu einer verbesserten Schlafqualität. Bei Restless-legs-Syndrom-bedingten Durchschlafstörungen empfiehlt sich die Kombination aus einem nichtretardierten und einem retardierten L-Dopa-Präparat. Unter L-Dopa kommt es bei vielen Patienten zu einer Ausbreitung der Symptome auf andere Körperregionen, zu einer zeitlichen Verschiebung der Symptomatik in die Tagesstunden hinein und zu einer Zunahme der Intensität der Missempfindungen. Dieser als Augmentation bezeichnete Effekt ist die klinisch relevanteste Nebenwirkung von L-Dopa bei Restless-legs-Patienten. Augmentation lässt sich durch Dosissteigerung nicht verhindern und limitiert bei den meisten Patienten den dauerhaften Einsatz von L-Dopa.

Dopaminagonisten   Unter Dopaminagonisten tritt die Augmentation deutlich seltener auf. Dopaminagonisten sind geeignet und auch zugelassen für Patienten mit mittelschwerem und schwerem Restless-legs-Syndrom mit Symptomen in den Tagesstunden oder für Patienten, bei denen unter einer L-Dopa-Therapie eine Augmentation aufgetreten ist. Bisher durchgeführte Untersuchungen zeigen, dass alle

◘ Tab. 4.1 Auswahl wirksamer Substanzen beim Restless-legs-Syndrom

Substanz	Üblicher Dosisbereich	Zugelassen
Levodopa	100–300 mg	Ja
Pramipexol	0,088–0,54 mg	Ja
Ropinirol	0,25–2,0 mg	Ja
Rotigotin	1–3 mg	Ja
Übrige Dopaminagonisten	In niedriger Dosierung	Nein
Gabapentin	300–1200 mg	Nein
Clonazepam	0,5–1 mg	Nein
Dihydrocodein	60–90 mg	Nein
Oxycodon/Naloxon	10/5 mg (2× tgl.)	Ja
Tilidin	25–50 mg	Nein
Tilidin ret.	50–100 mg	Nein

Dopaminagonisten, die zur Parkinsontherapie zugelassen sind, eine Wirksamkeit auch beim Restless-legs-Patienten haben. Prinzipiell ist zu beachten, dass die notwendige Dosierung zur Behandlung des Restless-legs–Syndroms niedriger ist als die Dosierung, die bei Patienten mit M. Parkinson eingesetzt wird (◘ Tab. 4.1).

Dyskinesien, wie sie als Spätfolge einer L-Dopa-Therapie bei Parkinson-Patienten beobachtet werden, wurden bislang bei Restless-legs-Patienten nicht beobachtet, was vermutlich darauf zurückzuführen ist, dass es bei Restless-legs-Patienten zu keiner Degeneration dopaminerger Systeme kommt. Impulskontrollstörungen, Suchtverhalten (Spielsucht!) und Einschlafattacken, die bei Parkinson-Patienten unter Dopaminagonistentherapie gesehen wurden, treten ebenso wie Knöchelödeme selten auch bei Restless-legs-Patienten auf.

Kontrollierte Vergleichsuntersuchungen der eingesetzten Dopaminagonisten fehlen.

Bislang sind keine Medikamente zur Behandlung des Restless-legs-Syndroms bei Kindern zugelassen. Amerikanische Untersuchungen beschreiben einen guten therapeutischen Effekt der Dopaminagonisten, Langzeitbeobachtungen aus dem pädiatrischen Bereich fehlen jedoch, sodass zum jetzigen Zeitpunkt keine Therapieempfehlung für die Behandlung bei Kindern ausgesprochen werden kann.

Antiepileptika   Als Therapie der 2. Wahl gelten Antiepileptika, wobei die meisten Erfahrungen mit Gabapentin vorliegen. Kontrollierte Untersuchungen beschreiben positive Effekte auch für Valproinsäure und Pregabalin. Eine größere Studie in 2014, die den therapeutischen Effekt von Pregabalin und Pramipexol verglich, zeigte gleiche Wirksamkeit von 300 mg Pregabalin gegenüber Pramipexol bei geringerer Augmentation. Gabapentin ist in den USA zur Symptombehandlung bei RLS zugelassen. In Deutschland sind alle Antiepileptika für die Therapie des Restless-legs-Syndroms nicht zugelassen (Off-label-Gebrauch).

Benzodiazepine   Auch Benzodiazepine können die Bewegungsunruhe und insbesondere die Restless-legs-induzierten Schlafstörungen bessern. Aufgrund des Suchtpotenzials der Benzodiazepine sollten diese in Anbetracht der Tatsache, dass geeignetere Substanzen zur Verfügung stehen, nur vorübergehend zum Einsatz kommen.

Opiate Bei schwerem Restless-legs-Syndrom ist oft der Einsatz von Opiaten unumgänglich. Opiate sollten eingesetzt werden, wenn dopaminerge Substanzen zu keiner Besserung der Beschwerden führen, bzw. Augmentation eingetreten ist. Die meisten Erfahrungen wurden mit retardiertem Tilidin, mit Codeinpräparaten wie dem Dihydrocodein sowie mit Oxycodon/Naloxon gemacht. Letzteres ist in retardierter Form seit Mai 2014 zur Second-line-Behandlung des RLS in Deutschland zugelassen.

4.3   Narkolepsie

4.3.1   Klinik

Die Narkolepsie ist eine seltene Erkrankung mit einer Prävalenz von 0,02–0,04%. Gekennzeichnet ist die Narkolepsie durch eine Einschlafneigung am Tage, die im Gegensatz zur Einschlafneigung beim obstruktiven Schlafapnoe-Syndrom den Patienten oftmals ohne eine länger bestehende Müdigkeit und nicht Monotonie-gebunden überfällt („imperativer Schlafdrang"). Die Tagesmüdigkeit ist meist das erste Symptom der Narkolepsie. Ein weiteres charakteristisches Symptom ist der als Kataplexie bezeichnete affektive Tonusverlust. Hierbei kommt es bei starken, in der Regel positiv gefärbten Emotionen (Freude, Rührung) zu einem Sekunden bis Minuten anhaltenden Verlust der Kontrolle über die Willkürmuskulatur mit partiellem oder vollständigen Erschlaffen derselben. Das Bewusstsein bleibt während dieser Attacken regelhaft erhalten, selbst wenn die Betroffenen im Extremfall völlig tonuslos zu Boden gleiten.

Klassifikatorisch wird die Narkolepsie mit Kataplexie von der Narkolepise ohne Kataplexie unterschieden, wobei die Behandlung nicht verschieden ist.

Bei etwa der Hälfte der Narkolepsiepatienten finden sich Halluzinationen in der Einschlaf- oder der Aufwachphase, die als hypnagoge/hypnopompe Halluzinationen bezeichnet werden. Vor allem beim Aufwachen kommen Episoden mit Schlafparalyse („dissoziiertes Erwachen":

völliger Tonusverlust der Muskulatur bei erhaltenem Bewusstsein, oft in Kombination mit ängstlich bedrohlicher Emotion). Eher selten treten Episoden mit automatischem geordneten Verhalten auf, an die später Amnesie besteht. Fast alle Patienten klagen im Verlauf über hartnäckige Ein- und Durchschlafstörungen.

Die Diagnose kann klinisch gestellt werden. Empfehlenswert ist aber neben einer sorgfältigen Anamnese die Durchführung einer Polysomnografie (PSG) und eines multiplen Schlaf-Latenz-Tests (MSLT). Typische Befunde bei Narkolepsie sind eine veränderte Schlafstruktur in der Schlaflaboruntersuchung sowie der Nachweis einer stark verkürzten Einschlaflatenz und einer verkürzten REM-Latenz im Sinne eines Sleep-onset-REM (SOREM) innerhalb von 15 Minuten nach dem Einschlafen sowohl polysomnografisch als auch im MSLT.

Die Narkolepsie ist charakterisiert durch eine sehr hohe Assoziation mit bestimmten HLA-Markern (bei ca. 90% Assoziation mit Haplotyp DQB1*0602, ferner DRB1*1501, DQA1*0102). Eine solche Konstellation findet sich jedoch auch bei ca. 20% der gesunden Menschen, sodass eine Diagnosestellung alleine aufgrund der HLA-Konstellation nicht möglich ist und vielmehr der Nachweis anderer HLA-Merkmale gegen das Vorliegen einer Narkolepsie spricht.

Eine kernspintomographische Untersuchung bei der Erstdiagnostik ist sinnvoll, da sehr selten Hirnstammläsionen eine Narkolepsie-ähnliche Symptomatik verursachen.

Ursache der Narkolepsie ist vermutlich eine Degeneration von Hypocretin-/Orexin-haltigen Neuronen im Hypothalamus. Der Nachweis eines verminderten Hypocretinspiegels im Liquor (< 110 pg/ml) ist recht spezifisch für das Vorliegen einer Narkolepsie mit Kataplexie, wobei reduzierte Hypocretinspiegel auch bei anderen neurologischen Erkrankungen und nach Schädel-Hirn-Trauma beobachtet wurden.

4.3.2   Behandlung

Natriumoxybat Die Kernsymptome der Narkolepsie (Kataplexie, Einschlafneigung am Tag,

Schlafstörung in der Nacht) bedürfen in der Regel einer jeweils spezifischen Behandlung, wobei seit der Zulassung des Natriumoxybat 2005 in Deutschland eine Substanz erhältlich ist, die eine therapeutische Wirkung auf alle drei Kernsymptome hat. Bei dem Natriumoxybat handelt es sich um das Natriumsalz der γ-Hydoxybuttersäure, einem Kurznarkotikum, das bereits seit vielen Jahren sporadisch zur Behandlung der Narkolepise-assoziierten Schlafstörung genutzt wurde. Aufgrund des ausgeprägt schlafanstoßenden Effektes und der ausgesprochen kurzen Halbwertszeit sollte Natriumoxybat direkt vor dem Zubettgehen und eine 2. Dosis 2,5–4 h später als Trinklösung eingenommen werden. Natriumoxybat bewirkt sowohl eine Reduktion der Kataplexien als auch eine Reduktion der Tagesschläfrigkeit sowie eine Zunahme der Delta-Schlafphasen 3 und 4, wobei die Wirkung bei einigen Patienten erst mit Verzögerung nach mehreren Wochen auftritt. Natriumoxybat unterliegt der Betäubungsmittelpflichtigkeit; bei der Verordnung ist eine absolute Compliance der Patienten in der Dosiseinhaltung Voraussetzung.

Modafinil, Methylphenidat   In der Regel ist bei Narkolepsiepatienten, die sowohl über eine Tagesmüdigkeit als auch über einen affektiven Tonusverlust klagen, eine Kombinationsbehandlung erforderlich. Zur Behandlung der Einschlafneigung sind in Deutschland das BtM-pflichtige Methylphenidat und das seit 2008 nicht mehr BtM-pflichtige Modafinil zugelassen, wobei dem Modafinil aufgrund seiner guten Verträglichkeit und dem bislang nicht beschriebenen Abhängigkeitspotenzial der Vorzug zu geben ist. Eine Kombination mit Natriumoxybat ist möglich, wobei sich unter zusätzlicher Gabe von Modafinil die therapeutischen Effekte des Natriumoxybats auf den Schlaf verstärken. Bei Unverträglichkeit oder Nebenwirkungen unter der Stimulanzientherapie können auch MAO-Hemmer (sowohl MAO_A- als auch MAO_B-Hemmer) versucht werden. Selegelin in einer Dosis von 20–40 mg/Tag reduziert die Schlafattacken, ist für diese Indikation allerdings nicht zugelassen (Off-label-Gebrauch).

Antidepressiva   Zur Behandlung der Kataplexie haben sich REM-Schlaf-supprimierende trizyklische Antidepressiva bewährt, wobei die zur Kataplexiebehandlung notwendigen Dosierungen oftmals niedriger liegen als die Dosierung, die zur Depressionsbehandlung notwendig ist. Die höchste REM-supprimierende Potenz hat dabei das Clomipramin. Auch die Serotonin-, Noradrenalin- und Katecholaminwiederaufnahmehemmer besitzen eine antikataplektische Wirksamkeit und haben für Narkolepsiepatienten ein geringeres Nebenwirkungsprofil. Die antikataplektische Wirksamkeit dieser Substanzen ist allerdings geringer als die der trizyklischen Antidepressiva. Auch hat keine dieser Substanzen bisher eine Zulassung zur Behandlung der Kataplexie (Off-label-Gebrauch).

- **Pitolisant**

Seit November 2015 ist der präsynaptische H3-Histamin-Rezeptoragonist Pitolisant, der die histaminerge/noradrenerge Freisetzung und damit Wachheit fördert, zur Behandlung der Narkolepsie mit und ohne Kataplexie zugelassen. Bei guter Verträglichkeit zeigte Pitolisant getestet gegen Modafinil eine gute Abnahme von Kataplexien und im Vergleich zu Placebo eine gute Reduktion sowohl der Tagesschläfrigkeit als auch der Kataplexien.

Nichtmedikamentöse Verfahren   Neben der medikamentösen Therapie haben nichtmedikamentöse Verfahren einen hohen Stellenwert in der Narkolepsiebehandlung. Verhaltensmaßregeln führen zu einer günstigen Beeinflussung der Symptome. Regelmäßiger Schlaf-Wach-Rhythmus, Vermeiden von Schichtarbeit, Reduktion von Übergewicht und das Einhalten regelmäßiger kürzerer Ruhe- und Schlafpausen am Tag können die Einschlafneigung am Tag reduzieren.

4.4 REM-Schlaf-Verhaltensstörung (Schenck-Syndrom)

4.4.1 Klinik

Die REM-Schlaf-Verhaltensstörung ist gekennzeichnet durch das Fehlen der physiologischen Muskelatonie im REM-Schlaf. Während bei Gesunden während des REM-Schlafes die α-Motoneurone aktiv durch deszendierende Bahnen aus dem Hirnstamm gehemmt werden, kommt es bei Patienten mit REM-Schlaf-Verhaltensstörung zu komplexen Bewegungsmustern während des REM-Schlafes. Diese Bewegungen treten in der Regel im Zusammenhang mit Träumen auf. Die Patienten agieren ihre Träume aus. Häufig kommt es zu komplexen, aggressiv getönten Verhaltensmustern, in deren Folge es zu Selbstverletzungen oder zu Verletzungen des Schlafpartners kommen kann. In Abgrenzung zu anderen Bewegungsstörungen während des Schlafes, wie Schlafwandeln und nächtlichen Anfällen, sind die Bewegungen ausschließlich REM-Schlaf-assoziiert.

Das klinische Kriterium traumassoziierter Extremitätenbewegungen während des Schlafes reicht für die Diagnosestellung jedoch nicht aus. Erst eine Polysomnografie im Schlaflabor mit Nachweis phasischer und/oder tonischer EMG-Aktivität von den abgeleiteten Muskeln sichert die Diagnose.

Die REM-Schlaf-Verhaltensstörung ist eine Erkrankung, die zu 90% Männer betrifft. Sie findet sich gehäuft bei Patienten mit neurodegenerativen Erkrankungen (M. Parkinson, Multisystematrophie, Lewy-Körper-Erkrankung), wobei in einigen Fällen die REM-Schlaf-Verhaltensstörung den übrigen Symptomen der Erkrankung um Jahre vorausgehen kann. Der polysomnografische Nachweis der charakteristischen Muskelaktivität in den REM-Schlafphasen bei dieser „idiopathischen" Form ist aufgrund des hohen prädiktiven Wertes in Bezug auf die spätere Entwicklung einer neurodegenerativen Erkrankung (bis zu 80%) unverzichtbar.

Eine REM-Schlaf-Verhaltensstörung kann durch Medikamente ausgelöst oder verstärkt werden. Hierzu gehören Selegilin, trizyklische Antidepressiva, Serotoninwiederaufnahmehemmer und der Betablocker Bisoprolol.

Während man Anfang der 1990er Jahre noch davon ausging, dass es sich bei der REM-Schlaf-Verhaltensstörung um eine ausgesprochen seltene Erkrankung handelt, schwanken die Angaben zur Prävalenz in neueren neuroepidemiologischen Untersuchungen zwischen 0,4% und ca. 5% in unterschiedlichen Kohorten. Es ist von einer nicht unbeträchtlichen Dunkelziffer auszugehen.

Treten komplexe Bewegungsmuster sowohl im REM- als auch im NonREM-Schlaf auf und finden sich zusätzlich neurologische Symptome wie choreatische Bewegungen oder/und Hirnstammzeichen, muss differentialdiagnostisch insbesondere bei kombiniertem Vorliegen eines Schlafapnoe-Syndroms an eine IgLON5-Antikörper-assoziierte Autoimmunenzephalitis gedacht werden.

4.4.2 Behandlung

An erster Stelle der Behandlung steht die Aufklärung des Patienten und dessen Partnerin, da die zum Teil häufigen nächtlichen Übergriffe eine Belastung der Partnerschaft darstellen. Nichtpharmakologische Behandlungsmöglichkeiten sind begrenzt und beschränken sich auf die Entfernung von potenziell den Patienten gefährdenden Gegenständen aus dem Schlafzimmer.

Eine pharmakologische Behandlung sollte dann erfolgen, wenn die Schlafkontinuität durch die REM-Schlaf-Verhaltensstörung gestört ist oder es mehrfach pro Monat zu selbst- oder fremdverletzenden Verhaltensweisen während des Schlafes kommt. Die medikamentöse Behandlung ist aufgrund des chronischen Charakters der Erkrankung in der Regel eine Dauertherapie. Bislang gibt es keine größeren kontrollierten Doppelblindstudien zur Therapie der REM-Schlaf-Verhaltensstörung.

Clonazepam Die Therapie der Wahl zur Behandlung der REM-Schlaf-Verhaltensstörung ist Clonazepam. Es ist davon auszugehen, dass etwa 90% der Patienten mit gesicherter REM-Schlaf-Verhaltensstörung auf eine Clonazepambehandlung ansprechen. Die Behandlung sollte mit einer Dosis von 0,25–0,5 mg, eingenommen vor dem Schlafengehen, begonnen werden. Bei nicht ausreichendem Ansprechen kann die Dosis auf 1 mg erhöht werden. Nur in sehr seltenen Fällen ist eine Dosissteigerung bis auf 2 mg notwendig. Die Wirksamkeit der Clonazepam-Behandlung hält in der Regel über Jahre an. Eine Toleranzentwicklung ist selten. Andere Benzodiazepine haben allenfalls eine geringe Wirksamkeit bei der REM-Schlaf-Verhaltensstörung und sollten daher nicht eingesetzt werden.

Weitere Substanzen Therapie der 2. Wahl ist die Gabe von Melatonin (3–12 mg vor dem Zubettgehen). Möglicherweise haben auch die Cholinesterasehemmer Rivastigmin und Donepezil eine therapeutische Wirkung, wobei die bislang vorliegenden Studien nicht polysomnografisch kontrolliert wurden. Schließlich wurden auch für dopaminerge Substanzen (Pramipexol, L-Dopa) in kleineren Studien therapeutische Effekte beschrieben.

4.5   Insomnien

4.5.1 Häufigkeit und Klassifikation

Die Schlafmedizin hat in den letzten Jahren die Einteilung der Schlafstörungen in Hypersomnien einerseits und Insomnien andererseits weitgehend aufgegeben. Eine im Jahr 2009 herausgegebene S3-Leitlinie der Deutschen Gesellschaft für Schlafforschung und Schlafmedizin (DGSM) spricht übergreifend vom nichterholsamen Schlaf. Dieser Begriff berücksichtigt, dass eine wissenschaftlich exakte Definition, wieviel Schlaf quantitativ für jeden einzelnen notwendig ist, nicht existiert. Epidemiologische Untersuchungen der letzten Jahre belegen, dass Schlafstörungen in der Bevölkerung sehr häufig

sind. Untersuchungen von Patienten in Allgemeinarztpraxen und repräsentative Umfragen in der Allgemeinbevölkerung zeigen, dass etwa 1/4 der Patienten bzw. der Bevölkerung zumindest zeitweilig an Ein- oder Durchschlafstörungen leidet.

Um das weite Feld der Schlafstörungen zu differenzieren, wurde eine Vielzahl von Klassifikationssystemen entwickelt. Die am häufigsten benutzten Klassifikationen beruhen auf den Einteilungen nach ICD-10 (International Classification of Disorders), ICD-11, DSM-V (Diagnostic and Statistical Manual of Mental Disorders, sowie der 2005 revidierten International Classification of Sleep Disorders (ICDS-2). Wie bei einem so vielgestaltigen Symptom wie der Schlafstörung zu erwarten, unterscheiden sich die Klassifikationssysteme sowohl im Aufbau als auch in der Begrifflichkeit. Während nach ICDS-2 acht verschiedene Hauptgruppen unterschieden werden und nach ICD-10 nichtorganische (zu finden in der Gruppe der psychiatrischen Erkrankungen) von organischen Schlafstörungen differenziert werden, spezifiziert DSM-V die zeitliche Dimension der Insomnie (episodisch, persistierend, wiederkehrend) und ermöglicht die Zusatzkodierung von Komorbiditäten. Die noch in DSM-IV benutzte, für den klinischen Alltag sinnvolle Unterteilung in primäre und sekundäre Insomnie wird in DSM-V aufgegeben. Da sich die deutsche Insomnie-Leitlinie auf die ICDS-2 Einteilung stützt, wird der Begriff der primären Insomnie hier weiterhin benutzt.

Die primäre Insomnie hat in westlichen Industriestaaten eine Punktprävalenz von etwa 3%, wobei Frauen häufiger betroffen sind und die Erkrankung mit zunehmendem Alter häufiger wird. Bei der primären Insomnie (Diagnosekriterien siehe nachfolgende Übersicht), für die oft synonym der Begriff der psychophysiologischen Insomnie gebraucht wird, kommt es zu einer erhöhten körperlichen Anspannung (Hyperarousal) und einem konditionierten Fehlverhalten, das das Einschlafen oder das Durchschlafen beeinträchtigt. Schlafverhindernde Assoziationen und die Konditionierung schlafstörender Verhaltensweisen führen zu einer Störung des Nachtschlafes. Die nächtlichen Wachphasen sind von kognitiver Hyperaktivität und von vegetativen Symptomen begleitet.

Diagnostische Kriterien der primären Insomnie nach DSM-IV

1. Ein- oder Durchschlafstörungen oder nichterholsamer Schlaf für mehr als einen Monat.
2. Die Schlafstörung beeinträchtigt soziale oder berufliche Funktionen.
3. Eine andere zugrundeliegende Schlafstörung ist ausgeschlossen.
4. Eine zugrundeliegende psychiatrische Erkrankung ist ausgeschlossen.
5. Die Schlafstörung ist nicht durch ein Medikament, durch einen Substanzmissbrauch oder durch eine körperliche Grunderkrankung bedingt.

Zur Gruppe der primären Insomnien werden ferner Störungen der zirkadianen Schlafrhythmik und die idiopathische Insomnie gezählt. Die idiopathische Insomnie beginnt bereits in der Kindheit und dauert zumeist lebenslang an. Hier wird von einer organischen Störung der Zentren der Schlaf-Wach-Regulation ausgegangen.

Als sekundäre oder komorbide Insomnien werden Schlafstörungen bezeichnet, die bei psychischen oder organischen Erkrankungen oder als Nebenwirkungen von schlafstörenden Substanzen auftreten.

Große Längsschnittstudien legen einen Zusammenhang zwischen Insomnien und kardiovaskulärer Mortalität nahe, wobei Metaanalysen die Insomnie als einen von den gängigen kardiovaskulären Risikofaktoren unabhängigen Faktor identifizierten.

▪▪ Extrinsische Dyssomnien

Die extrinsischen Dyssomnien werden von den intrinsischen Insomnien abgegrenzt. In dieser Gruppe werden Störungen des Schlafes zusammengefasst, die durch Umweltfaktoren oder durch einen falschen Umgang mit dem Schlaf verursacht sind. Hierzu gehören beispielsweise Schlafstörungen durch Belastungssituationen, Schlafstörungen aufgrund falscher Schlafhygiene oder Schlafstörungen aufgrund schlafstörender Außeneinflüsse.

▪▪ Schlafstörungen und Depression

Schlafstörungen sind ein häufiges Symptom einer zugrundeliegenden Depression. Die Unterscheidung zwischen einer primären Insomnie und einer Insomnie bei Depression kann jedoch zuweilen sehr schwierig sein. Nicht selten persistiert eine Schlafstörung trotz erfolgreicher Behandlung der Depression, sodass eine Insomnie bei Depression oft einer gezielten pharmakologischen Intervention bedarf. Andererseits stellt eine primäre Insomnie einen Risikofaktor für die Entwicklung einer Depression dar.

4.5.2 Behandlung

Vor jedem medikamentösen oder nichtmedikamentösen Therapieversuch sollte zunächst versucht werden, die Schlafstörung ätiologisch einzuordnen. Wichtig ist eine sorgfältige Anamnese zur Frage einer substanzinduzierten Schlafstörung. Sowohl Genussmittel, wie Kaffee und Nikotin, als auch Alkohol und illegale Drogen haben Einfluss auf die Schlafkontinuität, die Schlafarchitektur und auf die Erholsamkeit des Schlafes. Polysomnografische Untersuchungen belegen die schlafstörende Wirkung aller genannten Substanzen. Von den ärztlich verordneten Medikamenten sind ß-Blocker und Kortikosteroide als häufige Auslöser von Schlafstörungen zu nennen.

Zur nichtmedikamentösen Behandlung der psychophysiologischen und der idiopathischen Insomnien stehen eine Reihe etablierter Therapieverfahren zur Verfügung. Ungünstige Schlafgewohnheiten stellen häufige, wenn auch oftmals nicht die ausschließlichen Faktoren für eine Insomnie dar. Daher ist die Aufklärung des Patienten über schlafhygienische Maßnahmen ein wichtiger Baustein jeder Insomnietherapie (s. nachfolgende Übersicht). Entspannungstechniken (z. B. progressive Muskelrelaxation) sind ebenfalls ein wichtiger Ansatz der

Insomnietherapie. Darüber hinaus gibt es eine ganze Reihe von verhaltenstherapeutischen und kognitionstherapeutischen Programmen, die in der Behandlung von Schlafstörungen nachgewiesene Erfolge zeigen, wobei die Erfolgsquote umso höher, je kürzer die Symptomatik besteht.

Maßnahmen zur Schlafhygiene

1. Einhalten regelmäßiger Zubettgeh- und Aufstehzeiten
2. Kein Schlaf tagsüber
3. Verzicht auf koffeinhaltige Getränke nach 15.00 Uhr
4. Verzicht auf schwerverdauliche Speisen am Abend
5. Kein abendlicher Alkoholgenuss
6. Regelmäßiges körperliches Training (allerdings nicht in den Abendstunden)
7. Keine heißen Bäder in den späten Abendstunden
8. Schlaffördernde und angenehme Atmosphäre im Schlafzimmer (kein Fernseher im Schlafzimmer)
9. Einhalten eines Einschlafrituals (z. B. abendlicher Spaziergang, Musik hören etc.)

▪▪ Symptomatische Hypnotikatherapie

Erst wenn nichtmedikamentöse Therapieansätze nicht den gewünschten Erfolg bringen, sollte eine medikamentöse Insomnietherapie erwogen werden. Die medikamentöse Behandlung der Insomnie ist eine symptomatische und keine kausale Behandlung. Da eine Hypnotikatherapie mit nicht unwesentlichen Nebenwirkungen und bei vielen Substanzen mit einer Abhängigkeits- und Suchtentwicklung verbunden ist, sollte eine klare Indikation zur medikamentösen Therapie bestehen. Hypnotika eignen sich gut zur Behandlung von Patienten mit akuten reaktiven oder situativen Insomnien. Sie sind ferner in der Lage, den Teufelskreis aus nichterholsamem Schlaf, Tagesmüdigkeit und Angst vor schlechtem Schlaf in der darauffolgenden Nacht zu unterbrechen. So kann eine medikamentöse Insomniebehandlung nichtmedikamentöse Verfahren unterstützen. Bei Patienten mit erhöhtem Risiko für eine Abhängigkeitsentwicklung sollte die Indikation zur Behandlung mit Hypnotika nur in Ausnahmefällen gestellt werden. Die Auswahl eines Hypnotikums richtet sich nach der Genese der Schlafstörung und nach der Ausprägung der Symptome. Präparate mit kurzer Wirkdauer sind zur Behandlung von Einschlafstörungen geeignet, während Durchschlafstörungen den Einsatz mittellang wirksamer Präparate erfordern. Bei chronischen Insomnien sollte auf den Einsatz von Präparaten mit Abhängigkeitspotenzial (Benzodiazepine und Benzodiazepinrezeptoragonisten) möglichst verzichtet werden.

Neben einer Behandlung mit regelmäßiger Einnahme des Hypnotikums in jeder Nacht kommen im klinischen Alltag Therapieschemata zum Einsatz, bei denen Hypnotika aus der Gruppe der Benzodiazepine und der Benzodiazepinagonisten nach Absprache mit dem Patienten intermittierend nach Bedarf eingesetzt werden (bedarfsregulierte Intervalltherapie).

▪▪ Langzeitbehandlung

Eine Langzeitbehandlung mit Hypnotika ist aufgrund der Toleranzentwicklung und des Abhängigkeitspotenzials problematisch. Nach Schätzungen der Deutschen Hauptstelle für Suchtfragen sind 1,1 bis 1,2 Millionen Deutsche abhängig von Benzodiazepinen oder Benzodiazepin-Derivaten. Expertengremien sind daher übereinstimmend der Meinung, dass klassische Hypnotika (Benzodiazepine, Benzodiazepinagonisten) nur zeitlich begrenzt verordnet werden sollten. Trotz dieser Empfehlungen wird ein großer Teil der Patienten mit chronischer Insomnie über lange Zeit mit Hypnotika behandelt, obwohl eine solche Langzeitbehandlung nur bei langandauernder chronischer Insomnie mit entsprechend hohem Leidensdruck des Patienten und bei Versagen nichtmedikamentöser Verfahren empfohlen wird. Ob eine solche Langzeittherapie überhaupt effektiv ist, ist allerdings bislang durch Studien nicht belegt. Ein großes Manko in der derzeitigen Situation ist die Tatsache, dass bis auf sehr wenige

Ausnahmen Hypnotika nur für den Kurzzeitgebrauch getestet wurden.

4.6   Substanzklassen

4.6.1   Benzodiazepine

Prinzipiell haben alle Benzodiazepine einen schlafanstoßenden Effekt. Sie binden an eine spezifische Bindungsstelle des $GABA_A$-Rezeptors, führen zu einer Affinitätssteigerung des Rezeptors für GABA und verstärken dadurch die inhibitorische Wirkung von GABA im ZNS. Der Effekt der Benzodiazepine auf den Schlaf ist polysomnografisch gut untersucht. Sie verkürzen die Schlaflatenz, reduzieren die nächtlichen Wachphasen und führen dadurch zu einer erhöhten Schlafeffizienz. Benzodiazepine verändern die Schlafarchitektur. Es kommt zu einer Abnahme der Delta-Schlafphasen (Schlafstadium 3 und 4) sowie zu einer leichten Abnahme des REM-Schlaf-Anteiles.

Kurzwirksame Benzodiazepine werden sinnvoll bei im Vordergrund stehenden Einschlafstörungen eingesetzt. Mittellangwirksame Benzodiazepine kommen bei Ein- und Durchschlafstörungen zum Einsatz. Langwirksame Benzodiazepine sollten in der Insomnietherapie nur dann angewendet werden, wenn über die Nacht hinaus ein anxiolytischer Effekt am nächsten Tag gewünscht wird.

Die Nebenwirkungen der Benzodiazepine sind dosisabhängig. Bei langwirksamen Substanzen und bei hohen Dosierungen kommt es zu Überhangeffekten mit reduzierter Konzentrationsfähigkeit und vermindertem Reaktionsvermögen am folgenden Tag. Die Fähigkeit, ein Kraftfahrzeug zu führen oder gefährliche Maschinen zu bedienen, ist unter der Behandlung mit Benzodiazepinen deutlich eingeschränkt, worüber Patienten bei der Verordnung dieser Substanzen aufgeklärt werden müssen. Bei kurzwirksamen Substanzen sind nächtliche Amnesien beschrieben.

Benzodiazepine haben ein Abhängigkeitspotenzial, das mit Dosishöhe und zunehmender Therapiedauer ansteigt. Ferner ist die Toleranzentwicklung unter Benzodiazepintherapie zu beachten. Bei abruptem oder raschem Absetzen kann es zu Entzugssymptomen kommen, wobei der Zeitpunkt des Einsetzens der Entzugssymptomatik abhängig ist von der Wirkdauer der verordneten Substanz.

> ⓘ Aufgrund der muskelrelaxierenden Wirkung der Benzodiazepine ist die Sturzgefahr erhöht.

Selten kann es nach Benzodiazepinen zu einer paradoxen Reaktion kommen, die gekennzeichnet ist durch eine gesteigerte psychomotorische Aktivität bis hin zu Erregungszuständen. Diese paradoxe Reaktion findet sich häufiger bei Kindern und älteren Patienten.

4.6.2   Non-Benzodiazepin-Hypnotika vom Typ der Cyclopyrrolone, der Imidazopyridine und der Pyrazolopyrimidine

Die Substanzen wirken wie die eigentlichen Benzodiazepine über den $GABA_A$-Rezeptor-Komplex. Während Benzodiazepine unselektiv eine agonistische Wirkung an allen $GABA_A$-Rezeptor-Subtypen entfalten, haben Zolpidem und Zaleplon und zu einem gewissem Umfang auch Zopiclon eine relativ spezifische Wirkung auf den α_1-Subtyp. Dieser ist für die sedierende und amnestische Wirkung verantwortlich, während die antikonvulsiven Eigenschaften über die α_3- und α_5-Subtypen vermittelt werden. Wie bei Benzodiazepinen kann die pharmakologische Wirkung der Benzodiazepinagonisten durch Flumazenil antagonisiert werden.

Die hypnotische Wirkung dieser Substanzen ist mit der Benzodiazepinwirkung vergleichbar. Es kommt ebenfalls zu Veränderungen der Schlafarchitektur mit Reduktion der Delta-Schlafphasen. Aufgrund der unterschiedlichen Pharmakokinetik werden Zaleplon und Zolpidem vorwiegend für Einschlafstörungen eingesetzt, während Zopiclon auch für

Durchschlafstörungen verwendet werden kann. In der Schweiz ist auch ein retardiertes Zolpidem zugelassen, das sich ebenso für Durchschlafstörungen eignet.

Das Nebenwirkungsprofil unterscheidet sich insofern etwas von den eigentlichen Benzodiazepinen, als dass sie aufgrund der kürzeren Halbwertszeit seltener Überhangeffekte verursachen. Zwar ist das Suchtpotenzial dieser Substanzen geringer, eine Abhängigkeitsentwicklung ist jedoch auch für diese Substanzen gut dokumentiert, sodass auch diese Substanzen für eine Langzeittherapie der Insomnie nicht geeignet sind. In den USA ist das S-Isomer des Zopiclon (Eszopiclon) auch zur Langzeitbehandlung der Insomnie zugelassen. Ein Zulassungsantrag dieser Substanz wurde in Europa zurückgezogen.

Eine teratogene Wirkung der Substanzen ist bislang nicht beschrieben, allerdings kann es bei längerer Anwendung beim Neugeborenen postpartal zu Entzugserscheinungen führen. Die Indikation sollte in der Schwangerschaft daher sehr streng gestellt werden. Aufgrund des Übertritts der Substanzen in die Muttermilch besteht eine Kontraindikation in der Stillzeit.

4.6.3 Antidepressiva

Aufgrund der sedierenden Potenz einiger Antidepressiva werden Antidepressiva auch unabhängig vom Vorliegen einer Depression zur Behandlung von Insomnien eingesetzt, wenngleich darauf hingewiesen werden muss, dass sie in dieser Indikation nicht zugelassen sind. Zum Einsatz in der Insomnietherapie kommen zum einen sedierende trizyklische Antidepressiva wie Amitriptylin, Doxepin, Maprotilin und Trimipramin sowie Mirtazapin, das seine schlafanstoßende Wirkung vermutlich über seine $5\text{-}HT_2$-antagonistische Wirkung erzielt. Eine gute sedierende Wirkung besitzt auch Trazodon, das aufgrund seiner kardiovaskulären Nebenwirkungen (ventrikuläre Arrhythmien) und des selten unter der Therapie auftretenden Priapismus zur Insomniebehandlung nicht empfohlen werden kann. Zu beachten ist, dass

die für die Insomniebehandlung notwendige Dosis eines Antidepressivums geringer ist als die zur Depressionsbehandlung notwendige Dosis. Antidepressiva eignen sich zur Insomniebehandlung bei Patienten mit Kontraindikationen für eine Benzodiazepinbehandlung (z. B. Abhängigkeitspotenzial) und insbesondere bei Patienten mit begleitenden depressiven Störungen, wenn eine Langzeitbehandlung notwendig ist.

Antidepressiva verkürzen die Einschlaflatenz und erhöhen die Schlafeffizienz. Bis auf Trimipramin und Mirtazapin führen sedierende Antidepressiva zu einer Unterdrückung des REM-Schlafes, wobei dieser Effekt bei Patienten mit primärer Insomnie möglicherweise nur zu Therapiebeginn auftritt.

Im Vergleich zu Benzodiazepinpräparaten haben trizyklische Antidepressiva eine höhere Nebenwirkungsrate (s. nachfolgende Übersicht).

Nebenwirkungen von trizyklischen Antidepressiva
- Anticholinerge Nebenwirkungen:
  - Mundtrockenheit,
  - Schwitzen,
  - Blasenstörungen mit Restharnbildung aufgrund einer Detrusorschwäche,
  - Sehstörungen aufgrund von Akkommodationsstörungen,
  - Obstipation;
- kardiovaskuläre Störungen (Herzrhythmusstörungen, orthostatische Dysregulation),
- Gewichtszunahme,
- endokrine Störungen:
  - Gynäkomastie,
  - Zyklusstörungen,
  - Reduktion von Libido und Potenz;
- Leberfunktionsstörungen,
- Verstärkung eines Restless-leg-Syndroms.

Aufgrund des Nebenwirkungsprofils sind Blutuntersuchungen (Blutbild, Leber-, Nierenwerte), ein EKG und eine internistische Untersuchung vor Beginn einer Insomnietherapie mit sedierenden Antidepressiva durchzuführen. Auch während der Therapie sollten regelmäßige EKG-Kontrollen (alle 3 Monate) stattfinden.

4.6.4 Neuroleptika

Aufgrund der sedierenden und schlafanstoßenden Nebenwirkungen vieler Neuroleptika werden Präparate aus dieser Substanzgruppe ebenfalls zur Insomnietherapie eingesetzt. Vorteile der Neuroleptikabehandlung sind das fehlende Suchtpotenzial, was einen Vorteil bei Patienten mit Abhängigkeitserkrankungen in der Vorgeschichte darstellt. Hingegen besteht auch bei niedrigdosierter Therapie mit Neuroleptika das Risiko von medikamentös nur schwer beeinflussbaren Spätdyskinesien, wenngleich das Risiko bei den in der Regel verwendeten niedrigpotenten Neuroleptika gering ist. Dennoch sollte bei einer medikamentösen Langzeitbehandlung der Insomnien das Risiko extrapyramidaler Nebenwirkungen bei der Auswahl der Substanzen berücksichtigt werden.

Indiziert sind Neuroleptika bei Schlafstörungen im Zusammenhang mit Psychosen aus dem schizophrenen Formenkreis. Auch bei älteren Patienten werden Neuroleptika häufig zur Insomnietherapie eingesetzt, auch wenn die wissenschaftliche Evidenz dieses Behandlungskonzeptes durch kontrollierte Studien nicht abgesichert ist. Empfohlen werden kann der Einsatz von Neuroleptika zur Insomniebehandlung, wenn eine begleitende demenzielle Erkrankung mit Verschiebung des Schlaf-Wach-Rhythmus oder mit nächtlichen Verhaltensstörungen vorliegt.

Im Vergleich zu Benzodiazepinen bieten Neuroleptika den Vorteil, dass sie eine geringere muskelrelaxierende Wirkung und eine im Vergleich zu trizyklischen Antidepressiva geringere kardiotoxische Nebenwirkungsrate haben. Zur Insomniebehandlung eingesetzt werden insbesondere die stark sedierenden Neuroleptika mit geringer antipsychotischer Potenz wie das Melperon, das Pipamperon und das Chlorprothixen. Von den atypischen Neuroleptika eignen sich ferner Olanzapin, Risperidon und Quetiapin in niedriger Dosis zur Behandlung von Schlafstörungen. Auch das Clozapin hat eine gute schlafanstoßende Wirkung, sollte aber aufgrund der potenziellen Blutbildveränderungen bei primären Insomnien ohne psychotische Symptomatik nicht eingesetzt werden.

Wie Antidepressiva zeichnen sich Neuroleptika durch eine hohe Nebenwirkungsrate aus. Neben anticholinergen Nebenwirkungen, endokrinen Störungen, Gewichtszunahme, kardiovaskulären Störungen, Leberfunktionsstörungen und epileptischen Anfällen sind es vor allem extrapyramidale Nebenwirkungen, die gerade bei älteren Menschen auch unter einer niedrigdosierten Neuroleptikatherapie auftreten können. Hierzu zählen Frühdyskinesien, ein medikamentös induziertes Parkinsonoid, Akathisie und die medikamentös kaum beeinflussbaren Spätdyskinesien. Ebenso wie bei der Insomniebehandlung mit Antidepressiva sollten vor Therapiebeginn eine Labordiagnostik (Blutbild, Leber- und Nierenwerte), eine internistische Untersuchung und ein EKG durchgeführt werden. Regelmäßige Verlaufskontrollen von EKG (hier insbesondere Monitoring der QTc-Zeit) und Labor sind erforderlich.

4.6.5 Chloralhydrat

Das Alkoholderivat Chloralhydrat hat eine sehr rasche sedierende Wirksamkeit und eine relativ kurze Halbwertszeit, sodass es als Präparat zur Behandlung von Ein- und Durchschlafstörungen vor allem älterer Patienten geeignet ist. Nachteile der Substanz sind der relativ rasch eintretende Wirkungsverlust und die geringe therapeutische Breite, sodass es zur Langzeitinsomnietherapie nicht geeignet ist. Bei kurzzeitiger Anwendung hat Chloralhydrat ein relativ günstiges Nebenwirkungsprofil, sodass es im stationären Bereich zur Behandlung extrinsischer Insomnien eingesetzt werden kann. Beachtet werden sollte die organtoxische Wirkung der Substanz. Chloralhydrat sollte nicht bei Patienten mit Leber- und Nierenschädigungen sowie bei ausgeprägten kardiovaskulären Erkrankungen eingesetzt werden.

4.6.6 Antihistaminika

Im Gegensatz zu Benzodiazepinen, Antidepressiva und Neuroleptika sind einige zur Insomniebehandlung häufig genutzte Antihistaminika nicht rezeptpflichtig. Diphenhydramin und Doxylamin sind H_1-Antihistaminika, die im Gegensatz zu den neueren Antihistaminika die Blut-Hirn-Schranke kreuzen. Zum Einsatz der Antihistaminika als Hypnotika gibt es nur wenige placebokontrollierte Studien. Polysomnografisch kontrollierte Studien fehlen fast gänzlich. Ihre sedierende Potenz ist geringer als die der Benzodiazepine. Dennoch kann es je nach Halbwertszeit auch unter einer Therapie mit Antihistaminika zu Überhangsymptomen am nächsten Tag kommen. Bei längerem Gebrauch kommt es zu einem Wirkungsverlust, sodass die Substanzgruppe bei chronischen Insomnien nicht geeignet ist. Trotz der fehlenden Verschreibungspflichtigkeit haben die Substanzen relevante Nebenwirkungen. Neben der antihistaminergen Wirkung haben die Substanzen anticholinerge Wirkungen, die das Nebenwirkungsprofil der Substanzen bestimmen. Aufgrund der damit verbundenen kognitiven Störungen und der Delirgefahr sollten die Substanzen bei älteren Menschen nur mit Vorsicht verwendet werden.

4.6.7 Melatonin

Melatonin ist ein körpereigenes, zum Großteil von der Zirbeldrüse produziertes Hormon, das eine wesentliche Rolle in der Regulation zirkadianer Rhythmen spielt. Melatoninrezeptoren finden sich vornehmlich im Bereich des Nucleus suprachiasmaticus, einem wichtigen Schrittmacher des Tag-Wach-Rhythmus. Verabreichtes Melatonin hat einen schlafinduzierenden Effekt. Es verkürzt die Einschlaflatenz und die REM-Schlaflatenz. Darüber hinaus hat exogen zugefügtes Melatonin einen Einfluss auf die zirkadiane Rhythmik, weswegen die Substanz oft zur (Selbst)-Behandlung von Störungen der zirkadianen Rhythmik (Schichtarbeiter-Syndrom, Schlafstörungen aufgrund von Zeitzonenverschiebungen nach Langstreckenflügen) verwendet wird.

Die in Studien verwendeten Dosierungen von Melatonin variieren sehr stark (0,1–15 mg). Die üblicherweise empfohlenen Dosierungen zur Behandlung von Schlafstörungen liegen im Bereich von 3–9 mg. Die Dosis sollte bereits 1–2 Stunden vor dem Zubettgehen eingenommen werden. Die wenigen Studien zum Einsatz von Melatonin bei chronischen Insomnien zeigen insgesamt eine allenfalls geringe Wirksamkeit. Während Melatonin in den USA als Nahrungsergänzungsmittel frei verfügbar ist, ist es in Deutschland lediglich in retardierter Form (2 mg) zur Kurzzeitbehandlung von Patienten mit primärer Insomnie zugelassen. Bislang gibt es keine Daten darüber, ob und in welchen Abständen eine solche Behandlung wiederholt werden kann.

Seit 2009 ist der synthetische Melatonin-Agonist Agomelatin zur Behandlung der Depression zugelassen. In Vergleichsstudien mit anderen Antidepressiva (Venlafaxin, Sertralin) war die Schlafqualität zugunsten des Agomelatin gebessert. Aufgrund von Leberwertveränderungen ist der Einsatz der Substanz jedoch sorgfältig abzuwägen.

Dem in den USA zur Therapie der Insomnie zugelassenen Melatoninagonisten Ramelteon wurde in Europa eine Zulassung verweigert.

4.6.8 Phytotherapeutika

Frei verkäufliche Phytotherapeutika (Hopfen, Melisse, Baldrian, Passionsblume) werden in der Insomniebehandlung sehr häufig eingesetzt, wobei die Studienlage für die meisten Substanzen sehr schwach ist. Am besten untersucht sind Baldrian und Baldrianwurzelextrakte. Danach ist Baldrian auch bei längerfristiger Gabe zur Behandlung von Durchschlafstörungen effektiv, wobei der hypnotische Effekt geringer ist als der der meisten pharmakologisch charakterisierten

Substanzen. Da die Toxizität der zur Insomniebehandlung eingesetzten Phytotherapeutika gering ist, ist ein Einsatz bei leichteren Ein- und Durchschlafstörungen auch bei älteren Menschen gerechtfertigt.

4.7 Therapie im Alter

Bei der Behandlung von Schlafstörungen älterer Menschen ist zu berücksichtigen, dass sich die Schlafstruktur mit dem Alter verändert. Auch bei älteren Menschen, die über einen erholsamen Schlaf berichten, ist der Schlaf fragmentierter als bei jüngeren Probanden. Sowohl die Gesamtschlafzeit als auch der Tiefschlafanteil nehmen im Alter ab. Dafür können strukturierte Kurzschlafphasen (< 30 Minuten) tagsüber vorteilhaft sein. Da ältere Menschen oft unrealistische Vorstellungen bezüglich des Schlafbedarfs hegen und eine Hypnotikatherapie im Alter nebenwirkungsreicher ist, sollte in dieser Patientengruppe zunächst immer der Schwerpunkt auf schlafhygienische Maßnahmen gelegt werden.

Bei der Behandlung von älteren Patienten sollten die Pharmakokinetik und das Nebenwirkungspotenzial beachtet werden, da es bei älteren Menschen aufgrund der verzögerten Resorption und Elimination zu einer Kumulation von Hypnotika kommt. Zudem ist Polypharmakotherapie bei älteren Menschen die Regel und es ist auf die möglichen Interaktionen mit anderen Medikamenten zu achten (◘ Tab. 4.2).

◘ Tab. 4.2 Dosierungen der Medikamente zur Therapie von Schlafstörungen im Alter

Substanz	Startdosis im Alter	Maximaldosis im Alter	Übliche Dosis
Agomelatin	1×12,5 mg	1×50 mg, nicht > 75 J!	1×25–50 mg
Amitriptylin	1×10 mg	1×30 mg	1×10–75 mg
Brotizolam	1×0,125 mg	1×0,25 mg	1×0,25 mg
Chloralhydrat	1×500 mg	1×1000 mg	1×500–1000 mg
Clonazepam	1×0,25 mg	1×1 mg	1×0,5–1 mg
Diphenhydramin	1×12,5 mg	1×25 mg	1×25–50 mg
Flunitrazepam	1×0,25 mg	1×0,5 mg	1×1–2 mg
Flurazepam	1×7,5 mg	1×15 mg	1×15–30 mg
Gabapentin	1×300 mg	1200 mg (auf mehrere Dosen verteilen)	1×300–1200 mg
Levodopa/Benserazid	1×50/12,5 mg	1×300/75 mg	1×100/25–400/100 mg
Lormetazepam	1×0,5 mg	1×1 mg	1×1–2 mg
Melatonin	1×2 mg	1×2 mg	1×2 mg
Melperon	1×25 mg	1×100 mg	1×25–100 mg
Methylphenidat	1×5 mg	2×20 mg	5–60 mg (ggf. verteilen)
Mirtazapin	1×7,5 mg	1×15 mg	1×15 mg
Modafinil	1×100 mg	2×200 mg	200–400 mg (verteilen, 2 Dosen)
Natriumoxybat	4,5 g (in zwei Dosen)	9 g (in zwei Dosen)	4,5–9 g (in 2 Dosen)

◻ **Tab. 4.2** (Fortsetzung)

Substanz	Startdosis im Alter	Maximaldosis im Alter	Übliche Dosis
Nitrazepam	1×2,5 mg	1×5 mg	1×2,5–10 mg
Oxycodon/Naloxon	2×5/2,5 mg	2×30/15 mg	2×10/5 mg
Pipamperon	1×20 mg	1×120 mg	1×20–360 mg
Pitolisant	9 mg (in zwei Dosen)	36 mg (keine Erfahrungen)	9–36 mg (in 2 Dosen)
Pramipexol	1×0,088 mg	0,54 mg (ggf. auf mehrere Dosen verteilen)	0,088–0,54 mg (ggf. auf mehrere Dosen verteilen)
Promethazin	1×12,5 mg	1×25 mg	1×25–50 mg
Quetiapin	1×12,5 mg	1×50 mg	400–600 mg
Risperidon	1×0,25 mg	1×1 mg	4–6 mg
Ropinirol	1×0,25 mg	1×2 mg	1×0,25–2 mg
Rotigotin	1×1 mg	1×3 mg	1×1–3 mg
Tilidin/Naloxon	1×25/2 mg	1×50/4 mg	200/16 mg (ggf. verteilen)
Triazolam	1×0,125 mg	1×0,125 mg	1×0,125–0,25 mg
Trimipramin	1×25 mg	1×50 mg	1×25–150 (400) mg
Zaleplon	1×2,5 mg	1×5 mg	1×5–10 mg
Zolpidem	1×2,5 mg	1×5 mg	1×5–10 mg
Zopiclon	1×3,75 mg	1×3,75 (7,5) mg	1×7,5 mg

Anmerkung: Die Dosierungsangaben bei älteren Menschen beruhen in Ermangelung konkreter Zahlen in der Literatur oder vom Hersteller vielfach auf persönlichen Erfahrungen der Autoren im klinischen Alltag. Bei vielen Substanzen liegen die hier angegebenen Höchstdosen entsprechend der Indikation als Medikament zur Behandlung von Schlafstörungen deutlich niedriger als die möglichen Höchstdosen für die primäre Indikation.

4.8   Präparate

- **Agomelatin**
- Valdoxan, 25 mg – Tbl. (Servier Deutschland GmbH)

▪▪ Pharmakodynamik und Pharmakokinetik

Agomelatin wirkt melatonerg durch Agonismus am MT1- und MT2-Rezeptor und ist ein Antagonist am 5HT2c-Rezeptor. Es zeigt eine gute Resorption nach oraler Aufnahme mit erheblicher interindividueller Breite in der Bioverfügbarkeit. Die maximale Plasmakonzentration wird 1–2 Stunden nach Aufnahme erreicht, die Plasmaeiweißbindung beträgt 95%. Die Verstoffwechselung erfolgt in der Leber, überwiegend über CYP1A2. Bei nur geringer Plasmahalbwertszeit von ca. 2 Stunden erfolgt die Ausscheidung überwiegend renal.

▪▪ Indikation

Behandlung von Depression.

▪▪ Nebenwirkungen

Kopfschmerzen, Schwindel, Übelkeit, Verschwommensehen, Schlafstörungen, Alpträume, Hyperhidrose, RLS-Beschwerden,

Aggressivität, Verdauungsstörungen, Leberwerterhöhung (regelmäßige Kontrollen!).

▪▪ Kontraindikationen
Deutlich eingeschränkte Leberfunktion oder um mehr als das 3-fache erhöhte Transaminasen. Gleichzeitige Medikation mit CYP1A2-Hemmern (z. B. Fluvoxamin, Ciprofloxacin). Suizidalität. Patienten > 75 Jahre oder Demenz.

▪▪ Interaktionen
▬ Verstärkung der sedierenden Eigenschaften bei Kombination mit anderen sedierenden Medikamenten oder Alkohol, Wirkungsreduktion bei starken Rauchern (> 15 Zig./Tag), Spiegelveränderung in beide Richtungen in Kombination mit anderen Substanzen/Medikamenten, die über CYP1A2 verstoffwechselt werden oder CYP1A2 beeinflussen.

▪▪ Dosierung
▬ 25–50 mg vor dem Zubettgehen.

> **Bewertung**
>
> Schlaffördernde Wirkung im Vergleich zur antidepressiven Wirkung relativ stark, Off-label-Gebrauch zur Behandlung isolierter insomnischer Beschwerden. Auch aufgrund der Anwendungsbeschränkung bei Menschen > 75 Jahre sowie der Beschränkungen bei Nieren- und Leberinsuffizienz mit der Notwendigkeit regelmäßiger Leberwertkontrollen (eher) als Ausweichpräparat einzustufen.

▪ **Amitriptylin (▶ Kap. 1)**
▬ Amitriptylin-CT, 25 mg, 75 mg – Tbl. (CT Arzneimittel)
▬ Amitriptylin-neuraxpharm, 10 mg, 25 mg, 50 mg – Drg.; 75 mg, 100 mg – Filmtbl.; 25 mg, 50 mg, 75 mg retard – Retardkps.; Lösung zum Einnehmen. (neuraxpharm)

▬ Saroten, 2 ml – Inj.-Lsg.; Tabs 50 mg – Filmtbl.; retard Tabs 75 mg – Retardtbl. (Bayer Vital)
▬ Syneudon, 50 mg – Tbl. (Krewel Meuselbach)

▪▪ Dosierung
▬ Bei symptomatischer Behandlung einer primären Insomnie Therapiebeginn mit 25–50 mg abends, wobei bei Durchschlafstörungen bevorzugt retardierte Präparate zum Einsatz kommen sollten.
▬ Dosissteigerung auf 100 mg möglich, wobei in diesem Dosisbereich Überhangeffekte bei Patienten ohne relevante depressive Begleitsymptomatik häufig sind.

> **Bewertung**
>
> Aufgrund der rasch einsetzenden sedierenden Wirkung gut zur Behandlung von Depression mit begleitenden Schlafstörungen geeignet. In niedriger Dosis auch für primäre Insomnie einsetzbar (Off-label-Gebrauch). Auf Kombinationspräparate (Amitriptylin plus Benzodiazepin) sollte wegen der Suchtgefahr der Benzodiazepine verzichtet werden. Aufgrund der Beeinflussung der Schlafarchitektur und der starken anticholinergen Nebenwirkungen in dieser Indikation jedoch Medikament der 2. Wahl.

▪ **Brotizolam**
▬ Lendormin, 0,25 mg – Tbl. (Boehringer Ingelheim)

▪▪ Pharmakodynamik und Pharmakokinetik
▬ 1,4-Benzodiazepin,
▬ rasche Resorption; die Eliminationshalbwertszeit beträgt 3–6 h. Bei älteren Menschen Verlängerung bis auf 10 h. Die Metabolite sind pharmakologisch wirksam und haben ähnliche Eliminationshalbwertszeiten.

∎∎ **Indikation**

Kurzzeitbehandlung von Ein- und Durchschlafstörungen.

∎∎ **Dosierung**

⸺ 0,125–0,25 mg vor dem Zubettgehen.

∎∎ **Nebenwirkungen**

⸺ **Nervensystem**: Müdigkeit, Schwindel, Ataxie, Nystagmus, Diplopie, Dysarthrie, Muskelschwäche, Konzentrationsstörungen, Desorientierung, anterograde Amnesie, Atemdepression;
⸺ **Haut**: Urtikaria, Pruritus, Ausschlag, Haarausfall, Pigmentverschiebung;
⸺ **Magen-Darm-Trakt**: Übelkeit, epigastrische Beschwerden;
⸺ **Sonstiges**: Brustschmerzen, Thrombozytopenie, Libidoverlust, Impotenz.

⚠ Die Behandlung mit Brotizolam kann zu Abhängigkeit führen.

∎∎ **Kontraindikationen**

⸺ Überempfindlichkeit gegen Benzodiazepine,
⸺ Myasthenia gravis,
⸺ Schlafapnoe-Syndrom,
⸺ schwere respiratorische Insuffizienz,
⸺ Medikamenten- oder Alkoholabhängigkeit.

∎∎ **Interaktionen**

Verstärkung der sedierenden Eigenschaften bei Kombination mit anderen sedierenden Medikamenten oder Alkohol.

Bewertung

Mittellang wirksames Benzodiazepin, das aufgrund seiner geringen Kumulationsneigung auch für ältere Menschen geeignet ist.

▪ **Chloralhydrat**
⸺ Chloraldurat, 250 mg, 500 mg – Weichkapseln (Desitin)

∎∎ **Pharmakodynamik und Pharmakokinetik**

Alkoholderivat. Wirkmechanismus bislang nicht geklärt. Nach oraler Gabe rasche gastrointestinale Resorption. Die sedierende Wirkung beruht vermutlich auf dem pharmakologisch aktiven Metaboliten Trichloroethanol, der eine Plasmahalbwertszeit von 8–10 h hat. Die Elimination erfolgt über eine Verstoffwechselung in der Leber. Ein Teil des aktiven Metaboliten wird über den Urin und die Galle in freier und konjugierter Form ausgeschieden.

∎∎ **Indikation**

Kurzzeitbehandlung von Schlafstörungen.

∎∎ **Dosierung**

⸺ 500–1000 mg 30 min vor dem Zubettgehen. Eine Dosis von 1,5 g/Tag sollte nicht überschritten werden.

∎∎ **Nebenwirkungen**

Bei längerer Einnahme Toleranzentwicklung und Abhängigkeit möglich. Verlängerung der QT-Zeit, Torsade de pointes.

∎∎ **Kontraindikationen**

⸺ Lebererkrankungen,
⸺ eingeschränkte Nierenfunktion,
⸺ schwere Herzerkrankung,
⸺ Gastritis,
⸺ Kumarinantikoagulanzientherapie.

∎∎ **Interaktionen**

Aufgrund der hepatischen Abbauwege kann es zu Interaktionen mit Antikoagulanzien (Kumarinpräparate) kommen. Unter Behandlung mit Chloralhydrat kann die Wirksamkeit der Antikoagulanzien abgeschwächt sein, nach Absetzen von Chloralhydrat kann es hingegen zu einem verzögerten Metabolismus von Kumarin und somit zu einer verstärkten Antikoagulation kommen. Bei gleichzeitiger Behandlung mit Sulfonylharnstoffen kann die antidiabetische Wirkung dieser Substanzen verstärkt werden.

> **Bewertung**
>
> Rasch wirksames, bewährtes Hypnotikum.
> Rascher Wirkungsverlust; aufgrund der
> Organtoxizität nicht für multimorbide
> Patienten geeignet. EKG-Kontrollen
> (QT-Zeit)

- **Clonazepam (▶ Kap. 3)**
- Antelepsin, 0,5 mg, 2,0 mg – Tbl. (Desitin)
- Clonazepam-neuraxpharm, 2,5 mg/ml –
  Lösung (Neuraxpharm)
- Rivotril, 0,5 mg, 2 mg – Tbl.; 2,5 mg/ml –
  Lsg. – Trpf.; 1 mg/ml Amp. – Injektions-
  lösungskonzentrat (Roche)

■■ **Dosierung**
- 0,5–1 mg zur Nacht.

> **Bewertung**
>
> Medikament der ersten
> Wahl zur Behandlung der
> REM-Schlaf-Verhaltensstörung.

- **Diphenhydramin**
- Betadorm D, 50 mg – Tbl. (McNeil)
- Diphenhydramin-Hevert, 1 mg/10 ml –
  Inj.-Lsg.(Hevert)
- Dolestan, 25 mg – Tbl.; forte, 50 mg – Tbl.
  (Krewel Meuselbach)
- Hevert-Dorm, 25 mg – Tbl. (Hevert)
- Moradorm, 50 mg – Tbl. (Bouhon)
- nervo OPT N, 50 mg – Tbl. (Optimed)
- Sediat, 50 mg – Tbl. (Pfleger)
- Vivinox Sleep Schlaftabletten stark,
  50 mg – Tbl.; Schlafdragees, 25 mg –
  Drg. (Mann)

■■ **Pharmakodynamik und Pharmakokinetik**

Antihistaminikum; nach oraler Einnahme wird
Diphenhydramin rasch enteral resorbiert. Die
Wirkdauer beträgt 4–6 h. Die Substanz wird in
der Leber metabolisiert, die inaktiven Metaboliten renal ausgeschieden.

■■ **Indikation**

Ein- und Durchschlafstörungen verschiedener
Genese.

■■ **Dosierung**
- 25–50 mg vor dem Zubettgehen.

■■ **Nebenwirkungen**

Anticholinerge Nebenwirkungen wie Mundtrockenheit, Akkomodationsstörungen, orthostatische Hypotension.

■■ **Kontraindikationen**
- Stillzeit,
- Überempfindlichkeit gegen
  Antihistamenika,
- Engwinkelglaukom,
- Harnverhalt.

■■ **Interaktionen**
- Verstärkung der sedierenden Eigenschaften
  bei Kombination mit anderen sedierenden
  Medikamenten oder Alkohol,
- bei Kombination mit Medikamenten mit
  anticholinergem Nebenwirkungsprofil
  Potenzierung der anticholinergen Nebenwirkungen, delirante Zustandsbilder
  möglich.

> **Bewertung**
>
> Aufgrund der rasch nachlassenden
> hypnotischen Wirkung eignet sich die
> nicht rezeptpflichtige Substanz nur zur
> kurzzeitigen Insomniebehandlung. Das
> ausgeprägte anticholinerge Nebenwir-
> kungsprofil limitiert den Einsatz bei älteren
> Menschen.

- **Doxylamin**
- Gittalun Trinktabletten, 25 mg – Brausetbl.
  (Boehringer Ingelheim),
- SchlafTabs ratiopharm, 25 mg – Tbl.
  (ratiopharm)
- Sedaplus, Saft (CNP Pharma)

- Valocordin-Doxylamin – Lösung – Trpf. (Krewel-Meuselbach)
- WICK MediNait Erkältungssirup mit Honig- und Kamillenaroma (WICK Pharma)
- WICK MediNait Erkältungssirup für die Nacht (WICK Pharma)

Pharmakodynamik und Pharmakokinetik
- Antihistaminikum;
- rasche Resorption nach oraler Gabe. Maximale Plasmakonzentration wird 1,6–2,4 h nach Einnahme erreicht. Plasmahalbwertszeit beträgt 10 h. Die Substanz wird teilweise in der Leber metabolisiert, die Ausscheidung erfolgt renal.

Indikationen
Kurzzeitbehandlung von Ein- und Durchschlafstörungen.

Dosierung
- 25–50 mg vor dem Zubettgehen.

Nebenwirkungen
Anticholinerge Nebenwirkungen (geringer ausgeprägt als beim Diphenhydramin).

Kontraindikationen
- Stillzeit,
- Überempfindlichkeit gegen Antihistaminika,
- Engwinkelglaukom,
- Harnverhalt.

Interaktionen
- Verstärkung der sedierenden Eigenschaften bei Kombination mit anderen sedierenden Medikamenten oder Alkohol,
- bei Kombination mit Medikamenten mit anticholinergem Nebenwirkungsprofil Potenzierung der anticholinergen Nebenwirkungen, delirante Zustandsbilder möglich.

Bewertung

Nicht rezeptpflichtiges Antihistaminikum. Im Vergleich zu Benzodiazepinen schwächere hypnotische Wirksamkeit, die relativ schnell nachlässt. Kein Abhängigkeitspotenzial.

Flunitrazepam
- Rohypnol, 1 mg – Tbl., BtM-pflichtig (Roche)
- Rohypnol, 2 mg/ml – Amp., BtM-pflichtig (Roche)

Pharmakodynamik und Pharmakokinetik
1,4-Benzodiazepin; nach oraler Verabreichung wird Flunitrazepam rasch absorbiert. 10–15% werden durch einen First-pass-Effekt in der Leber metabolisiert, sodass die Bioverfügbarkeit ca. 85% beträgt. Die Substanz wird fast vollständig metabolisiert, wobei einer der Hauptmetaboliten (N-Desmethyl-Flunitrazepam) biologisch aktiv ist. Die Metaboliten werden renal ausgeschieden. Die Eliminationshalbwertszeit beträgt 20–30 h, die des aktiven Metaboliten 23–33 h.

Indikation
Kurzzeitbehandlung von Schlafstörungen.

Dosierung
- 0,5–1,0 mg vor dem Zubettgehen. Falls erforderlich kann bei guter Verträglichkeit die Dosis auf 2 mg gesteigert werden.
- Bei älteren Menschen und bei Patienten mit Leberfunktionsstörungen sollte die Dosis von 0,5 mg nicht überschritten werden.

Nebenwirkungen
- **Nervensystem**: Müdigkeit, Schwindel, Ataxie, Nystagmus, Diplopie, Dysarthrie, Muskelschwäche, Konzentrationsstörungen, Desorientierung, anterograde Amnesie, Atemdepression;

- **Haut**: Urtikaria, Pruritus, Ausschlag, Haarausfall, Pigmentverschiebung;
- **Magen-Darm-Trakt**: Übelkeit, epigastrische Beschwerden;
- **Sonstiges**: Brustschmerzen, Thrombozytopenie, Libidoverlust, Impotenz.

> **Die Behandlung mit Flunitrazepam kann zu Abhängigkeit führen.**

▪▪ Kontraindikationen
- Überempfindlichkeit gegen Benzodiazepine,
- Myasthenia gravis,
- Schlafapnoe-Syndrom,
- schwere respiratorische Insuffizienz,
- Medikamenten- oder Alkoholabhängigkeit.

▪▪ Interaktionen
Aufgrund der Metabolisierung über Zytochrom-P450-3A (CYP3A) Interaktionen mit Pharmaka, die über das gleiche Zytochrom-P450-System abgebaut werden.

Bewertung

Aufgrund der langen Halbwertszeit und des damit verbundenen hohen Abhängigkeitspotenzials zur Insomniebehandlung nicht empfohlen. Seit 2011 sind alle Dosierungen BtM-pflichtig.

- **Flurazepam**
- Dalmadorm, 30 mg – Tbl. (MEDA Pharma)
- Flurazepam real, 30 mg – Tbl. (Dolorgiet)
- Staurodorm Neu, 30 mg – Tbl. (Dolorgiet)

▪▪ Pharmakodynamik und Pharmakokinetik
1,4-Benzodiazepin; die Substanz wird rasch enteral resorbiert. Pharmakologisch wirksam sind die Metabolite Hydroxyethylflurazepam (Eliminationshalbwertszeit ca. 1 h) und N-Desalkylflurazepam (Eliminationshalbwertszeit 40–100 h), die renal ausgeschieden werden.

▪▪ Indikation
Kurzzeitbehandlung von Schlafstörungen.

▪▪ Dosierung
- Übliche Dosierung beträgt 15–30 mg.
- Bei älteren Menschen sollte aufgrund der Kumulationsgefahr eine Dosis von 15 mg nicht überschritten werden.

▪▪ Nebenwirkungen
- **Nervensystem**: Müdigkeit, Schwindel, Ataxie, Nystagmus, Diplopie, Dysarthrie, Muskelschwäche, Konzentrationsstörungen, Desorientierung, anterograde Amnesie, Atemdepression;
- **Haut**: Urtikaria, Pruritus, Ausschlag, Haarausfall, Pigmentverschiebung;
- **Magen-Darm-Trakt**: Übelkeit, epigastrische Beschwerden;
- **Sonstiges**: Brustschmerzen, Thrombozytopenie, Libidoverlust, Impotenz.

> **Die Behandlung mit Flurazepam kann zu Abhängigkeit führen.**

▪▪ Kontraindikationen
- Überempfindlichkeit gegen Benzodiazepine,
- Myasthenia gravis,
- Schlafapnoe-Syndrom,
- schwere respiratorische Insuffizienz,
- Medikamenten- oder Alkoholabhängigkeit.

▪▪ Interaktionen
Verstärkung der sedierenden Eigenschaften bei Kombination mit anderen sedierenden Medikamenten oder Alkohol.

Bewertung

Aufgrund der langen Halbwertszeit Überhangsymptome häufig. Hohe Kumulationsgefahr, von daher nur bedingt empfehlenswert.

- **Gabapentin** (▶ Kap. 1)
- Gabagamma, 100 mg, 300 mg, 400 mg – Hartkps.; 600 mg, 800 mg – Filmtbl. (Wörwag)
- GabaLiquid GeriSan, 50 mg/ml – Lösung. (Infectopharm)
- Gabapentin AbZ, 100 mg, 300 mg – Hartkps.; 400 mg, 600 mg, 800 mg – Filmtbl. (AbZ Pharma)
- Gabapentin Heumann, 100 mg, 300 mg, 400 mg – Kps.; 600 mg, 800 mg – Filmtbl. (Heumann)
- Gabapentin HEXAL, 100 mg, 300 mg, 400 mg – Hartkps.; 600 mg, 800 mg – Filmtbl. (Hexal)
- Gabapentin-CT, 600 mg, 800 mg – Filmtbl.; 100 mg, 300 mg, 400 mg – Hartkps. (CT Arzneimittel)
- Gabapentin-Hormosan, 600 mg, 800 mg – Filmtbl.; 100 mg, 300 mg, 400 mg – Hartkps. (Hormosan Pharma)
- Gabapentin-neuraxpharm, 100 mg, 300 mg, 400 mg – Hartkps.; 600 mg, 800 mg – Filmtbl. (neuraxpharm)
- Gabapentin-ratiopharm, 100 mg, 300 mg, 400 mg – Hartkps.; 600 mg, 800 mg – Filmtbl. (ratiopharm)
- Gabapentin Teva, 600 mg, 800 mg – Filmtbl. (TEVA)
- GABAPENTIN-TEVA, 300 mg – Hartkps. (TEVA)
- Neurontin, 100 mg, 300 mg, 400 mg – Hartkps.; 600 mg, 800 mg – Filmtbl. (Pfizer Pharma)

- **▪▪ Dosierung**
- 300–1200 mg pro Tag.

Bewertung

Gut verträgliches Antiepileptikum, das als Reservemedikament bei Restless-legs-Syndrom eingesetzt werden kann; hierfür allerdings nicht zugelassen.

- **Levodopa plus Benserazid** (▶ Kap. 6)
- Levodopa/Benserazid-CT, 100 mg/25 mg – Tbl. (CT-Pharma)
- Levodopa/Benserazid-neuraxpharm, 50 mg/12,5 mg, 100 mg/25 mg, 200 mg/50 mg – Tbl. (neuraxpharm)
- Levodopa/Benserazid ratiopharm, 50 mg/12,5 mg, 100 mg/25 mg, 200 mg/50 mg – Tbl. (ratiopharm)
- Restex, 100 mg/25 mg – Tbl.; 100 mg/25 mg Retardkapseln – Hartkps. (Roche)

Alle weiteren Levodopa Präparate sind zur Behandlung des Restless-legs-Syndrom in Deutschland nicht zugelassen. Als „Notfallmedikament" hat sich L-Dopa als schnell lösliche Tablette, die notfalls unter die Zunge gelegt werden kann, erwiesen (Madopar-LT, Off-label-Gebrauch!).

- **▪▪ Dosierung**
- Beginn der Behandlung mit 1 Tbl. am Abend. Bei Durchschlafstörungen aufgrund des Restless-legs-Syndroms Kombination mit retardierter Form sinnvoll. Dosis kann bei Bedarf auf 200–400 mg gesteigert werden.

Bewertung

Wirksames Mittel zur RLS-Behandlung. Bei vielen Patienten kommt es allerdings im Laufe der Behandlung zu Augmentationsphänomenen, die auch durch eine Dosissteigerung und Medikamenteneinnahme am Tag oft nicht gebessert werden.

- **Lormetazepam**
- Loretam, 1 mg, 2 mg – Weichkps. (MEDA Pharma)
- Lormetazepam acis, 0,5 mg, 1 mg, 2 mg – Tbl. (acis Arzneimittel)
- Lormetazepam-ratiopharm, 0,5 mg, 1 mg, 2 mg – Tbl. (ratiopharm)

- Lormetazepam-TEVA, 1 mg, 2 mg – Tbl. (TEVA)
- Noctamid, 1 mg, 2 mg – Tbl. (Bayer-Vital)
- Sedalam, 2 mg/10 ml – Inj.-Lsg. (Köhler)

Pharmakokinetik

1,4-Benzodiazepin; die Substanz wird rasch oral resorbiert, der Plasmaspitzenspiegel wird nach etwa 1,5 h erreicht. Die Metabolisierung erfolgt in der Leber, wo der Großteil zum Glukuronid konjugiert wird und als pharmakologisch inaktiver Metabolit über den Urin ausgeschieden wird. Die Eliminationshalbwertszeit beträgt etwa 10 h. Die Pharmakokinetik ist bei älteren Patienten und bei Patienten mit Lebererkrankungen nicht wesentlich verändert.

Indikation

Kurzzeitbehandlung von Ein- und Durchschlafstörungen.

Dosierung

- 1–2 mg vor dem Zubettgehen. Bei älteren Patienten sollte die Dosis nicht mehr als 1 mg betragen, um eine zu starke Sedierung zu vermeiden.

Nebenwirkungen

- **Nervensystem**: Müdigkeit, Schwindel, Ataxie, Nystagmus, Diplopie, Dysarthrie, Muskelschwäche, Konzentrationsstörungen, Desorientierung, anterograde Amnesie, Atemdepression;
- **Haut**: Urtikaria, Pruritus, Ausschlag, Haarausfall, Pigmentverschiebung;
- **Magen-Darm-Trakt**: Übelkeit, epigastrische Beschwerden;
- **Sonstiges**: Brustschmerzen, Thrombozytopenie, Libidoverlust, Impotenz.

> **Die Behandlung mit Lormetazepam kann zu Abhängigkeit führen.**

Kontraindikationen

- Überempfindlichkeit gegen Benzodiazepine,
- Myasthenia gravis,

- Schlafapnoe-Syndrom,
- schwere respiratorische Insuffizienz,
- Medikamenten- oder Alkoholabhängigkeit.

> **Bewertung**
>
> Mittellang wirksames Benzodiazepin, das aufgrund seiner geringen Kumulationsneigung auch für ältere Menschen geeignet ist.

- **Melatonin**
- Circadin, 2 mg – Retardtabl. (Lundbeck)

Pharmakokinetik und Pharmakodynamik

Die Bioverfügbarkeit schwankt zwischen 10 und 56%, die Halbwertszeit beträgt ca. 4 h. Melatonin wird zu 90% nach der Leberpassage mittels CYP1A1 und CYP1A2 zu 6-OH-Melatonin verstoffwechselt und über den Urin ausgeschieden.

Indikation

Kurzzeitige Behandlung der primären Insomnie bei Patienten ab 55 Jahren (Behandlung kann bis zu 13 Wochen beibehalten werden). Off-label-Gebrauch: Behandlung der REM-Schlafverhaltensstörung (oft höhere Dosen erforderlich).

Dosierung

- Regelmäßig 2 mg 1–2 h vor dem Zubettgehen nach der letzten Mahlzeit.

Nebenwirkungen

Kopfschmerzen, Pharyngitis, Rückenschmerzen, Arthralgien, Bronchitis.

Kontraindikationen

- Schwangerschaft und Stillzeit,
- gleichzeitige Behandlung mit Fluvoxamin,
- Autoimmunkrankheiten,
- Niereninsuffizienz,
- Leberfunktionseinschränkung.
- Nicht geeignet bei gleichzeitiger Gabe von Benzodiazepin und non-Benzodiazepin-Hypnotika.

Nebenwirkungsarme Substanz, die in dem begrenzten Indikationsbereich eine Ergänzung zum bisherigen medikamentösen Therapieangebot darstellt. Da keine ausreichenden Daten zur Langzeitsicherheit vorliegen, ist von einer Einnahme über längere Zeit abzuraten.

- **Melperon** (▶ Kap. 5)
- Melperon AbZ, 50 mg – Filmtbl. (AbZ-Pharma)
- Melperon-CT, 25 mg, 50 mg, 100 mg – Filmtbl.; 25 mg/5 ml – Lsg. (CT-Pharma)
- Melperon-neuraxpharm, 10 mg, 25 mg, 50 mg, 100 mg – Filmtbl.; 25 mg/5 ml Liquidum – Lsg.; 25 mg/1 ml forte – Lösung. (Neuraxpharm)
- Melperon-ratiopharm, 25 mg, 50 mg, 100 mg – Filmtbl.; 25 mg/5 ml – Lsg. (ratiopharm)

▪▪ Dosierung
- Beginn mit 25–50 mg abends, beim Einsatz als Hypnotikum Steigerung bis 100 mg möglich.

Aufgrund der geringen anticholinergen Nebenwirkungen und der im Vergleich zu anderen Neuroleptika niedrigen Rate von extrapyramidalen Nebenwirkungen zur Behandlung von Schlafstörungen im geriatrischen und gerontopsychiatrischen Bereich geeignet (Off-label-Gebrauch).

- **Methylphenidat**
- Concerta, 18 mg, 27 mg, 36 mg, 54 mg – Retardtbl. (Janssen-Cilag)
- Equasym Retard, 10 mg, 20 mg, 30 mg – Hartkps. (UCB)
- Medikid, 5 mg, 10 mg, 20 mg – Tbl. (Medice)
- Medikinet, 5 mg, 10 mg, 20 mg – Tbl.; adult: 5 mg, 10 mg, 20 mg, 30 mg, 40 mg, 50 mg, 60 mg – Hartkps.; retard: 5 mg, 10 mg, 20 mg, 30 mg, 40 mg, 50 mg, 60 mg – Hartkps. (Medice)
- Methylphenidathydrochlorid-neuraxpharm, 18 mg, 36 mg, 54 mg – Retardtbl. (Neuraxpharm)
- Ritalin, 10 mg – Tbl.; LA: 10 mg, 20 mg, 30 mg, 40 mg, 60 mg – Hartkps.; Adult: 10 mg, 20 mg, 30 mg, 40 mg, 60 mg – Hartkps. (Novartis)

▪▪ Pharmakokinetik und Pharmakodynamik
- Methylphenidat blockiert den Dopamintransporter und wirkt somit als Dopaminwiederaufnahmehemmer; blockiert auch die Noradrenalinwiederaufnahme.
- Methylphenidat wird rasch enteral resorbiert; niedrige Bioverfügbarkeit aufgrund eines First-pass-Metabolismus. Der Plasmaspitzenspiegel wird nach 2 h erreicht, die Eliminationshalbwertszeit beträgt 2 h. Rasche Metabolisierung zu Phenyl-2-Piperidinessigsäure, das renal eliminiert wird.

▪▪ Indikationen
- Narkolepsie (für diese Indikation ist ausschließlich Ritalin zugelassen),
- Aufmerksamkeitsdefizit-/Hyperaktivitätsstörung (ADHS).

▪▪ Dosierung
Langsam einschleichend dosieren. Beginn mit 5–10 mg, Dosiserhöhung 5–10 mg pro Woche bis zu einer Höchstdosis von 60 mg pro Tag.

▪▪ Nebenwirkungen
- Missbrauchs- und Abhängigkeitspotenzial,
- Schlaflosigkeit, Appetitminderung, Schwindel,
- Krampfanfälle, zentrale Bewegungsstörungen (Tics, choreatische Bewegungen),
- Tachykardien, Blutdruckerhöhung, Akkommodationsstörungen,
- dermatologische Unverträglichkeiten.

▪▪ Kontraindikationen

- ▬ Abhängigkeitserkrankungen in der Vorgeschichte,
- ▬ Schwangerschaft und Stillzeit,
- ▬ Gilles-de-la-Tourette-Syndrom und andere schwere Tic-Störungen,
- ▬ gleichzeitige Einnahme von MAO-Hemmern (es sollten mindestens 14 Tage Abstand zwischen der Einnahme von MAO-Hemmern und Methylphenidat eingehalten werden),
- ▬ Hyperthyreose, Phäochromozytom,
- ▬ Engwinkelglaukom, Prostatahyperplasie.

Bewertung

Methylphenidat wird sehr viel zur Behandlung des ADHS eingesetzt. Zur Behandlung der Tagesmüdigkeit bei Narkolepsie ist Methylphenidat aufgrund seines Missbrauchs- und Abhängigkeitspotenzials sowie seiner kardiovaskulären Nebenwirkungen Medikament der zweiten Wahl. Methylphenidat ist BtM-pflichtig.

- ▪ **Mirtazapin** (► Kap. 1)
- ▬ Mirtagamma, 15 mg, 30 mg, 45 mg – Filmtbl. (Wörwag)
- ▬ Mirtazapin AbZ, 15 mg, 30 mg, 45 mg – Filmtbl. (AbZ Pharma)
- ▬ Mirtazapin Heumann, 15 mg, 30 mg, 45 mg – Filmtbl. (Heumann)
- ▬ Mirtazapin-CT, 15 mg, 30 mg, 45 mg – Filmtbl.; 15 mg, 30 mg Schmelztbl. (CT-Arzneimittel)
- ▬ Mirtazapin-Hormosan, 15 mg, 30 mg, 45 mg – Filmtbl. (Hormosan)
- ▬ Mirtazapin-neuraxpharm, 15 mg, 30 mg, 45 mg – Filmtbl. (neuraxpharm)
- ▬ Mirtazapin-ratiopharm, 15 mg, 30 mg, 45 mg – Filmtbl.; 15 mg, 30 mg, 45 mg – Schmelztbl. (ratiopharm)
- ▬ Mirtazelon, 15 mg, 30 mg, 45 mg – Filmtbl. (Krewel Meuselbach)
- ▬ Remergil SolTab, 15 mg, 30 mg, 45 mg – Schmelztbl. (Essex)

▪▪ Dosierung

- ▬ Hypnotische Wirkung bereits ab 7,5 mg, übliche Dosis 15 mg.

Bewertung

Antidepressivum mit potenter hypnotischer Wirksamkeit. Bei Schlafstörungen mit begleitender depressiver Erkrankung Medikament der ersten Wahl. Gewichtszunahme häufige Nebenwirkung. Verschlimmerung eines RLS möglich.

- ▪ **Modafinil**
- ▬ Modafinil Heumann, 100 mg – Tbl. (Heumann)
- ▬ Modafinil-neuraxpharm, 100 mg, 200 mg – Tbl. (neuraxpharm)
- ▬ Vigil, 100 mg, 200 mg – Tbl. (TEVA)

▪▪ Pharmakodynamik

Modafinil zeigt keine Affinität zu bekannten ZNS-Rezeptoren und unterscheidet sich damit vom Rezeptorprofil klassischer Psychostimulanzien. Allerdings ist ein intaktes α_1-adrenerges System Voraussetzung für die vigilanzsteigernde Wirkung. Als Wirkmechanismus wird von einer selektiven Aktivierung regional begrenzter Kerngebiete im Hypothalamus ausgegangen, die für die Regulation des normalen Schlaf-Wach-Rhythmus eine Rolle spielen.

▪▪ Pharmakokinetik

Die höchste Plasmakonzentration wird 2–4 h nach oraler Einnahme erreicht. Modafinil bindet zu ca. 60% an Plasmaproteine. Die Metabolisierung erfolgt über das hepatische Zytochrom-P450-Isoenzym 3A4/5, die inaktiven Metabolite werden über die Niere ausgeschieden.

▪▪ Indikationen

- ▬ Narkolepsie mit und ohne Kataplexie, exzessive Schläfrigkeit,
- ▬ mittelschweres bis schweres chronisches Schichtarbeiter-Syndrom mit ausgeprägter Schläfrigkeit bei Patienten

mit Nachtschichtwechsel, wenn andere schlafhygienischen Maßnahmen zu keiner Besserung geführt haben (Zulassung seit 2011 erloschen),

— Fatigue-Syndrom bei multipler Sklerose (Off-label-Gebrauch)

— Behandlung der primären Hypersomnie (Off-label-Gebrauch)

▪▪ Dosierung

— 200–400 mg pro Tag. Empfehlenswert ist die Verteilung auf 2 Dosen am Morgen und am Mittag. Bei persistierender Tagesmüdigkeit kann die Dosis auf 600 mg erhöht werden.

▪▪ Nebenwirkungen

— **Nervensystem**: Kopfschmerzen, Nervosität und Angstgefühle, Schlafstörungen;

— **Haut**: schwere Hautreaktionen einschließlich Steven-Johnson-Syndrom;

— **Sonstiges**: bei schwerer Nierenfunktionsstörungen oder schwerer Leberfunktionsstörung Dosishalbierung; aufgrund seiner vigilanzsteigernden Wirkung Missbrauch als Dopingmittel.

▪▪ Kontraindikationen

— Abhängigkeitserkrankungen in der Vorgeschichte,

— Schwangerschaft und Stillzeit,

— nicht kontrollierter Hypertonus, Herzrhythmusstörungen.

Bewertung

Gut verträgliches Mittel gegen Tagesmüdigkeit bei Narkolepsie; seit 2008 nicht mehr BtM-pflichtig. Hat im Gegensatz zu anderen Stimulanzien keine amphetaminartigen Nebenwirkungen, das plötzliche Absetzen führt nicht zu Entzugssymptomen. Keine Suchtkomponente. Der Einsatz bei Tagesmüdigkeit bei CPAP-behandelten

---

Patienten mit obstruktivem Schlaf-Apnoe-Syndrom, wofür bis 2011 eine Zulassung bestand, kann nicht empfohlen werden. Hingegen gibt es Evidenz für die Wirksamkeit bei Tagesmüdigkeit beim Schichtarbeiter-Syndrom (Off-label-Gebrauch seit 2011).

▪ Natriumoxybat

— Xyrem, 500 mg/ml – Lsg. zum Einnehmen (UCB Pharma)

▪▪ Pharmakodynamik

Natriumsalz der γ-Hydroxybuttersäure. γ-Hydroxybuttersäure ist der endogene Metabolit der γ-Aminobuttersäure. γ-Hydroxybuttersäure wirkt als Neurotransmitter mit agonistischer Wirkung auf den γ-Hydroxybuttersäure-Rezeptor. Ferner GABA$_B$-Agonist.

▪▪ Pharmakokinetik

Rasche Resorption nach oraler Aufnahme, max. Plasmakonzentration wird nach 0,5–1,25 h erreicht. Plasmahalbwertszeit 40–60 min. Natriumoxybat wird über die γ-Hydroxybuttersäure-Dehydrogenase zu Succinat-Semialdehyd metabolisiert, welches dann im Krebszyklus zu CO_2 abgebaut wird. 5% werden unverändert im Urin ausgeschieden.

▪▪ Indikation

Narkolepsie mit Kataplexie.

▪▪ Dosierung

— 4,5–9 g, verteilt auf 2 Einzeldosen, wobei die erste Dosis direkt vor dem Zubettgehen, die 2. Dosis nach 2–4 h eingenommen werden soll. Dosisreduktion bei Leberinsuffizienz und in Kombination mit Valproinsäure.

❗ **Natriumoxybat sollte nicht zusammen mit Hypnotika oder Alkohol eingenommen werden.**

▪▪ Nebenwirkungen
- **Nervensystem**: Schwindel, Kopfschmerzen, Übelkeit, Somnolenz, Verwirrtheit, Erbrechen, Enuresis nocturna, erhöhtes Psychoserisiko bei Patienten mit bipolaren Störungen. Auftreten von Schlafwandeln möglich. Paradoxe Effekte mit Agitiertheit und Insomnie in seltenen Fällen möglich. Bislang kein Missbrauch oder Abhängigkeitspotenzial bei Narkolepsiepatienten beschrieben.

▪▪ Kontraindikationen
Behandlung mit Opiaten oder Barbituraten.

> **Bewertung**
>
> Hochwirksames Medikament zur Behandlung sowohl der Kataplexie, der Einschlafneigung am Tag und der Schlafstörungen in der Nacht bei Narkolepsiepatienten. Medikament der zweiten Wahl bei Tagesschläfrigkeit. Für die Kombination Kataplexie, Tagesschläfrigkeit und gestörter Nachtschlaf Medikament der ersten Wahl. Natriumoxybat ist BtM-pflichtig. Die Einstellung auf Natriumoxybat sollte nur durch Narkolepsiespezialisten erfolgen.

▪ Nitrazepam
- Eatan N, 10 mg – Tbl. (Desitin)
- imeson, 5 mg – Tbl. (Taurus-Pharma)
- Mogadan, 5 mg – Tbl. (MEDA Pharma)
- Novanox, 5 mg – Tbl.; forte: 10 mg – Tbl. (Pfleger)

▪▪ Pharmakokinetik und Pharmakodynamik
1,4-Benzodiazepin; Nitrazepam wird rasch resorbiert, der Plasmaspitzenspiegel wird 40–80 min nach Einnahme der Substanz erreicht. Die Eliminationshalbwertszeit beträgt etwa 30 h. Die Metaboliten sind pharmakologisch inaktiv und werden renal ausgeschieden.

▪▪ Indikationen
- Kurzzeitige Behandlung von Schlafstörungen,
- Blitz-Nick-Salaam-Krämpfe mit Hypsarrhythmie (West-Syndrom) und epileptische Enzephalopathie mit langsamen diffusen spitzen Wellen (Lennox-Syndrom).

▪▪ Dosierung
- Zur Insomniebehandlung 5–10 mg abends vor dem Zubettgehen. Dosisreduktion auf 5 mg bei älteren Patienten und bei Patienten mit Leberfunktionsstörungen.

▪▪ Nebenwirkungen
- **Nervensystem**: Müdigkeit, Schwindel, Ataxie, Nystagmus, Diplopie, Dysarthrie, Muskelschwäche, Konzentrationsstörungen, Desorientierung, anterograde Amnesie, Atemdepression;
- **Haut**: Urtikaria, Pruritus, Ausschlag, Haarausfall, Pigmentverschiebung;
- **Magen-Darm-Trakt**: Übelkeit, epigastrische Beschwerden;
- **Sonstiges**: Brustschmerzen, Thrombozytopenie, Libidoverlust, Impotenz.

> ❱ **Die Behandlung mit Nitrazepam kann zu Abhängigkeit führen.**

▪▪ Kontraindikation
- Überempfindlichkeit gegen Benzodiazepine,
- Myasthenia gravis,
- Schlafapnoe-Syndrom,
- schwere respiratorische Insuffizienz,
- Medikamenten- oder Alkoholabhängigkeit.

> **Bewertung**
>
> Mittellang wirksames Benzodiazepin, bei höherer Dosis Risiko von Überhangeffekten.

- **Oxycodon/Naloxon**
- Targin, 5/2,5 mg, 10/5 mg, 20/10 mg, 40/20 mg – Retardtbl. (mundipharma)

Pharmakodynamik und Pharmakokinetik
- Oxycodon wirkt als Opioidrezeptoragonist an verschiedenen endogenen Opioidrezeptoren im ZNS. Naloxon ist ein unspezifischer Opioidrezeptorantagonist und soll durch Blockade der Opioidrezeptoren im Darm die Nebenwirkung der Obstipation verringern. Absolute Bioverfügbarkeit des Oxycodon > 87% nach oraler Einnahme, 45% Plasmaproteinbindung. Starker First-pass-Metabolismus des Naloxon mit einer Bioverfügbarkeit < 3% nach oraler Einnahme. Elimination zu ca. 50% renal.

Indikationen
- Starke Schmerzen,
- Second-line-Therapie bei schwerem Restless-legs-Syndrom bei Erwachsenen nach Versagen der dopaminergen Therapie.

Dosierung
- Die Dosierung ist beschwerdeabhängig individuell anzupassen.
- Beginn mit 5/2,5 mg Oxycodon/Naloxon alle 12 Stunden.
- Wöchentliche Steigerung bis auf maximal 60/30 mg/Tag (verteilt auf zwei Einzeldosen), in den Studien gute Symptomkontrolle bei im Mittel 20/10 mg/Tag.

Nebenwirkungen
- **Nervensystem**: Kopfschmerzen, Schläfrigkeit, Schwindel, depressive Stimmungsschwankungen;
- **Andere**: Beeinflussung der Fahrtauglichkeit möglich, Appetitabnahme, Obstipation, Übelkeit, Mundtrockenheit, Hypotonie, Leberwerterhöhung, Hyperhidrosis.

Kontraindikationen
- Opioid-Abusus in der Anamnese,
- relevante Einschränkung der Leberfunktion,

- schwere chronische obstruktive Lungenerkrankung,
- schwere Atemdepression,
- paralytischer Ileus

Interaktionen
Verstärkter sedierender Effekt bei Kombination mit anderen sedierenden Medikamenten oder Alkohol. Interaktion mit Cumarinderivaten. Wechselseitige Beeinflussung von Wirkspiegeln bei Kombination mit Medikamenten möglich, die Einfluss auf CYP3A4 und CYP2D6 haben.

> **Bewertung**
>
> In den Studien gute Symptomkontrolle bei schwerem RLS nach Versagen der dopaminergen Therapie. Insgesamt gute Verträglichkeit, keine relevante Abhängigkeitsentwicklung. Langzeitdaten fehlen allerdings, sodass die Indikation zur Oxycodontherapie bei RLS kritisch zu stellen und die Dosierung im Verlauf regelmäßig kritisch zu hinterfragen ist.

- **Pipamperon**
- Pipamperon-neuraxpharm, 40 mg, 120 mg – Tbl.; 20 mg/5 ml – Saft (neuraxpharm)

Pharmakodynamik und Pharmakokinetik
- Neuroleptikum aus der Klasse der Butyrophenone. Antagonist am Dopamin-D_2-Rezeptor, am adrenergen α_1-Rezeptor sowie am serotonergen 5-HT_2-Rezeptor; geringe anticholinerge Wirkung.
- Pipamperon wird rasch oral resorbiert. Metabolisierung erfolgt über oxidative Desalkylierung. Die pharmakologisch nicht aktiven Metaboliten werden über die Niere ausgeschieden. Die Eliminationshalbwertszeit beträgt ca. 8 h, bei älteren Menschen Verdopplung der Eliminationshalbwertszeit.

Indikationen
Schlafstörungen, Störungen des Schlaf-Wach-Rhythmus, Agitiertheit.

▪▪ Dosierung

— Bei Schlafstörungen 20–40 mg vor dem Zubettgehen.

▪▪ Nebenwirkungen

— **Nervensystem**: extrapyramidalmotorische Störungen (Parkinsonismus, Akathisie, dystone Symptome), Senkung der Krampfschwelle, Depression, Schwindel, selten Spätdyskinesien, sehr selten malignes neuroleptisches Syndrom;

— **Andere**: orthostatische Dysregulation, Hyperprolaktinämie, Übelkeit, selten Verlängerung der QT-Zeit, sehr selten Stevens-Johnson-Syndrom.

▪▪ Kontraindikationen

— M. Parkinson,

— schwere kardiale Vorerkrankungen (insbesondere mit verlängerter QT-Zeit),

— schwere Leberfunktionsstörung.

▪▪ Interaktionen

Verstärkter sedierender Effekt bei Kombination mit anderen sedierenden Medikamenten oder Alkohol.

> **Bewertung**
>
> Aufgrund des relativ geringen extrapyramidalen Nebenwirkungsprofils zur Behandlung eines gestörten Schlaf-Wach-Rhythmus im Rahmen einer demenziellen Entwicklung geeignet.

▪ Pitolisant

— Wakix, 4,5 mg, 18 mg – Filmtbl. (bioproject Pharma)

▪▪ Pharmakodynamik und Pharmakokinetik

Pitolisant bewirkt eine Aktivierung zentraler histaminerger Neurone über inversen Agonismus am H3-Histaminrezeptor. Zudem wird eine vermehrte Ausschüttung anderer aktivierender Neurotransmitter wie Acetylcholin, Dopamin und Noradrenalin ausgelöst. Pitolisant wird gut oral resorbiert, die maximale Plasmakonzentration wird nach 3 Stunden erreicht. Die Eiweißbindung beträgt > 90%, die Plasmahalbwertszeit 10–12 Stunden. Die Elemination erfolgt überwiegend renal.

▪▪ Indikationen

Erwachsene, die an Narkolepsie mit und ohne Kataplexien leiden.

▪▪ Dosierung

— Beginn mit 9 mg als Einzeldosis morgens. In Anhängigkeit von Wirkung/Verträglichkeit Steigerung auf maximal 36 mg morgens. Nach einer Woche um max. 9 mg, nach der zweiten Woche um weitere 18 mg maximal steigern.

▪▪ Nebenwirkungen

— **Nervensystem**: Agitiertheit, Angstzustände, Schlafstörungen, Senkung der Krampfschwelle, Stimmungsschwankungen, Schwindel;

— **Andere**: Verlängerung der QT-Zeit, T-Negativierung, vegetative Symptome, Schwankungen des Körpergewichts;

— Langzeitdaten fehlen.

▪▪ Kontraindikationen

— Schwere kardiale Vorerkrankungen (insbesondere mit verlängerter QT-Zeit),

— schwere Leberfunktionsstörung,

— Epilepsie.

▪▪ Interaktionen

Verlängerung der QTc-Zeit insbesondere in Kombination mit anderen die QT-Zeit beeinflussenden Medikamenten; strenge Überwachung erforderlich. Kombination mit oralen Kontrazeptiva vermeiden. Tri- und tetrazyklische Antidepressiva und Antihistaminika können die Wirksamkeit von Pitolisant verringern. Aufgrund der komplexen Verstoffwechselung, die mehrere zentrale Enzyme beinhaltet, ist die Kombinationstherapie mit anderen Substanzen im Einzelfall kritisch im Hinblick auf wechselseitige Spiegelbeeinflussung zu prüfen (z. B. Substrate der CYP3A4).

Bewertung

Studien belegen eine gute Wirksamkeit von Pitolisant bei guter Verträglichkeit zur Reduktion der Tagesmüdigkeit und Kataplexien bei Narkoleptikern. Langzeiterfahrungen fehlen, sodass die Dosis in Abhängigkeit von der Wirkung im Behandlungsverlauf regelmäßig kritisch hinterfragt werden sollte.

■ **Pramipexol** (▶ Kap. 6)
▬ Sifrol, 0,088 mg, 0,18 mg, 0,35 mg, 0,7 mg – Tbl. (Boehringer Ingelheim)
▬ Die zahlreichen Generika haben bislang keine Zulassung für die RLS-Behandlung.

■■ **Dosierung**
▬ Therapiebeginn mit einer abendlichen Dosis von 0,088 mg. Nach mindestens 4 Tagen steigern auf 0,18 mg abends. Viele Patienten haben unter dieser Dosis eine gute Symptomkontrolle. Weitere Dosisanpassung bei Bedarf. Bei Patienten mit sehr schwerer Symptomatik auch am Tag kann eine niedrige Dosis am Morgen oder Mittag gegeben werden. Zugelassen ist eine Dosis bis 0,54 mg. Retardiertes Pramipexol (Sifrol ret.) ist bislang nicht zugelassen.

Bewertung

Wirksames Mittel zur RLS-Behandlung, insbesondere bei Patienten mit Augmentationsphänomen unter L-Dopa-Behandlung. Aufgrund der langen Halbwertszeit gute Wirksamkeit während der gesamten Nacht. Seltene gastrointestinale Unverträglichkeiten in der Aufdosierungsphase lassen sich durch Domperidon kupieren. Selten Auftreten von Knöchelödemen, Einschlafattacken oder Impulskontrollstörungen (Spielsucht!).

■ **Promethazin**
▬ Atosil, 25 mg – Tbl.; 22,6 mg/ml – Trpf. 28,2 mg/ml – Inj.-Lsg. (Desitin)
▬ Promethazin-neuraxpharm, 10 mg, 25 mg, 50 mg, 75 mg – Filmtbl.; 20 mg/ml – Trpf,; forte: 100 mg/ml – Trpf.; 50 mg/2 ml – Inj.-Lsg. (neuraxpharm)
▬ Proneurin, 25 mg – Drg. (Hexal)
▬ Prothazin, 25 mg – Tbl. (UCB)

■■ **Pharmakodynamik und Pharmakokinetik**
▬ Phenothiazinderivat mit vorwiegender antihistaminerger Wirkung. Zusätzlich antiadrenerge, anticholinerge und antiserotonerge Wirkungen. Promethazin hat keine antipsychotische Wirksamkeit.
▬ Promethazin wird rasch resorbiert, die Eliminationshalbwertszeit beträgt 10–12 h. Die pharmakologisch inaktiven Metabolite werden über die Niere ausgeschieden.

■■ **Indikationen**
▬ Schlafstörungen,
▬ Unruhe- und Erregungszustände bei psychiatrischen Grunderkrankungen.

■■ **Dosierung**
▬ 25–50 mg zur Nacht.

■■ **Nebenwirkungen**
▬ Anticholinerge Nebenwirkungen (vor allem orthostatische Dysregulation),
▬ geringe extrapyramidale Nebenwirkungen, weswegen die Substanz bei M. Parkinson nicht eingesetzt werden sollte.

■■ **Kontraindikation**
▬ Harnverhalt, Engwinkelglaukom,
▬ Leukopenie und andere schwere Erkrankungen des hämatopoetischen Systems,
▬ letztes Trimenon der Schwangerschaft und Stillzeit.

■■ **Interaktionen**
Substrat und Inhibitor von CYP2D6; bei Kombination mit Medikamenten, die ebenfalls über

dieses Zytochrom-System abgebaut werden, kann die Promethazin-Konzentration ansteigen.

Bewertung

Aufgrund der sehr geringen extrapyramidalen Nebenwirkungen bei Schlafstörungen im Rahmen demenzieller Erkrankungen einsetzbar. Hohes anticholinerges Nebenwirkungspotenzial.

- **Quetiapin**
- Quentiax Retard, 50 mg, 150 mg, 200 mg, 300 mg – Retardtbl. (TAD Pharma),
- Quetiapin AbZ, 25 mg, 100 mg, 200 mg, 300 mg – Filmtbl.; 50 mg, 150 mg, 200 mg, 300 mg, 400 mg – Retardtbl. (AbZ Pharma),
- Quetiapin Henning, 25 mg, 100 mg, 200 mg, 300 mg – Filmtbl. (Henning),
- Quetiapin Heumann, 25 mg, 50 mg, 100 mg, 200 mg, 300 mg, 400 mg – Filmtbl.; 50 mg, 200 mg, 300 mg, 400 mg – Retardtbl. (Heumann),
- Quetiapin TAD, 50 mg, 150 mg, 200 mg, 300 mg – Retardtbl (TAD Pharma),
- Quetiapin CT, 25 mg, 100 mg, 150 mg, 200 mg, 300 mg – Filmtbl. (CT Arzneimittel),
- Quetiapin-Hormosan, 25 mg, 100 mg, 200 mg, 300 mg – Filmtbl.; 50 mg, 150 mg, 200 mg, 300 mg, 400 mg – Retardtbl. (Hormosan),
- Quetiapin-ratiopharm, 25 mg, 100 mg, 150 mg, 200 mg, 300 mg – Filmtbl.; 50 mg, 150 mg, 200 mg, 300 mg, 400 mg – Retardtbl. (ratiopharm),
- Seroquel, 25 mg, 100 mg, 200 mg, 300 mg – Filmtbl.; Prolong, 50 mg, 150 mg, 200 mg, 300 mg, 400 mg – Retardtbl. (AstrZeneca)

■■ Pharmakodynamik und Pharmakokinetik
- Quetiapin ist ein atypisches Neuroleptikum mit Affinität insbesondere zu serotoninergen 5HT2- und dopaminergen D_1- und D_2-Rezeptoren im Gehirn. Die orale Resorption ist gut, der maximale Plasmaspiegel wird ca. nach 6 Stunden erreicht. Die Verstoffwechselung erfolgt

hepatisch, die Elemination überwiegend renal. Bei älteren Menschen (> 65 Jahre) kann die Elemination erheblich (30–50%) verlangsamt sein.

■■ Indikationen
- Schizophrenie, bipolare Störungen (manische Phase, depressive Phase), Depression.
- Der Einsatz als Schlafhilfe ist off label.

■■ Dosierung
- 12,5–50 mg zur Nacht. Die Dosierungen bei den zugelassenen Indikationen liegen deutlich höher (400 bis 800 mg/Tag).

■■ Nebenwirkungen
- Somnolenz, orthostatische Beschwerden, Kopfschmerzen, Schwindel, Gewichtszunahme, Dysphagie, Obstipation, extrapyramidalmotorische Beschwerden inkl. Spätdyskinesien, QTc-Zeit-Verlängerung, sehr selten Agranulozytose, Kardiomyopathie.

■■ Kontraindikation
- Schwere Leberfunktionsstörungen, Kombination mit Substanzen, die CYP3A4 hemmen. Schwere Herzreizerregunsleitungsstörungen (QTc-Zeit!), Demenz.

■■ Interaktionen
Substanzen, die CYP3A4 hemmen.

Bewertung

Im klinischen Alltag hat sich Quetiapin bei guter Verträglichkeit in niedrigen Dosen abends gegeben auch bei älteren Menschen nach Ausschluss der Kontraindikationen zur kurzzeitigen Behandlung abendlicher/nächtlicher Unruhe/Verwirrtheitszustände mit insomnischen Beschwerden als probates Medikament erwiesen. Es handelt sich jedoch um einen Off-label-Gebrauch.

- **Risperidon**
- Risperdal, 0,5 mg, 1 mg, 2 mg, 3 mg, 4 mg – Filmtbl.; Quicklet, 1 mg, 2 mg, 3 mg, 4 mg – Schmelztbl.; Lösung, 1 mg/ml – Lsg. (Janssen),
- Risperidon AbZ, 0,5 mg, 1 mg, 2 mg, 3 mg, 4 mg – Filmtbl. (AbZ Phasrma),
- Risperidon Henning, 0,5 mg, 1 mg, 2 mg, 3 mg, 4 mg – Filmtbl. (Henning),
- Risperidon Heumann, 0,5 mg, 1 mg, 2 mg, 3 mg, 4 mg, 6 mg – Filmtbl. (Heumann),
- Risperidon-CT, 0,5 mg, 1 mg, 2 mg – Schmelztbl. 1 mg/ml – Lösung, (CT Arzneimitel),
- Risperidon-ratiopharm, 0,5 mg, 1 mg, 2 mg, 3 mg, 4 mg – Filmtbl.; 0,5 mg, 1 mg, 2 mg – Schmelztbl.; 1 mg/ml – Lsg. (ratiopharm)

- ■■ **Pharmakodynamik und Pharmakokinetik**
- Die antipsychotische Substanz Risperidon besitzt hohe Affinität zu zerebralen serotoninergen 5HT2-, dopaminergen D_1- und adrenergen α_1-Rezeptoren. Risperidon wird sehr gut oral resorbiert, die Plasmakonzentration erreicht bereits nach 1 bis 2 Stunden das Maximum mit hoher Bioverfügbarkeit. Die Verstoffwechselung erfolgt über mehrere Wege hepatisch. Bei älteren Menschen, Leber- und Niereninsuffizienz verlängert sich die Eleminationszeit beträchtlich (30–40%).

- ■■ **Indikationen**
- Schizophrenie,
- Behandlung manischer Phasen bei bipolarer Störung,
- Behandlung aggressiver Zustände bei Alzheimer Demenz,
- Kurzzeitbehandlung aggressiver Phasen bei Kindern ab 5 Jahren und geistiger Retardierung.
- Der Einsatz als Schlafhilfe ist off label.

- ■■ **Dosierung**
- 0,5–2 mg zur Nacht. Die Dosierung in den zugelassenen Indikationen kann deutlich höher liegen (4–6 mg, max. 10 mg/Tag).

- ■■ **Nebenwirkungen**
- Somnolenz, orthostatische Beschwerden, Kopfschmerzen, Schwindel, Gewichtszunahme, Dysphagie, Obstipation, extrapyramidalmotorische Beschwerden inkl. Spätdyskinesien, QTc-Zeit-Verlängerung, Verschlechterung eines Diabetes mellitus, Verschlechterung eines M. Parkinson (unter dopaminerger Therapie), sehr selten Agranulozytose.

- ■■ **Kontraindikation**
- Fortgeschrittene cerebrovaskuläre Erkrankung, vaskuläre Demenz, schwere orthostatische Dysregulation, schwere Herzerregungsleitungsstörung (verlängerte QTc-Zeit!), fortgeschrittene Parkinsonerkrankung.

- ■■ **Interaktionen**

Die Verstoffwechselung erfolgt maßgeblich über CYP2D6. Daher gibt es Wechselwirkungen in den Wirkspiegeln, wenn andere Substanzen gegeben werden, die CYP2D6 beeinflussen. Dies gilt in geringerem Maß auch für CYP3A4.

Bewertung

Im klinischen Alltag hat sich Risperidon bei guter Verträglichkeit in niedrigen Dosen abends gegeben auch bei älteren Menschen insbesondere mit demenzieller Erkrankung nach Ausschluss der Kontraindikationen zur kurzzeitigen Behandlung abendlicher/nächtlicher Unruhe/Verwirrtheitszustände mit insomnischen Beschwerden als probates Medikament erwiesen. Es handelt sich jedoch um einen Off-label-Gebrauch.

- **Ropinirol (▶ Kap. 6)**
- Adartrel, 0,25 mg, 0,5 mg, 2 mg – Tbl. (GlaxoSmithKline)
- Ropinirol AbZ, 0,25 mg, 0,5 mg, 1 mg, 2 mg – Tbl. (AbZ Pharma)
- Ropinirol Heumann, 0,25 mg, 0,5 mg, 1 mg, 2 mg – Tbl. (Heumann)

- Ropinirol-neuraxpharm, 0,25 mg,
  0,5 mg, 1 mg, 2 mg, 3 mg, 4 mg – Tbl.
  (neuraxpharm)
- Ropinirol-ratiopharm, 0,25 mg,
  0,5 mg, 1 mg, 2 mg, 3 mg, 4 mg – Tbl.
  (ratiopharm)

Die übrigen Generika sowie die Retardpräparate sind für die Indikation Restless-legs-Syndrom nicht zugelassen (Stand: Januar 2017).

▪▪ Dosierung
- Tag 1: 0,25 mg abends, Tag 3–7: 0,5 mg abends;
- 2. Woche: 1 mg abends, ggf. Aufdosierung auf 2 mg abends ab der 4. Woche.
- Viele Patienten zeigen bereits unter geringen Dosierungen (0,5 mg) eine gute Symptomkontrolle, sodass das von der Firma empfohlene Aufdosierungs- schema auf 1 mg nicht für jeden Patienten sinnvoll ist. In seltenen Fällen kann eine Steigerung der Dosis auf maximal 4 mg/ Tag notwendig sein.

Bewertung

Wirksames Mittel zur RLS-Behandlung, insbesondere bei Patienten mit Augmenta- tionsphänomen unter L-Dopa-Behandlung. Gastrointestinale Unverträglichkeiten in der Aufdosierungsphase lassen sich durch Domperidon kupieren.

▪ Rotigotin (► Kap. 6)
- Leganto, 1 mg/24 h, 2 mg/24 h, 3 mg/24 h – transdermales Pflaster (Bayer Vital)
- Neupro, 1 mg/24 h, 2 mg/24 h, 3 mg/24 h – transdermales Pflaster (UCB)

▪▪ Indikation
Restless-legs-Syndrom.

▪▪ Dosierung
- Beginn mit 1 mg/24 h, maximale Dosis 3 mg/24 h.

Bewertung

Bedingt durch die konstante Wirkung über 24 h besonders geeignet bei Augmentation bzw. Symptomatik während des Tages. In Einzelfällen kann eine höhere Dosierung (Off-label-Gebrauch) erforderlich sein. Beim fortgeschrittenen RLS mit Symptomen auch bereits im Tagesverlauf kann das Rotigotin-Pflaster als Medikament der ersten Wahl eingesetzt werden, da von einem gleichmäßigen Wirkspiegelaufbau ausgegangen werden kann.

▪ Temazepam
- Planum, 20 mg – Kps.; mite, 10 mg – Kps. (Pharmacia/Pfizer Pharma)
- Remestan, 20 mg – Kps.; mite, 10 mg – Kps. (MEDA Pharma)
- Temazep-CT, 10 mg – Kps. (CT-Arzneimittel)

▪▪ Pharmakokinetik und Pharmakodynamik
Temazepam wird rasch gastrointestinal resor- biert. Spitzenplasmaspiegel werden nach 1,2–1,6 h erreicht, die Halbwertszeit beträgt 3,5–18 h. Metabolite sind pharmakologisch inaktiv und werden über die Niere ausgeschie- den.

▪▪ Indikation
Ein- und Durchschlafstörungen.

▪▪ Dosierung
- 10–20 mg vor dem Zubettgehen. In Einzel- fällen kann die Dosis auf 40 mg erhöht werden.

▪▪ Nebenwirkungen
- **Nervensystem**: Müdigkeit, Schwindel, Ataxie, Nystagmus, Diplopie, Dysarthrie, Muskelschwäche, Konzentrationsstö- rungen, Desorientierung, anterograde Amnesie, Atemdepression;
- **Haut**: Urtikaria, Pruritus, Ausschlag, Haarausfall, Pigmentverschiebung;

= **Magen-Darm-Trakt**: Übelkeit, epigastrische Beschwerden;
= **Sonstiges**: Brustschmerzen, Thrombozytopenie, Libidoverlust, Impotenz.

▷ **Die Behandlung mit Temazepam kann zu Abhängigkeit führen.**

■■ **Kontraindikationen**
= Überempfindlichkeit gegen Benzodiazepine,
= Myasthenia gravis,
= Schlafapnoe-Syndrom,
= schwere respiratorische Insuffizienz,
= Medikamenten- oder Alkoholabhängigkeit.

Bewertung

Wirksames Benzodiazepinhypnotikum mit vergleichsweise geringen Überhangeffekten.

■ **Tilidin und Naloxon** (▶ Kap. 1)
= Tilidin AbZ, 50 mg/4 mg/20 Trpf. – Lsg. (AbZ-Pharma)
= Tilidin comp. – CT, 50/4 mg, 100/8 mg, 150/12 mg, 200/16 mg – Retardtbl.; comp. Tropf.: 50/4 mg/20 Trpf. – Lsg. (CT Arzneimittel)
= Tilidin-ratiopharm plus, 50/4 mg, 100/8 mg, 150/12 mg, 200/16 mg – Retardtbl.; plus Tropf.: 50 mg/4 mg/20 Trpf. – Lsg. (ratiopharm)
= Valoron N, 50/4 mg, 100/8 mg, 150/12 mg, 200/16 mg – Retardtbl.; N Trpf.: 50/4 mg/20 Trpf. – Lsg. (Pfizer)

■■ **Dosierung**
= Tilidin 25–100 mg pro Tag.

Bewertung

Stark wirksames Analgetikum mit nachgewiesener Wirkung beim Restless-legs-Syndrom. Off-label-Gebrauch.

■ **Triazolam**
= Halcion, 0,25 mg – Tbl. (Pfizer)

■■ **Pharmakokinetik und Pharmakodynamik**
= Triazolam ist ein Triazolobenzodiazepin. Triazolam wird rasch resorbiert, der Serumspitzenspiegel wird nach 2 h erreicht. Die Halbwertszeit beträgt 1,5–5 h.
= Triazolam wird in der Leber verstoffwechselt, die pharmakologisch inaktiven Metabolite werden über den Urin ausgeschieden.

■■ **Indikation**
Kurzzeitbehandlung von Schlafstörungen.

■■ **Dosierung**
= 0,125–0,25 mg direkt vor dem Zubettgehen. Bei älteren Patienten und bei Patienten mit Leberfunktionsstörungen sollte eine Dosis von 0,125 mg in der Regel nicht überschritten werden.

■■ **Nebenwirkungen**
Vermutlich aufgrund der im Vergleich zu anderen Benzodiazepinen sehr kurzen Halbwertszeit sind unter Triazolam häufiger anterograde amnestische Zustandsbilder sowie Verwirrtheitszustände beschrieben.
= **Nervensystem**: Müdigkeit, Schwindel, Ataxie, Nystagmus, Diplopie, Dysarthrie, Muskelschwäche, Konzentrationsstörungen, Desorientierung, anterograde Amnesie, Atemdepression;
= **Haut**: Urtikaria, Pruritus, Ausschlag, Haarausfall, Pigmentverschiebung;
= **Magen-Darm-Trakt**: Übelkeit, epigastrische Beschwerden;
= **Sonstiges**: Brustschmerzen, Thrombozytopenie, Libidoverlust, Impotenz.

▷ **Die Behandlung mit Triazolam kann zu Abhängigkeit führen.**

■■ **Kontraindikationen**
= Myasthenia gravis,
= Schlafaponoe-Syndrom,

- schwere respiratorische Insuffizienz,
- Schwangerschaft und Stillzeit,
- gleichzeitige Gabe von Ketoconazol, Itraconazol, Nefazodon.

■■ Interaktionen

Aufgrund der Metabolisierung über Zytochrom-P450-3A (CYP3A) Interaktionen mit Pharmaka, die über das gleiche Zytochrom-P450-System abgebaut werden.

> **Bewertung**
>
> Sehr kurz wirksames Benzodiazepin, daher nur bei Einschlafstörungen geeignet. Aufgrund der höheren Rate von nächtlichen Verwirrtheitszuständen im Vergleich zu anderen Hypnotika nur bedingt empfehlenswert.

- **Trimipramin**
- Stangyl, 25 mg, 100 mg – Tbl.; 40 mg/ml – Trpf. (Sanofi)
- Trimipramin-CT, 25 mg, 100 mg – Tbl. (CT Arzneimittel)
- Trimipramin-ratiopharm, 25 mg, 100 mg – Tbl. (ratiopharm)

■■ Pharmakodynamik und Pharmakokinetik

- Trizyklisches Antidepressivum;
- nach oraler Verabreichung wird der maximale Wirkspiegel nach ca. 3 h erreicht. Die Plasmaeiweißbindung beträgt 90%. Die Metabolisierung erfolgt vorwiegend in der Leber, Hauptmetabolit ist das inaktive De-methyl-Trimipramin, das über die Niere ausgeschieden wird. Eliminationshalbwertszeit beträgt 24 h.

■■ Indikation

Depressive Zustände mit dem Leitsymptom Schlafstörung.

■■ Dosierung

- Zur Behandlung von Schlafstörungen bei primärer Insomnie mit sehr niedriger Dosis (12,5–25 mg abends) beginnen, um Überhangeffekte zu vermeiden. Bei

begleitender depressiver Symptomatik Dosissteigerung auf 100–150 mg (max. 400 mg/Tag) notwendig, wobei ein kleinerer Teil der Gesamtdosis auch morgens gegeben werden sollte.

■■ Nebenwirkungen

- **Nervensystem**: Schwindel, Tremor, Kopfschmerzen, Aggression, Ataxie, Verwirrtheit, Angst, Manie, Paranoia, zerebrale Krampfanfälle, Akathisie, Dyskinesie;
- **Herz-Kreislauf-System**: Hypotonie, orthostatische Dysregulation, Tachykardie, Herzrhythmusstörungen;
- **Magen-Darm-Trakt**: Obstipation, Mundtrockenheit, Vergrößerung der Speicheldrüse, paralytischer Ileus;
- **Sonstiges**: Akkomodationsstörungen, Gewichtszunahme, Schwitzen, Galaktorrhö, allergische Reaktionen, Harnverhalt.

■■ Kontraindikationen

- Prostatahypertrophie mit Urinretention, Engwinkelglaukom,
- schwere kardiale Vorerkrankung (insbesondere Erregungsweiterleitungsstörungen),
- gleichzeitige Gabe von nichtselektiven MAO-Hemmern,
- Schwangerschaft, Stillzeit.

■■ Interaktionen

Verstärkung der sedierenden Wirkung bei Kombination mit anderen sedierenden Medikamenten oder Alkohol. Anstieg der Plasmaspiegel bei Kombination mit Hemmern von CYP2D6 (z. B. Fluoxetin, Paroxetin).

> **Bewertung**
>
> Hat keine REM-Schlaf-supprimierende Wirkung, daher zur Behandlung von depressiven Erkrankungen mit Schlafstörungen und zur Behandlung der primären Insomnie geeignet. Aufgrund der langen Halbwertszeit häufig Überhangeffekte.

- **Zaleplon**
- Sonata, 5 mg, 10 mg – Hartkps. (MEDA Pharma)

■■ Pharmakodynamik

Pyrazolopyrimidin; bindet am $GABA_A$-Rezeptor.

■■ Pharmakokinetik

Rasche Resorption und Metabolisierung, Spitzenplasmaspiegel nach ca. 1 h, Halbwertszeit ca. 1 h. Zaleplon wird fast gänzlich in der Leber metabolisiert, die Metaboliten sind pharmakologisch inaktiv; Ausscheidung der Metaboliten erfolgt über den Urin.

■■ Indikation

Schwerwiegende Einschlafstörungen.

■■ Dosierung

- 10 mg unmittelbar vor dem Zubettgehen, bei älteren Menschen und Leberinsuffizienz Dosisreduktion auf 5 mg.

■■ Nebenwirkungen

Aufgrund der sehr kurzen Halbwertszeit sind Überhangeffekte sehr selten. Potenziell Abhängigkeitsentwicklung, bislang aber selten beobachtet, wobei die Substanz im Vergleich zu Zolpidem und Zopiclon viel seltener eingesetzt wird.

■■ Kontraindikationen

- Myasthenia gravis,
- schwere Ateminsuffizienz,
- Schlafapnoe-Syndrom,
- schwere Leberinsuffizienz,
- Kinder und Jugendliche unter 18 Jahren.

■■ Interaktionen

Bislang keine relevanten Interaktionen bekannt; aufgrund der Metabolisierung über das Leberenzym CYP3A4 sind Interaktionen mit Pharmaka, die ebenfalls diesen Abbauweg nutzen, möglich.

Bewertung

Sehr kurz wirksames Hypnotikum, das ausschließlich für Einschlafstörungen geeignet ist.

- **Zolpidem**
- Bikalm, 10 mg – Tbl. (Sanofi)
- Edular, 5 mg, 10 mg – Sublingualtbl. (Meda Pharma)
- Stilnox, 10 mg – Tbl. (Sanofi)
- Zolpidem AbZ, 10 mg – Tbl. (AbZ-Pharma)
- Zolpidem real, 10 mg – Filmtbl. (Riemser)
- Zolpidem-CT, 5 mg, 10 mg – Filmtbl. (CT-Arzneimittel)
- Zolpidem-ratiopharm, 5 mg, 10 mg – Filmtbl. (ratiopharm)

■■ Pharmakokinetik

Zolpidem ist ein Imidazopyridin. Sein pharmakologisches Profil ähnelt dem der Benzodiazepine. Es wirkt als Agonist am $GABA_A$-Rezeptor über eine Modulation des Chloridionenkanals.

■■ Pharmakokinetik

Zolpidem wird rasch gastrointestinal resorbiert. Der Spitzenplasmaspiegel wird nach 90 min erreicht. Die Halbwertszeit beträgt 2,5 h. Zolpidem wird zu inaktiven Metaboliten verstoffwechselt, die hauptsächlich über die Niere ausgeschieden werden. Die Plasmaeiweißbindung beträgt 92%.

■■ Indikation

Zolpidem ist zugelassen zur Kurzzeitbehandlung von Schlafstörungen.

■■ Dosierung

- Die übliche Dosis ist 10 mg, die bis auf 20 mg gesteigert werden kann.
- Bei älteren Patienten ist oft eine Dosis von 5 mg ausreichend, da die Spitzenplasmakonzentrationen nach einmaliger Gabe bei älteren Menschen deutlich höher sind.

- Bei Patienten mit Leberfunktionsstörungen sollte die Dosis ebenfalls reduziert werden, während bei niereninsuffizienten Patienten in der Regel keine Dosisanpassung notwendig ist.

■■ Nebenwirkungen
- Selten anaphylaktische Reaktionen,
- ein Abhängigkeitsrisiko besteht, das allerdings geringer ist als bei Benzodiazepinen,
- aufgrund der kurzen Halbwertszeit vergleichsweise gering ausgeprägte Überhangeffekte,
- unter hoher Dosierung sind selten nächtliche amnestische Zustände beschrieben.

■■ Kontraindikationen
- Myasthenia gravis,
- schweres Schlafapnoe-Syndrom,
- schwere Leberfunktionsstörung,
- Kinder und Jugendliche unter 18 Jahren.

■■ Interaktionen
- Verstärkung des sedierenden Effektes bei gleichzeitiger Einnahme von Alkohol oder zentral sedierenden Medikamenten.
- Substanzen mit hemmender Wirkung auf Zytochrom-P450-Leberenzyme (z. B. Cimetidin, Erythromycin) können die Wirkung von Zolpidem verstärken.

Bewertung

Gut wirksames und gut verträgliches Medikament zur kurzzeitigen Behandlung von Ein- und Durchschlafstörungen. Im Vergleich zu Benzodiazepinen geringeres Abhängigkeitsrisiko.

▪ Zopiclon
- Optidorm, 3,75 mg, 7,5 mg – Filmtbl. (Riemser)
- Somnosam, 7,5 mg – Filmtbl. (Hormosan)
- Ximovan, 7,5 mg – Filmtbl. (Sanofi)
- Zopiclon AbZ, 7,5 mg – Filmtbl. (AbZ-Pharma)

- Zopiclon CT, 3,75 mg, 7,5 mg – Filmtbl. (CT Arzneimittel)
- Zopiclon-neuraxpharm, 3,75 mg, 7,5 mg – Filmtbl. (neuraxpharm)
- Zopiclon-ratiopharm, 3,75 mg, 7,5 mg – Filmtbl. (ratiopharm)

■■ Pharmakodynamik
Zopiclon ist ein Zyclopyrrolonderivat. Sein pharmakologisches Profil ähnelt dem der Benzodiazepine. Es wirkt als Agonist am $GABA_A$-Rezeptor über eine Modulation des Chloridionenkanals.

■■ Pharmakokinetik
Zopiclon wird nach oraler Gabe rasch und fast vollständig resorbiert. Spitzenplasmaspiegel werden innerhalb von 2 h erreicht. Die Halbwertszeit beträgt etwa 5 h. Zopiclon wird in der Leber metabolisiert, wobei die Metaboliten zum Teil eine schwache pharmakologische Aktivität aufweisen. Die Ausscheidung der Metaboliten erfolgt hauptsächlich über die Nieren. Die Plasmaeiweißbindung beträgt 45–80%.

> Bei älteren Patienten und bei Patienten mit Leberfunktionsstörungen ist die Plasmahalbwertszeit deutlich verlängert.

■■ Indikation
Zopiclon ist zugelassen zur Kurzzeitbehandlung von Schlafstörungen.

■■ Dosierung
- 7,5 mg abends vor dem Zubettgehen.
- Bei älteren Patienten oder bei Patienten mit beeinträchtigter Leberfunktion sollte die Behandlung mit 3,75 mg begonnen werden.

■■ Nebenwirkungen
- Selten anaphylaktische Reaktionen,
- ein Abhängigkeitsrisiko besteht, das allerdings geringer ist als bei Benzodiazepinen,
- aufgrund der kurzen Halbwertszeit vergleichsweise gering ausgeprägte Überhangeffekte,

- unter hoher Dosierung sind selten nächtliche amnestische Zustände beschrieben,
- bittere Geschmacksempfindung.

▪▪ Kontraindikationen
- Myasthenia gravis,
- schweres Schlafapnoe-Syndrom,
- schwere Leberfunktionsstörung,
- Kinder und Jugendliche unter 18 Jahren.

▪▪ Interaktionen
- Verstärkung des sedierenden Effektes bei gleichzeitiger Einnahme von Alkohol oder zentral sedierenden Medikamenten.
- Substanzen mit hemmender Wirkung auf Zytochrom-P450-Leberenzyme (z. B. Cimetidin, Erythromycin) können die Wirkung von Zopiclon verstärken.

Bewertung

Gut wirksames und gut verträgliches Medikament zur kurzzeitigen Behandlung von Ein- und Durchschlafstörungen. Im Vergleich zu Benzodiazepinen geringeres Abhängigkeitsrisiko.

Demenz

Frank Block

5.1   Einleitung – 138

5.2   Allgemeine Aspekte der Behandlung von
        Demenzkranken – 138

5.3   Alzheimer-Demenz – 138

5.4   Frontotemporale Demenzen – 140

5.5   Lewy-Körperchen-Demenz – 140

5.6   Demenz beim primären Parkinson-Syndrom – 141

5.7   Vaskuläre Demenz – 141

5.8   Präparate – 142

© Springer-Verlag GmbH Deutschland, ein Teil von Springer Nature 2018
F. Block (Hrsg.), *Praxisbuch neurologische Pharmakotherapie*,
https://doi.org/10.1007/978-3-662-55838-6_5

5.1   Einleitung

Die Demenz ist dadurch charakterisiert, dass
es zu einem pathologischen Abbau kognitiver
Leistungen kommt. Folgende Kriterien müssen
erfüllt sein, um eine Demenz zu diagnostizieren:

- Beeinträchtigung des Gedächtnisses
  sowohl das Kurz- als auch das Langzeit-
  gedächtnis betreffend.
- Zusätzliche Beeinträchtigung von
  mindestens einer weiteren höheren kortikalen Funktion wie Störung des abstrakten
  Denkens oder Urteilsvermögens, Vorliegen
  einer Aphasie, Apraxie, Agnosie oder
  Persönlichkeitsveränderungen.
- Beeinträchtigung der beruflichen oder
  sozialen Kompetenz durch diese Defizite.
- Die Beeinträchtigungen dürfen nicht
  nur während eines Delirs oder anderer
  Bewusstseinsstörungen vorhanden sein.

Eine sehr gebräuchliche und therapeutisch relevante Klassifikation der Demenzen unterscheidet
zwischen primär degenerativen, vaskulären und
sekundären Formen. Im Weiteren soll hier nur auf
die degenerativen und vaskulären Demenzen eingegangen werden, die alle als weiteres Merkmal
eine Progredienz hinsichtlich des kognitiven
Abbaus aufweisen. Bei den sekundären Formen
ist die wichtigste Maßnahme, sofern möglich, die
zugrunde liegende Erkrankung zu behandeln.

5.2   Allgemeine Aspekte der Behandlung von Demenzkranken

- Die Angehörigen müssen über den Verlauf
  und das Ausmaß der Erkrankung aufgeklärt werden. Sie benötigen Unterstützung,
  um mit den Anforderungen und den
  seelischen und körperlichen Belastungen
  fertig zu werden.
- Bei der Kommunikation mit dem Patienten
  ist darauf zu achten, störende Einflüsse
  (Radio, Fernseher, Lärm) zu reduzieren
  bzw. auszuschalten.
- Bei nächtlicher Unruhe sollten vertraute
  Personen den Versuch der Beruhigung
  unternehmen.
- Solange möglich, sollten dem Erkrankten
  Aufgaben übertragen werden. Hierbei
  ist darauf zu achten, dass deren Auswahl
  sich nach den erhaltenen Fähigkeiten
  richtet. Zudem ist im Verlauf zu prüfen, ob
  der Patient diesen Anforderungen noch
  gerecht werden kann.
- Sowohl bei den Aufgaben als auch bei den
  Therapien (Ergo-, Verhaltens-, Physiotherapie etc.) sollte der Patient nicht
  überfordert und somit frustriert werden.
- Infekte sollten frühzeitig erkannt und
  gezielt behandelt werden.
- Es sollte auf eine ausreichende Flüssigkeitszufuhr geachtet werden.
- Medikamente, die die Demenz verstärken
  können, sollten möglichst nicht eingesetzt
  werden. Besonders Benzodiazepine,
  tri- und tetrazyklische Antidepressiva und
  alle anderen anticholinerg wirksamen
  Substanzen sollten vermieden werden.

5.3   Alzheimer-Demenz

Bei der Alzheimer-Demenz steht eine schwere
Gedächtnisstörung im Vordergrund, die Persönlichkeit ist dagegen über lange Zeit recht gut
erhalten. Die Merkstörung betrifft alle mnes-
tischen Prozesse. Vorausgehend oder begleitend kann eine Depression vorhanden sein. Im
Verlauf kommen Aphasie, räumliche Orientierungsstörungen, Wahrnehmungsstörungen und
motorische Symptome wie Parkinson-Syndrom
hinzu. Zudem stellen sich häufig psychiatrische
Symptome wie Wahn, Angst, Unruhe, Erregung
und Schlafstörungen ein.

- **Therapie**

Klinisch kann die Diagnose durch den Nachweis einer Demenz mit den oben genannten
Aspekten und einer Progredienz im Verlauf
bei Ausschluss anderer Ursachen wahrscheinlich gemacht werden. Eine Sicherung

kann nur durch den Nachweis von amyloid-haltigen Plaques und Neurofibrillenbündeln mittels Biopsie oder Autopsie erfolgen. Therapeutisch relevant ist der Verlust cholinerger Neurone, vor allem im Nucleus basalis Meynert. Dieses zentrale cholinerge Defizit kann durch Hemmstoffe der Cholinesterase verringert werden. Für Donezepil, Galantamin und Rivastigmin konnte gezeigt werden, dass sie bei leichter bis mittelschwerer Alzheimer-Demenz den kognitiven Abbau verzögern. Ebenso waren die Alltagsaktivitäten und der klinische Gesamteindruck im Vergleich zu Placebo signifikant verbessert. Memantin, ein NMDA-Rezeptor-Antagonist, bewirkt ähnliche Effekte bei mittelschwerer bis schwerer Alzheimer-Demenz.

Folgende Aspekte hinsichtlich der Therapie sind zu beachten:

- Die medikamentöse Therapie kann einen vorübergehenden Rückgewinn verlorengegangener Fähigkeiten erwirken. Kognitive Leistungen können sich verbessern, Verhaltensauffälligkeiten sich vermindern und die Belastung für die pflegenden Angehörigen sich reduzieren. Da die Progredienz der Erkrankung bisher nicht zum Stillstand gebracht werden kann, ist verständlich, weshalb im weiteren Verlauf eine Zunahme der Symptome zu beobachten ist.
- Die Cholinesterasehemmer müssen langsam eindosiert werden, da die Nebenwirkungen abhängig von der Geschwindigkeit der Aufdosierung sind.
- Die Wirkung der Cholinesterasehemmer ist dosisabhängig, weshalb unbedingt die Dosierungen zu überprüfen und anzupassen sind. Ein häufiger Fehler ist die zu geringe Dosis.
- Auch wenn in klinischen Studien Effekte der Cholinesterasehemmer in fortgeschrittenen Stadien der Erkrankung nachgewiesen wurden, existiert in Deutschland hierfür keine Zulassung. Es konnte zudem gezeigt werden, dass sie in dieser Phase der Erkrankung die häufig notwendige adjuvante Behandlung mit Substanzen wie Antidepressiva, Neuroleptika und Anxiolytika vermindern können.
- In klinischen Studien mit Patienten einer fortgeschrittenen Alzheimer-Demenz konnte ein zusätzlicher Nutzen durch eine Kombinationstherapie aus Memantin und Cholinesterasehemmer nachgewiesen werden. Hierfür liegt zurzeit ebenfalls keine Zulassung in Deutschland vor.
- Depressive Symptome sollten mit selektiven Serotoninwiederaufnahmehemmern behandelt werden. Die klassischen tri- und tetrazyklischen Antidepressiva verbieten sich aufgrund ihrer anticholinergen Nebenwirkungen. Die Indikation zur antidepressiven Therapie muss wiederholt überprüft werden, da es durch den erkrankungsbedingten Progress zu einem Symptomwandel kommen kann.
- Unruhe, psychotische Symptome und/oder aggressives Verhalten können belastend und gefährlich für den Patienten und die Betreuenden sein. Eine Umstellung des Wohnumfeldes und eine psychosoziale Intervention sollten vor Beginn einer medikamentösen Therapie erwogen werden. Falls diese Maßnahmen nicht erfolgreich oder nicht möglich sind, ist oft eine neuroleptische Therapie notwendig. Dieses sollte am besten mit atypischen Neuroleptika in niedriger Dosis erfolgen. Hierbei ist allerdings zu beachten, dass es unter der Behandlung mit Risperidon und Olanzapin zu einer Erhöhung des Risikos des Auftretens zerebrovaskulärer Ereignisse kommt. Zudem besteht zurzeit in Deutschland nur für Risperidon die Zulassung zur neuroleptischen Behandlung bei geriatrisch dementen Patienten.
- Vitamin E als Antioxidanz kann den Progress der Alzheimer-Demenz etwas verzögern. Dieser Effekt ist auch in der Kombination mit Cholinesterasehemmern vorhanden.

5.4   Frontotemporale Demenzen

Bei diesen Formen steht die Störung des Gedächtnisses zunächst im Hintergrund, der Verlauf ist langsam schleichend und die Pathologie spielt sich hauptsächlich in den Frontal- und Temporallappen ab. Innerhalb der frontotemporalen Demenzen lassen sich 3 Typen unterscheiden:

- frontotemporale Verlaufsform,
- primär progressive Aphasie und
- semantische Demenz.

Frontotemporale Verlaufsform   Sie ist durch frühe Verhaltensauffälligkeiten mit Apathie, Enthemmung, Perseverationen und Ablenkbarkeit, Störungen im sozialen Verhalten, emotionaler Indifferenz und Verlust der Krankheitseinsicht gekennzeichnet.

Primär progressive Aphasie   Bei der primär progressiven Aphasie entwickelt sich meist eine nichtflüssige Aphasie mit Agrammatismus, Paraphasien oder Benennstörungen. Auch wenn im Verlauf andere Symptome bis hin zu Gedächtnisstörungen auftreten, so bleiben die Sprachstörungen im Vordergrund.

Semantische Demenz   Die semantische Demenz weist eine Sprachstörung mit inhaltsarmer flüssiger Spontansprache, Verlust des Wissens über Wortbedeutung und semantischen Paraphasien auf. Zudem kann sich eine visuelle Agnosie entwickeln.

- **Therapie**

Die frontotemporalen Demenzen weisen kein relevantes cholinerges Defizit auf. Dementsprechend ließ sich in klinischen Studien mit Cholinesterasehemmern kein Effekt nachweisen. Die pharmakologische Therapie ist auf die Behandlung einzelner Symptome begrenzt. So können Antriebsstörungen mit selektiven Serotoninwiederaufnahmehemmern verbessert werden. Enthemmung oder aggressives Verhalten kann durch Neuroleptika (Risperidon, Quetiapin, Melperon, Pipamperon) zu dämpfen versucht werden.

> Die Störungen der Persönlichkeit und des Affekts können auch mit Carbamazepin oder Valproinsäure versuchsweise gelindert werden. Hierbei ist daran zu denken, dass diese Substanzen bei älteren Patienten langsam eindosiert werden sollten.

Bei der primär progressiven Aphasie und der semantischen Demenz kann in der Frühphase versucht werden, durch logopädische Behandlung die Sprachfertigkeit etwas zu verbessern bzw. zu stabilisieren. Solange die anderen kognitiven Funktionen nicht relevant gestört sind, kann man zudem mit Kommunikationshilfen die unabhängige Verständigungsmöglichkeit erhalten bzw. herstellen.

5.5   Lewy-Körperchen-Demenz

Die Lewy-Körperchen-Demenz ist zu Anfang durch ausgeprägte Störungen der Aufmerksamkeit und der visuell-räumlichen Fähigkeiten gekennzeichnet bei demgegenüber eher gering beeinträchtigter Merkfunktion. Als weitere wichtige Hauptsymptome bestehen Fluktuationen hinsichtlich Aufmerksamkeit und Vigilanz, visuelle Halluzinationen und Parkinson-Symptome. In der Abgrenzung zur Alzheimer-Demenz treten die Parkinson-Symptome bei der Lewy-Körperchen-Demenz früh im Verlauf der Erkrankung auf, manchmal sogar **vor** der Demenz. Rezidivierende Stürze, Synkopen, deutliche Empfindlichkeit auf Neuroleptika, Wahn und Halluzinationen anderer Sinnesmodalitäten sind zusätzliche Symptome, deren Auftreten die Diagnose unterstützen.

- **Therapie**

Aufgrund eines ausgeprägten cholinergen Defizits sind die Cholinersterasehemmer hierbei ebenfalls wirksam. Der Effekt dieser Substanzen ist im Einzelfall oft sogar eindrücklicher als bei der Alzheimer-Demenz. Neben den positiven kognitiven Effekten lassen sich häufig auch eine Stabilisierung hinsichtlich der Fluktuationen von Vigilanz und Aufmerksamkeit und der optischen Halluzinationen beobachten. Allerdings ist kein Cholinesterasehemmer für diese Indikation zugelassen. Somit handelt es sich um einen Off-label-Gebrauch. Falls eine antipsychotische Behandlung notwendig ist, sollte man Quetiapin oder Clozapin einsetzen. Aber selbst bei diesen beiden Substanzen kann sich die erhöhte Empfindlichkeit auf Neuroleptika bemerkbar machen. Die Parkinson-Symptome sprechen gut auf die übliche Anti-Parkinson-Medikation an (▶ Kap. 6.1). Es ist zu bedenken, dass die Cholinesterasehemmer die Parkinson-Symptomatik verstärken bzw. die Wirkung der Anti-Parkinson-Medikamente abschwächen können.

5.6 Demenz beim primären Parkinson-Syndrom

In der Abgrenzung zur Alzheimer-Demenz und zur Lewy-Körperchen-Demenz ist von einem Auftreten der Demenz mindestens ein Jahr nach Beginn der motorischen Symptome des M. Parkinson auszugehen. Im Verlauf der Parkinson-Erkrankung kommt es bei gut 40% zu einer demenziellen Entwicklung. Besondere Merkmale sind Störungen der Exekutive, der Aufmerksamkeit, des Gedächtnisses, der optisch-räumlichen Fähigkeiten und der psychomotorischen Geschwindigkeit. Parkinson-Patienten mit kognitiven Defiziten weisen ein höheres Risiko auf, mit einer medikamentös bedingten Verwirrtheit oder Halluzinose zu reagieren.

- **Therapie**

Für die Cholinersterasehemmer Rivastigmin und Donezepil konnte eine Wirksamkeit nachgewiesen werden. Aktuell liegt nur eine Zulassung für Rivastigmin in Tablettenform vor. Neben der funktionellen Verbesserung sinkt unter der Therapie mit Cholinersterasehemmern das Risiko für die medikamentös-induzierte Verwirrtheit und Halluzinose. Anticholinerg wirksame Substanzen, die zur Behandlung der motorischen Symptome des M. Parkinson eingesetzt werden können, sollten bei demenziellen Symptomen unbedingt vermieden werden.

5.7 Vaskuläre Demenz

Die vaskuläre Demenz entsteht auf dem Boden von Schlaganfällen. Mehrere Infarkte, einzelne sogenannte strategische Infarkte, multiple Lakunen oder flächige Marklagerveränderungen können dem zugrundeliegen. In seltenen Fällen kann die vaskuäre Demenz durch CADASIL (zerebrale autosomale dominante Arteriopathie mit subkortikalen Infarkten und Leukoenzephalopathie) bedingt sein. Natürlich können auch einzelne oder multiple intrazerebrale Hämatome eine vaskuläre Demenz verursachen. Die zerebrale Amyloidangiopathie ist eine degenerative Vaskulopathie, die lobäre Blutungen und etwas seltener Infarkte hervorruft. Eine Demenz ist bei bis zu 30% dieser Patienten zu beobachten.

Klinisch finden sich neben den kognitiven Einbußen, die entsprechend der variablen Lokalisation der vaskulären Schädigung unterschiedlich ausgeprägt sind, oft fokale Defizite wie Hemiparese, Sensibilitätsstörungen, Ataxie etc. Zudem ist der Verlauf durch plötzliche Verschlechterungen und Auftreten neuer fokaler Defizite geprägt.

- **Therapie**

Es gibt Hinweise dafür, dass durch die Cholinesterasehemmer oder Memantin eine funktionelle Verbesserung erreicht werden kann. Die Datenlage reicht aktuell sowohl für eine Zulassung als auch für eine generelle Empfehlung nicht aus. Im Einzelfall kann der Einsatz dieser Substanzen durchaus erwogen werden, es handelt sich dann um einen Off-label-Gebrauch. Um die Progredienz zu verlangsamen, sollten Risikofaktoren ausgeschaltet oder behandelt werden. Für die arterielle Hypertonie konnte dieses belegt werden, Ähnliches ist für Vorhofflimmern und Diabetes mellitus anzunehmen. Bei einer ischämisch bedingten vaskulären Demenz sollten zudem die Thrombozytenaggregationshemmer Azetylsalizylsäure oder Clopidogrel eingesetzt werden.

5.8   Präparate

- **Azetylsalizylsäure (▶ Kap. 8)**
- Aspirin N, 100 mg, 300 mg – Tbl.; Aspirin protect, 100 mg, 300 mg – Tbl. (Bayer Vital)
- ASS AbZ, 100 mg – Tbl. (AbZ Pharma)
- ASS gamma, 75 mg – Tbl. (Wörwag)
- ASS Heumann, 100 mg – Tbl. (Heumann)
- ASS-ratiopharm, 100 mg – Tbl. (ratiopharm)
- Godamed, 50 mg, 100 mg, 300 mg – Tbl. (Pfleger)

- ■■ **Dosierung**
- 100–300 mg/Tag als Einmalgabe.

> **Bewertung**
>
> Aufgrund von Wirksamkeit und Preis sicherlich der Thrombozytenaggregationshemmer der 1. Wahl in der Sekundärprophylaxe zerebraler Ischämien.

- **Azetylsalizylsäure und Dipyridamol (▶ Kap. 8)**
- Aggrenox, 25 mg Azetylsalizylsäure und 200 mg Dipyridamol – Tbl. (Boehringer Ingelheim)

- ■■ **Dosierung**

Azetylsalizylsäure 25 mg und retardiertes Dipyridamol 200 mg in fixer Kombination 2× täglich.

> **Bewertung**
>
> Eine Alternative in der Sekundärprophylaxe von zerebralen Durchblutungsstörungen. Die zweimalige Einnahme kann ein Problem hinsichtlich der Compliance bedeuten.

- **Carbamazepin (▶ Kap. 3)**
- Carbamazepin AbZ, 200 mg, 400 mg – Retardtbl. (AbZ Pharma)
- Carbamazepin Aristo, 200 mg – Tbl.; 200 mg, 300 mg, 400 mg, 600 mg – Retardtbl. (Aristo Pharma GmbH)
- Carbamazepin Desitin, 200 mg, 300 mg, 400 mg, 600 mg – Retardtbl. (Desitin)
- Carbamazepin Heumann, 200 mg, 400 mg – Tbl.; 200 mg, 300 mg, 400 mg, 600 mg – Retardtbl. (Heumann)
- Carbamazepin-ratiopharm, 200 mg – Tbl.; 200 mg, 400 mg – Retardtbl. (ratiopharm)
- Tegretal, 200 mg – Tbl.; 200 mg, 400 mg, 600 mg – Retardtbl.; Suspension (Novartis Pharma)
- Timonil, 200 mg, 400 mg – Tbl.; 150 mg, 200 mg, 300 mg, 400 mg, 600 mg – Retardtbl.; Saft (Desitin)

- ■■ **Dosierung**
- 200–800 mg pro Tag, langsam (100–200 mg alle 3–5 Tage) steigern.

> **Bewertung**
>
> Lang bekanntes Antiepileptikum, das bei Störungen von Persönlichkeit oder Affekt im Rahmen der Demenz eine gewisse Stabilisierung erreichen kann. Hierbei Off-label-Gebrauch.

- **Citalopram (▶ Kap. 8)**
- Cipramil, 20 mg, 40 mg – Filmtbl. (Lundbeck)
- Citalon, 20 mg, 40 mg – Filmtbl. (Krewel Meuselbach)
- Citalopram, 20 mg – Filmtbl. (Holsten Pharma)
- Citalopram AbZ, 10 mg, 20 mg, 40 mg – Filmtbl. (AbZ Pharma)
- Citalopram-CT, 20 mg, 40 mg – Filmtbl. (AbZ Pharmal)
- Citalopram Hennig, 10 mg, 20 mg, 40 mg – Filmtbl. (Hennig)
- Citalopram Heumann, 20 mg, 30 mg, 40 mg – Filmtbl (Heumann)
- Citalopram Holsten, 20 mg – Filmtbl. (Holsten Pharma)
- Citalopram-ratiopharm, 10 mg, 20 mg, 30 mg, 40 mg – Filmtbl. (ratiopharm)

- ■■ **Dosierung**
- Bei Beginn 20 mg pro Tag, Steigerung bis maximal 40 mg pro Tag.

Gut geeignet zur Behandlung depressiver Symptome bei Demenz.

- **Clopidogrel** (▶ Kap. 8)
- Clopidogrel AbZ, 75 mg – Filmtbl. (AbZ Pharma)
- Clopidogrel CT, 75 mg – Filmtbl. (AbZ Pharma)
- Clopidogrel Hennig, 75 mg – Filmtbl. (Hennig)
- Clopidogrel Heumann, 75 mg – Filmtbl. (Heumann)
- Clopidogrel Hormosan, 75 mg – Filmtbl. (Hormosan Pharma)
- Clopidogrel-ratiopharm, 75 mg – Filmtbl. (ratiopharm)
- Iscover, 75 mg – Tbl. (Bristol-Myers Squibb)
- Plavix, 75 mg – Tbl. (Sanofi-Aventis)

■■ **Dosierung**
75 mg/Tag als Einmalgabe.

Bei Patienten mit einem speziellen Risikoprofil (Diabetes mellitus, periphere arterielle Verschlusskrankheit) ist Clopidogrel wahrscheinlich der Azetylsalizylsäure überlegen.

- **Clozapin** (▶ Kap. 6)
- Clozapin AbZ, 25 mg, 50 mg, 100 mg, 200 mg – Tbl. (AbZ Pharma)
- Clozapin-CT, 25 mg, 50 mg, 100 mg, 200 mg – Tbl. (AbZ Pharma)
- Clozapin-neuraxpharm, 25 mg, 50 mg, 100 mg, 200 mg – Tbl.; Susp. (neuraxpharm)
- Clozapin-ratiopharm, 25 mg, 50 mg, 100 mg, 200 mg – Tbl. (ratiopharm)
- Leponex, 25 mg, 50 mg, 100 mg – Tbl. (Mylan Healthcare GmbH)

■■ **Dosierung**
- Initialdosis 12,5 mg pro Tag, die Dosissteigerung sollte bei alten Patienten höchstens 25 mg pro Tag betragen.

Geeignet zur Behandlung von psychotischen Symptomen bei Demenz, besonders geeignet bei zusätzlichem Parkinson-Syndrom. Probleme sind die prokonvulsive Wirkung und das Risiko für die Agranulozytose.

- **Donepezil**
- Aricept, 5 mg, 10 mg – Filmtbl. (Eisai/Pfizer)
- Donezepil-Elpen, 5 mg, 10 mg – Filmtbl. (Elpen)
- Donezepil-HCl AbZ, 5 mg, 10 mg – Filmtbl. (AbZ Pharma)
- Donezepil-HCl-ratiopharm, 5 mg, 10 mg – Filmtbl. (ratiopharm)
- Donezepilhydrochlorid Hennig, 5 mg, 10 mg – Filmtbl. (Hennig)
- Donezepilhydrochlorid Heumann, 5 mg, 10 mg – Filmtbl; 5 mg, 10 mg Schmelztbl. (Heumann)

■■ **Pharmakodynamik**
Donepezil ist ein spezifischer und reversibler Inhibitor der Azetylcholinesterase.

■■ **Pharmakokinetik**
Donepezil wird zu 95% an Plasmaproteine gebunden. Es wird zum Teil über Zytochrom-P450 metabolisiert und zum Teil unverändert renal ausgeschieden. Die Halbwertszeit beträgt etwa 70 h.

■■ **Indikation**
Symptomatische Behandlung der leichten bis mittelschweren Alzheimer-Demenz.

■■ **Dosierung**
- Beginn mit 5 mg pro Tag, nach einem Monat kann auf 10 mg pro Tag erhöht

werden. Es sollte am Abend kurz vor dem Schlafengehen genommen werden.

▪▪ Nebenwirkungen
- **Nervensystem**: Müdigkeit, Schwindel, Krampfanfall, extrapyramidale Symptome, Kopfschmerzen, Halluzination, Erregungszustände, aggressives Verhalten;
- **Magen-Darm-Trakt**: Übelkeit, Erbrechen, Durchfall, Magen- und Duodenalulkus;
- **Herz-Kreislauf-System**: Bradykardie, SA-Block, AV-Block, Synkope;
- **Sonstiges**: Muskelkrämpfe, Harninkontinenz.

▪▪ Kontraindikationen
Schwangerschaft.

▪▪ Interaktionen
- Substanzen, die CYP3A4 oder CYP2D6 hemmen, wie Ketoconazol, Chinidin, Itraconazol, Erythromycin oder Fluoxetin, können zu einer Erhöhung der Donezepil-Konzentration führen.
- Enzyminduktoren wie Carbamazepin, Rifampicin, Phenytoin und Alkohol können den Plasmaspiegel von Donezepil erniedrigen.
- Es besteht die Möglichkeit einer synergistischen Wirkung bei gleichzeitiger Gabe von Sukzinylcholin, anderen Medikamenten mit neuromuskulärer Blockade, cholinergen Agonisten oder β-Blockern, die eine Wirkung auf die kardiale Erregungsleitung haben.

Bewertung

Gute Substanz zur Stabilisierung bei leichter bis mittelschwerer Demenz vom Alzheimer-Typ.

▪ Escitalopram
- Cipralex, 10 mg, 20 mg – Filmtbl.; Trpf. (Lundbeck)
- Escitalopram AbZ, 5 mg,10 mg, 15 mg, 20 mg – Filmtbl; Trpf. (AbZ Pharma)
- Escitalopram Heumann, 5 mg,10 mg, 15 mg, 20 mg – Filmtbl; Trpf. (Heumann)
- Escitalopram Lundbeck, 10 mg, 20 mg – Filmtbl; Trpf. (Lundbeck)
- Escitalopram-ratiopharm, 5 mg,10 mg, 15 mg, 20 mg – Filmtbl; Trpf. (ratiopharm)

▪▪ Pharmakodynamik
Escitalopram ist ein selektiver Serotoninwiederaufnahmehemmer.

▪▪ Pharmakokinetik
Escitalopram wird nach oraler Gabe fast vollständig resorbiert, die orale Bioverfügbarkeit beträgt ca. 80%. Es wird in der Leber über CYP2C19 zu zwei aktiven Metaboliten verstoffwechselt. Die Elimination erfolgt über die Leber und Niere, die Eliminationshalbwertszeit beträgt ca. 30 h.

▪▪ Indikation
Depression, Panikstörung, Angststörung.

▪▪ Dosierung
- Bei älteren Patienten zu Beginn 5 mg pro Tag, maximale Dosis 20 mg pro Tag.

▪▪ Nebenwirkungen
- **Nervensystem**: Schlaflosigkeit, Schläfrigkeit, Schwindel, Tremor, Krampfanfälle, Verwirrtheit, Manie, Angst, Serotoninsyndrom, Bewegungsstörungen;
- **Herz-Kreislauf-System**: Escitalopram wird mit dosisabhängiger QT-Intervall-Verlängerung in Zusammenhang gebracht.
- **Magen-Darm-Trakt**: Übelkeit, Durchfall, Obstipation, Erbrechen, Mundtrockenheit;
- **Geschlechtsorgane**: verminderte Libido, Ejakulationsstörungen, Impotenz, Orgasmusstörungen;
- **Sonstiges**: Hypotonie, Sehstörungen, Schwitzen, Hyponatriämie, Myalgie, Harnretention.

▪▪ Kontraindikationen
- Kombination mit MAO-Hemmern,
- Kombination mit Johanniskraut,
- Kombination mit serotonergen Wirkstoffen wie Tramadol, Triptanen oder Tryptophan.

Die gleichzeitige Anwendung von Escitalopram mit anderen Arzneimitteln, die bekannterweise das QT-Intervall verlängern, ist kontraindiziert.

▪▪ Interaktionen
- Bei Kombination mit oralen Antikoagulanzien besteht erhöhte Blutungsneigung.
- Bei Kombination mit Inhibitoren von CYP2C19, wie Omeprazol, Cimetidin, Esomeprazol, Fluvoxamin, Lansoprazol oder Ticlopidin, kann der Spiegel von Escitalopram erhöht sein.
- Bei Kombination mit Metoprolol oder Desipramin kann deren Spiegel verdoppelt werden.
- Bei Kombination mit Arzneimitteln, die über CYP2D6 metabolisert werden, wie Flecainid, Propafenon, Metoprolol, Desipramin, Clomipramin, Nortriptylin, Risperidon, Thioridazin oder Haloperidol, kann deren Spiegel erhöht und eine Dosisanpassung notwendig sein.

Bewertung

Gut geeignet zur Behandlung depressiver Symptome bei Demenz.

▪ Fluoxetin (► Kap. 8)
- Fluoxetin AbZ, 20 mg – Kps. (AbZ Pharma)
- Fluoxetin-CT, 20 mg – Kps. (AbZ Pharma)
- Fluoxetin-ratiopharm, 20 mg – Kps.; 20 mg – Tbl. (ratiopharm)
- Fluoxetin-TEVA, 20 mg – Kps., 20 mg – Tbl. (TEVA)

▪▪ Dosierung
- Zu Beginn 20 mg pro Tag, im Verlauf maximal 60 mg pro Tag.

Bewertung

Gut geeignet zur Behandlung depressiver Symptome bei Demenz.

▪ Galantamin
- Galantamin Heumann, 8 mg, 16 mg, 24 mg – Hartkps ret. (Heumann)
- Galantamin-ratiopharm, 8 mg, 16 mg, 24 mg – Hartkps ret. (ratiopharm)
- Reminyl, 8 mg, 16 mg, 24 mg – Hartkps. ret.; Lsg. (Janssen-Cilag)

▪▪ Pharmakodynamik
Galantamin ist ein kompetitiver und reversibler Inhibitor der Azetylcholinesterase, zudem verstärkt es die intrinsische Aktivität von Azetylcholin am nikotinergen Rezeptor.

▪▪ Pharmakokinetik
Die Bioverfügbarkeit beträgt 88%. Galantamin wird zu etwa 18% an Plasmaeiweiße gebunden. Es wird über Zytochrom-P450 (CYP2S6 und CYP3A4) metabolisert. Zirka 20% werden unverändert im Urin ausgeschieden. Die Halbwertszeit beträgt 8–10 h.

▪▪ Indikation
Symptomatische Behandlung einer leichten bis mittelschweren Demenz vom Alzheimer-Typ.

▪▪ Dosierung
- Initial 8 mg pro Tag, im Verlauf kann auf 16–24 mg pro Tag erhöht werden.
- Galantamin wird 1× täglich **möglichst morgens** eingenommen.

▪▪ Nebenwirkungen
- **Nervensystem**: Schwindel, Somnolenz, Tremor, Parästhesien, Krampfanfälle, extrapyramidale Symptome, Verwirrtheit, Depression, Aggression, Halluzination;
- **Magen-Darm-Trakt**: Erbrechen, Übelkeit, abdominelle Schmerzen, Durchfall, Dysphagie, gastrointestinale Blutung;
- **Herz-Kreislauf-System**: Synkope, Vorhofarrhythmie, Herzinfarkt, Bradykardie, AV-Block, Hypotension;
- **Sonstiges**: Appetitminderung, Dehydratation, Hypokaliämie, Tinnitus, Hautausschlag, Schwitzen, Fieber, Unwohlsein.

▪▪ Kontraindikationen
- Schwere Leberfunktionsstörungen,
- schwere Nierenfunktionsstörungen.

▪▪ Interaktionen
- Galantamin kann die Wirkung von Muskelrelaxanzien vom Sukzinylcholintyp verstärken.
- Galantamin sollte nicht zusammen mit anderen Cholinomimetika gegeben werden.
- Es kann zu einer verstärkten Bradykardie kommen bei Kombination mit Digoxin, β-Blockern, bestimmten Kalziumkanalblockern und Amiodaron.
- Inhibitoren von CYP2D6 oder CYP3A4, wie Paroxetin, Ketoconazol, Erythromycin, Chinidin, Fluoxetin oder Ritonavir, können die Bioverfügbarkeit von Galantamin und das Risiko für cholinerge Nebenwirkungen erhöhen.

Bewertung

Gute Substanz zur Stabilisierung bei leichter bis mittelschwerer Demenz vom Alzheimer-Typ.

▪ Melperon
- Melperon AbZ, 50 mg – Filmtbl. (AbZ Pharma)
- Melperon-CT, 25 mg, 50 mg, 100 mg – Filmtbl.; Lsg. (AbZ-Pharma)
- Melperon-neuraxpharm, 10 mg, 25 mg, 50 mg, 100 mg – Filmtbl.; Lsg. (Neuraxpharm)
- Melperon-ratiopharm, 25 mg, 50 mg, 100 mg – Filmtbl.; Lsg. (ratiopharm)

▪▪ Pharmakodynamik
Melperon ist ein schwach bis mittelstark wirksames Neuroleptikum. Es blockiert die Dopaminrezeptoren.

▪▪ Pharmakokinetik
Melperon wird nach oraler Gabe rasch und vollständig resorbiert. Es unterliegt einem hohen First-pass-Effekt, wird zu 50% an Plasmaproteine gebunden und fast komplett in der Leber metabolisiert. Die Eliminationshalbwertszeit liegt im Bereich von 4–8 h.

▪▪ Indikation
Behandlung von Schlafstörungen, Verwirrtheitszuständen, Dämpfung psychomotorischer Unruhe insbesondere bei Patienten der Geriatrie und bei organisch bedingter Demenz.

▪▪ Dosierung
- Zu Beginn 50–100 mg pro Tag, innerhalb weniger Tage Steigerung bis auf 200 mg pro Tag.

▪▪ Nebenwirkungen
- **Nervensystem**: Müdigkeit, Frühdyskinesien, Parkinson-Syndrom, Spätdyskinesien;
- **Blutbild**: Leuko-, Thrombozyto-, Panzytopenie, Agranulozytose;
- **Sonstiges**: Erhöhung der Leberenzymaktivitäten, allergische Hautreaktionen, malignes neuroleptisches Syndrom, Hypotonie, orthostatische Dysregulation.

▪▪ Kontraindikationen
- Akute Vergiftung durch Alkohol, Opiate, Hypnotika oder zentral dämpfende Psychopharmaka,
- hochgradige Leberinsuffizienz,
- Kinder unter 12 Jahren.

▪▪ Interaktionen
- Bei Kombination mit zentral dämpfenden Pharmaka kann es zu verstärkter Sedierung oder Atemdepression kommen.
- Die Wirkung von blutdrucksenkenden Pharmaka kann durch Melperon verstärkt werden.
- Bei gleichzeitiger Gabe von Dopaminagonisten kann deren Wirkung abgeschwächt werden.
- Bei kombinierter Anwendung mit anderen Dopaminantagonisten kann es zu einer Verstärkung der extrapyramidal-motorischen Nebenwirkungen kommen.

Besonders geeignet bei Unruhe und
Schlafstörungen bei Demenz.

- **Memantin**
  - Axura, 10 mg, 20 mg – Filmtbl.; Lsg. (Merz Pharmaceuticals)
  - Memantin AbZ, 10 mg, 20 mg – Filmtbl. (AbZ Pharma)
  - Memantin Heumann, 10 mg, 20 mg – Filmtbl.; Lsg. (Heumann)
  - Memantin-ratiopharm, 10 mg, 20 mg – Filmtbl.; 10 mg, 20 mg – Schmelztbl.; Lsg. (ratiopharm)
  - Memantin Merz, 10 mg, 20 mg – Filmtbl.; Lsg. (Merz Pharmaceuticals)
  - Memantinhydrochlorid Hennig, 10 mg, 20 mg – Filmtbl. (Hennig)
  - Memantinhydrochlorid-Hormosan, 10 mg, 20 mg – Filmtbl. (Hormosan Pharma)
  - Ebixa, 5 mg, 10 mg, 15 mg, 20 mg – Filmtbl.; Lsg. (Lundbeck)

■■ Pharmakodynamik
Memantin ist ein spannungsabhängiger, nicht-kompetitiver NMDA-Rezeptorantagonist.

■■ Pharmakokinetik
Memantin weist eine Bioverfügbarkeit von 100% auf. Es wird zu ca. 45% an Plasmaproteine gebunden. Es wird fast komplett unverändert renal ausgeschieden. Die Halbwertszeit liegt im Bereich von 60–100 h.

■■ Indikation
Behandlung der moderaten bis schweren Alzheimer-Demenz.

■■ Dosierung
- Beginn mit 5 mg morgens, wöchentliche Steigerung um 5 mg bis auf 20 mg pro Tag.

■■ Nebenwirkungen
- **Nervensystem**: Kopfschmerzen, Schläfrigkeit, Verwirrtheit, Halluzinationen,

psychotische Reaktionen, Schwindel, anormaler Gang, Krampfanfälle;
- **Magen-Darm-Trakt**: Obstipation, Erbrechen, Pankreatitis.

■■ Kontraindikationen
- Schwere Nierenfunktionsstörungen,
- gleichzeitige Behandlung mit anderen NMDA-Antagonisten (Amantadin, Ketamin, Dextromethorphan).

■■ Interaktionen
- Die Wirkung von L-Dopa, Dopaminagonisten und Anticholinergika kann verstärkt werden.
- Die Wirkung von Neuroleptika und Barbituraten kann abgeschwächt werden.
- Die Wirkung der Muskelrelaxanzien Dantrolen und Baclofen kann verstärkt werden.
- Bei Arzneimitteln, die das gleiche renale Kationentransportsystem benutzen, wie Cimetidin, Ranitidin, Procainamid, Chinidin, Chinin und Nikotin, kann der Plasmaspiegel von Memantin erhöht sein.
- Memantin kann den Serumspiegel von Hydrochlorothiazid erniedrigen.
- Bei gleichzeitiger Behandlung mit Warfarin kann eine INR-Erhöhung auftreten, weshalb der INR-Wert engmaschig überwacht werden sollte.

Gute Substanz zur Stabilisierung bei mittelschwerer bis schwerer Demenz vom Alzheimer-Typ.

- **Pipamperon** (▶ Kap. 9)
  - Pipamperon-neuraxpharm, 40 mg, 120 mg – Tbl.; Lsg. (Neuraxpharm)

■■ Dosierung
- Initial 20–40 mg, unter Kontrolle des Blutdrucks langsam bis 3×20–40 mg steigern.

Besonders geeignet bei Unruhe und Schlafstörungen bei Demenz.

- **Quetiapin** (► Kap. 6)
- Quetiapin AbZ, 25 mg, 100 mg, 200 mg, 300 mg – Filmtbl.; 50 mg, 150 mg, 200 mg, 300 mg, 400 mg – Retardtbl. (AbZ Pharma).
- Quetiapin-CT, 25 mg, 100 mg, 150 mg, 200 mg, 300 mg – Filmtbl. (AbZ Pharma)
- Quetiapin Hennig, 25 mg, 50 mg, 100 mg, 200 mg, 300 mg, 400 mg – Filmtbl.; (Hennig)
- Quetiapin Heumann, 25 mg, 100 mg, 200 mg, 300 mg – Filmtbl.; 50 mg, 200 mg, 300 mg, 400 mg – Retardtbl. (Heumann)
- Quetiapin-Hormosan, 25 mg, 100 mg, 200 mg, 300 mg – Filmtbl; 50 mg, 150 mg, 200 mg, 300 mg, 400 mg – Retardtbl. (Hormosan Pharma)
- Quetiapin-ratiopharm, 25 mg, 100 mg, 150 mg, 200 mg, 300 mg – Filmtbl; 50 mg, 150 mg, 200 mg, 300 mg, 400 mg – Retardtbl. (ratiopharm)
- Quetiapin TAD, 50 mg, 150 mg, 200 mg, 300 mg – Retardtbl. (TAD Pharma)
- Seroquel, 25 mg, 100 mg, 200 mg, 300 mg – Filmtbl.; 50 mg, 150 mg, 200 mg, 300 mg, 400 mg – Retardtbl. (Astra Zeneca)

▪▪ Dosierung
- Bei älteren dementen Patienten Beginn mit 12,5–25 mg pro Tag, langsame Steigerung bis auf 100 mg pro Tag.

Geeignet zur Behandlung von psychotischen Symptomen bei Demenz, besonders geeignet bei zusätzlichem Parkinson-Syndrom. Vorteilhaft und problematisch zugleich ist die sedierende Wirkung.

- **Risperidon**
- Risperidon AbZ, 0,5 mg, 1 mg, 2 mg, 3 mg, 4 mg – Filmtbl. (AbZ Pharma)
- Risperidon-CT, 0,5 mg, 1 mg, 2 mg – Schmelztbl.; Lsg. (AbZ Pharma)
- Risperidon Hennig, 0,25 mg, 0,5 mg, 1 mg, 2 mg, 3 mg, 4 mg, 6 mg – Filmtbl. (Hennig)
- Risperidon Heumann, 0,5 mg, 1 mg, 2 mg, 3 mg, 4 mg, 6 mg – Filmtbl. (Heumann)
- Risperidon-ratiopharm, 0,5 mg, 1 mg, 2 mg, 3 mg, 4 mg, – Filmtbl.; 0,5 mg, 1 mg, 2 mg – Schmelztbl.; Lsg. (ratiopharm)

▪▪ Pharmakodynamik
Risperidon ist ein selektiver Antagonist mit hoher Affiniät zu D_2- und $5HT_2$-Rezeptoren, zudem bindet es mit geringerer Affinität an H_1-histaminerge und α_2-adrenerge Rezeptoren.

▪▪ Pharmakokinetik
Nach oraler Gabe wird Risperidon vollständig resorbiert. Es wird zu 88% an Plasmaproteine gebunden. Es unterliegt einem mäßigen First-pass-Effekt von 20–30%. Die Bioverfügbarkeit beträgt 65–70%. Es wird über CYP2D6 zu 9-Hydroxy-Risperidon, einem aktiven Metaboliten, metabolisiert. Ca. 70% werden mit dem Urin ausgeschieden, 14% mit den Fäzes. Die Eliminationshalbwertszeit von Risperidon beträgt 3 h und die von 9-Hydroxy-Risperidon 24 h.

▪▪ Indikationen
- Chronisch schizophrene Psychosen,
- mäßigschwere bis schwere manische Episoden,
- schwere chronische Aggressivität bei Demenz,
- Verhaltensstörungen in Form von Impulssteuerungsstörungen.

▪▪ Dosierung
- Bei Aggressivität bzw. Psychose bei Demenz initial 0,25 mg 2× täglich, kann bis auf 1 mg 2× täglich gesteigert werden.

■■ **Nebenwirkungen**

▬ **Nervensystem**: Kopfschmerzen, Schlaflosigkeit, Agitation, Angstzustände,
Sedierung, extrapyramidale Symptome,
Somnolenz, Konzentrationsstörungen,
tardive Dyskinesien, malignes neuroleptisches Syndrom, Krampfanfälle, zerebro-
vaskuläre Ereignisse;

▬ **Herz-Kreislauf-System**: niedriger
Blutdruck, reflektorische Tachykardie;

▬ **Niere und Harnwege**: Priapismus,
erektile Dysfunktion, Ejakulationsstörungen, Störungen des Orgasmus,
Harninkontinenz;

▬ **Blutbild**: Leuko-, Thrombozytopenie;

▬ **Sonstiges**: erhöhter Prolaktinspiegel,
Amenorrhö, Gynäkomastie, Muskel-
schwäche, Angioödem, Hautausschlag,
Pruritus, Hyperglykämie, Gewichts-
zunahme, Ödembildung, Erhöhung der
Leberwerte.

❶ Extrapyramidalmotorische
Nebenwirkungen.

■■ **Kontraindikationen**
Bestehende Hyperprolaktinämie.

■■ **Interaktionen**

▬ Die Kombination mit Dopaminagonisten
kann deren Wirkung abschwächen.

▬ Bei Gabe von Carbamazepin vermindern
sich die Plasmaspiegel von Risperidon.

▬ Topiramat verringert die Bioverfügbarkeit
von Risperidon.

▬ Bei gleichzeitiger Gabe von Phenothiazinen, trizyklischen Antidepressiva oder
einigen β-Blockern kann durch gleichzeitigen Angriff am Zytochrom-P450 die
Plasmakonzentration von Risperidon
erhöht sein. Gleiches gilt für Fluoxetin und
Paroxetin.

▬ Cimetidin und Ranitidin erhöhen die
Bioverfügbarkeit von Risperidon.

▬ Bei gleichzeitiger Gabe von Substanzen,
die das QT-Intervall verlängern (Antiarrhythmika Klasse IA oder III, Antibiotika,
Antimalariamittel, Antihistaminika,

Neuroleptika) oder zu einer Hypokaliämie
bzw. -magnesiämie führen können, ist
Vorsicht wegen arrhythmogener Wirkung
geboten.

▬ Bei gleichzeitiger Gabe von Antihypertensiva ist eine additive Wirkung
hinsichtlich der Blutdrucksenkung
möglich.

Bewertung

Gut geeignet zur Behandlung
psychotischer Symptome bei Demenz.

■ **Rivastigmin**

▬ Exelon, 1,5 mg, 3 mg, 4,5 mg, 6 mg –
Hartkps.; Lsg; 4,6 mg/24 h, 9,5 mg/24 h,
13,3 mg/24 h – transdermales Pflaster
(Novartis Pharma)

▬ Rivastigmin AbZ, 4,6 mg/24 h,
9,5 mg/24 h – transdermales Pflaster (AbZ
Pharma)

▬ Rivastigmin Heumann, 1,5 mg, 3 mg,
4,5 mg, 6 mg – Hartkps.; 4,6 mg/24 h,
9,5 mg/24 h, 13,3 mg/24 h – transdermales
Pflaster (Heumann)

▬ Rivastigmin-Hormosan, 1,5 mg, 3 mg,
4,5 mg, 6 mg – Hartkps. (Hormosan
Pharma)

▬ Rivastigmin-neuraxpharm, 1,5 mg, 3 mg,
4,5 mg, 6 mg – Hartkps.; 4,6 mg/24 h,
9,5 mg/24 h, 13,3 mg/24 h – transdermales
Pflaster (neuraxpharm)

▬ Rivastigmin-ratiopharm, 1,5 mg, 3 mg,
4,5 mg, 6 mg – Hartkps.; 4,6 mg/24 h,
9,5 mg/24 h, 13,3 mg/24 h – transdermales
Pflaster

■■ **Pharmakodynamik**
Rivastigmin hemmt die Azetyl- und Butylcho-
linesterase.

■■ **Pharmakokinetik**
Rivastigmin wird nach oraler Gabe schnell
und vollständig resorbiert, die Bioverfügbarkeit beträgt etwa 36%. Es wird zu etwa 40%
an Plasmaproteine gebunden. Rivastigmin

wird hauptsächlich über Hydrolyse metabolisiert und die Metaboliten werden renal ausgeschieden.

▪▪ Indikation
Symptomatische Behandlung der leichten bis mittelschweren Demenz bei M. Alzheimer (Hartkapsel, Lösung, Pflaster) und bei idiopathischem M. Parkinson (Hartkapsel, Lösung).

▪▪ Dosierung
- Hartkapseln: Initial 2×1,5 mg pro Tag; im Verlauf je nach Verträglichkeit kann man bis auf 2×6 mg steigern.
- Pflaster: Initial 4,6 mg/24 h, nach 4 Wochen auf 9,5 mg/24 h erhöhen.

▪▪ Nebenwirkungen
- **Nervensystem**: Schwindel, Kopfschmerzen, Somnolenz, Tremor, extrapyramidale Symptome, Krampfanfälle, Agitiertheit, Verwirrtheit, Depression, Halluzination;
- **Magen-Darm-Trakt**: Übelkeit, Erbrechen, Durchfall, Appetitlosigkeit, Bauchschmerzen, Magen- und Duodenalulzera, Pankreatitis;
- **Herz-Kreislauf-System**: Angina pectoris, Bradykardie, AV-Block, Vorhofflimmern, Synkope;
- **Sonstiges**: Erhöhung der Leberwerte, Schwitzen, Hautausschlag, Gewichtsverlust.
- Pflaster: geringere Rate an gastrointestinalen Nebenwirkungen, in 10% lokale Hautirritationen.

▪▪ Kontraindikationen
- Schwere Leberinsuffizienz.

▪▪ Interaktionen
- Rivastigmin kann die Wirkung von Muskelrelaxanzien vom Sukzinylcholintyp verstärken.
- Rivastigmin sollte nicht zusammen mit anderen Cholinomimetika gegeben werden.

Bewertung

Gute Substanz zur Stabilisierung bei leichter bis mittelschwerer Demenz vom Alzheimer-Typ und bei M. Parkinson. Bei der Demenz vom Alzheimer-Typ ist das Pflaster aufgrund geringerer gastrointestinaler Nebenwirkungen zu bevorzugen.

▪ Sertralin
- Sertralin AbZ, 50 mg, 100 mg – Filmtbl. (AbZ Pharma)
- Sertralin-CT, 50 mg, 100 mg – Filmtbl. (AbZ Pharma)
- Sertralin Heumann, 50 mg, 100 mg – Filmtbl.(Heumann)
- Sertralin-Hormosan, 50 mg, 100 mg – Filmtbl. (Hormosan Pharma)
- Sertralin-neuraxpharm, 50 mg, 100 mg – Filmtbl. (neuraxpharm)
- Sertralin-ratiopharm, 50 mg, 100 mg – Filmtbl. (ratiopharm)
- Zoloft, 50 mg, 100 mg – Filmtbl.; Lsg. (Pfizer Pharma)

▪▪ Pharmakodynamik
Sertralin ist ein selektiver Serotoninwiederaufnahmehemmer.

▪▪ Pharmakokinetik
Sertralin wird zu ca. 70% nach oraler Gabe resorbiert. Es unterliegt einem First-pass-Effekt. Es wird zu 98% an Plasmaproteine gebunden. Die Ausscheidung erfolgt über Urin und Fäzes. Die Eliminationshalbwertszeit liegt bei ca. 26 h.

▪▪ Indikation
Depression.

▪▪ Dosierung
- Zu Beginn 50 mg pro Tag, im Verlauf 100–200 mg pro Tag.

▪▪ Nebenwirkungen
- **Nervensystem**: Tremor, Schwindel, Schlaflosigkeit, Kopfschmerzen,

Bewegungsstörungen, Parästhesien, Akathisie, Krampfanfälle, Serotoninsyndrom, Euphorie, Halluzinationen, Psychose;
- **Magen-Darm-Trakt**: Übelkeit, Durchfall, Mundtrockenheit, Bauchschmerzen, Erbrechen;
- **Geschlechtsorgane**: Gynäkomastie, Menstruationsstörungen, Priapismus;
- **Sonstiges**: Hyponatriämie, Schwitzen, Sehstörungen, Tinnitus, Tachykardie, Hypertonie, Bronchospasmus, Pankreatitis, Lebererkrankungen, allergische Reaktionen.

■■ **Kontraindikationen**
- Kombination mit MAO-Hemmern,
- Kombination mit Pimozid.

■■ **Interaktionen**
- Bei Kombination mit Triptanen, Tramadol, Tryptophan, Dextrometorphan, Pethidin, Lithium oder Johanniskraut besteht ein erhöhtes Risiko für ein Serotoninsyndrom.
- Bei Kombination mit oralen Antikoagulanzien, nichtsteroidalen Antiphlogistika oder Azetylsalizylsäure kann es zu einer erhöhten Blutungsneigung kommen.
- Bei Kombination mit Diuretika ist das Risiko für eine Hyponatriämie oder eine unzureichende Sekretion des ADH erhöht.

Bewertung

Gut geeignet zur Behandlung depressiver Symptome bei Demenz.

■ **Valproinsäure** (► Kap. 3)
- Ergenyl, 150 mg, 300 mg, 500 mg – Filmtbl., Lsg.; chrono, 300 mg, 500 mg – Retardtbl.; intravenös – Inj.-Lsg.; vial – Trockensubstanz und Lösungsmittel (Sanofi-Aventis)
- Leptilan, 150 mg, 300 mg, 600 mg – Tbl. (Riemser Pharma)

- Orfiril, 150 mg, 300 mg, 600 mg – Drg.; Saft; Inj.-Lsg; long, 150 mg, 300 mg – Retardkps.; 500 mg, 1000 mg – Retardminitbl. (Desitin)
- Valproat AbZ, 300 mg, 500 mg – Retardtbl. (AbZ Pharma)
- Valproat-CT, 300 mg, 600 mg – Filmtbl.; chrono-CT, 300 mg, 500 mg – Retardtbl. (AbZ Pharma)
- Valproat-ratiopharm chrono, 300 mg, 500 mg – Retardtbl. (Ratiopharm)

■■ **Dosierung**
- Erwachsene: 1200–2400 mg pro Tag,
- bei retardierter Präparation 2 Gaben, unretardiert 3 Gaben.

Bewertung

Lang bekanntes Antiepileptikum, das bei Störungen von Persönlichkeit oder Affekt im Rahmen der Demenz eine gewisse Stabilisierung erreicht. Hierbei Off-label-Gebrauch.

■ **Vitamin E**
- Eusovit, 403 mg – Weichkps. (Strathmann)
- E-Vitamin-ratiopharm, 268 mg – Weichkps. (ratiopharm)

■■ **Pharmakodynamik**
Vitamin E wirkt als radikalkettenunterbrechendes Antioxidans in biologischen Membranen.

■■ **Pharmakokinetik**
Vitamin E wird passiv resorbiert. Das Ausmaß der Resorption hängt vom Fettgehalt der Nahrung und der Anwesenheit von Gallensäuren und Pankreassaft ab und liegt im physiologischen Bereich zwischen 25 und 60%. Der größte Teil wird über die Leber ausgeschieden (70–80%), der Rest über den Urin.

■■ **Indikation**
Therapie des Vitamin-E-Mangels.

▪▪ Dosierung
▬ 2×1000 IE täglich.

▪▪ Nebenwirkungen
▬ Bei längerer Einnahme Senkung des Schilddrüsenhormonspiegels,
▬ bei hohen Dosen (800 mg) Magen-Darm-Beschwerden.

▪▪ Interaktionen
▬ Bei gleichzeitiger Einnahme von Eisen- präparaten kann die Wirkung von Vitamin E vermindert sein.
▬ Die Hemmung der Blutgerinnung durch Kumarinderivate kann durch Vitamin E verstärkt werden.

Bewertung

Sollte bei Verträglichkeit und fehlenden Kontraindikationen gegeben werden, um den Progress etwas zu verlangsamen.

Bewegungsstörungen

Michael Schwarz

6.1 **Parkinson – 154**
6.1.1 Einleitung – 154
6.1.2 Wirkmechanismen – 155
6.1.3 Allgemeine Therapieprinzipien – 157

6.2 **Tremor – 161**
6.2.1 Einleitung – 161
6.2.2 Wirkmechanismen – 162
6.2.3 Allgemeine Therapieprinzipien – 162

6.3 **Dystonie – 163**
6.3.1 Einleitung – 163
6.3.2 Wirkmechanismen – 164
6.3.3 Allgemeine Therapieprinzipien – 164

6.4 **Präparate – 166**

© Springer-Verlag GmbH Deutschland, ein Teil von Springer Nature 2018
F. Block (Hrsg.), *Praxisbuch neurologische Pharmakotherapie*,
https://doi.org/10.1007/978-3-662-55838-6_6

6.1 Parkinson

6.1.1 Einleitung

Unter Parkinson-Syndrom werden verschiedene Erkrankungen zusammengefasst, die das Leitsymptom Akinese und mindestens eines der Symptome Rigor, (Ruhe-)Tremor von 4–6 Hz oder posturale Instabilität aufweisen (s. nachfolgende Übersicht), wobei letztere nicht durch visuelle, cerebelläre oder propriozeptive Störungen bedingt sein darf.

Differenzialdiagnose des Parkinson-Syndroms

1. Idiopathisches (primäres) Parkinson-Syndrom (M. Parkinson):
   - akinetisch-rigider Typ,
   - Tremor-Dominanz-Typ,
   - Äquivalenz-Typ,
   - marantischer Typ,
   - PIGD (Postural Instability and Gait Difficulty)-Typ,
   - monosymptomatischer Ruhetremor.
2. Genetische Parkinson-Syndrome (Park 1–16)
3. Symptomatische (sekundäre) Parkinson-Syndrome (Pseudo-Parkinson):
   - Hydrozephalus communicans („Normaldruckhydrozephalus"),
   - vaskulär (subkortikale arteriosklerotische Enzephalopathie – SAE),
   - medikamentös (Neuroleptika, Antiemetika, Lithium, Reserpin, alpha-Methyl-Dopa, Kalziumantagonisten [Flunarizin, Cinnarizin]),
   - toxisch (Mangan, Kohlenmonoxid, MPTP),
   - bei raumfordernden Prozessen,
   - entzündlich (seltene Enzephalitiden, AIDS),
   - traumatisch („Boxer"-Enzephalopathie),
   - metabolisch (M. Wilson, Hypoparathyreoidismus).

4. Atypische Parkinson-Syndrome im Rahmen anderer neurodegenerativer Erkrankungen:
   - Multisystematrophie (MSA) mit im Vordergrund stehender
     - Parkinson-Symptomatik (MSA-P; 80%),
     - zerebellärer Symptomatik (MSA-C; 20%);
   - progressive supranukleäre Blickparese (PSB; Steele-Richardson-Olszewski-Syndrom),
   - Richardson-Syndrom,
   - PSB-Parkinson,
   - kortikobasale Degeneration (CBD),
   - spinozerebelläre Atrophien,
   - Lewy-Körperchen-Demenz (LBD),
   - Parkinson bei Alzheimer-Demenz.

Häufigste Form eines Parkinson-Syndroms ist der idiopathische M. Parkinson, dessen klinische Diagnose gestützt wird durch einseitigen Beginn, im Verlauf persistierende Asymmetrie, Ruhetremor einer Extremität, gute Wirksamkeit von Dopamin-Ersatztherapie (> 5 Jahre), Vorliegen einer L-Dopa-induzierten Dyskinesie, positives Ergebnis mindestens einer Zusatzdiagnostik z. B. Riechtest, MIBG-Szintigramm) und einen Krankheitsverlauf > 10 Jahre. Während die symptomatischen Parkinson-Syndrome anamnestisch, radiologisch und laborchemisch gesichert werden können, ist die Diagnose der atypischen Parkinson-Syndrome meist sehr viel schwieriger und gelingt oft erst im Verlauf. Frühe schwere autonome Störungen in Form orthostatischer Dysregulation und urogenitaler Dysfunktion (Inkontinenz, erektile Dysfunktion), zerebelläre Symptome und ausgeprägter Antecollis sprechen für eine Multisystematrophie (MSA), Stürze im 1. Erkrankungsjahr vorzugsweise nach hinten, vertikale Blickparese nach unten und ausgeprägter Retrocollis für eine PSB (progressive supranukleäre Blickparese), kortikale Symptome wie Apraxie oder Aphasie mit „Alien-limb-Syndrom" für eine kortikobasale Degeneration (CBD), frühzeitige und fluktuierende Demenz, optische

Halluzinationen und außerordentliche Empfindlichkeit gegenüber klassischen Neuroleptika für eine Lewy-Körperchen-Demenz.

Das eindeutige Ansprechen auf Levodopa und/oder Dopaminagonisten gilt als wichtiges diagnostisches Kriterium des M. Parkinson. Zwar bessern sich unter dieser Therapie die symptomatischen und atypischen Parkinson-Syndrome nur bei einem geringen Teil der Patienten, doch ist der konsequente Einsatz von Levodopa bis zu 800 mg/Tag zumindest bei der SAE (subkortikale arteriosklerotische Enzephalopathie), der PSB-Parkinson und der MSA gerechtfertigt.

Neben den motorischen Symptomen treten beim M. Parkinson autonome, neuropsychologische und psychiatrische Symptome auf, die alle wie die motorischen Symptome fluktuieren können.

Während es sich bei der Obstipation um ein häufiges Frühsymptom autonomer Dysfunktion handelt, treten Miktionsstörungen meist in Form einer Detrusorhyperaktivität (erhöhter Harndrang auch bei geringer Blasenfüllung, Nykturie) im späteren Stadium der Erkrankung auf. Orthostatische Dysregulation oft mit fehlender nächtlicher Blutdrucksenkung, heftige Schwitzattacken, erektile Dysfunktion, zuweilen auch (medikamentös bedingte) Hypersexualität sind weitere autonome Symptome, die im Gegensatz zur MSA erst im späteren Erkrankungsstadium auftreten. Riechstörungen gelten als sehr sensitives, aber nicht spezifisches Frühsymptom des M. Parkinson, treten aber auch bei der Lewy-Körperchen-Demenz auf. Riechstörungen treten bei MSA erst im Verlauf auf, bei PSB und CBD werden sie nicht beobachtet.

Neuropsychologische Defizite bestehen nach 9 Jahren bei ca. 25% der Parkinson-Patienten, nach 17 Jahren bei fast 80%. Dazu gehören Störungen der Exekutive („set-shifting", Generieren von Problemlösungsstrategien, „Wortflüssigkeit"), Beeinträchtigungen der räumlich-visuellen Funktion, des Gedächtnisses (freier „recall", Benennen) und der Aufmerksamkeit. Biphasisch, bei Erkrankungsbeginn und im fortgeschrittenen Stadium des M. Parkinson, sind bei bis zu 40% der Patienten auch depressive Symptome zu beobachten. Dabei stehen Dysphorie, Gereiztheit, Irritabilität, Traurigkeit, Pessimismus und Suizidgedanken im Vordergrund. Produktiv psychotische Symptome treten oft als ein Kontinuum von lebhaften Träumen, illusionären Verkennungen, Halluzinationen, paranoidem Wahn und agitiertem Verwirrtheitszustand besonders bei älteren, dementen Patienten auf und sind häufig durch Medikamente verstärkt. Dabei ist die Intensität der pro-psychotischen Wirkung (Anticholinergika, Amantadin, Dopaminagonisten, Levodopa) invers korreliert mit der Wirksamkeit auf die motorischen Symptome (Levodopa, Dopaminagonisten, Amantadin, Anticholinergika). Häufige Ursache einer Dekompensation der psychotischen Symptome sind fieberhafte Infekte und Dehydrierung.

6.1.2 Wirkmechanismen

Unstrittig wichtigstes pathophysiologisches Korrelat der motorischen Symptome des M. Parkinson ist die Degeneration der melaninhaltigen, dopaminergen Neurone in der Substantia nigra pars compacta (SNC) mit konsekutivem Verlust der Terminalen im Striatum (Nucl. caudatus und Putamen). Die Ursache der neuronalen Degeneration ist unklar, diskutiert werden

1. oxydativer Stress als Folge von im Dopaminstoffwechsel entstehenden zytotoxischen Oxiradikalen und Störungen der mitochondrialen Atmungskette,
2. Störungen der Expression oder Faltungseigenschaften von α-Synuklein,
3. Exzitotoxizität,
4. Umweltgifte und
5. Neuroinflammation.

Zurzeit steht keine kausale, d. h. die Neuronendegeneration sicher verhindernde oder zumindest verzögernde Therapie zur Verfügung und unsere Maßnahmen beschränken sich auf eine symptomatische Therapie.

Das dopaminerge nigrostriatale Defizit führt zu einer Funktionsstörung der nachgeschalteten Strukturen bestehend aus Globus pallidus externus und internus, Substantia nigra pars reticulata, Nucl. subthalamicus und ventralen Thalamuskernen, die wiederum in einer verminderten Aktivierung prämotorischer Kortexareale resultiert. Auf Transmitterebene führt die gestörte dopaminerge nigrostriatale Übertragung zu einer gesteigerten cholinergen Transmission im Striatum und einer gesteigerten glutamatergen Transmission im Nucl. subthalamicus. Dementsprechend zielt die symptomatische, das Transmitterungleichgewicht kompensierende medikamentöse Therapie auf eine Erhöhung der insuffizienten dopaminergen und eine Erniedrigung der gesteigerten cholinergen und glutamatergen Transmission.

Grundlage der symptomatischen medikamentösen Therapie der motorischen Parkinson-Symptome ist die Substitution der insuffizienten dopaminergen Transmission, deren therapeutische Effektivität sehr hoch ist bei Bradykinese und Rigor, mittel bis hoch bei Tremor und Feinmotorikstörung, gering bei Gangstörung, posturaler Instabilität und Freezing und praktisch fehlend bei Dysarthrophonie und Schluckstörung. Diese Verbesserung der gestörten dopaminergen Transmission geschieht durch:

1. die Dopaminvorläufersubstanz Levodopa, die im Gegensatz zu Dopamin die Blut-Hirn-Schranke passiert, zu Dopamin metabolisiert wird und die wirksamste Substanz darstellt,
2. Substanzen, die den Abbau des Dopamins hemmen, wie die Hemmer der COMT (Catechol-O-Methyltransferase) Entacapon, Opicapon und Tolcapon und die Hemmer der MAO_B (Monoaminooxidase vom Typ B) Selegilin, Rasagilin und Safinamid,
3. Dopaminagonisten, die direkt die Dopaminrezeptoren stimulieren. Sie werden nach ihrer chemischen Struktur in Ergot-Derivate wie Bromocriptin, Cabergolin, α-Dihydroergocryptin, Lisurid und Pergolid und in Non-Ergot-Derivate wie Apomorphin, Piribedil, Pramipexol, Ropinirol und Rotigotin unterschieden. Für Pergolid und Cabergolin wurden Herzklappenfibrosen als wichtige Nebenwirkung beschrieben. Seltener tritt

diese Nebenwirkung bei Bromocriptin auf, bisher nicht berichtet wurde sie für Lisurid, das im Gegensatz zu den anderen am 5-HT_{2B}-Rezeptor agonistisch wirkenden Ergot-Derivaten an diesem Rezeptor antagonistische Wirkungen entfaltet, und für die Non-Ergot-Derivate Piribedil, Pramipexol, Ropinirol und Rotigotin, die keine relevante Affinität zum 5-HT_{2B}-Rezeptor besitzen. Wegen dieser Nebenwirkung gelten die Ergot-Derivate als Medikamente der 2. Wahl und spielen für die Behandlung praktisch keine Rolle mehr. Vor ihrer Gabe sind eine Echokardiographie, Nierenfunktionstests, eine BSG-Bestimmung und ein Röntgen-Thorax unverzichtbar. Lisurid wurde mittlerweile vom Markt genommen, α-Dihydroergocryptin ist über die internationale Apotheke aus Großbritannien zu beziehen. Gelegentlich ist wegen der unterschiedlichen Nebenwirkungen der Dopamin-Agonisten ein Wechsel des Präparats angezeigt. Dieses kann unter Berücksichtigung der Äquivalenzdosen (◼ Tab. 6.1) in einem niedrigen Dosisbereich über Nacht und in einem mittleren bis höheren Dosisbereich über einen sukzessiven Ersatz erfolgen. Sollte eine

◼ **Tab. 6.1** Äquivalenzdosen der Dopamin-Agonisten im Vergleich zu Levodopa

Substanz	Dosis
Levodopa	100 mg
Piribedil	100 mg
Pramipexol	0,7 mg
Ropinirol	5 mg
Rotigotin	4 mg
Bromocriptin	10 mg
Cabergolin	1,5 mg
DHEC	20 mg
Lisurid	1 mg
Pergolid	1 mg

Kombinationstherapie zweier Dopamin-Agonisten vorteilhaft sein, empfiehlt sich eine Kombination aus Pramipexol oder Ropinirol mit Piribedil oder Rotigotin.

Ergänzt wird die dopaminerge Therapie durch:
1. Hemmung der gesteigerten glutamatergen Transmission mit
Antagonisten am NMDA (N-Methyl-D-Aspartat)-Rezeptor, einem Subtyp von Glutamatrezeptoren, wie Amantadin, oder über
eine Hemmung der Glutamatfreisetzung über Natrium-abhängige oder Kalzium-Kanäle mit Safinamid.
2. Hemmung der gesteigerten cholinergen Transmission mit Antagonisten am Muskarin$_1$-Rezeptor, einem Subtyp von Ach-Rezeptoren, wie Benzatropin, Biperiden, Bornaprin, Metixen, Procyclidin und Trihexyphenidyl. Anticholinergika werden gegen den Tremor eingesetzt, sind aber wegen ihrer Nebenwirkungen (z. B. Kognition, Miktion, Herzreizleitungssystem) besonders bei älteren Patienten sehr problematisch.
3. Budipin, dessen genauer Wirkmechanismus nicht bekannt ist, das aber über antagonistische Wirkungen an NMDA- und Muskarinrezeptoren verfügt.

■ **Neuroprotektive Therapie**
Für die Möglichkeit einer neuroprotektiven, d. h. den Neuronenuntergang verzögernden Therapie finden sich keine konklusiven Daten. Dies gilt für die MAO$_B$-Hemmer Selegelin und Rasagelin, die DA-Agonisten Pramipexol, Ropinerol und Pergolid sowie für Amantadin und Coenzym Q.

6.1.3 Allgemeine Therapieprinzipien

■ **Initialtherapie des Parkinson-Syndroms**
Die symptomatische Therapie sollte nach Diagnosestellung erfolgen. Die Therapie sollte nicht hinausgezögert werden, da ein später Therapiebeginn mit Verlust an Lebensqualität einhergeht

und nicht gesichert ist, dass sich ein späterer Therapiebeginn günstig auf den späteren Krankheitsverlauf auswirkt. Andererseits ist die sehr wirksame Therapie mit Levodopa gerade bei jüngeren Patienten durch Spätkomplikationen wie Wirkungsschwankungen und Dyskinesien kompliziert, sodass die Therapie in Abhängigkeit von Alter und Komorbidität unterschiedlich zu beginnen ist. Wegen der Gefahr der therapiebedingten Komplikationen gilt besonders für die Parkinsonbehandlung „so viel wie nötig, aber so wenig wie möglich".

Jüngere Patienten ohne wesentliche Komorbidität Als Therapiebeginn wird wegen der im Vergleich zu Levodopa bei diesen Patienten deutlich niedrigeren Spätkomplikationsrate (Wirkungsfluktuationen und Dyskinesien) zunächst eine Monotherapie mit einem Non-Ergot-Dopaminagonisten empfohlen. Allerdings sind die Dopaminagonisten weniger wirksam und mit mehr somatischen Nebenwirkungen (Übelkeit, Mundtrockenheit, Müdigkeit, Benommenheit, orthostatischer Dysregulation), vermehrter Tagesmüdigkeit und Schlafattacken und einer erhöhten Rate an Impulskontrollstörungen (Hypersexualität, Spiel-, Kauf- und Esssucht) verbunden.

Im weiteren Therapieverlauf ist wegen oft unzureichender Wirksamkeit oder Auftreten von Nebenwirkungen vor einem befriedigenden Therapieergebnis die Zugabe von Levodopa erforderlich.

Bei Notwendigkeit eines schnellen Wirkungseintritts (z. B. drohender Verlust des Arbeitsplatzes) kann mit Levodopa begonnen werden. Das Gleiche gilt für Berufstätige zur Vermeidung der vorzeitigen Berentung. Nach wenigen Wochen sollte ein DA-Agonist dazugegeben werden und bei dieser Kombination Levodopa auf die minimal erforderliche Dosis reduziert werden.

Bei sehr milden Symptomen kann auch mit einer Monotherapie mit Amantadin oder einem MAO$_B$-Hemmer begonnen werden.

Ältere Patienten oder solche jeglichen Alters mit wesentlicher Komorbidität Der Therapiebeginn erfolgt wegen der bei diesen Patienten im

Vergleich zu Dopaminagonisten deutlich niedrigeren Nebenwirkungsrate (orthostatische Hypotension, kardiale Arrhythmien, periphere Durchblutungsstörungen, Psychose, kognitive Einbußen, Tagesmüdigkeit) zunächst als Monotherapie mit Levodopa, wobei eine Tagesdosis von unter 400 mg angestrebt und von 600 mg nicht überschritten werden sollte.

Bei milden Symptomen kann auch mit einer Monotherapie mit Amantadin oder MAO$_B$-Hemmern begonnen werden, allerdings sollte das erhebliche Nebenwirkungspotenzial des Amantadin (Psychose, Restharn, QT-Zeit-Verlängerung) bei den älteren Patienten (cave: Nierenfunktionsstörung) berücksichtigt werden.

- ■ **Therapie des fortgeschrittenen Parkinson-Syndroms**
- ■■ **Motorische Symptome**

Die sehr wirksame Therapie mit Levodopa ist besonders bei jüngeren Patienten im Behandlungsverlauf durch motorische Nebenwirkungen (Wirkungsfluktuationen, Dyskinesien) kompliziert:

Wirkungsfluktuationen:

Nachlassen der Wirkung ca. 4–6 h nach Medikamenteneinnahme   Diese korreliert zunächst mit sinkenden Plasmaspiegeln gegen Ende eines Dosierungintervalles („Wearing-off/end-of-dose Effekt": nächtliche, früh morgendliche oder postprandiale Akinesie). Später können sehr rasch Wirkungsverlust/Wirkungseintritt mit oder ohne zeitliche Beziehung zu den Tabletteneinnahmen auftreten („On-Off"). Zusätzlich kann es unmöglich sein, loszugehen, oder es kann zu plötzlichen Gehblockaden kommen („Freezing"). Neue Galeniken von L-Dopa (das in den USA als Rytary und von der EMA als Numient zugelassene IPX 066 sowie das in einer Phase III gerade getestete Accordion LD/CD) reduzieren die „Off-Zeit" und verlängern die „On-Zeit" deutlich im Vergleich zu herkömmlichem L-Dopa.

„Wearing-off" lässt sich am einfachsten durch Hinzufügen von Levodopagaben therapieren. Eine gleichzeitige Reduktion der Levodopaeinzeldosen ist nicht unproblematisch, da dies zu einer schlechteren Wirksamkeit und gelegentlichzu einer Zunahme der Fluktuationen führen kann. Die nächtliche oder frühmorgendliche Akinesie spricht gut auf die Gabe von retardiertem Levodopa zur Nacht oder auf die Gabe von langwirksamen Dopaminagonisten an. Bei „On-Off-Fluktuationen führt die Zugabe eines COMT-Hemmers zu einer Zunahme der „On-Zeit" und Abnahme der „Off-Zeit", die begleitende Zunahme von Dyskinesien kann durch Reduktion der Levodopadosis erreicht werden. Auch die Zugabe der MAO$_B$-Hemmer Rasagelin und Safinamid bewirkt eine Reduktion der „Off-Zeit". Die orale Gabe von langwirksamen Dopaminagonisten ist ebenfalls eine effektive Therapie der durch Levodopa induzierten Fluktuationen mit einer deutlichen Reduktion der „Off-Zeiten". Bei Unwirksamkeit der oralen Gabe kann Apomorphin s.c. entweder als Einzelbolus oder als Dauerinfusion gegeben werden. Alternativ steht die Dauerapplikation von Levodopa-Intestinalgel mittels einer Pumpe über eine Duodenalsonde zur Verfügung. Bei „Freezing im Off" werden die gleichen Therapieprinzipien wie beim „Wearing-off" angewendet, allerdings meist mit mäßigem Erfolg, sodass man eher krankengymnastische Therapie mit Nutzung externer Stimuli (akustischer Takt, Antifreezing-Stock) empfiehlt. In einer offenen Studie hat Rotigotin eine Wirksamkeit bei „Freezing im Off" gezeigt. Bei „Freezing im On" (Beine betreffend bei Überbeweglichkeit der Arme) sollte die dopaminerge Dosis reduziert werden.

Unterstützt wird diese medikamentöse Therapie durch diätetische Maßnahmen wie Reduktion des Nahrungseiweiß (< 1 mg/kgKG/Tag) und Einnahme des Levodopa ½ h vor oder 1 h nach dem Essen sowie der Gabe von Domperidon zur Verbesserung der gastrointestinalen Peristaltik. Letzteres ist allerdings mit der Gefahr von schweren Herzrhythmusstörungen infolge einer QT-Zeit-Verlängerung verbunden.

Verzögerter Wirkungseintritt   Verzögertes Eintreten der Wirkung mehr als 30 min nach Medikamenteneinnahme („verzögertes On"). Die Therapie besteht in der Gabe von löslichem Levodopa.

Verschlechterte Hypokinese Akute Verschlechterung der Hypokinese mit Immobilität, Dysphagie, Dysarthrie und vegetativer Symptomatik durch Infekt, Exsikkose oder medizinische Eingriffe ("akinetische Krise"). Die Therapie besteht neben Behandlung des Infektes und parenteraler Flüssigkeits- und Elektrolytsubstitution in i.v.-Gabe von Amantadin, Gabe von löslichem Levodopa über die Magensode, Gabe eines Rotigotin-Pflasters oder s.c.-Apomorphingabe (nach 24 h Vorbereitung durch Domperidongabe).

Dyskinesien:
Dyskinesien treten einerseits im "On" entweder einmal zwischen zwei Einzeldosen ("Peak-Dose-Dyskinesie", meist choreatisch) oder während des gesamten "On" ("Plateau-Dyskinesien") oder zweimal während des Anflutens und Abflutens von Levodopa auf ("biphasische Dyskinesie", meist dyston-athetotisch). Andererseits können Dystonien auch zu Zeiten nachlassender Wirkung, besonders in den frühen Morgenstunden, auftreten ("Off-Dystonie", meist Fuß- oder Wadenkrämpfe, selten Dyspnoe).

"Peak-Dose-Dyskinesien" werden durch Reduktion der Levodopadosis unter Zugabe bzw. Aufdosierung eines Dopaminagonisten therapiert. Amantadin reduziert Levodopainduzierte Dyskinesien. Dies gilt auch für die bisher nur in den USA zugelassene Amantadin-Extended-Release-Formulierung. Die Therapie von "biphasischen Dyskinesien" folgt dem gleichen Prinzip, ist aber sehr viel schwieriger. Hier sind wegen der Verlängerung des An- und Abflutens retardierte Levodopapräparate unbedingt zu vermeiden. Gelegentlich gelingt es, durch lösliches Levodopa die Anflutung zu verkürzen und so die Dyskinesien zu mildern. Wichtig sind ausreichende Levodopadosen, um das An- und Abfluten des Levodopa zu vermindern. Hilfreich sind auch COMT-Hemmer. "Off-Dystonien" werden, besonders wenn sie frühmorgendlich auftreten, durch Zugabe eines retardierten Levodopapräparats, eines (retardierten) Dopaminagonisten oder durch Gabe von löslichem Levodopa behandelt; Behandlungsprinzip ist die Vermeidung von "Off-Phasen".

Für schwere, medikamentös nicht zu beeinflussende Fluktuationen und Dyskinesien steht in hochspezialisierten Zentren die stereotaktische Implantation von Stimulationselektroden vor allem in den Nucl. subthalamicus, aber auch in den Globus pallidus internus zur Verfügung ("tiefe Hirnstimulation"). Diese Therapie reduziert die Fluktuationen und Dyskinesien durch Einsparung dopaminerger Medikamente und bessert die motorischen Symptome Akinese und Rigor im gleichen Ausmaß wie eine optimale Levodopatherapie. Voraussetzung ist daher ein gutes Ansprechen auf Levodopa (> 30% Verbesserung auf der Unified Parkinson`s Disease Rating Scale [UPDRS] III). Nicht wesentlich beeinflusst werden dagegen Sprech-, Gleichgewichts-, Haltungs- (Kamtocormie, Antecollis) und komplexe Gangstörungen (Freezing). Wichtigste Ausschlusskriterien sind Demenz, schwere exekutive Störungen, schwere Depression, schwere internistische Erkrankungen und Antikoagulation.

Gangstörungen, Stürze:
Gangstörungen und Stürze werden durch Erhöhung der dopaminergen Transmission nur gering gebessert. Hier stellt die Gabe von Cholinesterase-Hemmern (z. B. Rivastigmin, Donezepil, beide Off-label-Gebrauch) eine wirksamere Alternative dar.

Restless-legs-Syndrom (RLS):
Das bei M. Parkinson nicht selten auftretende RLS spricht gut auf kleine Dosen von Dopamin-Agonisten an. Bei fehlender Wirksamkeit können Opioide (z. B. Oxycodon/Naloxon), die allerdings die Parkinson-Symptome verschlechtern können, und bei im Vordergrund stehenden Missempfindungen Gabapentin oder Pregabalin eingesetzt werden.

■■ **Nichtmotorische Symptome**
Autonome, neuropsychologische und psychiatrische Symptome können wie die motorischen Symptome fluktuieren und sprechen dann gut auf eine Dopaminersatztherapie an. Daneben gibt es spezifische Therapien dieser nichtmotorischen Symptome.

▪▪ Autonome Symptome

Bei Obstipation sollten zunächst Anticholinergika abgesetzt werden, danach therapiert man mit vermehrter Flüssigkeitszufuhr, Quellmitteln (z. B. Macrogol), Ballaststoffen, Laxanzien, Prokinetika und Klistier. Die Miktionsstörung infolge Detrusorhyperaktivität wird durch Gabe von Anticholinergika gedämpft, wobei quartiäre Substanzen wie Trospiumchlorid wegen der geringen zentralnervösen Nebenwirkungen zu bevorzugen sind und manche tertiäre Substanzen, wie z. B. Solifenacin und Darifenazin, durch ihre Affinität zum Muskarin$_3$-Rezeptor eine höhere Blasenspezifität entfalten sollen. Die orthostatische Dysregulation wird medikamentös mit Reduktion der Dopaminagonisten und Gabe von Domperidon, Fludrokortison, Etilefrin und vor allem Midodrin behandelt. Die nichtmedikamentöse Therapie der orthostatischen Dysregulation besteht aus Hochlagern des Kopfes über 12°, Stützstrümpfen, mehr als 2 l Flüssigkeit/Tag, Na-Einfuhr mehr als 3 g/Tag, mehreren kleinen Mahlzeiten und Physiotherapie. Die episodisch meist nachts im „Off" auftretenden Schwitzattacken besonders der oberen Körperhälfte sprechen nur schlecht auf β-Rezeptorenblocker, Anticholinergika und Salbei an. Für die Wirksamkeit der Behandlung der erektilen Dysfunktion bei Parkinson-Patienten liegen für Sildanefil Daten vor. Kommt es unter Dopaminagonisten zur Hypersexualität, sollten diese reduziert oder abgesetzt werden. Zur Behandlung der REM-Schlafverhaltensstörung hat sich Clonazepam in niedriger Dosierung bewährt. Schmerzen können Folge von dopaminergen Wirkungsschwankungen („sensibles OFF") sein und sprechen dann auf Erhöhung der dopaminergen Transmission an.

▪▪ Neuropsychologische Symptome

Störungen der Exekutive, Beeinträchtigungen der räumlich-visuellen Funktion, des Gedächtnisses und der Aufmerksamkeit sprechen partiell auf Cholinesterasehemmer an. Aufgrund der Datenlage ist nur die orale Gabe von Rivastigmin für die Behandlung der Demenz bei M. Parkinson zugelassen. Allerdings ist das Ausmaß der Besserung moderat und nur bei ca. 15% der Patienten bedeutsam. Als Nebenwirkung wird gelegentlich eine Zunahme des Tremors beobachtet. Auch wenn nur durch eine kleine Studie belegt, kann die antidementive Wirkung bei der Lewy-Körperchen-Demenz im Einzelfall deutlich sein.

▪▪ Psychiatrische Symptome

Die Datenlage zur Therapie der Depression ist unzureichend. Während die Studien zur Wirksamkeit von trizyklischen Antidepressiva nicht aktuellen methodischen Ansprüchen genügen und die Anwendung durch die anticholinergen Nebenwirkungen limitiert ist, ist die Wirkung von selektiven Serotonin- oder Noradrenalinwiederaufnahmehemmern nicht überzeugend gezeigt, einige Studien berichten sogar von einer Verschlechterung der motorischen Symptome. Trotzdem werden sie aufgrund ihres günstigeren Nebenwirkungsprofils meist zuerst angewendet. Pramipexol (und möglicherweise auch Ropinirol) entfaltet über eine Wirkung an DA$_3$-Rezeptoren eine milde antidepressive Wirkung.

Produktiv psychotische Symptome treten oft bei älteren, dementen Patienten auf und sind häufig durch Medikamente verstärkt. Dabei ist die Intensität der pro-psychotischen Wirkung (Anticholinergika, Amantadin, Dopaminagonisten, Levodopa) invers korreliert mit der Wirksamkeit auf die motorischen Symptome (Levodopa, Dopaminagonisten, Amantadin, Anticholinergika), sodass ein Absetzen in der entsprechenden Reihenfolge (Anticholinergika, Amantadin, Dopaminagonisten) die erste aussichtsreiche Therapiemaßnahme darstellt. Das wirksamste antipsychotische Medikament ist das atypische Neuroleptikum Clozapin, das wegen seines potenziellen Nebenwirkungsprofils (Agranulozytose, Myokarditis, Thrombose) jedoch nicht als Mittel der ersten Wahl eingesetzt werden sollte. Wegen der deutlich geringeren Nebenwirkungen wird üblicherweise Quetiapin initial versucht, auch wenn die Datenlage zu Wirksamkeit und Verträglichkeit bei psychotischen Parkinson-Patienten dürftig ist. Von der Therapie mit Risperidon oder Olanzapin ist wegen der Zunahme der motorischen Symptome dringend abzuraten. Möglicherweise stellt die

Gabe von Pimavanserin, einem selektiven inversen Agonisten am Serotonin 5-HT$_{2A}$-Rezeptor, eine neue nebenwirkungsarme Behandlungsoption der Parkinson-Psychose dar. Auch Cholinesterase-Hemmer (z. B. Rivastigmin) können die psychotischen Symptome bessern.

Unter der dopaminergen Therapie, besonders unter Dopaminagonisten, kann es vorzugsweise bei jüngeren Patienten (≤ 65 Jahre), höheren Dosen und auffälliger Familienanamnese zu Impulskontrollstörungen (gesteigerte Libido, Hypersexualität, Spielsucht, Kaufsucht und zwanghaftes Geldausgeben, Essattacken, zwanghaftes Essen) kommen. Diese Nebenwirkung scheint besonders über die Dopamin D$_3$-Rezeptoren vermittelt zu werden, für die Pramipexol und Ropnirol eine hohe Affinität besitzen. Levodopa und Dopaminagonisten können ein „Punding" auslösen, ein sinnloses komplexes, repetitives Verhalten wie räumen, sortieren, kämmen, an- und ausziehen. Unter Dopamin-Dysregulationssyndrom versteht man die zwanghafte Einnahme von unnötig hohen Medikamentendosen, die besonders unter L-Dopa-Therapie beobachtet wird. Die Therapie all dieser Nebenwirkungen besteht in der Dosisreduktion oder dem Absetzen des jeweiligen Medikaments.

6.2 Tremor

6.2.1 Einleitung

Tremor ist eine unwillkürliche, rhythmische, oszillierende Bewegung nahezu gleicher Amplitude an mindestens einer funktionellen Region. Er wird klassifiziert
1. **phänomenologisch** nach:
   - der Aktivierungsbedingung in Ruhetremor und Aktionstremor. Der Aktionstremor lässt sich in einen Haltetremor und einen Bewegungstremor differenzieren, der Letztgenannte wiederum in den einfachen Bewegungstremor, den bei zielgerichteten Bewegungen auftretenden Intentionstremor, den nur bei bestimmten Tätigkeiten auftretenden aufgabenspezifischen

Bewegungstremor und einen bei Halten eines schweren Gegenstandes auftretenden isometrischen Bewegungstremor; der Tremorfrequenz in einen grobschlägigen niederfrequenten Tremor (< 4 Hz), einen mittelfrequenten Tremor (4–7 Hz) und einen feinschlägigen hochfrequenten Tremor (> 7 Hz);
   - der funktionellen Region in Extremitäten-, Rumpf-, Kopf- und Stimmtremor;
2. **syndromal** als:
   - **verstärkter physiologischer Tremor**: Unter Haltebedingungen auftretender hochfrequenter Tremor (> 6 Hz) ohne Hinweis auf neurologische Erkrankung. Ausgelöst durch besondere Bedingungen (z. B. emotionaler Stress, Kälte), Medikamente (z. B. Antidepressiva, Theophyllin, Valproat, Antiarrhythmika, Sympathomimetika) oder endokrine und metabolische Störungen (z. B. Hyperthyreose, Hypoglykämie, Hyponatriämie);
   - **essenzieller Tremor**: Ausgeprägter Aktionstremor mit überwiegendem Haltetremor und geringem Intentionstremor, in knapp 2/3 der Fälle autosomal vererbt, bei 2/3 durch Alkohol gebessert, überwiegend symmetrisch die Extremitäten, seltener den Kopf und die Stimme betreffend;
   - **orthostatischer Tremor**: Nur im Stehen auftretend, mit hochfrequenten Bursts (13–18 Hz) im Oberflächen-EMG des M. quadriceps femoris;
   - **dystoner Tremor**: Fokal im Bereich der von der Dystonie betroffenen Region als Halte- und Bewegungstremor mit irregulärer Frequenz und Amplitude (z. B. bei Torticollis spasmodicus („Tremor bei Dystonie") oder als aufgabenspezifischer Tremor, z. B. Schreibkrampf;
   - **Parkinson-Tremor**: Einseitig betonter, meist mittelfrequenter (4–6 Hz) Ruhetremor, eventuell kombiniert mit einem Haltetremor gleicher Frequenz (Typ I) oder seltener um

1,5 Hz höherer Frequenz (Typ II) oder sehr selten reiner mittel- bis hochfrequenter (6–12 Hz) Aktionstremor (Typ III) oder monosymptomatischer Ruhetremor;

- **zerebellärer Tremor**: Intentionstremor mit 2,5–5 Hz oder Körpertremor mit 3 Hz in anterior-posteriorer Richtung;
- **Holmes-Tremor**: Kombination aus parkinsonoidem Ruhe- und Haltetremor und zerebellärem Intentionstremor sowie Dystonie mit niedriger Frequenz (2,5–5 Hz) bei Läsionen des Hirnstamms (besonders Mittelhirn), des Kleinhirns und des Thalamus;
- **Gaumensegeltremor**: Essenziell mit hörbarem klickenden Geräusch oder symptomatisch nach dentato-rubraler Läsion;
- **psychogener Tremor**: Variabel, oft bizarr und durch Ablenkung (komplexe Bewegungen nicht betroffener Körperregionen) supprimierbar, mit muskulärer Verspannung der beteiligten Körperregionen einhergehend;
- **sonstige Tremorformen**: Tremor bei schwerer vor allem demyelinisierender Neuropathie mit uneinheitlichem Bild; nach Neuroleptika parkinsonoider, oft symmetrischer Ruhe- und Haltetremor der Extremitäten oder Rabbit-Syndrom.

6.2.2 Wirkmechanismen

Betarezeptorenblocker entwickeln ihre tremorreduzierende Wirkung hauptsächlich peripher über eine verminderte Empfindlichkeit der Muskelspindeln. Dies erklärt die vorwiegende Wirkung bei Aktions-, besonders Haltetremor, z. B. essenziellem Tremor.

Ursache des M. Parkinson ist eine Degeneration dopaminerger Neurone mit resultierender verminderter dopaminerger Neurotransmission und gesteigerter cholinerger und glutamaterger Neurotransmission. Entsprechend werden zur Behandlung des Parkinson-Tremors Levodopa als Vorstufe des Dopamins,

Dopaminrezeptoragonisten, Anticholinergika und Budipin als Antagonist am N-Methyl-D-Aspartat (NMDA)-Rezeptor (Subtyp der Glutamatrezeptoren) eingesetzt. Clozapin blockiert dopaminerge D4-, muskarine Azetylcholin-, Adreno-, Histamin- und Serotoninrezeptoren.

Benzodiazepine und Gabapentin wirken wahrscheinlich über eine Steigerung der bei bestimmten Tremores insuffizienten zentralen GABAergen Transmission.

Der Wirkungsmechanismus des Primidon ist unklar, sein Metabolit Phenobarbital wirkt über eine Steigerung der GABAergen Hemmung.

Topiramat wirkt über eine schwache antagonisierende Wirkung am AMPA/Glutamatrezeptor, verstärkt die Wirkung von GABA-Rezeptoren und moduliert die Wirkung spannungsabhängiger Natrium- und Kalziumkanäle.

Botulinumtoxin wirkt über eine Hemmung der Freisetzung von Azetylcholin an der neuromuskulären Endplatte und wird beim dystonen Tremor und beim essenziellen Kopftremor eingesetzt.

6.2.3 Allgemeine Therapieprinzipien

Die medikamentöse Therapie des Tremors ist symptomatisch, da eine kausale Therapie der zugrunde liegenden Erkrankungen nur sehr selten möglich ist (z. B. Beseitigung einer Hyperthyreose, Absetzen auslösender Medikamente).

Der Beginn und die Intensität der Therapie richten sich nach den individuellen Bedürfnissen des Patienten, die sehr von seinem subjektiven Krankheitsempfinden und seiner sozialen Situation abhängen.

Tremor ist in der Regel ein lebenslanges Symptom. Der Arzt hat genug Zeit, die Medikamente einschleichend aufzudosieren, um Nebenwirkungen zu vermeiden und die Compliance des Patienten nicht zu gefährden.

Eine exakte Klassifikation des Tremors ist entscheidend für den Therapieerfolg, da die Medikamente nur bei bestimmten Tremorarten wirksam sind. Andererseits ist das individuelle Ansprechen der Patienten auf die bei bestimmten Tremorformen wirksamen Medikamente sehr unterschiedlich, sodass im Einzelfall die Behandlung zuweilen ausprobiert werden muss.

Bei essenziell bedingtem Tremor sind β-Rezeptorenblocker und Primidon, eventuell auch in Kombination, Medikamente der 1. Wahl. Daneben können auch Gabapentin und Topiramat (beide Off-label-Gebrauch) eingesetzt werden, als Medikamente der 2. Wahl stehen Clonazepam und Botulinumtoxin (Kopf- und Stimmtremor) zur Verfügung. Bei orthostatischem Tremor sollte zunächst ein Therapieversuch mit Gabapentin gemacht werden, Alternativen sind Clonazepam und Primidon. Der Parkinson-Tremor wird zunächst mit Levodopa und Dopaminagonisten behandelt, bei unzureichender Wirkung ergänzt durch Anticholinergika (cave: kognitive Nebenwirkungen), Clozapin und eventuell Budipin beim klassischen Ruhetremor (Typ I) oder durch β-Rezeptorenblocker und Anticholinergika bei zusätzlichem oder reinem Aktionstremor (Typ II bzw. III). Für die Wirksamkeit von Primidon beim Parkinson-Tremor gibt es keinen Nachweis. Auch beim Holmes-Tremor ist ein Therapieversuch mit Levodopa, Anticholinergika, Clozapin und Clonazepam ratsam. Die Behandlung des zerebellären Tremors ist frustran, möglicherweise hat Topiramat eine gewisse Wirkung. Bei verstärktem physiologischen Tremor und durch Neuropathie bedingtem Tremor werden nach Ausschluss behandelbarer Ursachen β-Rezeptorenblocker und Primidon eingesetzt. Bei dystonem Tremor ist Botulinumtoxin das Mittel der Wahl.

Mit Ausnahme der Therapie des essenziellen Tremors mit β-Rezeptorenblockern und des Parkinson-Tremors mit Dopaminergika oder Anticholinergika ist kein anderes Medikament zur Therapie des Tremors zugelassen, d. h. der Einsatz der meisten Medikamente geschieht „Off-label".

Zunächst sollte das für den vorliegenden Tremortyp aussichtsreichste Medikament ausdosiert werden und nur bei Auftreten nicht

tolerabler Nebenwirkungen reduziert und mit einem anderen Medikament kombiniert werden.

Sollte ein Absetzen notwendig werden, so sollte dieses unbedingt ausschleichend erfolgen, da sonst überschießende Gegenregulationen (Anticholinergika) mit z. T. lebensgefährlichen Komplikationen auftreten können (malignes neuroleptisches Syndrom bei Dopaminergika).

▪▪ Tiefe Hirnstimulation
Die Implantation einer Stimulationselektrode in den Nucleus ventralis intermedius des Thalamus kann zur Behandlung von Tremores verschiedener Genese eingesetzt werden. Vorrangig sind diesbezüglich der essenzielle Tremor und der zerebelläre Tremor zu nennen. Die Indikation hierzu ist gegeben, wenn nach Ausschöpfung der medikamentösen Therapie keine befriedigende Linderung erreicht wurde und eine Beeinträchtigung bzw. Behinderung aus dem Tremor resultiert. Grundsätzlich wird bei diesem Zielpunkt die Elektrode nur einseitig implantiert, da die beidseitige Stimulation häufig zu Dysarthrie, Paresen und/oder Sensibilitätsstörungen führt. Es wird die Seite zur Stimulation ausgewählt, die für die Gebrauchshand bzw. die stärker betroffene Hand zuständig ist. Die Stimulationsfrequenz beträgt 130 Hz. Das Ausschalten des Stimulators über Nacht spart Batteriestrom und beugt einer Toleranzentwicklung vor. Wenn die Medikamente keinerlei Effekt gebracht haben, sollten sie abgesetzt werden. Bei einem gewissen Effekt ist zu prüfen, ob die nichtstimulierte Seite von der Medikation profitiert.

6.3   Dystonie

6.3.1 Einleitung

Unter Dystonie versteht man unwillkürliche, anhaltende Muskelkontraktionen, die zu verzerrenden und repetitiven Bewegungen oder abnormen Haltungen führen. Dystonie bezeichnet
1. eine eigenständige Krankheit (z. B. Torticollis spasmodicus),

2. ein sekundäres Syndrom (z. B. Dystonie
   nach traumatischer Hirn- oder
   Nervenläsion),
3. ein Symptom (z. B. Zehendystonie beim M.
   Parkinson als Unterdosierungszeichen).

Die Klassifikation erfolgt nach
1. der Ätiologie in primäre (idiopathische)
   und sekundäre (symptomatische)
   Dystonien. Die primären Dystonien
   werden in sporadische und hereditäre
   unterschieden, sekundäre Dystonien
   werden bei verschiedenen neurodegenerativen, metabolischen, vaskulären und
   entzündlichen Erkrankungen sowie nach
   bestimmten Medikamenten, Intoxikationen und Traumata beobachtet;
2. dem Alter in eine infantile (0–12 Jahre),
   juvenile (13–20 Jahre) und adulte (>
   20 Jahre) Form.
3. der topischen Verteilung in fokale
   (auf eine Körperregion begrenzt, z. B.
   Blepharospasmus), segmentale (auf 2
   benachbarte Körperregionen begrenzt,
   z. B. Meige-Syndrom), multifokale (auf
   2 nichtbenachbarte Körperregionen
   begrenzt, z. B. spasmodische Dysphonie
   plus Schreibkrampf) und generalisierte
   Dystonie (Ausdehnung auf mehrere
   nichtbenachbarte Körperregionen, wobei
   mindestens eine untere Extremität mit
   betroffen sein muss) sowie Hemidystonie
   (beide Extremitäten einer Körperhälfte).

6.3.2 Wirkmechanismen

Da die zugrunde liegende Störung bei den primären Dystonien nicht bekannt ist oder bei den
sekundären Dystonien nur in Ausnahmefällen (z. B. M. Wilson) behandelbar ist, handelt
es sich ganz überwiegend um eine symptomatische Therapie.

Man unterscheidet prinzipiell zwei therapeutische Angriffspunkte:
1. Zentralnervös durch Veränderung der
   Neurotransmission in den Basalganglien.
   Dopaminomimetika wie Levodopa,

Dopaminspeicherentleerer wie Tetrabenazin, Anticholinergika wie Biperiden
und Trihexyphenidyl, GABA-Agonisten
wie Baclofen und Benzodiazepine und
in Ausnahmefällen als Ultima Ratio
Neuroleptika wie Pimozid. Klinisch spielt
Levodopa bei der Behandlung der autoso-
mal-dominant vererbten Levodopa-sensi-
tiven Dystonie (Segawa-Syndrom, DYT 5)
eine Rolle, die Wirksamkeit der anderen
Medikamente ist sehr begrenzt.
2. Neuromuskuläre Synapse durch Hemmung
   der Ach-Freisetzung an der motorischen
   Endplatte. Botulinumtoxin verhindert die
   Verschmelzung der Ach-Vesikel in der
   synaptischen Terminale mit der Plasma-
   membran und somit die Ausschüttung
   des Vesikels in den synaptischen Spalt.
   Die Störung der neuromuskulären
   Übertragung, die zur Lähmung der
   betroffenen Muskelfasern führt, ist
   dosisabhängig und hält etwa 3 Monate an.

6.3.3 Allgemeine Therapieprinzipien

Die Behandlung der Dystonie ist eine individuelle Therapie, sodass keine standardisierten
Dosierungen verwendet werden sollten.

Botulinumtoxin darf nur von in dieser
Behandlung besonders geschulten Ärzten
angewendet werden. Die i. m.- oder am Augen-
lid s.c.-Injektion von Botulinumtoxin führt zu
einer vorübergehenden Parese und Atrophie der
betroffenen Muskeln. Die Wirkung setzt bei sehr
kleinen Muskeln, z. B. beim Blepharospasmus,
schnell (innerhalb von 3 Tagen), bei größeren
Muskeln am Hals verzögert (innerhalb von 5–20
Tagen) ein. Eine allgemein gültige Dosis und
eine Anzahl an Injektionsstellen im jeweiligen
Muskel wurden nicht festgelegt. Deshalb ist die
Behandlung individuell zu gestalten, die Fest-
stellung der optimalen Dosis sollte durch Dosis-
titration erfolgen. Reinjektionen nach einer zu
niedrig dosierten Startdosis sollten innerhalb
von 3 Monaten wegen der Gefahr der Antikör-
perentwicklung mit Wirkungsverlust vermieden

werden. Die Wirkungsdauer beträgt im Mittel 3 Monate.

Ältere Patienten erhalten geringere Dosen als jüngere, Frauen geringere als Männer und Leptosomen geringere als Athleten.

▪▪ Fokale und segmentale Dystonie

Die klassische Indikation für die lokale Botulinumtoxininjektion ist die idiopathische fokale und segmentale Dystonie des Erwachsenen sowie der Spasmus hemifacialis. Besonders gut sprechen der Tortikollis, der Blepharospasmus und das Meige-Syndrom an, während die Erfolgsrate bei den Beschäftigungskrämpfen geringer ist. Zugelassen zur Behandlung bestimmter fokaler Dystonien sind als Mittel der 1. Wahl Botulinumtoxin A (Botox, Dysport, Xeomin) und bei Antikörperbildung gegen Serotyp A als Mittel der 2. Wahl Botulinumtoxin B (Neurobloc).

Blepharospasmus   Bei der Behandlung des Blepharospasmus hat sich ein (standardisiertes) Injektionsschema mit 4 s.c.-Injektionsstellen (jeweils 10–20 U Dysport bzw. 1,25–5 U Botox oder Xeomin) am lateralen Rand des Ober- und Unterlids, am medialen Rand des Oberlids und in der Mitte des Unterlids etabliert. Gemieden werden sollte die Mitte des Oberlids, um eine Ptose (M. levator palpebrae) oder eine vertikale Augenbewegungsstörung (M. rectus superior) zu vermeiden. Bei Einbeziehung der Augenbrauen sollten kleine Injektionsmengen in den M. procerus und M. corrugator appliziert werden. Bei Blepharospasmus mit Lidöffnungsinhibition muss u. U. nahe am Lidrand und in den prätarsalen Anteil des M. orbicularis oculi injiziert werden. Wegen des verminderten Lidschlages ist eine Keratitisprophylaxe mit Augensalbe/-tropfen zwingend erforderlich.

Meige-Syndrom   Bei der Behandlung des Meige-Syndroms führt die Behandlung des Blepharospasmus oft auch zu einer Besserung der gleichzeitig bestehenden oromandibulären Dystonie. Wenn notwendig, wird die Kieferschließungsdystonie durch Injektionen in den M.

temporalis und M. masseter behandelt. Problematischer ist die Behandlung der Kieferöffnungsdystonie mit Injektion in den M. pterygoideus lateralis.

Spasmus hemifacialis   Bei der Behandlung des Spasmus hemifacialis injiziert man kleine Mengen (jeweils 10–20 U Dysport bzw. 1,25–2,5 U Botox oder Xeomin) am medialen und lateralen Rand des Oberlids sowie am lateralen Rand des Unterlids.

Tortikollis   Beim rotatorischen Tortikollis sollte nur ca. 20% der Dosis in den kontralateralen M. sternocleidomastoideus (oberes Drittel) injiziert werden, der Rest in den ipsilateralen M. splenius capitis und evtl. in den M. levator scapulae. Beim Retrokollis erfolgt eine bilaterale Injektion in den M. splenius capitis (Dosisreduktion pro Muskel auf 60%), M. semispinalis capitis und M. levator scapulae. Beim Laterokollis erfolgt die ipsilaterale Injektion in den M. sternocleidomastoideus (oberes Drittel), M. levator scapulae, M. trapezius (oberer Anteil), M. scalenus medius, M. scalenus posterior und M. splenius capitis. Die Behandlung des Antekollis ist wegen der Gefahr der schweren Schluckstörungen problematisch. Die bilaterale Injektion erfolgt in den M. sternocleidomastoideus (Dosisreduktion pro Muskel auf 50%), M. scalenus medius und die infrahyale Muskulatur (Dosisreduktion pro Muskel auf 50%).

Beschäftigungskrämpfe   Die Behandlung der Beschäftigungskrämpfe, z. B. des Schreibkrampfes, ist wegen der oft induzierten Handparese schwierig. Man beginnt mit kleinen Dosen (jeweils 20 U Dysport bzw. 2,5 U Botox oder Xeomin) und steigert sehr vorsichtig vierteljährlich, sodass sich der Patient auf eine längere Durststrecke bis zum erwünschten Therapieerfolg einstellen muss, der sich jedoch nur bei ca. 50% der Patienten einstellt.

▪▪ Multifokale und generalisierte Dystonie

Multifokale und generalisierte Dystonien sind wegen der Anzahl der beteiligten Muskeln für eine lokale Behandlung mit Botulinumtoxin nicht geeignet. Sie sind die Domäne der systemischen medikamentösen Therapie, besonders im Kindes- und Jugendalter, da die jüngeren Patienten die systemischen Medikamente, insbesondere die Anticholinergika, wesentlich besser vertragen als die Erwachsenen, bei denen oft schon bei kleinen, noch unwirksamen Dosen Nebenwirkungen auftreten.

Bei infantiler oder juveniler generalisierter Dystonie sollte initial grundsätzlich ein Therapieversuch mit Levodopa erfolgen, um eine Levodopa-sensitive Dystonie (Segawa-Syndrom) erfolgreich zu behandeln oder diese auszuschließen. Hier reichen oft schon sehr kleine Dosen (3×25 bis 3×100 g/Tag). Auf diese Therapie sprechen auch einige sekundäre Dystonien an. Bleibt nach einschleichender Therapie mit einer Zieldosis von 10 mg/kgKG nach 8 Wochen ein Therapieerfolg aus, sollte ein Anticholinergikum, meist Trihexyphenidyl, einschleichend aufdosiert werden. Von dieser Therapie profitieren etwa die Hälfte der jungen Patienten, wobei erstaunlich hohe Dosen vertragen werden (30 bis max. 100 mg/Tag).

Bei Erwachsenen kann Levodopa bis zu einer Dosis von 700 mg/Tag versucht werden. Bei Nichtansprechen können der Dopaminspeicherentleerer Tetrabenazin, der selbst eine Dystonie oder Akathisie auslösen kann, Benzodiazepine oder Baclofen versucht werden. Allerdings ist der Therapieerfolg letzterer Medikamente sehr bescheiden. Bei schweren, medikamentös nicht zu bessernden Dystonien wird an spezialisierten Kliniken eine tiefe Hirnstimulation im Globus pallidus internus mit gutem Erfolg durchgeführt.

6.4   Präparate

- **Amantadin**
- **Amantadinhydrochlorid**
- Amantadin AbZ, 100 mg – Filmtbl. (AbZ Pharma)
- Amantadin-ratiopharm, 100 mg – Filmtbl. (ratiopharm)
- Amantadin STADA, 100 mg – Tbl. (STADA)

- Amantagamma, 100 mg, 200 mg – Tbl. (Wörwag)

- **Amantadinsulfat**
- Amantadin 100 – 1A Pharma – Filmtbl. (1A Pharma)
- Amantadin AL, 100 mg, 200 mg – Filmtbl. (Aliud Pharma)
- Amantadin Hexal, 100 mg, 200 mg – Filmtbl. (Hexal)
- Amantadin-neuraxpharm, 100 mg, 200 mg – Filmtbl. (neuraxpharm)
- AMANTADIN-RATIOPHARM, 200 mg, Inf.-Lsg. (Ratiopharm)
- AMANTADIN-Serag, 200 mg, 500 ml – Inf.-Lsg. (Serag-Wiessner)
- PK-Merz, 100 mg, 150 mg – Filmtbl.; Infusion, 200 mg – Inf.-Lsg. (Merz-Pharmaceuticals)
- Tregor, 100 mg, 200 mg – Tbl. (Stregopharm)

Amantadinsulfat wird langsamer resorbiert und eliminiert und gilt deshalb als besser verträglich und höher dosierbar. Amantadinhydrochlorid flutet schneller an und wird deshalb zuweilen als morgendliches „Starter-Medikament" eingesetzt.

▪▪ Pharmakodynamik
- Nichtkompetitiver Antagonist am N-Methyl-D-Aspartat (NMDA)-Rezeptor, hemmt über diesen Rezeptor auch die Freisetzung von Ach und wirkt so anticholinerg.
- Erhöht die extrazelluläre DA-Konzentration durch Erhöhung der Freisetzung und Hemmung der Wiederaufnahme.

▪▪ Pharmakokinetik
- $T_{max} = 2–8$ h; $t_{1/2} = 10–30$ h, altersabhängig; Plasmaproteinbindung 67%,
- wird nicht metabolisiert und nahezu vollständig (ca. 90%) über die Nieren eliminiert. Bei niereninsuffizienten Patienten kommt es zu einer erheblichen Zunahme der Halbwertszeit auf 68 ± 10 h,
- bei einer Dosierung von 200 mg/Tag Steady-state nach 4–7 Tagen.

▪▪ Indikationen und Behandlungshinweise

- Behandlung von Rigor, Tremor und Hypo- bzw. Akinese bei M. Parkinson,
- durch Neuroleptika und ähnliche Medikamente bedingte extrapyramidale Symptome wie Frühdyskinesie, Akathisie, Parkinsonoid,
- Amantadininfusionsbehandlung bei akinetischer Krise,
- Hinweise auf Wirksamkeit bei Levodopa-induzierten Dyskinesien (Off-label-Gebrauch), gelegentliche Besserung der durch andere Medikamente induzierten Impulskontrollstörungen (Off-label-Gebrauch),
- vor Therapiebeginn und 1 und 3 Wochen danach ist im EKG die frequenzkorrigierte QT-Zeit nach Bazett zu bestimmen, bei Dosiserhöhungen vorher und 2 Wochen nachher. Patienten mit QTc-Vorwerten über 420 ms oder einem Anstieg über 60 ms unter Amantadin oder mit QTc-Zeiten > 480 ms unter Amantadin sowie mit erkennbaren U-Wellen sind von der Behandlung auszuschließen.

▪▪ Dosierung

- Einschleichende Dosierung nach therapeutischem Effekt,
- Beginn mit 1×100 mg/Tag in den ersten 4–7 Tagen, danach wöchentliche Steigerung um 100 mg/Tag auf max. 2×200 mg/Tag Amantadinhydrochlorid und 2×300 mg/Tag Amantadinsulfat, mit etwas Flüssigkeit morgens und nachmittags einzunehmen,
- die 2. Gabe sollte nicht nach 16.00 Uhr erfolgen (Gefahr der Schlafstörungen und psychomotorischen Unruhe),
- bei älteren Patienten, besonders bei solchen mit Erregungs- und Verwirrtheitszuständen sowie deliranten Syndromen in der Vorgeschichte, sollte mit geringeren Dosen begonnen werden,
- bei Kombinationsbehandlung mit anderen Anti-Parkinson-Mitteln ist die Dosis individuell anzupassen,

- falls mit einer Amantadininfusionslösung vorbehandelt wurde, kann die entsprechende orale Dosis weitergegeben werden,
- bei einer akinetischen Krise wird eine Amantadininfusionsbehandlung angewendet, dabei sollten 200 mg sehr langsam, d. h. in mindestens 4 h infundiert werden,
- bei eingeschränkter Nierenfunktion ist die Dosis anzupassen: GFR 80–60 alle 12 h 100 mg, GFR 60–50 jeden 2.Tag abwechselnd 200 mg und 100 mg oder 1-mal täglich 150 mg, GFR 50–30 1-mal täglich 100 mg, GFR 30–20 2-mal wöchentlich 200 mg, GFR 20–10 3-mal wöchentlich 100 mg, GFR < 18 und Hämodialyse wöchentlich 100 mg.

▪▪ Nebenwirkungen

- **Nervensystem**: Schlafstörungen, Unruhe, Psychose, Schwindel, Myoklonien, periphere Neuropathie, Kopfschmerzen; besonders bei älteren Patienten und in Kombination mit anderen Parkinson-Medikamenten paranoide Psychosen mit optischen Halluzinationen, sehr selten epileptische Anfälle besonders bei hohen Dosen;
- **Herz-Kreislauf-System**: orthostatische Dysregulation, kardiale Arrhythmien (Verlängerung der QT-Zeit);
- **Sonstiges**: Livedo reticularis, Unterschenkelödeme, Mundtrockenheit, Übelkeit, Erbrechen, Durchfall, Harnretention bei Prostatahypertrophie.

▪▪ Kontraindikationen

- Überempfindlichkeit gegen das Präparat,
- schwere, nichtkompensierte Herzinsuffizienz (Stadium NYHA IV),
- Kardiomyopathien und Myokarditiden,
- AV-Block II. und III. Grades,
- Bradykardie < 55/min,
- langes QT-Intervall (QTc > 420 ms), erkennbare U-Wellen, angeborenes QT-Syndrom in der Familienanamnese,
- schwerwiegende ventrikuläre Arrhythmien in der Vorgeschichte inkl. Torsade de pointes,

- gleichzeitige Gabe QT-Zeit-verlängernder Medikamente (Azol-Antimykotika, Budipin, Halofantrin, Cotrimoxazol, Pentamidin, Cisaprid, Bepridil, bestimmte Antiarrhytmika, Antipsychotika, tri- und tetrazyklische Antidepressiva, Antihistaminika, Malkrolidantibiotika, Gyrasehemmer, vgl. dazu Wechselwirkungen),
- Hypokaliämie, Hypomagnesiämie,
- hereditäre Galaktoseunverträglichkeit, Laktasemangel, Glukose-Galaktose-Malabsorption.

Besondere Vorsicht bei:
- Prostatahypertrophie,
- Engwinkelglaukom,
- Niereninsuffizienz (Gefahr der Kumulation),
- Risikogruppen für Elektrolytstörungen (Diuretika, Erbrechen, Durchfall, Insulin in Notfallsituationen, Nierenerkrankungen, Anorexie),
- Bei Auftreten von Palpitationen, Schwindel oder Synkopen ist Amantadin sofort abzusetzen und innerhalb von 24 h die QT-Zeit zu bestimmen,
- Erregungs- und Verwirrtheitszuständen,
- deliranten Syndromen sowie exogenen Psychosen in der Anamnese
- hirnorganischem Psychosyndrom oder zerebralen Anfallsleiden, da sich die Symptome verschlechtern können und Krampfanfälle auftreten können,
- Patienten, die mit Memantin behandelt werden,
- Schwangerschaft nur nach sorgfältiger Nutzen-Risiko-Abschätzung (mögliche teratogene Wirkungen).

▪▪ Interaktionen
- Verstärkung der Nebenwirkungen (Verwirrtheit, Halluzinationen) der Anticholinergika Trihexyphenidyl, Benzatropin, Scopolamin, Biperiden, Orphenadrin,
- Verminderung der Alkoholtoleranz,
- gegenseitige Wirkungsverstärkung mit Levodopa,

- Memantin kann die Wirkung und Nebenwirkungen von Amantadin verstärken,
- zentrale Sympathomimetika verstärken die zentrale Wirkung von Amantadin,
- Diuretika vom Typ Triamteren + Hydrochlorothiazid können die Plasmaclearance reduzieren und zu toxischen Plasmakonzentrationen von Amantadin führen,
- plötzliches Absetzen von Amantadin bei gleichzeitiger Neuroleptikagabe kann zu einem lebensbedrohlichen malignen Neuroleptika-Syndrom führen.

Gleichzeitige Gabe von QT-Zeit-verlängernden Medikamenten ist kontraindiziert, z. B.:
- bestimmte Antiarrhythmika der Klasse IA (z. B. Chinidin, Disopyramid, Procainamid) und der Klasse III (z. B. Amiodaron, Sotalol),
- bestimmte Antipsychotika (z. B. Thioridazin, Chlorpromazin, Haloperidol, Pimozid),
- bestimmte tri- und tetrazyklische Antidepressiva (z. B. Amitriptylin),
- bestimmte Antihistaminika (z. B. Astemizol, Terfenadin),
- bestimmte Makrolidantibiotika (z. B. Erythro-, Clarithromycin),
- bestimmte Gyrasehemmer (z. B. Sparfloxazin),
- Azol-Antimykotika, Budipin, Halofantrin, Cotrimoxazol, Pentamidin, Cisaprid, Bepridil.

Bewertung

Mittel der Wahl zur Infusionsbehandlung der akinetischen Krise. Wichtige Ergänzung der dopaminergen Substitutionsbehandlung. Bessert Levodopa-induzierte Dyskinesien.

▪ Apomorphin
- APO-go, 10 ml (5 mg/1 ml) – Inf.-Lsg. in einer Fertigspritze; 5 ml (10 mg/1 ml) – Amp. (Cephalon)

- APO-go Pen, 10 mg/1 ml – Inj.-Lsg.; 30 mg/3 ml – Pen (Cephalon)
- APOMORPHIN 10 mg/ml – Amp. (Teclapharm)
- Apomorphin-Archimedes, 5 ml (10 mg/ml) – Inj.-Lsg./Inf.-Lsg. (Archimedes Pharma)
- APOMORPHINHYDROCHLORID, 10 mg/ml – Inj.-Lsg./Inf.-Lsg.; 5 ml – Amp. (Desitin)
- Apomorphinhydrochlorid PharmSwed, 5 mg/ml, 100 mg/20 ml – Amp. (Pharmore)
- Apomorphin-neuraxpharm, 5 ml (10 mg/ml Inj.-Lsg.-/Inf.-Lsg.) – Amp. (neuraxpharm)
- Dacepton, 20 ml (5 mg/ml – Inf.-Lsg.) – Amp. (Licher)

▪▪ Pharmakodynamik
- Non-Ergot-Derivat,
- Agonist mit 10- bis 100-fach erhöhter Affinität für dopaminerge D_2- gegenüber D_1-Rezeptoren.

▪▪ Pharmakokinetik
- T_{max} = 5 min; $t_{1/2}$ = 33 min; hoher First-pass-Effekt in der Leber, daher s.c.,
- Metabolisierung durch Glukuronidierung und Sulfonierung.

▪▪ Indikationen und Behandlungshinweise
- Parkinson-Patienten mit behindernden motorischen Komplikationen („On-Off"-Phänomene), die trotz Behandlung mit Levodopa und/oder Dopaminagonisten weiter bestehen,
- prinzipiell gutes Ansprechen der motorischen Symptome auf Levodopa,
- diagnostischer Test für M. Parkinson,
- Patienten müssen kognitiv in der Lage sein, ihr „Off" zu erkennen (neuropsychologische Untersuchung),
- Patienten sollten fähig sein, die Injektionen selbst durchzuführen oder eine verantwortliche Pflegeperson haben, die die Injektion im Bedarfsfall durchführt,
- subkutane Injektion, entweder als einzelne Injektionen oder kontinuierlich über eine Mini- oder Injektionspumpe,

- wenigstens 3 Tage vorher 3×20 mg/Tag Domperidon,
- gleichzeitige Dosisreduktion anderer Anti-Parkinson-Medikamente,
- vor Durchführung Schellong-Test (orthostatische Dysregulation), EKG (Blutbild, Leber- und Nierenwerte) und Patienteninformation,
- Behandlung sollte in einer spezialisierten Klinik erfolgen und von einem in der Behandlung des Parkinson erfahrenen Arztes überwacht werden.

▪▪ Dosierung
Einzelinjektionen:
- Die Aufdosierung erfolgt grundsätzlich einschleichend und individuell.
- 1 mg s.c. injizieren und Patienten 30–45 min beobachten, bei unzureichender Wirkung der Dosis weitere Injektionen mit jeweils um 1 mg höherer Dosis (also 2 mg, 3 mg … 10 mg) alle 45 min, bis eine befriedigende Wirkung eintritt.
- Ist die geeignete Dosis einmal bestimmt, kann eine einzelne s.c.-Injektion in das untere Abdomen oder den äußeren Oberschenkel erfolgen. Man injiziert 50% der vorher ermittelten Dosis am Beginn des „Off". Danach sollte der Patient beobachtet werden. Falls kein Effekt eintritt, Wiederholung der Dosis nach 15–30 min.
- Notwendige Dosissteigerungen erfolgen in Schritten von 0,5 mg.
- Die tägliche Dosis ist interindividuell sehr unterschiedlich und variiert zwischen 3 und 60 mg, die in 1–10 Injektionen appliziert werden,
- max. Tagesdosis 100 mg, max. Einzeldosis 10 mg.

Kontinuierliche Infusion:
- Für Patienten, die während der Einstellung eine gute Besserung der motorischen Beweglichkeit zeigen, aber mit intermittierenden Injektionen nur unzureichend eingestellt werden können oder mehr als 10 Injektionen/Tag benötigen;
- Beginn mit 1 mg/h, Erhöhung der Infusionrate um 0,5 mg/h alle 4 h bis

zur optimalen Wirksamkeit (mittlere Infusionsraten von 1–4 mg/h); gleichzeitige Reduktion der Levodopa-Dosis um 50% (mindestens um 30%);
- Infusionen sollten nur während der Wachphasen erfolgen, um eine Toleranzentwicklung zu verhindern und psychiatrische Nebenwirkungen zu reduzieren (mindestens 4-stündige Behandlungspause in der Nacht); kompensatorisch morgendliche Bolusgabe;
- zur Vermeidung von Hautreaktionen sollte die Infusionsstelle alle 12 h gewechselt werden und die Infusionsgeschwindigkeit < 5 mg/h sein.

▪▪ Nebenwirkungen
- **Nervensystem**: Sedierung, Schläfrigkeit, Schwindel, leichte Benommenheit, plötzliche Schlafepisoden, leichte Verwirrtheitszustände, visuelle Halluzinationen, „On"-Dyskinesien, Impulskontrollstörungen (pathologische Spielsucht, Libidosteigerung, Hypersexualität, zwanghaftes Geldausgeben oder Einkaufen, Essattacken und -zwang) können bei der Behandlung mit Dopamin-Agonisten einschließlich Apomorphin auftreten;
- **Magen-Darm-Trakt**: Übelkeit und Erbrechen, besonders bei Weglassen von Domperidon;
- **Sonstiges**: subkutan lokale Verhärtungen und Knoten, Hautrötungen (Infektionen können entstehen), orthostatische Hypotonie, positive Coombs-Tests, hämolytische Anämie, Thrombozythaemie und selten Eosinophilie, allergische Reaktionen (Na-Metabisulfit), Gähnen, Atemschwierigkeiten.

▪▪ Kontraindikationen
- Überempfindlichkeit gegen das Präparat,
- Atemdepression,
- Demenz,
- Psychose,
- Leberinsuffizienz,
- intermittierende Apomorphingabe nicht bei Patienten, die auf Levodopa mit schweren „On"-Dystonien oder - Dyskinesien reagieren,
- Schwangerschaft und Stillzeit.

Besondere Vorsicht bei:
- Nieren-, Lungen- oder Kreislauferkrankungen,
- älteren oder geschwächten Patienten,
- wegen hypotoner Nebenwirkungen Vorsicht bei (koronaren) Herzerkrankungen oder bestehender orthostatischer Hypotonie,
- Schläfrigkeit oder plötzlichen Schlafattacken bzgl. Teilnahme am Straßenverkehr und Bedienen von Maschinen,
- Patienten mit neuropsychiatrischen Störungen.

▪▪ Interaktionen
- Antagonistische Wirkung von Neuroleptika,
- Verstärkung der Wirkung von Antihypertensiva
- Kombination mit Arzneimitteln, die die QT-Zeit verlängern, vermeiden.

Bewertung

Wichtige Ergänzung der Therapie für Patienten mit schweren motorischen Komplikationen der Levodopa-Therapie. Die kontinuierliche Infusion ist eine Alternative für Patienten, für die Kontraindikationen für eine tiefe Hirnstimulation bestehen.

▪ Baclofen (▶ Kap. 7)
- Baclofen AL, 25 mg – Tbl. (ALIUD)
- Baclofen dura, 10 mg, 25 mg – Tbl. (Mylan dura)
- BACLOFEN Meduna Intrathekal, 0,05 mg/ml – Inj.-Lsg.; 1 ml, 0,5 mg/ml – Inf.-Lsg.; 20 ml, 2 mg/ml – Inf.-Lsg.; 20 ml, 2 mg/ml – Inf.-Lsg.; 5 ml – Amp. (Sintetica)
- BACLOFEN SUN, 0,05 mg/1 ml – Inj.-Lsg., Amp.; 10 mg/20 ml, 10 mg/5 ml – Inf.-Lsg., Amp. (Sun Pharmaceuticals)

- Baclofen-neuraxpharm, 10 mg, 25 mg – Tbl. (neuraxpharm)
- Baclofen-ratiopharm, 10 mg, 25 mg – Tbl. (ratiopharm)
- Lioresal, 5 mg, 10 mg, 25 mg – Tbl. (Novartis Pharma)

▪▪ Dosierung
- Einschleichend beginnen, individuell zu findende Dosis,
- Beginn mit 2×5 mg/Tag, Steigerung wöchentlich um 2×5 mg/Tag auf max. 75 mg/Tag, in Ausnahmen auf 120 mg/Tag, verteilt auf 4 Einzelgaben, mit den Mahlzeiten oder mit Milch einzunehmen,
- besonders langsame Dosissteigerungen bei älteren Patienten mit hirnorganischen Erkrankungen, Herz-Kreislauf-Erkrankungen, Ateminsuffizienz, Leber- und Nierenfunktionsstörungen.

Bewertung

Antispastikum der 1. Wahl, welches als Reservemedikament bei der multifokalen und generalisierten Dystonie zum Einsatz kommen kann. Off-label-Gebrauch.

▪ Biperiden
- Akineton, 5 mg/1 ml – Amp.; 2 mg – Tbl. (Desma)
- Akineton ret., 4 mg – Retardtbl. (Desma)
- Biperiden-neuraxpharm, 5 mg/1 ml – Amp.; 2 mg, 4 mg – Tbl. (neuraxpharm)

▪▪ Pharmakodynamik
- Peripher und zentral wirkendes Anticholinergikum über muskarinerge M_1-Rezeptoren.

▪▪ Pharmakokinetik
- $T_{max} = 0{,}5$–2 h; $t_{1/2} = 11$–21 h,
- Plasmaproteinbindung 94%,
- Metabolisierung durch Hydroxylierung, Ausscheidung der Metabolite jeweils zur Hälfte über Harn und Fäzes,

- keine Daten zu Verhalten bei Leber- und Nierenfunktionsstörungen.

▪▪ Indikationen und Behandlungshinweise
- Parkinson-Syndrome,
- durch Neuroleptika bedingte extrapyramidale Symptome wie Frühdyskinesien, Akathisie und Parkinsonoid. Intravenöse Gabe von Biperidon stellt den „Goldstandard" der Behandlung von Frühdyskinesien dar,
- Hinweise für die Wirksamkeit bei Dystonien („Off-label-Gebrauch").

▪▪ Dosierung
- Beginn mit kleinster Dosis, dann Aufdosierung auf für individuellen Patienten optimale Dosis,
- bei Erwachsenen: Beginn mit 2×1 mg/Tag, tägliche Steigerung um 2 mg/Tag auf 3–16 mg/Tag verteilt auf 3–4 Einzelgaben, mit Flüssigkeit während oder nach den Mahlzeiten einzunehmen,
- bei Kindern und Jugendlichen: 1–6 mg/Tag verteilt auf 1–3 Enzelgaben.

❗ Abruptes Absetzen wegen möglicher überschießender Gegenregulationen vermeiden.

▪▪ Nebenwirkungen
Nebenwirkungen treten besonders bei Beginn der Behandlung und bei zu rascher Aufdosierung auf. Vorsicht bei älteren Patienten.
- **Nervensystem:** Besonders bei höheren Dosen und bei Patienten mit Hirnleistungsstörungen Unruhe, Angst, Erregung, Euphorie, Delir, Halluzinationen, Verwirrtheit, Gedächtnis- und Schlafstörungen, Benommenheit, Müdigkeit, Schwindel, Dyskinesie, Ataxie, Sprachstörungen;
- **Magen-Darm-Trakt:** Übelkeit, Mundtrockenheit, Obstipation;
- **Herz-Kreislauf-System:** Tachykardie, Bradykardie;

- **Auge:** Mydriasis, wegen möglichem Auftreten eines Engwinkelglaukoms regelmäßige Kontrolle des Augeninnendrucks;
- **Sonstiges:** Miktionsstörungen (besonders bei Prostata-Adenom), Harnverhalt, Hypohidrosis, allergische Hautausschläge.

Kontraindikationen
- Überempfindlichkeit gegen das Präparat,
- unbehandeltes Engwinkelglaukom,
- mechanische Stenosen im Magen-Darm-Trakt,
- Ileus,
- Megakolon.

Nach strenger Nutzen-Risiko-Abwägung bei:
- Myasthenia gravis,
- Harnverhalt,
- Prostata-Adenom mit Restharnbildung,
- Erkrankungen, die zu Tachykardien führen können,
- Schwangerschaft.

Erfahrung bei Kindern und Jugendlichen ist begrenzt.

Interaktionen
- Verstärkung der zentralen und peripheren Nebenwirkungen durch andere anticholinerg wirkende Psychopharmaka, Antihistaminika, Anti-Parkinson-Mittel und Spasmolytika (z. B. Amantadin, tri- und tetrazyklische Antidepressiva, Neuroleptika, Metoclopramid),
- Verstärkung der Wirkung von Alkohol und dämpfender zentralnervös wirkender Arzneimittel,
- Verstärkung der anticholinergen kardialen Wirkung (AV-Überleitungszeit) durch Chinidin,
- Verstärkung von Levodopa-induzierten Dyskinesien,
- Verstärkung durch Neuroleptika-induzierte tardive Dyskinesien,
- Verstärkung der zentralnervösen Nebenwirkungen von Pethidin,
- Schwächung der Wirkung von Metoclopramid.

Bewertung

„Goldstandard" der Behandlung der durch Dopaminrezeptorblocker induzierten Frühdyskinesien (besonders i.v.-Gabe), jedoch kaum wirksam bei Parkinsonoid und Akathisie, nicht wirksam bei Spätdyskinesien. Im Vergleich zu Trihexyphenidyl geringere Erfahrung bei generalisierter idiopathischer Dystonie. Bei fokalen Dystonien nur anzuwenden bei Versagen der wesentlich effektiveren und nebenwirkungsärmeren Botulinumtoxin-Therapie. Wirksam bei der Behandlung des Parkinson-Tremors, aber wegen relevanter Nebenwirkungen vor allem bei älteren Patienten nur additiv bei unzureichender Wirkung von Levodopa und Dopaminagonisten einzusetzen. Bei M. Parkinson kontraindiziert bei Levodopa-induzierten Dyskinesien.

Bornaprin
- Sormodren, 4 mg – Tbl. (Abbott)

Pharmakodynamik
Kompetitiver Antagonist an zentralen und sehr viel weniger peripheren Muskarinrezeptoren (vor allem M_1).

Pharmakokinetik
- T_{max} = 1–2 h; $t_{1/2}$ = 5,2 h; Plasmaproteinbindung 72%,
- Bornaprin wird vollständig metabolisiert (hydroxyliert), überwiegend renal ausgeschieden (70–86%).

Indikationen und Behandlungshinweise
- Tremor-dominante Parkinson-Syndrome,
- durch Neuroleptika induzierte extrapyramidal-motorische Symptome wie Frühdyskinesien, Akathisie, Parkinsonoid,
- Hyperhydrosis.

Dosierung
- Individuelle langsame Aufdosierung,

- initial 2 mg/Tag, tägliche Dosissteigerung um 2 mg/Tag auf 2- bis 3-mal 2–4 mg/Tag, mit ausreichend Flüssigkeit während oder nach den Mahlzeiten einzunehmen, um gastrointestinale Nebenwirkungen zu vermeiden. Die Maximaldosis beträgt 12 mg/Tag.
- Absetzen sollte ausschleichend erfolgen wegen der Gefahr überschießender Gegenreaktionen.

▪▪ Nebenwirkungen
- Vereinzelt Missbrauch und Abhängigkeitspotenzial wegen gelegentlicher stimmungsaufhellender und euphorisierender Wirkung.
- Wegen prokonvulsiver Wirkung Vorsicht bei Patienten mit erhöhter Krampfbereitschaft.
- Ältere Patienten, besonders mit hirnorganischen Veränderungen, können erhöhte Empfindlichkeit aufweisen.

Besonders zu Beginn der Behandlung und bei zu rascher Dosissteigerung:
- **zentralnervös:**
  - Müdigkeit, Schwindel, Benommenheit; besonders bei hohen Dosen Unruhe, Angst, Erregung, Euphorie, Verwirrtheit, gelegentlich Gedächtnisstörungen, selten Delir, Halluzinationen, Nervosität, Kopfschmerzen, Schlaflosigkeit,
  - vereinzelt Dyskinesien,
  - zentral erregende Nebenwirkungen sind häufig bei Patienten mit Hirnleistungsstörungen;
- **peripher:**
  - Mundtrockenheit, selten mit Parotitis, Akkomodationsstörungen, Mydriasis, vermindertes Schwitzen, Obstipation, Magenbeschwerden, Übelkeit, selten Erbrechen, Tachykardie, sehr selten Bradykardie,
  - gelegentlich, besonders bei Prostatahypertrophie, Miktionsbeschwerden, seltener Harnverhalt;

- Überempfindlichkeitsreaktionen, vereinzelt allergische Hautausschläge, Hypohydrose;
- Engwinkelglaukom (Augeninnendruck kontrollieren);
- bei ausgeprägter Mundtrockenheit ist häufiges Trinken kleiner Flüssigkeitsmengen oder Kauen von zuckerfreiem Kaugummi zu empfehlen;
- Parotitis.

▪▪ Kontraindikationen
- Überempfindlichkeit,
- unbehandeltes Engwinkelglaukom,
- mechanische Stenosen im Magen-Darm-Trakt,
- Megakolon,
- Ileus,
- Gedächtnisstörungen,
- Schwangerschaft, Stillzeit.

Besondere Vorsicht bei:
- Prostata-Adenom mit Restharnbildung,
- Erkrankungen, die zu lebensbedrohlichen Tachykardien führen können,
- älteren Patienten, besonders mit Hirnleistungsstögerung: vorsichtige Dosierung.

▪▪ Interaktionen
- Psychopharmaka, Antihistaminika, Anti-Parkinson-Mittel, Analgetika, Hypnotika, Sedativa, Narkotika und Spasmolytika können die zentralen und peripheren Nebenwirkungen von Bornaprin verstärken,
- Chinidin kann die anticholinerge Wirkung von Bornaprin am Herzen (AV-Überleitung) verstärken,
- Levodopa-induzierte Dyskinesien können verstärkt werden,
- Neuroleptika-induzierte tardive Dyskinesien können verstärkt werden,
- die Wirkung von Metoclopramid auf den Magen-Darm-Trakt wird abgeschwächt,
- verstärkt Alkoholwirkung,
- verstärkt zentralnervöse Wirkung von Pethidin.

Bewertung

Bonaprin ist wirksam bei der Behandlung des Parkinson-Tremors, aber wegen relevanter Nebenwirkungen vor allem bei älteren Patienten nur additiv bei unzureichender Wirkung von Levodopa und Dopaminagonisten einzusetzen. Bei M. Parkinson gewisse Wirksamkeit bei Hypersalivation und Hyperhidrosis, kontraindiziert bei Levodopa-induzierten Dyskinesien.

- **Botulinumtoxin Typ A**
- AZZALURE, 10 Speywood-Einheiten/0,05 ml, 125 Einheiten – TrSoL (Galderma)
- BOCOUTURE, 4 Einheiten/0,1 ml, 50 Einheiten, 100 Einheiten – TrSoL (Merz)
- Botox, 50, 100, 200 Allergan-Einheiten – Trockensubstanz zur Herstellung einer Inj.-Lsg. (Pharm-Allergan)
- Dysport, 300, 500 Einheiten – Pulver zur Herstellung einer Inj.-Lsg. (Ipsen Pharma)
- VISTABEL, 4 Allergan-Einheiten/0,1 ml, 50 Einheiten – TrSoL (Allergan/Ireland)
- Xeomin, 50, 100, 200 LD_{50}-Einheiten – Pulver zur Herstellung einer Inj.-Lsg. (Merz Pharmaceuticals)

▪▪ Pharmakodynamik

Die intramuskuläre Injektion von Botulinumtoxin A in die Nähe der motorischen Endplatte bewirkt über einen 3-stufigen Schritt eine verminderte Freisetzung von Azetylcholin aus der neuromuskulären Endplatte:

1. Bindung der schweren Kette des Botulinumtoxins mit außerordentlicher Selektivität an Rezeptoren, die sich nur auf cholinergen Nervenendigungen befinden;
2. Internalisierung des Toxins in die Nervenendigung;
3. Spaltung des zur Freisetzung synaptischer Vesikel notwendigen Synaptosomen-assoziierten Proteins 25 (SNAP-25) durch die leichte Kette des Botulinumtoxins.

Über diesen Mechanismus wird der injizierte Muskel temporär geschwächt. Der Effekt tritt innerhalb von 3–7 Tagen nach der Injektion ein, erreicht sein Maximum etwa nach 14 Tagen und hält ungefähr 3 Monate an. Die Wiederherstellung der Impulsübertragung erfolgt durch nachgewachsene Nervenendigungen und deren Wiederverbindung mit der motorischen Endplatte nach Abbau des Botulinumtoxin und Resynthese von SNAP-25 nach ungefähr 12 Wochen.

▪▪ Pharmakokinetik

- Therapeutische Dosen werden systemisch kaum verteilt.
- Die Diffusion in von der Injektion benachbartes Gewebe ist abhängig von den anatomischen Gegebenheiten, der Dosis und dem Injektionsvolumen.
- Das Neurotoxin wird retrograd bis in das Soma der Motoneurone transportiert.

▪▪ Indikationen

- Botox
  - Blepharospasmus, Spasmus hemifacialis und koexistierende fokale Dystonien,
  - Torticollis spasmodicus,
  - Spastik (▶ Kap. 7).
- Dysport
  - Blepharospasmus, Spasmus hemifacialis und koexistierende fokale Dystonien,
  - Torticollis spasmodicus,
  - Spastik (▶ Kap. 7).
- Xeomin
  - Blepharospasmus,
  - Torticollis spasmodicus,
  - Spastik (▶ Kap. 7).

▪▪ Dosierung

◻ Tab. 6.2 gibt einen Überblick über die Dosierung von Botulinumtoxin A bei Dystonie. Die Dosierung erfolgt in sog. Mäuseeinheiten. Botox und Xeomin sind ungefähr äquipotent, werden also in etwa identischen Dosen appliziert. Dysport wird, um die gleiche Wirksamkeit zu erzielen, in 3- bis 5-mal höheren Dosen gegeben.

◨ **Tab. 6.2** Dosierung von Botulinumtoxin A bei Dystonie

Dystonie	Muskel	Botox, Xeomin [E]	Dysport [E]
Blepharospasmus, Meige-Syndrom	M. orbicularis oculi	10–100	40–240*
Spasmus hemifacialis	M. orbicularis oculi	7,5–50**	30–120
Oromandibuläre Dystonie	M. temporalis	10–40	40–160
	M. masseter	5–60	20–300
	M. pterygoideus med.	5–15	20–60
	M. pterygoideus lat.	10–40	40–160
Zervikale Dystonie	M. sternocleidomastoideus (kontralateral)	20–100	80–300
	M. splenius capitis	30–150	120–600
	M. levator scapulae	10–40	40–160
	M. scalenus	10–20	40–80
	M. trapezius	20–50	80–200
	M. semispinalis capitis	20–60	40–240
Handdystonie	M. flexor carpi ulnaris	10–40	40–160
	M. flexor carpi radialis	10–40	40–160
	M. extensor carpi ulnaris	10–30	40–120
	M. extensor carpi radialis	10–30	40–120
	M. flexor digitorum superficialis	10–30	40–120
	M. flexor digitorum profundus	10–30	40–120
	M. flexor pollicis longus	5–20	20–80
	M. extensor indicis proprius	5–20	20–80
	M. extensor pollicis longus	5–20	20–80

* 120 E pro Auge
** Botox, nicht Xeomin

Botox
Blepharospasmus:
- Verdünnung z. B. von 100 Einheiten mit 2 ml unkonservierter steriler, physiologischer NaCl-Lösung, entspricht 5 Einheiten/0,1 ml,
- Initialdosis 1,25–5 Einheiten (0,025–0,1 ml) pro Injektionsstelle, üblicherweise 4 Injektionsstellen,
- max. Initialdosis 25 Einheiten (0,5 ml) pro Auge,
- max. Gesamtdosis 100 Einheiten (2 ml).

Torticollis spasmodicus:
- Verdünnung z. B. von 100 Einheiten mit 1,0 ml unkonservierter steriler, physiologischer NaCl-Lösung, entspricht 10 Einheiten/0,1 ml,

- Initialdosis 10–50 Einheiten (0,1–0,5 ml) pro Injektionsstelle, insgesamt max. 200 Einheiten (2 ml),
- wegen der Gefahr der Dysphagie nicht mehr als 100 Einheiten (1,0 ml) in den M. sternocleidomastoideus,
- empfohlene Gesamtdosis bis 300 Einheiten (3,0 ml) pro Folgebehandlung.

Dysport
- Verdünnung z. B. von 500 Einheiten mit 2,5 ml unkonservierter steriler, physiologischer NaCl-Lösung, entspricht 20 Einheiten/0,1 ml.

Blepharospasmus:
- Initialdosis 10 Einheiten (0,05 ml) pro Injektionsstelle, üblicherweise 4 Injektionsstellen,
- max. Initialdosis 40 Einheiten (0,2 ml) pro Auge,
- max. Dosis 120 Einheiten (0,6 ml) pro Auge.

Torticollis spasmodicus:
- Initialdosis 20–100 Einheiten (0,1–0,5 ml) pro Injektionsstelle, insgesamt max. 500 Einheiten (2,5 ml),
- wegen der Gefahr der Dysphagie nicht mehr als 300 Einheiten (1,5 ml) in den M. sternocleidomastoideus,
- empfohlene Gesamtdosis bis 1000 Einheiten (5,0 ml) pro Folgebehandlung.

Xeomin
Blepharospasmus:
- Verdünnung z. B. von 100 LD_{50}-Einheiten mit 2,0 ml unkoservierter steriler, physiologischer NaCl-Lösung, entspricht 5 Einheiten/0,1 ml,
- Initialdosis 1,25–2,5 Einheiten (0,025–0,05 ml) pro Injektionsstelle, 4 Injektionsstellen,
- max. Initialdosis 25 Einheiten (0,5 ml) pro Auge,
- max. Gesamtdosis 100 Einheiten (2 ml).

Torticollis spasmodicus:
- Verdünnung z. B. von 100 LD_{50}-Einheiten mit 1,0 ml unkonservierter steriler, physiologischer NaCl-Lösung, entspricht 10 Einheiten/0,1 ml,
- Initialdosis 10–50 Einheiten (0,1–0,5 ml) pro Injektionsstelle, insgesamt max. 200 Einheiten (2 ml),
- wegen der Gefahr der Dysphagie nicht mehr als 100 Einheiten (1,0 ml) in den M. sternocleidomastoideus,
- empfohlene Gesamtdosis bis 300 Einheiten (3,0 ml) pro Folgebehandlung.

Spastik der oberen Extremitäten: ▶ Kap. 7

▪▪ Nebenwirkungen
Alle Hersteller informieren in einer gemeinsamen Sicherheitsinformation über das Risiko unerwünschter Ereignisse aufgrund der Ausbreitung des Toxins an entfernte Stellen:
- Für alle Botulinumtoxinpräparate wurde sehr selten über schwere unerwünschte Ereignisse wie Muskelschwäche, Dysphagie und Aspiration im Zusammenhang mit der Ausbreitung des Toxins an entfernte Stellen berichtet.
- Bei der Anwendung von Botulinumtoxinpräparaten bei Patienten mit neurologischen Erkrankungen bzw. einer Dysphagie oder Aspiration in der Vorgeschichte ist äußerste Vorsicht geboten.

Im Folgenden sind Nebenwirkungen, Kontraindikationen und Interaktionen der Botulimumtoxin-A-Präparate gekennzeichnet: B = Botox; D = Dysport; X = Xeomin.

Allgemein:
- Häufig: Schwäche der Muskulatur, Schwellung und Hämatom am Injektionsbereich, lokaler Schmerz an der Injektionsstelle;
- selten: Hautrötung, Fieber und grippeähnliche Symptome;

— gelegentlich: Juckreiz, neuralgische Schulteramyotrophie;

— Patienten mit Dysphagie in der Vorgeschichte sollten sehr vorsichtig behandelt werden wegen in seltenen Fällen nach Botulinumtoxin-Therapie beobachteter Todesfälle mit Dysphagie, Pneumonie oder Schwächezuständen.

Blepharospasmus:

— Verringertes Blinzeln kann zu Korneaerkrankungen führen; Vorsicht bei Engwinkelglaukom.

— Bei am Auge voroperierten Patienten sollten keine Injektionen in die Unterlidregion erfolgen, um ein Ektropium zu vermeiden.

— Das Risiko von Ekchymosen kann bei weichem Augenlidgewebe durch sanfte Druckbehandlung an der Injektionstelle gesenkt werden.

— Sehr häufig: Ptosis (B, D, X), trockene Augen (X);

— häufig: Augenlidödem, Lagophthalmus (B), Keratitis superficialis punctata (B), trockenes Auge (B, D), Photophobie (B), Augenreizung (B), gesteigerte Lacrimation (B, D, X), Ekchymose (B), Schwächung der Gesichtsmuskulatur (B, D, X), Facialisparese (X), Kopfschmerzen (X), verschwommenes Sehen (X), Diplopie (D, X), Mundtrockenheit (X), Dysphagie (X), Schmerzen an der Injektionsstelle (X), Müdigkeit (X), Muskelschwäche (X);

— gelegentlich: Schwindel (B), Facialisparese (B, D), Keratitis (B), Ektropium (B), Entropium (B), Diplopie (B), Sehstörungen (B), verschwommenes Sehen (B), Hautausschlag (X);

— selten: Schwellung der Augenlider (B), Entropium (D), Ophthalmoplegie (D);

— sehr selten: Ulcus corneae (B), cornealer Epitheldefekt und Perforation (B).

Tortikollis:

— Patienten sollten darüber aufgeklärt werden, dass Injektionen mit Botulinumtoxin A milde und schwere Dysphagien mit der Gefahr einer Aspiration und Dyspnoe hervorrufen können, die in seltenen Fällen eine künstliche Ernährung notwendig machen. Über Todesfälle infolge Aspirationspneumonie ist berichtet worden.

— Sehr häufig: Muskelschwäche (B, D), Schmerz (B, N), Kopfschmerz (N), Dysphagie (B, D, X), Mundtrockenheit (D);

— häufig: Schwindel (B, D, X), Hypästhesie (B), Somnolenz (B), allgemeine Schwäche (B, X), Gesichtsparese (D), grippeähnliche Symptome (B), Unwohlsein (B), Mundtrockenheit (B, X), Übelkeit (B, X), Kopfschmerzen (B, D, X), Steifheit (B, D, X), Rhinitis (B), Infektion der oberen Atemwege (B, X), verschwommenes Sehen (D), Dysphonie (D), Dyspnoe (D), Hyperhydrose (X), Nackenschmerzen (D, X), Muskelschwäche und -krämpfe (X), Myalgie (D, X), Präsynkope (X), Schmerzen an der Injektionsstelle (X), Verdauungsstörungen;

— gelegentlich: Dyspnoe (B), Dysphonie (B), Diplopie (B, D), Oberlidptosis (B, D), Fieber (B), Übelkeit (D), Muskelatrophie (D), Kiefererkrankung (D).

▪▪ Kontraindikationen

— Bekannte Überempfindlichkeit gegenüber Botulinumtoxin A (oder einem der übrigen Bestandteile),

— Myastenia gravis, Lambert-Eaton-Syndrom,

— Infektionen an der vorgesehenen Injektionsstelle,

— Vorsicht bei Gerinnungsstörungen (Antikoagulation), ausgeprägter Schwäche oder Atrophie des zu injizierenden Muskels,

— Schwangerschaft.

▪▪ Interaktionen

— Theoretisch kann die Wirkung von Botulinumtoxin A verstärkt werden durch Aminoglykosidantibiotika (Streptomycin,

Dihydrostreptomycin, Neomycin, Gentamycin, Netilmycin, Kanamycin), Spectinomycin, Polymyxine, Tetrazykline, Lincomycin oder andere Arzneimittel, die auf die neuromuskuläre Endplatte wirken (z. B. Tubocurarin-Muskelrelaxanzien).

— 4-Aminochinolone können die Wirkung von Botulinumtoxin A abschwächen.

Bewertung

Mittel der 1. Wahl bei fokalen und segmentalen Dystonien.

- **Botulinumtoxin Typ B**
— NeuroBloc, 5000 E/ml – Inj.-Lsg., Durchstechflaschen mit 0,5, 1,0 oder 2,0 ml (Eisai)

■■ **Pharmakodynamik**
Die intramuskuläre Injektion von Botulinumtoxin B in die Nähe der motorischen Endplatte bewirkt über einen 3-stufigen Schritt eine verminderte Freisetzung von Azetylcholin aus der neuromuskulären Endplatte:
1. Bindung des Botulinumtoxins an spezifische Akzeptoren an motorischen Endplatten;
2. Internalisierung und Freisetzung des Toxins in das Zytosol der Nervenendigung;
3. Hemmung der Acetycholinfreisetzung aus den Nervenendigungen an der neuromuskulären Synapse.

Über diesen Mechanismus wird der injizierte Muskel temporär geschwächt.

■■ **Pharmakokinetik**
— Es wurden keine pharmakokinetischen Studien durchgeführt.

■■ **Indikationen**
— Torticollis spasmodicus bei Erwachsenen.

■■ **Dosierung**
— Anfangsdosis 10.000 E auf 2–4 Muskelpartien verteilt. Auf eine streng

intramuskuläre Injektion ist zu achten (cave: Punktion von Blutgefäßen). Das Dosierungsintervall beträgt 12–16 Wochen.

■■ **Nebenwirkungen**
— Sehr häufig: Mundtrockenheit, Kopfschmerzen, Dysphagie mit potenziellem Risiko der Aspirationspneumonie, Schmerzen an der Injektionsstelle.
— Häufig: Torticollis, Geschmacksveränderungen, verschwommenes Sehen, Dysphonie, Verdauungsstörungen, Myasthenie, Nackenschmerzen, grippeähnliche Symptome.

■■ **Kontraindikationen**
— Bekannte Überempfindlichkeit gegenüber Botulinumtoxin B (oder einem der übrigen Bestandteile),
— Myastenia gravis, Lambert-Eaton-Syndrom,
— Amyotrophe Lateralsklerose,
— periphere Neuropathie,
— Schwangerschaft.

■■ **Interaktionen**
— Theoretisch kann die Wirkung von Botulinumtoxin B verstärkt werden durch Aminoglykosidantibiotika (Streptomycin, Dihydrostreptomycin, Neomycin, Gentamycin, Netilmycin, Kanamycin) und Arzneimittel, die auf die neuromuskuläre Endplatte wirken (z. B. Tubocurarin-Muskelrelaxanzien); deren Anwendung ist sorgfältig abzuwägen.

Bewertung

Mittel der 2. Wahl bei Torticollis spasmodicus.

- **Bromocriptin**
— BROMOCRIPTIN AbZ, 2,5 mg – Tbl. (AbZ-Pharma)
— Bromocriptin-CT, 2,5 mg – Tbl.; 5 mg, 10 mg – Kaps. (AbZ-Pharma GmbH)

━ Bromocriptin-ratiopharm, 2,5 mg – Tbl.;
5 mg, 10 mg – Kps. (ratiopharm)
━ Kirim, 2,5 mg, 5 mg – Tbl. (Hormosan)
━ Pravidel, 2,5 mg – Tbl.; 5 mg – Kps. (MEDA Pharma)

▪▪ Pharmakodynamik
━ Ergot-Derivat, partieller Agonist am serotonergen 5-HT$_{2B}$-Rezeptor,
━ starker Agonist am dopaminergen D$_2$-Rezeptor ohne relevante Affinität zum D$_1$-Rezeptor.

▪▪ Pharmakokinetik
━ T_{max} = 1–3 h; $t_{1/2}$ = 6 h; Plasmaprotein-bindung 95%,
━ Elimination überwiegend als Metabolite bilär. Es werden 82–94% über die Fäzes ausgeschieden.

▪▪ Indikationen und Behandlungshinweise
M. Parkinson, entweder allein oder zusätzlich zu Levodopabehandlung.

▪▪ Dosierung
━ Die Initialdosis beträgt 1,25 mg/Tag als Einmalgabe z. B. abends,
━ wöchentliche Steigerung um 1,25 mg/Tag auf 7,5 mg/Tag aufgeteilt auf 3 Einzeldosen in der 6. Woche,
━ weitere schrittweise Aufdosierung bis max. 30 mg/Tag ist möglich, bei längerer Gabe von 20 mg täglich wurden die unten aufgeführten Fibrosen beobachtet,
━ bei älteren Patienten Dosis vorsichtig wählen, bei > 10 mg täglich ist vermehrt mit Nebenwirkungen zu rechnen,
━ Einnahme mit oder nach den Mahlzeiten mit reichlich Flüssigkeit.

▪▪ Nebenwirkungen
━ **Nervensystem**: Kopfschmerzen, Schwindel, Müdigkeit, Depression, psychomotorische Unruhe, Schlaf- und Sehstörungen, visuelle Halluzinationen, Psychose, Verwirrtheit, Benommenheit, Angst, Nervosität, Dyskinesien, Ataxie, Parästhesien, Dysarthrie, besonders bei hohen Dosen können übermäßige Tagesmüdigkeit und Schlafattacken auftreten, Impulskontrollstörungen (pathologische Spielsucht, Libidosteigerung, Hypersexualität, zwanghaftes Geldausgeben oder Einkaufen, Essattacken und -zwang);
━ **Magen-Darm-Trakt**: Übelkeit, Erbrechen, Magen-Darm-Beschwerden, Appetitlosigkeit, Obstipation, Mundtrockenheit, gastrointestinale Blutungen;
━ **Herz-Kreislauf-System**: Synkope, Blutdruckabfall, insbesondere Orthostase, Angina pectoris, Kurzatmigkeit, Gesichtsblässe, Arrhythmien, ventrikuläre Tachykardie;
━ **Sonstiges**: Miktionsbeschwerden, allergische Hautreaktionen, Gliedmaßenödeme, Erythromelalgie, Muskelkrämpfe in den Beinen, Gefühl der verstopften Nase, Haarausfall, Ohrgeräusche, Schwitzen;
━ vor allem bei hoch dosierter Langzeittherapie Pleuraergüsse, pleuropulmonale Fibrosen und Herzklappenfibrosen;
━ bei Langzeittherapie in hohen Dosen durch Kälte ausgelöste Vasospasmen der Akren, retroperitoneale Fibrosen; nach Absetzen selten Halluzinationen.

▪▪ Kontraindikationen
━ Bekannte Überempfindlichkeit,
━ Schwangerschaftstoxikose,
━ unkontrollierte arterielle Hypertonie,
━ koronare Herzerkrankung und periphere arterielle Verschlusskrankheit,
━ schwere psychische Störungen,
━ bei höheren Dosen (> 10 mg/Tag) Vorsicht bei Patienten mit psychischen Störungen (auch in der Vorgeschichte), schweren organischen Psychosyndromen, schweren Herz-Kreislauf-Erkrankungen, Magen- und Zwölffingerdarmgeschwüren, gastrointestinalen Blutungen, Lebererkrankungen.

▪▪ Interaktionen
━ Vorsicht bei Behandlung mit auf den Blutdruck wirkenden Arzneimitteln,

- bei gleichzeitiger Gabe von Levodopa sollte nach Erhöhung der Bromocriptin-Dosis die Levodopa-Dosis reduziert werden, um Levodopa-Nebenwirkungen zu verringern,
- Wirkung wird durch bestimmte Neuroleptika (z. B. Phenothiazine oder Butyrophenone) abgeschwächt,
- die gleichzeitige Gabe von starken Inhibitoren oder Substraten von CYP3A4 (z. B. Azolantimykotika, HIV-Protease-Hemmer) sollte mit Vorsicht erfolgen,
- Makrolidantibiotika (z. B. Erythromycin, Josamycin) können Plasmaspiegel von Bromocriptin erhöhen,
- Griseofulvin und Tamoxifen können die Wirkung von Bromocriptin aufheben,
- Octreotid kann die Wirkung von Bromocriptin verstärken,
- Bromocriptin vermindert die Alkoholverträglichkeit.

Bewertung

Bewährter DA-Agonist, der bei der Behandlung des M. Parkinson allerdings wegen der möglichen Induktion von Herzklappenfibrosen nur noch Medikament der 2. Wahl ist.

Budipin
- Parkinsan, 10 mg, 20 mg – Tbl. (Lundbeck)

Pharmakodynamik
- Nichtkompetitiver NMDA-Antagonist,
- indirekte dopaminerge Wirkungen wie verstärkte DA-Synthese, verstärkte DA-Freisetzung, selektive Hemmung der MAO_B, Hemmung der DA-Wiederaufnahme,
- schwache anticholinerge Wirkung.

Pharmakokinetik
- T_{max} = 3 h; $t_{1/2}$ = 31 h (Gefahr der Kumulation), Plasmaproteinbindung 96%, Steady-state nach 8 Tagen;

- Metabolisierung durch die Leber, Elimination von Budipin und des Hauptmetaboliten Hydroxy-Budipin zu 80% über die Niere.

Indikationen und Behandlungshinweise
- Kombinationstherapie des M. Parkinson bei Patienten ohne Fluktuationen,
- gute Wirkung gegen Tremor,
- Gebrauch an Verpflichtungserklärung an den Hersteller gebunden, mit der sich der behandelnde Arzt zur Einhaltung sicherheitsrelevanter Maßnahmen verpflichtet, besonders zu vorgeschriebenen EKG-Ableitungen.

Dosierung
- Vor Therapiebeginn und 1 und 3 Wochen danach ist im EKG die frequenzkorrigierte QT-Zeit nach Bazett zu bestimmen, bei Dosiserhöhungen vorher und 2 Wochen nachher, sonst zumindest jährlich. Patienten mit QTc-Vorwerten über 420 ms oder einem Anstieg über 60 ms unter Budipin oder mit QTc-Zeiten > 480 ms unter Budipin sowie mit erkennbaren U-Wellen sind von der Behandlung auszuschließen. Damit kann die sehr seltene, aber bedrohliche Torsade-de-pointes-Kammertachykardie vermieden werden.
- Beginn 3×10 mg/Tag, nach 1 Woche Erhöhung um 3×10 mg/Tag auf max. 3×20 mg/Tag.
- Nach den Mahlzeiten unzerkaut mit etwas Wasser einzunehmen.
- Bei schwerer Nieren- oder Leberfunktionsstörung ist Vorsicht geboten und eine Dosis von 30 mg/Tag keinesfalls zu überschreiten.

Nebenwirkungen
Im Vordergrund stehen Störungen des Verdauungstrakts, des zentralen und peripheren Nervensystems und der Psyche.
- **Nervensystem:** Benommenheit, Angstzustände, Halluzinationen, Agitiertheit, Verwirrtheit, Nervosität, Somnolenz, Schlafstörungen, Alpträume, Müdigkeit,

Kopfschmerzen, Tremor, Hyperkinese, Sehstörungen, Akkomodationsstörungen, Delir, mnestische Störungen, beeinträchtigtes Denkvermögen, Psychose, Apathie, Konzentrations-, Gangstörungen, Schwindel, Unruhe, Aphasie, Ataxie, Parästhesie, Akathisie, Geschmacksstörungen; Impulskontrollstörungen (pathologische Spielsucht, Libidosteigerung, Hypersexualität, zwanghaftes Geldausgeben oder Einkaufen, Essattacken und -zwang) können bei der Behandlung mit Dopamin-Agonisten oder anderen dopaminergen Substanzen, einschließlich Budipin, in Verbindung mit Levodopa auftreten;

- **Magen-Darm-Trakt**: Mundtrockenheit, Übelkeit, Erbrechen, Dyspepsie, Verstopfung, Appetitlosigkeit, Bauchschmerzen, Magen-Darm-Störungen, Diarrhö, Glossitis, Stomatitis, Blähungen;
- **Herz-Kreislauf-System**: QT-Zeit-Verlängerung, orthostatische Hypotension, Angina pectoris, Herzrhythmusstörungen (ventrikuläre Tachykardie, Kammerflimmern, Torsade de pointes);
- **Sonstiges**: Hyperhidrosis, Harnverhalt, gestörte Blasenentleerung, Harndrang, Gewichtsreduktion, Augenschmerzen, Mydriasis, Tinnitus, trockene Haut, Dysurie, Nierenschmerzen, Verschlechterung des Allgemeinzustandes, Hitzewallungen, Kraftlosigkeit, schwere Gliedmaßen.

▪▪ Kontraindikationen
- Überempfindlichkeit gegen das Präparat,
- Myasthenia gravis,
- Verwirrtheitszustände und Sinnestäuschungen,
- schwere nichtkompensierte Herzinsuffizienz (Stadium NYHA IV),
- Kardiomyopathien und Myokarditiden,
- AV-Block II. und III. Grades,
- Bradykardie < 55/min,
- langes QT-Intervall (QTc > 420 ms), erkennbare U-Wellen, angeborenes QT-Syndrom in der Familienanamnese,

- schwerwiegende ventrikuläre Arrhythmien in der Vorgeschichte inkl. Torsade de pointes,
- gleichzeitige Gabe QT-Zeit-verlängernder Medikamente (vgl. dazu Interaktionen),
- Hypokaliämie, Hypomagnesiämie,
- hereditäre Galaktoseintoleranz, Laktasemangel oder Glukose-Galaktose-Malabsorption,
- Schwangerschaft und Stillzeit.

Besondere Vorsicht bei:
- Engwinkelglaukom, regelmäßige Kontrolle des Augeninnendrucks,
- Gefahr von Elektrolytstörungen, z. B. bei Diuretikagabe, Erbrechen, Diarrhö, Insulingabe in Notfallsituationen, Nierenerkrankungen und Anorexie; in diesen Fällen sind Kontrollen besonders von Kalium und Magnesium und ein entsprechender Ausgleich durchzuführen;
- Palpitationen, Schwindel oder Synkopen; sofortige Bestimmung der QT-Zeit, bei Verlängerung sofort absetzen, bei normaler QT-Zeit kann die Therapie wieder aufgenommen werden,
- bei Herzschrittmacherpatienten ist die exakte Bestimmung der QT-Zeit nicht möglich,
- Leber- und Niereninsuffizienz (Gefahr der Kumulation).

▪▪ Interaktionen
- Verminderung der Alkoholtoleranz,
- gegenseitige Wirkungsverstärkung mit Levodopa und anderen Anti-Parkinson-Mitteln.

Gleichzeitige Gabe von QT-Zeit-verlängernden Medikamenten ist kontraindiziert, z. B.:
- bestimmte Antiarrhythmika der Klasse IA (z. B. Chinidin, Disopyramid, Procainamid) und der Klasse III (z. B. Amiodaron, Sotalol),
- bestimmte Antipsychotika (z. B. Thioridazin, Chlorpromazin, Haloperidol, Pimozid),

- bestimmte tri- und tetrazyklische Antidepressiva (z. B. Amitriptylin),
- bestimmte Antihistaminika (z. B. Astemizol, Terfenadin),
- bestimmte Makrolidantibiotika (z. B. Erythromycin, Clarithromycin),
- bestimmte Gyrasehemmer (z. B. Sparfloxazin),
- Azol-Antimykotika, Amantadin, Domperidon, Halofantrin, Cotrimoxazol, Pentamidin, Cisaprid, Bepridil.
- Interaktion mit Arzneimitteln, die über CYP2D6 verstoffwechselt werden (bestimmte Antidepressiva und Neuroleptika, Metoprolol).

Bewertung

Reservemedikament zur Tremorbehandlung bei M. Parkinson, weil es nur über kontrollierte Verschreibung verfügbar ist. Die regelmäßigen EKG-Kontrollen sind ebenso unbedingt einzuhalten wie die Vermeidung anderer, die QT-Zeit verlängernde Medikamente.

▪ Cabergolin
- CABASERIL, 1 mg, 2 mg – Tbl. (Pfizer PFE)
- CABERGOLIN AL, 1 mg, 2 mg – Tbl. (ALIUD)
- CABERGOLIN dura, 0,5 mg, 1 mg, 2 mg – Tbl. (Mylan dura)
- CABERGOLIN HEXAL, 0,5 mg, 1 mg – Tbl. (Hexal)
- CABERGOLIN-1A Pharma, 0,5 mg, 1 mg, 2 mg – Tbl. (1A Pharma)
- Cabergolin-CT, 1 mg, 2 mg – Tbl. (AbZ-Pharma GmbH)
- Cabergolin-ratiopharm, 0,5 mg, 1 mg, 2 mg – Tbl. (ratiopharm)
- Cabergolin-TEVA, 0,5 mg, 1 mg, 2 mg – Tbl. (TEVA)
- Dostinex, 0,5 mg – Tbl. (Pfizer)

▪▪ Pharmakodynamik
- Ergot-Derivat, Agonist am serotonergen $5\text{-}HT_{2B}$-Rezeptor,

- starker Agonist am dopaminergen D_2-Rezeptor mit geringer Affinität zum D_1-Rezeptor.

▪▪ Pharmakokinetik
- $T_{max} = 0{,}5\text{–}4\ h$; $t_{1/2} = 65\ h$; Plasmaproteinbindung 41%; Steady-state nach 4 Wochen,
- Metabolisierung durch CYP2D6; Elimination zu 55–72% über Leber und zu 18–20% über Niere.

▪▪ Indikationen und Behandlungshinweise
- Therapie der 2. Wahl des M. Parkinson, wenn eine Behandlung mit einem Nicht-Ergotamin-Dopaminagonisten nicht oder nicht ausreichend wirksam ist oder nicht vertragen wurde,
- Monotherapie in der Frühphase des M. Parkinson bei jüngeren Patienten ohne relevante Komorbidität,
- Kombinationstherapie mit Levodopa/Dopa-Decarboxylasehemmer in späteren Stadien des M. Parkinson,
- wegen der Gefahr der Induktion von Herzklappenfibrosen vor Behandlungsbeginn zwingend kardiovaskuläre Untersuchung einschließlich Echokardiogramm (okkulte Herzklappenveränderung?), BSG oder andere Entzündungsparameter, Rö-Thorax, Lungen- und Nierenfunktionsprüfung,
- während der Behandlung ist 3–6 Monate nach Behandlungsbeginn eine Kontroll-Echokardiografie zwingend erforderlich, danach regelmäßig alle 6–12 Monate,
- weitere empfohlene Verlaufsuntersuchungen zur Detektion von Fibrosen oder Herzklappenveränderungen: Auskultation auf Herzgeräusche, Zeichen einer Herzinsuffizienz durch Perikardfibrose/Perikarditis; Untersuchung auf Dyspnoe, persistierenden Husten, Brustschmerz; Schmerzen in der Lendengegend, Beinödeme oder abdominelle Gewebeverhärtung als Folge einer durch retroperitoneale Fibrose bedingten Niereninsuffizienz oder urethralen/abdominellen Gefäßstenose.

⚠ **Bei Herzklappenauffälligkeiten ist die Therapie zu beenden.**

■■ **Dosierung**
━ Beginn mit 0,5 mg/Tag (Monotherapie) oder 1 mg/Tag (Kombinationstherapie) als morgendliche Einmaldosis mit dem Frühstück.
━ Steigerung um 0,5 mg/Tag (Monotherapie) oder 1 mg/Tag (Kombinationstherapie) in 1- bis 2-wöchentlichen Abständen bis maximal 3 mg/Tag.

■■ **Nebenwirkungen**
━ **Nervensystem**: häufig: Dyskinesien, Hyperkinesen, Müdigkeit, Schlafstörungen, Halluzinationen und Verwirrtheit, Libidosteigerung; besonders in hohen Dosen pathologisches Spielen, Hypersexualität, die mit Dosisreduktion oder Absetzen zurückgehen;
━ **Magen-Darm-Trakt**: sehr häufig: Übelkeit; häufig: Erbrechen, Dyspepsie und Gastritis;
━ **Herz-Kreislauf-System**: sehr häufig: Herzklappenveränderungen (einschließlich Regurgitationen) und damit verbundene Erkrankungen (Perikarditis und Perikarderguss); häufig: Schwindel und/oder Hypotonie (hauptsächlich in den ersten Therapiewochen), periphere Ödeme; gelegentlich: Angina pectoris; selten: Erythromelalgie.
━ Wie bei anderen Ergotaminderivaten mit agonistischer Wirkung am Serotonin-5HT2B-Rezeptor wurde in Zusammenhang mit einer längeren Anwendung über Pleuritis, Pleuraergüsse, Pleurafibrose, Lungenfibrose, Perikarditis, Perikarderguss, Herzklappenveränderungen und retroperitoneale Fibrosen berichtet. Da sich in diesen Fällen eine deutlich erhöhte BSG fand, ist bei Patienten mit unklarer BSG-Erhöhung entsprechende Diagnostik (Rö-Thorax, Echokardiografie) zu empfehlen.

■■ **Kontraindikationen**
━ Überempfindlichkeit gegen das Präparat oder andere Mutterkornalkaloidabkömmlinge,

━ pulmonale, perikardiale und retroperitoneale fibrotische Störungen in der Anamnese und/oder Nachweis einer anatomischen Veränderung einer Herzklappe (Klappensegelverdickung, Einschränkung der Klappenbeweglichkeit mit oder ohne Stenose),
━ besondere Vorsicht ist geboten bei bekannten Pleuraergüssen/Fibrosen,
━ Vorsicht ist geboten bei schweren Herzerkrankungen, Raynaud-Syndrom, Magen- und Duodenalulzera und gastrointestinalen Blutungen sowie psychotischen Störungen in der Vorgeschichte,
━ bei schwerer Leberinsuffizienz (> 10 Child-Pugh-Punkte) ist die Dosis anzupassen.

■■ **Interaktionen**
━ DA-Antagonisten wie Phenothiazine, Butyrophenone, Thioxanthen und Metoclopramid sollten nicht gleichzeitig gegeben werden, da sie die Wirkung von Cabergolin herabsetzen.
━ Gleichzeitige Gabe von Makrolidantibiotika (z. B. Erythromycin) oder anderen Hemmstoffen des Isoenzyms CYP3A4 des Zytochrom-P450-Systems sollte wegen Erhöhung der Bioverfügbarkeit und damit der Zunahme der Nebenwirkungen des Cabergolin vermieden werden.
━ Interaktionen sind auch mit Hemmstoffen des Isoenzyms CYP2D6 möglich.
━ Gleichzeitige Gabe von Antihypertensiva kann zu Blutdruckabfällen führen.

Bewertung

Wegen der Häufigkeit von Fibrosen oder Herzklappenveränderungen zur Behandlung des M. Parkinson nur noch Reservemedikament, wenn eine Behandlung mit einem Nicht-Ergotamin-Dopaminagonisten nicht oder nicht ausreichend wirksam ist oder nicht vertragen wurde.

■ **Clonazepam** (▶ Kap. 3)
━ ANTELEPSIN, 0,5 mg, 2 mg – Tbl. (Desitin)

- Clonazepam-neuraxpharm, 2,5 mg/ml –
  Trpf. (Neuraxpharm)
- Rivotril, 0,5 mg, 2,0 mg – Tbl.; 1,0 mg –
  Injektionslösungskonzentrat; Trpf.
  (Roche)

■■ Dosierung
- Wegen sedierender Wirkung einschleichend beginnen, individuell zu findende
  möglichst geringe Dosis,
- Beginn mit 2×0,5 mg/Tag, wöchentlich um
  1 mg/Tag erhöhen, effektive Tagesdosis
  1–6 mg.

Bewertung

Gewisse Wirksamkeit bei orthostatischem
Tremor (Medikament der 2. Wahl),
allerdings dafür nicht zugelassen (Off-label-
Gebrauch). Sonst wegen des Abhängigkeitspotenzials zur Tremortherapie auch
nur Medikament der 2. Wahl.

• Clozapin
- CLOZAPIN-1A Pharma, 25 mg, 50 mg,
  100 mg, 200 mg – Tbl. (1A Pharma)
- Clozapin AbZ, 25 mg, 50 mg, 100 mg,
  200 mg – Tbl. (AbZ-Pharma GmbH)
- Clozapin beta, 25 mg, 50 mg, 100 mg,
  200 mg – Tbl. (betapharm)
- CLOZAPIN HEXAL, 50 mg, 200 mg – Tbl.
  (Hexal)
- CLOZAPIN TAD, 25 mg, 50 mg, 100 mg,
  200 mg – Tbl. (TAD Pharma)
- Clozapin-biomo, 25 mg, 50 mg, 100 mg,
  200 mg – Tbl. (biomo)
- Clozapin-CT, 25 mg, 50 mg, 100 mg,
  200 mg – Tbl. (CT-Arzneimittel)
- Clozapin-neuraxpharm, 25 mg,
  50 mg, 100 mg, 200 mg – Tbl.; Susp.
  (neuraxpharm)
- Clozapin-ratiopharm, 25 mg, 50 mg,
  100 mg, 200 mg – Tbl. (ratiopharm)
- Elcrit, 25 mg, 50 mg, 100 mg – Tbl. (Pfizer
  Pharma)
- Leponex, 25 mg, 50 mg, 100 mg – Tbl.
  (Mylan Healthcare GmbH)

■■ Pharmakodynamik
- Atypisches Neuroleptikum mit fehlenden
  extrapyramidal-motorischen Nebenwirkungen, schnelle und ausgeprägte
  Sedierung sowie gute antipsychotische
  Wirksamkeit,
- hohe Affinität zu D_4-, H_1-, α_1-, 5-HT2A-,
  5-HT2C-, M_1- und M_4-Rezeptoren,
- geringe Affinität zu D_1-, D_2-, D_3- und
  D_5-, 5-HT1A-, 5-HT3-, α_2- und
  M_2-Rezeptoren,
- starke anti-alpha-adrenerge, anticholinerge
  und antihistaminerge Aktivität.

■■ Pharmakokinetik
- $T_{max} = 0,4–4$ h; $t_{1/2} = 12$ h; Plasmaproteinbindung 95%,
- fast vollständig metabolisiert (CYP1A2
  und CYP3A4) und zu 50% über die
  Nieren sowie zu 30% in den Fäzes
  ausgeschieden.

■■ Indikationen und Behandlungshinweise
- In niedriger Dosis (bis 100 mg) bei
  Psychosen bei Parkinson-Syndrom nach
  Versagen der Standardtherapie,
- Hinweise für Wirksamkeit in sehr
  niedriger Dosis (bis 25 mg) auch bei
  Psychose bei Lewy-Körperchen-Demenz
  (Off-label-Gebrauch),
- Hinweise für Wirksamkeit bei Parkinson-
  Tremor (Off-label-Gebrauch),
- therapieresistente schizophrene Patienten,
  die mit schweren, nicht zu behandelnden
  neurologischen unerwünschten
  Reaktionen auf andere Neuroleptika
  einschließlich eines atypischen Neuroleptikums reagierten,
- wegen der Gefahr der Agranulozytose
  strenge Indikationsstellung und kontrollierte Anwendung mit regelmäßigen
  Blutbildkontrollen und entsprechender
  Aufklärung des Patienten,
- Voraussetzung zu Beginn der Behandlung:
  > 3500/mm^3 Leukozyten und > 2000/
  mm^3 Granulozyten, regelmäßige Blutbildkontrollen im Verlauf bei Patienten
  durchführbar,

besonders in den ersten 2 Monaten erhöhtes Risiko einer in seltenen Fällen tödlichen Myocarditis, bei Verdacht sofort absetzen.

■■ Dosierung

- Bei der Behandlung psychotischer Symptome beim Parkinson-Syndrom sind oft schon sehr geringe Dosen wirksam (Mittel 25–37,5 mg/Tag).
- Beginn mit 6,25 mg/Tag (max. 12,5 mg/Tag), langsam steigern (bis 12,5 mg/Tag alle 4 Tage) auf 50 mg/Tag. Bei unzureichender Wirksamkeit von 50 mg/Tag über eine Woche langsame (Abstand 1 Woche) Steigerung um 12,5 mg/Tag auf max. 100 mg/Tag (Parkinson).
- Wegen der initial stark sedierenden Wirkung Beginn und Hauptdosis abends.
- Dosiserhöhungen sollten aufgeschoben werden bei orthostatischer Hypotension, starker Sedierung oder Verwirrtheit.
- Nach vollständiger Remission der psychotischen Symptome über mindestens 2 Wochen kann die Anti-Parkinson-Medikation, sofern erforderlich, wieder langsam gesteigert werden. Bei Auftreten erneuter psychotischer Symptome ist eine Dosiserhöhung des Clozapin in wöchentlichen Abständen um 12,5 mg/Tag möglich. Die Dosis von 50 mg/Tag sollte nur in Ausnahmefällen, die Dosis von 100 mg/Tag nie überschritten werden.
- Die Beendigung der Therapie sollte schrittweise alle 2 Wochen um 12,5 mg/Tag erfolgen. Ausnahme (sofort absetzen): Abfall der Leukozyten < 3000/µl bzw. der neutrophilen Granulozyten < 1500/µl.

Nach Angaben des Herstellers setzt die Gabe von Leponex voraus:

- Kein Ansprechen auf mindestens 2 andere Neuroleptika einschließlich eines atypischen Neuroleptikum,
- Unverträglichkeit anderer Neuroleptika einschließlich eines atypischen Neuroleptikums,

- vor Beginn der Behandlung Ausschluss hämatologischer Reaktionen auf Clozapin in der Vorgeschichte, ein Differenzialblutbild, das nicht länger als 10 Tage zurückliegt, mit Leukozyten > 3500/µl und neutrophilen Granulozyten > 2000/µl, bei Herzerkrankungen in der Vorgeschichte kardiologische Abklärung,
- Gewährleistung von wöchentlichen Kontrollen der Leukozyten und der neutrophilen Granulozyten in den ersten 18 Wochen der Behandlung, danach alle 4 Wochen bis einschließlich 4 Wochen nach Behandlungsende,
- Erinnerung des Patienten bzw. des Betreuers bei jeder Konsultation, dass „grippeähnliche Symptome" (Fieber, Halsschmerzen, andere Infektionszeichen) die sofortige Vorstellung beim Arzt einschließlich Blutbildkontrolle notwendig machen,
- bei Leukozyten von 3000–3500/µl oder neutrophilen Granulozyten von 1500–2000/µl sind die Blutbildkontrollen mindestens 2-mal wöchentlich durchzuführen, bis sich die Werte der Leuko- und Granulozyten in den Bereichen von 3000–3500/µl bzw. 1500–2000/µl oder darüber stabilisieren,
- bei Eosinophilie > 3000/µl oder Thrombozytopenie < 50.000/µl wird das Absetzen von Clozapin empfohlen.

❯ **Clozapin muss bei Abfall der Leukozyten < 3000/µl bzw. der neutrophilen Granulozyten < 1500/µl sofort abgesetzt werden. Danach sind tägliche Kontrollen der Leuko- und der Granulozyten durchzuführen. Bei weiterem Abfall der Leukozyten < 2000/µl und der Granulozyten < 1000/µl muss ein erfahrener Hämatologe konsultiert werden. Clozapin darf dann nicht wieder angewendet werden.**

■■ Nebenwirkungen

- Granulozytopenie und Agranulozytose sind prinzipielle, nicht dosisabhängige

- Risiken der Therapie mit Clozapin. Sie sind durch sofortiges Absetzen meist reversibel, können aber zu Sepsis und zum Tode führen.
- Kumulative Inzidenz der Agranulozytose beträgt 0,78% im „Clozaril Patient Monitoring Service", 70% davon traten in den ersten 18 Wochen der Behandlung auf. Inzidenz der Agranulozytose pro 10.000 Patientenwochen: In Woche 0–18: 3,2; in Woche 19–52: 0,23; ab Woche 53: 0,18.
- Sehr häufig besonders in den ersten Wochen der Behandlung und unter rascher Dosissteigerung bzw. hohen Dosen Tachykardie und orthostatische Hypotonie mit oder ohne Bewusstlosigkeit, über Kreislaufkollaps als Ergebnis einer schweren Hypotonie mit Atem- und Kreislaufstillstand wurde berichtet (besonders bei hohen Dosen oder in Kombination mit Benzodiazepinen). Häufig treten EKG-Veränderungen (Unterdrückung des ST-Segments, Abflachung/Inversion der T-Welle) auf, die nach Absetzen des Medikaments reversibel sind, aber auch bei Patienten mit Myokarditis gesehen wurden. Bei Parkinson-Patienten muss in den ersten Wochen der Behandlung der Blutdruck im Stehen und Liegen gemessen werden.
- Sehr häufig wurden Schläfrigkeit, Sedierung und Schwindel besonders am Anfang der Behandlung beobachtet.
- Sehr häufig Hypersalivation, wahrscheinlich als Folge der M_4-agonistischen Eigenschaften.
- Als Folge der anticholinergen Eigenschaften sehr häufig Obstipation, häufig Übelkeit und Erbrechen, selten Dysphagie und Nahrungsaspiration, sehr selten Ileus. Es ist entscheidend, die Obstipation früh zu erkennen und zu behandeln. Wegen der anticholinergen Eigenschaften häufig Harnverhalt, eine sorgfältige Überwachung ist bei Prostatavergrößerung und Engwinkelglaukom indiziert.

- Häufig werden EEG-Veränderungen beobachtet einschließlich Spike/Wave-Komplexen. Bei hohen Dosen und rascher Aufdosierung prokonvulsive Wirkung (dosisabhängig!) mit möglicher Induktion von Myoklonien oder generalisierten Anfällen, die eine Dosisreduktion von Clozapin und/oder die Gabe eines Antikonvulsivums erforderlich machen (z. B. Lamotrigin). Carbamazepin ist wegen seiner knochenmarksupprimierenden Eigenschaften zu vermeiden, Phenytoin kann den Plasmaspiegel von Clozapin senken.
- Häufig deutliche Gewichtszunahme, selten verminderte Glukosetoleranz, Auftreten oder Verschlechterung eines Diabetes mellitus, sehr selten schwere Hyperglykämien bis zu Ketoazidose und hyperosmolarem Koma.
- Häufig transiente, asymptomatische Erhöhung der Leberenzyme, selten Pankreatitis, Hepatitis und cholestatischer Ikterus, sehr selten fulminante Lebernekrose. Bei Erhöhung der Leberenzymwerte auf das 3-fache der Norm oder Auftreten eines Ikterus ist Clozapin abzusetzen.
- Häufig, vorwiegend in den ersten 3 Wochen der Therapie, vorübergehende Erhöhung der Körpertemperatur über 38°C evtl. mit Störung der Schweiß- und Temperaturregulation, meist harmlos, allerdings unbedingt zugrunde liegende Infektion und/oder Agranulozytose ausschließen. Bei hohem Fieber an malignes neuroleptisches Syndrom denken.
- Selten Herzrhythmusstörungen, Myokarditis mit oder ohne Eosinophilie (besonders, aber nicht ausschließlich, in den ersten 2 Monaten der Anwendung), Perikarditis/Perikarderguss und Kardiomyopathie (späterer Zeitpunkt der Behandlung), in Einzelfällen auch tödlich. Auf mögliche Warnsymptome ist unbedingt zu achten: persistierende Ruhetachykardie, Palpitationen, Arrhythmien, pektanginöse Beschwerden,

Symptome einer Herzinsuffizienz (wie unerklärliche Müdigkeit, Atembeschwerden, Dyspnoe), myokardinfarktähnliche Symptome (Labor, EKG) und grippeähnliche Symptome. Patienten mit Clozapin-induzierter Myokarditis oder Kardiomyopathie dürfen nicht wieder mit Clozapin behandelt werden!

- Sehr selten Spätdyskinesien bei Patienten, die vorher mit anderen Neuroleptika behandelt wurden. Clozapin bessert Spätdyskinesien, die unter anderen Neuroleptika auftraten.
- Sehr selten treten unerklärliche plötzliche Todesfälle unter der Gabe von Clozapin, unter konventioneller antipsychotischer Medikation, aber auch bei unbehandelten psychiatrischen Patienten auf.
- Häufig: verschwommenes Sehen, Kopfschmerzen, Tremor, Rigor, Akathisie, Appetitlosigkeit, Harninkontinenz.
- Selten: Unruhe, Agitation, (anticholinerges) Delir, Thrombembolie, erhöhte CK-Werte.
- Sehr selten: Vergrößerung der Parotis, Hautreaktionen, interstitielle Nephritis, Priapismus.

▪▪ Kontraindikationen
- Überempfindlichkeit gegen den Wirkstoff,
- Patienten, bei denen keine regelmäßigen Blutbildveränderungen durchgeführt werden können,
- allergische oder toxische Granulozytopenie oder Agranulozytose in der Anamnese (Ausnahme: frühere Chemotherapie),
- Leponex-induzierte Agranulozytose oder Myokarditis in der Vorgeschichte,
- Knochenmarksfunktionsschädigung,
- gleichzeitige Gabe von Arzneimitteln, die das Knochenmark supprimieren und eine Agranulozytose hervorrufen können, wie z. B. Carbamazepin, Chloramphenicol, Sulfonamide (z. B. Co-Trimoxazol), Pyrazolone, Analgetika (z. B. Phenylbutazon), Penicillamin, zytotoxische Stoffe und lang anhaltende Depotinjektionen von Neuroleptika,

- medikamentös ungenügend behandelte Epilepsie,
- Arzneimittelintoxikationen, Bewusstseinstrübungen, ZNS-Depressionen jeglicher Genese,
- alkoholische oder andere toxische Psychosen,
- gleichzeitige Einnahme von Alkohol wegen möglicher Potenzierung des sedierenden Effektes,
- Kreislaufkollaps,
- schwere kardiale Erkrankungen, schwere Erkrankungen der Niere und der ableitenden Gallenwege, aktive und/oder progressive Lebererkrankungen, die mit Übelkeit, Appetitlosigkeit oder Ikterus einhergehen,
- paralytischer Ileus.

▪▪ Interaktionen
- Verstärkung der ZNS-dämpfenden Effekte von z. B. anderen Psychopharmaka, Narkotika, Antihistaminika und Benzodiazepinen,
- Verlängerung der QT-Zeit im EKG bei Kombination mit trizyklischen Antidepressiva möglich,
- Verstärkung der Sedierung und der anticholinergen Nebenwirkungen durch Diphenhydramin, Doxylamin und Promethazin,
- kardiovaskuläre Synkopen mit Herz- und Atemstillstand sind bei gleichzeitiger Benzodiazepingabe möglich (i.v.-Gabe von Benzodiazepinen vermeiden),
- Verstärkung der Wirkung von Antihypertensiva,
- Reduktion oder Umkehr des blutdrucksteigernden Effektes von α-adrenergen Substanzen wie Adrenalin aufgrund der anti-α-adrenergen Wirkung des Clozapin,
- Verstärkung der Wirkung von Substanzen wie Warfarin und Digoxin aufgrund ihrer Verdrängung von Plasmaproteinen,
- Anstieg des Clozapin-Serumspiegels durch Hemmer von CYP1A2 wie Koffein, Fluvoxamin (10-facher Anstieg), Fluoxetin

(2-facher Anstieg), Ciprofloxacin, hormonelle Kontrazeptiva sowie bei hohen Dosen von Paroxetin,

- Beschleunigung des Abbaus durch Rauchen und Induktoren der Aktivität der Zytochrom-P450-Isoenzyme wie Phenytoin, Omeprazol oder Rifampicin. Bei plötzlicher Beendigung des Rauchens kann der Clozapin-Spiegel erhöht sein mit der Gefahr verstärkten Auftretens von Nebenwirkungen,
- möglicherweise erhöhtes Auftreten eines malignen neuroleptischen Syndroms bei gleichzeitiger Gabe von Lithium,
- Vorsicht bei gleichzeitiger Anwendung von Arzneimitteln, die die QT-Zeit verlängern oder Elektrolytstörungen auslösen können,
- Citalopram scheint das Risiko für Clozapin-Nebenwirkungen erhöhen zu können,
- selten epileptische Anfälle und vereinzelt Delire bei gleichzeitiger Gabe von Valproat.

🛑 Verstärkung des Risikos und/oder der Schwere einer Knochenmarksdepression durch gleichzeitige Gabe von Arzneimitteln wie Carbamazepin, Chloramphenicol, Sulfonamide (z. B. Co-Trimoxazol), Pyrazolone, Analgetika (z. B. Phenylbutazon), Penicillamin, zytotoxischen Stoffen und lang anhaltenden Depotinjektionen von Neuroleptika. Daher ist die gleichzeitige Gabe dieser Medikamente mit Clozapin kontraindiziert.

Bewertung

Bei psychotischen Symptomen von Parkinson-Patienten nach Versagen der Standardtherapie mit Quetiapin zugelassenes, schon in niedriger Dosierung sehr wirksames Medikament, dessen Verwendbarkeit durch zwingend erforderliche engmaschige Laborkontrollen und erhebliche potenzielle Nebenwirkungen (Agranulozytose, Gewichtszunahme, Diabetesinduktion und Myokarditis), über die aufgeklärt werden muss, eingeschränkt ist. Aus gleichen Gründen Reservemedikament zur Behandlung des Parkinson-Tremors Typ I und II trotz guter Wirksamkeit (hier Off-label-Gebrauch).

- **Domperidon**
- Domperidon AbZ, 10 mg – Filmtbl. (AbZ-Pharma GmbH)
- DOMPERIDON AL, 10 mg – Tbl. (ALIUD)
- Domperidon beta, 10 mg – Filmtbl. (betapharm)
- DOMPERIDON HEXAL, 10 mg –Tbl. (Hexal)
- DOMPERIDON STADA, 10 mg – Tbl. (STADAPHARM)
- DOMPERIDON-1A Pharma, 10 mg – Tbl. (1A Pharma)
- Domperidon-CT, 10 mg – Filmtbl. (CT Arzneimittel)
- Domperidon-ratiopharm, 10 mg – Filmtbl. (ratiopharm)
- Domperidon TEVA, 10 mg – Tbl. (Teva)
- Motilium, 10 mg – Tbl.; Trpf. (Takeda GmbH)

- **Pharmakodynamik**
- Dopaminrezeptorantagonist mit antiemetischen Eigenschaften,
- Wirkung beruht auf einer Kombination aus peripheren gastrokinetischen Effekten (Druckerhöhung des unteren Ösophagussphinkters, Verbesserung der antralen und duodenalen Kontraktion mit beschleunigter Magenentleerung) und dem Antagonismus an Dopaminrezeptoren in der Chemorezeptoren-Trigger-Zone, die außerhalb der Blut-Hirn-Schranke in der Area postrema liegt,
- penetriert kaum die Blut-Hirn-Schranke und induziert deshalb sehr selten extrapyramidale Nebenwirkungen.

▪▪ Pharmakokinetik

- T_{max} = 30–60 min; $t_{1/2}$ = 7–9 h; Plasma-proteinbindung 91–93%,
- Metabolisierung durch CYP3A4 über N-Desalkylierung in der Leber, weniger durch CYP1A2 und CYP2E1 über aromatische Hydroxylierung; Elimination zu 66% über die Fäzes und 31% über die Niere.

▪▪ Indikationen und Behandlungshinweise

- Symptomatische Behandlung von Übelkeit und Erbrechen, Völlegefühl, Oberbauchbeschwerden und Reflux von Mageninhalt.
- Hinweise auf Wirksamkeit gegen Übelkeit, Erbrechen und orthostatische Hypotonie nach Gabe von Dopaminagonisten und Levodopa bei Parkinson-Patienten.

▪▪ Dosierung

- 3×10 mg/Tag, das entspricht der Höchstdosis von 30 mg/Tag,
- einzunehmen 15–30 min vor den Mahlzeiten,
- bei schwerer Niereninsuffizienz nur 1–2× tgl. und Dosisreduktion,
- die maximale Einnahmezeit sollte eine Woche nicht überschreiten,
- ein besonderes Risiko für eine Verlängerung des QT-Intervalls besteht bei Patienten > 30 Jahre, Dosis > 30 mg/Tag, gleichzeitiger Gabe von anderen QT-Zeit-verlängernden Medikamenten oder starken CYP3A4-Inhibitoren.

▪▪ Nebenwirkungen

- Häufig: Mundtrockenheit;
- gelegentlich: Libidoverlust, Angst, Somnolenz, Kopfschmerzen, Diarrhö, Ausschlag, Pruritus, Galaktorrhö, Brustschmerzen, Asthenie;
- Häufigkeit unbekannt: allergische Reaktionen, Agitation, Nervosität, Krämpfe, extrapyramidale Nebenwirkungen, Restless-legs-Syndrom, okulogyre Krisen, Kammerarrhythmien, Torsade de pointes, plötzlicher Herztod,

QTc-Verlängerung, Urtikaria, Angioödem, Harnretention, Gynäkomastie, Amenorrhoe, erhöhter Prolaktin-Spiegel im Blut, abnorme Leberfunktionstests.

▪▪ Kontraindikationen

- Überempfindlichkeit gegen das Präparat,
- Prolaktin-freisetzender Hypophysentumor,
- Magen- und Darmblutungen, mechanischer Ileus oder Perforation,
- mäßig oder stark eingeschränkte Leberfunktion,
- verlängerte kardiale Reizleitungsintervalle (besonders QTc-Zeit),
- signifikante Elektrolytstörungen (Hypo- und Hyperkaliämie, Hypomagnesiämie),
- Herzerkrankungen wie kongestive Herzinsuffizienz,
- gleichzeitige Gabe von QT-Zeit-verlängernden Arzneimitteln,
- Antiarrhythmika der Klasse IA (z. B. Disopyramid, Hydrochinidin, Chinidin),
- Antiarrhythmika der Klasse III (z. B. Amiodaron, Dofetilid, Dronaderon, Ibutilid, Sotalol),
- bestimmte Antipsychotika (z. B. Haloperidol, Pimozid, Sertindol),
- bestimmte Antidepressica (z. B. Citalopram, Escitalopram),
- bestimmte Antibiotika (z. B. Erythromycin, Levofloxazin, Movifloxazin, Spiramycin),
- bestimmte Antiprotozoenmittel (z. B. Pentamidin),
- bestimmte Malaria-Mittel (z. B. Halofantrin, Lumefantrin),
- bestimmte gastrointestinale Arzneimittel (z. B. Cisaprid, Dolasetron, Prucaloprid),
- bestimmte Antihistaminika (z. B. Mequitazin, Mizolastin),
- bestimmte Onkologika (z. B. Toremifen, Vandetanib, Vincamin),
- bestimmte andere Arzneimittel (z. B. Bepridil, Diphemanil, Methadon),
- Apomorphin, es sei denn Nutzen > Risiken,
- gleichzeitige Gabe von stark wirksamen CYP3A4-Inhibitoren,

- Proteasehemmer,
- systemische Azol-Antimykotika,
- einige Makrolide (Erythromycin, Clarithromycin und Telithromycin).

■■ **Interaktionen**
- Erhöhte Domperidon-Plasmaspiegel durch mäßig starke Hemmstoffe der CYP3A4 (z. B.Diltiazem, Verapamil und einige Makrolide),
- Vorsicht bei Arzneimitteln, die Hypokaliämie oder Bradykardie induzieren, sowie Makroliden, die die QT-Zeit verlängern können (Azithromycin, Roxithromycin).
- Die Kombination von 4×10 mg Domperidon und 2×200 mg Ketoconazol oder 3×500 mg Erythromycin bewirkt eine mittlere Verlängerung der QTc-Zeit von fast 10 ms.

Bewertung

Wirksames Medikament zur Behandlung von Übelkeit, Erbrechen und orthostatischer Hypotonie infolge Gabe von Dopaminagonisten und Levodopa beim Parkinson-Syndrom. Klinische Bedeutung durch Empfehlung einer maximalen Behandlungsdauer von einer Woche und Dosisbegrenzung auf 30 mg/ Tag sehr begrenzt. Nebenwirkungsgefahr durch engmaschige Kontrollen der QTc-Zeit beherrschbar.

■ **Donepezil (▶ Kap. 5)**
- Aricept, 5 mg, 10 mg – Filmtbl.; 5 mg, 10 mg – Schmelztbl. (Eisai/Pfizer Pharma)
- DONELIQUID GeriaSan, 1 mg/ml – Saft (Infectopharm)
- DONEPEGAMMA, 5 mg, 10 mg – Filmtbl. (Wörwag)
- DONEPEZIL AAA, 5 mg, 10 mg – Filmtbl. (AAA-Pharma)
- DONEPEZIL AL, 5 mg, 10 mg – Filmtbl. (ALIUD)
- DONEPEZIL STADA, 5 mg, 10 mg – Filmtbl. (STADAPHARM)
- Donepezil-Elpen, 5 mg, 10 mg – Filmtbl. (Elpen)
- Donepezil-HCL AbZ, 5 mg, 10 mg – Filmtbl. (AbZ Pharma GmbH)
- DONEPEZIL-HCL Aurobindo, 5 mg, 10 mg – Filmtbl. (Aurobindo)
- DONEPEZIL-HCL Basics, 5 mg, 10 mg – Filmtbl.; 5 mg, 10 mg – Schmelztbl. (Basics)
- DONEPEZIL-HCL beta, 5 mg, 10 mg – Filmtbl.; 10 mg – Schmelztbl. (Betapharm)
- DONEPEZIL-HCL HEXAL, 5 mg, 10 mg – Schmelztbl.; 5 mg, 10 mg – Filmtbl. (Hexal)
- DONEPEZIL-HCL Hormosan, 5 mg, 10 mg – Filmtbl. (Hormosan)
- DONEPEZIL-HCL Mylan, 5 mg, 10 mg – Filmtbl. (Mylan dura)
- Donepezil-HCL neuraxpharm, 5 mg, 10 mg – Filmtbl.; 5 mg, 10 mg – Schmelztbl. (Neuraxpharm)
- Donepezil-HCL Zentiva, 5 mg, 10 mg – Filmtbl. (Zentiva)
- DONEPEZIL-HCL-1A Pharma, 5 mg, 10 mg – Filmtbl.; 5 mg, 10 mg – Schmelztbl. (1A Pharma)
- Donepezil-HCL-Biomo, 5 mg, 10 mg – Filmtbl. (Biomo)
- Donepezil-HCL-CT, 5 mg, 10 mg – Filmtbl.; 5 mg – Schmelztbl. (AbZ-Pharma)
- Donepezil-HCL-ratiopharm, 5 mg, 10 mg – Filmtbl. (ratiopharm)
- DONEPEZILHYDROCHLORID AL, 10 mg – Schmelztbl. (ALIUD)
- DONEPEZILHYDROCHLORID Bluefish, 5 mg, 10 mg – Filmtbl. (Bluefish Pharma)
- Donepezilhydrochlorid Hennig, 5 mg, 10 mg – Filmtbl. (Hennig)
- Donepezilhydrochlorid Heumann, 5 mg, 10 mg – Filmtbl.; 5 mg, 10 mg – Schmelztbl. (Heumann)
- DONEPEZILHYDROCHLORID-ACTAVIS, 5 mg, 10 mg – Filmtbl.; 5 mg, 10 mg – Schmelztbl. (PUREN)
- YASNAL, 5 mg, 10 mg – Filmtbl.; 5 mg, 10 mg – Schmelztbl. (TAD Pharma)

▪▪ Indikationen
- Symptomatische Behandlung der leichten bis mittelschweren Alzheimer-Demenz.
- Hinweise auf Wirksamkeit bei Demenz bei M. Parkinson (Off-label-Gebrauch).

▪▪ Dosierung
- Zu Beginn 5 mg vor dem Schlafengehen, nach 1 Monat und Anzeichen eines Behandlungserfolges Erhöhung auf 1×10 mg zur Nacht.

Bewertung

Aufgrund der fehlenden Zulassung Mittel der 2. Wahl zur Demenz bei M. Parkinson. Im Vergleich zu Rivastigmin oral bessere Verträglichkeit.

▪ Entacapon
- Comtess, 200 mg – Filmtbl. (Orion Pharma)
- ENTACAPON Aurobindo, 200 mg – Filmtbl. (Aurobindo)
- ENTACAPON HEC, 200 mg – Filmtbl. (HEC Pharm)
- ENTACAPON Unichem, 200 mg – Filmtbl. (Juta/Q-Pharm)
- ENTACAPON-NEURAXPHARM, 200 mg – Filmtbl. (Neuraxpharm)
- Levodopa/Carbidopa/Entacapon AbZ, 50 mg/12,5 mg/200 mg, 75 mg/18,75 mg/200 mg, 100 mg/25 mg/200 mg, 125 mg/31,25 mg/200 mg, 150 mg/37,5 mg/200 mg, 175 mg/43,75 mg/200 mg, 200 mg/50 mg/200 mg – Filmtbl. (AbZ Pharma GmbH)
- Levodopa/Carbidopa/Entacapon AL, 100 mg/25 mg/200 mg, 125 mg/31,25 mg/200 mg, 150 mg/37,5 mg/200 mg, 175 mg/43,75 mg/200 mg, 200 mg/50 mg/200 mg, 50 mg/12,5 mg/200 mg, 75 mg/18,75 mg/200 mg – Filmtbl. (ALIUD)
- Levodopa/Carbidopa/Entacapon beta, 100 mg/25 mg/200 mg, 125 mg/31,25 mg/200 mg, 150 mg/37,5 mg/200 mg, 175 mg/43,75 mg/200 mg, 200 mg/50 mg/200 mg, 50 mg/12,5 mg/200 mg, 75 mg/18,75 mg/200 mg – Filmtbl. (Betapharm)
- Levodopa/Carbidopa/Entacapon Hexal, 100 mg/25 mg/200 mg, 125 mg/31,25 mg/200 mg, 150 mg/37,5 mg/200 mg, 175 mg/43,75 mg/200 mg, 200 mg/50 mg/200 mg, 50 mg/12,5 mg/200 mg, 75 mg/18,75 mg/200 mg – Filmtbl. (Hexal)
- Levodopa/Carbidopa/Entacapon Heumann, 50 mg/12,5 mg/200 mg, 75 mg/18,75 mg/200 mg, 100 mg/25 mg/200 mg, 125 mg/31,25 mg/200 mg, 150 mg/37,5 mg/200 mg, 200 mg/50 mg/200 mg – Filmtbl. (Heumann)
- Levodopa/Carbidopa/Entacapon Hormosan, 50 mg/12,5 mg/200 mg, 75 mg/18,75 mg/200 mg, 100 mg/25 mg/200 mg, 125 mg/31,25 mg/200 mg, 150 mg/37,5 mg/200 mg, 175 mg/43,75 mg/200 mg, 200 mg/50 mg/200 mg – Filmtbl. (Hormosan)
- Levodopa/Carbidopa/Entacapon-neuraxpharm, 50 mg/12,5 mg/200 mg, 75 mg/18,75 mg/200 mg, 100 mg/25 mg/200 mg, 125 mg/31,25 mg/200 mg, 150 mg/37,5 mg/200 mg, 175 mg/43,75 mg/200 mg, 200 mg/50 mg/200 mg – Filmtbl. (neuraxpharm)
- Levodopa/Carbidopa/Entacapon Puren, 100 mg/25 mg/200 mg, 125 mg/31,25 mg/200 mg, 150 mg/37,5 mg/200 mg,

175 mg/43,75 mg/200 mg,
200 mg/50 mg/200 mg,
50 mg/12,5 mg/200 mg,
75 mg/18,75 mg/200 mg – Filmtbl. (Puren)
- Levodopa/Carbidopa/Entacapone
Orion, 50 mg/12,5 mg/200 mg,
75 mg/18,75 mg/200 mg,
100 mg/25 mg/200 mg,
125 mg/31,25 mg/200 mg,
150 mg/37,5 mg/200 mg,
175 mg/43,75 mg/200 mg,
200 mg/50 mg/200 mg – Filmtbl. (Orion)
- Levodopa/Carbidopa/Entacapon
Stada,100 mg/25 mg/200 mg,
125 mg/31,25 mg/200 mg,
150 mg/37,5 mg/200 mg,
175 mg/43,75 mg/200 mg,
200 mg/50 mg/200 mg,
50 mg/12,5 mg/200 mg,
75 mg/18,75 mg/200 mg – Filmtbl.
(Stadapharm)
- Levodopa/Carbidopa/Entacapon-1A
Pharma,100 mg/25 mg/200 mg,
125 mg/31,25 mg/200 mg,
150 mg/37,5 mg/200 mg,
175 mg/43,75 mg/200 mg,
200 mg/50 mg/200 mg,
50 mg/12,5 mg/200 mg,
75 mg/18,75 mg/200 mg – Filmtbl. (1A
Pharma)
- Levodopa/Carbidopa/Entacapon-
Neuraxpharm,100 mg/25 mg/200 mg,
125 mg/31,25 mg/200 mg,
150 mg/37,5 mg/200 mg,
175 mg/43,75 mg/200 mg,
200 mg/50 mg/200 mg,
50 mg/12,5 mg/200 mg,
75 mg/18,75 mg/200 mg – Filmtbl.
(Neuraxpharm)
- Levodopa/Carbidopa/Entacapon
ratiopharm, 50 mg/12,5 mg/200 mg,
75 mg/18,75 mg/200 mg,
100 mg/25 mg/200 mg,
125 mg/31,25 mg/200 mg,
150 mg/37,5 mg/200 mg,
175 mg/43,75 mg/200 mg,
200 mg/50 mg/200 mg – Filmtbl.
(ratiopharm)
- Stalevo, Levodopa plus Carbidopa plus
Entacapon, 50 mg/12,5 mg/200 mg,
75 mg/18,75 mg/200 mg,
100 mg/25 mg/200 mg,
125 mg/31,25 mg/200 mg,
150 mg/37,5 mg/200 mg,
175 mg/43,75 mg/200 mg,
200 mg/50 mg/200 mg – Filmtbl. (Orion
Pharma)

Pharmakodynamik

- Oral wirksamer, selektiver und reversibler
Inhibitor der COMT (Catechol-O-Methyl-
Transferase), der hauptsächlich peripher
wirkt und die relative Bioverfügbarkeit
(AUC = „area under the curve") von
Levodopa erhöht,
- Zunahme der AUC bei im Allgemeinen
unveränderter Maximalkonzentration von
Levodopa im Plasma (C_{max}) und der Dauer
bis zu ihrem Auftreten (t_{max}).

Pharmakokinetik

- T_{max} = 1 h; $t_{1/2}$ = 0,5 h; Plasmaproteinbindung 98%,
- Metabolisierung durch Glukoronisierung;
Elimination zu 80–90% über die Fäzes;
hemmt CYP2C9.

Indikationen und Behandlungshinweise

- In Kombination mit Levodopa/
Benserazid oder Levodopa/Carbidopa
bei Patienten mit M. Parkinson mit
„End-of-dose"-Fluktuationen,
- keinesfalls abrupt absetzen wegen der
Gefahr des malignen neuroleptischen
Syndroms (Einzelfälle) mit möglicher
Rhabdomyolyse.

Dosierung

- 1 Tbl. zu 200 mg zusammen mit jeder Dosis
Levodopa/Dopa-Decarboxylasehemmer,
max. 10 Tbl./Tag, also 2000 mg/Tag,
unabhängig von den Mahlzeiten, unzerkaut
mit etwas Flüssigkeit einzunehmen,
- Entacapon verstärkt die Wirkung von
Levodopa; um Nebenwirkungen zu
vermeiden, muss die Levodopadosis um

- 10–30% reduziert werden durch Reduktion der Einzeldosis oder Verlängerung der Dosisintervalle,
- Entacapon verstärkt die Bioverfügbarkeit von Levodopa aus der Kombination mit Benserazid stärker (ca. 5–10%) als aus der Kombination mit Carbidopa,
- die erste Tagesdosis Stalevo sollte ca. 25% höher sein als die folgenden.

▪▪ Nebenwirkungen
- Häufigste Nebenwirkungen sind durch Erhöhung der Bioverfügbarkeit von Levodopa dopaminerge Nebenwirkungen, die meist zu Beginn der Therapie auftreten und durch Dosisreduktion des Levodopa zu mildern sind, sowie gastrointestinale Beschwerden wie z. B. Übelkeit, Erbrechen, Obstipation, Diarrhö und Bauchschmerzen. Bei Diarrhö sollte das Medikament 3 Wochen pausiert und dann sehr langsam wieder aufdosiert werden, alternativ ist ein Therapieversuch mit Kreuzkümmeltee gerechtfertigt, einem in Arabien und Asien bei Diarrhöen verwendeten Gewürz, das nicht mit Kümmel verwechselt werden darf.
- **Nervensystem**: Dyskinesie, Schlaflosigkeit, Halluzinationen, Verwirrtheit, Alpträume, Dystonie, Hyperkinese, Benommenheit, Verstärkung der Parkinson-Symptome, Müdigkeit, Hyperhidrosis, Agitiertheit, übermäßige Schläfrigkeit und plötzliche Schlafattacken;
- **Magen-Darm-Trakt**: Übelkeit, Diarrhö (zwingt in 2,5% der behandelten Patienten zum Therapieabbruch), Abdominalschmerzen, Mundtrockenheit, Obstipation, Erbrechen, Anorexie;
- **Sonstiges**: harmlose rötlich-braune Urinverfärbung (schwer aus der Wäsche zu entfernen), Erhöhung der Leberenzyme, erythematöser und makulopapulöser Ausschlag, Urtikaria, Gewichtsverlust, Hepatitis mit Cholestase;
- nach abrupter Dosisreduktion oder Absetzen in Einzelfällen Rhabdomyolyse oder Symptome eines malignen neuroleptischen Syndroms mit motorischen (Rigor, Myoklonus, Tremor), psychischen (Agitiertheit, Konfusion, Stupor, Koma) und vegetativen (Temperaturerhöhung, instabiler Blutdruck, Tachykardie) Symptomen sowie Anstieg der Serumkreatinphosphokinase.

▪▪ Kontraindikationen
- Überempfindlichkeit gegen das Präparat,
- Leberinsuffizienz,
- malignes neuroleptisches Syndrom, nichttraumatische Rhabdomyolyse oder maligne Hyperthermie in der Vorgeschichte,
- gleichzeitige Gabe eines selektiven MAO_A- und MAO_B-Hemmers oder die Gabe eines unselektiven MAO-Hemmers,
- Phäochromozytom,
- kongenitale Galaktoseintoleranz, Lapp-Laktase-Mangel oder Glukose-Galaktose-Malabsorption,

▪▪ Interaktionen
- Durch Erhöhung der Bioverfügbarkeit von Levodopa dopaminerge Nebenwirkungen (s. oben unter „Nebenwirkungen"), unter anderem auch Somnolenz und plötzlich auftretende Schlafattacken. Patienten, bei denen diese Nebenwirkungen auftreten, dürfen kein Kraftfahrzeug führen und keine Maschinen bedienen,
- Erhöhung der Bioverfügbarkeit von Levodopa besonders aus Kombination mit Benserazid,
- Vorsicht bei gleichzeitiger Gabe von MAO_A-Hemmern, trizyklischen Antidepressiva, Noradrenalinwiederaufnahmehemmern wie Desipramin, Maprotilin oder Venlafaxin sowie Substanzen, die über COMT metabolisiert werden wie α-Methyldopa, Dobutamin, Dopamin, Noradrenalin, Adrenalin, Apomorphin, Rimiterol und Isoprenalin, da über mögliche Interaktionen zu wenig Erfahrungen vorliegen,
- da Entacapon in-vitro eine hohe Affinität zu CYP2C9 besitzt und Warfarin über dieses Enzym verstoffwechselt wird,

wurden Erhöhungen der INR von im Mittel 13% beobachtet.
- Wegen der Gefahr der Chelatbildung im Darm müssen Entacapon und Eisen im Abstand von 2–3 h eingenommen werden.

Bewertung

Bewährter COMT-Hemmer zur Therapie von Wirkungsfluktuationen. Wegen möglicher Induktion von dopaminergen Nebenwirkungen (z. B. Dyskinesien, psychotische Symptome) ist gleichzeitig die Levodopadosis zu senken.

- **Fludrocortison**
- Astonin H, 0,1 mg – Tbl. (Merck)

Pharmakodynamik
- Synthetisches Mineralokortikoid; durch 9-α-Fluorierung des Hydrokortison wird eine 125-fache Steigerung der mineralokortikoiden Wirkung bei nur 8-facher Steigerung der glukokortikoiden Wirkung im Vergleich zu Kortison erreicht. Unter 0,1–0,4 mg/Tag ist die glukokortikoide Wirkung zu vernachlässigen.
- Zu Beginn der Therapie renale Natrium- und Wasserretention und vermehrte Kaliumsekretion, was eine Vermehrung der intravasalen und interstitiellen Flüssigkeit mit Zunahme des Gewebeturgors und eine vermehrte Sensibilität der Gefäße gegen Katecholamine bewirkt; nach 7–11 Tagen nimmt die renale Natrium- und Wasserausscheidung zu, während die erhöhte Kaliumausscheidung bleibt und u. U. zu einer Hypokaliämie führen kann.

Pharmakokinetik
- T_{max} = 0,5-1,7 h; $t_{1/2}$ = 1 h, Metabolite $t_{1/2}$ = 4,8 h;
- 80% der Substanz sind nach 24 h über den Urin ausgeschieden.

Indikationen und Behandlungshinweise
- Kurzzeittherapie der schweren behandlungsbedürftigen hypoadrenergen orthostatischen Hypotension (Dysautonomie), wenn eine kausale Therapie und allgemeine und physikalische Maßnahmen nicht ausreichen,
- Substitutionstherapie bei M. Addison und Salzverlustsyndrom.

Dosierung
- Bei hypoadrenerger orthostatischer Hypotension (Dysautonomie) beginnt man mit 1- bis 2-mal 0,1 mg/Tag, erhöht auf 3×0,1 mg/Tag, bei unzureichender Wirkung weitere Steigerung möglich,
- nach den Mahlzeiten unzerkaut mit etwas Flüssigkeit einzunehmen,
- Dauer der Therapie bei Dysautonomie in der Regel auf 2 Monate zu begrenzen.

Nebenwirkungen
- Gewichtszunahme, Ödeme, Hypertonie, kardiale Hypertrophie,
- Hypokaliämie mit Gefahr von Herzrhythmusstörungen, Apathie, Obstipation und Muskelschwäche, allerdings praktisch nur behandlungsbedürftig, wenn vor der Gabe von Fludrocortison bereits eine Hypokaliaemie vorlag,
- verschwommenes Sehen, Kopfschmerzen.

Kontraindikationen
- Überempfindlichkeit gegen das Präparat,
- Alter > 65 J (gilt nicht für Substitutionstherapie),
- Hypotonie aufgrund organischer Herzerkrankung,
- Hypertonie,
- Hypokaliämie, metabolische Alkalose,
- Krankheiten, für die Blutdrucksteigerung oder Ödeme ein Risiko darstellen (z. B. koronare Herzkrankheit, zerebrale Mikroangiopathie, Aortenaneurysma, hämodynamisch relevante

Herzklappenerkrankungen, Herzinsuffizienz, hypertrophe obstruktive Kardiomyopathie, Leberzirrhose, Niereninsuffizienz, Lungenödem, Phäochromozytom),
- hypovolaemischer Schock.

■■ Interaktionen
- Verstärkung der Wirkung der Herzglykoside durch Kaliummangel,
- Verstärkung der Kaliumausscheidung von Saluretika und Laxanzien,
- Beeinflussung der Wirkung von Kumarinen,
- Rifampicin, Phenytoin, Barbiturate und Primidon können die Wirkung von Fludrocortison vermindern,
- Östrogene (z. B. Ovulationshemmer) und nichtsteroidale Antirheumatika können die Wirkung von Fludrocortison verstärken,
- bei gleichzeitiger Gabe von CYP3A-Inhibitoren erhöhtes Risiko systemischer Nebenwirkungen.

Bewertung

Falls eine kausale Therapie und allgemeine und physikalische Maßnahmen nicht ausreichen, wertvolles Medikament zur Behandlung der orthostatischen Hypotonie beim Parkinson-Syndrom.

- **Gabapentin** (▶ Kap. 3)
- Gabagamma, 100 mg, 300 mg, 400 mg – Hartkps.; 600 mg, 800 mg – Filmtbl. (Wörwag)
- GabaLich, 100 mg, 300 mg, 400 mg – Hartkps. (Zentiva)
- GABALIQUID GeriaSan, 50 mg/ml – Saft (Infectopharm)
- GABAPENTIN AAA, 100 mg, 300 mg, 400 mg – Kaps.; 600 mg, 800 mg – Filmtbl. (AAA-Pharma)
- Gabapentin AbZ, 100 mg, 300 mg, 400 mg – Kaps.; 600 mg, 800 mg – Filmtbl. (AbZ Pharma)

- Gabapentin AL, 100 mg, 300 mg, 400 mg – Hartkps.; 600 mg, 800 mg – Filmtbl. (Aliud Pharma)
- Gabapentin Aristo, 100 mg, 300 mg, 400 mg – Kaps.; 600 mg, 800 mg – Filmtbl. (Aristo Pharma)
- Gabapentin Aurobindo, 100 mg, 300 mg, 400 mg – Kaps.; 600 mg, 800 mg – Filmtbl. (Aurobindo)
- Gabapentin Basics, 100 mg, 300 mg, 400 mg – Kaps.; 600 mg, 800 mg – Filmtbl. (Basics)
- Gabapentin beta, 100 mg, 300 mg, 400 mg – Hartkps.; 600 mg, 800 mg – Filmtbl.(betapharm)
- Gabapentin Heumann, 100 mg, 300 mg, 400 mg – Kaps.; 600 mg, 800 mg – Filmtbl. (Heumann Pharma)
- Gabapentin Hexal, 600 mg, 800 mg – Filmtbl. (Hexal)
- Gabapentin Pfizer, 100 mg, 300 mg, 400 mg – Kaps.; 600 mg, 800 mg – Filmtbl. (Pfizer PFE)
- Gabapentin Stada, 100 mg, 300 mg, 400 mg – Kaps.; 600 mg, 800 mg – Filmtbl. (Stadapharm)
- Gabapentin-1A Pharma, 100 mg, 300 mg, 400 mg – Kaps.; 600 mg, 800 mg – Filmtbl. (1A-Pharma)
- Gabapentin-biomo, 100 mg, 300 mg, 400 mg – Hartkps.; 600 mg, 800 mg – Filmtbl. (biomo)
- Gabapentin-CT,100 mg, 300 mg, 400 mg – Hartkps.; 600 mg, 800 mg – Filmtbl. (CT Arzneimittel)
- Gabapentin-Holsten, 100 mg, 300 mg, 400 mg – Kaps.; 600 mg, 800 mg – Filmtbl (Holsten)
- Gabapentin-Hormosan, 100 mg, 300 mg, 400 mg – Kaps.; 600 mg, 800 mg – Filmtbl. (Hormosan)
- Gabapentin-Micro Labs, 100 mg, 300 mg, 400 mg – Kaps.; 600 mg, 800 mg – Filmtbl. (Micro Labs)
- Gabapentin-neuraxpharm, 100 mg, 300 mg, 400 mg – Hartkps.; 600 mg, 800 mg – Filmtbl. (Neuraxpharm)

- Gabapentin-ratiopharm, 100 mg, 300 mg, 400 mg – Hartkps.; 600 mg, 800 mg – Filmtbl. (ratiopharm)
- Gabapentin-Teva, 100 mg, 300 mg, 400 mg – Kaps.; 600 mg, 800 mg – Filmtbl. (Teva)
- Neurontin, 100 mg, 300 mg, 400 mg – Hartkps.; 600 mg, 800 mg – Filmtbl. (Pfizer Pharma)

▪▪ Dosierung
- Beginn mit 300 mg/Tag, Dosissteigerung alle 2 Tage um 300 mg/Tag bis zu einer Maximaldosis von 2400 mg/Tag, aufgeteilt in 3 Einzeldosen.

Bewertung

Bei orthostatischem Tremor Medikament der 1. Wahl (allerdings Off-label-Gebrauch), bei essenziellem Tremor ist es als Ergänzung zu Propranolol oder Primidon Mittel der 2. Wahl (Off-label-Gebrauch).

- **Levodopa**
- **Levodopa plus Benserazid**
- Levobens-TEVA, 50 mg/12,5 mg, 100 mg/25 mg, 200 mg/50 mg – Hartkps. (Teva)
- LEVODOPA plus Benserazid AL, 50 mg/12,5 mg, 100 mg/25 mg, 200 mg/50 mg – Kaps. (ALIUD)
- LEVODOPA plus Benserazid STADA, 50 mg/12,5 mg, 100 mg/25 mg, 200 mg/50 mg – Kaps. (STADAPHARM)
- LEVODOPA Benserazid beta, 100 mg/25 mg – Tbl. (Betapharm)
- Levodopa/Benserazid-neuraxpharm, 50 mg/12,5 mg, 100 mg/25 mg, 200 mg/50 mg – Tbl., (neuraxpharm)
- Levodopa/Benserazid-CT, 50 mg/12,5 mg, 100 mg/25 mg, 200 mg/50 mg – Tbl. (AbZ-Pharma GmbH)
- Levodopa/Benserazid-ratiopharm, 50 mg/12,5 mg, 100 mg/25 mg, 200 mg/50 mg – Tbl. (ratiopharm)
- Levopar, 125 mg, 250 mg – Kaps. (Hexal)

- Madopar 62,5, 50 mg/12,5 mg – Hartkps. (Roche)
- Madopar 125, 100 mg/25 mg – Hartkps. (Roche)
- Madopar 125 T, 100 mg/25 mg – Tbl. (Roche)
- Madopar 250, 200 mg/50 mg – Tbl. (Roche)
- Madopar LT, 100 mg/25 mg – Tbl. zur Herstellung einer Suspension (Roche)
- Madopar Depot, 100 mg/25 mg – Hartkps. Ret.(Roche)
- Restex, 100 mg/25 mg – Retardkaps.; Tbl. (Roche)

- **Levodopa plus Carbidopa**
- DOPADURA C, 100 mg/25 mg, 200 mg/50 mg retard – Retardtbl.; 100 mg/25 mg, 200 mg/50 mg – Tbl. (Mylan dura)
- DUODOPA, 20 mg/ml + 5 mg/ml Gel zur intestinalen Anwendung – Beut. (AbbVie)
- Isicom, 100 mg/25 mg, 250 mg/25 mg – Tbl.; 100 mg/25 mg, 200 mg/50 mg – Retardtbl. (Desitin)
- Levobeta C, 100 mg/25 mg, 200 mg/50 mg – Retardtbl.; 100 mg/25 mg, 200 mg/50 mg – Tbl. (Betapharm)
- LEVOCARB – 1A Pharma, 100 mg/25 mg, 200 mg/50 mg – Retardtbl.; 100 mg/25 mg, 200 mg/50 mg – Tbl. (1A Pharma)
- LEVOCARB-GRY, 100 mg/25 mg, 250 mg/25 mg – Tbl. (Teva)
- Levocarb-Teva, 200 mg/50 mg – Retardtbl.; 200 mg/50 mg – Tbl. (Teva)
- LEVOCOMP, 100 mg/25 mg – Tbl. (Hexal)
- LEVOCOMP retard, 100 mg/25 mg, 200 mg/50 mg – Retardtbl. (Hexal)
- Levodopa/Carbidopa AbZ, 100 mg/25 mg, 200 mg/50 mg – Retardtbl. (AbZ Pharma)
- Levo-C AL, 100 mg/25 mg, 200 mg/50 mg – Tbl.; Retardtabletten, 100 mg/25 mg, 200 mg/50 mg – Retardtbl. (Aliud Pharma)
- Levodopa/Carbidopa STADA, 100 mg/25 mg, 200 mg/50 mg – Retardtbl. (Stadapharm)
- Levodopa C. comp. AbZ, 100 mg/25 mg, 200 mg/50 mg – Retardtbl. (AbZ-Pharma)

- Levodopa/Carbidopa-CT, 100 mg/25 mg,
  200 mg/50 mg – Retardtbl.; 100 mg/25 mg,
  200 mg/50 mg – Tbl. (AbZ-Pharma GmbH)
- Levodopa comp.-CT, 100 mg/25 mg,
  200 mg/50 mg – Tbl.; 100 mg/25 mg,
  200 mg/50 mg – Retardtbl. (AbZ-Pharma)
- Levodopa-ratiopharm, 100 mg/25 mg,
  200 mg/50 mg – Tbl.; 100 mg/25 mg,
  200 mg/50 mg – Retardtbl. (ratiopharm)
- Levodop-neuraxpharm, 100 mg/25 mg,
  200 mg/50 mg – Tbl.; retard, 100 mg/25 mg,
  200 mg/50 mg – Retardtbl. (neuraxpharm)
- Nacom, 100 mg/25 mg, 250 mg/25 mg –
  Tbl. (MSD)
- NACOM Retard, 100 mg/25 mg,
  200 mg/50 mg – Retardtbl. (MSD)

- **Levodopa plus Carbidopa plus Entacapon**
- Stalevo, 50 mg/12,5 mg/200 mg,
  75 mg/18,75 mg/200 mg,
  100 mg/25 mg/200 mg,
  125 mg/31,25 mg/200 mg,
  150 mg/37,5 mg/200 mg,
  175 mg/43,75 mg/200 mg,
  200 mg/50 mg/200 mg – Filmtbl.
  (Orion Pharma)
- Levodopa/Carbidopa/Entacapon
  AbZ, 50 mg/12,5 mg/200 mg,
  75 mg/18,75 mg/200 mg,
  100 mg/25 mg/200 mg,
  125 mg/31,25 mg/200 mg,
  150 mg/37,5 mg/200 mg,
  175 mg/43,75 mg/200 mg,
  200 mg/50 mg/200 mg – Filmtbl. (AbZ
  Pharma GmbH)
- Levodopa/Carbidopa/Entacapon
  Heumann, 50 mg/12,5 mg/200 mg,
  75 mg/18,75 mg/200 mg,
  100 mg/25 mg/200 mg,
  125 mg/31,25 mg/200 mg,
  150 mg/37,5 mg/200 mg,
  200 mg/50 mg/200 mg – Filmtbl. (Heumann)
- Levodopa/Carbidopa/Entacapon
  Hormosan, 50 mg/12,5 mg/200 mg,
  75 mg/18,75 mg/200 mg,
  100 mg/25 mg/200 mg,
  125 mg/31,25 mg/200 mg,
  150 mg/37,5 mg/200 mg,
  175 mg/43,75 mg/200 mg,
  200 mg/50 mg/200 mg – Filmtbl.
  (Hormosan)
- Levodopa/Carbidopa/Entacapon-
  neuraxpharm, 50 mg/12,5 mg/200 mg,
  75 mg/18,75 mg/200 mg,
  100 mg/25 mg/200 mg,
  125 mg/31,25 mg/200 mg,
  150 mg/37,5 mg/200 mg,
  175 mg/43,75 mg/200 mg,
  200 mg/50 mg/200 mg – Filmtbl.
  (neuraxpharm)
- Levodopa/Carbidopa/Entacapon
  ratiopharm, 50 mg/12,5 mg/200 mg,
  75 mg/18,75 mg/200 mg,
  100 mg/25 mg/200 mg,
  125 mg/31,25 mg/200 mg,
  150 mg/37,5 mg/200 mg,
  175 mg/43,75 mg/200 mg,
  200 mg/50 mg/200 mg – Filmtbl.
  (ratiopharm)
- Levodopa/Carbidopa/Entacapone
  Orion 50 mg/12,5 mg/200 mg,
  75 mg/18,75 mg/200 mg,
  100 mg/25 mg/200 mg,
  125 mg/31,25 mg/200 mg,
  150 mg/37,5 mg/200 mg,
  175 mg/43,75 mg/200 mg,
  200 mg/50 mg/200 mg – Filmtbl. (Orion)

- **Pharmakodynamik**
- Kombination aus Levodopa und einem die
  Blut-Hirn-Schranke nicht passierenden
  Decarboxylasehemmer (Benserazid oder
  Carbidopa),
- die Aminosäure Levodopa dient der
  Substitution des beim Parkinson-
  Syndrom bestehenden Dopaminmangels.
  Ohne Decarboxylasehemmer wird 95%
  des Levodopa in peripheren Organen
  (Darm, Leber, Niere, Herz, Magen) zu
  Dopamin decarboxyliert, das schwere
  gastrointestinale und kardiovaskuläre
  Nebenwirkungen induziert, gleichzeitig
  gelangt nur 5% des Levodopa in das
  Gehirn,
- in Einzelfällen sprechen Patienten
  unterschiedlich gut auf die beiden

Decarboxylasehemmer an, weshalb man bei unzureichendem Therapieerfolg mit einem Decarboxylasehemmer auf den jeweils anderen umstellen sollte. Eine maximale Hemmung der Decarboxylase gelingt mit 70–100 mg/Tag Carbidopa bzw. Benserazid. Bei einer geringeren Dosis der Decarboxylasehemmer können Übelkeit und Erbrechen auftreten,

- neben der Standardformulierung gibt es lösliche (z. B. Madopar LT) und retardierte Formulierungen des Levodopa (siehe oben). Die lösliche Form wird wegen des Risikos von Dyskinesien und eines Dopamin-Dysregulationssyndroms vorzugsweise morgens als „Starter", die retardierte Form wegen der sonst schwer zu kalkulierenden Resorption überwiegend zur Nacht eingesetzt werden.
- Über die internationale Apotheke ist eine neue Galenik von Levodopa und Carbidopa (Numient) zu beziehen, die bei Einnahme von 3×1 Tablette eine kontinuierliche Wirkung zu entfalten scheint.

▪▪ Pharmakokinetik
- Resorption im oberen Dünndarm; wenn Einnahme mit Nahrung erfolgt, ist die Wirkstoffresorption um ca. 15% reduziert und die max. Plasmakonzentration ist um 30% niedriger und wird um das 2- bis 3-Fache später erreicht,
- gleichzeitige Einnahme einer proteinreichen Mahlzeit kann zu einer Wirkungsverminderung von Levodopa führen,
- Plasmaeiweißbindung 5–8%,
- Metabolisierung durch Decarboxylierung, O-Methylierung, Transaminierung und Oxidation,
- Elimination der Metabolite über die Niere.

Levodopa plus Benserazid
- T_{max} = 0,4 h (suspendierte Form), T_{max} = 0,6–1,0 h (Standardform), T_{max} = ca. 3 h (retardierte Form),

- bei der retardierten Form beträgt die Bioverfügbarkeit ca. 65–85% der Standardform, die wasserlösliche Form ist nach 15–30 Min wirksam,
- $t_{1/2}$ = 1,5 h.

Levodopa plus Carbidopa
- T_{max} = 0,5–0,7 h (Standardform), T_{max} = 1,3–2,4 h (retardierte Form),
- bei der retardierten Form beträgt die Bioverfügbarkeit ca. 70% der Standardform,
- $t_{1/2}$ = 1–2 h.

▪▪ Indikationen und Behandlungshinweise
- Initialtherapie (besonders ältere Patienten oder Patienten mit wesentlicher Komorbidität jeglichen Alters) und Add-on-Therapie (besonders jüngere Patienten ohne wesentliche Komorbidität) des M. Parkinson,
- Therapie aller anderen Parkinson-Syndrome wie Multisystematrophie, supranukleäre Blickparese, kortikobasale Degeneration, subkortikale arteriosklerotische Enzephalopathie, Normaldruckhydrozephalus mit Ausnahme des medikamentös induzierten Parkinson-Syndroms.

▪▪ Dosierung
- Einschleichende Dosierung, individuelle Zieldosis so gering wie möglich, bei Add-on-Therapie so spät wie möglich, aber so früh wie nötig,
- Beginn mit Levodopa 3×50–100 mg/Tag, Steigerung um 50–100 mg/Tag alle 2–3 Tage auf 300–400 mg/Tag, nur in Ausnahmen auf 600–800 mg/Tag, verteilt auf 3–6 Einzelgaben, 30 min vor oder 60–90 min nach den Mahlzeiten, gleichzeitige eiweißreiche Mahlzeiten sind zu vermeiden,
- bei Umstellung von der Standardform auf die Retardform ist die Dosis um ca. 30% zu erhöhen (schlechtere Bioverfügbarkeit der Retardform). Die Dosisabstände sind um 30–50% zu verlängern.

▪▪ Nebenwirkungen
- Häufigste Nebenwirkungen sind Dyskinesien und Übelkeit. Muskelzucken und Blepharospasmus können ein Hinweis auf eine zu hohe Dosis sein.
- **Nervensystem**: Schlafstörungen, Halluzinationen, Orientierungsstörungen vor allem bei älteren Patienten, Dyskinesien und Wirkungsfluktuationen (End-of-Dose- und On-Off-Phänomene, Freezing) vor allem bei jüngeren Patienten und Dosen > 400 mg/Tag, Impulskontrollstörungen (gesteigerte Libido, Hypersexualität, pathologische Spielsucht, Kaufsucht und zwanghaftes Geldausgeben, Essattacken, zwanghaftes Essen), Punding, Dopamin-Dysregulationssyndrom, depressive Verstimmungen, Ataxie, Muskelkrämpfe, Unruhe, Angst, Kopfschmerzen, Somnolenz, Schlafattacken, Konfusion, depressive Verstimmung, Alpträume, Angst, Agitiertheit, Euphorie, verminderte geistige Leistungsfähigkeit, Kopfschmerz, Ohnmachtsgefühl, psychotische Zustandsbilder; On-off-Phänomene (Wechsel von guter und schlechter Beweglichkeit), Parästhesien, bei abruptem Absetzen können ein malignes neuroleptisches Syndrom oder eine akinetische Krise auftreten, selten Krampfanfälle, Vit-B12- und Folsäuremangel sowie Polyneuropathie;
- **Magen-Darm-Trakt**: Durchfall, Erbrechen, dunkler Speichel, Duodenalulcus, abdominelle Blutungen, Zungenbrennen, Verstopfung, Mundtrockenheit, Dyspepsie, Dysphagie, Bauchschmerzen, Flatulenz, Schluckauf, Gewichtsverlust, bitterer Geschmack, Speichelfluss;
- **Herz-Kreislauf-System**: orthostatische Dysregulation, Sinustachykardie, Arrhythmie, Herzklopfen, Hypertonie, Phlebitis, Flushing, Hitzegefühl;
- **Blutbild**: Anämie, Thrombo-, Leukopenie, Agranulozytose;
- **Atemwege**: Atemnot, unregelmäßige Atmung, Heiserkeit;
- **Haut**: malignes Melanom, Urticaria, Alopezie, Angioödem, dunkler Schweiß, Purpura Schoenlein-Henoch, Pruritus, Hautausschlag, vermehrtes Schwitzen;
- **Auge**: Blepharospasmus, verschwommenes Sehen, Pupillenerweiterung, Diplopie, Blickkrämpfe;
- **Sonstiges**: Ödeme, Harnverhalt, Harnretention, Priapismus, Dunkelverfärbung des Urins, Brustschmerzen, Muskelkrämpfe, Trismus.

▪▪ Kontraindikationen
- Überempfindlichkeit gegen Levodopa, Benserazid oder Carbidopa,
- schwere Herz-Kreislauf- oder Lungenerkrankung, Bronchialasthma, Nieren-, Leber- oder endokrine Erkrankung (z. B. Hyperthyreose, Tachykardie, Phäochromozytom),
- peptische Ulzera in der Vorgeschichte,
- epileptische Anfälle in der Vorgeschichte,
- schwere Störungen des hämatopoetischen Systems,
- endogene und exogene Psychosen,
- Gabe von MAO-Hemmern (Ausnahme: selektive MAO_B-Hemmer in niedrigen Dosen),
- verdächtige, nichtdiagnostizierte Hautveränderungen oder ein anamnestisch bekanntes Melanom, da Levodopa ein malignes Melanom aktivieren kann,
- Engwinkelglaukom,
- bei Patienten mit Vorhof-, Knoten- oder Kammerarrhythmie nach durchgemachtem Myokardinfarkt ist Vorsicht geboten (initiales Monitoring).

▪▪ Interaktionen
- Trihexyphenidyl reduziert die Geschwindigkeit, jedoch nicht das Ausmaß der Levodopa-Resorption.
- Eisensulfat erniedrigt die maximale Plasmakonzentration und die AUC von Levodopa um 30–50%.
- Metoclopramid erhöht die Geschwindigkeit der Levodopa-Resorption.

- Vitamin B6, Opioide, Reserpin, Phenytoin, Papaverin, Antiemetika und Neuroleptika reduzieren die Wirkung von Levodopa.
- Bei gleichzeitiger Gabe von nichtselektiven MAO-Hemmern kann es unter Umständen bis zu 2 Wochen nach Absetzen des MAO-Hemmers zu hypertensiven Krisen kommen; dies gilt nicht für die Gabe selektiver MAO_A- oder MAO_B-Hemmer.
- Bei gleichzeitiger Gabe von Sympatho-mimetika kann deren Wirkung verstärkt werden.
- Bei gleichzeitiger Gabe von Antihyper-tensiva Gefahr der symptomatischen orthostatischen Hypotonie, bei gleichzeitiger Gabe von Selegilin kann eine massive orthostatische Hypotonie auftreten.
- Die gleichzeitige Gabe von Substanzen, die eine Dopamin-Verarmung bewirken (z. B. Reserpin, Tetrabenazin), wird nicht empfohlen.
- Bei gleichzeitiger Gabe von trizyklischen Antidepressiva Dyskinesie und Hypertonie möglich.
- Falsch-negativer Glukosurienachweis, falsch positiver Urinketonnachweis, falsch-positiver Coombs-Test, erniedrigtes Hämoglobin und Hämatokrit, erhöhte Serum-Glukose, auffällige Urinbefunde (Leukozyten, Bakterien und Blut), sowie Störungen der Bestimmung von Katecholaminen, Kreatinin, Harnsäure, Glukose, alkalischer Phosphatase, SGOT, SGPT, LDH und Blutharnstoff wurden beobachtet.
- Vor Narkosen mit Halothan, Cyclopropan und anderen Substanzen, die das Herz gegen sympathomimetische Aminen sensibilisieren, sollte Levodopa mindestens 8 h vorher abgesetzt werden, sofern nicht gleichzeitig Opioide gegeben werden.
- Wenn es unter Levodopa zu übermäßiger Tagesmüdigkeit oder plötzlich auftretenden Schlafattacken kommt, müssen die Patienten darüber informiert werden, dass sie kein Fahrzeug führen und keine gefährlichen Maschinen bedienen dürfen.

Bewertung

„Goldstandard" bezüglich Wirksamkeit bei der Behandlung des M. Parkinson, der Multisystematrophie, der kortikobasalen Degeneration, der subkortikalen arteriosklerotischen Enzephalopathie und progressiven supranukleären Blickparese vom Parkinson-Typ. Wegen der Gefahr des „Levodopa-Spätsyndroms" mit Wirkungsfluktuationen und Dyskinesie bei jüngeren Patienten nicht zur initialen Monotherapie empfohlen. Gut wirksam bei Restless-legs-Syndrom, allerdings mit dem Risiko der Augmentation. Mittel der Wahl in sehr geringen Dosen bei Levodopa-sensitiver Dystonie (Segawa-Syndrom; DYT 5).

- **Levodopa intestinal, Levodopa plus Carbidopa**
- Duodopa, 2000 mg/500 mg – Gel Btl. (100 ml) (AbbVie)

■■ **Pharmakodynamik**
- Kombination aus Levodopa und dem die Blut-Hirn-Schranke nicht passierenden Decarboxylasehemmer Carbidopa in einem Gel für die kontinuierliche intestinale Infusion.
- Die Aminosäure Levodopa dient der Substitution des beim Parkinson-Syndrom bestehenden Dopaminmangels. Ohne Decarboxylasehemmer wird 95% des Levodopa in peripheren Organen (Darm, Leber, Niere, Herz, Magen) zu Dopamin decarboxyliert, das schwere gastrointestinale und kardiovaskuläre Nebenwirkungen induziert; gleichzeitig gelangen nur 5% des Levodopa in das Gehirn.

■■ **Pharmakokinetik**
- T_{max} = 10–30 min; $t_{1/2}$ = 1–2 h,
- schnelle Resorption im oberen Dünndarm, die unabhängig von der Magenentleerungsrate ist, wegen direkter Applikation

der Substanz am Duodenum über eine eingesetzte Sonde,

— Plasmaeiweißbindung 5–8%,

— Metabolisierung durch Decarboxylierung, O-Methylierung, Transaminierung und Oxidation,

— Elimination der Metabolite über die Niere.

▪▪ Indikationen und Behandlungshinweise

— Behandlung der fortgeschrittenen, Levodopa-reaktiven Parkinson-Krankheit mit schweren motorischen Fluktuationen und Hyper-/Dyskinesie, wenn verfügbare Kombinationen von Antiparkinson-Mitteln nicht zu zufriedenstellenden Ergebnissen geführt haben,

— vor Legen der Dauersonde muss ein positiver Test der klinischen Reaktion auf Duodopa über eine temporäre Nasoduodenalsonde erfolgt sein,

— regelmäßige Kontrolle der Leber-, hämatopoetischen, Herz-Kreislauf- und Nierenfunktion,

— bei vermuteter oder diagnostizierter Demenz sollte die Pumpe nur vom Pflegepersonal oder einem nahen Verwandten gehandhabt werden, der Erfahrung mit der Bedienung der Pumpe hat,

— eine plötzliche oder allmähliche Verschlechterung der Bradykinese kann auf eine verstopfte Vorrichtung hinweisen.

▪▪ Dosierung

— Die Tagesdosis besteht aus 3 individuell eingestellten Dosen;

— Morgendosis: 100–200 mg (5–10 ml) über 10–30 min, max. 300 mg (15 ml);

— kontinuierliche Erhaltungsdosis: auf der Basis der vorher eingenommenen Dosis zu berechnen und in Schritten von 2 mg/h (0,1 ml/h) anzupassen; beträgt 20–200 mg/h (1–10 ml/h), gewöhnlich 40–120 mg/h (2–6 ml/h); Einnahme wird wegen nächtlicher Pause auf 16 h berechnet;

— Extradosen: bei Hypokinesien individuell zu applizieren, normalerweise 10–40 mg (0,5–2,0 ml), bei mehr als 5 Extraboli sollte die Erhaltungsdosis umgestellt werden.

▪▪ Nebenwirkungen

— **Immunsystem:** anaphylaktische Reaktion;

— **Stoffwechsel, Ernährung:** Gewichtsab- und -zunahme, verminderter Appetit, erhöhte Werte von Methylmalonsäure und Homocystein, Vitamin-B6- und -B12-Mangel;

— **Psychiatrische Erkrankungen:** Ängstlichkeit, Depression, Schlaflosigkeit, vivide Träume, Agitiertheit, Verwirrtheit, Halluzinationen, Impulskontrollstörungen (verstärkte Libido, Hypersexualität, Spielsucht, Kaufsucht und zwanghaftes Geldausgeben, Essattacken, zwanghaftes Essen), Psychosen, Schlafattacken und -losigkeit, Suizid und -versuch, Demenz, Desorientierung, Euphorie, Furcht;

— **Nervensystem:** Dyskinesien, Schwindel, Dystonie, „On-Off"-Phänomen, Paraesthesie, Polyneuropathie, Kopfschmerzen, Somnolenz, Synkope, Tremor, Ataxie, Muskelkrämpfe, Gangstörung, malignes Neuroleptikasyndrom (nach abruptem Absetzen);

— **Auge:** Blepharospasmus, Doppelbilder, verschwommenens Sehen, ischämische Opticusneuropathie;

— **Magen-Darm-Trakt:** Übelkeit, Verstopfung, Durchfall, Bauchschmerzen, Mundtrockenheit, Dysgeusie, Dyspepsie, Dysphagie, Blähungen, Erbrechen, vermehrter Speichel, Speichelverfärbung, Zähneknirschen, Glossodynie, Schluckauf, gastrointestinale Blutung;

— **Herz-Kreislauf-System:** orthostatische Dysregulation, Synkopen, Sinustachykardie, Arrhythmie, Herzklopfen, Palpitationen, Hypertonie, Hypotonie, Phlebitis;

— **Atemwege, Brustraum:** Dyspnoe, Oropharynxschmerz, Aspirationspneumonie, Brustschmerz, Dysphonie, anomale Atmung;

— **Blutbild:** Anämie, Thrombo-, Leukopenie, Agranulozytose;

- **Haut:** Kontaktdermatitis, Hyperhydrosis, periphere Oedeme, Pruritus, Hautausschlag, Alopezie, Erythem, Urtikaria, Verfärbung von Schweiß, malignes Melanom;
- **Sonstiges:** Stürze, Ödeme, Harninkontinenz, Harnverhalt, Priapismus, Dunkelverfärbung des Urins, Müdigkeit, Schmerzen, Asthenie.

▪▪ Kontraindikationen

- Überempfindlichkeit gegen Levodopa oder Carbidopa,
- Engwinkelglaukom,
- schwere Herzinsuffizienz,
- schwere kardiale Arrhythmien,
- akuter Schlaganfall,
- Gabe von nicht-selektiven MAO-Hemmern und selektiven MAO_A-Hemmern (Ausnahme: selektive MAO_B-Hemmer in niedrigen Dosen); mindestens 2 Wochen vor Beginn der Duodopa-Behandlung abzusetzen,
- Erkrankungen, bei denen Sympathikomimetika kontraindiziert sind (z. B. Hyperthyreose, Cushing-Syndrom, Phäochromozytom).

Besondere Vorsicht bei:
- schweren Herz-Kreislauf- oder Lungenerkrankungen, Bronchialasthma, einer Nieren-, Leber- oder endokrinen Erkrankung, peptischen Ulzera, epileptischen Anfällen in der Vorgeschichte,
- endogenen und exogenen Psychosen (auf Frühzeichen achten, auch auf Depression mit Suizidneigung),
- bei Patienten mit Vorhof-, Knoten- oder Kammerarrhytmie, nach durchgemachtem Myokardinfarkt ist Vorsicht geboten (initiales Monitoring),
- D_2-Rezeptor-Antagonisten (Verlust der Wirksamkeit von Duodopa),
- chronischem Weitwinkelglaukom (Überwachung des Augeninnendruckes),
- Arzneimitteln, die orthostatische Hypotonie induzieren,
- Führen von Fahrzeugen und Bedienen von Maschinen (Somnolenz, plötzliche Schlafattacken).

▪▪ Interaktionen

- Bei gleichzeitiger Gabe von Antihypertensiva Gefahr der symptomatischen orthostatischen Hypotonie.
- Bei gleichzeitiger Gabe von trizyklischen Antidepressiva Dyskinesie und Hypertonie möglich.
- Bei gleichzeitiger Gabe von Anticholinergika Besserung des Tremors möglich, jedoch auch Dyskinesien; gleichzeitig Verminderung der Levodopa-Resorption und damit der Wirkung möglich.
- Klassische Neuroleptika (z. B. Phenothiazine, Butyrophenone und Risperdon), Antiemetika wie Metoclopramid, Benzodiazepine, Isoniazid, Phenytoin und Papaverin können die therapeutische Wirkung von Levodopa verringern.
- Duodopa kann mit selektiven MAO_B-Hemmern verwendet werden, allerdings ist über schwere orthostatische Hypotonie berichtet worden.
- Bei gleichzeitiger Gabe von COMT-Hemmern muss die Duodopa-Dosis angepasst werden, da die Bioverfügbarkeit erhöht ist.
- Amantadin hat eine synergistische Wirkung mit Duodopa.
- Bei gleichzeitiger Gabe von Sympathomimetika kann deren Wirkung verstärkt werden.
- Eisensulfat erniedrigt die maximale Plasmakonzentration und die AUC von Levodopa um 30–50%.
- Falsch-negativer Glukosurienachweis, falsch positiver Urinketonnachweis und falsch-positiver Coombs-Test, erniedrigtes Hämoglobin und Hämatokrit, erhöhte Serum-Glukose, auffällige Urinbefunde

(Leukozyten, Bakterien und Blut) sowie Störungen der Bestimmung von Katecholaminen, Kreatinin, Harnsäure, Glukose, alkalischer Phosphatase, SGOT, SGPT, LDH und Blutharnstoff wurden beobachtet.

Bewertung

Probates Mittel vor Indikation zur tiefen Hirnstimulation bei sehr fortgeschrittenem M. Parkinson mit schweren motorischen Fluktuationen und Hyperkinesen.

- **Macrogol**
- Darmspüler Bernburg – Pulver zur Herstellung einer Lsg. zum Einnehmen (Serumwerk Bernberg)
- Delcoprep-Trinklösung – Lsg. (AlleMan Pharma)
- Dulcolax M Balance – Pulver zur Herstellung einer Lsg. zum Einnehmen (Boehringer Ingelheim)
- Endofalk Classic/Tropic – Pulver zur Herstellung einer Lsg. zum Einnehmen (Falk)
- Klean-Prep – Pulver zur Herstellung einer Lsg. zum Einnehmen (Norgine)
- Laxofalk, 10 g Macrogol 4000 – Pulver zur Herstellung einer Lsg. zum Einnehmen (Falk)
- Lefax Activolax – Pulver zur Herstellung einer Lsg. zum Einnehmen (Bayer Vital)
- Macrogol beta plus Elektrolyte Pulver zur Herstellung einer Lösung zum Einnehmen – Pulver zur Herstellung einer Lsg. zum Einnehmen (betapharma)
- Macrogol-ratiopharm Balance – Pulver zur Herstellung einer Lsg. zum Einnehmen (ratiopharm)
- Movicol aromafrei/-Schoko – Pulver zur Herstellung einer Lösung zum Einnehmen (Norgine)
- Movicol Junior aromafrei, 6,9 g – Pulver zur Herstellung einer Lsg. zum Einnehmen (Norgine)
- Movicol V – Pulver zur Herstellung einer Lösung zum Einnehmen (Norgine)
- Moviprep – Pulver zur Herstellung einer Lsg. zum Einnehmen (Norgine)
- Moviprep Orange – Pulver zur Herstellung einer Lsg. zum Einnehmen (Norgine)
- Oralav – Lsg. (B. Braun)

■■ Pharmakodynamik
- Langes, lineares Polymer, an das sich Wassermoleküle anlagern; aufgrund dieser osmotischen Wirkung abführend.
- Die in Movicol und Movicol V enthaltenen Elektrolyte sollen eine nennenswerte Verschiebung des Kalium-, Natrium- und Wasserhaushaltes vermeiden.
- Wirkungseintritt oft erst nach 2–3 Tagen.

■■ Pharmakokinetik
Unveränderte Passage im Darm.

■■ Indikationen und Behandlungshinweise
Chronische Obstipation bei Erwachsenen (z. B. M. Parkinson, multiple Sklerose, Einnahme von Opioiden).

■■ Dosierung
- 1- bis 3-mal 1 Beutel/Tag, jeweils aufgelöst in 125 ml Wasser,
- bei chronischem Gebrauch 1- oder 2-mal 1 Beutel/Tag.

■■ Nebenwirkungen
- Häufig: Völlegefühl, Meteorismus, Flatulenz, abdominelle Schmerzen, Erbrechen, Nausea und Diarrhö, die gewöhnlich auf Dosisreduktion anspricht, periphere Ödeme, Pruritus, Kopfschmerzen;
- gelegentlich: Hautausschlag, Dyspepsie, abdominelle Aufblähungen;
- berichtet: Überempfindlichkeitsreaktionen inkl. Anaphylaxie, Urtikaria, Erythem, Gesichtsödem, Quincke-Ödem, Dyspnoe, Elektrolytverschiebungen (Hyper- und Hypokaliämie, Borborygmen, Anorectalbeschwerden.

■■ **Kontraindikationen**

— Überempfindlichkeit gegen das Präparat,
— intestinale Perforation oder Obstruktion aufgrund von strukturellen oder funktionellen Störungen der Darmwand,
— Ileus,
— schwere entzündliche Darmerkrankungen wie M. Crohn, Colitis ulcerosa und toxisches Megakolon,
— Kinder unter 12 Jahren.

Besondere Vorsicht:
— bei Patienten, die zu Störungen des Wasser- und Elektrolythaushaltes neigen (Herz-, Leber-, Niereninsuffizienz, Diuretika).

■■ **Interaktionen**

— Macrogol erhöht die Löslichkeit von Stoffen, die in Alkohol gut und in Wasser schlecht löslich sind.
— Möglichkeit der verminderten Resorption von anderen Arzneimitteln (z. B. Antiepileptika).

> **Bewertung**
>
> Mittel der Wahl zur Behandlung der Obstipation bei Parkinson-Syndrom.

■ **Midodrin**

— Gutron, 2,5 mg – Tbl.; 10 mg/1 ml – Trpf. (Takeda Pharma)

■■ **Pharmakodynamik**

— Wird umgewandelt in pharmakologisch aktiven Metaboliten Desglymidodrin, der ein selektiver α_1-Adrenorezeptor-Agonist ist und über eine arterielle und venöse Vasokonstriktion den arteriellen Blutdruck anhebt.

■■ **Pharmakokinetik**

— Midodrin: T_{max} = 20–30 min; $t_{1/2}$ = ca. 0,45 h; Desglymidodrin: T_{max} = 1,1 h; $t_{1/2}$ = 3 h,
— Metabolisierung zu Desglymidodrin; Elimination von Midodrin und Desglymidodrin fast ausschließlich renal.

■■ **Indikation**

— Primäre und sekundäre Formen der neurogenen orthostatischen Hypotension (z. B. Parkinson-Syndrom).

■■ **Dosierung**

— Beginn mit 2–3×2,5 mg/Tag, nach Wirkung langsame Auf- oder Abdosierung in 3-tägigen Abständen auf maximal 3×10 mg/Tag;
— Applikation während des Tages, wenn der Patient seine Aktivitäten in aufrechter Position verrichtet, jedoch spätestens 4 h vor dem Schlafengehen, um Liegendhypertonie zu vermeiden;
— Einnahme mit reichlich Flüssigkeit, auch mit den Mahlzeiten.

■■ **Nebenwirkungen**

— Sehr häufig: Parästhesien und Pruritus, vor allem der Kopfhaut, Piloerektion, Kältegefühl, Harnverhalt bei hoher Dosis (30 mg/Tag);
— häufig: Liegendhypertonie > 180 mmHg (bei > 30 mg/Tag), Sodbrennen, Nausea, Stomatitis, Hautrötung und -ausschlag;
— gelegentlich: Schlafstörungen, Schlaflosigkeit, Kopfschmerzen, Unruhe, Erregbarkeit, Reizbarkeit, Liegendhypertonie > 180 mmHg (bei < 7,5 mg/Tag), Reflexbradykardie, Palpitationen, Tachykardie, ventrikuläre Arrhythmie;
— selten: Dyspepsie, Leberfunktionsstörungen, erhöhte Leberenzyme;
— sehr selten: Gewichtszunahme (Extrazellulärflüssigkeit).

■■ **Kontraindikationen**

— Überempfindlichkeit gegen das Präparat,
— Hypertonie,
— Phäochromozytom,
— obliterierende und stenosierende Gefäßerkrankungen,
— Engwinkelglaukom,
— Harnblasenentleerungsstörungen, besonders bei Prostatahypertrophie mit Restharnbildung,
— Thyreotoxikose,
— proliferative diabetische Retinopathie,

- koronare Herzkrankheit,
- hypotone Kreislaufstörungen mit hypertoner Reaktion im Stehtest,
- schwere Herzerkrankungen (z. B. Bradykardie, ischämische Herzerkrankung, hypertrophe obstruktive Kardiomyopathie, Herzklappenstenose, Erregungsleitungsstörung, Aortenaneurysma),
- akute Nierenerkrankungen, schwere Nierenfunktionsstörungen,
- Kinder unter 12 Jahre,
- Schwangerschaft und Stillzeit.

Relative Kontraindikationen:
- Cor pulmonale,
- Diabetes mellitus.

▪▪ Interaktionen
- Midodrin ist ein CYP2D6-Inhibitor und kann deshalb den Metabolismus anderer Arzneimittel (z. B. Amiodaron, Metoclopramid, Perphenazin) vermindern.
- Reserpin, Guanethidin, trizyklische Antidepressiva, Sympathomimetika, Schilddrüsenhormone, Antihistaminika, MAO-Hemmer und Kortikosteroide verstärken die sympathomimetische Wirkung (unerwünscht hoher Blutdruckanstieg).
- Atropin steigert die gefäßkontrahierende Wirkung von Midodrin und hemmt sowohl dessen herzfrequenzsenkende Wirkung als auch dessen Nebenwirkungen wie Miktionsstörungen.
- α-Rezeptorenblocker antagonisieren die blutdrucksteigernde Wirkung von Midodrin, β-Rezeptorenblocker potenzieren die herzfrequenzsenkende Wirkung.
- Herzglykoside verstärken die Reflexbradykardie, wegen möglicher Asystolie gleichzeitige Gabe nicht empfohlen.
- Biguanide, Guanidin, H2-Antihistaminika, Procainamid, Triamteren, Flecainid können zu Wirkungsverlängerung durch gemeinsame Sekretion über tubuläres Basensekretionssystem führen.
- Kombination mit Ergot-Alkaloiden kann zur Verschlechterung der peripheren Durchblutung führen.

Bewertung

Nach Ausschöpfen aller Allgemeinmaßnahmen (Hochlagern des Kopfes über 12°, Stützstrümpfe, mehr als 2 l Flüssigkeit/Tag, Na-Einfuhr mehr als 3 g/Tag, mehrere kleine Mahlzeiten und Physiotherapie) zur Behandlung der Orthostase beim Parkinson-Syndrom.

▪ Opicapon
- Ongentys, 50 mg – Hartkps. (Bial)

▪▪ Pharmakodynamik
- Oral wirksamer, peripherer, selektiver und reversibler Inhibitor der COMT (Catechol-O-Methyl-Transferase), der im Steady-state eine Erhöhung der systemischen Levodopa-Exposition um etwa den Faktor 2 bewirkt.

▪▪ Pharmakokinetik
- T_{max} = 1-2,5 h; $t_{1/2}$ = 0,7–3,2 h; Plasmaproteinbindung 99,9%, Resorptionsquote 20%.
- Metabolisierung durch Sulfatierung; Elimination zu 59–77% über die Fäzes; hemmt CYP2C8, klinisch nicht relevante Hemmung von CYP2C9.
- In-vitro-Substrat des Transporters OATP1B3 und der Efflux-Transporter P-gp und BCRP.
- Bei älteren Patienten eine klinisch nicht relevante Erhöhung der Exposition mit Opicapon.
- Bei Niereninsuffizienz keine Dosisanpassung.
- Bei mittelschwerer Leberfunktionsstörung Erhöhung der Bioverfügbarkeit ohne Sicherheitsprobleme. Bei schwerer Leberfunktionsstörung liegen keine Daten vor.

▪▪ Indikationen und Behandlungshinweise
- In Kombination mit Levodopa/Benserazid oder Levodopa/Carbidopa bei Patienten mit M. Parkinson mit „End-of-dose"-Fluktuationen.

■■ Dosierung

- 1 Tbl. zu 50 mg einmal täglich beim Zubettgehen mindestens eine Stunde vor oder nach Levodopa/Benserazid oder Levodopa/Carbidopa,
- Opicapon verstärkt die Wirkung von Levodopa; um Nebenwirkungen zu vermeiden, muss die Levodopadosis reduziert werden durch Reduktion der Einzeldosis oder Verlängerung der Dosisintervalle.

■■ Nebenwirkungen

- Häufigste Nebenwirkungen sind durch Erhöhung der Bioverfügbarkeit von Levodopa dopaminerge Nebenwirkungen (Dyskinesien), die meist zu Beginn der Therapie auftreten und durch Dosisreduktion des Levodopa zu mildern sind.
- Auf die Möglichkeut des Auftretens von Impulskontrollstörungen (Spielsucht, gesteigerte Libido, Hypersexualität, zwanghaftes Geldausgeben oder Einkaufen, Essattacken oder zwanghaftes Essen) sollte hingewiesen werden.
- Wegen der Möglichkeit des Anstiegs der Leberenzyme sollte bei Patienten mit fortschreitender Anorexie, Asthenie und Gewichtsabnahme eine sorgfältige Untersuchung einschließlich der Bestimmung der Leberenzyme im Serum erfolgen.
- **Nervensystem:** sehr häufig: Dyskinesie; häufig: Schlaflosigkeit, Halluzinationen, abnorme Träume, Schwindel, Kopfschmerz, Somnolenz;
- **Herzerkrankungen:** häufig:orthostatische Hypotonie;
- **Magen-Darm-Trakt:** häufig: Mundtrockenheit, Obstipation, Erbrechen;
- **Skelettmuskulatur:** häufig: Muskelspasmen;
- **Untersuchungen:** häufig: Erhöhung der Kreatininkinase im Blut.

■■ Kontraindikationen

- Überempfindlichkeit gegen das Präparat,
- malignes neuroleptisches Syndrom und/ oder nichttraumatische Rhabdomyolyse in der Vorgeschichte,

gleichzeitige Gabe eines MAO_A- und MAO_B-Hemmers (z. B. Phenelzin, Tranylcipromin, Moclobemid) mit Ausnahme der bei M. Parkinson angewendeten,
- Phäochromozytom, Paragangliom oder andere Katecholamin-sezernierende Neubildungen,
- Patienten mit kongenitaler Galaktoseintoleranz, Lapp-Laktase-Mangel oder Glukose-Galaktose-Malabsorption sollten Ongentys wegen des Gehalts an Lactose nicht einnehmen,

■■ Interaktionen

- Durch Erhöhung der Bioverfügbarkeit von Levodopa dopaminerge Nebenwirkungen (s. oben unter „Nebenwirkungen"),
- Die gleichzeitige Gabe von MAO-Hemmern ist kontraindiziert mit Ausnahme der zur Behandlung des M. Parkinson zugelassenen MAO_B-Hemmer Rasagilin (bis 1 mg/Tag), Selegelin (bis 10 mg/Tag oral und 1,25 mg/Tag buccal). Für die gleichzeitiger Gabe des MAO_B-Hemmers Safinamid liegen keine Erfahrungen vor.
- Vorsicht bei gleichzeitiger Einnahme von trizyklischen Antidepressiva und Noradrenalinwiederaufnahmehemmern wie Desipramin, Maprotilin oder Venlafaxin sowie Substanzen, die über COMT metabolisiert werden, wie Dobutamin, Dopamin, Dopexamin, Noradrenalin, Adrenalin, Rimiterol und Isoprenalin, da über mögliche Interaktionen zu wenig Erfahrungen vorliegen.
- Da Opicapon ein schwacher Inhibitor von CYP2C8 und OATP1B1 ist, ist Vorsicht geboten bei Substanzen, die über diesen Weg verstoffwechselt bzw. transportiert werden.

Bewertung

Neuer COMT-Hemmer zur Therapie von Wirkungsfluktuationen, der aufgrund hoher Affinität und langer Wirkungsdauer nur einmal täglich gegeben wird. Bisher sind im Vergleich zu Entacapon und Tolcapon geringere Nebenwirkungen beschrieben. Wegen möglicher Induktion von dopaminergen Nebenwirkungen (z. B. Dyskinesien) ist wie bei anderen COMT-Hemmern gleichzeitig die Levodopadosis zu senken.

- **Pergolid**
  - Pergolid HEXAL, 0,05 mg, 0,25 mg, 1 mg – Tbl. (Hexal)
  - Pergolid neuraxpharm, 0,05 mg, 0,25 mg, 1 mg – Tbl. (neuraxpharm)

▪▪ Pharmakodynamik
- Ergot-Derivat, Agonist am serotonergen $5-HT_{2B}$-Rezeptor,
- starker Agonist am dopaminergen D_2- und D_3-Rezeptor mit geringer Affinität zum D_1-Rezeptor.

▪▪ Pharmakokinetik
- $T_{max} = 1-2$ h; $t_{1/2} = 7-16$ h; Plasmaproteinbindung 90%; Steady-state nach 2 Tagen,
- Metabolisierung hepatisch; Elimination zu 55% renal, zu 5% über die Atmung und zu 40% über Fäzes.

▪▪ Indikationen und Behandlungshinweise
- DA-Agonist der 2. Wahl zur Behandlung des M. Parkinson, wenn eine Behandlung mit einem Nicht-Ergot-Dopaminagonisten nicht oder nicht ausreichend wirksam ist, nicht vertragen wurde oder kontraindiziert ist,
- Monotherapie in der Frühphase und als Zusatztherapie mit Levodopa/Dopa-Decarboxylasehemmer.
- Die Therapie ist durch einen Spezialisten zu beginnen unter Berücksichtigung des potenziellen Behandlungsnutzens und

des Risikos fibrotischer Reaktionen und Herzklappenveränderungen.
- Wegen des Risikos der Induktion von Herzklappenfibrosen ist vor Behandlungsbeginn eine kardiovaskuläre Untersuchung einschließlich Echokardiogramm unerlässlich (Ausschluss Herzklappenerkrankung); 3–6 Monate nach Behandlungsbeginn eine Kontrollechokardiografie, danach regelmäßig alle 6–12 Monate,
- weitere empfohlene Verlaufsuntersuchungen zur Detektion von Fibrosen oder Herzklappenveränderungen: Auskultation auf Herzgeräusche, Zeichen einer Herzinsuffizienz durch Perikardfibrose/Perikarditis; Untersuchung auf Dyspnoe, persistierenden Husten, Brustschmerz; Schmerzen in der Lendengegend, Beinödeme oder abdominelle Geweberverhärtung als Folge einer durch retroperitoneale Fibrose bedingten Niereninsuffizienz oder urethralen/abdominellen Gefäßstenose.

> **Bei Herzklappenauffälligkeiten ist die Therapie zu beenden.**

▪▪ Dosierung
- Beginn mit 0,05 mg/Tag an den ersten beiden Tagen,
- während der folgenden 12 Tage Erhöhung der Tagesdosis alle 3 Tage um 0,1 mg, anschließend Erhöhung der Tagesdosis alle 3 Tage um 0,25 mg auf empfohlene Zieldosis von 2,5–3 mg/Tag, maximal 5 mg/Tag, aufgeteilt in 3 Dosen mit Flüssigkeit unzerkaut unabhängig von den Mahlzeiten einzunehmen.

> **Fibrotische Veränderungen an Herzklappen, Pleura und retroperitoneal scheinen unter höheren Dosen und bei höheren kumulativen Dosen häufiger aufzutreten.**

▪▪ Nebenwirkungen
- **Nervensystem**: Dyskinesien, Schwindel, Halluzinationen, Dystonie, Verwirrtheit,

Somnolenz, übermäßige Tagesmüdigkeit, Schlafattacken, Synkopen, Diplopie, Impulskontrollstörungen (Hypersexualität, Spielsucht, Kaufsucht und zwanghaftes Geldausgeben, Essattacken, zwanghaftes Essen);
— **Magen-Darm-Trakt**: Übelkeit, Obstipation, Erbrechen, Dyspepsie, Diarrhö, Appetitlosigkeit;
— **Herz-Kreislauf-System**: arterielle Hypotension (besonders orthostatisch), Arrhythmien, Sinustachykardie, Herzklappenfibrose einschließlich Regurgitationen, Perikarditis, Perikarderguss;
— **Sonstiges**: Pleura- und retroperitoneale Fibrose, Pleuritis, Pleuraergüsse, Dyspnoe, Rhinitis, Erhöhungen der Leberenzyme, Überempfindlichkeitsreaktionen, Hautausschlag und Fieber, Raynaud-Syndrom;
— in Einzelfällen beim Absetzen Symptome wie malignes neuroleptisches Syndrom (Fieber, Muskelsteifheit, Bewusstseinsänderung, autonome Dysregulation).

■■ **Kontraindikationen**
— Überempfindlichkeit gegen das Präparat oder andere Mutterkornalkaloidabkömmlinge,
— Schwangerschaft,
— Fibrose und/oder Herzklappenveränderung (auch in der Vorgeschichte: Klappensegelverdickung, Einschränkung der Klappenbeweglichkeit mit oder ohne Stenosierung).

■■ **Interaktionen**
— DA-Antagonisten wie Phenothiazine, Butyrophenone, Thioxanthen und Metoclopramid sollten nicht gleichzeitig gegeben werden, da sie die Wirkung von Pergolid herabsetzen.
— Aufgrund der hohen Plasmaeiweißbindung Vorsicht bei Medikamenten mit ebenfalls hoher Plasmaeiweißbindung wie Antikoagulanzien und Digitoxin.
— Gleichzeitige Gabe von Antihypertensiva kann zu Blutdruckabfällen führen.

> **Bewertung**
>
> Wegen des hohen Risikos der Induktion von Herzklappenfibrosen nur Reservemedikament als DA-Agonist zur Behandlung des M. Parkinson, wenn eine Behandlung mit einem Non-Ergot-Dopaminagonisten nicht oder nicht ausreichend wirksam war, nicht vertragen wurde oder kontraindiziert ist.

▪ **Piribedil**
— Clarium, 50 mg – Retardtbl. (Desitin)

■■ **Pharmakodynamik**
— Non-Ergot-Derivat, ohne Affinität zum serotonergen 5-HT$_{2B}$-Rezeptor,
— starker Agonist am dopaminergen D$_2$- und D$_3$-Rezeptor,
— Antagonist an α$_2$-Rezeptoren des ZNS (α$_{2A}$ und α$_{2C}$).

■■ **Pharmakokinetik**
— T$_{max}$ = 3–6 h; t$_{1/2}$ = 12 h; Plasmaproteinbindung 70–80%;
— Metabolisierung in der Leber, 75% Elimination der Metaboliten über die Niere.

■■ **Indikationen**
— Monotherapie in der Frühphase des M. Parkinson bei jüngeren Patienten ohne relevante Komorbität,
— Kombinationstherapie mit Levodopa/Dopa-Decarboxylasehemmer initial oder während des Verlaufs der Erkrankung.

■■ **Dosierung**
— Beginn mit 50 mg/Tag, alle 2 Wochen um 50 mg/Tag erhöhen, Tagesmaximaldosis 250 mg/Tag aufgeteilt in 3 Tagesdosen mit Flüssigkeit unzerkaut,

■■ **Nebenwirkungen**
— **Nervensystem**: Dyskinesien, übermäßige Schläfrigkeit (Somnolenz), häufig: Benommenheit, (Dreh-)Schwindel, deutliche

Tagesmüdigkeit und Episoden von plötzlichem Einschlafen, Halluzinationen, Verwirrtheit; gelegentlich: psychotische Reaktionen einschließlich Delir, Wahn, Impulskontrollstörungen (Hypersexualität, Spielsucht, Kaufsucht und zwanghaftes Geldausgeben, Essattacken, zwanghaftes Essen);

- **Magen-Darm-Trakt**: häufig: Übelkeit, Erbrechen, Blähungen;
- **Herz-Kreislauf-System**: sehr selten: Hypotonie, orthostatische Hypotonie mit Synkopen oder Übelkeit.

> ⊙ Piribedil wird mit übermäßiger Schläfrigkeit (Somnolenz) und plötzlichem Einschlafen, manchmal ohne Wahrnehmung von Warnzeichen in Verbindung gebracht. Über dieses Risiko müssen die Patienten aufgeklärt werden. Patienten, die diese Symptome berichten, müssen vom Führen eines Kraftfahrzeugs oder Bedienen von Maschinen absehen. Bei Auftreten dieser Symptome ist die Dosis zu reduzieren oder die Gabe ausschleichend zu beenden.

▪▪ Kontraindikationen
- Überempfindlichkeit gegen das Präparat,
- kardiogener Schock,
- akuter Myokardinfarkt,
- Kombination mit Neuroleptika (Ausnahme Clozapin).

▪▪ Interaktionen
Wechselseitiger Antagonismus mit Neuroleptika (ausgenommen Clozapin).

Bewertung

Einer der Dopaminagonisten der 1. Wahl zur Behandlung des M. Parkinson. Im Vergleich zu anderen Non-Ergot-DA-Agonisten weniger autonome Nebenwirkungen, seltener Ödeme, relativ wenig Tagesmüdigkeit.

- **Pramipexol**
- GLEPARK, 0,088 mg, 0,18 mg, 0,35 mg, 0,7 mg – Tbl. (Glenmark)
- Oprymea, 0,26 mg, 0,52 mg, 1,05 mg, 1,57 mg, 2,1 mg, 2,62 mg, 3,15 mg – Retardtbl. (Krka/TAD Pharma)
- Pramip, 0,088 mg, 0,18 mg, 0,35 mg, 0,7 mg – Tbl. (mibe)
- PRAMIPEXGAMMA, 0,18 mg, 0,35 mg – Tbl. (AAA-Pharma)
- Pramipexol AAA, 0,18 mg, 0,35 mg – Tbl. (AAA-Pharma)
- Pramipexol AbZ, 0,088 mg, 0,18 mg, 0,35 mg, 0,7 mg – Tbl. (AbZ-Pharma)
- Pramipexol Accord, 0,088 mg, 0,18 mg, 0,35 mg, 0,7 mg, 1,1 mg – Tbl. (Accord Healthcare)
- Pramipexol AL, 0,088 mg, 0,18 mg, 0,35 mg, 0,7 mg, 1,1 mg – Tbl. (Aliud Pharma)
- Pramipexol-CT, 0,18 mg, 0,35 mg, 0,7 mg – Tbl. (AbZ-Pharma GmbH)
- Pramipexol Hennig, 0,088 mg, 0,18 mg, 0,35 mg, 0,7 mg – Tbl. (Hennig)
- Pramipexol Heumann, 0,088 mg, 0,18 mg, 0,35 mg, 0,54 mg, 0,7 mg, 1,1 mg – Tbl. (Heumann)
- PRAMIPEXOL HEXAL, 0,26 mg, 1,05 mg – Retardtbl. (Hexal)
- Pramipexol-Hormosan, 0,088 mg, 0,18 mg, 0,35 mg, 0,7 mg – Tbl. (Hormosan)
- Pramipexol-neuraxpharm, 0,088 mg, 0,18 mg, 0,35 mg, 0,7 mg, 1,1 mg – Tbl. (neuraxpharm)
- Pramipexol-ratiopharm, 0,088 mg, 0,18 mg, 0,35 mg, 0,7 mg, 1,1 mg – Tbl. (ratiopharm)
- Pramipexol STADA, 0,088 mg, 0,18 mg, 0,35 mg, 0,7 mg, 1,1 mg – Tbl. (STADApharm)
- Pramipexol AbZ, 0,088 mg, 0,18 mg, 0,35 mg, 0,7 mg – Tbl. (AbZ Pharma)
- Pramipexol TAD, 0,088 mg – Tbl.; 0,18 mg, 0,35 mg, 0,7 mg, 1,1 mg – Tbl. (TRD Pharma)
- Sifrol, 0,088 mg, 0,18 mg, 0,35 mg, 0,7 mg – Tbl. (Boehringer Ingelheim)

- Sifrol retard, 0,26 mg, 0,52 mg, 1,05 mg, 1,57 mg, 2,10 mg, 2,62 mg, 3,15 mg – Retardtbl. (Boehringer Ingelheim)

▪▪ Pharmakodynamik
- Non-Ergot-Derivat, keine relevante Affinität zum serotonergen 5-HT$_{2B}$-Rezeptor,
- starker Agonist am dopaminergen D$_2$- und D$_3$-Rezeptor ohne relevante Affinität zum D$_1$-Rezeptor.

▪▪ Pharmakokinetik
- T$_{max}$ = 1–3 h; t$_{1/2}$ = 8 h (jüngere Patienten), 12 h (ältere Patienten); Plasmaprotein-bindung mit < 20% sehr gering,
- für Retard T$_{max}$ = 6 h; t$_{1/2}$ = 8 h (jüngere Patienten), 12 h (ältere Patienten); Steady-state nach 5 Tagen,
- Bioverfügbarkeit > 90%,
- Elimination zu 90% über die Niere, nur 2% über die Fäzes.

▪▪ Indikationen
- Symptomatische Behandlung des M. Parkinson allein (ohne Levodopa) oder in Kombination mit Levodopa bis hin zum fortgeschrittenen Stadium, in dem die Wirkung von Levodopa nachlässt oder unregelmäßig wird (End-of-dose-, On-Off-Phänomene),
- Wirkung auf Tremor durch Studie belegt,
- Hinweise auf milde antidepressive Wirkung (Off-label-Gebrauch),
- symptomatische Behandlung des mittel-schweren bis schweren idiopathischen Restless-Legs-Syndroms.

▪▪ Dosierung
- Bei der Standard-Form Beginn mit 0,264 mg/Tag aufgeteilt in 3 Tagesdosen (3×0,088 mg/Tag) während oder außerhalb der Mahlzeiten mit Wasser. Steigerung auf 0,54 mg/Tag (3×0,18 mg/Tag) in der 2. Woche und auf 1,05 mg/Tag (3×0,35 mg/Tag) in der 3. Woche. Danach Steigerung um 0,54 mg/Tag in wöchentlichen

Abständen auf eine Dosis bis max. 3,3 mg/Tag (3×1,1 mg/Tag).
- Bei der Retard-Form Beginn mit 0,26 mg einmal täglich, ab der 2. Woche 0,52 mg einmal täglich, danach wöchentliche Steigerung um 0,52 mg/Tag auf eine Tages-maximaldosis von 3,15 mg.
- Umstellung von Sifrol auf Sifrol retard kann über Nacht mit der identischen Tagesdosis erfolgen.
- Zu beachten ist, dass die Inzidenz von Tagesschläfrigkeit ab 1,05 mg/Tag zunimmt.

Die Ausscheidung von Pramipexol ist von der Nierenfunktion abhängig:
- Bei Kreatinin-Clearance > 50 ml/min keine Reduzierung der Tagesdosis,
- bei Kreatinin-Clearance zwischen 20 und 50 ml/min sollte die initiale Tages-dosis der nicht-retardierten Form auf 0,176 mg reduziert werden, aufgeteilt in 2 Einnahmen von je 0,088 mg, bei der Retard-Form bei einer Kreatinin-Clearance zwischen 30 und 50 ml/min 0,26 mg jeden zweiten Tag, die max. Tagesdosis ist für beide Applikationsformen 1,57 mg,
- bei Kreatinin-Clearance ≤ 20 ml/min sollte die Initialdosis der nicht-reduzierten Form auf 0,088 mg reduziert und auf einmal verabreicht werden, bei einer Kreatinin-Clearance ≤ 30 ml/min sollte die Retard-Form nicht mehr angewendetr werden.
- Der plötzliche Abbruch der Behandlung kann zu einem malignen neuroleptischen Syndrom führen. Daher sollte die Dosis schrittweise um zunächst 0,54 mg/Tag (Base) bis auf 0,54 mg/Tag, danach um 0,264 mg/Tag reduziert werden.

▪▪ Nebenwirkungen
- Im Vergleich zu Levodopa Verzögerung des Einsetzens und Reduktion der Häufigkeit von motorischen Komplikationen (Fluktu-ationen, Dyskinesien) bei geringerer Verbesserung der motorischen Funktion;

- häufigste Nebenwirkungen (≥ 5%) sind Übelkeit, Dyskinesien, Hypotonie, Schwindel, Somnolenz, Schlaflosigkeit, Obstipation, Halluzinationen, Kopfschmerzen und Müdigkeit;
- wahrscheinlich wegen der hohen Affinität zu D_3-Rezeptoren treten wie bei Ropinirol relativ häufig Impulskontrollstörungen auf.
- **Nervensystem, psychiatrische Erkrankungen**: sehr häufig: Dyskinesien, Schwindel, Somnolenz; häufig: abnorme Träume, Halluzinationen, Verwirrtheit, Schlaflosigkeit, Kopfschmerzen, Impulskontrollstörungen (Hypersexualität, Spielsucht, Kaufsucht und zwanghaftes Geldausgeben, Essattacken, zwanghaftes Essen); gelegentlich: plötzliches Einschlafen, psychotische Reaktionen einschließlich Delir, Wahn, paranoide Störungen, Libidozunahme oder -abnahme, Amnesie, Hyperkinesie, Synkope; selten: Manie;
- **Magen-Darm-Trakt**: sehr häufig: Übelkeit; häufig: Erbrechen, Obstipation, Sodbrennen (Kombinationstherapie), Gewichtsabnahme inkl. verminderter Appetit;
- **Augen:** häufig: Doppeltsehen, verschwommenes Sehen, verminderte Sehschärfe;
- **Sonstiges:** häufig: Beinödeme, Müdigkeit, orthostatische Hypotonie; gelegentlich: Lungenentzündungen, inadäquate ADH-Sekretion, Herzversagen, Dyspnoe, Schluckauf, Überempfindlichkeitsreaktionen, Pruritus, Hautausschlag.
- Pramipexol wird mit Somnolenz und gelegentlicher exzessiver Tagesmüdigkeit und plötzlichem Einschlafen in Verbindung gebracht. Über dieses Risiko müssen die Patienten aufgeklärt werden. Patienten, die diese Symptome berichten, müssen vom Führen eines Kraftfahrzeugs oder Bedienen von Maschinen absehen. Die Inzidenz ist bei Tagesdosen > 1,5 mg erhöht. Deshalb ist bei Auftreten dieser Symptome die Dosis zu reduzieren oder die Gabe ausschleichend zu beenden.

- Beim plötzlichen Absetzen Symptome eines malignen neuroleptischen Syndroms möglich.

■■ **Kontraindikationen**
- Überempfindlichkeit gegen das Präparat,
- relativ: Schwangerschaft und Stillzeit.

■■ **Interaktionen**
- Medikamente, die die aktive renale Tubulussekretion hemmen, wie z. B. Cimetidin, Amantadin, Mexiletin, Zidovudin, Cisplatin, Chinin und Procainamid, können die renale Ausscheidung von Pramipexol reduzieren.
- Bei Kombination von Pramipexol mit Levodopa wird empfohlen, bei einer Dosiserhöhung von Pramipexol die Dosis von Levodopa zu reduzieren.
- DA-Antagonisten wie Phenothiazine, Butyrophenone, Thioxanthen und Metoclopramid sollten nicht gleichzeitig gegeben werden, da sie die Wirkung von Pramipexol herabsetzen.
- Wegen möglicher additiver Effekte Vorsicht mit sedierenden Medikamenten und Alkohol.

Bewertung

Einer der Dopaminagonisten der 1. Wahl zur Behandlung des M. Parkinson. Milde antidepressive Wirkung kann bei entsprechender Indikation genutzt werden (Off-label-Gebrauch). Wirkung auf Tremor durch Studie belegt.

■ **Primidon** (► Kap. 3)
- Mylepsinum, 250 mg – Tbl. (AWD pharma)
- Liskantin, 250 mg – Tbl.; 25 mg/ml – Suspension (Desitin)
- PRIMIDON Holsten – Tbl. (Holsten)

■■ **Dosierung**
- Beginn mit 62,5 mg abends, Steigerung in Abständen von 3 Tagen um 25 mg/

Tag bis zur Wirksamkeit, max. 500 mg/
Tag aufgeteilt in 2 Dosen, wobei 2/3
abends genommen werden sollten (lange
Halbwertszeit, Nebenwirkung Müdigkeit
wird „verschlafen"),
— mit oder nach den Mahlzeiten mit ausreichend Flüssigkeit einzunehmen.

Bewertung

Mittel der ersten Wahl zur Behandlung des
essenziellen Tremors bei älteren Patienten
oder bei Patienten mit kardiologischen
Erkrankungen, die die Gabe von
β-Rezeptorenblockern ausschließen. Bei
essenziellem Tremor möglicherweise sogar
wirksamer als Propranolol mit Ausnahme
der sehr schlechten Wirkung beim
Kopftremor, allerdings keine Zulassung
(Off-label-Gebrauch). Adjuvante Therapie
zu Levodopa und Dopaminagonisten bei
Parkinson-Tremor Typ II und III (ebenfalls
Off-label-Gebrauch).

- **Procyclidin**
— Osnervan, 5 mg – Tbl. (Aspen)

•• **Pharmakodynamik**
Zentral wirksames Anticholinergikum.

•• **Pharmakokinetik**
— T_{max} = 1,1 h; $t_{1/2}$ = 12,6 h,
— 1/5 in der Leber metabolisiert über
Zytochrom-P450 und anschließend
konjugiert an Glukuronsäure.

•• **Indikationen**
— Tremor bei Parkinson-Syndrom,
— durch Antipsychotika induzierte extrapyramidale Symptome wie Frühdyskinesien,
Akathisie, Parkinsonoid.

•• **Dosierung**
— Individuelle einschleichende
Aufdosierung,
— initial 3×2,5 mg/Tag, alle 2–3 Tage Dosissteigerung um 2,5 mg/Tag auf 3×10 mg/

Tag, mit ausreichend Flüssigkeit während
der Mahlzeiten einzunehmen, um Verträglichkeit zu verbessern. Die Maximaldosis
beträgt in Ausnahmefällen 60 mg/Tag,
— Absetzen wird in periodischen Abständen
empfohlen. Dies sollte ausschleichend
erfolgen.

•• **Nebenwirkungen**
— Nebenwirkungen treten besonders zu
Beginn der Behandlung und bei zu rascher
Dosissteigerung auf,
— wegen nicht auszuschließender prokonvulsiver Wirkung Vorsicht bei Patienten
mit erhöhter Krampfbereitschaft,
— Vorsicht bei älteren Patienten und
Patienten mit Hirnleistungsstörungen, bei
denen besonders unter höheren Dosen
Störungen des zentralen Nervensystems,
wie Verwirrtheit, Einschränkungen
der Kognition und des Gedächtnisses,
Desorientierung und paranoid-halluzinatorische Symptome, auftreten können,
— aufgrund des wie bei anderen Anticholinergika vorhandenen Missbrauchspoten-
zials Vorsicht bei Patienten, die Symptome
evtl. nur vortäuschen,
— Vorsicht bei Patienten mit Herzerkrankungen, eingeschränkter Leber- und
Nierenfunktion, Prostatahypertrophie,
obstruktiven Erkrankungen des Magen-
Darm-Trakts, Erkrankungen, die zu
bedrohlichen Tachykardien führen
können, Engwinkelglaukom,
— häufig: Mundtrockenheit, Obstipation, Harnverhalt (Antidot:
Carbachol), verschwommenes Sehen,
Akkommodationsstörungen;
— gelegentlich: Agitiertheit, Angst, Nervosität, Verwirrtheit, Desorientierung,
Halluzinationen, Schwindel, Gedächtnisstörungen, Wahrnehmungsstörungen,
Übelkeit, Erbrechen, Gingivitis, Hautausschlag, Miktionsstörungen (besonders bei
Prostataadenom), Tachykardie;
— selten: Psychosen;
— vereinzelt: Erhöhung der im EEG
festgestellten Krampfbereitschaft und

Krampfanfälle, Abusus bei Patienten mit endogenen Psychosen, bei Drogenabhängigen und Jugendlichen.

▬▬ Kontraindikationen
- Überempfindlichkeit,
- Demenz,
- unbehandeltes Engwinkelglaukom,
- mechanische Stenosen im Gastrointestinaltrakt,
- Megakolon,
- Darmatonie,
- Intoxikationen mit Alkohol, Hypnotika, trizyklischen Antidepressiva, Antikonvulsiva, Antihistaminika und Tranquilizern,
- hereditäre Galaktoseintoleranz, Laktasemangel, Glukose-Galaktose-Malabsorptionssyndrom.

Besondere Vorsicht bei:
- Leber- und Niereninsuffizienz,
- Prostataadenom,
- obstruktiven Erkrankungen des Magen-Darm-Traktes,
- Erkrankungen, die zu Tachykardien führen können,
- Engwinkelglaukom oder Neigung zu Engwinkelglaukom.

▬▬ Interaktionen
- MAO-Hemmer und anticholinerg wirkende Arzneimittel wie trizyklische Antidepressiva, Phenothiazine, Amantadin, Antihistaminika, Anti-Parkinson-Mittel und Spasmolytika können die zentralen und peripheren Nebenwirkungen von Procyclidin verstärken,
- Chinidin kann die anticholinerge Wirkung von Procyclidin am Herzen (AV-Überleitung) verstärken,
- Levodopa-induzierte Dyskinesien können verstärkt werden,
- Verminderung der Wirkung von Levodopa durch Beschleunigung der Magenentleerung und der Verdauung,
- Neuroleptika-induzierte tardive Dyskinesien können verstärkt werden,

- Plasmakonzentration durch Paroxetin signifikant erhöht (anticholinerge Wirkungen?),
- Reduktion der Resorption von Ketoconazol,
- Herabsetzung der Wirkung durch Tacrin,
- Verminderung der Wirkung von Metoclopramid, Cisaprid und analogen Mitteln auf den Magen-Darm-Trakt,
- Verstärkung der Alkoholwirkung.

Bewertung

Aufgrund limitierter Datenlage und Wirksamkeit nur Mittel der 2. Wahl zur Behandlung des Parkinson-Tremors und des medikamentös induzierten Parkinson-Syndroms.

■ Propranolol
- Dociton, 10 mg, 40 mg, 80 mg – Filmtbl.; 80 mg retard, 160 mg retard – Retardkps. (mibe)
- HEMANGIOL, 3,75 mg/ml – LöEin (Pierre Fabre Healthcare)
- Obsidan, 25 mg, 40 mg, 100 mg – Tbl. (Puren)
- Propranolol AL, 40 mg, 80 mg – Tbl. (Aliud Pharma)
- Propranolol-CT, 40 mg, 80 mg – Filmtbl. (CT Arzneimittel)
- PROPRANOLOL-GRY, 10 mg, 40 mg, 80 mg – Tbl. (Teva)
- Propranolol STADA, 40 mg, 80 mg – Tbl. (Stadapharm)
- Propra-ratiopharm, 10 mg, 40 mg, 80 mg – Filmtbl.; retard 80 mg, 160 mg – Retardkps. (ratiopharm)

▬▬ Pharmakodynamik
- Lipophiler nicht-kardioselektiver β-Rezeptorenblocker mit membranstabilisierender Wirkung ohne intrinsische sympathomimetische Eigenschaften,
- hemmt sowohl β1- als auch β2-Rezeptoren,
- Wirksamkeit auf verschiedene Halte- und Aktionstremores resultiert wahrscheinlich aus hemmender Wirkung auf die Muskelspindeln.

▪▪ Pharmakokinetik

- $T_{max} = 1–2$ h; $t_{1/2} = 3–4$ h; Plasmaprotein-
bindung 90%,
- Elimination von Propranolol und seinen
Metaboliten zu über 90% über die Niere.

▪▪ Indikationen

- Essenzieller Tremor, besonders der oberen
Extremitäten, weniger des Kopfes, der
Stimme und Zunge,
- Hinweise auf befriedigende Wirksamkeit
bei Haltetremor des M. Parkinson
(Off-label-Gebrauch),
- Wirksamkeit bei allen anderen Tremores
unsicher, aber im Einzelfall möglich.

▪▪ Dosierung

- Beginn mit 2- bis 3-mal 40 mg/Tag,
Steigerung langsam, z. B. alle 5 Tage
um 40 mg/Tag auf max. 240 mg/Tag, in
Ausnahmefällen auf 320 mg/Tag, aufgeteilt
in 3 Einzeldosen, unzerkaut mit etwas
Flüssigkeit einzunehmen.
- Muss die Behandlung beendet werden,
sollte dieses ausschleichend, möglichst
über 2–3 Wochen erfolgen, da sonst
Herzischämien mit Angina pectoris, ein
Herzinfarkt oder eine Verschlimmerung
einer Hypertonie auftreten können.

▪▪ Nebenwirkungen

- **Nervensystem**: häufig: Müdigkeit,
Schwindel, Benommenheit, Verwirrtheit,
Nervosität, Schwitzen, Kopfschmerzen,
Schlafstörungen, depressive Verstimmung,
Alpträume, Halluzinationen, Parästhesien;
gelegentlich: Myasthenia-gravis-ähnliche
Muskelschwäche; sehr selten: Verstärkung
einer Myasthenia gravis;
- **Herz-Kreislauf-System**: häufig: verstärkter
Blutdruckabfall, Bradykardie, Synkopen,
Palpitationen, AV-Überleitungsstörungen,
Verstärkung einer Herzinsuffizienz;
sehr selten: Verstärkung von pAVK-Be-
schwerden und Angina pectoris-Anfällen;
- **Magen-Darm-Trakt**: häufig: Übelkeit,
Erbrechen, Obstipation, Diarrhö;
gelegentlich: Mundtrockenheit;

- **Sonstiges**: häufig: allergische Hautreak-
tionen; gelegentlich: Thrombozytopenie,
Purpura, Konjunktivitis, verminderter
Tränenfluss; sehr selten: Verschlechterung
eines bestehenden oder Erstmanifestation
eines latenten Diabetes mellitus, Keratokon-
junktivitis, Sehstörungen, Auslösung oder
Verstärkung einer Psoriasis, Verschleierung
der Symptome einer Thyreotoxikose,
Arthropathie bei Langzeittherapie, Libido-
und Potenzstörungen, Erhöhung von
SGOT und SGPT, Verschlechterung der
Nierenfunktion bei Niereninsuffizienz;
- **Berichte**: Verminderung des HDL-Cholesterins und Erhöhung der Triglyzeride.
Atemnot bei obstruktiven Lungenerkrankungen, Hypoglykämie inkl. hypoglyk-
ämischer Krampfanfälle.

▪▪ Kontraindikationen

- Überempfindlichkeit gegen Propranolol
oder andere β-Rezeptorenblocker,
- manifeste Herzinsuffizienz,
- Schock,
- AV-Block II. und III. Grades,
- Sinusknoten-Syndrom,
- sinuatrialer Block,
- Bradykardie < 50/min,
- arterielle Hypotonie,
- Azidose,
- bronchiale Hyperreagibilität (z. B. Asthma
bronchiale),
- Spätstadien peripherer arterieller
Verschlusskrankheit,
- gleichzeitige Gabe von MAO-Hemmern
(Blutdruckanstieg), Ausnahme
MAO_B-Hemmer,
- die intravenöse Therapie mit Kalzium-
antagonisten vom Verapamil- oder
Diltiazem-Typ ist bei mit Propranolol
behandelten Patienten kontraindiziert
(Ausnahme Intensivmedizin).

Vorsicht bei:
- AV-Block I. Grades,
- Diabetikern mit stark schwankenden
Blutzuckerwerten (wegen möglicher
Hypoglykämien ohne Warnsymptome),

- Hypoglykämieneigung nach längerem Fasten oder starker körperlicher Anstrengung,
- Phäochromozytom (erst nach vorheriger Alpha-Rezeptorenblockade),
- Leberfunktions- und Nierenfunktionsstörung,
- Angina pectoris,
- Psoriasis,
- bekannten allergischen Reaktionen (Gefahr der Verstärkung),
- wegen schwerer Leberschäden unter anderen ß-Blockern regelmäßige Kontrolle der Leberwerte notwendig,
- in der Schwangerschaft strenge Indikation; 48–72 h vor Geburt beenden.

▪▪ Interaktionen
- Verstärkung der hypoglykämischen Wirkung von Insulin und oralen Antidiabetika; dabei können die Warnzeichen einer Hypoglykämie (Tachykardie, Tremor) verschleiert werden,
- verstärkter Blutdruckabfall bei gleichzeitiger Gabe von trizyklischen Antidepressiva, Barbituraten, Phenothiazinen, Nitroglyzerin, Diuretika, Vasodilatatoren und anderen blutdrucksenkenden Medikamenten,
- verstärkter Blutdruckabfall und Herzinsuffizienz bei gleichzeitiger Gabe von Kalziumantagonisten vom Nifedipin-Typ,
- Hypotension, Bradykardie und andere Herzrhythmusstörungen bei gleichzeitiger Gabe von Kalziumantagonisten vom Verapamil- oder Diltiazem-Typ oder anderen Antiarrhythmika,
- Absinken der Herzfrequenz bzw. Verzögerung der Überleitung bei gleichzeitiger Gabe von Herzglykosiden, Reserpin, α-Methyldopa, Guanfacin oder Clonidin,
- überschießender Blutdruckanstieg nach abruptem Absetzen von Clonidin bei gleichzeitiger Gabe von Propranolol. Clonidin darf erst abgesetzt werden, wenn einige Tage zuvor Propranolol abgesetzt wurde,

- beträchtlicher Blutdruckanstieg bei gleichzeitiger Gabe von Noradrenalin oder Adrenalin,
- wegen überschießenden Blutdruckanstiegs dürfen MAO-Hemmer nicht gleichzeitig gegeben werden,
- Narkotika verstärken die blutdrucksenkende Wirkung und die negativ inotrope Wirkung,
- Verstärkung der neuromuskulären Blockade von Muskelrelaxanzien,
- Verstärkung der Wirkung durch Cimetidin,
- Verringerung der blutdrucksenkenden Wirkung durch Indometacin.

Bewertung

Mittel der 1. Wahl bei Aktionstremor, besonders Haltetremor. Gute Wirksamkeit bei essenziellem Tremor, besonders der oberen Extremitäten, weniger des Kopfes, der Stimme und Zunge. Mäßige Wirksamkeit bei Parkinson-Tremor Typ II und III (Off-label-Gebrauch). Wirksamkeit bei allen anderen Tremores unsicher, aber im Einzelfall möglich.

- **Quetiapin**
- QUENTIAX, 25 mg, 100 mg, 150 mg, 200 mg, 300 mg – Filmtbl.; retard, 50 mg, 150 mg, 200 mg, 300 mg – Retardtab. (TAD Pharma)
- Quetiapin AbZ, 25 mg, 100 mg, 200 mg, 300 mg – Filmtbl.; 50 mg, 150 mg, 200 mg, 300 mg, 400 mg – Retardtab. (AbZ Pharma GmbH)
- Quetiapin Hennig, 200 mg, 300 mg – Tbl.; 25 mg, 100 mg – Filmtbl. (Hennig)
- Quetiapin Heumann, 50 mg, 400 mg – Filmtbl.; retard – Retardtbl. (Heumann)
- Quetiapin TAD, 50 mg, 150 mg, 200 mg, 300 mg – Retardtbl. (TAD)
- Quetiapin-CT, 25 mg, 100 mg, 150 mg, 200 mg, 300 mg – Filmtbl. (AbZ-Pharma GmbH)

- Quetiapin-Hormosan, 25 mg, 100 mg, 300 mg – Filmtbl.; 50 mg, 150 mg, 200 mg, 300 mg, 400 mg – Retardtbl. (Hormosan)
- Quetiapin-neuraxpharm, 50 mg, 150 mg, 200 mg, 300 mg, 400 mg – Retardtbl. (ratiopharm)
- Quetiapin-ratiopharm, 50 mg, 150 mg, 200 mg, 300 mg, 400 mg – Retardtbl. (ratiopharm)
- Seroquel, 25 mg, 100 mg, 200 mg, 300 mg – Filmtbl. (Astra Zeneca)

▪▪ Pharmakodynamik

- Atypisches Neuroleptikum mit sehr geringen extrapyramidal-motorischen Nebenwirkungen,
- Interaktion mit verschiedenen Neurotransmitterrezeptoren: besonders $5\text{-}HT_2\text{-}$, $D_1\text{-}$ und $D_2\text{-}$, $H_1\text{-}$, α_1-Rezeptoren, weniger zu $D_3\text{-}$ und $\alpha_2\text{-}$ und $5HT_{1A}$-Rezeptoren, keine zu $D_4\text{-}$, mACh- und BZD-Rezeptoren.
- Der aktive Plasmametabolit N-Desalkylquetiapin hat eine hohe Affinität zu $5\text{-}HT_2\text{-}$, $D_1\text{-}$ und $D_2\text{-}$, $H_1\text{-}$, α_1-Rezeptoren, mäßige bis hohe Affinität zu verschiedenen Muskarin-Rezeptoren, weniger zu α_2-Rezeptoren, keine Affinität zu BZD-Rezeptoren und ist partiell agonistisch an $5HT_{1A}$-Rezeptoren.

▪▪ Pharmakokinetik

- T_{max} = ca. 1,5 h; $t_{1/2}$ = ca. 7 h (bei älteren Patienten länger); Plasmaproteinbindung 83%,
- extensive hepatische Metabolisierung über CYP3A4 zu unwirksamen Metaboliten, die zu 73% über die Niere ausgeschieden werden,
- bei eingeschränkter Leberfunktion ca. 25% reduzierte Plasmaclearance, daher Dosisreduktion notwendig, bei eingeschränkter Nierenfunktion keine Dosisreduktion notwendig.

▪▪ Indikation

- Behandlung von Schizophrenie und bipolaren Störungen,

- Hinweis auf Wirksamkeit bei psychotischen Symptomen bei Patienten mit Parkinson-Syndrom, jedoch nicht Evidenzbasiert (Off-label-Gebrauch).

▪▪ Dosierung

- Psychotische Symptome bei M. Parkinson (auch medikamenteninduziert) und Lewy-Körperchen-Demenz werden mit sehr viel niedrigeren Dosen therapiert als Schizophrenie oder bipolare Störungen,
- Beginn mit 12,5 mg/Tag, langsame Aufdosierung auf 100 mg/Tag, in Ausnahmefällen auf 150 mg/Tag aufgeteilt in 2 Tagesdosen,
- bei eingeschränkter Leberfunktion sollten die Anfangsdosis halbiert werden und die tägliche Dosiserhöhung 6,25 mg/Tag betragen,
- eingeschränkte Nierenfunktion erfordert keine Dosisanpassung.

▪▪ Nebenwirkungen

- **Nervensystem, psychiatrische Erkrankungen**: sehr häufig: Schwindel, Somnolenz, Kopfschmerzen, extrapyramidal-motorische Symptome; häufig: Dysarthrie, anormale Treäume, Suizidgedanken; gelegentlich: zerebrale Krampfanfälle, Restless-Legs-Syndrom, Spätdyskinesie, Synkope; selten: Somnambulismus;
- **Herz-Kreislauf-System**: häufig: Tachykardie, orthostatische Hypotonie, Palpitationen; gelegentlich: QT-Zeit-Verlängerung, Bradykardie; selten: venöse Thrombembolien;
- **Magen-Darm-Trakt**: sehr häufig: Mundtrockenheit; häufig: Obstipation, Dyspepsie, Erbrechen, Erhöhung der Alaninaminotransferase (ALAT; GPT) und der Gamma-GT; gelegentlich: Dysphagie, Erhöhung der Aspartataminotransferasen (ASAT; GPT); selten: Pankreatitis, Ileus, Hepatitis;
- **Blutbild**: sehr häufig: verringertes Hämoglobin; häufig: Leukopenie

(besonders bei niedrigem Ausgangswert), Eosinophilie, Neutropenie; gelegentlich: Thrombozytopenie, Anämie; selten: Agranulozytose;

- **Stoffwechsel:** sehr häufig: Erhöhung von Triglyceriden, Erhöhung des Cholesterins (besonders LDL), Abnahme des HDL-Cholesterins, Gewichtszunahme; häufig: Appetitsteigerung, Hyperglykämie; gelegentlich: Hyponatriämie, Diabetes mellitus; selten: metabolisches Syndrom;
- **Endokrinologie:** häufig: Hyperprolaktinämie, Abnahme des Gesamt-T_4, des freien T_4, des Gesamt-T_3 und Zunahme des TSH; Abnahme des freien T_3, Hypothyreose; sehr selten: inadäquate ADH-Sekretion;
- **Sonstiges:** sehr häufig: Absetzreaktionen (Schlaflosigkeit, Übelkeit, Kopfschmerzen, Diarrhö, Erbrechen, Schwindel, Reizbarkeit); häufig: milde Asthenie, Dyspnoe, periphere Ödeme; gelegentlich: Rhinitis, Harnretention, sexuelle Dysfunktion; selten: Priapismus, Galaktorrhö; Brustschwellung, Menstruationsstörungen; sehr selten: Rhabdomyolyse, periphere Ödeme.

■■ Kontraindikationen
- Überempfindlichkeit gegen das Präparat,
- gleichzeitige Gabe von CYP3A4-Hemmern wie HIV-Proteasehemmern, Azol-Antimykotika, Erythromycin, Clarithromycin, Nefazodon.

Besondere Vorsicht bei:
- Kardio- oder zerebrovaskulären Erkrankungen,
- älteren, dementen Patienten bzgl. zerebrovaskulärer Ereignisse (3-fach erhöhtes Risiko),
- Störungen, die für arterielle Hypotonie anfällig machen,
- Risiken für Schlafapnoe (Übergewicht, Fettleibigkeit, männliches Geschlecht),
- epileptischen Anfällen in der Vorgeschichte,
- Diabetes und Risikofaktoren für Diabetes in der Vorgeschichte,

- gleichzeitiger Gabe von Arzneimitteln, die QT-Zeit verlängern,
- Risiko für Aspirationspneumonie (Dysphagie),
- Risiko für tiefe Beinvenenthrombosen,
- Neutropenie (vorliegend oder in der Vorgeschichte): Gefahr der schweren Neutropenie und Agranulozytose besonders in den ersten Monaten der Behandlung,
- Patienten mit Harnverhalt, Prostatahypertrophie, Darmverschluss, erhöhtem Augeninnendruck, Engwinkelglaukom, da Hauptmetabolit N-Desalkylquetiapin anticholinerge Wirkung (Muskarin) besitzt,
- schwerer Herzinsuffizienz, Herzhypertrophie, Hypokaliämie und Hypomagnesiämie.
- Wie bei anderen Neuroleptika: Risiko des malignen neuroleptischen Syndroms.

■■ Interaktionen
- Stark leberenzyminduzierende Substanzen wie Carbamazepin oder Phenytoin verringern die Plasmakonzentration von Quetiapin erheblich,
- bei gleichzeitiger Gabe von CYP3A4-Inhibitoren wie z. B. HIV-Proteasehemmern, Antimykotika vom Azoltyp, Makrolidantibiotika (Erythromycin, Clarithromycin), Statinen, Nefazodon und Grapefruitsaft ist mit einem Anstieg der Plasmakonzentration mit möglicher Zunahme von Nebenwirkungen zu rechnen. Johanniskraut bewirkt als Induktor einen Abfall der Plasmakonzentration von Quetiapin.
- Vorsicht bei gleichzeitiger Gabe von Arzneimitteln, die zu Elektrolytverschiebungen und QT-Zeit-Verlängerungen führen,
- Vorsicht in Kombination mit anderen zentralnervös wirkenden Arzneimitteln oder Alkohol,
- falsch positive Ergebnisse bei Nachweis von trizyklischen Antidepressiva und Methadon.

Trotz unzureichender Datenlage mit kontroversen Studienergebnissen bzgl. Wirksamkeit und Verträglichkeit ist Quetiapin im Vergleich zu Clozapin wegen des günstigeren Nebenwirkungsprofils (nicht notwendige wöchentliche Blutbild-bestimmungen) Medikament der 1. Wahl zur Behandlung psychotischer Symptome beim Parkinson-Syndrom (Off-label-Gebrauch).

▪ Rasagilin

- Azilect, 1 mg – Tbl. (TEVA Pharma/Lundbeck)
- Rasagilin AbZ, 1 mg – Tbl. (AbZ Pharma GmbH)
- Rasagilin Heumann, 1 mg – Tbl. (Heumann)
- Rasagilin Inresa, 1 mg – Tbl. (Inresa)
- Rasagilin-Hormosan, 1 mg – Tbl. (Hormosan)
- Rasagilin-neuraxpharm, 1 mg – Tbl. (neuraxpharm)
- Rasagilin-ratiopharm, 1 mg – Tbl. (ratiopharm)

▪▪ Pharmakodynamik

Starker, irreversibler selektiver MAO_B-Hemmer, der zu einem Anstieg des extrazellulären Dopamins im Striatum führt.

▪▪ Pharmakokinetik

- T_{max} = 0,5 h; $t_{1/2}$ = 0,6–2 h; Plasmaprotein-bindung 60–70%,
- Metabolisierung vom Zytochrom-P450-System durch CYP1A2; Elimination zu 63% über den Harn, zu 22% über die Fäzes,
- bei Patienten mit leichter Leberinsuffizienz Erhöhung der AUC um 80%, bei mittelschwerer Leberinsuffizienz Erhöhung der AUC um 570%,
- im Gegensatz zu Selegilin keine Metabolisierung zu Amphetaminderivaten.

▪▪ Indikationen

- Monotherapie des M. Parkinson,
- Zusatztherapie mit Levodopa bei Parkinson-Patienten mit End-of-dose-Fluktuationen,
- Hinweise auf positive Wirkung auf Freezing, Dyskinesien und Fatigue.

▪▪ Dosierung

- 1 mg 1×tgl. mit oder ohne Levodopa,
- Einnahme mit oder ohne Nahrung.

▪▪ Nebenwirkungen

Die nachfolgenden Nebenwirkungen wurden in placebokontrollierten Studien unter Rasagilin häufiger beobachtet als unter Placebo.

Monotherapie:

- Sehr häufig: Kopfschmerzen;
- häufig: grippeähnliche Symptome, Fieber, Unwohlsein, Muskel- und Nackenschmerzen, Arthritis, allergische Reaktionen, Angina pectoris, Blähungen, Leukopenie, Depression, Halluzinationen, Schwindel, Rhinitis, Konjunktivitis, Dermatitis, Hautkarzinom, Harndrang;
- gelegentlich: Schlaganfall, Myokardinfarkt, vesikulobullöser Ausschlag, verminderter Appetit;
- beobachtet: Impulskontrollstörungen (zwanghaftes Verhalten, Zwangsgedanken, Spielzwang, verstärkte Libido, Hypersexualität, impulsives Verhalten, Kaufsucht und zwanghaftes Geldausgeben), Serotonin-Syndrom, übermäßige Tagesmüdigkeit und plötzliches Einschlafen, Hypertonie.

Kombinationstherapie:

- Sehr häufig: Dyskinesie;
- häufig: Bauchschmerzen, Stürze, Nacken-schmerzen, orthostatische Hypotonie, Obstipation, Übelkeit und Erbrechen, Gewichtsverlust, Mundtrockenheit, Arthralgie, Tenosynovitis, Karpaltun-nelsyndrom, Dystonie, Halluzinationen, anomale Träume, Gleichgewichtsstörung, verminderter Appetit;

━ gelegentlich: Schlaganfall, Angina pectoris, Melanom, Verwirrtheitszustände;
━ beobachtet: Impulskontrollstörungen (zwanghaftes Verhalten, Zwangsgedanken, Spielzwang, verstärkte Libido, Hypersexualität, impulsives Verhalten, Kaufsucht und zwanghaftes Geldausgeben), Serotonin-Syndrom, übermäßige Tagesmüdigkeit und plötzliches Einschlafen, Hypertonie.

■■ **Kontraindikationen**
━ Überempfindlichkeit gegen das Präparat,
━ Behandlung mit anderen MAO-Hemmern, Johanniskraut oder Pethidin,
━ bei leichter Leberinsuffizienz ist Vorsicht geboten, bei mittelschwerer Leberinsuffizienz wird abgeraten, bei schwerer Leberinsuffizienz ist Rasagilin kontraindiziert bzw. sofort abzusetzen,
━ gleichzeitige Anwendung von Fluoxetin oder Fluvoxamin ist zu vermeiden, Rasagilin ist frühestens 5 Wochen nach Absetzen von Fluoxetin oder Fluvoxamin zu beginnen, Fluoxetin oder Fluvoxamin frühestens 2 Wochen nach Absetzen von Rasagilin,
━ gleichzeitige Anwendung von Dextromethorphan, Sympathomimetika (z. B. schleimhautabschwellende Medikamente) oder Arzneimitteln gegen Erkältungen (Ephedrin, Pseudoephedrin) ist zu vermeiden.

■■ **Interaktionen**
━ Bei gleichzeitiger Gabe von MAO-Hemmern, Pethidin, Sympathomimetika (z. B. schleimhautabschwellende Medikamente oder Arzneimittel gegen Erkältungen), Dextromethorphan, selektiven Serotoninwiederaufnahmehemmern (besonders Fluvoxamin und Fluoxetin), selektiven Serotonin-Noradrenalin-Wiederaufnahmehemmern, tri- und tetrazyklischen Antidepressiva sind schwere unerwünschte Nebenwirkungen berichtet worden. Deshalb wird die Anwendung von Rasagilin mit diesen Arzneimittel nicht empfohlen.

━ Starke CYP1A2-Hemmer (z. B. Ciprofloxacin) können die Plasmaspiegel von Rasagilin erhöhen und sind mit Vorsicht anzuwenden; bei Rauchern kann der Spiegel infolge der Induktion von CYP1A2 gesenkt werden.
━ Entacapon erhöht die Clearance von Rasagilin um 28%.
━ Keine Einschränkung bezüglich der Aufnahme von Tyramin mit der Nahrung.

Bewertung

Wertvolles Medikament zur Behandlung von Fluktuationen mit vergleichbarer Wirksamkeit wie Entacapon. Im indirekten Vergleich wohl wirksamer als Selegelin. Am besten verträgliches Parkinsonmedikament. Von einigen Autoren werden Hinweise auf mögliche krankheitsmodulierende Wirkung beim M. Parkinson postuliert.

■ **Rivastigmin (▶ Kap. 5)**
━ Exelon, 1,5 mg, 3 mg, 4,5 mg, 6 mg – Hartkps.; Lsg; 4,6 mg/24 h, 9,5 mg/24 h, 13,3 mg/24 h – transdermales Pflaster (Novartis Pharma)
━ Rivastigmin AbZ, 4,6 mg/24 h, 9,5 mg/24 h – transdermales Pflaster (AbZ Pharma)
━ Rivastigmin Heumann, 1,5 mg, 3 mg, 4,5 mg, 6 mg – Hartkps.; 4,6 mg/24 h, 9,5 mg/24 h, 13,3 mg/24 h – transdermales Pflaster (Heumann)
━ Rivastigmin-Hormosan, 1,5 mg, 3 mg, 4,5 mg, 6 mg – Hartkps. (Hormosan Pharma)
━ Rivastigmin-neuraxpharm, 1,5 mg, 3 mg, 4,5 mg, 6 mg – Hartkps.; 4,6 mg/24 h, 9,5 mg/24 h, 13,3 mg/24 h – transdermales Pflaster (neuraxpharm)
━ Rivastigmin-ratiopharm, 1,5 mg, 3 mg, 4,5 mg, 6 mg – Hartkps.; 4,6 mg/24 h, 9,5 mg/24 h, 13,3 mg/24 h – transdermales Pflaster (ratiopharm)

■■ **Indikationen und Behandlungshinweise**

▬ Symptomatische Behandlung der leichten bis mittelschweren Alzheimer-Demenz,

▬ symptomatische Behandlung der leichten bis mittelschweren Demenz bei Patienten mit M. Parkinson (Hartkapseln),

▬ Hinweise auf Wirksamkeit bei psychotischen Symptomen bei dementen Parkinson-Patienten (Off-label-Gebrauch),

▬ Hinweise auf Wirksamkeit bei Demenz vom Lewy-Körperchen-Typ (Off-label-Gebrauch).

■■ **Dosierung**

▬ Oral: anfänglich 2×1,5 mg/Tag, bei guter Verträglichkeit Erhöhung nach jeweils 2 Wochen um 2×1,5 mg/Tag auf max. 2×6 mg/Tag, Kps. mit dem Frühstück und dem Abendessen zu schlucken,

▬ Pflaster: anfänglich 4,6 mg/24 h, bei guter Verträglichkeit Erhöhung auf 9,5 mg/24 h nach 4 Wochen, nach 6 Monaten bei Verschlechterung Erhöhung auf max. 13,3 mg/24 h.

▬ Bei Umstellung von Hartkapseln bzw. Lösung auf Pflaster entsprechen 3–6 mg/Tag oral 4,6 mg transdermal und 9–12 mg/Tag oral 9,5 mg transdermal.

■■ **Nebenwirkungen**

Bei Parkinson-Patienten Verschlechterung der extrapyramidalmotorischen Symptome möglich (Tremor).

Bewertung

Aufgrund der Studienlage Mittel der 1. Wahl zur Behandlung der Demenz bei M. Parkinson, bei Pflasterapplikation weniger Nebenwirkungen, aber dann Off-label-Gebrauch. Gleichzeitig oft auch Besserung der zusätzlich bestehenden psychotischen Symptome. Sehr gute, im Einzelfall sichtbare Wirkung bei Demenz vom Lewy-Körperchen-Typ, hier allerdings Off-label-Gebrauch.

● **Ropinirol**

▬ Adartrel, 0,25 mg, 0,5 mg, 2 mg – Filmtbl. (GlaxoSmithKline)

▬ LEPINOLE, 2 mg, 4 mg, 8 mg – Retardtbl. (HEUMANN PHARMA)

▬ Ralnea, 2 mg, 4 mg, 8 mg – Retardtbl. (TAD Pharma)

▬ Requip, 0,25 mg, 0,5 mg, 1 mg, 2 mg, 5 mg – Filmtbl. (GlaxoSmithKline)

▬ Requip-Modutab, 2 mg, 4 mg, 8 mg – Retardtbl. (GlaxoSmithKline)

▬ Ropinal, 0,25 mg, 0,5 mg, 1 mg, 2 mg, 3 mg, 4 mg – Filmtbl. (mibe)

▬ Ropinirol AbZ, 0,25 mg, 0,5 mg, 1 mg, 2 mg – Filmtbl.; 2 mg, 4 mg, 8 mg – Retardtbl. (AbZ Pharma GmbH)

▬ Ropinirol Heumann, 5 mg – Filmtbl. (Heumann)

▬ Ropinirol-Hormosan, 2 mg, 4 mg, 8 mg – Retardtbl. (Hormosan)

▬ Ropinirol-neuraxpharm, 0,25 mg, 0,5 mg, 1 mg, 2 mg, 3 mg, 4 mg, 5 mg – Filmtbl. (neuraxpharm)

▬ Ropinirol-neuraxpharm, 2 mg, 3 mg, 4 mg, 8 mg – Retardtbl. (neuraxpharm)

▬ Ropinirol-ratiopharm, 0,25 mg, 0,5 mg, 1 mg, 2 mg, 3 mg, 4 mg – Filmtbl. (ratiopharm)

▬ Ropinirol-ratiopharm, 2 mg, 4 mg, 8 mg – Retardtbl. (ratiopharm)

▬ Ropinirol STADA, 2 mg, 4 mg, 8 mg – Retardtbl. (STADApharm)

■■ **Pharmakodynamik**

▬ Non-Ergot-Derivat, ohne Affinität zum serotonergen $5\text{-}HT_{2B}$-Rezeptor,

▬ starker Agonist am dopaminergen D_2- und D_3-Rezeptor ohne relevante Affinität zum D_1-Rezeptor.

■■ **Pharmakokinetik**

▬ $T_{max} = 1{,}5$ h; $t_{1/2} = 6$ h; Plasmaproteinbindung 10–40%;

▬ Retard: $T_{max} = 6\text{--}10$ h; $t_{1/2} = 6$ h;

▬ Metabolisierung durch CYP1A2; Elimination der Metaboliten über Niere.

■■ **Indikationen**

▬ Monotherapie in der Frühphase des M. Parkinson bei jüngeren Patienten ohne relevante Komorbität,

▬ Kombinationstherapie mit Levodopa/Dopa-Decarboxylasehemmer während des Verlaufs der Erkrankung bei Nachlassen und Schwankungen der Wirkung von Levodopa (End-of-dose- oder On-Off-Fluktuationen)

■■ **Dosierung**

▬ Bei der Standardform Beginn mit 0,75 mg/Tag aufgeteilt in 3 Tagesdosen (3×0,25 mg/Tag) mit den Mahlzeiten,

▬ Steigerung um 0,75 mg/Tag in 1-wöchentlichen Abständen bis 3 mg/Tag,

▬ danach Steigerung um 1,5–3,0 mg/Tag in wöchentlichen Abständen bis zu einer empfohlenen Zieldosis von 3–9 mg/Tag, max. 24 mg/Tag,

▬ in klinischen Studien wurden max. Dosen von 24 mg/Tag verabreicht.

▬ Bei der Retard-Form (Requip-Modutab) Beginn mit 2 mg 1× täglich, wöchentliche Steigerung um 2 mg/Tag bis zu 8 mg/Tag, weitere Steigerung um 2–4 mg/Tag in zweiwöchentlichen oder längeren Abständen bis zu einer Tagesmaximaldosis von 24 mg/Tag.

▬ Bei Umstellung von Standard auf Retard: 0,75–2,25 auf 2 mg, 3–4,5 auf 4 mg, 6 auf 6 mg, 7,5–9 auf 8 mg, 12 auf 12 mg, 15–18 auf 16 mg, 21 auf 20 mg, 24 auf 24 mg.

▬ Bei Patienten im Alter von ≤ 65 Jahren keine Dosisanpassung notwendig, bei ≤ 75 Jahren langsamere Aufdosierung.

▬ Bei leichter bis mittelschwerer Niereninsuffizienz (Kreatinin-Clearance 30–50 ml/min) ist keine Dosisanpassung erforderlich. Bei Hämodialyse ist die empfohlene Initialdosis 3×0,25 mg/Tag bzw. für die retardierte Form 2 mg/Tag, die Dosiserhöhung geschieht individuell nach Wirkung und Nebenwirkung bis zu einer Maximaldosis von 18 mg/Tag.

■■ **Nebenwirkungen**

▬ Wahrscheinlich wegen der hohen Affinität zu D_3-Rezeptoren treten wie bei Pramipexol relativ häufig Impulskontrollstörungen auf.

▬ **Nervensystem und psychiatrische Erkrankungen**: sehr häufig: Dyskinesien, übermäßige Schläfrigkeit (Somnolenz), Synkopen; häufig: Impulskontrollstörungen (Hypersexualität, Spielsucht, Kaufsucht und zwanghaftes Geldausgeben, Essattacken, zwanghaftes Essen), Benommenheit, (Dreh-)Schwindel, Halluzinationen, Verwirrtheit; gelegentlich: psychotische Reaktionen einschließlich Delir, Wahn, paranoide Störungen, deutliche Tagesmüdigkeit und Episoden von plötzlichem Einschlafen; beobachtet: Aggression, dopaminerges Dysregulationssyndrom;

▬ **Magen-Darm-Trakt**: sehr häufig: Übelkeit; häufig: Sodbrennen (Kombinationstherapie), Schmerzen im Abdomen, Erbrechen;

▬ **Herz-Kreislauf-System**: häufig: Beinödeme; gelegentlich: Hypotonie, orthostatische Hypotonie, die in seltenen Fällen schwer waren;

▬ **beobachtet**: hepatische Reaktionen, vor allem Anstieg der Leberenzyme, Dopaminagonisten-Absetzsyndrom (inkl. Apathie, Angst, Depression, Fatigue, Schwitzen, Schmerzen).

❯ **Ropinirol wird mit übermäßiger Schläfrigkeit (Somnolenz) und plötzlichem Einschlafen, manchmal ohne Wahrnehmung von Warnzeichen, in Verbindung gebracht. Über dieses Risiko müssen die Patienten aufgeklärt werden. Patienten, die diese Symptome berichten, müssen vom Führen eines Kraftfahrzeugs oder Bedienen von Maschinen absehen. Bei Auftreten dieser Symptome ist die Dosis zu reduzieren oder die Gabe ausschleichend zu beenden.**

▪▪ Kontraindikationen

▬ Überempfindlichkeit gegen das Präparat,
▬ schwere Niereninsuffizienz (Kreatinin-Clearance < 30 ml/min) ohne regelmäßige Hämodialyse,
▬ Leberinsuffizienz,
▬ Schwangerschaft und Stillzeit,

▪▪ Interaktionen

▬ Erhöhte Ropinirol-Spiegel bei Patienten unter hochdosierter Östrogentherapie,
▬ Neuroleptika und andere zentrale Dopamin-Antagonisten wie Sulpirid oder Metoclopramid reduzieren die Wirksamkeit,
▬ gleichzeitige Gabe von Medikamenten, die CYP1A2 des Zytochrom-P450-Systems hemmen (z. B. Ciprofloxacin, Enoxacin oder Fluvoxamin), erhöhen die Bioverfügbarkeit und damit die Nebenwirkungen des Ropinirol,
▬ Rauchen kann über eine Induktion des CYP1A2 des Zytochrom-P450-Systems die Wirksamkeit von Ropinirol vermindern.
▬ Bei der Kombination mit Vitamin-K-Antagonisten kann es zu Abweichungen der INR kommen.

Bewertung

Einer der Dopaminagonisten der 1. Wahl zur Behandlung des M. Parkinson.

▪ Rotigotin

▬ Neupro, 1 mg/24 h, 2 mg/24 h, 3 mg/24 h, 4 mg/24 h, 6 mg/24 h, 8 mg/24 h – transdermales Pflaster (UCB)
▬ Leganto,1 mg/24 h, 2 mg/24 h, 3 mg/24 h, 4 mg/24 h, 6 mg/24 h, 8 mg/24 h – transdermales Pflaster (Bayer)

▪▪ Pharmakodynamik

▬ Non-Ergot-Derivat, ohne relevante Bindung zum serotonergen $5-HT_{2B}$-Rezeptor,
▬ starker Agonist am dopaminergen D_2- und D_3-Rezeptor mit geringer Affinität zum

D_1-, D_4- und D_5-Rezeptor, Agonist am $5HT_{1A}$-Rezeptor und Antagonist am α_{2B}-Rezeptor.

▪▪ Pharmakokinetik

▬ $t_{1/2}$ = 5–7 h; Plasmaproteinbindung 92%; Steady-state nach 1–2 Tagen,
▬ Metabolisierung durch CYP-Isoformen; Elimination zu 71% über die Nieren und zu 23% über die Fäzes.

▪▪ Indikationen

▬ Monotherapie in der Frühphase des M. Parkinson bei jüngeren Patienten Jahren ohne **relevante Komorbidiät,**
▬ Kombinationstherapie mit Levodopa/Dopa-Decarboxylasehemmer während des Verlaufs der Erkrankung bei Nachlassen oder Schwankungen der Wirkung von Levodopa (End-of-dose- oder On-Off-Fluktuationen),
▬ geeignet zur perioperativen Therapie und bei Patienten mit Gastroparese und Schluckstörungen
▬ Hinweise auf Anti-Fatigue-Wirkung, weniger Impulskontrollstörungen als bei Pramipexol und Ropinirol, möglicherweise Wirkung auf Freezing.

▪▪ Dosierung

▬ Beginn mit 2 mg/24 h (Monotherapie) oder 4 mg/24 h (Kombinationstherapie), wöchentliche Erhöhung um 2 mg/24 h auf max. 8 mg/24 h (Monotherapie) oder max. 16 mg/24 h (Kombinationstherapie),
▬ Absetzen ausschleichend um 2 mg/24 h jeden 2. Tag,
▬ nicht auf gerötete, gereizte oder verletzte Haut aufbringen; eine erneute Applikation an derselben Stelle innerhalb von 24 h vermeiden,
▬ Wechsel der Applikationsstelle führt zu unterschiedlicher Bioverfügbarkeit: Unterschied 2% (Oberarm vs. Flanke), 46 % (Schulter vs. Oberschenkel),
▬ Vorsicht bei schwerer Leberinsuffizienz, da es zu einer verminderten Clearance kommen könnte,

▪▪ Nebenwirkungen

- Häufigste Nebenwirkungen (> 10%) sind Übelkeit, Erbrechen, Reaktionen an der Applikationsstelle, Somnolenz, Schwindel und Kopfschmerzen.
- **Nervensystem und psychiatrische Erkrankungem:** sehr häufig: Kopfschmerzen; häufig: Somnolenz, Schlafattacken, Schwindel, Halluzinationen, Verwirrtheit, ungewöhnliche Träume, Schlaflosigkeit, Impulskontrollstörungen (gesteigerte Libido, Hypersexualität, Spielsucht, Kaufsucht und zwanghaftes Geldausgeben, Essattacken, zwanghaftes Essen); gelegentlich: obsessive Zwangsstörung, Agitiertheit; selten: aggressives Verhalten, Desorientiertheit; beobachtet: dopaminerges Dysregulationssyndrom, Wahrnehmungsstörungen (inkl. Halluzinationen, Illusionen), Psychosen, Paranoia, Verwirrtheitszustände, Wahn, Delir, Schwindelgefühl, orthostatischer Schwindel, Bewusstseinsstörungen, Synkope, Lethargie, Krämpfe;
- **Magen-Darm-Trakt**: sehr häufig: Übelkeit; häufig: Erbrechen, Dyspepsie: beobachtet: Obstipation, Mundtrockenheit, Bauchschmerzen;
- **Herz-Kreislauf-System**: häufig: Hypertonie; gelegentlich: orthostatische Hypotonie; beobachtet: Hypotonie;
- **Haut:** sehr häufig: Reaktion an der Applikationsstelle (Erythem, Juckreiz, Reizung, Ausschlag, Dermatitis, Bläschen, Schmerzen, Ekzem, Urtikaria, Überempfindlichkeit); häufig: Pruritus; beobachtet: Erythem, Hyperhidrosis, generalisierter Juckreiz, Kontaktdermatitis, Hautreizungen, generalisierter Ausschlag;
- **Sonstiges**: häufig: Reizbarkeit, periphere Ödeme; beobachtet: Vorhofflimmern, Tachykardie, Palpitationen, supraventrikuläre Tachykardie, erhöhte Leberenzyme (AST, ALT, GGT), erhöhte Creatininkinase, Gewichtsverlust, Gewichtszunahme, Schluckauf, erektile Dysfunktion, verschwommenes Sehen, Sehverschlechterung, Photopsie, Drehschwindel, Sturzneigung.

🔴 **Rotigotin wird mit Somnolenz einschließlich übermäßiger Tagesmüdigkeit sowie plötzlichen Einschlafattacken in Verbindung gebracht. Über dieses Risiko müssen die Patienten aufgeklärt werden. Patienten, die diese Symptome berichten, müssen vom Führen eines Kraftfahrzeugs oder Bedienen von Maschinen absehen.**

▪▪ Kontraindikationen

- Überempfindlichkeit gegen das Präparat,
- Magnetresonanztomografie und Kardioversion, da die Trägerschicht des Pflasters Aluminium enthält und Hautverbrennungen induzieren könnte,
- Schwangerschaft und Stillzeit.

▪▪ Interaktionen

- DA-Antagonisten wie Phenothiazine, Butyrophenone, Thioxanthen und Metoclopramid sollten nicht gleichzeitig gegeben werden, da sie die Wirkung von Rotigotin herabsetzen,
- wegen möglicher additiver Effekte Vorsicht mit sedierenden Medikamenten (z. B. Benzodiazepine, Antipsychotika, Antidepressiva) und Alkohol.

Bewertung

Einer der Dopaminagonisten der 1. Wahl zur Behandlung des M. Parkinson, der wegen der transdermalen Applikation besonders konstante Medikamentenspiegel garantiert. Hinweise auf gegenüber Pramipexol und Ropinirol geringere Inzidenz von Impulskontrollstörungen.

▪ Safinamid

- Xadago, 50 mg, 100 mg – Filmtbl. (Zambon)

▪▪ Pharmakodynamik

- Hoch-selektiver und reversibler MAO_B-Hemmer,

- zustandsabhängige Hemmung (aktivierte Neurone) der spannungsgesteuerten Natrium-Kanäle,
- Modulation der stimulierten Freisetzung von Glutamat.

▪▪ Pharmakokinetik
- T_{max} = 1,8–2,8 h; Bioverfügbarkeit 95%; Plasmaproteinbindung 88–90%,
- Metabolisierung über die Leber durch bisher nicht beschriebene Amidasen, keine wesentliche Inhibition oder Induktion des Zytochrom-P450-Systems,
- kein Substrat für Transporter-Proteine,
- Ausscheidung nach fast vollständiger metabolischer Transformation über die Nieren. Trotzdem hat eine mittelschwere oder schwere Nierenfunktionsstörung keine Auswirkung auf die Safinamid-Exposition.

▪▪ Indikation
- Zusatztherapie zu Levodopa bei Patienten mit M. Parkinson im mittleren bis Spätstadium mit Fluktuationen.

▪▪ Dosierung
- Beginn mit 50 mg, bei Bedarf auf 100 mg/Tag in einer Einzeldosis steigern,
- am Morgen mit Wasser und mit oder ohne Nahrung einzunehmen,
- wurde eine Dosis vergessen, diese am nächsten Tag einnehmen,
- keine Dosisanpassung bei älteren Patienten,
- keine Dosisanpassung bei Niereninsuffizienz,
- bei leichter Leberfunktionsstörung keine Dosisanpassung, bei mittelschwerer Leberfunktionsstörung 50 mg/Tag, bei schwerer Leberfunktionsstörung kontraindiziert.

▪▪ Nebenwirkungen
- Bisher sind keine wichtigen spezifischen Nebenwirkungen bekannt. Da es mit Levodopa gegeben wird, kann es dessen Nebenwirkungen auslösen oder verstärken (z. B. Dyskinesie);

- häufig: Schlaflosigkeit, Dyskinesien, Somnolenz, Schwindel, Kopfschmerzen, Katarakt, orthostatischer Blutdruckabfall, Übelkeit, Stürze.

Besondere Warnhinweise:
- Gleichzeitige Gabe von selektiven Serotoninwiederaufnahmehemmern (SSRI) nur in der niedrigsten wirksamen Dosis. Besondere Vorsicht bei Fluoxetin und Fluvoxamin. Auswaschphase des vorher gegebenen SSRI fünf HWZ.
- Zwischen Behandlung mit Safinamid und einem MAO-Hemmer oder Pethidin mindestens eine Woche.
- Vorsicht bei mittelschwerer Leberfunktionsstörung. Bei schwerer Leberfunktionsstörung kontraindiziert.
- Safinamid darf nicht angewendet werden bei potenziellen Nebenwirkungen auf die Netzhaut (Albinismus, Familienanamnese für Netzhauterkrankungen, Retinitis pigmentosa, aktive Retinopathie, Uveitis).
- Safinamid wurde bisher nicht mit Impulskontrollstörungen in Verbindung gebracht, aber bei Einnahme von MAO-Hemmern beschrieben, daher Patienten und Angehörige darauf hinweisen (Zwangshandlungen und -gedanken, Spielsucht, Hypersexualität, Kauf- und Esssucht).
- Verstärkung der Nebenwirkungen von Levodopa, besonders Dyskinesien.

▪▪ Kontraindikationen
- Überempfindlichkeit gegen das Präparat,
- gleichzeitige Behandlung mit einem MAO-Hemmer oder Pethidin,
- schwere Leberfunktionsstörung,
- Patienten mit Albinismus, Nezthautdegeneration, erblicher Retinitis, schwerer progressiver diabetischer Retinopathie, Uveitis.

▪▪ Interaktionen
- Verstärkt die Wirkung von Levodopa,
- nicht mit anderen MAO-Hemmern wegen der Gefahr der unselektiven MAO-Hemmung (hypertensive Krise),

- nicht mit Pethidin, da es sich bei der Interaktion von MAO-Hemmern mit dieser Substanz um eine Nebenwirkung der Arzneimittelklasse handelt. Gleiches gilt für Dextromethorphan.
- Vorsicht bei gleichzeitiger Gabe von Sympathomimetika (nasale und orale Dekongestiva und Erkältungspräparate mit Ephedrin oder Pseudoephedrin),
- gleichzeitige Gabe von Fluoxetin und Fluvoxamin vermeiden (cave: Serotonin-syndrom). Bei Gabe von Safinamid sollten SSRi, SNRI und trizyklische Antidepressiva mit Vorsicht und in der niedrigsten erforderlichen Dosis angewendet werden.
- Keine Ernährungseinschränkung bezüglich Tyramin (Käse, Fisch, Geflügel).
- Safinamid hemmt in vitro das Transport-Protein OCT-1. Daher Vorsicht bei Gabe von OACT-1-Substraten mit ähnlicher Halbwertszeit, z. B. Metformin, Aciclovir und Ganciclovir, da deren Konzentration erhöht werden kann.

Bewertung

Es besteht noch wenig Erfahrung mit Safinamid. Wegen des dualen Wirkungs-mechanismus (hochspezifischer MAO_B-Hemmer und antiglutamaterge Wirkung) und des geringen Nebenwir-kungsspektrums interessantes Medikament, das gute Wirksamkeit bezüglich „On-Zeit", „Off-Zeit" und UPDRS-Skala besitzt. Erste Hinweise auf etwas bessere Wirkung als Rasgilin oder Selegilin auf Motorik. Leichte Besserung von Apathie und Stimmung, bei manchen Patienten auch der Dyskinesien.

- **Selegilin**
- Selegilin AL, 5 mg, 10 mg – Tbl. (Aliud Pharma)
- SELEGILIN HEXAL, 5 mg, 10 mg – Tbl. (Hexal)
- Selegilin STADA, 5 mg, 10 mg – Tbl. (STADA)

- Selegilin-neuraxpharm, 5 mg, 10 mg – Tbl. (neuraxpharm)
- Selegilin-ratiopharm, 5 mg, 10 mg – Tbl. (ratiopharm)
- Selegilin-TEVA, 5 mg – Tbl. (TEVA)

- **Pharmakodynamik**
- Irreversibler, selektiver MAO_B-Hemmer,
- hemmt zusätzlich die präsynaptische Wiederaufnahme von DA,
- klinisch relevante Hemmung der intesti-nalen MAO_A mit gesteigerter Empfind-lichkeit gegenüber Tyramin nur bei Selegilin-Dosen > 20 mg/Tag.

- **Pharmakokinetik**
- T_{max} = 0,5–2 h (Selegelin und Metabolite); $t_{1/2}$ = 1,5 h; Plasmaproteinbindung 94%,
- Metabolisierung durch Leber u. a. zu L-Amphetamin; Elimination der Metaboliten zu 75–80% über die Niere,
- bei Xilopar durch niedrige Dosierung infolge fehlenden First-pass-Effektes (Wirkung über Mundschleimhaut) signifikant erniedrigte Metabolitenkonzen-trationen (Amphetamine) im Vergleich zu anderen Selegelinen.

- **Indikation**
Monotherapie oder in Kombination mit Levo-dopa zur Behandlung des M. Parkinson.

- **Dosierung**
- Beginn mit 5 mg, nach einer Woche steigern auf max. 10 mg als Einzeldosis oder aufgeteilt in 2 Einzeldosen unzerkaut mit etwas Flüssigkeit nach den Mahlzeiten einzunehmen. Wegen der Hauptneben-wirkung Schlafstörung sollte die Einnahme morgens und mittags, keinesfalls abends erfolgen.
- Ausnahme: Xilopar wird wegen fehlenden First-pass-Effektes niedriger dosiert (1,25 mg/Tag).

- **Nebenwirkungen**
Monotherapie:

- häufig: Schlafstörungen, Mundtrockenheit, vorübergehende Erhöhung von GOT und GPT, reversibel nach Absetzen;
- selten: Herzrhythmusstörungen;
- sehr selten: Bradykardie, supraventrikuläre Arrhythmie, AV-Block.

Kombination mit Levodopa:
- häufig: Dyskinesien, Blutdruckabfall besonders bei Lagewechsel, Übelkeit, Erbrechen, Mundtrockenheit, Schwindel, Psychosen, Verwirrtheitszustände, Halluzinationen, Schlafstörungen;
- selten: Kopfschmerzen, Herzrhythmusstörungen, Miktionsstörungen, Hauterscheinungen, motorische Unruhe;
- sehr selten: Hypersexualität, Bradykardie, supraventrikuläre Arrhythmie, AV-Block.

■■ **Kontraindikationen**
- Überempfindlichkeit gegen das Präparat,
- Serotoninwiederaufnahmehemmer, vor allem Fluoxetin und Fluvoxamin,
- Venlafaxin; Serotoninwiederaufnahmehemmer frühestens 2 Wochen nach Absetzen des Selegilin (Fluoxetin 5 Wochen),
- MAO-Hemmer,
- Pethidin, Tramadol oder andere Opiate,
- Serotoninagonisten, z. B. Sumatriptan, Naratriptan, Zolmitriptan, Rizatriptan; frühestens 24 h nach Absetzen des Selegilin,
- eingeschränkte Leber- oder Nierenfunktion,
- Magen- oder Darmgeschwüre,
- Schwangerschaft und Stillzeit,
- bei Kombination mit Levodopa mögliche Beeinträchtigung der Fähigkeit zur aktiven Teilnahme am Straßenverkehr oder zum Bedienen von Maschinen durch zentralnervöse Nebenwirkungen (z. B. Müdigkeit, Benommenheit, Schwindel, Verwirrtheit, Sehstörungen),
- Kontraindikationen für die Kombination mit Levodopa: Hypertonie, Hyperthyreose, Phäochromozytom, Engwinkelglaukom,

Prostatavergrößerung mit Restharn, Tachykardie, Herzrhythmusstörungen, Angina pectoris, Psychose, Demenz.

■■ **Interaktionen**
- Verstärkt die Wirkung von Levodopa,
- schwere Interaktionen mit Serotoninwiederaufnahmehemmern (vor allem Fluoxetin und Fluvoxamin), Venlafaxin, anderen MAO-Hemmern, Opiaten, Triptanen,
- Wechselwirkungen mit trizyklischen Antidepressiva sind möglich; diese deshalb erst 2 Wochen nach Absetzen des Selegilin geben,
- Sympathomimetika sollten vermieden werden,
- hypertensive Reaktion durch Dopamin möglich, wenn innerhalb der letzten 2 Wochen Selegilin eingenommen wurde,
- Amantadin oder Anticholinergika können die Nebenwirkungen von Selegilin verstärken,
- orale Kontrazeptiva (Kombination aus Gestoden oder Levonorgestrel mit Ethinylestradiol) erhöhen die Bioverfügbarkeit von Selegilin um ein Vielfaches,
- Hypotonie bei gleichzeitiger Einnahme von Altretamin möglich,
- wegen zu vernachlässigender Wirkung auf die Tyraminempfindlichkeit keine diätetischen Einschränkungen notwendig (Käse, Fisch, Geflügel).

Bewertung

Mittel mit geringer symptomatischer Wirkung, das zur Kombinationstherapie verwendet wird. Es hilft, Levodopa einzusparen, und hat so einen positiven Effekt auf motorische Spätkomplikationen. Die Möglichkeit einer krankheitsmodulierenden Wirkung beim M. Parkinson wird kontrovers diskutiert, kann im Moment jedoch nicht abschließend beurteilt werden.

- **Sildenafil**
- ARIFIL, 100 mg – Filmtbl. (APO-CARE Pharma)
- DURAVIRIL, 50 mg, 100 mg – Filmtbl. (Mylan dura)
- EREQ, 50 mg, 100 mg – Filmtbl. (Juta/Q-Pharm)
- GRANPIDAM, 20 mg – Filmtbl. (Accord Healthcare)
- MYSILDECARD, 20 mg – Filmtbl. (Mylan dura)
- REVATIO, 10 mg/ml – TrSaf.; 20 mg – Filmtbl. (Pfizer PFE)
- SILDA, 25 mg, 50 mg, 100 mg – Filmtbl. (STADAPHARM)
- SILDARISTO, 50 mg, 100 mg – Filmtbl. (Aristo Pharma)
- SILDE-1A Pharma PAH, 20 mg – Filmtbl. (1A Pharma)
- SILDEAGIL, 50 mg, 100 mg – Filmtbl. (Mibe)
- SILDEGRA, 25 mg, 50 mg, 100 mg – Filmtbl.; 50 mg, 100 mg – Schmelztbl. (TAD Pharma)
- SILDEHEXAL, 25 mg, 50 mg, 75 mg, 100 mg – Tbl. (Hexal)
- SILDEHEXAL PAH, 20 mg – Filmtbl. (Hexal)
- SILDENAFIL AbZ, 25 mg, 50 mg, 75 mg, 100 mg – Filmtbl. (AbZ-Pharma)
- SILDENAFIL AbZ PAH, 20 mg – Filmtbl. (AbZ-Pharma)
- SILDENAFIL Actavis, 25 mg, 50 mg, 100 mg – Filmtbl. (PUREN)
- SILDENAFIL AL, 20 mg, 25 mg, 50 mg, 100 mg – Filmtbl. (ALIUD)
- SILDENAFIL Aurobindo, 50 mg, 100 mg – Filmtbl. (Aurobindo)
- SILDENAFIL Basics, 50 mg, 100 mg – Filmtbl. (Basics)
- Sildenafil Hennig, 50 mg, 100 mg – Filmtbl. (Hennig)
- Sildenafil Heumann, 20 mg – Filmtbl. (Heumann)
- Sildenafil medac, 50 mg, 100 mg – Kautbl. (medac)
- Sildenafil Pfizer, 25 mg, 50 mg, 100 mg – Filmtbl. (Pfizer)
- Sildenafil ratiopharm, 25 mg, 50 mg, 75 mg, 100 mg – Filmtbl.; PAH, 20 mg – Filmtbl. (ratiopharm)
- Sildenafil Uropharm, 50 mg, 100 mg – Filmtbl. (Uropharm)
- Sildenafil-Hormosan, 50 mg, 100 mg – Filmtbl. (Hormosan)
- Sildenafil-neuraxpharm, 50 mg, 100 mg – Filmtbl. (neuraxpharm)
- SILDENOVA, 100 mg – Filmtbl. (BlueMagic)
- SILDENOVA, 50 mg, 100 mg – Filmtbl. (Medicopharm)
- Silnerton, 100 mg – Filmtbl. (Theiss)
- Sinegra, 25 mg, 50 mg, 100 mg – Filmtbl. (GeneriNobel)
- Valedonis, 25 mg, 50 mg, 100 mg – Filmtbl. (Teva)
- Viagra, 25 mg, 50 mg, 100 mg – Filmtbl. (Pfizer)

■■ Pharmakodynamik
- Selektiver Hemmstoff der zyklischen Guanosinmonophosphat (cGMP)-spezifischen Phosphodiesterase Typ 5 (PDE 5) im Corpus cavernosum,
- bewirkt einen Anstieg des cGMP, das induziert wird durch über sexuelle Stimulation vermehrt freigesetztes Stickstoffmonoxid (NO),
- wesentlich geringere Hemmung der PDE6 (10-fach, Phototransduktion der Retina), PDE 3 (4000-fach, kardiale Kontraktion), PDE 1 (80-fach), PDE 2, 4, 7, 9, 10, 11 (700-fach).

■■ Pharmakokinetik
- T_{max} = 30–120 min; bei Einnahme mit Mahlzeit t_{max} um 60 min verzögert; $t_{1/2}$ = 3–5 h; Plasmaproteinbindung 96%,
- Metabolisierung durch CYP3A4 und weniger CYP2C9 über N-Demethylierung (Metabolit auch wirksam); Elimination zu 80% über die Fäzes und 13% renal,
- bei älteren Patienten (> 65 Jahre) 90% höhere Plasmaspiegel als bei jüngeren (18–45 Jahre),

- bei leichter bis mäßiger Leberzirrhose (Child-Pugh-Klassifikation A und B) Erhöhung von AUC um 84% und von C_{max} um 47%,
- bei schwerer Nierenfunktionsstörung Erhöhung von AUC um 100% und von C_{max} um 88%.

▪▪ Indikation
- Behandlung der erektilen Dysfunktion. Wirksamkeit beim Parkinson-Syndrom durch Studien belegt.

▪▪ Dosierung
- Initialdosis 50 mg ca. 1 h vor dem Geschlechtsverkehr, je nach Wirkung Reduktion auf 25 mg oder Steigerung auf 100 mg, nicht häufiger als 1-mal täglich; verzögerter Wirkungseintritt (ca. 60 min) durch gleichzeitige Einnahme mit Nahrung,
- keine Einschränkung bei älteren Patienten oder eingeschränkter Nierenfunktion; bei schwerer Niereninsuffizienz (Kreatinin-Clearance < 30 ml/min) und Leber-insuffizienz oder gleichzeitiger Einnahme von Hemmstoffen von CYP3A4 oder α-Rezeptorblockern Reduktion auf 25 mg Anfangsdosis, Steigerung möglich.

▪▪ Nebenwirkungen
- **Nervensystem**: sehr häufig: Kopfschmerzen; häufig: Schwindel; gelegentlich: Somnolenz, Hypästhesie; selten: Schlaganfall, transitorische ischämische Attacke, Krampfanfall (evtl. rezidivierend), Synkope;
- **Auge**: häufig: Veränderungen des Farben-sehens, Sehstörungen, verschwommenes Sehen; gelegentlich: Tränenflussstörungen, Augenschmerzen, Photophobie, Photopsie, okuläre Hyperämie, visuelles Leuchten, Konjunktivitis; selten: nichtarteriitische anteriore ischämische Optikusatrophie (NAION); retinaler Gefäßverschluss, Netzhautblutung, arteriosklerotische Retinipathie, Glaukom, Skotom,

Diplopie, Myopie, Asthenopie, erhöhte Lichtempfindlichkeit, unscharfes Sehen, Mouches volantes, Iriserkrankung, Mydriasis, Farbsäume, Augenödem, Augenschwellung, Bindehauthyperämie, Augenreizung, Skleraverfärbung;
- **Herz-Kreislauf-System**: häufig: Flush, Hitzewallung; gelegentlich: Palpitationen, Tachykardie, Hypotonie, Hypertonie; selten: ventrikuläre Arrhythmie, Vorhof-flimmern, Herzinfarkt, instabile Angina pectoris, plötzlicher Herztod;
- **Sonstiges**: häufig: verstopfte Nase, Übelkeit, Dyspepsie; gelegentlich: Überempfindlichkeitsreaktionen, Rhinitis, Vertigo, Tinnitus, Nasenbluten, Sinus-Sekretstauung, Erbrechen, gastro-ösophagealer Reflux, Oberbauchschmerz, trockener Mund, Hautausschlag, Myalgie, Extremitätenschmerz, Hämaturie, Brust-schmerz, Müdigkeit, Wärmegefühl; selten: Taubheit, Engegefühl des Halses, Nasen-ödeme, trockene Nasenschleimhaut, orale Hypästhesie, Stevens-Johnson-Syndrom, toxische epidermale Nekrolyse, Penis-blutung, prolongierte Erektion, Priapismus.
- Patienten sollen auf Schwindel und Sehstörungen als mögliche Nebenwir-kungen achten, bevor sie Auto fahren oder Maschinen bedienen.

▪▪ Kontraindikationen
- Überempfindlichkeit gegen das Präparat oder Laktose,
- gleichzeitige Einnahme von Riociguat, Ritonavir, NO-Donatoren oder jeglichen Nitraten,
- Amaurosis auf einem Auge infolge einer nichtarteritischen anterioren ischämischen Optikusatrophie (NAION),
- Patienten, denen von sexueller Aktivität abzuraten ist (z. B. instabile Angina pectoris, schwere Herzinsuffizienz),
- schwere Leberinsuffizienz, Hypotonie (< 90/50 mmHg), kürzlich erlittener Schlag-anfall oder Herzinfarkt, bekannte erbliche degenerative Retinaerkrankung.

Besondere Vorsicht bei:

- Obstruktion des linksventrikulären kardialen Ausflusstraktes (Aortenstenose, hypertrophische obstruktive Kardiomyopathie),
- Multisystematrophie,
- Einnahme von Alpha-Blockern,
- Penismissbildungen sowie für Priapismus prädisponierende Krankheiten (Sichelzellanämie, Plasmozytom, Leukämie),
- Blutungsstörungen oder aktiven peptischen Ulzera.

▪▪ Interaktionen

- Potenziert die blutdrucksenkende Wirkung von Nitraten,
- symptomatische Hypotonie bei gleichzeitiger Einnahme von α-Rezeptorblockern (z. B. Doxazosin),
- Verstärkung der thrombozytenaggregationshemmenden Wirkung von Nitroprussid-Natrium,
- Verstärkung der Wirkung durch Inhibitoren von CYP3A4 (z. B. Saquinavir, Ketoconazol, Itraconazol, Erythromycin, Cimetidin) und CYP2C9; starke CYP3A4-Induktoren wie Rifampicin können die Plasmakonzentration von Sildenafil vermindern,
- 4-fache Steigerung der C_{max} und 11-fache Steigerung der Plasma-AUC durch den HIV-Protease-Hemmer Ritonavir (hochpotenter CYP-Hemmstoff), gleichzeitiger Gebrauch abzuraten,
- Gefahr der Wechselwirkung mit Nicorandil (Nitrat und KaliumkanalÖffner).

Bewertung

Nach Ausschluss der Kontraindikationen hochwirksames Mittel zur Behandlung der erektilen Dysfunktion bei M. Parkinson.

- **Solifenacin**
- Vesikur, 5 mg, 10 mg – Filmtbl. (astellas)

▪▪ Pharmakodynamik

- Spezifischer, kompetitiver cholinerger Antagonist am M_3-Rezeptor (Subtyp Muskarinrezeptor), über den Ach am M. detrusor vesicae eine Kontraktion erzeugt.

▪▪ Pharmakokinetik

- T_{max} = 3–8 h; Bioverfügbarkeit 90%; Plasmaproteinbindung 98%,
- Metabolisierung über die Leber hautsächlich über Zytochrom-P450-System (CYP3A4).
- Ausscheidung nach fast vollständiger metabolischer Transformation zu 70% über die Nieren und 23% über Fäzes.

▪▪ Indikation

Symptomatische Therapie der Dranginkontinenz und/oder Pollakisurie und des imperativen Harndrangs bei Syndrom der überaktiven Blase.

▪▪ Dosierung

- Beginn mit 5 mg, bei Bedarf auf 10 mg/Tag in einer Einzeldosis steigern,
- mit Wasser und mit oder ohne Nahrung einzunehmen,
- keine Dosisanpassung bei älteren Patienten,
- Dosisanpassung bei starker Niereninsuffizienz (Kreatinin-Clearance < 30 ml/min) auf max. 5 mg/Tag,
- bei mittelschwerer Leberfunktionsstörung (Child-Pugh-Score von 7–9) Dosisanpassung auf max. 5 mg/Tag,
- bei gleichzeitiger Gabe von starken CYP3A4-Inhibitoren (z. B. Ketoconazol, Itraconazol, Ritonavir, Nelfinavir) ist die Höchstdosis 5 mg/Tag.

▪▪ Nebenwirkungen

- Es können anticholinerge Nebenwirkungen leichten oder mittelschweren Ausmaßes auftreten. Die häufigste Nebenwirkung ist Mundtrockenheit bei 22% bzw. 11% nach 10 mg/Tag bzw. 5 mg/Tag.

- Sehr häufig: Mundtrockenheit; häufig: verschwommenes Sehen, Obstipation, Übelkeit, Dyspepsie, Bauchschmerzen; gelegentlich: Harnwegsinfektion, Zystitis, Somnolenz, Dysgeusie, Augentrockenheit, Trockenheit der Nase und der Kehle, gastroösophagealer Reflux, trockene Haut, erschwerte Miktion, Müdigkeit, periphere Ödeme; selten: Schwindel, Kopfschwerzen, Kolonobstruktion, Koprostase, Erbrechen, Juckreiz, Ausschlag, Harnverhalt; sehr selten: Halluzinationen, Verwirrtheit; berichtet: Anaphylaxie, verminderter Appetit, Hyperkaliämie, Glaukom, Torsade de pointes, QT-Zeit-Verlängerung, Vorhofflimmern, Palpitationen, Tachykardie, Dysphonie, Ileus, Lebererkrankungen, abnorme Leberfunktionstests, exfoliative Dermatitis, Muskelschwäche, Nierenfunktionsstörung.

■■ Kontraindikationen
- Überempfindlichkeit gegen das Präparat,
- Harnverhalt,
- schwere gastrointestinale Erkrankung,
- Myasthenia gravis,
- Engwinkelglaukom,
- schwere Leberfunktionsstörung,
- Hämodialyse-Patienten,
- Patienten mit schwerer Niereninsuffizienz oder mäßig eingeschränkter Leberfunktion und gleichzeitiger Gabe eines CYP3A4-Inhibitors.

Vorsicht bei:
- signifikanter obstruktiver Blasenentleerungsstörung mit Risiko des Harnverhalts,
- obstruktiver gastrointestinaler Erkrankung oder Risiko verminderter gastrointestinaler Motilität,
- mittelschwerer Leberfunktionsstörung (Child-Pugh-Score von 7–9) (Dosis max. 5 mg/Tag),
- schwerer Nierenfunktionsstörung (Kreatinin-Clearance < 30 ml/min) (Dosis max. 5 mg/Tag),
- gleichzeitiger Gabe eines starken CYP3A4-Inhibitors,

- Hiatushernie, gastroösophagealem Reflux, Ösophagitis, autonomer Neuropathie,
- Gabe anderer Medikamente, die die QT-Zeit verlängern können,
- Angioödem und Anaphylaxie: geeignete therapeutische Maßnahmen und Absetzen des Solifenacin.

■■ Interaktionen
- Verstärkt die Wirkung und Nebenwirkung anderer Anticholinergika.
- Kann die Wirkung von Prokinetika des Magen-Darm-Trakts (Metoclopramid, Domperidon, Cisaprid) abschwächen.
- Bei gleichzeitiger Gabe von starken CYP3A4-Inhibitoren (z. B. Ketoconazol, Itraconazol, Ritonavir, Nelfinavir) Dosisreaktion auf 5 mg/Tag (s. o.), bei gleichzeitiger Gabe von CYP3A4-Induktoren (z. B. Rifampicin, Carbamazepin, Phenytoin) oder CYP3A4-Substraten (Verapamil, Diltiazem) mit hoher Affinität sind Wechselwirkungen möglich.

Bewertung
Gut wirksames Medikament mit sehr geringen zentralen und geringen bis mäßigen peripheren anticholinergen Nebenwirkungen.

■ Tetrabenazin
- DYSTARDIS, 25 mg – Tbl. (AOP)
- Nitoman, 25 mg – Tbl. (Hormosan)
- Tetmodis, 25 mg – Tbl. (Desitin)
- TETRABENAZIN-NEURAXPHARM, 12,5 mg, 25 mg – Tbl. (Neuraxpharm)

■■ Pharmakodynamik
Entleert die Speicher von Dopamin und anderen Monoaminen im Zentralnervensystem, indem es den vesikulären Monoamintransporter 2 reversibel hemmt. Dies führt zu einer reversiblen Verarmung an Monoaminen in den präsynaptischen Vesikeln mit konsekutiver Verminderung der Erregungsübertragung. Im Vergleich

zu Reserpin wirkt Tetrabenazin kürzer und spezifischer im ZNS.

▪▪ Pharmakokinetik
- Metabolisierung über Bildung von α- und β-Dihydrotetrabenazin, die selbst wirksam sind und aus denen durch O-Dealkylierung, Hydroxylierung und Konjugation weitere Metabolite entstehen. Keine Hinweise auf relevante Beeinflussung der Zytochrom-P450-Leberenzyme, lediglich an der Metabolisierung von Dihydrotetrabenazin ist CYP2D6 beteiligt.

▪▪ Indikationen
- Mittelschwere bis schwere Spätdyskinesien, die auf andere Arzneimittelgaben nicht angesprochen haben,
- hyperkinetische Bewegungsstörungen bei Chorea Huntington,
- Hinweise auf Wirksamkeit als Ultima Ratio nach fehlender Wirkung anderer Medikamente bei segmentaler und generalisierter Dystonie (Off-label-Gebrauch).
- Anwendung nur durch Neurologen oder Neuropädiater, der mit hyperkinetischen Bewegungsstörungen vertraut ist.

▪▪ Dosierung
- Dosierung und Verabreichungszeitpunkte sind variabel und müssen individuell angepasst werden,
- Beginn mit 25 mg/Tag, alle 3–4 Tage um 25 mg/Tag steigern auf max. 3×50 mg/Tag, in Ausnahmefällen auf 200 mg/Tag. Zeigt sich unter Einnahme der Höchstdosis keine Besserung, ist es unwahrscheinlich, dass der Patient vom Tetrabenazin profitiert.

▪▪ Nebenwirkungen
- **Nervensystem und psychiatrische Erkrankungen**: sehr häufig: Depression, Benommenheit, Parkinsonoid; häufig: Erregung, Verwirrtheit, Angst, Schlaflosigkeit; sehr selten: Aggression, Wut, suizidale Gedanken, malignes neuroleptisches Syndrom, okulogyre Krise; beobachtet: Desorientiertheit, Nervosität, Unruhe, Schlafstörungen, Ataxie, Akathisie, Dystonie, Gedächtnisstörung, Schwindel;
- **Magen-Darm-Trakt**: beobachtet: Dysphagie, Übelkeit, Erbrechen, Epigastralgie, Diarrhö, Obstipation, Mundtrockenheit;
- **Sonstiges**: sehr selten: Pneumonie, Leukopenie, Photophobie, Ausschlag, Pruritus, Urtikaria, Gewichtsverlust, Stürze; beobachtet: Bradykardie, orthostatische Hypotonie, hypertensive Krise, Schwitzen, Menstruationsstörungen, Müdigkeit, Schwäche, Hypothermie.
- In Einzelfällen wurde ein malignes neuroleptisches Syndrom beobachtet mit Hyperthermie, generalisiertem Rigor, autonomer Dysregulation, Bewusstseinsstörung und erhöhter Serum-CK. Bei Verdacht muss Tetrabenazin sofort abgesetzt werden und eine geeignete Therapie eingeleitet werden.
- Mögliche Verlängerung der QTc-Zeit. Deshalb Vorsicht bei Kombination mit Medikamenten, die ebenfalls die QT-Zeit verlängern.
- Nach längerer Anwendung kann es zur Erhöhung des Serumprolaktins kommen (Galaktorrhö, Menstruationsstörungen, Gynäkomastie, Brustschmerz, Prolaktinom, Orgasmusstörungen, Impotenz).
- Fähigkeit zur aktiven Teilnahme am Straßenverkehr oder zum Bedienen von Maschinen kann eingeschränkt sein.

▪▪ Kontraindikationen
- Überempfindlichkeit gegen das Präparat,
- akute Suizidalität,
- unbehandelte oder unzureichend behandelte Depression,
- prolaktinabhängige Tumoren (prolaktinabhängige Hypophysenadenome, Mammakarzinom),
- Phäochromozytom,
- Parkinson-Syndrom,
- gleichzeitige Gabe von Reserpin,
- gleichzeitige Einnahme von Monoaminooxidase (MAO)-Hemmern oder wenn deren Einnahme kürzer als 14 Tage zurückliegt,

- eingeschränkte Leberfunktion (Child-Pugh-Score 5–9),
- Stillzeit.

■■ Interaktionen
- Hemmung der Wirkung von Levodopa,
- um das Risiko potenzieller ernster Wechselwirkungen (Hypertonie) zu vermeiden, muss zwischen dem Absetzen von Tetrabenazin und dem Beginn der Behandlung mit MAO-Hemmern und vice versa mindestens 2 Wochen Abstand liegen,
- Verstärkung der Wirkung von Alkohol und anderen zentral dämpfenden Pharmaka (z. B. Neuroleptika, Hypnotika, Opioide),
- signifikante Entleerung der Dopaminspeicher mit Entwicklung eines Parkinsonoids bei gleichzeitiger Neuroleptikagabe, deshalb stationäre Überwachung initial notwendig,
- erhöhtes Risiko einer orthostatischen Hypotonie bei gleichzeitiger Anwendung von Antihypertensiva.
- Bei gleichzeitiger Gabe eines CYP2D6-Inhibitors (z. B. Fluoxetin, Paroxetin, Duloxetin, Chinidin, Terbinafin, Amiodaron, Sertralin) Dosisreduktion erwägen.

Bewertung

Reservemedikament bei generalisierten Dystonien, wenn andere Medikamente keine Wirkung zeigten (Off-label-Gebrauch).

■ Tolcapon
- Tasmar, 100 mg – Filmtbl. (Medea Pharma)
- Tolcapon-neuraxpharm, 100 mg – Filmtbl. (neuraxpharm)

■■ Pharmakodynamik
- Oral wirksamer, selektiver und reversibler Inhibitor der COMT (Catechol-O-Methyl-Transferase), der die relative

Bioverfügbarkeit (AUC) von Levodopa etwa verdoppelt,
- Zunahme der AUC bei im Allgemeinen unveränderter Maximalkonzentration von Levodopa im Plasma (C_{max}) und unveränderter Dauer bis zu ihrem Auftreten (t_{max})
- Zunahme der On-Zeit und Abnahme der Off-Zeit um ca. 20–30%.

■■ Pharmakokinetik
- T_{max} = 2 h; $t_{1/2}$ = 2 h; Plasmaproteinbindung 99,9%,
- Metabolisierung zu 99,5% durch Konjugation zu unwirksamem Glukoronid und durch CYP3A4 und CYP2A6 zu Alkohol; Elimination der Metabolite zu 60% über Niere und zu 40% über Fäzes.

■■ Indikationen und Behandlungshinweise
- In Kombination mit Levodopa/Benserazid oder Levodopa/Carbidopa bei Patienten mit M. Parkinson mit Fluktuationen, die auf andere COMT-Hemmer nicht ansprechen oder diese nicht vertragen.
- Wegen möglicher letaler, akuter Leberschäden ist Tasmar nicht COMT-Hemmer der 1. Wahl.
- Die Gabe von Tolcapon ist eingeschränkt auf Ärzte mit Erfahrung in der Behandlung des fortgeschrittenen M. Parkinson.
- Wenn innerhalb von 3 Wochen Behandlung kein therapeutischer Effekt sichtbar ist, soll Tasmar abgesetzt werden.
- Die Leberfunktion ist vor Behandlungsbeginn, dann während des 1. Jahres alle 2 Wochen, während des folgenden 1/2 Jahres alle 4 Wochen und danach alle 8 Wochen zu überprüfen.
- Die Behandlung ist abzubrechen bei Überschreiten der Normwerte von GOT oder GPT oder bei klinischen Zeichen einer Leberfunktionsstörung (persistierende Übelkeit, Müdigkeit, Lethargie, Anorexie, Gelbsucht, dunkler Urin, Pruritus, Druckempfindlichkeit im rechten Oberbauch). Eine Wiederaufnahme der Behandlung ist obsolet.

- Der Patient ist über mögliche Anzeichen einer Leberfunktionsstörung aufzuklären und darauf hinzuweisen, dann sofort den Arzt aufzusuchen.
- Im Allgemeinen ist eine Dosireduktion des Levodopa um 30% vorzunehmen, um eine Überdosierung zu vermeiden. Der Patient muss über mögliche Symptome einer Überdosierung mit Levodopa aufgeklärt werden.

■■ Dosierung
- Es wird mit der Erhaltungsdosis von 3×100 mg/Tag begonnen, nur in Ausnahmefällen und nach sorgfältiger Prüfung des Risikos darf die Dosis im weiteren Verlauf auf 3×200 mg/Tag gesteigert werden.
- Erste Einnahme mit erster Dosis von Levodopa, die anderen beiden Dosen 6 bzw. 12 h danach.

■■ Nebenwirkungen
- Durch Erhöhung der Bioverfügbarkeit von Levodopa dopaminerge Nebenwirkungen: mehr und stärkere Dyskinesien, Übelkeit, Erbrechen, Bauchschmerzen, Synkopen, orthostatische Beschwerden, Obstipation, Insomnie, Hypersomnie, Halluzinationen.
- 16–18% der Patienten entwickeln im Allgemeinen zwischen dem 2. und 4. Behandlungsmonat eine Diarrhö, die bei ca. 6% zum Therapieabbruch zwingt. Bei Diarrhö sollte das Medikament 3 Wochen pausiert und dann sehr langsam wieder aufdosiert werden, alternativ ist ein Therapieversuch mit Kreuzkümmeltee gerechtfertigt, einem in Arabien und Asien bei Diarrhöen verwendeten Gewürz, das nicht mit Kümmel verwechselt werden darf, der bei Diarrhö unwirksam ist.
- Unter 3×100 mg/Tag bei 1%, unter 3×200 mg/Tag bei 3% der Patienten Anstieg der Lebertransaminasen auf das 3-fache der Norm, bei Frauen 2-mal häufiger als bei Männern, im Allgemeinen 6–12 Wochen nach Behandlungsbeginn.
- Nach Dosisreduktion, Absetzen oder zu Beginn der Therapie in Einzelfällen Symptome eines malignen neuroleptischen Syndroms mit motorischen (Rigor, Myoklonus, Tremor), psychischen (Agitiertheit, Konfusion, Stupor, Koma) und vegetativen (Temperaturerhöhung, instabiler Blutdruck, Tachykardie) Symptomen sowie Anstieg der Serumkreatinphosphokinase.
- Harmlose intensive Gelbverfärbung des Urins.
- Sehr häufig: Schlafstörung, exzessives Träumen, Schläfrigkeit, Verwirrtheit, Halluzinationen, Dyskinesie, Dystonie, Kopfschmerzen, Schwindel, orthostatische Beschwerden, Übelkeit, Anorexie, Diarrhö.
- Häufig: Infektionen der oberen Atemwege, Hypokinese, Synkopen, Influenza, Erbrechen, Verstopfung, Xerostomie, Bauchschmerzen, Dyspepsie, Schwitzen, Brustschmerzen, Urinverfärbung, Erhöhung der Alaninaminotransferase (ALT; GPT).
- Gelegentlich: Leberinsuffizienz, in seltenen Fällen tödlich.

■■ Kontraindikationen
- Überempfindlichkeit gegen das Präparat,
- erhöhte Leberwerte oder bekannte Lebererkrankung,
- schwere Dyskinesie,
- malignes neuroleptisches Syndrom, nicht-traumatische Rhabdomyolyse oder maligne Hyperthermie in der Vorgeschichte,
- Phäochromozytom,
- Behandlung mit nicht-selektiven Mono-Amin-Oxidase (MAO)-Hemmern,
- kongenitale Galaktoseintoleranz, Lapp-Laktase-Mangel oder Glukose-Galaktose-Malabsorption,
- Vorsicht bei Patienten mit schwerer Niereninsuffizienz (Kreatinin-Clearance < 30 ml/min).

■■ Interaktionen
- Durch Erhöhung der Bioverfügbarkeit von Levodopa dopaminerge Nebenwirkungen (s. oben), unter anderem auch Somnolenz und plötzlich auftretende

Schlafattacken. Patienten, bei denen diese Nebenwirkungen auftreten, dürfen kein Kraftfahrzeug führen und keine Maschinen bedienen.

- Trotz hoher Proteinbindung verdrängt Tolcapon in vitro in therapeutischen Konzentrationen nicht Warfarin, Tolbutamid, Digitoxin oder Phenytoin aus seinen Bindungsstellen.
- Erhöhung der Plasmakonzentration von Benserazid, biologisch relevant bei Einzeldosen von 50 mg Benserazid.
- Erhöhung der Plasmakonzentration von Arzneimitteln, die durch COMT metabolisiert werden, wie α-Methyldopa, Dobutamin, Apomorphin, Adrenalin und Isoprenalin, sind denkbar, aber bisher nicht untersucht.
- Vorsicht bei hochwirksamen Noradrenalinwiederaufnahmehemmern wie Desipramin, Maprotilin oder Venlafaxin.
- Wechselwirkungen mit Katecholaminen sind denkbar.
- Da Tolcapon in vitro eine hohe Affinität zu CYP2C9 besitzt und Warfarin über dieses Enzym verstoffwechselt wird, sollten die Gerinnungsparameter bei gleichzeitiger Gabe überwacht werden.

Bewertung

Trotz sehr guter Wirksamkeit wegen der Gefahr hepatotoxischer Nebenwirkungen zurzeit nur Reservemedikament bei Patienten mit M. Parkinson mit Wirkungsfluktuationen, die auf andere COMT-Hemmer (Entacapon, Opicapon) nicht ansprechen.

- **Trihexyphenidyl**
- Artane, 2 mg, 5 mg – Tbl. (Teofarma)
- Parkopan, 2 mg, 5 mg – Tbl. (Hexal)

Pharmakodynamik

Zentral wirksames Anticholinergikum mit schwacher peripherer anticholinerger Wirkung.

Pharmakokinetik

- $T_{max} = 1–3$ h; $t_{1/2} = 6–10$ h,
- keine Daten zu Verteilungsvolumen, Plasmaproteinbindung, Metabolismus, Clearance und damit Verhalten bei Leber- und Nierenfunktionsstörungen.

Indikationen und Behandlungshinweise

- Parkinson-Syndrome,
- durch Neuroleptika bedingte extrapyramidale Symptome wie Frühdyskinesien, Akathisie und Parkinsonoid,
- segmentale und generalisierte Dystonien, trotz des Warnhinweises des Herstellers, dass nur begrenzte Erfahrungen bei Kindern und Jugendlichen vorliegen, vor allem generalisierte Dystonien bei jugendlichen Patienten, die bei sehr langsamer Aufdosierung das Medikament auch in sehr hohen Dosen vertragen. Wegen der potenziellen kognitiven Beeinträchtigung (zentrale anticholinerge Wirkung) sollte ein neuropsychologisches Monitoring der Patienten erfolgen.

Dosierung

- Beginn mit kleinster Dosis, dann Aufdosierung auf für individuellen Patienten optimale Dosis.
- Bei Erwachsenen Beginn mit 1 mg/Tag, wöchentliche Steigerung um 2 mg/Tag auf 6–16 mg/Tag verteilt auf 3–4 Einzelgaben mit ausreichend Flüssigkeit während oder nach den Mahlzeiten einzunehmen, um gastrointestinale Nebenwirkungen zu vermeiden.
- Bei Kindern und Jugendlichen werden bei sehr langsamer Aufdosierung (wöchentliche Steigerung um 1 mg/Tag) sehr viel höhere Dosen vertragen (max. bis 100 mg/Tag).

Nebenwirkungen

- **Nervensystem**: häufig: Benommenheit, Nervosität; selten: Unruhe, Delir, Verwirrtheit, Gedächtnis- und Schlafstörungen, Wahn, Chorea (ältere Patienten), Sprachstörungen; sehr selten: Dyskinesien;

Magen-Darm-Trakt: häufig: Übelkeit, Erbrechen, Mundtrockenheit, Magenbeschwerden, Obstipation;

Herz-Kreislauf-System: gelegentlich: Tachy-, Bradykardie, orthostatische Hypotension;

Auge: häufig: Akkomodationsstörungen; selten: Mydriasis, Photophobie, wegen möglichem Auftreten eines Engwinkelglaukoms regelmäßige Kontrolle des Augeninnendrucks;

Sonstiges: häufig: Miktionsstörungen; gelegentlich: Hypohydrosis, allergische Hautausschläge; berichtet: Missbrauch wegen stimmungshebender Wirkung, Absetzphänomene.

▪▪ Kontraindikationen

- Überempfindlichkeit gegen das Präparat,
- akute Vergiftungen mit Alkohol, Hypnotika, Psychopharmaka und Opioiden,
- akutes Delir und Manie,
- unbehandeltes Engwinkelglaukom,
- akuter Harnverhalt,
- Prostatahypertrophie mit Restharnbildung,
- Pylorusstenose,
- paralytischer Ileus,
- Megakolon,
- Tachyarrhythmie.

Nach strenger Nutzen-Risiko-Abwägung bei:

- Myasthenia gravis,
- Demenz,
- Prostataadenom ohne Restharnbildung,
- Erkrankungen, die zu Tachykardien führen können,
- Schwangerschaft und Stillzeit.

Nach Angaben des Herstellers sind Kinder und Jugendliche von der Behandlung mit Artane auszuschließen, bei Parkopan gilt das nicht für die Behandlung von Dystonien.

Vorsicht bei älteren oder geschwächten Patienten (besonders bei hirnorganischen Veränderungen), Herzerkrankungen, Leber- und Niereninsuffizienz.

▪▪ Interaktionen

- Verstärkung der zentralen und peripheren Nebenwirkungen durch andere anticholinerg wirkende Psychopharmaka, Antihistaminika, Anti-Parkinson-Mittel und Spasmolytika,
- Verstärkung der Wirkung von Alkohol und dämpfender zentralnervös wirkender Arzneimittel,
- Verstärkung der anticholinergen kardialen Wirkung (AV-Überleitungszeit) durch Chinidin,
- Verstärkung von Levodopa-induzierten Dyskinesien,
- Verstärkung von Neuroleptika-induzierten tardiven Dyskinesien,
- Schwächung der Wirkung von Metoclopramid.

Bewertung

Gut wirksam bei durch Dopaminrezeptorblocker induzierten Frühdyskinesien, jedoch kaum bei Parkinsonoid und Akathisie, nicht wirksam bei Spätdyskinesien. Zu erwägen bei generalisierter idiopathischer Dystonie besonders bei jugendlichen Patienten (nach einem Versuch mit Levodopa, s. dort), da im Vergleich zu anderen Anticholinergika bei der Therapie mit Trihexyphenidyl die größte Erfahrung besteht und die besten Resultate erzielt werden. Bei fokalen Dystonien nur anzuwenden bei Versagen der wesentlich effektiveren und nebenwirkungsärmeren Botulinumtoxintherapie.

▪ Trospiumchlorid

- Spasmex, 5 mg, 15 mg, 30 mg, 45 mg Filmtbl.; 1,2 mg, 2 mg – Inj.-Lsg. (Pfleger)
- Spasmo-Urgenin TC, 5 mg – Filmtbl. (MEDA)
- Spasmolyt, 5 mg, 10 mg, 15 mg – Filmtbl. (MEDA)
- Trospi, 20 mg – Tbl. (medac)

- Trospium Pfleger, 5 mg, 15 mg, 30 mg –
  Filmtbl. (Pfleger)
- Trospiumchlorid Genmark, 20 mg –
  Filmtbl. (Glenmark)
- Urivesc, 60 mg – Retardkaps. (MEDA)

Pharmakodynamik

- Parasympatholytikum mit hoher Affinität
  zu muskarinen M_1- und M_3-Rezeptoren,
  geringer zu M_2-Rezeptoren,
- vermindert den Tonus der glatten
  Muskulatur im Magen-Darm- und
  Urogenitaltrakt; es hemmt die Bronchial-,
  Speichel- und Schweißsekretion und lähmt
  die Akkomodation,
- aufgrund seiner chemischen Struktur
  (quartäres Ammoniumderivat des
  Nortropanols) penetriert es nicht die
  Blut-Hirn-Schranke und besitzt daher
  keine zentralnervösen antimuskarinergen
  Wirkungen.

Pharmakokinetik

- T_{max} = 4–6 h; $t_{1/2}$ = 5–18 h,
- Elimination größtenteils unverändert über
  die Niere.

Indikationen und Behandlungshinweise

- Behandlung der Detrusor-Instabilität
  und der Detrusor-Hyperreflexie mit
  Pollakisurie, imperativem Harndrang und
  Dranginkontinenz.
- Vor Therapiebeginn sollten organische
  Ursachen für Pollakisurie und Drang-
  symptomatik (Herz-, Nierenerkrankungen,
  Polydipsie, Infektionen und Tumore der
  Harnorgane) ausgeschlossen werden.

Dosierung

- 3×15 mg/Tag oder morgens 30 mg und
  abends 15 mg, unzerkaut mit ausreichender Flüssigkeit,
- Die Notwendigkeit der Weiterbehandlung
  sollte alle 3–6 Monate überprüft werden,
  bei guter Verträglichkeit zeitlich nicht
  begrenzt.

Nebenwirkungen

- Anticholinerg: Hemmung der Schweiß-
  und Speichelsekretion, gastrointestinale
  Störungen (Bauchschmerzen, Verstopfung,
  Übelkeit), Mundtrockenheit, Miktions-
  störungen (Restharnbildung), Tachykardie,
  Akkomodationsstörung (besonders bei
  nicht ausreichend korrigierter Hyperopie),
  Tacharrhythmie, Dyspnoe, Anstieg
  der Transaminasen, Stevens-Johnson-
  Syndrom, toxisch-epidermale Nekrolyse;
- Fähigkeit zur aktiven Teilnahme am
  Straßenverkehr oder zum Bedienen von
  Maschinen kann durch Akkomodations-
  störung eingeschränkt sein.

Kontraindikationen

- Überempfindlichkeit gegen das Präparat,
- mechanische Stenosen des
  Magen-Darm-Traktes,
- Harnverhalt,
- Engwinkelglaukom,
- tachykarde Herzrhythmusstörungen,
- Myasthenia gravis,
- schwere chronisch entzündliche
  Darmerkrankung,
- toxisches Megakolon,
- dialysepflichtige Niereninsuffizienz,
- schwere Leberinsuffizienz.

Besondere Vorsicht bei:
- Niereninsuffizienz,
- autonomer Neuropathie,
- Hiatushernie mit Refluxösophagitis,
- leichter und mittelschwerer
  Leberinsuffizienz,
- Schwangerschaft und Stillzeit.

Interaktionen

- Verstärkung der anticholinergen Wirkung
  von Amantadin, trizyklischen Antidepressiva, Chinidin, Antihistaminika,
  Disopyramid,
- Verstärkung der tachykarden Wirkung von
  β-Sympathomimetika,

- Abschwächung der Wirkung von Prokinetika (z. B. Metoclopramid),
- über Beeinflussung der gastrointestinalen Motilität und Sekretion kann die
  Resorption anderer Arzneimittel verändert
  werden.

Bewertung

Wegen fehlender zentral-nervöser
Nebenwirkungen Mittel der Wahl zur
Behandlung der Instabilität oder der
Hyperreflexie des M. detrusor vesicae beim
Parkinson-Syndrom.

Spastik

Michael Schwarz

7.1   Einleitung – 240

7.2   Wirkmechanismen – 240

7.3   Allgemeine Therapieprinzipien – 242

7.4   Präparate – 243

© Springer-Verlag GmbH Deutschland, ein Teil von Springer Nature 2018
F. Block (Hrsg.), *Praxisbuch neurologische Pharmakotherapie*,
https://doi.org/10.1007/978-3-662-55838-6_7

7.1   Einleitung

Die Spastik ist ein Syndrom, das nach einer Vielzahl ätiologisch unterschiedlicher spinaler und supraspinaler Schädigungen deszendierender motorischer Bahnen im ZNS auftritt. Die Spastik ist daher bei so unterschiedlichen ZNS-Erkrankungen wie z. B. Infarkten, Blutungen, Traumata und Tumoren von Hirn und Rückenmark, multipler Sklerose, neurodegenerativen Erkrankungen (M. Alzheimer, amyotrophe Lateralsklerose, spastische Spinalparalyse), hypoxische und hypoglykämische Hirnschädigungen sowie spastische infantile Zerebralparese (M. Little) zu beobachten.

Die allgemein akzeptierte Definition der Spastik stammt von Lance:

> » Spastik ist eine motorische Erkrankung, die durch eine geschwindigkeitsabhängige Zunahme des tonischen Dehnungs-reflexes mit gesteigerten Sehnenreflexen charakterisiert ist resultierend aus einer gesteigerten Exzitabilität der Dehnungsreflexe als einer Komponente des Syndroms des 1. motorischen Neurons.

Klinisch bestehen eine geschwindigkeitsabhängige Zunahme des Muskeltonus auf Dehnung, gesteigerte Muskeleigenreflexe, verbreiterte „reflexogene" Zonen, Kloni und Pyramidenbahnzeichen. Der spastische Muskel reagiert oft schon auf kleine Dehnungen mit ausgeprägter Verkürzung, was zu einer Verschlechterung der aktiven und passiven Beweglichkeit und zu Veränderungen am Muskel führen kann. Es kommt zu Muskelkontrakturen oft mit bizarren Haltungsanomalien („spastische Dystonie") mit Veränderungen in Muskeln, Gelenken, Sehnen und Bändern.

Andererseits hat der Befund der spastischen Hyperreflexie nur bedingt mit der Behinderung des Patienten, d. h. der funktionellen Bewegungsstörung zu tun. Deshalb sollte die Behandlung in erster Linie physiotherapeutisch sein, um die verbliebenen motorischen Funktionen zu aktivieren und Komplikationen (Muskelkontrakturen, spastische Dystonie und Spasmen) zu verhindern. Ergänzend reduziert die medikamentöse Spastiktherapie den gesteigerten Muskeltonus und Spasmen, kann aber über eine Verstärkung der Paresen auch zu einer Funktionsverschlechterung führen.

7.2   Wirkmechanismen

Als wesentlicher Pathomechanismus der Spastik gilt eine Imbalance spinaler Exzitations- und Inhibitionsmechanismen an α-Motoneuronen, Interneuronen und spinalen Afferenzen.

Die medikamentöse Therapie der Spastik versucht, diese Imbalance durch

1. **zentral** angreifende Medikamente über eine Verstärkung der insuffizient gewordenen GABAergen Inhibition (Baclofen, Benzodiazepine) oder über eine Verminderung der pathologisch gesteigerten Exzitation (Memantine, Baclofen, Tizanidin, Nabiximols) auszugleichen,
2. **peripher** über eine Verminderung der neuromuskulären Transmission und eine Muskelspindeldenervierung (Botulinumtoxin) oder eine Beeinträchtigung der Muskelkontraktion (Dantrolen) die spastische Muskeltonuserhöhung zu vermindern.

Baclofen   Baclofen erhöht sowohl die post- als auch die präsynaptische GABAerge Hemmung über eine Bindung am $GABA_B$-Rezeptor. Postsynaptisch induziert es über eine Erhöhung der K^+-Leitfähigkeit ein inhibitorisches Potenzial, präsynaptisch bewirkt es wahrscheinlich über eine Reduktion des Einstromes von Ca^{++}-Ionen eine verminderte Freisetzung der exzitatorischen Aminosäuren Aspartat und Glutamat aus Afferenzen des Rückenmarks. Da Baclofen spinale Reflexe im spinalisierten Tier gleich effektiv wie im dezerebrierten und intakten Tier hemmt und in der Klinik bei Patienten mit komplettem Querschnittssyndrom gut antispastisch wirkt, wird ein vorwiegend spinaler Wirkungsort angenommen.

Benzodiazepine   Das Benzodiazepin Diazepam bewirkt eine Steigerung der GABA$_A$ergen Hemmung über eine Erhöhung der Cl$^-$-Ionenleitfähigkeit. Die resultierende Hyperpolarisation bewirkt postsynaptisch eine Verstärkung des inhibitorischen Potenzials und präsynaptisch eine verminderte Freisetzung der exzitatorischen Aminosäuren Aspartat und Glutamat aus den Afferenzen des Rückenmarks. Während angenommen wird, dass die Benzodiazepine ihre sedierende, anxiolytische und antikonvulsive Wirkung supraspinal entfalten, ist der genaue Wirkungsort der muskelrelaxierenden Wirkung unklar. Während die polysynaptischen Reflexe wahrscheinlich über eine Wirkung im Hirnstamm gehemmt werden, wird für die Steigerung der präsynaptischen Hemmung eher ein spinaler Wirkungsort angenommen.

Tizanidin   Es entfaltet seine zentral muskelrelaxierende Wirkung über α$_2$- und möglicherweise auch über Imidazolrezeptoren. Die Stimulation der α$_2$-Rezeptoren führt an spinalen Interneuronen zu einer verminderten Freisetzung der exzitatorischen Aminosäuren Aspartat und Glutamat und im Hirnstamm zu einer Inhibition des coerulo-spinalen Traktes, der auf spinale Interneurone faszilitierend wirkt. Als Gesamtwirkung resultiert im Rückenmark eine Hemmung polysynaptischer Reflexe. Eine zusätzliche antinozizeptive Wirkung wird ebenfalls über eine Hemmung spinaler Interneurone erklärt.

Memantin   Es hemmt über eine niedrige Affinität zur Phenzyklidinbindungsstelle nichtkompetitiv die über den N-Methyl-D-Aspartat (NMDA)-Rezeptor vermittelte glutamaterge Exzitation. Dies führt wahrscheinlich sowohl über spinale als auch supraspinale Mechanismen zu einer verminderten reflektorischen Erregbarkeit spinaler α-Motoneurone.

Nabiximols   Es besteht aus einer fixen Kombination aus Delta-9-Tetrahydrocannabinol und Cannabidiol und bewirkt über einen partiellen Agonismus an Cannabinoid-Rezeptoren eine Reduktion der Wirkung z. B. exzitatorischer Neurotransmitter wie Glutamat.

Tolperison   Der Wirkungsmechanismus des Tolperison ist noch nicht genau verstanden. Aufgrund seiner den Lokalanästhetika ähnlichen chemischen Struktur entfaltet es im ZNS eine membranstabilisierende Wirkung und wirkt an peripheren Nervenzellen wahrscheinlich über eine Interaktion mit Natriumkanälen. Die Substanz reduziert experimentell die Dezerebrationsstarre und hemmt spinal mono- und polysynaptische Reflexe.

Botulinumtoxin A   Die intramuskuläre Injektion von Botulinumtoxin A in die Nähe der motorischen Endplatte bewirkt eine verminderte Freisetzung von Azetylcholin aus der neuromuskulären Endplatte über eine selektive Bindung des Botulinumtoxins an cholinerge Nervenendigungen, Internalisierung des Toxins in die Nervenendigung und Spaltung des zur Freisetzung synaptischer Vesikel notwendigen Synaptosomenassoziierten Proteins 25 (SNAP-25). Über diesen Mechanismus wird der injizierte Muskel temporär geschwächt. Der Effekt tritt innerhalb von 3–7 Tagen nach der Injektion ein, erreicht sein Maximum etwa nach 14 Tagen und hält ungefähr 3 Monate an. Die Injektion kann bei therapeutischem Nutzen dann wiederholt werden.

Dantrolen   Es reduziert direkt an der quergestreiften Muskulatur die für die Muskelkontraktion notwendige Freisetzung von Ca^{++}-Ionen aus dem sarkoplasmatischen Retikulum. Da diese Wirkung unselektiv an allen Skelettmuskeln einsetzt, bewirkt Dantrolen sowohl an den spastischen als auch an den gesunden Muskeln eine Verminderung der Willkürkraft. Allerdings scheint ein Teil der von den Patienten unter Dantrolengabe realisierten Kraftminderung durch eine erhöhte Entladungsrate bzw. Rekrutierung der α-Motoneurone kompensiert zu werden.

Baclofenintrathekal   Bei der intrathekalen Applikation von Baclofen werden über eine subkutan implantierte Pumpe mit weniger als 1%

der oralen Dosis und entsprechend zu vernachlässigenden Plasmaspiegeln im Vergleich zur systemischen Therapie 10-fach höhere Liquorspiegel von Baclofen erreicht. Wegen des spinozerebralen Konzentrationsgradienten kommt es kaum zu zentralen Nebenwirkungen.

7.3 Allgemeine Therapieprinzipien

Die medikamentöse Therapie der Spastik ist symptomatisch, da eine kausale Therapie der zugrunde liegenden Erkrankungen nur sehr selten möglich ist (z. B. Beseitigung einer Myelonkompression). Therapeutisch beeinflussbar sind vor allem die Plussymptome (erhöhter, geschwindigkeitsabhängiger Muskeltonus; gesteigerte Muskeleigen- und Flexorreflexe bis hin zu Kloni und Spasmen). Allerdings ist dabei unbedingt zu berücksichtigen, dass die Minussymptome (Paresen) durch die Therapie gleichzeitig verschlimmert werden können.

- **Therapieziele**

Ziel der medikamentösen Spastiktherapie ist nicht eine unkritische Senkung des erhöhten Muskeltonus. Mit dieser Therapie sollte nur begonnen werden, wenn durch sie eine Verbesserung der motorischen Funktionen, der passiven Beweglichkeit, des subjektiven Wohlbefindens oder eine Erleichterung der Pflege des Patienten zu erwarten ist. Diese Therapieziele sind für jeden Patienten in Abhängigkeit von der Ausprägung des spastischen Syndroms und bestehender Paresen individuell zu formulieren. Spastik begleitet den Patienten in der Regel lebenslang. Der Arzt hat genug Zeit, die Medikamente einschleichend aufzudosieren, um Nebenwirkungen zu vermeiden.

- **Systemische Therapie**

Eine systemische Therapie ist bei mittelschwerer und schwerer Tetra- und Paraspastik indiziert. In diesen Fällen wird durch sie oft erst die krankengymnastische Übungsbehandlung zur Verbesserung der Stand- und Gehfähigkeit ermöglicht. Für Tizanidin hat sich ein Funktionsgewinn für die Beinspastik gezeigt. Bei sehr schwerer Spastik verbessert die medikamentöse Therapie der überaus quälenden Kloni und Spasmen das subjektive Wohlbefinden der Patienten, lindert Schmerzen und erleichtert Pflege- und Hygienemaßnahmen. Eine Hemispastik eines gehfähigen Patienten stellt dagegen in der Regel keine Indikation für eine systemische Therapie dar.

Grundsätzlich ist mit einer Monotherapie mit Baclofen oder Tizanidin als Antispastika der 1. Wahl zu beginnen (◻ Tab. 7.1). Die Aufdosierung sollte einschleichend erfolgen, um die Compliance der Patienten nicht durch

◻ **Tab. 7.1** Dosierung oraler Antispastika

	Arzneistoff	Initial [mg/Tag]	Steigerung [mg/Zeit]	Maximal [mg/Tag]
1. Wahl:	Baclofen	2×5	2×5/Woche	3–4×25–30
	Tizanidin	1×2	2/5 Tage	4×9
2. Wahl:	Dantrolen	1×25	25/Woche	4×50–100
	Memantin	1×5	5/Woche	3×10
	Diazepam	2×2	2×4/Woche	3×20
	Tolperison	3×50	3×50/Woche	3×150–300
	Gabapentin	3×100	3×100/3 Tage	3×1200
	THC + CBD	1×(2,7 + 2,5)	1×(2,7 + 2,5)/Tag	12×(2,7 + 2,5)/Tag

eventuelle Nebenwirkungen zu gefährden. Wird mit einer ausdosierten Monotherapie kein ausreichender Therapieerfolg erzielt oder treten zentralnervöse Nebenwirkungen auf, ist der Versuch einer Kombinationstherapie gerechtfertigt. In diesem Fall ist die Dosis des gewählten Monotherapeutikums auf ca. 2/3 der Tagesmaximaldosis zu reduzieren und das zweite Medikament langsam auf ebenfalls 2/3 der Tagesmaximaldosis aufzudosieren.

Für bestimmte Patienten können auch die Medikamente der 2. Wahl vorteilhaft sein. Wegen der fehlenden sedierenden Nebenwirkung ist vor allem bei Patienten mit leichter Spastik zunächst ein Therapieversuche mit Tolperison ratsam. Von Benzodiazepinen und Dantrolen profitieren vor allem bettlägerige Patienten mit schwerer Spastik, schmerzhaften Spasmen und Kloni. Wegen der Verbesserung von Vigilanz und kognitiven Leistungen wird bei Kindern mit infantiler Zerebralparese und bei Patienten mit Spastik nach Schädel-Hirn-Trauma oft Memantin empfohlen. Die Erfahrungen mit Gabapentin zur Spastiktherapie sind bei fehlender Zulassung limitiert, es entfaltet bei geringen Nebenwirkungen besonders bei spinaler Genese eine antispastische Wirkung. Levodopa wird manchmal bei sonst nicht beherrschbarer Tetraspastik versucht, auch wenn die Datenlage spärlich ist und keine Zulassung besteht. Nabiximols, eine fixe Kombination aus Delta-9-Tetrahydrocannabinol (THC) und Cannabidiol (CBD), ist als Mundspray bei multipler Sklerose zur Behandlung der mittelschweren bis schweren Spastik, die nicht angemessen auf eine andere antispastische Arzneimitteltherapie angesprochen hat, zugelassen. Orphenadrin und Carisoprodol sind ältere Medikamente, die sich trotz bestehender Zulassung in der Spastiktherapie nicht durchgesetzt haben. Flupirtin ist kein eigentliches Antispastikum, aber wirksam bei schmerzreflektorischen Kloni und Spasmen.

- **IntrathekaleBaclofentherapie**

Sollte unter optimaler systemischer Therapie die Wirksamkeit noch unzureichend sein und/oder sollten nichtakzeptable Nebenwirkungen bestehen, ist die intrathekale Gabe von Baclofen zu erwägen. Von dieser Therapie profitieren besonders Patienten mit schwerer Paraspastik. Wegen des spino-zerebralen Konzentrationsgradienten des Baclofen sind die zerebralen Nebenwirkungen gering, sodass auch Patienten mit schwerer Tetraspastik und sogar Kinder mit schwerster zerebraler Spastik Verbesserungen bezüglich Muskeltonus, Spasmen, Rollstuhltransfer und Pflegemöglichkeit zeigten. Diese Therapie sollte spezialisierten Zentren vorbehalten sein.

- **Intramuskuläre Botulinumtoxininjektion**

Besteht die Spastik besonders ausgeprägt in umschriebenen Muskelgruppen (z. B. Flexorenspastik des Armes oder Spitzfuß nach Schlaganfall oder bei infantiler Zerebralparese), ist die intramuskuläre Injektion von Botulinumtoxin A additiv zur oralen Behandlung zu erwägen. Zugelassen ist diese Therapie bisher nur für die Behandlung der Armspastik Erwachsener unabhängig von der Ätiologie, des spastischen Spitzfußes bei infantiler Zerebralparese bei gehfähigen Kindern, die älter als 2 Jahre sind, und der fokalen Spastik des Fußgelenkes bei Erwachsenen nach Schlaganfall oder Schädelhirntrauma, wobei nicht alle Indikationen für die verschiedenen Medikamente gelten. Die intramuskuläre Botulinumtoxingabe beruht u. a. auf der Annahme, dass die Kraftentwicklung eines agonistischen Muskels durch die spastische Tonuserhöhung des antagonistisch wirksamen Muskels behindert werden kann und es so zu einer Zunahme der Parese des Agonisten kommt („Subtraktionsparese"). In der Tat führt die lokale Botulinumtoxininjektion nicht nur zu einer Spastikreduktion, sondern auch zu einer Funktionsverbesserung. Allerdings ist diese Therapie wegen der limitierten Toxinmenge nicht für ausgedehnte spastische Syndrome geeignet.

7.4   Präparate

- **Baclofen**
- Baclofen AL, 25 mg – Tbl. (Aliud Pharma)
- Baclofendura, 10 mg, 25 mg (Mylandura)

- Baclofen-neuraxpharm, 10 mg, 25 mg – Tbl. (neuraxpharm)
- Baclofen-ratiopharm, 10 mg, 25 mg – Tbl. (Ratiopharm)
- Lioresal, 5 mg, 10 mg, 25 mg – Tbl. (Novartis)

Pharmakodynamik
- Derivat von γ-Amino-Buttersäure (GABA), dem wichtigsten hemmenden Neurotransmitter im ZNS,
- Agonist am GABA$_B$-Rezeptor, der die präsynaptische und postsynaptische Hemmung verstärkt,
- vorwiegend spinaler Wirkungsort.

Pharmakokinetik
- $T_{max} = 2,1 \pm 0,7$ h; $t_{1/2} = 6,1–7,5$ h;
- Plasmaproteinbindung 31%;
- nur in geringem Maß durch Hydroxylierung metabolisiert;
- Elimination zu 55–92% unverändert über Niere.

Indikationen und Behandlungshinweise
- Spastik infolge multipler Sklerose, Rückenmarkserkrankungen/-verletzungen und zerebraler Schädigungen;
- wirkt gut bei Querschnittslähmungen, Schlaganfallpatienten profitieren kaum.

Dosierung
- Einschleichend beginnen, individuell zu findende Dosis;
- Beginn mit 2×5 mg/Tag, Steigerung wöchentlich um 2×5 mg/Tag auf max. 75 mg/Tag, in Ausnahmen auf 120 mg/Tag, verteilt auf 4 Einzelgaben, mit den Mahlzeiten oder mit Milch einzunehmen;
- besonders langsame Dosissteigerungen bei älteren Patienten mit hirnorganischen Erkrankungen, Herz-Kreislauf-Erkrankungen, Ateminsuffizienz, Leber- und Nierenfunktionsstörungen;
- nach mehrmonatiger, hochdosierter Baclofengabe kann es beim Absetzen oder bei drastischer Dosisreduktion zu Konzentrationsstörungen, Delir, Verwirrtheit,

Halluzinationen, Agitiertheit, fokalen oder generalisierten epileptischen Anfällen (bis zum Status), Dyskinesie, Tachykardie, Hyperthermie, Rhabdomyolyse sowie als Rebound-Phänomen zu gesteigerter Spastik kommen.

Nebenwirkungen
Nebenwirkungen treten besonders zu Behandlungsbeginn, bei zu rascher Dosissteigerung oder bei zu hohen Dosen auf. Dies gilt besonders für ältere Patienten und Patienten mit psychiatrischen oder zerebrovaskulären Erkrankungen. Besonders bei epileptischen Patienten können eine Senkung der Krampfschwelle oder zerebrale Krampfanfälle auftreten.
- **Nervensystem**: sehr häufig: Schläfrigkeit, Sedation; häufig: Müdigkeit, Schwächung der verbliebenen Muskelkraft, Tremor, Ataxie, Nystagmus, Schwindel, Schlafstörungen, Kopfschmerzen; selten: Parästhesien, Dysarthrie; sehr selten: Enzephalopathie mit EEG-Veränderungen, Desorientiertheit, Tremor, Agitiertheit und Myoklonien (Enzephalopathie-Syndrom nach Absetzen reversibel); beobachtet: Schlaf-Apnoe-Syndrom;
- **psychiatrische Erkrankungen**: häufig: Depression, Euphorie, Halluzinationen, Albträume, Verwirrtheit (besonders ältere Patienten), Agitiertheit;
- **Magen-Darm-Trakt**: sehr häufig: Übelkeit; häufig: Erbrechen, Würgen, Mundtrockenheit, Diarrhö, Obstipation; selten: Geschmacksstörungen, Bauchschmerzen;
- **Sonstiges**: häufig: Muskelschwäche und -schmerzen, Nystagmus, Akkomodationsstörungen, Sehstörungen, Hypotonie, Exantheme, Hyperhidrosis, Blasenentleerungsstörungen, Palpitationen, abnehmende Herzleistung; selten: Harnverhalt, erektile Dysfunktion, Leberfunktionsstörungen; sehr selten: Überempfindlichkeitsreaktionen, Erhöhung der Leberenzyme, Hypothermie; berichtet: Bradykardie, Urtikaria, Absetzerscheinungen, erhöhter Blutzucker.

▪▪ Kontraindikationen
- Bekannte Überempfindlichkeit,
- Epilepsie und andere zerebrale Anfallsleiden,
- terminale Niereninsuffizienz,
- nicht geeignet für Behandlung von Muskeltonuserhöhungen bei rheumatischen Erkrankungen, Parkinson-Syndrom (Rigor) oder peripherer Verletzungen (Dystonie),
- besondere Vorsicht bei eingeschränkter Nierenfunktion, schwerer Leberfunktionsstörung, respiratorischer Insuffizienz, Störung der Blasenentleerung, gastrointestinalen Ulzera, Verwirrtheit, schweren psychischen Erkrankungen, zerebrovaskulären Störungen, Bulbärparalyse, zervikaler Syrinx, akuter Vergiftung mit Alkohol oder Schlafmitteln.

▪▪ Interaktionen
- Wirkungsverstärkung von anderen Muskelrelaxanzien, von zentral dämpfenden Medikamenten (Psychopharmaka, Opioide, Hypnotika, sedierende Antidepressiva) und von Antihypertensiva.
- Medikamente, die die Nierenfunktion beeinträchtigen, können zu erhöhten und u. U. toxischen Baclofen-Spiegeln im Blut führen.

> **Bewertung**
>
> Antispastikum der 1. Wahl, besonders wirksam bei spinaler Spastik, aber auch hier Funktionsgewinn nicht ausreichend belegt. Nur bedingter Nutzen bei Schlaganfallpatienten.

▪ Baclofenintrathekal
- BaclofenMedunaintrathekal, 0,05 mg/1 ml – Inj.-Lsg. (Meduna)
- BaclofenMedunaintrathekal, 0,5 mg/1 ml, 2 mg/1 ml – Inf.-Lsg. (Meduna)
- Baclofen Sun, 0,05 mg/1 ml, 10 mg/20 ml, 10 mg/5 ml – Inf.-Lsg (Sun Pharma)

- Lioresal Intrathecal, 0,05 mg/1 ml Amp. – Inj.-Lsg. (Novartis Pharma)
- Lioresal Intrathecal, 10 mg/20 ml, 10 mg/5 ml Amp. – Inf.-Lsg. (Novartis Pharma)

▪▪ Pharmakodynamik
- Derivat von γ-Amino-Buttersäure (GABA), dem wichtigsten hemmenden Neurotransmitter im ZNS,
- Agonist am $GABA_B$-Rezeptor, der die präsynaptische und postsynaptische Hemmung verstärkt,
- vorwiegend spinaler Wirkungsort.

▪▪ Pharmakokinetik
- Mit der kontinuierlichen intrathekalen Infusion von 50–1200 µg/Tag werden Steady-state-Konzentrationen von Baclofen im lumbalen Liquor von 130–1240 ng/ml erreicht, die Konzentrationen intrazisternal sind im Mittel 4-mal geringer.
- Die Baclofenplasmakonzentrationen liegen unter intrathekaler Dauerinfusion mit < 5 ng/ml unter der analytischen Quantifizierungsmöglichkeit.
- Die Eliminationszeit nach einer Bolusinjektion beträgt 1–5 h. Die über 24 h infundierte Baclofendosis wird innerhalb des gleichen Zeitraumes aus dem Liquor eliminiert.

▪▪ Indikationen und Behandlungshinweise
- Injektionslösung zum Testen des Ansprechens auf eine intrathekale Applikation von Baclofen bei schwerer chronischer Spastik bei multipler Sklerose, nach Verletzungen des Rückenmarks oder zerebraler Genese, nachdem die Behandlung mit einer oralen medikamentösen Standardtherapie nicht erfolgreich war.
- Infusionslösung zur Behandlung schwerer chronischer Spastik bei multipler Sklerose, nach Verletzungen oder anderer Erkrankungen des Rückenmarks oder zerebraler Genese (Zerebralparese, Hirntrauma, Schlaganfall), nachdem die Behandlung mit einer oralen medikamentösen

Standardtherapie nicht erfolgreich war und/oder wenn wirksame orale Dosen unzumutbare Nebenwirkungen hervorrufen.

- Voraussetzung der Bolusinjektion und der Pumpenimplantation ist, dass der Patient infektionsfrei ist. Zusätzliche Voraussetzung der Pumpenimplantation bei Kindern ist eine bestimmte Körpergröße (Alter > 6 Jahre).
- Testung, Implantation und Dosisanpassung der intrathekalen Baclofenbehandlung sind stationär unter engmaschiger Überwachung durch entsprechend fachlich qualifizierte Ärzte in Zentren mit spezieller Erfahrung durchzuführen.
- Wegen möglicher lebensgefährlicher Zwischenfälle/Nebenwirkungen muss die initiale Therapie (inkl. Bolusinjektion) in Reanimationsbereitschaft erfolgen und die dann notwendige intensivmedizinische Ausstattung unmittelbar zur Verfügung stehen.
- Der Patient ist besonders initial und bei jeder Änderung der Baclofenkonzentration bzw. der -infusionsgeschwindigkeit sorgfältig zu überwachen (respiratorische und kardiovaskuläre Funktionen).
- Nach dem Füllen der Pumpe muss der Patient 24 h überwacht werden und rasche ärztliche Hilfe garantiert sein.
- Bei einer abrupten Unterbrechung der intrathekalen Baclofengabe kann es zu Hyperthermie, Verwirrtheit und vermehrter Spastik, in seltenen Fällen zu epileptischen Anfällen bis zum Status, Rhabdomyolyse, Multiorganversagen und Tod kommen. Um diese Unterbrechungen zu verhindern, müssen die Programmierung und Funktion des Infusionssystems besonders aufmerksam überwacht, die Zeitpläne und Verfahren der Pumpenfüllung strikt eingehalten sowie die Alarmsignale der Pumpen beachtet werden. Die Patienten und deren Pflegende müssen entsprechend instruiert werden.
- Es dürfen nur EU-zertifizierte Pumpen verwendet werden, die für die kontinuierliche intrathekale Infusion von Baclofen geeignet sind.

▪▪ Dosierung

- Vor Beginn der intrathekalen Behandlung sollte die insuffiziente orale antispastische Medikation ausschleichend abgesetzt werden.
- Vor der intrathekalen Injektionsbehandlung ist bei postraumatischer Spastik ein Liquorpassagehindernis (z. B. Arachnoiditis) mittels Myelografie auszuschließen.
- Voraussetzung für die intrathekale Infusionsbehandlung mit Baclofen ist das Ansprechen auf eine probatorische intrathekaleBolusinjektion (0,05 mg/1 ml) Baclofen. Die Testinjektion wird mittels Lumbalpunktion oder intrathekalem Katheter unverdünnt zunächst in einer Dosis von 25–50 µg appliziert, in Abständen von 24 h kann tägl. um 25 µg bis zu einer Maximaldosis von 100 µg erhöht werden. Nach jeder Bolusgabe muss der Patient 4–8 h überwacht werden. Im Mittel ist von einem Wirkungsbeginn nach 0,5–1 h, einem Wirkungsmaximum nach ca. 4 h und einer Wirkdauer von 8–12 h auszugehen.
- Bei einer Wirkdauer von > 12 h der Testinjektion wird für die intrathekale Infusionsbehandlung diese als anfängliche Tagesdosis benutzt, bei einer Wirkdauer von < 12 h der Testdosis wird diese verdoppelt als initiale Tagesdosis eingesetzt.
- Tägliche Dosissteigerungen sollten bei spinaler Spastik 10–30% der letzten Dosis und bei zerebraler Spastik 5–15% der letzten Dosis nicht überschreiten.
- Bei programmierbaren Pumpen erfolgt die Dosisanpassung 1-mal tgl., bei nichtprogrammierbaren Pumpen mit einer Katheterlänge von 76 cm und 1 ml Abgabemenge/Tag werden Intervalle von 48 h empfohlen, um die Reaktion auf die Dosiserhöhung zu beurteilen.
- Die Erhaltungsdosis ist interindividuell sehr unterschiedlich. Es sollte die niedrigste antispastische Dosis (bei vertretbaren Nebenwirkungen) verwendet werden. Bei spinaler Spastik beträgt die Erhaltungsdosis im Mittel 300–800 µg/

Tag Baclofen (Bereich 10–1000 µg/Tag),
bei zerebraler Spastik im Mittel 275 µg/Tag
(Bereich 22–1400 µg/Tag).
- Gelegentlich ist ein gewisser Grad an
Spastik notwendig, um die Körperhaltung,
das Gleichgewicht oder andere Funktionen
aufrechtzuhalten, oder zur Unterstützung
der Kreislauffunktion und zur Vermeidung
tiefer Venenthrombosen.
- Falls notwendig, ist unter aseptischen
Bedingungen eine Verdünnung der
Infusionslösung mit steriler, konservie-
rungsmittelfreier NaCl-Lösung ad injec-
tionem möglich.
- Bei entsprechender Pumpe kann die
Dosierung Tagesschwankungen der Spastik
(z. B. nächtliche Klonie) angepasst werden.
Dabei sollte die Infusionsgeschwindigkeit
so programmiert werden, dass Veränderungen ca. 2 h vor der erwarteten klinischen Verschlechterung einsetzen.
- Bei plötzlich notwendigen erheblichen
Dosissteigerungen ist an eine Funktionsstörung des Infusionssystems zu denken
(Pumpendefekt, Knickung, Ruptur oder
Dislokation des Katheters).
- Das Nachfüllen des Pumpenreservoirs
hat durch speziell geschultes Personal
zu erfolgen, eine vollständige Leerung
ist unbedingt zu vermeiden (s. abrupte
Absetzreaktionen).
- Die Infusion darf nur in den Subarachnoidalraum erfolgen, nicht epidural, intravenös, intramuskulär oder subkutan.

Nebenwirkungen
- Bei einer abrupten Unterbrechung der
intrathekalen Baclofengabe kann es
zu Hyperthermie, Verwirrtheit und
vermehrter Spastik kommen, in seltenen
Fällen zu einem dem malignen neuroleptischen Syndrom ähnelnden Bild
(Rigor, Myoklonus, Tremor, Agitiertheit,
Verwirrtheit, Stupor, Koma, Temperaturerhöhung, instabiler Blutdruck, Tachykardie, Anstieg der Serumkreatinphosphokinase), zu epileptischen Anfällen bis zum
Status, zu Rhabdomyolyse, Multiorganversagen und Tod.

- Frühsymptome des üblicherweise
nach wenigen Stunden auftretenden
Baclofenentzugs sind eine Zunahme der
Spastik, Juckreiz, arterielle Hypotonie und
Parästhesien.
- Durch Beeinträchtigung des Reaktions-
vermögens kann die Fähigkeit zur aktiven
Teilnahme am Straßenverkehr und zum
Bedienen von Maschinen eingeschränkt
sein.
- **Nervensystem**: sehr häufig: Schläfrigkeit;
häufig: Sedierung, Schwindel, Benom-
menheit, Konzentrationsstörung, Epilepsie
(besonders nach abruptem Absetzeb) und
Kopfschmerzen (gehäuft bei zerebraler
Spastik), Parästhesien, Akkomodations-
störungen, Dysarthrie, Lethargie, Paresen,
respiratorische Depression, Schlaflo-
sigkeit, Verwirrtheit, Angst, Agitiertheit,
Depression; gelegentlich: Hypothermie,
Nystagmus, Dysphagie, Ataxie, zerebro-
vaskuläre Störungen, Desorientierung,
Gang- und Gleichgewichtsstörungen,
Gedächtnisstörungen, Suizidgedanken
und -handlungen, Dysphorie, Euphorie,
Halluzinationen, Paranoia, Meningitis;
- **kardiovaskulär**: häufig: (orthostatische)
Hypotonie; gelegentlich: arterielle
Hypertonie, Bradykardie, tiefe Beinvenen-
thrombose, Beinödeme, Hautrötung,
Blässe;
- **muskulär**: sehr häufig: muskuläre
Hypotonie (besonders Testphase); häufig:
muskuläre Hypertonie;
- **gastrointestinal**: häufig: Übelkeit und
Erbrechen (gehäuft bei zerebraler Spastik),
Obstipation, Mundtrockenheit, Diarrhö,
Inkontinenz, Appetitminderung, Hypersa-
livation; gelegentlich: Dehydratation, Ileus,
Hypogeusie;
- **bronchopulmonal**: häufig: Dyspnoe,
Bradypnoe, Aspirationspneumonie;
- **urologisch**: häufig: Inkontinenz,
Harnverhalt (gehäuft bei zerebraler
Spastik), Blasenträgheit und -spasmen,
sexuelle Störungen;
- **dermatologisch**: häufig: Urtikaria,
Juckreiz, Gesichts- und peripheres Ödem;
gelegentlich: Alopezie, Diaphorese;

▬ **Sonstiges**: häufig: Schmerzen, Fieber/
Schüttelfrost; selten: u. U. lebensbedroh-
liches Entzugssyndrom durch plötzliche
Unterbrechung der Arzneimittelgabe.

■■ **Kontraindikationen**
▬ Bekannte Überempfindlichkeit,
▬ therapierefraktäre Epilepsie,
▬ Schwangerschaft und Stillzeit.

Besondere Vorsicht ist anzuwenden bei:
▬ Liquorzirkulationsstörung infolge
Passagebehinderung,
▬ Epilepsie (cave: Überdosierung, abruptes
Absetzen),
▬ Bulbärparalyse, Paresen der Atemmusku-
latur, respiratorischer Insuffizienz,
▬ Verwirrtheitszuständen, schwerer
subkortikaler Enzephalopathie, psycho-
tischen Symptomen, Schizophrenie,
Parkinson-Syndrom,
▬ autonomer Dysreflexie in der Vorge-
schichte, Blasensphinkterhypertonie,
▬ Niereninsuffizienz, schweren
Leberfunktionsstörungen,
▬ peptischen Ulzera.

■■ **Interaktionen**
▬ Verstärkung der Wirkung durch andere,
das ZNS dämpfende Medikamente,
besonders Alkohol,
▬ Verstärkung der Wirkung durch trizyklische Antidepressiva,
▬ Verstärkung der Wirkung von
Antihypertonika,
▬ Blutdruckabfall durch gleichzeitige Gabe
von Morphin,
▬ gleichzeitige Gabe von Allgemeinanäs-
thetika kann Risiko für Krampfanfälle
und beeinträchtigte Herzfunktion
erhöhen,
▬ bei gleichzeitiger Gabe von Levodopa evtl.
erhöhtes Risiko für optische Halluzinationen, Verwirrtheit, Kopfschmerzen und
Übelkeit.

Bewertung

Intrathekale Baclofengabe ist indiziert
bei ausgeprägter Para- und Tetraspastik,
wenn konventionelle, orale Antispastika
keine Besserung und/oder unzumutbare
Nebenwirkungen ergaben. Die Anwendung
ist spezialisierten Zentren vorbehalten.

■ **Botulinumtoxin Typ A (▶ Kap. 6)**
▬ Azzalure, 10 Speywood-Einheiten/0,05 ml,
125 Einheiten – TrSoL (Galderma)
▬ Bocouture, 4 Einheiten/0,1 ml, 50, 100
Einheiten – TrSoL (Merz)
▬ Botox, 50, 100, 200 Allergan-Einheiten –
Pulver zur Herstellung einer Inj.-Lsg.
(Allergan)
▬ Dysport, 300, 500 Einheiten – Pulver zur
Herstellung einer Inj.-Lsg. (Ipsen Pharma)
▬ Neurobloc, 5000 E./ml, 0,5 ml, 1 ml, 2 ml –
DStFl (Eisai)
▬ Vistabel, 4 Allergan-Einheiten/0,1 ml, 50
Einheiten – TrSoL (Allergan/Ireland)
▬ Xeomin, 50, 100, 200 LD_{50}-Einheiten –
Pulver zur Herstellung einer Inj.-Lsg.
(Merz))

■■ **Indikation**
Botox:
▬ Fokale Spastik in Zusammenhang mit
dynamischer Spitzfußstellung bei gehfähigen, mindestens 2 Jahre alten Patienten
mit infantiler Zerebralparese;
▬ fokale Spastik des Handgelenks und der
Hand sowie des Fußgelenks bei Erwachsenen Schlaganfallpatienten;
▬ fokale Spastizität des Fußgelenks bei
erwachsenen Schlaganfallpatienten;
▬ idiopathische überaktive Blase mit
Harninkontinenz, imperativem Harndrang
und Pollakisurie bei Erwachsenen, die
auf Anticholinergika nur unzureichend
angesprochen oder diese nicht vertragen
haben;

- Harninkontinenz bei Erwachsenen mit neurogener Detrusorhyperaktivität bei neurogener Blase infolge einer stabilen subzervikalen Rückenmarksverletzung oder multipler Sklerose;
- starke, fortbestehende primäre Hyperhydrosisaxillaris;
- chronische Migräne bei Patienten, die auf prophylaktische Migräne-Medikation nicht angesprochen haben oder diese nur unzureichend vertragen haben;
- fokale Dystonie (▶ Kap. 6).

Dysport:
- Fokale Spastik der oberen Extremität Erwachsener;
- fokale Spastik des Fußgelenkes bei erwachsenen Patienten nach Schlaganfall oder Schädel-Hirn-Trauma;
- fokale Spastik mit dynamischer Spitzfußstellung der unteren Extremitäten bei gehfähigen Patienten mit infantiler Zerebralparese ab 2 Jahren;
- fokale Dystonie (▶ Kap. 6).

Xeomin:
- Spastik der oberen Extremitäten bei Erwachsenen;
- fokale Dystonie (▶ Kap. 6).

▪▪ Dosierung (■ Tab. 7.2, ■ Tab. 7.3)
Die empfohlene Verdünnung beträgt 100 Einheiten/2,5–5 ml für Botox bzw. Xeomin und 500 Einheiten/2,5–5 ml für Dysport.

Botox:
- Fußgelenk infantile Zerebralparese: bei Hemiparese 4 Einheiten/kgKG, bei Diparese 6 Einheiten/kgKG, Gesamtdosis max. 200 E;
- Handgelenk Schlaganfall: max. Gesamtdosis 240 Einheiten, aufgeteilt in ausgewählte Muskeln:
- Fußgelenk Schlaganfall: max. Gesamtdosis 300 Einheiten, aufgeteilt in max. 3 Muskeln;

- überaktive Blase: 100 Einheiten in 10 ml 0,9%iger, unkonservierter NaCl-Lösung in Injektionen zu je 0,5 ml (5 Einheiten) an 20 Stellen des M. detrusorvesicae;
- Detrusorhyperaktivität: 200 Einheiten in 30 ml 0,9%iger, unkonservierter NaCl-Lösung in Injektionen zu je 1 ml (ca. 6,7 Einheiten) an 30 Stellen des M. detrusorvesicae.

Xeomin:
- Obere Extremität: max. Gesamtdosis 500 Einheiten, davon max. 250 Einheiten in die Schultermuskulatur;

Dysport:
- Fußgelenk infantile Zerebralparese: unilateral 15 Einheiten/kgKG, bilateral 30 Einheiten/kgKG, Gesamtdosis max. 1000 Einheiten;
- obere Extremität: max. Gesamtdosis 1500 Einheiten, davon max. 500 Einheiten in die Schultermuskulatur;
- Fußgelenk Schlaganfall/SHT: max. Gesamtdosis 1500 Einheiten.

Bewertung

Gute Wirkung bei fokaler Spastik ohne relevante systemische Nebenwirkungen. Funktionelle Verbesserungen wurden berichtet.

▪ **Dantrolen**
- Dantamacrin, 25 mg, 50 mg – Hartkps. (Norgine)
- Dantroleni.v., 20 mg – Pulver und Lösungsmittel zur Herstellung einer Inf.-Lsg. (SpePharm)

▪▪ **Pharmakodynamik**
- Peripheres Myotonolytikum, das die elektromechanische Kopplung des Skelettmuskels durch Interferenz mit der

◼ **Tab. 7.2** Übersicht über die Dosierungen für einzelne Muskeln in der Anwendung für Erwachsene, Darstellung für Botox/Xeomin und Dysport

Muskel	Botox/Xeomin		Dysport	
	Erhaltungsdosis [E]	Injektions-stellen	Erhaltungsdosis [E]	Injektions-stellen
M. deltoideus	20–150	1–3	80–250	2
M. pectoralis major	20–200	1–6	150–300	3–4
M. teres major	20–100	1–2	80–160	1–2
M. latissimusdorsi	25–150	1–4	150–300	1–4
M. subscapularis	15–100	1–4	150–300	1–4
M. biceps brachii	50–200	1–4	200–400	1–4
M. brachialis	25–100	1–2	200–400	2
M. brachioradialis	25–100	1–3	100–200	2
M. pronator teres	25–75	1–2	100–200	2
M. flexorcarpiulnaris	10–50/20–100	1–2	100–200	2
M. flexorcarpiradialis	15–60/25–100	1–2	100–200	2
M. flexordigitorumsuperficialis	15–50/25–100	1–4	100–200	3–4
M. flexordigitorumprofundus	15–50/25–100	1–2	100–200	2
M. flexor pollicis longus	20/10–50	1–2	100–200	2
M. flexor pollicis brevis	5–30	1–2	25–50	
M. adductor pollicis	20/5–30	1–2		
M. gastrocnemius	75	1–3	100–450	1–3
cap. med.	75	1–3	100–450	1–3
cap. lat.				
M. soleus	25–75	1–2	300–550	2–4
M. tibialis posterior	50–75	1–3	100–250	1–3
M. flexordigitorum longus			50–200	1–2
M. flexor digitorumbrevis			50–200	1–2
M. flexor hallucis longus			50–200	1–2
M. flexor hallucis brevis			50–100	1–2

Ca^{++}-Freisetzung aus dem sarkoplasmatischen Retikulum beeinträchtigt.

- Bei der malignen Hyperthermie kann Dantrolenden den durch eine Triggersubstanz (Anästhetikum) ausgelösten Hypermetabolismus der Muskelzelle unterbrechen, indem es die Freisetzung von Kalzium aus dem sarkoplasmatischen Retikulum in das Myoplasma hemmt. Dies funktioniert jedoch nur, wenn der Einsatz so rechtzeitig erfolgt, dass das Kalzium aus dem sarkoplasmatischen Retikulum noch nicht vollständig entleert wurde.
- In therapeutischen Dosen keine Beeinträchtigung des Herzmuskels und der glatten Muskulatur.

◘ Tab. 7.3 Übersicht über die Dosierungen für einzelne Muskeln in der Anwendung für infantile Zerebralparese, Darstellung für Dysport

Muskel	Dysport	
	Erhaltungsdosis pro Muskel pro Bein [E/kgKG]	Injektionsstellen pro Muskel
M. gastrocnemius	5–15	bis 4
M. soleus	4–6	bis 2
Gesamtdosis	Bis zu 15 pro Bein	

■■ **Pharmakokinetik**
– Oral: T_{max} = 3–4 h; $t_{1/2}$ = 8,7 h; i.v.: T_{max} = 0,5 h; $t_{1/2}$ = 4–12 h.
– Metabolisierung in der Leber über eine 5-Hydroxylierung und eine Reduktion zum Amin mit nachfolgender Azetylierung. Renale Elimination im Verhältnis 79% 5-Hydroxydantrolen, 17% Acetaminodantrolen und 1–4% unverändertes Dantrolen.

■■ **Indikationen und Behandlungshinweise**
– **Oral:**
  – Spastische Syndrome unterschiedlicher Ätiologie,
  – wegen der Gefahr lebensbedrohlicher Hepatotoxizität sind engmaschige Kontrollen der Leberenzyme (SGOT und SGPT) notwendig. Das Medikament ist abzusetzen bei pathologisch erhöhten Leberenzymen ebenso wie bei Pleura- oder Perikarderguss und Pleuroperikarditis.
– **i.v.:**
  – Maligne Hyperthermie,
  – wegen der Gefahr der Gewebsnekrose sollten extravasale Injektionen unbedingt vermieden werden (hoher pH der Lösung). Die Infusion darf nicht mit anderen Medikamenten gleichzeitig über denselben Zugang erfolgen.

■■ **Dosierung**
– **Oral:**
  – Einschleichend beginnen, individuell zu findende Dosis,
  – bei Erwachsenen und Kindern > 50 kgKG Beginn mit 2×25 mg/Tag, wöchentlich steigern um 50 mg/Tag bis auf 200 mg/Tag, verteilt auf 2–4 Einzeldosen, in Ausnahmefällen 400 mg/Tag.
  – bei Kindern mit 25–50 kgKG Beginn mit 25 mg/Tag, wöchentlich steigern um 25 mg/Tag auf max. 75 mg/Tag,
  – falls sich innerhalb von 8 Wochen kein Behandlungserfolg einstellt, sollte die Therapie beendet werden.
– **i.v.:**
  – Bei maligner Hyperthermie 2,5 mg/kgKG initial so rasch wie möglich, innerhalb von 24 h 10 mg/kgKG, in Ausnahmefällen bis 40 mg/kgKG.

■■ **Nebenwirkungen**
– 9/100.000 der behandelten Patienten erleiden eine milde bis schwere Leberschädigung, deren Mortalität 10–20% beträgt. Risikofaktoren sind Tagesdosen > 300 mg, längere Therapiedauer, weibliches Geschlecht, Alter > 30 Jahren, Leberschäden in der Vorgeschichte, gleichzeitige Einnahme lebertoxischer Arzneimittel und multiple Sklerose.
– Vor Beginn und während der Therapie sind die Leberenzyme (SGOT und SGPT) engmaschig zu kontrollieren. Bei erhöhten Werten oder klinischen Zeichen einer Leberschädigung ist Dantrolen abzusetzen. Bei eingetretenem Leberschaden korrelieren hohe Serumbilirubinspiegel mit schweren Verläufen.
– Es ist zur Minderung des Risikos eines Leberschadens die niedrigste wirksame Dantrolendosis anzuwenden.
– Bei Dosen > 200 mg/Tag muss vermehrt mit Nebenwirkungen gerechnet werden.

- Häufig: Appetitlosigkeit, Bauchkrämpfe, Übelkeit, Erbrechen, Diarrhö (bei Persistenz Abbruch der Therapie), pathologische Leberfunktionswerte, Hepatitis mit Ikterus, Hautausschlag, akneähnliche Hautreaktionen, Muskelschwäche (mit möglicher funktioneller Beeinträchtigung und Koordinationsstörung), Müdigkeit, allgemeines Unwohlsein, Schüttelfrost, Fieber, Kopfschmerzen, Sprachstörungen, Krampfanfälle.
- Gelegentlich bis selten: Aplastische Anämie, Leukopenie, lymphozytisches Lymphom, Thrombozytopenie, Anaphylaxie, Depression, Verwirrtheit, Nervosität, Schlaflosigkeit, Halluzinationen, epileptische Anfälle (besonders bei Kindern mit zerebralen Lähmungen), Verstärkungen von Lähmungen, Sehstörungen, Doppelbilder, Lakrimation, Herzinsuffizienz, Tachykardie, Phlebitis, Blutdruckschwankungen, Obstipation selten bis zum Ileus, Schluck- und Geschmacksstörungen, Blutungen, Magenreizung, Hypersalivation, erhöhte Schweißsekretion, abnormer Haarwuchs, Juckreiz, Photosensibilisierung (vor Sonnenstrahlen schützen), Muskel- und Rückenschmerzen, Harninkontinenz, Pollakisurie, Kristallurie, Hämaturie, Harnretention, Nykturie.
- Einzelfälle: Pleuroperikarditis, Pleura- und Perikarderguss mit Eosinophilie, Atemdepression.

▪▪ Kontraindikationen
- Bekannte Überempfindlichkeit,
- Lebererkrankungen,
- eingeschränkte Lungenfunktion,
- schwerer Herzmuskelschaden,
- Fälle, bei denen die Spastik erforderlich ist, eine bessere Funktion, eine aufrechte Haltung oder die Bewegungsstabilität zu ermöglichen,
- Kinder < 5 Jahre,
- Schwangerschaft und Stillzeit,
- seltene hereditäre Galaktoseintoleranz, Laktasemangel oder Glukose-Galaktose-Malabsorption.

Besondere Vorsicht bei:
- Amyotropher Lateralsklerose oder Bulbärparalyse, da Dantrolen Paresen verstärken kann;
- Patienten mit Myokardschäden und/oder kardialen Arrhythmien.

▪▪ Interaktionen
- Verstärkung der dämpfenden Wirkung auf das ZNS und der Paresen durch zentral dämpfende Pharmaka wie Tranquilizer vom Benzodiazepintyp, Antihistaminika und Sedativa,
- erhöhtes Risiko der Leberschädigung durch Östrogene oder andere potenziell hepatotoxische Substanzen,
- Verstärkung der Wirkung nichtdepolarisierender Muskelrelaxanzien (z. B. Vecuronium),
- Erhöhung der Absorption und damit Verstärkung der Nebenwirkungen durch Metoclopramid,
- bei i.v.-Gabe von Dantrolen und gleichzeiger Gabe von Verapamil Herzinsuffizienz.

Bewertung

Wegen Nebenwirkungen Antispastikum der 2. Wahl. Wegen der Zunahme der Paresen Einsatz vor allem beim bettlägerigen Patienten mit schwerer Spastik zur Dämpfung schmerzhafter Kloni und Spasmen sowie zur medikamentösen Unterstützung der Kontrakturprophylaxe.

▪ Diazepam (▶ Kap. 3)
- Diazepam, 10 mg – Inj.-Lsg. (Rotexmedica)
- DiazepamAbZ, 5 mg, 10 mg – Amp.; Tabl.; Trop. (AbZ-Pharma)
- Diazepam Desitin, 5 mg, 10 mg – Rectal Tube (Desitin)
- Diazepam Lipuro, 10 mg – Emulsion zur Inj. (B. Braun)
- Diazepam-ratiopharm, 2 mg, 5 mg, 10 mg – Tbl.; 10 mg – Zäpfchen; Trpf.; 10 mg – Inj.-Lsg. (Ratiopharm)

- Diazepam Stada, 10 mg – Tbl.
  (Stadapharm)
- DiazepamTemmler, 5 mg – Tabl.
  (Temmler)
- Diazep-CT, 5 mg, 10 mg – Tbl.; Inj.-Lsg.
  (CT-Arzneimittel)
- Faustan, 5 mg – Tbl.; 10 mg – Zäpfchen;
  10 mg – Inj.-Lsg. (Temmler-Pharma)
- Stesolid Emulsion zur Injektion – Amp.
  (Puren)
- StesolidRectal Tube, 5 mg, 10 mg – Klist
  (Puren)
- Valocordin-Diazepam – Trpf.
  (KrewelMeuselbach)

▪▪ Dosierung

- Initial 2×2 mg pro Tag, maximal 3×20 mg
  pro Tag.

Bewertung

Antispastikum der 2. Wahl. Wegen
des Abhängigkeitspotenzials nicht
zur Dauermedikation, sondern zur
Akuttherapie schmerzhafter oder die Pflege
behindernder Kloni und Spasmen.

- **Flupirtin (▶ Kap. 1)**
- Dolokadin einmal täglich – Retardtb.
  (Kade/Konstanz)
- Flupigil, 100 mg – Hartkps. (MEDA Pharma)
- Flupitrin-Aristo, 100 mg – Kaps.
  (AristoPharma)
- Flupirtinmaleat Winthrop, 100 mg,
  400 mg – Kaps. (Zentiva)
- Flupirtinmaleat-Hormosan, 100 mg –
  Kaps. (Hormosan)
- Katadolon, 100 mg – Hartkps.; 75 mg,
  150 mg – Kinderzpf./Zpf.; 100 mg/3 ml –
  Inj.-Lsg.; S long, 400 mg – Retardtbl.
  (AWD.pharma/TEVA)
- Trancolong, 400 mg – Retardtb. (Kade)
- Trancopal, 100 mg – Hartkps.; 150 mg –
  Supp. (Kade)

▪▪ Indikationen

Schmerzhafte Muskelverspannungen.

▪▪ Dosierung

- 3–4×100 mg pro Tag, max. 600 mg pro Tag.

Bewertung

Kein eigentliches Antispastikum, aber
wirksam bei schmerzreflektorischen Kloni
und Spasmen.

- **Gabapentin (▶ Kap. 1)**
- Gabagamma, 100 mg, 300 mg, 400 mg –
  Hartkps.; 600 mg, 800 mg – Filmtbl.
  (Wörwag)
- GabaLich, 100 mg, 300 mg, 400 mg –
  Hartkps. (Winthrop)
- GabaliquidGeriaSan, 50 mg/ml – Saft
  (Infectopharm)
- Gabapentin AAA, 100 mg, 300 mg,
  400 mg – Kaps.; 600 mg, 800 mg – Filmtbl.
  (AAA-Pharma)
- GabapentinAbZ, 100 mg, 300 mg,
  400 mg – Kaps.; 600 mg, 800 mg – Filmtbl.
  (AbZ-Pharma)
- Gabapentin AL, 100 mg, 300 mg, 400 mg –
  Hartkps.; 600 mg, 800 mg – Filmtbl. (Aliud
  Pharma)
- Gabapentin Aristo, 100 mg, 300 mg,
  400 mg – Kaps.; 600 mg, 800 mg – Filmtbl.
  (Aristo-Pharma)
- Gabapentin Aurobindo, 100 mg, 300 mg,
  400 mg – Kaps.; 600 mg, 800 mg– Filmtbl.
  (Aurobindo)
- Gabapentin Basics, 100 mg, 300 mg,
  400 mg – Kaps.; 600 mg, 800 mg– Filmtbl.
  (Basics)
- Gabapentin beta, 100 mg, 300 mg,
  400 mg – Hartkps.; 600 mg, 800 mg –
  Filmtbl. (Betapharm)
- Gabapentinbiomo, 100 mg, 300 mg,
  400 mg – Hartkps.; 600 mg, 800 mg –
  Filmtbl. (biomo)
- Gabapentin Heumann, 100 mg, 300 mg,
  400 mg – Hartkps.; 600 mg, 800 mg –
  Filmtbl. (Heumann Pharma)
- Gabapentin Hexal, 600 mg, 800 mg –
  Filmtbl. (Hexal)

- Gabapentin Holsten, 100 mg, 300 mg, 400 mg – Kaps.; 600 mg, 800 mg – Filmtbl. (Holsten)
- GabapentinHormosan, 100 mg, 300 mg, 400 mg – Kaps.; 600 mg, 800 mg – Filmtbl. (Hormosan)
- Gabapentin Micro Labs, 100 mg, 300 mg, 400 mg – Kaps.; 600 mg, 800 mg – Filmtbl. (Micro Labs)
- Gabapentin-neuraxpharm, 100 mg, 300 mg, 400 mg – Hartkps.; 600 mg, 800 mg – Filmtbl. (Neuraxpharm)
- Gabapentin Pfizer, 100 mg, 300 mg, 400 mg – Kaps.; 600 mg, 800 mg – Filmtbl. (Pfizer)
- Gabapentin-ratiopharm, 100 mg, 300 mg, 400 mg – Hartkps.; 600 mg, 800 mg – Filmtbl. (Ratiopharm)
- Gabapentin STADA, 100 mg, 300 mg, 400 mg – Hartkps.; 600 mg, 800 mg – Filmtbl. (Stadapharm)
- Gabapentin Teva, 100 mg, 300 mg, 400 mg – Kaps.; 600 mg, 800 mg – Filmtbl. (Teva)
- Gabapentin 1A Pharma, 100 mg, 300 mg, 400 mg – Kaps.; 600 mg, 800 mg – Filmtbl. (1A Pharma)
- Neurontin, 100 mg, 300 mg, 400 mg – Hartkps.; 600 mg, 800 mg – Filmtbl. (Pfizer Pharma)

▪▪ Dosierung
- Antispastikum der 2. Wahl, wirksam in relativ hohen Dosen von 2700–3600 mg. Off-label-Gebrauch.

Bewertung

Reservemedikament bei unzureichender Wirksamkeit oder zu starken Nebenwirkungen der zugelassenen Antispastika. Off-label-Gebrauch.

▪ Memantin (▶ Kap. 5)
- Axura, 10 mg, 20 mg – Filmtbl.; 5 mg – Pumpenhub zum Einnehmen; Lsg. (Merz-Pharmaceuticals)
- Ebixa, 10 mg, 20 mg – Filmtbl.; 5 mg – Pumpenhub zum Einnehmen; Lsg. (Lundbeck)

- Ebixa, 5 mg, 10 mg, 15 mg, 20 mg – Filmtbl.; Mehrkomponentenpackung (Lundbeck)
- Memando 10 mg, 20 mg – Filmtabl. (TAD Pharma)
- Memangeneri Initial Startpackung, 5 mg, 10 mg, 15 mg, 20 mg – Filmtbl. (G.L. Pharma)
- Memantigamma, 10 mg, 20 mg – Filmtbl. (AAA-Pharma)
- Memantin AAA-Pharma, 10 mg, 20 mg – Filmtbl. (AAA-Pharma)
- Memantin Abdi, 10 mg, 20 mg – Filmtbl. (Glenmark)
- Memantin Abdi Startpackung, 5 mg, 10 mg, 15 mg, 20 mg – Filmtbl.; Mehrkomponentenpackung (Glenmark)
- MemantinAbZ, 10 mg, 20 mg – Filmtbl. (AbZPharma)
- MemantinAbZ Startpackung, 5 mg, 10 mg, 15 mg, 20 mg – Filmtbl.; Mehrkomponentenpackung (AbZPharma)
- Memantin Accord, 10 mg, 20 mg – Filmtbl. (AccordHealthcare)
- MemantinAristo, 5 mg, 10 mg, 15 mg, 20 mg – Filmtbl.; 10 mg/ml – LöEin (AristoPharma)
- MemantinAurobindo, 10 mg, 20 mg – Filmtbl. (Aurobindo)
- MemantinBasica, 10 mg, 20 mg – Filmtbl. (Basics)
- Memantin Heumann, 5 mg, 10 mg, 15 mg, 20 mg – Filmtbl.; 10 mg/ml – LöEin (HeumannPharma)
- MemantinHexal, 10 mg, 20 mg – Filmtbl. (Hexal)
- MemantinHexal Startpackung, 5 mg, 10 mg, 15 mg, 20 mg – Filmtbl.; Mehrkomponentenpackung (Hexal)
- MemantinMylan, 10 mg, 20 mg – Filmtbl. (Mylan dura)
- MemantinWinthrop, 10 mg, 20 mg – Filmtbl. (Zentiva)
- Memantin-1A Pharma, 10 mg, 20 mg – Filmtbl. (1A Pharma)
- Memantine Merz, 10 mg, 20 mg – Filmtbl. (Merz)
- Memantine Merz, 5 mg/Pumpenhub – LöEin. (Merz)

- MemantineMerz Startpackung, 5 mg, 10 mg, 15 mg, 20 mg – Filmtbl.; Mehrkomponentenpackung (Merz)
- Memantinhydrochlorid AL, 10 mg, 20 mg – Filmtbl.; 10 mg/ml – LöEin (Aliud)
- MemantinhydrochloridAlchemia, 5 mg, 10 mg, 15 mg, 20 mg – Filmtbl. (Puren)
- Memantinhydrochloridaxcount, 10 mg, 20 mg – Filmtbl. (Axcount)
- Memantinhydrochloridbeta, 10 mg, 20 mg – SchTab.; 10 mg, 20 mg – Filmtbl.; 10 mg/ml – LöEin (Betapharm)
- Memantinhydrochlorid Startpackung, 5 mg, 10 mg, 15 mg, 20 mg – Filmtbl.; Mehrkomponentenpackung (Betapharm)
- Memantinhydrochlorid Hennig, 10 mg, 20 mg – Filmtbl. (Hennig)
- MemantinhydrochloridMacleods 10 mg, 20 mg – Filmtbl. (Macleods)
- MemantinhydrochloridStada, 10 mg, 20 mg – Filmtbl. (Stadapharm)
- MemantinhydrochloridZentiva, 10 mg, 20 mg – Filmtbl.; 10 mg/ml – Tropf. (Zentiva)
- Memantinhydrochlorid-Biomo, 10 mg, 20 mg – Filmtbl. (Biomo)
- Memantinhydrochlorid-Hormosan, 10 mg, 20 mg – Filmtbl. (Hormosan)
- Memantinhydrochlorid-HormosanStartpackung, 5 mg, 10 mg, 15 mg, 20 mg – Filmtbl.; Mehrkomponentenpackung (Hormosan)
- Memantinhydrochlorid-Neuraxpharm, 5 mg, 10 mg, 15 mg, 20 mg – Filmtbl.; 10 mg, 20 mg – SchTab.; 10 mg/ml – LöEin. (Neuraxpharm)
- Memantin-Ratiopharm, 10 mg, 20 mg – Filmtbl.; 10 mg, 20 mg – SchTab.; 10 mg/ml – LöEin. (Ratiopharm)
- Memantin-Ratiopharm Startpackung, 5 mg, 10 mg, 15 mg, 20 mg – Filmtbl.; Mehrkomponentenpackung (Ratiopharm)
- Memdub, 10 mg, 20 mg – Filmtbl.; 10 mg/g – Tropf. (IIP)
- Memolan, 10 mg, 20 mg – Filmtbl. (G. L. Pharma)
- Memolan Startpackung, 5 mg, 10 mg, 15 mg, 20 mg – Filmtbl.; Mehrkomponentenpackung (G. L. Pharma)
- Memorb, 10 mg/g – Tropf. (IIP)
- Memutz, 10 mg, 20 mg – Filmtbl. (IIP)
- Memutz Startpackung 5 mg, 10 mg, 15 mg, 20 mg – Filmtbl.; Mehrkomponentenpackung (IIP)

▪▪ Dosierung
- Beginn mit 5 mg pro Tag, wöchentliche Steigerung um 5 mg bis auf 30 mg pro Tag, in Ausnahmefällen 60 mg/Tag verteilt auf 3 Einzeldosen.

Bewertung

Antispastikum der 2. Wahl.
Off-label-Gebrauch.

▪ Nabiximols
- Sativex, pro 100 µlSpray 2,7 mg Delta-9-Tetrahydrocannabinol (THC) + 2,5 mg Cannabidiol (CBD) – Spray zur Anwendung in der Mundhöhle (Almirall)

▪▪ Pharmakodynamik
Partieller Agonist an Cannabinoid-Rezeptoren, die praesynaptisch die Wirkung z. B. von exzitatorischen Neurotransmittern wie Glutamat reduzieren können

▪▪ Pharmakokinetik
- T_{max} = 45–120 min; $t_{1/2}$ = 4 h; Plasmaproteinbindung 97%;
- Metabolisierung hepatisch über CYP2C9 und CYP3A, Elimination über Urin (1/3) und Fäzes (2/3).
- Bei Einnahme mit den Mahlzeiten ca. 2- bis 5-fache Wirksamkeit.

▪▪ Indikationen und Behandlungshinweise
- Mittelschwere bis schwere Spastik bei Patienten mit multipler Sklerose, die nicht angemessen auf eine andere antispastische Arzneimitteltherapie angesprochen haben (Zusatzbehandlung zu der bereits bestehenden antispastischen Therapie),

- Dauertherapie nur bei den Patienten, die innerhalb von 4 Wochen erhebliche Verbesserung bzgl. Spastik, Spasmen, Schlaf und Gehfähigkeit zeigen,
- Patienten über 18 Jahren.

▪▪ Dosierung

- Ausschließlich zur Anwendung in der Mundhöhle.
- Applikation erfolgt morgens und abends.
- In der Titrationsphase am 1. und 2. Tag jeweils ein Sprühstoß abends, am 3. und 4. Tag jeweils 2 Sprühstöße abends, danach täglich um 1 Sprühstoß erhöhen bis zum Wirkungseintritt bzw. max. Applikation von 12 Sprühstößen am Tag 12.
- In der Erhaltungsphase optimale Dosis beibehalten, im Mittel 8 Sprühstöße/Tag.

▪▪ Nebenwirkungen

- Sehr häufig: Schwindel (besonders in der Anfangsphase), Müdigkeit;
- häufig: Anorexie, Appetitminderung und -steigerung, Depression, Desorientiertheit, Euphorie, Amnesie, Gleichgewichtsstörung, Aufmerksamkeitsstörung, Dysarthrie, Dysgeusie, Lethargie, Gedächtnisstörung, Schläfrigkeit, Verschwommensehen, Vertigo, Konstipation, Diarrhö, Mundtrockenheit, Nausea, Erbrechen, Glossodynie, Mundschleimhautaphten, Schmerzen im Mund (besonders Anwendungsstelle), Sturz, Unbehagen, Trunkenheitsgefühl;
- gelegentlich: Rachenkatarrh, Halluzinationen, Sinnestäuschungen, Paranoia, Suizidgedanken, Wahnvorstellungen, Synkope, Palpitationen, Tachykardie, Hypertonie, Hustenreiz, Abdominalschmerz, Mundschleimhautverfärbung, -störung, -exfoliation, Stomatitis, Zahnverfärbung.

▪▪ Kontraindikationen

- Bekannte Überempfindlichkeit,
- in der Anamnese oder Familienanamnese Schizophrenie oder andere Psychose,
- Anamnese einer schweren Persönlichkeitsstörung oder einer anderen erheblichen psychiatrischen Störung mit Ausnahme einer Depression, die mit ihrem zugrundeliegenden Zustand in Verbindung steht,
- Stillen.

▪▪ Interaktionen

- Begleitbehandlung von CYP3A4-Hemmern (z. B. Ketoconazol, Ritonavir, Clarythromycin) führt zu einer Zunahme der Hauptmetaboliten, die Begleitbehandlung mit CYP3A4-Induktoren (z. B. Rifampicin, Carbamazepin, Johanniskraut) zu einer Reduktion der Hauptmetaboliten, die u. U. eine Dosisanpassung erforderlich machen.
- Vorsicht bei Hypnotika, Sedativa und Alkohol.

Bewertung

Antispastikum der 2. Wahl. Zugelassen nur als Zusatztherapie bei Patienten mit multipler Sklerose, die auf bestehende antispastische Arzneimitteltherapie nicht ansprechen; BtM-pflichtig.

- **Tizanidin**
- Sirdalud, 2 mg, 4 mg, 6 mg – Tbl. (Novartis Pharma)

▪▪ Pharmakodynamik

- Derivat von Clonidin, Agonist am adrenergen α_2-Rezeptor,
- reduziert die Freisetzung exzitatorischer Aminosäuren, hemmt polysynaptische Reflexe,
- vorwiegend spinaler Wirkungsort.

▪▪ Pharmakokinetik

- $T_{max} = 1{-}2$ h; $t_{1/2} = 3{-}5$ h; Plasmaproteinbindung 30%;
- Metabolisierung hepatisch über CYP1A2, Elimination zu 70% über Niere.

•• Indikation
- Spastik infolge multipler Sklerose, degenerativer, entzündlicher oder traumatischer Rückenmarkserkrankungen, Schlaganfällen, Hirntraumen, infantiler Zerebralparese,
- peripher bedingte schmerzhafte Muskelverspannungen,
- nur für Erwachsene.

•• Dosierung
- Einschleichend beginnen, individuell zu findende Dosis,
- Beginn mit 3×2 mg/Tag, Steigerung alle 5 Tage um 2–4 mg/Tag auf max. 24 mg/Tag, in Ausnahmen auf 36 mg/Tag, verteilt auf 3-4 Einzelgaben, mit Flüssigkeit einzunehmen,
- In der Langzeittherapie optimale Tagesdosis 3×4 mg,
- bei Dosen von > 12 mg/Tag monatliche Überprüfung der Leberfunktion über 4 Monate,
- bei Patienten mit Niereninsuffizienz (Kreatinin-Clearance < 25 ml/min) und/oder moderater Leberfunktionsstörungen sollte mit 1×2 mg/Tag begonnen werden, die einmalige Dosis kann dann vorsichtig gesteigert werden, bevor die Anzahl der täglichen Dosen gesteigert wird.
- Bei schwerer Leberinsuffizienz ist die Anwendung kontraindiziert.

•• Nebenwirkungen
- **Nervensystem und psychische Erkrankungen**: sehr häufig: Somnolenz, Schwindel, Muskelschwäche; häufig: Schlaflosigkeit, Schlafstörungen; selten: Halluzinationen; beobachtet: Ataxie, Verwirrtheit, Angstzustände, Kopfschmerzen, Dysarthrie;
- **Herz-Kreislauf-System**: häufig: Hypotension, Bradykardie; beobachtet: Synkopen;
- **Magen-Darm-Trakt**: sehr häufig: Mundtrockenheit, Appetitlosigkeit, Erbrechen, Haüfig: Übelkeit; sehr selten: Hepatitis, Leberversagen;
- **Sonstiges**: sehr häufig: Fatigue; häufig: geringer Blutdruckabfall, Anstieg der Transaminasen; beobachtet: allergische Reaktionen, verschwommenes Sehen, Akkomodationsstörung, Ausschlag, Hautrötung, Pruritus, Dermatitis, Asthenie, Absetzerscheinungen.

•• Kontraindikationen
- Bekannte Überempfindlichkeit,
- deutlich eingeschränkte Leberfunktion,
- gleichzeitige Gabe von Fluvoxamin oder Ciprofloxazin (CYP1A2-Hemmer),
- Vorsicht bei Herz-Kreislauf-Insuffizienz, koronarer Herzkrankheit, Leber- und Nierenfunktionsstörungen (Kontrolle von Labor und EKG), Myasthenia gravis,
- Vorsicht bei Medikamenten, die die QT-Zeit verlängern,
- Vorsicht bei abruptem Absetzen. Mögliches Rebound-Phänomen mit Hypertonie und Tachykardie,
- Abbruch bei konstantem Anstieg der Transaminasen auf das 3-Fache.

•• Interaktionen
- Gleichzeitige Gabe mit Fluvoxamin oder Ciprofloxazin, 2 Hemmern des CYP1A2, ist kontraindiziert.
- Vorsicht bei anderen Inhibitoren des CYP1A2: einige Antiarrhythmika (Amiodaron, Mexiletin, Propafenon), Cimetidin, einige Fluorochinolone (Enoxacin, Perfloxacin, Norfloxacin), Rofecoxib, orale Kontrazeptiva, Ticlopidin.
- CYP1A2-Inhibitoren, wie z. B. Rifampicin und Zigarettenrauchen, können die Wirkung von Tizanidin abschwächen.
- Vorsicht bei Medikamenten, die die QT-Zeit verlängern, wie bestimmte Antiarrhythmika (z. B. Amiodaron), Makrolid-Antibiotika (z. B. Erythromycin), andere Antibiotika (z. B. Fluorchinolone, Trimethoprim-Sulfamethoxazol), bestimmte Antiparkinsonmittel (z. B. Amantadin, Budipin, Domperidon), bestimmte Neuroleptika (z. B. Droperidol,

Pimozid, Thioridazin), bestimmte Antidepressiva (z. B. Amitriptylin, Desipramin, Fluoxatin, Imipramin, Maprotilin), Memantin.
- Wirkungsverstärkung von anderen Muskelrelaxanzien, von zentral dämpfenden Medikamenten (Psychopharmaka, Opioide, Hypnotika, Narkotika, Antihistaminika, sedierende Antidepressiva), Alkohol und von Antihypertensiva.
- Bei gleichzeitiger Gabe von Antihypertensiva Gefahr des stärkeren Blutdruckabfalls und der Bradykardie. Gabe anderer α_2-Agonisten (Clonidin) vermeiden.

Bewertung

Antispastikum der 1. Wahl; scheint im Vergleich zu Baclofen etwas weniger die Willkürkraft zu beeinflussen. Verbesserung der Funktion nicht ausreichend belegt.

- **Tolperison**
- Mydocalm, 50 mg – Filmtbl. (Strathmann)
- Tolperison-HClneuraxpharm, 50 mg – Filmtbl. (Neuraxpharm)
- TolperisonHexal, 50 mg – Filmtbl. (Hexal)
- Tolperison–HCL dura, 50 mg, 150 mg – Filmtbl. (Mylan dura)
- Tolperison–HCL neuraxpharm, 50 mg, 150 mg – Filmtbl. (neuraxpharm)
- Tolperison–HCL Stada, 50 mg, 150 mg – Filmtbl. (Stadapharm)
- Viveo, 150 mg – Tbl. (Orion)

■■ Pharmakodynamik
- Myotonolytikum vom Lokalanästhetika-Typ mit nicht völlig verstandenem Wirkmechanismus,
- membranstabilisierende Eigenschaften über Reduktion des Einstroms von Na^+-Ionen in Nervenmembranen; Reduktion der Neurotransmitterfreisetzung über Hemmung spannungsabhängiger Ca^{++}-Kanäle,

- muskelrelaxierende Wirkung über verminderten Einstrom nozizeptiver Afferenzen, Reduktion mono- und polysynaptischer Reflexe und Hemmung retikulospinaler Projektionen,
- schwacher α-adrenerger Agonist.

■■ Pharmakokinetik
- $T_{max} = 0{,}5–1{,}5$ h; $t_{1/2} = 2–4$ h. Metabolisierung in der Leber über Oxidation, Ausscheidung von Tolperison und Metaboliten zu 99% über die Niere.

■■ Indikation
Spastik nach Schlaganfall bei Erwachsenen.

■■ Dosierung
- Einschleichend beginnen, individuell zu findende Dosis.
- Beginn mit 3×50 mg/Tag, Steigerung wöchentlich um 150 mg/Tag auf max. 450 mg/Tag, verteilt auf 3 Einzelgaben, mit Flüssigkeit nach den Mahlzeiten einzunehmen; in Ausnahmefällen sind Dosen von 900 mg/Tag möglich (in Studien verabreicht).

■■ Nebenwirkungen
Meist sind die genannten Beschwerden vorübergehend und bilden sich bei Dosisreduktion zurück.
- **Nervensystem und psychiatrische Erkrankungen**: gelegentlich: Schwindel, Schläfrigkeit, Kopfschmerzen, Schlafstörung; selten: Verringerte Aktivität, Depression, Aufmerksamkeitsstörung, Tremor, Krämpfe, sensorische Defekte, Wahrnehmungsstörungen, Lethargie, Schwäche Sehr selten: Verwirrtheit;
- **Gastrointestinaltrakt**: gelegentlich: abdominale Beschwerden, Diarrhö, Mundtrockenheit, Dyspepsie, Übelkeit; selten: Erbrechen, Oberbauchschmerz, Obstipation, Blähungen, leichte Hepatopathie;
- **Haut**: allergische Dermatitis, Exanthem, Pruritus, Schwitzen, Urtikaria,

angioneurotisches Syndrom, Überemp-
findlichkeitsreaktion; sehr selten: anaphylaktischer Schock;
- **Herz-Kreislauf-System**: gelegentlich:
arterielle Hypotonie; selten: Angina
pectoris, Tachykardie, Palpitation; sehr
selten: Bradykardie;
- **Sonstiges**: gelegentlich: Anorexie, Mylgie,
Asthenie, Unwohlsein, Müdigkeit;
selten: Sehstörungen, Tinnitus, Vertigo,
Dyspnoe, Epistaxis, Tachypnoe, Enurese,
Proteinurie, Trunkenheitsgefühl,
Wärmegefühl, Reizbarkeit, Durst,
Hyperbilirubinämie, abnormale Leber-
werte, Thrombozytopenie, Leukozytose;
sehr selten: Anämie, Lymphadenopathie,
Polydipsie, Osteopenie, Brustschmerzen,
Kreatininerhöhung.

Kontraindikationen
- Bekannte Überempfindlichkeit,
- Myasthenia gravis,
- Stillzeit.

Interaktionen
- Nicht bekannt; eine Dosisreduktion sollte
erwogen werden bei Gabe anderer zentral
wirksamer Antispastika,
- wegen Metabolisierung über CYP2D6 ist
eine Wechselwirkung mit Medikamenten,
die auch über dieses System metabolisiert
werden, nicht auszuschließen,
- Verstärkung der Wirkung nichtsteroidaler
antiinflammatorischer Substanzen
(NSAID).

Bewertung

Antispastikum der 2. Wahl wegen
begrenzter Datenlage aus Studien
(bisher nur Spastik nach Schlaganfall).
Bei ausreichender Dosierung wirksam bei
wenig Nebenwirkungen.

Zerebrale Ischämie

Frank Block

8.1 **Einleitung** – 262

8.2 **Allgemeine Therapieprinzipien** – 262

8.3 **Akuttherapie** – 262
8.3.1 Lysetherapie – 263
8.3.2 Mechanische Rekanalisation – 264
8.3.3 Komplikationen – 264
8.3.4 Bleibende Defizite – 265

8.4 **Sekundärprophylaxe** – 266
8.4.1 Änderung der Lebensführung – 269

8.5 **Therapie im Alter** – 269

8.6 **Präparate** – 270

© Springer-Verlag GmbH Deutschland, ein Teil von Springer Nature 2018
F. Block (Hrsg.), *Praxisbuch neurologische Pharmakotherapie*,
https://doi.org/10.1007/978-3-662-55838-6_8

8.1   Einleitung

Der Schlaganfall ist gekennzeichnet durch ein plötzlich einsetzendes zentral bedingtes neurologisches Defizit, welches in gut 80% der Fälle auf einer zerebralen Ischämie beruht und bei dem Rest durch Blutungen bedingt ist. Im klinischen Alltag wird bei der zerebralen Ischämie zwischen transienter ischämischer Attacke (TIA) und manifestem, ischämischem Schlaganfall unterschieden. Mit Ausnahme der Lyse und der mechanischen Rekanalisation ergibt sich in der Behandlung dieser beiden Krankheitsbilder kein Unterschied.

8.2   Allgemeine Therapieprinzipien

Der Schlaganfall ist ein Notfall und somit sind Schlaganfallpatienten wie andere Notfallpatienten zu behandeln. Die Diagnostik und Therapie müssen zügig erfolgen. In der Therapie sind zwei Aspekte zu bedenken, die im Folgenden getrennt betrachtet werden, die aber oft zeitlich und inhaltlich eng zusammenliegen. Die Akuttherapie soll die Folgen des Schlaganfalls möglichst gering halten und die Sekundärprophylaxe soll das Risiko für weitere Ereignisse reduzieren.

8.3   Akuttherapie

Die Akuttherapie gliedert sich in folgende Bestandteile:
- Behandlung allgemeinmedizinischer Parameter (Basistherapie),
- Lysetherapie und andere rekanalisierende Therapien,
- frühe Sekundärprophylaxe,
- Vorbeugung bzw. Behandlung von Komplikationen,
- frühe rehabilitative Therapie.

Sowohl um die dafür relevanten Parameter engmaschig zu überwachen (neurologischer Status, Blutdruck, EKG, Sauerstoffsättigung, Temperatur, Blutzucker) als auch um die Therapie zügig

und kompetent durchzuführen, sollten Patienten mit einem frischen Schlaganfall auf einer Schlaganfallstation (Stroke Unit) behandelt werden. Diese sollte die Möglichkeit zum Monitoring bieten und mit in Bezug auf das Krankheitsbild erfahrenen Ärzten, Krankenpflegern, Physiotherapeuten, Logopäden, Ergotherapeuten und Sozialarbeitern besetzt sein.

Unter „Behandlung allgemeinmedizinischer Parameter" ist zu verstehen, dass man versucht, Parameter wie Blutdruck, kardiale Leistung, Sauerstoff, Glukosestoffwechsel und Körpertemperatur jeweils in einem möglichst physiologischen Bereich zu halten:

- Da die Autoregulation des zerebralen Blutflusses im Gebiet des sich entwickelnden Infarktes aufgehoben ist und dadurch viel direkter vom systemischen Blutdruck abhängt, sollten in der Frühphase starke Blutdrucksenkungen vermieden werden. Ein akuter Schlaganfall führt meist zu einer Erhöhung des Blutdruckes, die über 3–5 Tage anhält. In dieser Zeit können systolische Werte von bis zu 180 mmHg und diastolische Werte bis zu 105 mmHg toleriert werden, wenn sie zu keinerlei kardialen Problemen führen. Deutlich höhere Werte, Herz-Kreislauf-Erkrankungen wie linkskardiale Dekompensation, frischer Herzinfarkt oder Aortendissektion oder Symptome von Seiten anderer Organe stellen Indikationen für eine Blutdrucksenkung dar, die oral mit einem ACE-Hemmer (z. B. Enalapril 5 mg) oder parenteral mit Urapidil (5–25 mg i.v.) erzielt werden kann. Medikamente, die wie Nifedipin oder Nitrate den Blutdruck drastisch senken können, sollten in dieser Phase möglichst vermieden werden. Hypotone Blutdruckwerte sind, falls nicht spezifische kardiale Ursachen hierfür auszumachen sind, mit Volumengabe (500 bis 1000 ml Elektrolytlösung) und ggfs. Katecholaminen (Dobutamin, Noradrenalin) auszugleichen.
- Kardiale Rhythmusstörungen oder Durchblutungsstörungen werden regelmäßig im Zusammenhang mit einem Schlaganfall

beobachtet und können über Verminderung der zerebralen Perfusion zu einer Verschlechterung der Situation führen. Die kardiale Auswurfleistung kann durch eine ausgeglichene Flüssigkeitsbilanz, ionotrope Substanzen wie z. B. Dobutamin oder eine Rhythmisierung verbessert werden. Herzrhythmusstörungen sind in Abhängigkeit von Art und Dauer durch Medikamente, Kardioversion oder Herzschrittmacher zu behandeln.

- Da Hyperglykämien und Hypoglykämien sich negativ auf den Infarkt auswirken, sollte der Blutzuckerspiegel möglichst im Normbereich gehalten werden. Erhöhte Blutzuckerwerte sollten mit Altinsulin subkutan auf mindestens unter 200 mg/dl gesenkt werden. Relevante Hypoglykämien werden durch Infusion einer 10 oder 20%igen Glukoselösung ausgeglichen.
- Die Sauerstoffsättigung des Blutes sollte pulsoxymetrisch überwacht werden und bei Werten unter 95% ist die Oxygenierung über eine Nasensonde mit 2–4 l O_2/min zu verbessern.
- Erhöhte Temperaturen und Fieber sind mit einem schlechteren Outcome eines Schlaganfalls behaftet. Körpertemperaturen über 37,5°C sollten durch Antipyretika wie z. B. Paracetamol oder Metamizol und/oder physikalische Maßnahmen wie Entfernen der Bettdecke oder feuchte Umschläge gesenkt werden. Bei bakteriellen Infekten sollte frühzeitig eine möglichst gezielte Antibiotikatherapie erfolgen.

8.3.1 Lysetherapie

Ziel der Lysetherapie ist es, verschlossene Blutgefäße wieder zu eröffnen und damit die Sauerstoff- und Glukosezufuhr wieder zu gewährleisten, die für das Funktionieren und Überleben der Neurone immens wichtig sind. Die systemische Lyse mit rtPA ist innerhalb von 4,5 h nach Symptombeginn zugelassen. Die Lysetherapie sollte nur in damit erfahrenen Zentren durchgeführt werden, um hinsichtlich der Indikation

und der Abläufe ausreichende Sicherheit zu gewährleisten und um eventuelle Komplikationen zu erkennen und zu behandeln. rtPA wird hierzu in einer Dosis von 0,9 mg/kgKG, maximal 90 mg, intravenös appliziert. 10% der Gesamtdosis werden als Bolus gegeben, die restlichen 90% im Anschluss als Infusion über 60 Minuten. Da die systemische Lyse nur für Patienten bis 80 Jahre zugelassen ist, stellt diese Therapie bei Patienten, die älter als 80 Jahre sind, eine Off-label-Therapie dar und kann als individueller Heilversuch erfolgen.

▪▪ Indikation einer Lyse
Die systemische Lyse mit rtPA ist bei Patienten mit einem frischen Schlaganfall angezeigt, wenn die folgenden Kriterien gegeben sind:
1. Das Zeitintervall zwischen Beginn der Symptomatik und Beginn der Infusion von rtPA beträgt ≤ 4,5 h.
2. Der Zeitpunkt des Beginns der Symptomatik muss eindeutig zu bestimmen sein.
3. Es muss ein relevantes neurologisches Defizit vorliegen (NIH Stroke Skala 5–25).
4. Eine Blutung als Ursache des Schlaganfalls muss ausgeschlossen sein.

Lokale Lyse Sie kann bei Nachweis eines M1- oder M2-Verschlusses in der Angiografie im Zeitfenster von bis zu 6 h nach Symptombeginn in darin erfahrenen Zentren erfolgen – Off-label-Gebrauch. Um die wirksame und zugelassene Therapie der systemischen Lyse nicht vorzuenthalten und um die Zeit bis zum Beginn der lokalen Lyse zu nutzen, wird häufig ein Bridging mittels systemischer Lyse durchgeführt. Hinsichtlich der Dosierung ist zu beachten, dass mindestens 20 mg der üblichen Dosis zurückgehalten werden, um einen Spielraum für die lokale Lyse zu belassen.

Lokale Lyse bei Basilaristhrombose Bei angiografischem Nachweis einer Basilaristhrombose kann ebenfalls eine lokale Lyse durchgeführt werden. Das Zeitfenster für die lokale Lyse bei der Basilaristhrombose ist mit 9–12 h deutlich größer. Dies liegt an dem geringeren Blutungsrisiko im hinteren Stromgebiet und an dem deutlich schlechteren Outcome dieses Krankheitsbildes ohne Behandlung. Für die Entscheidung zu einem solchen Vorgehen sind Intensität und Dauer einer Bewusstseinsstörung zu berücksichtigen. Patienten mit einem Koma, welches bereits mehr als 4 h anhält, profitieren nicht mehr von der Lysetherapie – Off-label-Gebrauch.

8.3.2 Mechanische Rekanalisation

Die mechanische Rekanalisation stellt eine Option dar, wenn entweder die systemische Lyse nicht erfolgversprechend ist (Karotis-T-Verschluss, Mediahauptstammverschluss, Thrombuslänge größer als 8 mm) oder aufgrund von Kontraindikationen (Z. n. Operation) nicht möglich ist. Für die mechanische Thrombektomie stehen verschiedene Methoden zur Verfügung, wie Aspirationsthrombektomie-Systeme, Retriever mit bürsten-, körbchen- oder korkenzieherartigen Konfigurationen oder Stent-Retriever. Nach der aktuellen Studienlage sind die Stent-Retriever das Device der Wahl. Die Rekanalisationsraten durch die mechanische Rekanalisation und das klinische Outcome liegen deutlich höher als bei der systemischen Lyse, was durch mehrere kontrollierte Studien für das vordere Stromgebiet belegt werden konnte. Somit ist dieses Verfahren Bestandteil in der Akuttherapie des ischämischen Schlaganfalls und sollte in Zentren, die diese Expertise und die notwendige Anzahl an diesbezüglich erfahrenen Mitarbeitern haben, durchgeführt werden. Über Zuweisungskonzepte bzw. Netzwerkbildung kann dafür gesorgt werden, dass die Versorgung der Patienten in der Fläche gewährleistet wird. Grundsätzlich ist es möglich und sinnvoll, die Zeit bis zum Beginn der Thrombektomie durch ein Bridging mittels systemischer Lyse zu überbrücken, sofern hierfür keine Kontraindikationen vorliegen.

8.3.3 Komplikationen

Komplikationen des Schlaganfalls im neurologischen Bereich bestehen im „progressive stroke", im Reinsult, in epileptischen Anfällen und im erhöhten Hirndruck. Pneumonie, Harnwegsinfekt, Beinvenenthrombose und Lungenembolie sind die häufigen und meist auch schwerwiegenden internistischen Komplikationen.

„Progressive stroke"   Zunahme bzw. Verschlechterung der initialen Schlaganfallsymptome werden als „progressive stroke" bezeichnet. Wachstum des Thrombus, Fragmentierung eines Thrombus mit Verstreuung in mehrere distale Äste oder hypotone Blutdruckwerte sind mögliche Ursachen.

Reinsult   Auftreten von ähnlichen Symptomen nach freiem Intervall oder neue Symptome können Ausdruck eines Reinsultes sein. Beides ist meistens auf eine bisher nicht effektiv behandelte Emboliequelle zurückzuführen. Die Gefahr des Reinsultes ist die hauptsächliche Ratio für eine frühe Sekundärprophylaxe, die in der Regel mit Acetylsalizylsäure 100 mg pro Tag erfolgen sollte. Ob eine intravenöse Aufsättigung mit Acetylsalizylsäure oder andere Thrombozytenfunktionshemmer besser geeignet sind, ist durch Studien bisher nicht systematisch untersucht. Die früher routinemäßig angewandte PTT-gesteuerte Heparinisierung ist durch keinerlei Studien gestützt und sollte bei fraglichem Effekt und erhöhtem Blutungsrisiko nur bei speziellen Indikationen Anwendung finden. Hierzu sind die Dissektion eines hirnversorgenden Gefäßes, große intravaskuläre oder intrakardiale Thromben oder zwingende kardiale Indikationen wie Kunstklappen zu zählen.

Epileptische Frühanfälle   In engem zeitlichen Zusammenhang zum Schlaganfall können epileptische Anfälle auftreten, die auf die metabolischen Veränderungen im Rahmen der zerebralen Ischämie zurückgeführt werden. Diese sogenannten Frühanfälle sind nur mit einem geringen Risiko für die Entwicklung einer Epilepsie behaftet. Es kann eine Behandlung mit den üblichen Antiepileptika in üblicher Dosierung erfolgen. Bei Ausbleiben von Anfällen und unauffälligem EEG kann diese Therapie nach 3–6 Monaten beendet werden. Eine vorbeugende Behandlung mit Antiepileptika bei Patienten mit ischämischem Schlaganfall ohne bisherige epileptische Anfälle hat keinen Nutzen.

Hirnödem Ein Hirnödem kann sich 24–72 h nach Schlaganfallbeginn entwickeln und durch Kompression von Gefäßen oder bisher nicht betroffenen Hirnarealen zu einer deutlichen klinischen Verschlechterung beitragen. Die konservative Hirndrucktherapie besteht in Oberkörperhochlagerung (30°), Analgosedierung, Normalisierung der Körpertemperatur und Aufrechterhalten eines zerebralen Perfusionsdruckes von mindestens 70 mmHg. Akute Hirndruckkrisen können mittels Mannitolinfusionen oder Hyperventilation gelindert werden. Bei raumfordernden Mediainfarkten kann durch eine Hemikraniektomie akut Platz geschaffen und so eine Verschlechterung verhindert werden. Dieser Eingriff sollte möglichst früh (innerhalb von 24–48 h nach Schlaganfallbeginn) erfolgen. Besonders profitieren Patienten unterhalb von 55–60 Jahren und ohne wesentliche Komorbidität hiervon. Raumfordernde Kleinhirninfarkte stellen eine weitere Indikation zur operativen Dekompression dar.

Infektiöse Erkrankungen Die infektiösen Erkrankungen Pneumonie und Harnwegsinfekt treten häufig nach einem Schlaganfall auf. Immobilisation, Schluckstörungen oder Vigilanzminderung sind die häufigsten Gründe für eine Pneunomie, wohingegen der Harnwegsinfekt meist durch das Legen eines Dauerkatheters bedingt ist. Die daraus resultierende Verschlechterung des Allgemeinzustandes und das Fieber sind Faktoren, die sich negativ auf den Schlaganfall auswirken, weshalb die Ursache schnell geklärt und dementsprechend zügig mit einer Antibiotikatherapie begonnen werden muss.

Beinvenenthrombose und Lungenembolie Patienten, die aufgrund eines Schlaganfalles immobilisiert sind und eine Hemiparese aufweisen, gehören in die Hochrisikogruppe bezüglich Beinvenenthrombose bzw. Lungenembolie. Frühzeitige Mobilisierung, Kompressionsstrümpfe und Behandlung mit niedermolekularem Heparin sind die entsprechenden Maßnahmen, um diese Komplikationen zu vermeiden.

8.3.4 Bleibende Defizite

Der Schlaganfall hinterlässt auch trotz dieser Maßnahmen recht häufig Defizite wie Hemiparese, Hemianopsie oder Aphasie. Diese Defizite stellen oft eine wesentliche Beeinträchtigung bis Behinderung der Betroffenen dar, sodass sie aus dem Arbeitsleben ausscheiden oder ständig auf fremde Hilfe angewiesen sind. Zudem weisen viele Patienten mit einem Schlaganfall Symptome einer Depression auf, die sich neben der direkten Verschlechterung der Lebensqualität auch negativ auf das Outcome auswirkt.

Motorische Beeinträchtigungen Durch Physiotherapie können motorische Beeinträchtigungen in ihrem Ausmaß gelindert werden. Vergleichende Untersuchungen haben belegen können, dass Konzepte wie aufgabenorientiertes und repetitives Training oder Therapie mit erzwungenem Gebrauch gegenüber traditionellen Verfahren wie Bobath überlegen sind. Bis diese Unterschiede durch weitere Studien abgesichert sind und diese Verfahren eine breitere Anwendung finden, sollten die herkömmliche Methoden genutzt werden. Hierbei ist zu beachten, dass sie intensiv und an das Defizit und den Gesamtzustand des jeweiligen Patienten angepasst erfolgen.

Neglekt Ein Neglekt mit seinen verschiedenen Modalitäten kann die Rehabilitation gerade in der Frühphase deutlich erschweren. Die Stimulation von der betroffenen Seite ist ein Versuch, den Neglekt bewusst zu machen bzw. zu lindern. Allerdings darf dieses Vorgehen nicht zu intensiv betrieben werden, da sich sonst eine Frustration einstellt.

Sprachstörungen Sie können durch logopädische Behandlung angegangen werden, wobei für den Erfolg die Intensität der Logopädie von entscheidender Bedeutung ist. Weiteres wichtiges Moment ist eine störungsspezifische logopädische Therapie.

Hemianopsie Für die Hemianopsie hat sich bisher kein Verfahren etabliert. Wichtig ist es, den Patienten darauf aufmerksam zu machen und ihm Strategien an die Hand zu geben, wie der Gesichtsfeldausfall zu kompensieren ist.

Schluckstörungen Sie gehen vor allem mit der Gefahr der Aspirationspneumonie einher. Der erste wichtige Schritt ist, daran zu denken und sie zu erkennen. Bei einer leichten Störung kann das Schlucken mit Andicken der Nahrung oder Stimulation von Zunge und Rachenhinterwand mit Eis und parallel Überwachung des Schluckens durchgeführt werden. Bei stärkerer Schluckstörung muss die Ernährung über eine nasogastrale Sonde erfolgen, bei längerer Dauer der Schluckstörung (mehr als 4–6 Wochen) sollte eine perkutane endoskopische Gastrostomie durchgeführt werden. Manchmal ist zudem eine Tracheotomie notwendig, um eine stille Aspiration von Speichel zu verhindern.

Einfluss von Medikamenten Spezielle Medikamente wie Barbiturate, Phenytoin, Benzodiazepine, Anticholinergika, Neuroleptika, α_1-Rezeptorantagonisten und α_2-Rezeptoragonisten wirken sich negativ auf die Erholung schlaganfallbedingter Defizite aus. Deshalb sollte die Indikation für diese Substanzen kritisch überprüft und wenn möglich auf sie verzichtet werden.

L-Dopa Dass die Erholung von den Defiziten durch Medikamente nachhaltig positiv beeinflusst werden kann, wurde bisher nur in einer Studie für die Substanz L-Dopa gezeigt.

Depressionen Die sogenannte Post-Stroke-Depression tritt bei etwa einem Drittel der Patienten mit einem Schlaganfall auf. Sowohl spezifische zerebrale Veränderungen durch den Schlaganfall selbst als auch die Folgen des Schlaganfalls werden als Ursachen hierfür angenommen. Aufgrund der aktuellen Datenlage sollte eine medikamentöse Behandlung mit Citalopram, Fluoxetin oder Nortriptylin erfolgen.

8.4   Sekundärprophylaxe

Die Ratio hierfür ist die Tatsache, dass Patienten mit einem frischen Schlaganfall in der Folgezeit, vor allem in den nächsten Monaten, ein erhöhtes Risiko für weitere Schlaganfälle und auch andere ischämische Ereignisse wie einen Herzinfarkt aufweisen. Die Grundlage für eine individuelle, maßgeschneiderte Sekundärprophylaxe ist das Erfassen des individuellen Risikoprofils und die Klärung der Pathogenese des jeweiligen ischämischen Insultes. Als wesentliche modifizierbare Risikofaktoren für die zerebrale Ischämie sind die arterielle Hypertonie, der Diabetes mellitus, Nikotinabusus, Hypercholesterinämie und kardiale Erkrankungen wie Vorhofflimmern, Herzinfarkt oder persistierendes Foramen ovale zu benennen. Zunehmendes Alter führt zusammen mit einem oder mehreren dieser Risikofaktoren zur Atherosklerose, die ihrerseits stenosierende bzw. embolgene Gefäßveränderungen hervorruft. Als relevant für die zerebrale Ischämie sind Plaques und Stenosen im Bereich der Aorta ascendens und den extra- und intrakraniellen hirnversorgenden Gefäßen einzustufen.

Arterieller Hypertonus Der arterielle Hypertonus ist sicherlich der wichtigste behandelbare Risikofaktor. Eine konsequente Blutdrucksenkung bedeutet eine signifikante Risikoreduktion für weitere ischämische Ereignisse. Dieses konnte für die fünf Hauptklassen der blutdrucksenkenden Medikamente (Thiaziddiuretika, Betablocker, ACE-Hemmer, AT-1-Blocker, Kalziumkanalblocker) gezeigt werden. Es ist grundsätzlich eine Einstellung $\leq 140/90$ mmHg anzustreben. Ausnahmen bilden die Phase des akuten Schlaganfalls und Patienten mit nicht gut kollateralisierten Stenosen oder Verschlüssen der hirnversorgenden Gefäße. Bei diesen Ausnahmen ist die Blutdrucksenkung vorsichtig und nicht so streng vorzunehmen.

Diabetes mellitus Der Diabetes mellitus muss in Abhängigkeit von Ausmaß und Typ mit Diät, oralen Antidiabetika und/oder Insulin behandelt werden. Als Richtwerte sind Nüchternblutzuckerwerte < 110 mg/dl und Werte für HbA1c $< 6,5\%$ anzusehen.

Rauchen Patienten von der Abstinenz des Rauchens zu überzeugen, ist eine wichtige, aber oft schwierige bis unmögliche Aufgabe. Neben ausführlicher Aufklärung sollten hierbei auch professionelle Entwöhnungsprogramme eingesetzt werden.

Hypercholesterinämie   Auch wenn in epidemiologischen Studien die Hypercholsterinämie nicht als eigenständiger Risikofaktor belegt werden konnte, so ist ihre Rolle in der Atherosklerose als wichtiger Aspekt im Risikomanagement einzustufen. Zudem haben mehrere Studien eine signifikante Risikoreduktion unter der Behandlung mit Statinen (z. B. Atorvastatin, Simvastatin) belegen können. Folgende Zielwerte sollten angepeilt werden:

- Cholesterin < 160 mg/dl,
- LDL-Cholesterin ≤100 mg/dl,
- HDL-Cholesterin > 40 mg/dl,
- Triglyzeride < 160 mg/dl.

Vorhofflimmern   Das Vorhofflimmern ist die häufigste Ursache für einen kardial-embolischen Schlaganfall. Um das Embolierisiko des Vorhofflimmerns abzuschätzen, hat sich der CHA_2DS_2-Vasc-Score als valides Instrument etabliert (◘ Tab. 8.1). Ab einem CHA_2DS_2-Vasc-Score von 2 ist die Indikation zur oralen Antikoagulation gegeben. Um das Blutungsrisiko unter einer Antikoagulation abzuschätzen, wurde ein Blutungsscore (HAS-BLED-Score, ◘ Tab 8.2) entwickelt. Bei einem HAS-BLED-Score ≥ 3

◘ Tab. 8.1 CHA_2DS_2-Vasc-Score

Risikofaktor	Erklärung	Score
Herzinsuffizienz		1
Hypertonus		1
Alter	> 75 Jahre	2
Diabetes mellitus		1
Stroke	Schlaganfall/ TIA/systemische Embolie	2
Gefäßerkrankung	Herzinfarkt/pAVK/ Aortenplaque	1
Alter	65–74 Jahre	1
Geschlecht	Weiblich	1

◘ Tab. 8.2 HAS-BLED-Score

Buchstabe	Risikofaktor	Punkte
H	Hypertonie	1
A	Abnorme Leber- oder Nierenfunktion (je 1 Punkt)	1–2
S	Schlaganfall	1
B	Blutung	1
L	Labile INR-Messung	1
E	Ältere Personen (Alter > 65)	1
D	Drogen oder Alkohol (je 1 Punkt)	1–2

ist von einem hohen Blutungsrisiko auszugehen, weshalb die Behandlung mit Antikoagulanzien gut zu überlegen und abzuwägen ist. Die orale Antikoagulation kann mit einem Vitamin-K-Antagonisten erfolgen; hierbei ist ein INR-Wert von 2,0–3,0 anzustreben. Alternativ stehen ein Thrombininhibtor (Dabigatran) und 3 Inhibitoren des Faktors 10a (Rivaroxaban, Apixaban, Edoxaban) zur Verfügung (sogenannte neue orale Antikoagulantien). Vorteile der neuen oralen Antikoagulanzien (NOAK) sind eine Anwendung in fixer Dosierung ohne die Notwendigkeit eines Monitorings der Gerinnung, der rasche Wirkeintritt und das schnelle Abklingen der Wirkung nach Beendigung der Therapie. Zudem ist die Rate der intrakraniellen Blutungen bei diesen Substanzen geringer als bei den Vitamin-K-Antagonisten. Nachteilig ist die unterschiedliche renale Elimination, weshalb eine routinemäßige Kontrolle der Nierenwerte (z. B. alle 3 Monate) und ggfs. eine Dosisanpassung erfolgen sollte. Im Falle einer akuten Blutung kann die Wirkung durch PPSB antagonisiert werden. Für das Dabigatran gibt es mit Idarucizumab einen spezifischen Antikörper, der schnell die Wirkung aufhebt, ohne ansonsten in das Gerinnungssystem einzugreifen. Auf der Basis von sekundären Endpunkten aus den Zulassungsstudien oder anderer Studien ist in ◘ Tab. 8.3 ein Vorschlag für eine Differentialtherapie der NOAK aufgeführt.

☑ **Tab. 8.3** Differentialtherapie NOAK

Patientenprofil	Substanzen	Begründung
Adhärenz	Edoxaban, Rivaroxaban	Einmalgabe
Alter > 80 Jahre	Dabigatran 110 mg, Apixaban 2,5 mg, Edoxaban, Rivaroxaban	Gute Datenlage
Hohes Hirninfarktrisiko, geringes Blutungsrisiko	Dabigatran 150 mg	Hirninfarktrisiko signifikant reduziert
Hohes Hirninfarktrisiko und Blutungsrisiko	Apixaban, Edoxaban	Hirninfarktrisiko und Blutungsrisiko signifikant versus VKA reduziert
Magen-Darm-Blutung	Apixaban	Blutungsrisiko signifikant versus VKA reduziert
Niereninsuffizienz	Apixaban, Exdoxaban	25 bzw. 35% renale Elimination
KHK	Rivaroxaban	Reduziert die Letalität beim akuten Koronarsyndrom

Weitere kardiale Emboliequellen Größere akinetische Bezirke, vor allem im Hinterwandbereich oder an der Herzspitze, Herzwandaneurysmen und mechanische Herzklappen sind weitere kardiale Emboliequellen, die eine orale Antikoagulation notwendig machen. Für diese Indikationen kommen aktuell nur die Vitamin-K-Antagonisten in Frage.

Persistierendes Foramen ovale (PFO) Ein offenes Foramen ovale ist bei ca. 30% der Menschen zu finden. Über den Mechanismus einer paradoxen Embolie kann es für die Genese eines Schlaganfalles relevant sein. Ein alleiniges PFO wird bei einem ersten ischämischen Ereignis prophylaktisch mittels ASS behandelt. Ein Rezidiv unter ASS bedingt eine orale Antikoagulation mit einem Vitamin-K-Antagonisten (INR 2,0–3,0). Ist das PFO mit einem relevanten Shunt oder einem Vorhofseptumaneurysma kombiniert, besteht die Indikation für einen Verschluss desselben mittels eines endovaskulär zu plazierenden Schirmchens.

Extrakranielle Karotisstenosen Extrakranielle, symptomatische Karotisstenosen (50–95%) stellen eine Indikation für eine Endarteriektomie dar. Aufgrund des hohen Rezidivrisikos

sollte der Eingriff möglichst zeitnah nach dem Insult erfolgen. Patienten mit einer TIA oder „minor stroke" können durchaus ab Tag 2 nach dem Ereignis operiert werden. Stenosen unterhalb von 50% und oberhalb von 99% profitieren nicht von einer Operation. Die Stent-geschützte Angioplastie als Alternative zur Operation hat sich bei Restenosen und postradiogenen Stenosen als Methode der Wahl etabliert. Als etwa gleichwertig kann diese Methode bei symptomatischen Karotisstenosen ≥ 60% bei Patienten bis zum 70. Lebensjahr eingestuft werden und in erfahrenen Zentren als Alternative zur Operation angeboten werden. Vor der Stent-geschützten Angioplastie werden die Patienten mit Acetylsalizylsäure (100 mg pro Tag) und Clopidogrel (75 mg pro Tag) über 4 Tage vorbehandelt und nach der Intervention mit dieser Kombinationsbehandlung über 6 Wochen nachbehandelt. Anschließend erfolgt eine Monotherapie mit Acetylsalizylsäure (100 mg pro Tag).

Intrakranielle Stenosen Symptomatische Stenosen der intrakraniellen Gefäße weisen ein hohes Rezidivrisiko auf. Patienten, bei denen eine intrakranielle Stenose erstmals symptomatisch wird und die bisher nicht behandelt wurden, sollten mit einem Thrombozytenaggregationshemmer und einem Statin behandelt werden. Zeigt sich ein hämodynamisches Infarktmuster oder tritt ein Rezidiv unter der medikamentösen Therapie auf, so ist besonders bei Stenosen > 70% eine stentgeschützte Angioplastie zu erwägen. Dieser Eingriff sollte wegen möglicher Komplikationen nur in einem neuroradiologisch interventionell erfahrenen Zentrum erfolgen.

Dissektionen der hirnversorgenden Arterien
Dissektionen der hirnversorgenden Gefäße weisen ein erhöhtes Risiko für Hirninfarkte auf, wobei sich in gut 90% ein embolisches Infarktmuster zeigt. Evidenz-basierte Daten aus prospektiven, kontrollierten Studien zur Therapie von Dissektionen gibt es nicht. Bei Dissektionen, die sich nur mit Lokalsymptomen (Hals- oder Nackenschmerzen, Horner-Syndrom) bemerkbar machen und keine Insultsymptome aufweisen, scheint eine Behandlung mit einem Thrombozytenaggregationshemmer ausreichend zu sein. Gleiches gilt für Dissektionen, die eine TIA oder einen Hirninfarkt bedingen. Eine Antikoagulation, initial mit einer PTT-wirksamen Heparinisierung und anschließend für 3 bis 6 Monate mit einer oralen Antikoagulation mit einem Vitamin-K-Antagonisten, ist bei klinisch stummen Mikroemboliesignalen im transkraniellen Ultraschall trotz Therapie mit einem Thrombozytenaggregationshemmer, bei rezidivierenden embolischen Infarkten oder bei Nachweis eines flottierenden Thrombus zu empfehlen. Für beide Therapieformen gilt, dass sie nach 6 Monaten beendet werden können, wenn im Verlauf bis dahin kein Insult aufgetreten ist und sich in der Bildgebung eine Restitio ad integrum der dissezierten Arterie feststellen lässt.

Für alle Patienten mit einer zerebralen Ischämie, die nicht antikoaguliert werden, ist die Behandlung mit einem Thrombozytenaggregationshemmer ein fester Bestandteil der Sekundärprophylaxe. Grundsätzlich erfolgt diese Behandlung mit Acetylsalicylsäure 100 mg pro Tag. Liegt zudem eine pAVK oder eine Unverträglichkeit von Acetylsalicylsäure vor, sollte der Patient mit Clopidogrel 75 mg pro Tag behandelt werden. Bei Hochrisikopatienten kann eine Kombinationstherapie von Acetylsalicylsäure und Clopidogrel für 4 bis maximal 12 Wochen erwogen werden. Tritt ein Rezidivereignis unter der Behandlung mit einem Thrombozytenaggregationshemmer auf, so sollte die Pathogenese des Schlaganfalls erneut evaluiert werden, um ggfs. eine geeignetere Sekundärprophylaxe zu initiieren. Eine reflexhafte Umstellung auf einen anderen Thrombozytenaggregationshemmer oder auf eine orale Antikoagulation ist nicht zu empfehlen.

8.4.1 Änderung der Lebensführung

Die Änderung der Lebensführung ist für alle Schlaganfallpatienten ein wichtiger Bestandteil der Prophylaxe. Änderung der Ernährungsgewohnheiten (mehrere kleine Mahlzeiten; viel Obst und Gemüse; weniger Fett, Salz, Süßigkeiten und Alkohol), Gewichtsreduktion und ein gewisses Maß an regelmäßiger körperlicher Aktivität führen eindeutig zu einer Risikoreduktion. Patienten, die bis zum Schlaganfall einen Nikotinabusus betrieben haben, sollten diesen beenden.

8.5 Therapie im Alter

Da das Alter ein wesentlicher Risikofaktor für ischämische Schlaganfälle ist und zudem ein nicht modifizierbarer Risikofaktor, sind alte Menschen davon häufig betroffen. In der Akuttherapie spielt das Alter schon deshalb eine Rolle, da die systemische Lyse nur für Patienten bis 80 Jahre zugelassen ist. Patienten, die älter als 80 Jahre sind, profitieren durchaus von dieser Therapie, weshalb sie als individueller Heilversuch durchgeführt werden kann bzw. bei adäquater Situation durchgeführt werden sollte. Dabei ist dann zu bedenken, dass es sich um eine Off-label-Therapie handelt. Für die mechanische Rekanalisation gilt ebenfalls, dass ältere Patienten davon profitieren können. In die Entscheidung für oder gegen eine mechanische Thrombektomie ist bei älteren Patienten sicherlich noch stärker der Allgemeinzustand vor dem Insult mit einzubeziehen. Da die Arteriosklerose ein altersabhängiger Prozess ist, ist deshalb von schwierigeren Zugangsbedingungen auszugehen, weshalb die Zeit bis zum Wiedereröffnen des verschlossenen Gefäßes verlängert sein kann. Bei der Sekundärprophylaxe ist aufgrund neuer Daten die lebenslange Therapie mit Acetylsalicylsäure bei Patienten älter als 75 Jahre aufgrund von erhöhten Blutungsraten (gastrointestinal, intrakraniell) zu hinterfragen und es sollte aufgrund einer Risikoabschätzung eine individuelle Therapieentscheidung gefällt werden. Auch beim Vorhofflimmern gibt es einige Aspekte zu bedenken. Das Vorhofflimmern ist in seiner Häufigkeit klar alters-assoziiert und damit stellt sich die Frage nach einer oralen Antikoagulation bei älteren Patienten häufiger. Im CHA_2DS_2-Vasc-Score taucht das Alter als Risikofaktor sogar zweimal auf. Auch wenn im Alter das Blutungsrisiko erhöht ist, so lässt sich auch für ältere Patienten ein klarer Benefit für die orale Antikoagulation mit Vitamin-K-Antagonisten nachweisen. Das gilt auch für die NOAKs. Beim Dabigatran ist zu bedenken, dass Patienten über 80 Jahre es in einer Dosierung von 2×110 mg nehmen sollen. Für Apixaban ist das Alter über 80 Jahre neben Gewicht (< 60 kg) und Serumkreatinin (≥ 1,5 mg/dl) einer von 3 Faktoren, die eine Dosisreduktion auf 2×2,5 mg bedingen, wenn 2 davon vorliegen.

8.6   Präparate

- **Acetylsalicylsäure**
- Aspirin N, 100 mg, 300 mg – Tbl.; Aspirin protect, 100 mg, 300 mg – Tbl. (Bayer Vital)
- ASS AbZ, 100 mg – Tbl. (AbZ Pharma)
- ASS gamma, 75 mg – Tbl. (Wörwag)
- ASS Heumann, 100 mg – Tbl. (Heumann)
- ASS-ratiopharm, 100 mg – Tbl. (ratiopharm)
- Godamed, 50 mg, 100 mg, 300 mg – Tbl. (Pfleger)

▪▪ Pharmakodynamik
Acetylsalicylsäure bewirkt eine irreversible Acetylierung der Zyklooxygenase und führt darüber zu einer Hemmung der Thrombozytenaggregation.

▪▪ Pharmakokinetik
Die Resorption nach oraler Gabe erfolgt schnell und vollständig. Acetylsalicylsäure wird in den Hauptmetaboliten Salizylsäure umgewandelt. Dieser und die anderen Metabolite werden überwiegend renal ausgeschieden.

▪▪ Indikation
Sekundärprophylaxe nach TIA und Hirninfarkt.

▪▪ Dosierung
- 100–300 mg/Tag als Einmalgabe.

▪▪ Nebenwirkungen
- **Magen-Darm-Trakt**: gastrointestinale Beschwerden, Übelkeit, Erbrechen, Magenbluten, Magenulzera;
- **Blut**: Anämie;
- **Sonstiges**: Leber- und Nierenfunktionsstörungen, Hypoglykämie, Hautreaktionen, Gichtanfall, Schwindel, Tinnitus.

▪▪ Kontraindikationen
- Bekannte Überempfindlichkeit gegen Acetylsalicylsäure und andere Salizylate,
- Magen- und Duodenalulkus,
- erhöhte Blutungsneigung,
- Asthma bronchiale,
- vorgeschädigte Niere,
- schwere Leberfunktionsstörung.

▪▪ Interaktionen
- Acetylsalicylsäure kann die gerinnungshemmende Wirkung anderer Medikamente wie Heparin oder Kumarinderivate verstärken.
- Acetylsalicylsäure kann das Risiko für gastrointestinale Blutungen bei gleichzeitiger Behandlung mit Kortikoiden, nichtsteroidalen Antipholgistika oder bei Alkoholkonsum erhöhen.

- Acetylsalizylsäure kann die Wirkung von oralen Antidiabetika erhöhen.
- Acetylsalizylsäure kann die Plasmakonzentration von Digoxin, Barbituraten und Lithium erhöhen.
- Acetylsalizylsäure kann die Wirkungen von Methotrexat, von Sulfonamiden und Trijodthyronin verstärken.
- Acetylsalizylsäure kann die Wirkung von Aldosteronantagonisten, Schleifendiuretika, harnsäureausscheidenden Gichtmitteln und Antihypertensiva vermindern.

Bewertung

Aufgrund von Wirksamkeit und Preis sicherlich der Thrombozytenaggregationshemmer der 1. Wahl in der Sekundärprophylaxe.

- **Acetylsalizylsäure und Dipyridamol**
- Aggrenox, 25 mg Acetylsalizylsäure und 200 mg Dipyridamol – Tbl. (Boehringer Ingelheim)

Pharmakodynamik
Kombinierte Thrombozytenaggregationshemmung: Acetylsalizylsäure bewirkt eine irreversible Acetylierung der Zyklooxygenase und Dipyridamol hemmt die Aufnahme von Adenosin unter anderem in Thrombozyten.

Pharmakokinetik
Die Resorption von Acetylsalizylsäure nach oraler Gabe erfolgt schnell und vollständig. Acetylsalizylsäure wird in den Hauptmetaboliten Salizylsäure umgewandelt. Dieser und die anderen Metabolite werden überwiegend renal ausgeschieden. Das retardierte Dipyridamol hat eine Bioverfügbarkeit von ca. 70%. Es wird fast vollständig resorbiert. Es wird zu 97–99% an Plasmaproteine gebunden. Die Metabolisierung erfolgt in der Leber, es wird überwiegend über die Galle mit den Fäzes ausgeschieden.

Indikationen
Sekundärprophylaxe nach TIA und Hirninfarkt.

Dosierung
- Acetylsalizylsäure 25 mg und retardiertes Dipyridamol 200 mg in fixer Kombination 2-mal tägliche Gabe.

Nebenwirkungen
- Kopfschmerzen,
- Bauchschmerzen, Übelkeit, Erbrechen, Durchfall,
- Schwindel, Benommenheit,
- Muskelschmerzen,
- Hypotonie, Hitzewallungen, Tachykardie,
- Blutungen, Eisenmangelanämie.

Kontraindikationen
- Magen-Darm-Ulzera,
- erhöhte Blutungsneigung,
- letzte 3 Monate der Schwangerschaft,
- aufgrund der gefäßdilatierenden Wirkung von Dipyridamol Vorsicht bei schwerer koronarer Herzkrankheit.

Interaktionen
- Dipyridamol kann die Plasmaspiegel von Adenosin und damit die kardiovaskuläre Wirksamkeit von Adenosin erhöhen.
- Dipyridamol kann die Wirksamkeit von Cholinesterasehemmern aufheben und zu einer Verschlechterung der Myasthenia gravis führen.
- Dipyridamol kann die blutdrucksenkende Wirkung von Antihypertensiva verstärken.
- Acetylsalizylsäure kann die gerinnungshemmende Wirkung anderer Medikamente wie Heparin oder Kumarinderivate verstärken.
- Acetylsalizylsäure kann das Risiko für gastrointestinale Blutungen bei gleichzeitiger Behandlung mit Kortikoiden, nichtsteroidalen Antipholgistika oder bei Alkoholkonsum erhöhen.
- Acetylsalizylsäure kann die Wirkung von oralen Antidiabetika erhöhen.

- Acetylsalizylsäure kann die Plasmakonzentration von Digoxin, Barbituraten und Lithium erhöhen.
- Acetylsalizylsäure kann die Wirkungen von Methotrexat, von Sulfonamiden und Trijodthyronin verstärken.
- Acetylsalizylsäure kann die Wirkung von Aldosteronantagonisten, Schleifendiuretika, harnsäureausscheidenden Gichtmitteln und Antihypertensiva vermindern.

Bewertung

Eine Alternative in der Sekundärprophylaxe von zerebralen Durchblutungsstörungen. Die zweimalige Einnahme kann ein Problem hinsichtlich der Compliance bedeuten.

▪ Amlodipin

- Amloclair, 5 mg, 10 mg – Tbl. (Hennig)
- Amlodigamma TOP, 5 mg, 10 mg – Tbl. (Wörwag)
- Amlodipin besilat AbZ, 5 mg, 10 mg – Tbl. (AbZ Pharma)
- Amlodipin besilat Heumann, 5 mg, 10 mg – Tbl. (Heumann)
- Amlodipin CT, 5 mg, 10 mg – Tbl. (AbZ Pharma)
- Amlodipin-ratiopharm, 5 mg, 10 mg – Tbl. (ratiopharm)
- Norvasc, 5 mg – Tbl. (Pfizer Pharma)

▪▪ Pharmakodynamik

Amlodipin ist Kalziumantagonist vom Dihydropyridin-Typ, der den Einstrom von Kalziumionen in die Herzmuskelzellen und glatten Gefäßmuskelzellen hemmt. Die blutdrucksenkende Wirkung wird über die Erschlaffung der glatten Gefäßmuskulatur vermittelt.

▪▪ Pharmakokinetik

Amlodipin wird nach oraler Gabe gut resorbiert, die Bioverfügbarkeit liegt im Bereich von 64 bis 80%. Es weist eine hohe Plasmaeiweißbindung (97%) auf. Amlodipin wird in der Leber zu großen Teilen zu inaktiven Metaboliten

verstoffwechselt. Die terminale Halbwertszeit beträgt 35 bis 50 Stunden.

▪▪ Indikation

Hypertonie, chronisch instabile Angina pectoris, vasospastische Angina.

▪▪ Dosierung

- Für die Hypertonie beträgt die übliche Dosis 5 mg pro Tag, je nach Ansprechen kann sie auf maximal 10 mg pro Tag erhöht werden.

▪▪ Nebenwirkungen

- **Nervensystem**: Schläfrigkeit, Schwindel, Kopfschmerzen, Tremor, Stimmungsschwankungen, Depression;
- **Herz-Kreislauf-System**: Palpitationen, Hautrötung, hypotone Kreislaufreaktion;
- **Magen-Darm-Trakt**: Bauchschmerzen, Übelkeit, Erbrechen, Mundtrockenheit;
- **Sonstiges**: Ödeme, Ausschlag, Dyspnoe, Arthralgien, Thoraxschmerzen.

▪▪ Kontraindikationen

- Schwere Hypotonie,
- Schock,
- Obstruktion des linksventrikulären Ausflusstrakts,
- hämodynamisch instabile Herzinsuffizienz nach akutem Herzinfarkt.

▪▪ Interaktionen

- Die gleichzeitige Anwendung von Amlodipin mit Inhibitoren von CYP3A4 (Azol-Antimykotika, Makrolide, Verapamil, Diltiazem) führt zu einem Anstieg der Konzentration von Amlodipin.
- Bei gleichzeitiger Anwendung von Induktoren der CYP3A4 (Rifampicin, Johanneskraut, Carbamazepin, Phyenytoin) ist ein verringerter Plasmaspiegel von Amlodipin zu erwarten.
- Die gleichzeitige Anwendung von Amlodipin mit Simvastatin führt zu einem Anstieg der Simvastatin-Konzentration. Deshalb ist in der Kombination die Simvastatin-Dosis auf 20 mg zu beschränken.

In der Primär- und Sekundärprophylaxe von Patienten mit arterieller Hypertonie ist der Kalziumantagonist Amlodipin eine geeignete Option, die mit anderen Antihypertensiva und Substanzen der Prophylaxe gut kombinierbar ist.

- **Apixaban**
- Eliquis, 2,5 mg, 5 mg – Tbl. (Bristol-Myers Squibb, Pfizer)

■■ Pharmakodynamik
Apixaban ist ein hochwirksamer, oraler, direkter und hochselektiver Inhibitor von Faktor Xa.

■■ Pharmakokinetik
Apixaban wird nach oraler Gabe schnell resorbiert, die Bioverfügbarkeit beträgt etwa 50%. Es weist eine hohe Plasmaeiweißbindung (87%) auf. Apixaban wird zu 25% metabolisiert und ein Großteil davon wird über die Fäzes ausgeschieden. Die renale Ausscheidung von Apixaban macht etwa 27% der Gesamt-Clearance aus. Die Halbwertszeit beträgt rund 12 Stunden.

■■ Indikation
Prävention von Schlaganfall und systemischer Embolie bei erwachsenen Patienten mit nicht valvulärem Vorhofflimmern und einem CHA_2DS_2-Vasc-Score ≥ 2.

■■ Dosierung
- Grundsätzlich 5 mg 2× täglich; bei Patienten mit mindestens 2 der folgenden Kriterien (Alter ≥ 80 Jahre, Körpergewicht ≤ 60 kg oder Serumkreatinin $\geq 1,5$ mg/dl) ist die empfohlene Dosis 2,5 mg 2× täglich.

■■ Nebenwirkungen
- Intrakranielle Blutungen,
- Blutungen am Auge,
- Epistaxis,
- Blutung im Magen-Darm- oder Urogenitaltrakt.

■■ Kontraindikationen
- Klinisch relevante akute Blutungen,
- Lebererkrankungen, die mit einer Koagulopathie und einem klinisch relevanten Blutungsrisiko verbunden sind,
- Läsionen oder klinische Situationen mit hohem Risiko einer schweren Blutung,
- gleichzeitige Anwendung von anderen Antikoagulantien.

■■ Interaktionen
- Die gleichzeitige Anwendung von Apixaban mit starken Inhibitoren von CYP3A4 und P-gp wie Ketokonazol oder Ritonavir führt zu einem Anstieg der Konzentration von Apixaban und wird nicht empfohlen. Bei gleichzeitiger Anwendung mit Wirkstoffen mit mäßiger Hemmwirkung auf CYP3A4 und/oder P-gp (z. B. Diltiazem, Naproxen, Amiodaron, Verapamil, Quinidin) ist zu erwarten, dass sie die Konzentration von Apixaban erhöhen.
- Bei gleichzeitiger Anwendung von Induktoren der CYP3A4 (Rifampicin, Johanneskraut, Carbamazepin, Phyenytoin) ist ein verringerter Plasmaspiegel von Apixaban zu erwarten.

In der Primär- und Sekundärprophylaxe von Patienten mit nicht valvulärem Vorhofflimmern ist Apixaban eine gute Alternative zu den Vitamin-K-Antagonisten. Vorteile sind das geringere Interaktionspotenzial, die geringere Rate von intrakraniellen Blutungen und keine Notwendigkeit für regelmäßige Gerinnungskontrollen. Die 2-malige Einnahme pro Tag und das Fehlen einer Antagonisierung im Falle des Auftretens einer Blutung sind Nachteile.

- **Atorvastatin**
- Artovastatin AbZ, 10 mg, 20 mg, 30 mg, 40 mg, 60 mg, 80 mg – Filmtbl. (AbZ Pharma)

- Artovastatin-CT, 10 mg, 20 mg, 40 mg, 80 mg – Filmtbl. (AbZ Pharma)
- Artovastatin Hennig, 10 mg, 20 mg, 40 mg, 80 mg – Filmtbl. (Hennig)
- Artovastatin Heumann, 10 mg, 20 mg, 40 mg, 80 mg – Filmtbl. (Heumann Pharma)
- Artovastatin-ratiopharm, 10 mg, 20 mg, 30 mg, 40 mg, 60 mg, 80 mg – Filmtbl. (ratiopharm)
- Sortis, 10 mg, 20 mg, 40 mg, 80 mg – Filmtbl. (Pfizer)

■■ **Pharmakodynamik**

Als Hemmstoff der HMG-CoA-Reduktase senkt Atorvastatin die Konzentration von Cholesterin und Lipoproteinen.

■■ **Pharmakokinetik**

Atorvastatin wird rasch fast vollständig nach oraler Gabe resorbiert, die Bioverfügbarkeit beträgt 95–99%. Es wird vom Zytochrom-P450-Isoenzym 3A4 metabolisiert, die Metaboliten sind ebenfalls aktiv. Es wird hauptsächlich über die Galle eliminiert. Die Halbwertszeit für die Hemmung der HMG-CoA-Reduktase beträgt 20–30 h.

■■ **Indikationen**

Hypercholesterinämie, Vorbeugung kardiovaskulärer Erkrankungen.

■■ **Dosierung**

- 10–80 mg täglich.

■■ **Nebenwirkungen**

- **Nervensystem**: Kopfschmerzen, Benommenheit, Parästhesien, Neuropathie, Schlaflosigkeit, Myalgie, Myopathie, Rhabdomyolyse;
- **Magen-Darm-Trakt**: Verstopfung, Blähungen, Dyspepsie, Durchfall, Erbrechen, Pankreatitis;
- **Sonstiges**: Thrombopenie, allergische Reaktionen, Alopezie, Hyper-/Hypoglykämie, Hepatitis, Ikterus, Hautausschlag, Tinnitus, Impotenz, periphere Ödeme.

■■ **Kontraindikationen**

- Aktive Lebererkrankung,
- Myopathie,
- Schwangerschaft, Stillzeit.

■■ **Interaktionen**

- Bei gleichzeitiger Gabe von Hemmstoffen des Zytochrom-P450-Isoenzyms 3A4 wie Ciclosporin, Makrolidantibiotika, Nefazodon, Antimykotika, HIV-Protease-Inhibitoren und Grapefruitsaft kann die Plasmakonzentration von Atorvastatin ansteigen.
- Bei Gabe von Fibraten ist das Risiko für das Auftreten einer Myopathie erhöht.
- Bei 80 mg Atorvastatin kann sich die Digoxin-Konzentration um ca. 20% erhöhen.
- Bei gleichzeitiger Einnahme von oralen Kontrazeptiva kann der Spiegel von Norethisteron und Ethinylestradiol erhöht sein.
- Magnesium- bzw. aluminiumhaltige Antazidasuspensionen können den Plasmaspiegel von Atorvastatin senken.
- Die Wirkung oraler Antikoagulanzien kann durch Atorvastatin beeinflusst werden.

Bewertung

Ein mögliches Statin zur Reduktion des Artherosklerose mit nachgewiesener sekundärprophylaktischer Wirkung.

■ **Bisoprolol**

- Bisoprolol AbZ, 1,25 mg, 2,5 mg, 3,75 mg, 5 mg, 10 mg – Tbl. (AbZ Pharma)
- Bisoprolol-CT, 1,25 mg, 2,5 mg, 3,75 mg, 5 mg, 10 mg – Tbl. (AbZ Pharma)
- Bisogamma, 5 mg, 10 mg – Filmtbl. (Wörwag)
- Biso-Hennig, 5 mg, 10 mg – Filmtbl. (Hennig)
- Bisoprolol-ratiopharm, 1,25 mg, 2,5 mg, 3,75 mg, 5 mg, 10 mg – Tbl. (ratiopharm)
- Concor, 1,25 mg, 2,5 mg, 3,75 mg, 5 mg, 7,5 mg, 10 mg – Filmtbl. (Merck Serono)

▪▪ Pharmakodynamik

Bisoprolol ist ein potenter, hochselektiver β_1-Adrenozeptor-Antagonist ohne intrinsische sympathomimetische Aktivität.

▪▪ Pharmakokinetik

Bisoprolol wird nach oraler Gabe nahezu vollständig resorbiert, die Bioverfügbarkeit liegt im Bereich von gut 90%. Die Plasmaeiweissbindung beträgt etwa 30%. Bisoprolol wird zu 50% in der Leber zu inaktiven Metaboliten verstoffwechselt, die dann über die Nieren ausgeschieden werden. Die verbleibenden 50% werden über die Nieren ausgeschieden. Die Plasmaeliminationshalbwertszeit liegt im Bereich von 10 bis 12 Stunden.

▪▪ Indikation

Hypertonie, chronisch instabile Angina pectoris,

▪▪ Dosierung

- Es sollte mit 5 mg pro Tag begonnen werden. Die übliche Dosis ist einmal täglich 10 mg, die empfohlene Höchstdosis ist 20 mg pro Tag.

▪▪ Nebenwirkungen

- **Nervensystem**: Schläfrigkeit, Schwindel, Kopfschmerzen, Stimmungsschwankungen, Depression;
- **Herz-Kreislauf-System**: Bradykardie, hypotone Kreislaufreaktion;
- **Magen-Darm-Trakt**: Bauchschmerzen, Übelkeit, Erbrechen;
- **Sonstiges**: Bronchospasmen, Muskelschwäche, Kältegefühl der Extremitäten, Verschlimmerung einer bestehenden Claudicatio intermittens, Potenzstörungen.

▪▪ Kontraindikationen

- Akute Herzinsuffizienz,
- AV-Block II. oder III. Grades,
- Sinusknotensyndrom,
- sinuatrialer Block,
- Bradykardie,
- Hypotonie,
- Schock,
- schweres Asthma bronchiale,

- Spätstadien der pAVK,
- Kombination mit Floctafenin und Sultoprid.

▪▪ Interaktionen

- Bei Kombination mit Kalziumantagonisten, trizyklischen Antidepressiva, Barbituraten, Phenothiazinen und Baclofen kann es zu einer verstärkten blutdrucksenkenden Wirkung kommen.
- Bei Kombination mit Antiarrhythmika der Klasse I und III oder mit Parasympathomimetika kann die Wirkung auf die atriale Erregungsleitung verstärkt werden.
- Andere Betablocker einschließlich der Augentropfen haben additive Wirkung.
- Bei gleichzeitiger Gabe mit Digitalisglykosiden kann es zu einer verstärkten Senkung der Herzfrequenz kommen.
- Die Kombination mit Sympathomimetika kann die Wirkung von Bisoprolol verringern.

> **Bewertung**
>
> In der Primär- und Sekundärprophylaxe von Patienten mit arterieller Hypertonie ist der Betablocker Bisoprolol eine Option, die gut mit anderen Antihypertensiva und anderen Substanzen der Prophylaxe kombinierbar ist.

▪ Citalopram

- Cipramil, 20 mg, 40 mg – Filmtbl. (Lundbeck)
- Citalon, 20 mg, 40 mg – Filmtbl. (Krewel Meuselbach)
- Citalopram, 20 mg – Filmtbl. (Holsten Pharma)
- Citalopram AbZ, 10 mg, 20 mg, 40 mg – Filmtbl. (AbZ Pharma)
- Citalopram-CT, 20 mg, 40 mg – Filmtbl. (AbZ Pharmal)
- Citalopram Hennig, 10 mg, 20 mg, 40 mg – Filmtbl. (Hennig)
- Citalopram Heumann, 20 mg, 30 mg, 40 mg – Filmtbl (Heumann)

- Citalopram Holsten, 20 mg – Filmtbl. (Holsten Pharma)
- Citalopram-ratiopharm, 10 mg, 20 mg, 30 mg, 40 mg – Filmtbl. (ratiopharm)

■■ Pharmakodynamik

Citalopram ist ein selektiver Serotoninwiederaufnahmehemmer.

■■ Pharmakokinetik

Citalopram wird nach oraler Gabe fast vollständig resorbiert, die orale Bioverfügbarkeit beträgt ca. 80%. Es wird zu weniger als 80% an Plasmaproteine gebunden und in zum Teil aktive Metaboliten verstoffwechselt. Citalopram wird zu 85% über die Leber und zu 15% über die Niere eliminiert. Die Eliminationshalbwertszeit beträgt 1,5 Tage.

■■ Indikationen

Depressive Erkrankungen, Panikstörungen.

■■ Dosierung

- Bei Beginn 20 mg pro Tag, Steigerung bis maximal 40 mg pro Tag.

■■ Nebenwirkungen

- **Nervensystem**: Kopfschmerzen, Tremor, Müdigkeit, Schlaflosigkeit, Schwindel, Verwirrtheit, Konzentrationsstörungen, Krampfanfälle, Serotoninsyndrom;
- **Magen-Darm-Trakt**: trockener Mund, Übelkeit, Obstipation, Geschmacksstörungen, Durchfall, Erbrechen, Bauchschmerzen, Flatulenz;
- **Herz-Kreislauf-System**: Hypotonie, Tachykardie, Synkope, Verlängerung der QT-Zeit;
- **Geschlechtsorgane**: Libidoabnahme, Ejakulationsstörungen, Impotenz, Menstruationsstörungen, Orgasmusstörungen;
- **Sonstiges**: Schweißneigung, Hautausschlag, Juckreiz, Sehstörungen, Husten, Atemnot, Hyponatriämie.

■■ Kontraindikationen

- Kombination mit MAO-Hemmern,
- gleichzeitige Behandlung mit Pimozid,
- stark eingeschränkte Nierenfunktion,

- Kombination mit Johanniskraut,
- Kombination mit serotonergen Wirkstoffen wie Tramadol, Triptanen oder Tryptophan.

■■ Interaktionen

- Erhöhte Blutungsgefahr bei Kombination mit oralen Antikoagulanzien oder Thrombozytenfunktionshemmern,
- Cimetidin kann den Spiegel von Citalopram erhöhen,
- Citalopram kann den Spiegel von Metoprolol erhöhen.

Bewertung

Gut geeignet zur Behandlung depressiver Symptome bei Schlaganfall.

■ Clopidogrel

- Clopidogrel AbZ, 75 mg – Filmtbl. (AbZ Pharma)
- Clopidogrel CT, 75 mg – Filmtbl. (AbZ Pharma)
- Clopidogrel Hennig, 75 mg – Filmtbl. (Hennig)
- Clopidogrel Heumann, 75 mg – Filmtbl. (Heumann)
- Clopidogrel Hormosan, 75 mg Filmtbl. (Hormosan Pharma)
- Clopidogrel-ratiopharm, 75 mg – Filmtbl. (ratiopharm)
- Iscover, 75 mg – Tbl. (Bristol-Myers Squibb)
- Plavix, 75 mg – Tbl. (Sanofi-Aventis)

■■ Pharmakodynamik

Hemmung der Thrombozytenaggregation durch selektive Hemmung der Bindung von Adenosindiphosphat an dessen Thromobzytenrezeptor.

■■ Pharmakokinetik

Clopidogrel wird rasch resorbiert und es wird überwiegend in der Leber metabolisiert. Es ist ein Prodrug und der aktive Metabolit entsteht durch Oxidation und Hydrolyse. Sowohl Clopidogrel als auch der Hauptmetabolit werden zu über 90% an Plasmaproteine gebunden.

▪▪ Indikation

Sekundärprophylaxe nach ischämischem Schlaganfall bei Patienten mit pAVK.

▪▪ Dosierung

▬ 75 mg/Tag als Einmalgabe.

▪▪ Nebenwirkungen

▬ Blutungen in Gastrointestinaltrakt, Blase, Augen, Haut, intrakraniell;

▬ Bauchschmerzen, Durchfall, Übelkeit;

▬ Hautausschläge, Pruritus;

▬ Kopfschmerzen, Benommenheit.

▪▪ Kontraindikationen

▬ Schwere Leberfunktionsstörungen,

▬ akute Blutungen,

▬ Stillzeit.

▪▪ Interaktionen

▬ Verstärkung der Blutungsneigung bei Kombination mit anderen Substanzen, die die Blutgerinnung oder die Thrombozytenaggregation beeinflussen, wie Acetylsalizylsäure, Heparin, Fibrinolytika oder Phenprocoumon.

▬ Vermehrte okkulte gastrointestinale Blutungen bei gleichzeitiger Gabe von nichtsteroidalen Antiphlogistika.

> **Bewertung**
>
> Bei Patienten mit einem speziellen Risikoprofil (Diabetes mellitus, periphere arterielle Verschlusskrankheit) ist Clopidogrel wahrscheinlich der Acetylsalizylsäure überlegen. Um die In-stent-Thrombose zu verhindern, wird es bei der Stent-geschützten Angioplastie in Kombination mit ASS zur Vorbehandlung (4 Tage) und Nachbehandlung (4–6 Wochen) gegeben.

▪ Dabigatran

▬ Pradaxa, 110 mg, 150 mg – Kapseln (Boehringer Ingelheim)

▪▪ Pharmakodynamik

Dabigatranetexilat ist ohne pharmakologische Aktivität, es wird durch Hydrolyse in Dabigatran umgewandelt. Dabigatran ist ein stark wirksamer, kompetitiver, reversibler direkter Thrombin-Hemmer.

▪▪ Pharmakokinetik

Dabigatranetexilat wird rasch und vollständig durch Hydrolyse in Dabigatran umgewandelt. Mahlzeiten beeinflussen die Bioverfügbarkeit von Dabigatranetexilat nicht, verzögern aber die Zeit bis zur maximalen Plasmakonzentration um 2 Stunden. Die orale Bioverfügbarkeit kann bis um 75% erhöht sein, wenn die Wirkstoffpellets ohne die Kapsel eingenommen werden. Dabigatran weist eine niedrige Bindung an Plasmaproteine (34–35%) auf. Die Halbwertszeit beträgt 12 bis 14 Stunden. Dabigatran wird hauptsächlich über den Urin (85%) eliminiert.

▪▪ Indikation

Prävention von Schlaganfall und systemischer Embolie bei erwachsenen Patienten mit nicht valvulärem Vorhofflimmern und einem CHA_2DS_2-Vasc-Score ≥ 2.

▪▪ Dosierung

▬ 2×150 mg/Tag. Patienten > 80 Jahre oder Patienten mit erhöhtem Blutungsrisiko 2×110 mg/Tag.

▬ Bei gleichzeitiger Einnahme von Verapamil sollte die Dosis auf 2×110 mg/Tag reduziert werden.

▪▪ Nebenwirkungen

▬ Blutungen in Gastrointestinaltrakt, Nase, Haut, intrakraniell,

▬ Bauchschmerzen, Durchfall, Übelkeit,

▬ Anämie.

▪▪ Kontraindikationen

▬ Schwere Beeinträchtigung der Nierenfunktion (Kreatininclearance < 30 ml/min),

▬ akute Blutungen,

- schwere Lebererkrankungen, die eine verminderte Überlebenszeit erwarten lassen,
- gleichzeitige Behandlung mit Ketoconazol, Ciclosporin, Itraconazol oder Tacrolimus,
- Schwangerschaft und Stillzeit.

■■ Interaktionen
- Verstärkung der Blutungsneigung bei Kombination mit anderen Substanzen, die die Blutgerinnung oder die Thrombozytenaggregation beeinflussen, wie Acetylsalizylsäure, Heparin, Fibrinolytika oder Phenprocoumon.
- Erhöhtes Blutungsrisiko bei gleichzeitiger Gabe von nichtsteroidalen Antiphlogistika.
- Bei gleichzeitiger Anwendung von starken P-Glykoproteinhemmern (Amiodaron, Verapamil, Chinidin, Ketoconazol, Clarithromycin) ist eine erhöhte Plasmakonzentration von Dabigatran zu erwarten.
- Bei gleichzeitiger Anwendung von P-Glykoproteininduktoren (Rifampicin, Johanneskraut, Carbamazepin, Phyenytoin) ist ein verringerter Plasmaspiegel von Dabigatran zu erwarten.

Bewertung

In der Primär- und Sekundärprophylaxe von Patienten mit nicht valvulärem Vorhofflimmern ist Dabigatran eine gute Alternative zu den Vitamin-K-Antagonisten. Vorteile sind das geringere Interaktionspotenzial, die geringere Rate an intrakraniellen Blutungen und keine Notwendigkeit für regelmäßige Gerinnungskontrollen. Mit Idarucizumab gibt es im Falle einer relevanten oder bedrohlichen Blutung einen spezifischen Antagonisten. Die 2-malige Einnahme pro Tag ist ein gewisser Nachteil.

■ Edoxaban
- Lixiana, 30 mg, 60 mg – Tbl. (Daiichi-Sankyo)

■■ Pharmakodynamik
Edoxaban ist ein hoch selektiver, direkter und reversibler Inhibitor von Faktor Xa.

■■ Pharmakokinetik
Edoxaban wird nach oraler Gabe schnell resorbiert, die Bioverfügbarkeit beträgt etwa 62%. Es weist eine Plasmaeiweißbindung von 55% auf. Edoxaban wird nur gering metabolisiert und im weiteren Verlauf zu 50% über die Niere ausgeschieden.

■■ Indikation
Prävention von Schlaganfall und systemischer Embolie bei erwachsenen Patienten mit nicht valvulärem Vorhofflimmern und einem CHA_2DS_2-Vasc-Score $\geq$ 2.

■■ Dosierung
- 1× täglich 60 mg, bei eingeschränkter Nierenfunktion (Kreatinin-Clearance 15–50 ml/min), geringem Körpergewicht ($\leq$ 60 kg) oder gleichzeitiger Anwendung von Ciclosporin, Dronedaron, Erythromycin oder Ketoconazol Reduktion auf 1× täglich 30 mg.

■■ Nebenwirkungen
- Anämie,
- intrakranielle Blutungen,
- Augeneinblutungen,
- Epistaxis,
- Blutung im Magen-Darmtrakt oder Urogenitaltrakt,
- Pruritus,
- Fieber,
- Transaminasenanstieg.

■■ Kontraindikationen
- Klinisch relevante akute Blutungen,
- Lebererkrankungen, die mit einer Koagulopathie und einem klinisch relevanten Blutungsrisiko verbunden sind,
- Schwangerschaft und Stillzeit,
- nicht eingestellte schwere Hypertonie,
- gleichzeitige Anwendung anderer Antikoagulanzien.

▪▪ Interaktionen

— Die gleichzeitige Anwendung von Edoxaban mit P-gp-Inhibitoren (Ketoconazol, Ciclopsorin, Dronedaron oder Erythromycin) führt zu einem Anstieg der Konzentration von Edoxaban und damit zu einem erhöhten Blutungsrisiko.

— Verstärkung der Blutungsneigung bei Kombination mit anderen Substanzen, die die Blutgerinnung oder die Thrombozytenaggregation beeinflussen, wie Acetylsalizylsäure, Heparin, Fibrinolytika oder Phenprocoumon.

— Erhöhtes Blutungsrisiko bei gleichzeitiger Gabe von nichtsteroidalen Antiphlogistika.

— Bei gleichzeitiger Anwendung von P-gp-Induktoren (Johanneskraut, Carbamazepin, Phyenytoin, Phenobarbital) ist ein verringerter Plasmaspiegel von Edoxaban zu erwarten.

Bewertung

In der Primär- und Sekundärprophylaxe von Patienten mit nicht valvulärem Vorhofflimmern ist Edoxaban eine gute Alternative zu den Vitamin-K-Antagonisten. Vorteile sind das geringere Interaktionspotenzial, die geringere Rate an intrakraniellen Blutungen und keine Notwendigkeit für regelmäßige Gerinnungskontrollen. Das Fehlen einer Antagonisierung im Falle des Auftretens einer Blutung ist ein Nachteil.

▪ Enalapril

— Ena-Hennig, 2,5 mg, 5 mg, 10 mg, 20 mg – Tbl. (Hennig)

— Enalapril AbZ, 2,5 mg, 5 mg, 10 mg, 20 mg – Tbl. (AbZ Pharma)

— Enalapril-CT, 5 mg, 10 mg, 20 mg – Tbl. (AbZ Pharma)

— Enalapril-ratiopharm, 2,5 mg, 5 mg, 10 mg, 20 mg – Tbl. (ratiopharm)

— EnaLich, 5 mg, 10 mg, 20 mg – Tbl. (Winthrop)

— Xanef, 2,5 mg, 5 mg, 10 mg, 20 mg – Tbl. (MSD)

▪▪ Pharmakodynamik

Der Metabolit des Enalaprils, Enalaprilat, hemmt das Angiotensin-Converting-Enzym und bewirkt darüber eine Blutdrucksenkung.

▪▪ Pharmakokinetik

Enalapril wird nach oraler Gabe rasch resorbiert. Es wird dann zügig durch Hydrolyse zum aktiven Metaboliten Enalaprilat verstoffwechselt. Enalaprilat wird zu ca. 60% an Plasmaproteine gebunden. Die Ausscheidung erfolgt überwiegend renal.

▪▪ Indikationen

Hypertonie, Herzinsuffizienz.

▪▪ Dosierung

— Anfangsdosis 5 mg, Erhaltungsdosis 20 bis maximal 40 mg.

▪▪ Nebenwirkungen

— **Nervensystem**: Kopfschmerzen, Depressionen, Verwirrtheit, Schläfrigkeit, Nervosität, Parästhesien, Vertigo;

— **Herz-Kreislauf-System**: Schwindel, Hypotonie, Synkope, Herzinfarkt, Schlaganfall, Tachykardie, Raynaud-Phänomen;

— **Magen-Darm-Trakt**: Übelkeit, Durchfall, Bauchschmerzen, Geschmacksveränderungen, Ileus, Pankreatitis, Mundtrockenheit, Obstipation, Stomatitis, intestinales Angioödem;

— **Respirationstrakt**: Husten, Dyspnoe, Rhinorhö, Halsschmerzen, Heiserkeit, Bronchospasmus;

— **Haut**: Ausschlag, angioneurotische Ödeme, Pruritas, Alopezie;

— **Sonstiges**: Nierenfunktionsstörungen, Impotenz, Gynäkomastie, Asthenie, Muskelkrämpfe, Anstieg der Leberenzyme, Hepatitis.

▪▪ Kontraindikationen

- Hereditäres oder idiopatisches Angioödem,
- 2. und 3. Trimenon der Schwangerschaft.

▪▪ Interaktionen

- Bei gleichzeitiger Gabe kaliumsparender Diuretika kann es zu einem deutlichen Anstieg des Kaliums kommen.
- Durch hochdosierte Diuretikatherapie kann es unter Enalapril zum Volumenmangel und einer Hypotonie kommen.
- Andere Antihypertensiva können die blutdrucksenkende Wirkung von Enalapril verstärken.
- Bei gleichzeitiger Gabe von Lithium kann dessen Serumspiegel ansteigen und die Lithium-Toxizität ist erhöht.
- Die gleichzeitige Gabe von trizyklischen Antidepressiva oder Neuroleptika kann die blutdrucksenkende Wirkung verstärken.
- Dauertherapie mit nichtsteroidalen Antiphlogistika kann die blutdrucksenkende Wirkung von Enalapril abschwächen.
- Sympathomimetika können die blutdrucksenkende Wirkung von Enalapril abschwächen.
- Enalapril kann die blutzuckersenkende Wirkung von Antidiabetika verstärken, somit besteht ein erhöhtes Risiko für eine Hypoglykämie.

> **Bewertung**
>
> Antihypertensivum, das sowohl in der Akutphase als auch zur Sekundärprophylaxe gegeben werden kann.

▪ Eprosartan

- Eprosartan-ratiopharm, 600 mg – Filmtabl. (ratiopharm)
- Teveten mono, 600 mg – Filmtbl. (Mylan Healthcare)

▪▪ Pharmakodynamik

Eprosartan ist ein Angiotensin-2-Rezeptorantagonist, worüber es den Blutdruck anhaltend über 24 h senkt.

▪▪ Pharmakokinetik

Eprosartan wird nur begrenzt nach oraler Gabe resorbiert, die Bioverfügbarkeit liegt bei 13%. Es wird zu 98% an Plasmaproteine gebunden. Es wird überwiegend mit den Fäzes ausgeschieden. Die Eliminationshalbwertszeit liegt bei 5–9 h.

▪▪ Indikation

Essenzieller Bluthochdruck.

▪▪ Dosierung

- 1× täglich 600 mg.

▪▪ Nebenwirkungen

- **Nervensystem**: Kopfschmerz, Schwindel, Müdigkeit, Depression;
- **Herz-Kreislauf-System**: Brustschmerzen, Palpitationen, Hypotension, orthostatische Dysregulation;
- **Magen-Darm-Trakt**: Bauchschmerzen, Dyspepsie, Hypertriglyzeridämie;
- **Atemwege**: Rhinitis, Pharyngitis, Dyspnoe, Husten;
- **Sonstiges**: Rückenschmerzen, Arthralgien, Hautreaktionen.

▪▪ Kontraindikationen

- Galaktoseintoleranz, Laktasemangel,
- schwere Leberinsuffizienz,
- Schwangerschaft, Stillzeit.

▪▪ Interaktionen

- Bei gleichzeitiger Gabe von kaliumsparenden Diuretika oder kaliumhaltigen Präparaten kann der Serumkaliumspiegel ansteigen.
- Die blutdrucksenkende Wirkung kann durch andere Antihypertensiva verstärkt werden.

> **Bewertung**
>
> Antihypertensivum mit belegter Wirkung in der Sekundärprophylaxe nach Schlaganfall.

▪ Fluoxetin

- Fluoxetin AbZ, 20 mg – Kps. (AbZ Pharma)
- Fluoxetin-CT, 20 mg – Kps. (AbZ Pharma)

- Fluoxetin-ratiopharm, 20 mg – Kps.; 20 mg – Tbl. (ratiopharm)
- Fluoxetin-TEVA, 20 mg – Kps.; 20 mg – Tbl. (TEVA)

Pharmakodynamik

Fluoxetin ist ein selektiver Serotoninwiederaufnahmehemmer.

Pharmakokinetik

Fluoxetin wird nach oraler Gabe gut resorbiert. Es wird zu 95% an Plasmaproteine gebunden. Es unterliegt einem First-pass-Effekt und wird über CYP2D6 zum aktiven Metaboliten Norfluoxetin metabolisiert. Die Auscheidung erfolgt hauptsächlich über die Niere. Die Eliminationshalbwertszeit beträgt 6 Tage für Fluoxetin und 4–16 Tage für Norfluoxetin.

Indikationen

Depression, Zwangsstörungen, Bulimie.

Dosierung

- Zu Beginn 20 mg pro Tag, im Verlauf maximal 60 mg pro Tag.

Nebenwirkungen

- **Nervensystem**: Kopfschmerzen, Schlafstörungen, Euphorie, Bewegungsstörungen, Krampfanfälle, psychomotorische Unruhe, Halluzinationen, Verwirrtheit, Angst, Konzentrationsstörungen, Serotoninsyndrom;
- **Magen-Darm-Trakt**: Übelkeit, Erbrechen, Durchfall, Mundtrockenheit;
- **Geschlechtsorgane**: sexuelle Dysfunktion, Priapismus, Galaktorrhö;
- **Sonstiges**: Hyponatriämie, Schwitzen, Sehstörungen, allergische Reaktionen, orthostatische Hypotonie, Dyspnoe.

Kontraindikationen

- Behandlung mit MAO-Hemmern.

Interaktionen

- Bei Kombination mit Phenytoin kann dessen Spiegel erhöht sein.

- Bei Kombination mit Triptanen, Tramadol, Tryptophan oder Lithium kann das Risiko für das Serotoninsyndrom erhöht sein.
- Bei gleichzeitiger Behandlung mit Substanzen, die ebenfalls über CYP2D6 metabolisiert werden und eine geringe therapeutische Breite haben, wie Carbamazepin, Flecainid, Encainid, trizyklische Antidepressiva, sollte eine niedrige Dosis von diesen gewählt werden.
- Bei Kombination mit oralen Antikoagulanzien besteht eine erhöhte Blutungsgefahr.
- Bei Kombination mit Johanniskraut können die Nebenwirkungen zunehmen.

Bewertung

Gut geeignet zur Behandlung depressiver Symptome nach Schlaganfall.

- **Hydrochlorothiazid**
- HCT AbZ, 12,5 mg, 25 mg – Tbl. (AbZ Pharma)
- HCT-CT, 25 mg- Tbl. (AbZ Pharma)
- HCT-gamma, 12,5 mg, 25 mg – Tbl. (Wörwag)
- HCT-ratiopharm, 12,5 mg, 25 mg – Tbl (ratiopharm)

Pharmakodynamik

Hydrochlorothiazid hemmt vorwiegend im distalen Tubulus die Natriumresorption, zudem steigert es die Kaliumausscheidung. Dadurch wird sekundär das osmotisch gebundene Wasser ausgeschieden.

Pharmakokinetik

Hydrochlorothiazid wird nach oraler Gabe zu ca. 80% resorbiert, die Bioverfügbarkeit beträgt etwa 70%. Es weist eine Plasmaeiweißbindung von 64% auf. Hydrochlorothiazid wird zu mehr als 95% unverändert renal ausgeschieden. Die Eleminationshalbwertszeit beträgt bei normaler Nierenfunktion etwa 6 bis 8 Stunden.

▪▪ Indikation
- Arterielle Hypertonie,
- kardiale, hepatische und renale Ödeme,
- ergänzende symptomatische Therapie der chronischen Herzinsuffizienz zusätzlich zu ACE-Hemmern.

▪▪ Dosierung
- Zu Beginn 1–2 Tbl. Hydrochlorothiazid 12,5 mg oder 25 mg, die Erhaltungsdosis beträgt in der Regel 12,5 mg pro Tag.

▪▪ Nebenwirkungen
- **Blut**: Thrombozytopenie, Leukopenie;
- **Elektrolyte**: Hyponatriämie, Hypokaliämie, Hypomagnesiämie, Hypochlorämie, Hyperkalzämie;
- **Herz-Kreislauf-System**: Palpitationen, Orthostase;
- **Magen-Darm-Trakt**: Appetitlosigkeit, Übelkeit, Erbrechen, Bauchschmerzen;
- **Sonstiges**: Sehstörungen, Dyspnoe, allergische Hautreaktionen, Glukosurie.

▪▪ Kontraindikationen
- Schwere Nierenfunktionsstörungen (Kreatinin-Clearance < 30 ml/min),
- akute Glomerulonephritis,
- Koma und Präkoma hepaticum,
- Hypokaliämie,
- Hyponatriämie,
- Hypovolämie,
- Hyperkalzämie,
- Gicht.

▪▪ Interaktionen
- Die blutdrucksenkende Wirkung von Hydrochlorothiazid kann durch andere Diuretika oder andere Antihypertensiva verstärkt werden.
- Nichtsteroidale Antiphlogistika und Phenytoin können die Wirkung von Hydrochlorothiazid vermindern.
- Bei gleichzeitiger Gabe von Hydrochlorothiazid und Betablockern besteht ein erhöhtes Risiko für eine Hyperglykämie.
- Die Wirkung von Insulin, oralen Antidiabetika oder harnsäuresenkenden Arzneimitteln kann durch Hydrochlorothiazid abgeschwächt werden.
- Es besteht ein erhöhtes Risiko von Herzrhythmusstörungen bei gleichzeitiger Anwendung von Arzneimitteln, die ein Syndrom des verlängerten QT-Intervalls verursachen können.
- Bei gleichzeitiger Anwendung von Zytostatika ist mit einer verstärkten Knochenmarktoxizität zu rechnen.
- Bei gleichzeitiger Gabe von Hydrochlorothiazid und Lithium kann über eine verminderte Ausscheidung von Lithium dessen kardio- und neurotoxische Wirkung verstärkt werden.
- Bei gleichzeitiger Behandlung mit Hydrochlorothiazid und Amantadin kann das Risiko für unerwünschte Wirkungen des Amantadins erhöht sein.
- Bei gleichzeitiger Gabe von Hydrochlorothiazid und Carbamazepin besteht ein höheres Risiko einer Hyponatriämie.

Bewertung

In der Primär- und Sekundärprophylaxe von Patienten mit arterieller Hypertonie ist das Diuretikum Hydrochlorothiazid eine geeignete Option, die mit anderen Antihypertensiva und Substanzen der Sekundärprophylaxe gut kombinierbar ist. Problem ist die Hyponatriämie.

▪ Idarucizumab
- Praxbind, 2,5 g – Inj.-Lsg. (Boehringer Ingelheim)

▪▪ Pharmakodynamik
Idarucizumab ist ein Antikörper, der mit sehr hoher Affinität an Dabigatran bindet und somit dessen antikoagulatorische Wirkung neutralisiert.

▪▪ Pharmakokinetik
Idarucizumab wird über einen biologischen Abbau in Peptide und Aminosäuren umgewandelt, die in die allgemeine Proteinsynthese

einfließen. Die terminale Halbwertszeit beträgt 10,3 Stunden.

▪▪ Indikation

Idarucizumab ist ein spezifisches Antidot für Dabigatran und wird bei mit Dabigatran behandelten Patienten angewendet, wenn eine rasche Aufhebung der antikoagulatorischen Wirkung erforderlich ist, insbesondere bei Notfalleingriffen oder bei lebensbedrohlichen oder nicht beherrschbaren Blutungen.

▪▪ Dosierung
- 2×2,5 g einmalig im Behandlungsfall bei relevanter Blutung unter Dabigatran

▪▪ Nebenwirkungen
- Keine

▪▪ Kontraindikationen
- Keine

▪▪ Interaktionen
- Keine bekannt

Bewertung

Idarucizumab ist im Falle einer relevanten oder bedrohlichen Blutung ein spezifischer Antagonist, der in jedem Notfalldepot vorgehalten werden sollte.

▪ Insulin human
- Actrapid, 40 IE, 100 IE – Durchstechflasche, Zylinderamp., Injektor (Novo Nordisk)
- Berlinsulin H Normal, 3 ml Pen – Inj.-Lsg. (Berlin-Chemie)
- Huminsulin Normal, 40 IE, 100 IE 3 ml Pen – Inj.-Lsg. (Lilly)
- Insulin B. Braun ratiopharm Rapid, 40 IE, 100 IE – Inj.-Lsg. (B. Braun/ratiopharm)
- Insuman Rapid, 40 IE, 100 IE – Inj.-Lsg. (Aventis Pharma)

▪▪ Pharmakodynamik

Insulin senkt den Blutzuckerspiegel, indem es die Aufnahme von Glukose in Muskel- und Fettzellen fördert und die Freisetzung von Glukose aus der Leber hemmt.

▪▪ Pharmakokinetik

Insulin wird kaum an Plasmaproteine gebunden. Es wird durch Enzyme gespalten und somit inaktiviert. Die Halbwertszeit in der Blutbahn beträgt einige Minuten.

▪▪ Indikation

Behandlung des Diabetes mellitus.

▪▪ Dosierung

Die Dosierung erfolgt angepasst an den aktuellen Blutzuckerwert.

▪▪ Nebenwirkungen
- **Stoffwechsel**: Hypoglykämie;
- **Immunsystem**: Urtikaria, Exanthem, allergische Reaktion;
- **Sonstiges**: Refraktionsanomalien, Lipodystrophie, Ödeme, lokale Reaktion an der Injektionsstelle.

▪▪ Kontraindikationen
- Hypoglykämie.

▪▪ Interaktionen
- Der Insulinbedarf kann erhöht werden durch Thiazide, Glukokortikoide, Schilddrüsenhormone, β-Sympathomimetika, Wachstumshormon, Danazol.
- Der Insulinbedarf kann gesenkt werden durch orale Antidiabetika, MAO-Hemmer, nichtselektive β-Blocker, ACE-Hemmer, Salizylate, Alkohol.
- β-Blocker können die Symptome einer Hypoglykämie verschleiern.

Bewertung

Gut geeignet, um den Blutzucker in der Akutphase des Schlaganfalles zu senken.

- **L-Dopa und Carbidopa** (▶ Kap. 6)
- Isicom, 100/25 mg – Tbl. (Desitin)
- Levodopa/Carbidopa AbZ, 100/25 mg –
  Tbl. (AbZ Pharma)
- Levodopa/Carbidopa-CT, 100/25 mg – Tbl.
  (AbZ Pharma)
- Levodopa/Carbidopa-ratiopharm,
  100/25 mg – Tbl. (ratiopharm)
- Nacom, 100/25 mg – Tbl. (MSD)

■■ **Dosierung**
- Bei Zustand nach Schlaganfall 100/25 mg
  pro Tag.

> **Bewertung**
>
> Nachhaltige Verbesserung der motorischen
> Funktion nach Schlaganfall nur durch eine
> Studie belegt, Off-label-Gebrauch.

- **Mannitol**
- Osmofundin, 15% N – Inf.-Lsg. (B. Braun)

■■ **Pharmakodynamik**
Mannitol erhöht das Plasmavolumen durch
Transfer von intrazellulärem Wasser in den
Extrazellulärraum, zudem hemmt es über
seinen osmotischen Druck die Rückresorption
von Wasser in der Niere. Im Gehirn kommt es
durch die osmodiuretische Wirkung schnell zu
einer Abnahme des intrakraniellen Drucks.

■■ **Pharmakokinetik**
Nach i.v.-Injektion beträgt die Bioverfügbarkeit
100%. Mannitol wird in geringem Umfang in
der Leber metabolisiert. Es wird rasch über die
Nieren ausgeschieden.

■■ **Indikationen**
Therapie und Prophylaxe eines akuten Nieren-
versagens bei Trauma oder Schock, Hirndruck-
senkung bei intakter Blut-Hirn-Schranke, Hirn-
ödemtherapie, Glaukom.

■■ **Dosierung**
- 0,5–1 g Mannitol/kgKG innerhalb von
  15 min.

■■ **Nebenwirkungen**
- **Nervensystem**: Kopfschmerzen,
  Verwirrtheit, Krampfanfälle;
- **Magen-Darm-Trakt**: Übelkeit, Erbrechen,
  Oberbauchschmerzen;
- **Sonstiges**: Tachykardien, Thrombophle-
  bitis, Elektrolytstörungen, Lungenödem,
  akutes Nierenversagen, allergische
  Reaktionen.

■■ **Kontraindikationen**
- Oligurie, Anurie,
- kardiale Dekompensation,
- Dehydratationszustände,
- Hyperhydratation,
- Lungenödem,
- intrakranielle Blutungen,
- Abflusshindernis der ableitenden
  Harnwege,
- erhöhte Serumosmolarität,
- Schwangerschaft.

■■ **Interaktionen**
- Verstärkung der ototoxischen Wirkung von
  Aminoglykosidantibiotika,
- Verstärkung der Wirkung von Tubocurarin
  und anderen Muskelrelaxanzien,
- Verminderung der Wirkung von oralen
  Antikoagulanzien,
- bei gleichzeitiger Behandlung mit Lithium
  muss der Lithiumspiegel kontrolliert
  werden.

> **Bewertung**
>
> Mittel der Wahl, um Hirndruckkrisen
> konservativ zu beherrschen; nicht zur
> Dauertherapie geeignet.

- **Metamizol** (▶ Kap. 1)
- Novalgin, 500 mg – Filmtbl.; Trpf.;
  1000 mg – Supp.; 1000 mg, 2500 mg –
  Inj.-Lsg. (Sanofi Aventis)
- Novaminsulfon-AbZ – Trpf. (AbZ Pharma)
- Novaminsulfon-ratiopharm, 500 mg –
  Tbl.; Trpf.; 1000 mg, 2500 mg – Inj.-Lsg.
  (ratiopharm)

■■ Dosierung
- Kinder im Alter von 4–9 Jahren maximal 1000 mg pro Tag;
- Kinder von 10–14 Jahren maximal 2000 mg pro Tag;
- Erwachsene und Jugendliche ab 15 Jahren maximal 4000 mg pro Tag.

> **Bewertung**
>
> Gut wirksame Substanz zum Fiebersenken, **cave**: Blutdruckabfall.

■ Niedermolekulares Heparin
- Certoparin-Natrium, Mono-Embolex – Amp.; Mono-Embolex – Fertigspritze (Novartis)
- Enoxaparin-Natrium Clexane, 20 mg, 40 mg, 60 mg, 80 mg, 100 mg – Fertigspritze (Sanofi-Aventis)

■■ Pharmakodynamik
Hemmung des Faktors Xa durch Komplexbildung mit Antithrombin.

■■ Pharmakokinetik
Die Anti-Faktor Xa-Aktivität erreicht nach 2–5 h nach subkutaner Applikation ihr Maximum. Die Halbwertszeit der Hemmung des Faktors Xa beträgt 4,3–4,4 h.

■■ Indikationen
Enoxparin-Thromboseprophylaxe bei nichtchirurgischen Patienten mit mittlerem und hohem Risiko; Certoparin-Primärprophylaxe venöser Thrombosen bei Patienten mit akutem ischämischem Schlaganfall.

■■ Dosierung
- Bei Enoxaparin 0,4 ml 1× tägl. s.c.,
- bei Certoparin 0,5 ml 1× tägl. s.c.

■■ Nebenwirkungen
- Dosisabhängig können Blutungen an verschiedenen Körperstellen auftreten,
- leichter Anstieg der Leberenzyme,
- Irritationen an der Injektionsstelle,
- antikörpervermittelte schwere Thrombozytopenien (Typ II) mit Thrombozytenzahl unter 100.000/μl oder rascher Abfall um mindestens 50% des Ausgangswertes,
- allergische Reaktionen mit Juckreiz, Erythem, Urtikaria etc.,
- Anstieg der Serumkaliumkonzentration,
- Verfälschung von klinisch-chemischen Untersuchungsergebnissen: Vortäuschung niedriger Cholesterinwerte, falsch hohe T_3- und T_4-Werte, falsch hohe Blutzuckerwerte.

■■ Kontraindikationen
- Immunologisch bedingte Thrombozytopenie Typ II,
- klinisch relevante Gerinnungsstörungen,
- weniger als 6 Monate zurückliegende Hirnblutung oder andere intrakranielle Blutungen,
- akute oder anamnestisch bekannte intrakranielle Erkrankung wie Neoplasma, arteriovenöse Malformation oder Aneurysma,
- innerhalb der letzten 6 Wochen stattgehabte Verletzung oder Operationen am ZNS, Auge oder Ohr,
- Retinopathie, Glaskörperblutung oder andere intraokulare Blutungen,
- kürzlich zurückliegende klinisch relevante Blutung (z. B. Magen-Darm- oder Urogenitaltrakt),
- Magen-Darm-Ulzera,
- schwere Lebererkrankung,
- schwere Beeinträchtigung der Nierenfunktion (Kreatininclearance < 30 ml/min),
- Endokarditis,
- unkontrollierbare schwere Hypertonie,
- Abortus imminens.

■■ Interaktionen
- Wirkungsverstärkung vor allem im Hinblick auf erhöhte Blutungsneigung durch Substanzen, die die Blutgerinnung beeinflussen, wie Acetylsalizylsäure,

Clopidogrel, GP IIB/IIIA-Rezeptoranta-
gonisten, Dipyridamol, orale Antikoa-
gulanzien, Fibrinolytika, nichtsteroidale
Antiphlogistika, Dextran, Zytostatika,
- Wirkungsabschwächung durch Antihista-
minika, Digitalispräparate, Tetrazykline,
Nikotin, Ascorbinsäure,
- Verdrängung von Phenytoin, Chinidin,
Propranolol und Benzodiazepinen aus der
Plasmaeiweißbindung,
- Bindung basischer Medikamente
wie Chinin und damit deren
Wirkungsabschwächung.
- Durch Wechselwirkung von Heparin mit
intravenös appliziertem Glyzerolnitrat
kann es zu einer Wirkungsabschwächung
von Heparin kommen.

Bewertung

Gut belegte Wirksamkeit in der
Thromboseprophylaxe.

- **Nortriptylin**
- Nortrilen, 10 mg, 25 mg – Drg.
(Lundbeck)

■■ **Pharmakodynamik**
Nortriptylin gehört zu den trizyklischen Antidepressiva. Es hat eine starke Hemmwirkung
auf die neuronale Aufnahme von Noradrenalin
und eine geringere Hemmwirkung auf die von
Serotonin.

■■ **Pharmakokinetik**
Nortriptylin wird nach oraler Gabe fast vollständig resorbiert. Bedingt durch einen hohen
First-pass-Effekt beträgt die Bioverfügbarkeit 46–59%. Die Plasmaeiweißbindung ist mit
93–95% recht hoch. Nortriptylin wird oxidativ
verstoffwechselt. Die Ausscheidung von Nortriptylin und seinen Metaboliten erfolgt überwiegend renal.

■■ **Indikationen**
Depression.

■■ **Dosierung**
- Zu Beginn 20–60 mg pro Tag, maximal
150 mg pro Tag, jeweils verteilt auf
2–3 Gaben.

■■ **Nebenwirkungen**
- **Nervensystem**: Tremor, Schwindel,
Benommenheit, Kopfschmerzen, Schlaf-
störungen, Krampfanfälle, innere Unruhe,
Verwirrtheit;
- **Herz-Kreislauf-System**: Palpi-
tationen, Tachykardie, kardiale
Erregungsleitungsstörungen;
- **Magen-Darm-Trakt**: Mundtrockenheit,
Obstipation, Übelkeit;
- **Sonstiges**: Akkomodationsstörungen,
Schwitzen, orthostatische Hypotonie.

■■ **Kontraindikationen**
- Behandlung mit MAO-Hemmern,
- akuter Harnverhalt,
- akutes Delir,
- unbehandeltes Engwinkelglaukom,
- Prostatahypertrophie mit Restharnbildung,
- Pylorusstenose,
- paralytischer Ileus.

■■ **Interaktionen**
- Die Wirkung anderer zentraldämpfender
Pharmaka kann durch Nortriptylin
verstärkt werden.
- Bei gleichzeitiger Behandlung mit anderen
anticholinerg wirksamen Substanzen ist
mit einer Verstärkung der anticholinergen
Wirkung zu rechnen.
- Bei gleichzeitiger Behandlung mit
Substanzen, die über CYP2D6 metabo-
lisiert werden (Carbamazepin, Pheno-
thiazin), kann es zu einer Erhöhung der
Plasmakonzentration von Nortriptylin
kommen.
- Kardiovaskuläre Effekte von sympatho-
mimetischen Wirkstoffen können durch
Nortriptylin verstärkt werden.
- Nortriptylin kann die Wirkung von
Vitamin-K-Antagonisten beeinflussen.
- Nortriptylin kann die Wirkung von
Antihypertensiva abschwächen.

Bewertung

Gut geeignet zur Behandlung depressiver Symptome nach Schlaganfall.

- **Paracetamol** (▶ Kap. 1)
- ben-u-ron, 500 mg – Hartkps.; Saft; 75 mg, 125 mg, 250 mg, 500 mg, 1000 mg – Supp.; 500 mg, 1000 mg – Tbl. (bene-Arzneimittel)
- Paracetamol AbZ, 500 mg – Tbl.; 125 mg, 250 mg, 500 mg, 1000 mg – Supp. (AbZ Pharma)
- Paracetamol B. Braun, Inf.-Lsg. (B. Braun)
- Paracetamol Heumann, 500 mg – Tbl.; 125 mg, 250 mg, 500 mg, 1000 mg – Supp. (Heumann Pharma)
- Paracetamol-Hormosan, 500 mg – Tbl. (Hormosan Pharma)
- Paracetamol Kabi – Inf.-Lsg. (Fresenius Kabi)
- Paracetamol-ratiopharm, 500 mg – Tbl.; 500 mg – Brausetbl.; Lsg.; 75 mg, 125 mg, 250 mg, 500 mg, 1000 mg – Supp. (ratiopharm)
- Perfalgan – Inf.-Lsg. (Bristol-Myers Squibb)

■■ Dosierung
- Im Alter von 6–9 Jahren maximal 3×500 mg pro Tag,
- bis 12 Jahren maximal 4×500 mg pro Tag und
- älter als 12 Jahre maximal 4×1000 mg pro Tag.

Bewertung

Gut wirksam zum Fiebersenken in der Akutphase des Schlaganfalls.

- **Phenprocoumon**
- Falithrom, 1,5 mg, 3 mg – Filmtbl. (Hexal)
- Marcumar, 3 mg – Tbl. (MEDA Pharma)
- Phenprocoumon acis, 3 mg – Tbl. (acis)

- Phenprogamma, 3 mg – Tbl. (Wörwag)
- Phenpro.-ratiopharm, 3 mg – Tbl. (ratiopharm)

■■ Pharmakodynamik
Phenprocoumon ist ein Vitamin-K-Antagonist und hemmt darüber in der Leber die Bildung aktiver Gerinnungsfaktoren (II, VII, IX, X). Die maximale gerinnungshemmende Wirkung von Phenprocoumon wird erst nach 2–3 Tagen erreicht. Diese Latenz erklärt sich durch die Halbwertszeit der Vitamin-K-abhängigen Gerinnungsfaktoren.

■■ Pharmakokinetik
Im Plasma wird Phenprocoumon zu ca. 99% an Proteine, vor allem an Albumin, gebunden. Die Eliminationshalbwertszeit beträgt ca. 6,5 Tage. Der Abbau von Phenprocoumon erfolgt hauptsächlich in der Leber, weniger als 15% werden unverändert renal ausgeschieden.

■■ Indikationen
Behandlung und Prophylaxe von Thrombose und Embolie.

■■ Dosierung
Die Dosierung von Phenprocoumon ist durch die Bestimmung der Thromboplastinzeit zu überwachen und individuell anzupassen. Das Messergebnis dieser Bestimmung wird als INR angegeben (◘ Tab. 8.4).

◘ **Tab. 8.4** INR-Bereiche für verschiedene Indikationen

Indikation	INR-Bereich
Vorhofflimmern	2,0–3,0
Mechanische Herzklappe	3,0–4,0
Kardiale Akinese	2,0–3,0
Dissektion einer hirnversorgenden Arterie	2,0–3,0
Gerinnungsstörungen	2,0–3,0
PFO mit Septumaneurysma oder Rezidivereignis	2,0–3,0

▪▪ Nebenwirkungen

— Häufig können Blutungen wie Mikrohämaturie oder Zahnfleischbluten auftreten, gelegentlich Nasenbluten, Blutungen im Magen-Darm-Trakt und Hämatome nach Verletzungen, selten kommt es zu lebensbedrohlichen Blutungen (Retroperitonealraum, Herzbeutel, ZNS, Darmwand, Pankreas);

— Übelkeit, Appetitlosigkeit, Erbrechen, Diarrhö, Haarausfall;

— allergische Hautreaktionen;

— in Einzelfällen sind Hautnekrosen beobachtet worden, die sehr selten schwerwiegend waren. Diese Nebenwirkung scheint im Zusammenhang mit einem vorbestehenden Mangel an Protein C und S zu stehen;

— Leberparenchymschäden;

— bei Langzeitbehandlung kann es zu einer Osteopenie kommen.

▪▪ Kontraindikationen

— Erkrankungen, die eine erhöhte Blutungsbereitschaft bedeuten (Thrombozytopenie, schwere Leberfunktionsstörung, hämorrhagische Diathesen),

— nicht gut kontrollierte oder kontrollierbare arterielle Hypertonie,

— Schwangerschaft,

— ausgedehnte offene Wunden,

— Erkrankungen, bei denen der Verdacht einer Läsion des Gefäßsystems besteht (Magen-Darm-Ulzera, Schlaganfall, fortgeschrittene Arteriosklerose, Traumen oder chirurgische Eingriffe am ZNS, floride Endokarditis lenta, Perikarditis, dissezierendes Aortenaneurysma).

▪▪ Interaktionen

Wirkungsverstärkung von Phenprocoumon und damit einhergehende erhöhte Blutungsgefahr (▣ Tab. 8.5).

▣ **Tab. 8.5** Medikamente, die eine erhöhte Blutungsgefahr durch Wirkungsverstärkung des Phenprocoumon hervorrufen

Substanzgruppen	Einzelsubstanzen
	Acetylsalizylsäure
	Amiodaron
	Ammoidin
Antibiotika	– Chloramphenicol,
	– Cloxacillin,
	– Erythromycin,
	– N-Methylthiotetrazol-Cephalosporine,
	– Tetrazykline,
	– Trimethoprim-Sulfamethoxazol
	Allopurinol
	Chinidin
COX2-Hemmer	
	Disulfiram
Fibrate	
Imidazol-Derivate	
	Leflunomid
	Methyltestosteron
Schilddrüsenhormone	
	Tamoxifen
Triazol-Derivate	
Trizyklische Antidepressiva	Amitriptylin

Wirkungsabschwächung von Phenprocoumon durch:

— Barbiturate,

— Carbamazepin,

— Cholestyramin,

- Diuretika,
- Glutethimid,
- Kortikosteroide,
- 6-Mercaptopurin,
- Rifampicin,
- Thiouracil,
- Vitamin-K-haltige Präparate.

Bewertung

Mittel der Wahl bei Vorhofflimmern und anderen kardialen Emboliequellen als Langzeittherapie. Bei Dissektionen der hirnversorgenden Gefäße wird es üblicherweise für 6 Monate gegeben.

- **Rivaroxaban**
- Xarelto, 15 mg, 20 mg – Tbl. (Bayer)

Pharmakodynamik

Rivaroxaban ist ein hoch selektiver, direkter Inhibitor von Faktor Xa.

Pharmakokinetik

Rivaroxaban wird nach oraler Gabe schnell und nahezu vollständig resorbiert. Es weist eine hohe Plasmaeiweißbindung (92–95%) auf. Rivaroxaban wird zu 66% metabolisiert und im weiteren Verlauf je zur Hälfte über die Niere und die Fäzes ausgeschieden. Der nicht verstoffwechselte Anteil wird unverändert über die Niere ausgeschieden. Die terminale Halbwertszeit beträgt altersabhängig zwischen 5 und 13 Stunden.

Indikation

Prävention von Schlaganfall und systemischer Embolie bei erwachsenen Patienten mit nicht valvulärem Vorhofflimmern und einem CHA_2DS_2-Vasc-Score ≥ 2.

Dosierung

- 1× täglich 20 mg.

Nebenwirkungen

- Anämie,
- intrakranielle Blutungen,
- Schwindel, Kopfschmerzen, Augeneinblutungen,
- Tachykardie,
- Epistaxis,
- Blutung im Magen-Darmtrakt oder Urogenitaltrakt,
- Pruritus,
- Fieber,
- Transaminasenanstieg.

Kontraindikationen

- Klinisch relevante akute Blutungen,
- Lebererkrankungen, die mit einer Koagulopathie und einem klinisch relevanten Blutungsrisiko verbunden sind,
- Schwangerschaft und Stillzeit.

Interaktionen

- Die gleichzeitige Anwendung von Rivaroxaban mit Ketoconazol oder Ritonavir führt zu einem Anstieg der Konzentration von Rivaroxaban und damit zu einem erhöhten Blutungsrisiko.
- Verstärkung der Blutungsneigung bei Kombination mit anderen Substanzen, die die Blutgerinnung oder die Thrombozytenaggregation beeinflussen, wie Acetylsalizylsäure, Heparin, Fibrinolytika oder Phenprocoumon.
- Erhöhtes Blutungsrisiko bei gleichzeitiger Gabe von nichtsteroidalen Antiphlogistika.
- Bei gleichzeitiger Anwendung von Induktoren der CYP3A4 (Rifampicin, Johanneskraut, Carbamazepin, Phyenytoin) ist ein verringerter Plasmaspiegel von Rivaroxaban zu erwarten.

Bewertung

In der Primär- und Sekundärprophylaxe von Patienten mit nicht valvulärem Vorhofflimmern ist Rivaroxaban eine gute Alternative zu den Vitamin-K-Antagonisten.

> Vorteile sind das geringere Interaktions-
> potenzial, die geringere Rate an
> intrakraniellen Blutungen und keine
> Notwendigkeit für regelmäßige
> Gerinnungskontrollen. Das Fehlen einer
> Antagonisierung im Falle des Auftretens
> einer Blutung ist ein Nachteil.

- **rtPA**
- Actilyse, 10 mg, 20 mg und 50 mg – Pulver und Lösungsmittel zur Herstellung einer Inj.-/Inf.-Lsg. (Boehringer Ingelheim)

▪▪ Pharmakodynamik

Nach Bindung an Fibrin aktiviert rtPA das an das Fibrin gebundene Plasminogen. Daraus entsteht dann Plasmin, welches ein vorhandenes Fibringerinnsel abbaut.

▪▪ Pharmakokinetik

Nach intravenöser Infusion steigt der Plasmaspiegel von rtPA schnell an und erreicht nach 30 min ca. 90% des Steady-state-Wertes. Nach Beendigung der Infusion wird rtPA in der Leber schnell proteolytisch abgebaut. Die Halbwertszeit beträgt 4,4 min. Das bedeutet, dass nach 20 min weniger als 10% der Anfangskonzentration im Plasma vorhanden sind.

▪▪ Indikation

Akuter ischämischer Schlaganfall innerhalb von 4,5 h.

▪▪ Dosierung

- 0,9 mg/kgKG, maximal 90 mg. 10% als Bolus, der Rest als Infusion über 1 h.

▪▪ Nebenwirkungen

Die häufigste Nebenwirkung besteht in Blutungen. Dabei können zwei Formen unterschieden werden: oberflächliche Blutungen aus Punktionsstellen oder Gefäßverletzungen und innere Blutungen, die sich im Bereich von Gastrointestinaltrakt, Urogenitaltrakt, Zentralnervensystem oder parenchymatösen Organen ereignen. Die bedeutendste Blutung

ist sicherlich die intrakranielle Blutung, die beim ischämischen Schlaganfall in bis zu 10% der Fälle auftritt. Bei klinischen Hinweisen auf das Vorliegen einer solchen intrakraniellen Blutung ist die Infusion mit rtPA sofort zu beendigen. Aufgrund der kurzen Halbwertszeit ist eine Substitution von Gerinnungsfaktoren nicht erforderlich.

▪▪ Kontraindikationen

- Koma,
- geringe neurologische Defizite,
- weitgehende oder komplette Rückbildung der Symptomatik,
- ischämische Frühzeichen > 1/3–1/2 Mediaterritorium,
- Hirninfarkt, der nicht eindeutig als ältere Läsion definiert werden kann,
- intrakranielle Blutung,
- Schädel-Hirn-Trauma in den letzten 3 Monaten,
- frischer transmuraler Herzinfarkt während der letzten 1–40 Tage,
- Schwangerschaft,
- größere OP in den letzten 14 Tagen,
- intrakranieller Eingriff während der letzten 3 Monate,
- arterielle Punktion mit Komplikationen innerhalb der letzten 7 Tage,
- Liquorpunktion in den letzten 24 h,
- Blutungen aus Gastrointestinal- oder Harntrakt während der letzten 3 Wochen,
- Ösophagusvarizen, florides Ulkus oder Kolitis, Aortenaneurysma (> 5 cm), arteriovenöse Malformation (AVM),
- Krampfanfall bei Beginn oder bei Epilepsie in den letzten 6 Monaten,
- RR > 185 systol. oder > 100 diastol. unmittelbar vor Infusionsbeginn,
- Antikoagulanzientherapie,
- Thrombozyten < 100.000/μl,
- Blutzucker < 50 oder > 400 mg/dl.

▪▪ Interaktionen

Bei Gabe von oralen Antikoagulanzien, Thrombozytenaggregationshemmern, nichtfraktioniertem oder niedermolekularem Heparin vor, während oder innerhalb der ersten 24 h nach

einer Behandlung mit rtPA ist die Blutungsgefahr erhöht.

Bewertung

Erste wirksame Therapie in der Akutphase
des Schlaganfalls.

- **Simvastatin**
- Simvagamma, 5 mg, 10 mg, 20 mg, 40 mg –
  Filmtbl. (Wörwag)
- Simva-Hennig, 10 mg, 20 mg, 40 mg –
  Filmtbl. (Hennig)
- Simvalip, 10 mg, 20 mg, 40 mg, 80 mg –
  Filmtbl. (Mibe)
- Simvastatin AbZ, 10 mg, 20 mg, 40 mg,
  80 mg – Filmtbl. (AbZ Pharma)
- Simvastatin-CT, 10 mg, 20 mg, 30 mg,
  40 mg, 60 mg, 80 mg – Filmtbl. (AbZ
  Pharma)
- Simvastatin Heumann, 5 mg, 10 mg, 20 mg,
  30 mg, 40 mg, 60 mg, 80 mg – Filmtbl.
  (Heumann Pharma)
- Simvastatin Hormosan, 10 mg, 20 mg,
  30 mg, 40 mg, 60 mg, 80 mg – Filmtbl.
  Hormosan Pharma)
- Simvastatin-ratiopharm, 5 mg,
  10 mg, 20 mg, 40 mg, 80 mg – Filmtbl.
  (ratiopharm)
- Simvastatin real, 10 mg, 20 mg, 40 mg, –
  Filmtbl. (Dolorgiet)
- Simvastatin-saar, 20 mg, 40 mg – Filmtbl.
  (MIP Pharma)
- Zocor, 5 mg, 10 mg, 20 mg, 40 mg, 80 mg –
  Filmtbl. (MSD)

▪▪ Pharmakodynamik
Als Hemmstoff der HMG-CoA-Reduktase senkt
β-Hydroxysäure, der wirksame Metabolit von
Simvastatin, die Konzentration von Cholesterin
und Lipoproteinen.

▪▪ Pharmakokinetik
Simvastatin wird gut resorbiert und unterliegt
einem deutlichen First-pass-Effekt in der Leber.

Dort wird es zu β-Hydroxysäure, dem wirksamen Metaboliten, hydrolysiert; die Metabolisierung erfolgt über CYP3A4. Simvastatin und
sein aktiver Metabolit sind zu 95% an Plasmaproteine gebunden. Der Großteil wird über die
Fäzes ausgeschieden.

▪▪ Indikationen
Hypercholesterinämie, Vorbeugung kardiovaskulärer Erkrankungen.

▪▪ Dosierung
- 20–40 mg pro Tag.

▪▪ Nebenwirkungen
- **Nervensystem**: Kopfschmerzen, Benom-
  menheit, Parästhesien, Neuropathie,
  Myalgie, Myopathie, Rhabdomyolyse;
- **Magen-Darm-Trakt**: Verstopfung,
  Blähungen, Dyspepsie, Durchfall,
  Erbrechen, Pankreatitis;
- **Sonstiges**: Anämie, allergische
  Reaktionen, Alopezie, Hepatitis, Ikterus,
  Hautausschlag.

▪▪ Kontraindikationen
- Aktive Lebererkrankung,
- Schwangerschaft, Stillzeit,
- gleichzeitige Anwendung von Inhibitoren
  der CYP3A4.

▪▪ Interaktionen
- Bei gleichzeitiger Gabe von Hemmstoffen
  des Zytochrom-P450-Isoenzyms
  CYP3A4 wie Ciclosporin, Makrolid-
  antibiotika, Nefazodon, Antimykotika,
  HIV-Protease-Inhibitoren, Diltiazem,
  Verapamil und Grapefruitsaft kann die
  Plasmakonzentration von Simvastatin
  ansteigen.
- Bei gleichzeitiger Gabe von Fibraten,
  Amiodaron, Verapamil oder Ciclosporin
  ist das Risiko für das Auftreten einer
  Myopathie erhöht.
- Die Wirkung oraler Antikoagulanzien
  kann durch Simvastatin verstärkt werden.

Ein mögliches Statin zur Reduktion des Artherosklerose mit nachgewiesener sekundärphrophylaktischer Wirkung.

- **Standardheparin**
- Heparin-Calcium-ratiopharm, 5000 IE, 7500 IE, 12.500 IE – Inj.-Lsg. (ratiopharm)
- Heparin-Natrium-Ratiopharm, 5000 IE, 7500 IE, 25.000 IE, 250.000 IE – Inj.-Lsg. (ratiopharm)
- Heparin-Natrium Braun, 5000 IE, 10.000 IE – Inj.-Lsg. (B. Braun)
- Heparin-Rotexmedica, 5000 IE – Inj.-Lsg. (Rotexmedica)

▪▪ Pharmakodynamik

Heparin führt zu einer Komplexbildung mit Proteinen, besonders mit Antithrombin III. Dieser Komplex bewirkt eine Hemmung von Gerinnungsfaktoren, besonders IIa und Xa. Zudem beeinflusst Heparin die Thrombozytenfunktion.

▪▪ Pharmakokinetik

Die Wirkung von Heparin setzt nach intravenöser Gabe sofort ein. Es wird in einem hohen Prozentsatz an Plasmaproteine gebunden. Es wird in der Leber gespalten und über den Urin ausgeschieden. Die mittlere Halbwertszeit beträgt 90–120 min.

▪▪ Indikationen

Prophylaxe und Behandlung von thrombembolischen Erkrankungen, Behandlung der Verbrauchskoagulopathie.

▪▪ Dosierung

- Beginn mit Bolus 5000 IE i.v. gefolgt von 1000 IE/h, dann entsprechend dem Zielwert die Dosis um das 1,5- bis 2-fache der Ausgangs-PTT anpassen.

▪▪ Nebenwirkungen

- Vermehrtes Auftreten von Blutungen,
- zu Beginn der Behandlung leichte vorübergehende Thrombozytopenie (HIT I),

- HIT II mit Abfall der Thrombozyten unter 100.000/µl oder unter 50% des Ausgangswertes. In solchen Fällen muss Heparin sofort abgesetzt werden;
- Anstieg der Transaminasen, γ-GT, LDH und Lipasen. Nach Absetzen von Heparin meist reversibel;
- bei längerer Anwendung Osteoporose,
- Haarausfall,
- allergische Reaktionen,
- Hypoaldosteronismus,
- Priapismus, Vasospasmen.

▪▪ Kontraindikationen

- Immunologisch bedingte Thrombozytopenie auf Heparin (HIT II),
- Erkrankungen mit einer erhöhten Blutungsbereitschaft,
- Erkrankungen mit Verdacht auf Läsion des Gefäßsystems,
- Abortus imminens,
- Spinalanästhesie, Periduralanästhesie, Lumbalpunktion.

▪▪ Interaktionen

- Bei gleichzeitiger Gabe von Substanzen, die ebenfalls die Blutgerinnung beeinflussen, verstärkte Blutungsneigung.
- Die gleichzeitige Gabe von nichtsteroidalen Antiphlogistika kann die Wirkung von Heparin verstärken.
- Bei gleichzeitiger Anwendung von basischen Arzneimitteln (trizyklische Psychopharmaka, Antihistaminika, Chinin) kann es über Salzbildung mit Heparin zu einem gegenseitigen Wirkungsverlust kommen.
- Bei intravenöser Gabe von Nitroglyzerin kann es zu einer Wirkungsabschwächung von Heparin kommen, nach Absetzen von Nitroglyzerin kann die PTT sprunghaft ansteigen.

Mittel zur frühen Sekundärprophylaxe bei Vorhofflimmern und Dissektion.

- **Urapidil**
- Ebrantil, 30 mg, 60 mg, 90 mg – Retardkps.;
  Inj.-Lsg. (Takeda)
- Urapidil Strategen, 25 mg, 50 mg, 100 mg –
  Inj.-Lsg.; 30 mg, 60 mg, 90 mg – Retardkps.
  (Strategen Pharma)

Pharmakodynamik
Urapidil blockiert postsynaptische α_1-Rezeptoren und moduliert die Aktivität der Kreislaufregulationszentren, darüber senkt es den systolischen und diastolischen Blutdruck.

Pharmakokinetik
Urapidil wird nach oraler Gabe zu 80–90% resorbiert. Es wird zu ca. 80% an Plasmaproteine gebunden. Es wird in der Leber metabolisiert und dann zu 50–70% renal eliminiert. Die Eliminationshalbwertszeit beträgt ca. 4,7 h.

Indikation
Bluthochdruck.

Dosierung
Je nach Blutdruckwert und notwendiger Geschwindigkeit der Senkung 2×30 mg oral oder 25–50 mg i.v.

Nebenwirkungen
- **Nervensystem**: Kopfschmerz, Schwindel, Schlafstörungen, Unruhe;
- **Herz-Kreislauf-System**: Herzklopfen, Tachykardie, Bradykardie, orthostatische Dysregulation;
- **Magen-Darm-Trakt**: Übelkeit, Erbrechen, Durchfall, Mundtrockenheit;
- **Sonstiges**: Müdigkeit, Ödeme, Erhöhung der Leberenzyme, verstärkter Harndrang, Priapismus, verstopfte Nase, allergische Reaktionen.

Interaktionen
- Die blutdrucksenkende Wirkung von Urapidil kann durch α-Blocker oder andere Antihypertensiva verstärkt werden.
- Die gleichzeitige Einnahme von Cimetidin kann den Serumspiegel von Urapidil um ca. 15% erhöhen.

Bewertung

Gut geeignet zur Blutdrucksenkung in der Akutphase des Schlaganfalls.

Infektionen

Frank Block

9.1   **Einleitung – 296**

9.2   **Bakterielle Meningitis – 296**

9.3   **Tuberkulöse Meningitis – 300**

9.4   **Neuroborreliose – 301**

9.5   **Neurosyphilis – 302**

9.6   **Hirnabszess – 303**

9.7   **Virale Meningitis – 305**

9.8   **Herpes-simplex-Enzephalitis – 305**

9.9   **HIV – 306**

9.10   **Therapie im Alter – 308**

9.11   **Präparate – 308**

© Springer-Verlag GmbH Deutschland, ein Teil von Springer Nature 2018
F. Block (Hrsg.), *Praxisbuch neurologische Pharmakotherapie*,
https://doi.org/10.1007/978-3-662-55838-6_9

9.1 Einleitung

Infektionen des Nervensystems sind hinsichtlich der Klinik und der Erreger vielgestaltig. Sie werden dementsprechend nach dem Ort der Infektion (Meningitis, Enzephalitis, Myelitis, Radikulitis) bzw. nach Erregern (Bakterien, Viren) klassifiziert. In diesem Kapitel finden beide Klassifikationen Anwendung und es wird zum einen auf die in Mitteleuropa häufigeren Infektionen eingegangen; zum anderen finden auch seltenere, dafür speziell zu therapierende Infektionen Erwähnung. Auch wenn es in den letzten 20 Jahren enorme Fortschritte in der Diagnostik und Therapie der Infektionen des Nervensystems gegeben hat, stellen sie eine Krankheitsentität mit einer hohen Morbidität und Mortalität dar. Der wichtigste Ansatz, diese zu minimieren, ist eine schnelle Diagnose und fast noch wichtiger bei klinisch begründetem Verdacht ein sofortiger Beginn der Therapie.

9.2 Bakterielle Meningitis

Dem Vollbild der bakteriellen Meningitis kann bei ungefähr der Hälfte der Patienten ein Prodromalstadium von einigen Stunden bis Tagen mit Abgeschlagenheit, leichten Kopfschmerzen und subfebrilen Temperaturen vorausgehen. Hierbei können auch grippeähnliche Symptome wie Husten, Schnupfen oder Pharyngitis vorhanden sein. Bei der anderen Hälfte beginnt die Symptomatik akut bis subakut. Heftigste Kopfschmerzen, Fieber, Nackensteifigkeit und Vigilanzminderung stellen die wesentlichen meningitischen Symptome dar. Das Erregerspektrum weist eine Abhängigkeit vom Lebensalter der Patienten auf. Bei Kindern dominieren Haemophilus influenzae und Meningokokken und bei Erwachsenen sind die Pneumokokken und Meningokokken die häufigsten Erreger. Neben den Altersunterschieden bestimmen auch prädisponierende Faktoren der Patienten die Häufigkeit und Art der Meningitis (◘ Tab. 9.1).

◘ **Tab. 9.1** Prädisponierende Faktoren und Erregerspektrum bei bakterieller Meningitis

Prädisponierende Faktoren	Erreger
Sammelunterkunft	Meningokokken
HNO-Infektion	Pneumokokken, Haemophilus influenzae
Endokarditis	Staphylokokken, Streptokokken
Immunsuppression	Listerien, Staphylokokken
Alkoholismus	Pneumokokken, Listerien
Intravenöser Drogenabusus	Staphylokokken
Splenektomie	Pneumokokken
Schädel-Hirn-Trauma	Pneumokokken, Staphylokokken
Ventrikelkatheter	Staphylokokken, gramnegative Enterobakterien

■ **Wichtige Aspekte für die Therapie**

Weiterhin ist die Prognose einer unbehandelten bakteriellen Meningitis extrem schlecht und eine Verzögerung des Therapiebeginns ist ein wesentlicher Faktor für die recht hohen Raten hinsichtlich Letalität bzw. Residuen. Deshalb sind folgende Aspekte für die Therapie äußerst wichtig:

- Mit der antibiotischen Therapie sollte schnellstmöglich begonnen werden.
- Vorher sollte Material zur Keimbestimmung (Blutkultur, Liquorpunktion) entnommen werden.
- Das in Frage kommende Antibiotikum sollte bakterizid sein und es sollte möglichst gut die Blut-Hirn-Schranke penetrieren.
- Bei einem bisher gesunden Erwachsenen, der die Meningitis außerhalb des Krankenhauses erworben hat, besteht die ungezielte Initialtherapie aus Penicillin G (6×5 Mio. Einheiten), Cefotaxim (3×2 g) oder Ceftriaxon (2×2 g) und Ampicillin (6×2 g).

◼ **Tab. 9.2** Antibiotikatherapie der bakteriellen Meningitis

Bakterieller Erreger	Antibiotikum
Meningokokken	Penicillin G (6×5 Mio E.), Ceftriaxon (1×4 g), Ampicillin (6×2 g)
Pneumokokken	Penicillin G (6×5 Mio E.), Ceftriaxon (2×2 g),
Haemophilus influenzae	Ceftriaxon (2×2 g), Ampicillin (6×2 g)
Gruppe B-Streptokokken	Penicillin G (6×5 Mio E.), Ceftriaxon (2×2 g), Ampicillin (6×2 g), Vancomycin (2×1 g)
Gramnegative Enterobacteriaceae	Ceftriaxon (2×2 g), Meropenem (3×2 g)
Pseudomonas aeruginosa	Ceftazidim (3×2 g), Meropenem (3×2 g)
Staphylokokken (Methicillin empfindlich)	Flucloxacillin (6×2 g), Linezolid (2×600 mg)
Staphylokokken (Methicillin resistent)	Vancomycin (2×1 g) in Kombination mit Fosfomycin (3×5 g) oder Rifampicin (1×600 mg), Linezolid (2×600 mg)
Listeria monocytogenes	Ampicillin (6×2 g) + Gentamicin (1×240–360 mg), Trimethoprim-Sulfamethoxazol (3×160 mg TMP + 3×0,8 g SMX), Meropenem (3×2 g)
Bacteroides fragilis	Metronidazol (3×500 mg), Meropenem (3×2 g), Clindamycin (4×600 mg)

— Nach Identifizierung des Erregers bzw. nach Vorliegen des Antibiogramms ist die Antibiotikatherapie entsprechend anzupassen (◼ Tab. 9.2).

— Neben dem klinischen Befund sind Messgrößen wie Fieber, Entzündungszeichen im Blut sowie Zellzahl, Eiweißgehalt, Glukose- und Laktatkonzentration im Liquor Parameter, die ein Ansprechen auf die Antibiotikatherapie anzeigen und die die Dauer der antibiotischen Therapie bestimmen. Sie beträgt für Haemophilus influenzae und Meningokokken in der Regel 7–10 Tage, für Pneumokokken 10–14 Tage und für Listerien und Enterokokken 3 Wochen.

— Untersuchungen zur Pathogenese der Schädigung des Hirngewebes im Zusammenhang mit bakterieller Meningitis haben gezeigt, dass vor allem entzündliche und toxische Faktoren daran beteiligt sind, die vom Immunsystem des Organismus als Antwort auf die bakterielle Invasion produziert werden. Deshalb soll man parallel zum Beginn der Antibiotikatherapie Dexamethason in einer Dosis von 4×10 mg über 4 Tage verabreichen.

— Lässt sich ein Fokus im HNO-Bereich nachweisen, so sollte dieser so früh wie möglich operativ saniert werden. Duraleckagen hingegen werden erst nach erfolgreicher antibiotischer Behandlung operativ verschlossen.

— Da die bakterielle Meningitis weiterhin mit einer hohen Mortalität und Morbidität behaftet ist, sollten die Patienten in der Frühphase engmaschig, möglichst auf einer Intensivstation, überwacht werden. Durch Messen bzw. Erfassen von Blutdruck, Puls, Fieber, Blutbild, Gerinnung, Vigilanz und übrigem neurologischen Befund können sowohl die systemischen als auch die zerebralen Komplikationen früh erkannt und entsprechend behandelt werden. Die Patienten sollten möglichst in einer Einzelbox liegen, um eine Erregerausbreitung durch infektiöses Material auf andere Patienten zu verhindern. Bei

Patienten mit Meningokokkenmeningitis wird aufgrund der hohen Infektiosität eine 24-stündige Umkehrisolation empfohlen.
- Die Patienten sollten mit einem großlumigen Zugang oder besser mit einem zentralen Venenkatheter versorgt werden, um die Antibiotikatherapie zu verabreichen und eine ausreichende Flüssigkeitszufuhr zu gewährleisten.
- Das Fieber sollte symptomatisch mit feuchten Umschlägen und Antipyretika (Paracetamol, Metamizol) gesenkt werden. Da die Patienten immobilisiert sind und aufgrund der Entzündungsreaktion ein erhöhtes Thromboserisiko aufweisen, ist eine Thromboseprophylaxe mit fraktioniertem Heparin s.c. durchzuführen.
- In Ergänzung zum klinischen Befund sollten Kontrollpunktionen erfolgen, um die Effizienz der antibiotischen Therapie sicherzustellen. Die erste Kontrollpunktion wird nach 24–48 h durchgeführt. Die Zellzahl kann dann sogar noch etwas höher sein, der Liquor sollte in jedem Fall aber steril sein. Frequenz und Intervall für weitere Lumbalpunktionen werden vom klinischen Verlauf bestimmt. Rückgang der Zellzahl, des Proteingehaltes und des Laktatwertes und Anstieg des Glukosewertes sollten sich im Verlauf als Ausdruck einer Besserung und einer guten Wirkung des Antibiotikums abzeichnen.

▪ Komplikationen

Die Komplikationen der Meningitis lassen sich in systemische Komplikationen, wie septischen Schock oder Verbrauchskoagulopathie, und zerebrale Komplikationen in Form von Hirnödem, Vaskulitis, septischer Sinusthrombose, Hydrozephalus oder Abszess einteilen. Erreger, Alter und Vorerkrankungen des Patienten bestimmen die Art und Häufigkeit des Auftretens von Komplikationen. Es ist bei ca. 50% der Patienten mit Komplikationen zu rechnen. Die Häufigkeit und die Tatsache, dass die Komplikationen wesentlich zu Morbidität und Mortalität beitragen und somit die Prognose verschlechtern, unterstreichen, wie wichtig es ist, die Komplikationen zu erkennen und möglichst frühzeitig zu behandeln.

Sepsis-Syndrom Die Entzündungsreaktion bei der bakteriellen Meningitis kann zu einer Schädigung des gesamten Organismus führen. Zu den klassischen Befunden des Sepsis-Syndroms gehören Fieber, Leukozytose, Tachypnoe, Tachykardie und Organfunktionsstörungen. Vom Multiorganversagen sind häufig Gehirn, Lunge, Niere und Leber betroffen. Die wesentlichen Behandlungsziele beim septischen Schock bestehen in der Wiederherstellung von ausreichenden Kreislaufverhältnissen und der Bekämpfung der Infektion. Der Kreislauf ist durch ausreichende Volumensubstitution und ggf. durch vasokonstriktorische Medikamente wie Noradrenalin zu stabilisieren. Die Antibiotikatherapie, die gegen die Meningitis eingesetzt wird, ist um ein Aminoglykosid zu ergänzen.

Verbrauchskoagulopathie Die Verbrauchskoagulopathie ist eine gefürchtete Komplikation, die vor allem bei der Meningokokkenmeningitis auftritt. Die gesteigerte Gerinnungsbereitschaft zieht über Mikrothrombosen in der Endstrombahn verschiedener Organe, besonders Niere, Nebennierenrinde, Lunge und Leber, entsprechende Organfunktionsstörungen nach sich. Verläuft dieser Prozess schnell, kommt es über den gegenüber der Produktion gesteigerten Verbrauch an Gerinnungsfaktoren und Thrombozyten zu einer Blutungsneigung. Die Verbrauchskoagulopathie lässt sich in drei Stadien einteilen (◘ Tab. 9.3).

Im Stadium I werden 500 bis 1000 IE Heparin/h i.v. verabreicht. Falls der AT-III-Spiegel unter 70% liegt, wird es substituiert. Im Stadium II und III werden die jeweiligen Faktoren ohne Gabe von Heparin substituiert. Neben AT-III werden je nach Wert Fresh-Frozen-Plasma (Fibrinogen unter 100 mg%), Prothrombinkomplex (Quick-Wert unter 30%) oder eine Bluttransfusion (bei Anämie) verabreicht.

Hirnödem Das Hirnödem ist überwiegend generalisiert und kann bis zu einer Einklemmung führen. Das Hirnödem entwickelt sich

❑ Tab. 9.3 Stadien der Verbrauchskoagulopathie	
Stadium I	Zeichen der Mikrothrombosierung in der Endstrombahn verschiedener Organe. Laborchemisch Reduktion der Thrombozytenzahl und des AT-III-Spiegels, Verkürzung der PTT.
Stadium II	Zunahme der Organfunktionsstörungen und Blutungen in Haut, Schleimhaut und inneren Organen. Im Labor zeigt sich neben einer weiteren Abnahme von Thrombozyten und AT-III eine Verminderung der Gerinnungsfaktoren, insbesondere des Fibrinogens. Fibrinogenspaltprodukte sind erhöht, ebenso wie die PTT. Der Quick-Wert ist erniedrigt.
Stadium III	Weiteres Fortschreiten sowohl der klinischen als auch der laborchemischen Veränderungen. Die Therapie zielt auf eine Vermeidung der intravaskulären Gerinnung und falls notwendig wird eine Substitution der verbrauchten Gerinnungsfaktoren vorgenommen. Die Therapie erfolgt angepasst an das jeweilige Stadium.

recht früh im Verlauf der Erkrankung, meist innerhalb der ersten 3 Tage. Klinische Zeichen des Hirnödems sind anhaltende Kopfschmerzen, vegetative Symptome wie Erbrechen, Bewusstseinstrübung, Anisokorie und schlussendlich Dezerebrationssymptome. Die Entzündungsreaktion im Subarachnoidalraum und systemische Faktoren wie Fieber oder Elektrolytentgleisungen tragen zur Entwicklung des Hirnödems bei. Vom Ausmaß des Hirnödems, welches anhand des klinischen Bildes und des CT-Befundes abgeschätzt werden kann, ist abhängig, welche Maßnahmen der Hirndrucktherapie wie Oberkörperhochlagerung (ca. 30°), kontrollierte Beatmung ggf. mit moderater Hyperventilation, Analgosedierung, Osmotherapie und Kühlung ergriffen werden. Elektrolytentgleisungen wie Hyponatriämie müssen langsam ausgeglichen werden.

Zerebrale Vaskulitis Die zerebrale Vaskulitis wird durch neu auftretende Vigilanzstörungen oder fokale Defizite, wie eine Hemiparese, Aphasie oder Neglekt, symptomatisch. Auch die Vaskulitis wird durch die entzündlichen Reaktionen des Immunsystems getriggert, sodass zu deren Behandlung eine antiinflammatorische Therapie mit Dexamethason, 3×8 mg, über 3 Tage vorgeschlagen wird. Um eine Vaskulitis frühzeitig zu entdecken, werden Patienten mit einer bakteriellen Meningitis am Tag der Aufnahme und im Verlauf transkraniell dopplersonografisch untersucht.

Septische Sinusthrombose Die septische Sinusthrombose betrifft am häufigsten den Sinus sagittalis superior und manifestiert sich wie die blande Sinusthrombose mit Kopfschmerzen, epileptischen Anfällen, zentralen Paresen oder Stauungspapillen. Die septische Sinusthrombose ist eine Komplikation, die sich meist innerhalb der ersten Woche der Meningitis entwickelt. Neben der systemischen Antibiotikatherapie, die wegen der zugrundeliegenden Meningitis bereits erfolgt, ist eine zusätzliche Antikoagulation zu erwägen. Wie bei der blanden Sinusthrombose erfolgt initial eine intravenöse Gabe von Heparin, die dann von einer oralen Antikoagulation über ein halbes Jahr gefolgt wird.

Hydrozephalus Nach initialer Besserung unter antibiotischer Therapie müssen erneut auftretende Kopfschmerzen und Vigilanzstörungen an die Entwicklung eines Hydrozephalus denken lassen, welcher sich bei ca. 10% der Patienten entwickelt. Zunächst wird der Hydrozephalus durch eine externe intraventrikuläre Liquordrainage behandelt. Besteht nach Beendigung der antibiotischen Therapie weiterhin die Indikation zur Liquordrainage, kann der Patient mit einem ventrikuloatrialen oder ventrikuloperitonealen Shunt versorgt werden.

Abszess Kopfschmerzen, Fieber, fokalneurologische Defizite, Bewusstseinsstörungen, Stauungspapille und epileptische Anfälle sind klinische Zeichen, die auf einen Abszess hindeuten. Die Therapie hängt vom Zustand des Patienten, vom Stadium des Abszesses, der Abszesslokalisation und der Anzahl der Abszesse ab. Die Zerebritis, multiple Abszesse, ungünstige Lage des Abszesses und schlechter Allgemeinzustand des Patienten sind Bedingungen, unter denen eine hochdosierte intravenöse Antibiotikatherapie erfolgt. Diese sollte aus einem Cephalosporin (z. B. Cefotaxim oder Ceftriaxon), einem staphylokokkenwirksamen Antibiotikum (z. B. Flucloxacillin) und einem gegen anaerobe Bakterien wirksamen Antibiotikum (z. B. Metronidazol) bestehen. Ein großer, oberflächlicher, solitärer Abszess kann zusätzlich CT-gesteuert punktiert werden, um ihn so zu entlasten und um Material für die bakteriologischen Untersuchungen zu gewinnen. Es besteht zudem die Möglichkeit, über das Einbringen eines Katheters in die Abszesshöhle den Abszess zu drainieren und mit isotoner Kochsalzlösung zu spülen.

Epileptische Anfälle Sie treten in Abhängigkeit von Alter und Erreger in 7–23% in der Frühphase der Meningitis auf. Die epileptischen Anfälle können Ausdruck der bereits genannten Komplikationen sein. Auch eine diffuse Mitbeteiligung des Gehirns im Sinne einer Meningoenzephalitis kann sich durch epileptische Anfälle bemerkbar machen. Im Zusammenhang mit der bakteriellen Meningitis gibt es noch zwei weitere Faktoren, die die Krampfschwelle senken – das Fieber und die Antibiotika. Da die Patienten mit bakterieller Meningitis in der Frühphase intensiv überwacht werden, ist eine abwartende Haltung gerechtfertigt und eine prophylaktische Therapie nicht indiziert. Treten Anfälle auf, sollte eine antiepileptische Therapie begonnen werden. Hierbei ist allerdings zu beachten, dass sie nach Ausheilung der Meningitis ohne Residuen wieder abgesetzt werden kann. Fokale Defizite und zerebrale Läsionen, die durch die Meningitis hervorgerufen wurden, sind Prädiktoren für das Entstehen einer symptomatischen Epilepsie. In diesen Fällen ist eine Fortführung der antiepileptischen Medikation zu empfehlen.

Chemoprophylaxe bei Meningokokkenmeningitis Enge Kontaktpersonen (alle Haushaltsmitglieder, Personen in sonstigen Gemeinschaftseinrichtungen, Personen, die mit oropharyngealen Sekreten des Patienten in Kontakt gekommen sind) weisen ein erhöhtes Erkrankungsrisiko auf. Um die Meningokokken im Nasopharynx-Bereich zu eradizieren, ist eine Chemoprophylaxe indiziert, die möglichst innerhalb von 24 Stunden begonnen werden sollte. Für Rifampicin gibt es die längste Erfahrung, Erwachsene erhalten 2×600 mg pro Tag für 2 Tage, Kinder 2×10 mg/kgKG pro Tag für 2 Tage. Bei Erwachsenen kann alternativ mit der Einmalgabe von 500 mg Ciprofloxacin behandelt werden. Für Schwangere und Kinder steht die Einmalgabe von Ceftriaxon intramuskulär (250 mg für Erwachsene und Kinder über 12 Jahren, 125 mg für Kinder unter 12 Jahren) zur Verfügung.

9.3 Tuberkulöse Meningitis

Typischerweise geht der tuberkulösen Meningitis eine Phase von 2–8 Wochen mit unspezifischen Symptomen wie Unwohlsein, Abgeschlagenheit, Fieber, Muskelschmerzen und Kopfschmerzen voraus. Es kommen dann meningeale Symptome hinzu, die sich meist schleichend über einige Wochen entwickeln. Neben Kopfschmerzen und Meningismus können Bewusstseinsstörungen und fokale Defizite, vor allem Hirnnervenausfälle, vorhanden sein. In absteigender Reihenfolge hinsichtlich der Häufigkeit sind der N. abducens, N. oculomotorius, N. trochlearis, N. facialis, N. opticus, N. vestibulocochlearis, N. vagus, N. accessorius und der N. hypoglossus zu nennen. Im Verlauf können sich noch andere Symptome wie Hemiparese, epileptische Anfälle oder Bewegungsstörungen wie Ataxie, Hemiballismus, Chorea oder Myoklonien einstellen. Vom Britisch Medical Research Council wurde eine Unterteilung in drei Stadien vorgeschlagen (◼ Tab. 9.4), die sich als sehr hilfreich erwiesen hat, den initialen Schweregrad der Erkrankung einzuschätzen und prognostische Aussagen zu treffen.

Tab. 9.4 Klinische Stadien der tuberkulösen Meningitis

Stadium I	Unspezifische Symptome wie Kopfschmerzen, Fieber, Unwohlsein, Müdigkeit, Myalgien, Gewichtsverlust; kein neurologisches Defizit, keine Bewusstseinsstörung
Stadium II	Meningeale Symptome, Bewusstseinsstörung, leichtgradiges neurologisches Defizit
Stadium III	Schwere Bewusstseinsstörung, epileptische Anfälle, ausgeprägtes neurologisches Defizit

■ **Therapie**

Für die Behandlung der tuberkulösen Meningitis gelten folgende Regeln:

- **Kombinationstherapie**: Aufgrund der Gefahr einer Resistenzentwicklung unter einer Monotherapie kann die tuberkulöse Meningitis nur mit einer Kombinationsbehandlung angegangen werden. Es sollte mit einer Dreifachkombination bestehend aus Isoniazid, Rifampicin und Pyrazinamid begonnen werden. Falls die örtliche Inzidenzrate hinsichtlich der Resistenz des Mykobakteriums tuberculosis größer als 4% oder unbekannt ist, empfiehlt sich sogar eine Viererkombination, bei der dann Ethambutol oder Streptomycin hinzugenommen wird.
- **Dauer**: Diese Kombinationstherapie soll für 2 Monate durchgeführt werden, für weitere 10 Monate erfolgt eine Kombinationsbehandlung mit Isoniazid und Rifampicin. Bei Patienten mit langanhaltenden Symptomen oder HIV-Patienten kann die Gesamtdauer der Behandlung auch 18 Monate betragen. Zur Prophylaxe der Polyneuropathie durch Isoniazid ist eine begleitende Behandlung mit Vitamin B6, 50 mg pro Tag, erforderlich.
- **Adjuvante Kortisontherapie**: Vor dem Hintergrund der ausgeprägten entzündlichen Veränderungen bei der tuberkulösen Meningitis, die zu einigen Komplikationen führen können und damit zur Morbidität und Mortalität beitragen, werden Glukokortikoide häufig in Ergänzung zur tuberkulostatischen Therapie verabreicht. Die adjuvante Kortisontherapie ist für Patienten im Stadium II oder III anzuwenden. Die Einstiegsdosis beträgt 60–80 mg Prednison oder 6–12 mg Dexamethason, die über einen Zeitraum von 4–8 Wochen ausgeschlichen werden sollte.

9.4   Neuroborreliose

Die Borrelien werden durch einen Zeckenbiss übertragen. Dieser kann zu einer Rötung der Haut führen, aus der sich das Erythema migrans entwickelt. Parallel hierzu können sich Zeichen einer hämatogenen Streuung wie Fieber, Abschlagenheit etc. zeigen. Diese Phase wird als Stadium I der Borrelieninfektion bezeichnet. Im Stadium II, welches meist 2–6 Wochen später auftritt, kommt es über die hämatogene Aussaat zur Organmanifestation. Dabei können das Herz, die Gelenke, das Auge, die Nervenwurzeln oder die Meningen betroffen sein. Innerhalb des Nervensystems gibt es unterschiedliche Manifestationen, die zum Teil auch kombiniert vorliegen können (■ Tab. 9.5). Die häufigste neurologische Manifestation ist eine schmerzhafte Meningoradikulitis, das sog. Bannwarth-Syndrom. Meist beginnt

Tab. 9.5 Klinische Manifestationen der Neuroborreliose

Stadium II	Meningoradiculitis spinalis
	Meningoradiculitis cranialis
	Meningitis
	Polyneuritis
	Zerebrale Vaskulitis
Stadium III	Zerebrale Vaskulitis
	Polyneuropathie
	Enzephalomyelitis
	Chronische Enzephalopathie

es mit brennenden oder ziehenden, radikulären Schmerzen, in deren Gefolge sich eine Parese in dem entsprechenden Myotom entwickelt. Selten entwickeln sich Sensibilitätsstörungen. In der Regel sind ein oder zwei Nervenwurzeln befallen, selten kommt es zu einer Polyradikulitis oder -neuritis mit GBS-artigem Verlauf (GBS = Guillain-Barré-Syndrom). Neben den Nervenwurzeln, die die Extremitäten versorgen, können auch die Hirnnerven betroffen sein. In den meisten Fällen ist der N. facialis involviert, in 50% der Fälle sogar beidseitig. Weitere häufig befallene Hirnnerven sind der N. vestibulocochlearis, N. opticus, die Augenmuskelnerven und der N. trigeminus. In 4–5% liegt eine isolierte Meningitis vor.

Das chronische Stadium III und die damit in Zusammenhang zu bringenden neurologischen Manifestationen sind klinisch und diagnostisch nicht so scharf charakterisiert wie das Stadium II. Der zeitliche Abstand des Stadiums III zur Infektion kann Monate bis Jahre betragen. Die borrelieninduzierte zerebrale Vaskulitis kann sowohl im Stadium II als auch im Stadium III auftreten. Sie macht sich durch akut auftretende Symptome im Sinne eines Schlaganfalls bemerkbar. Daneben kann es zu einer chronisch progredienten Polyneuropathie oder Myositis kommen. Bei der Enzephalomyelitis können eine spastisch-ataktische Gangstörung, eine Para- oder Tetraparese oder zerebrale, fokale Symptome wie Hemiparese, Hemianopsie oder Aphasie bestehen.

> ❯ Größte diagnostische Schwierigkeiten bereitet die chronische Borrelien-induzierte Enzephalopathie, weil deren Symptome im Einzelnen und auch zusammengenommen recht unspezifisch sind. Störung von Schlaf, Konzentration, Aufmerksamkeit und Gedächtnis und erhöhte Müdigkeit und emotionale Labilität werden als deren wesentliche genannt.

■ **Therapie**
Bei der Neuroborreliose wird der intravenösen Antibiotikatherapie mit Cephalosporinen der 3. Generation (Cefotaxim, Ceftriaxon) oder Penicillin G der Vorzug gegenüber der oralen Antibiotikatherapie mit Tetrazyklinen (Doxycyclin 2–3×100 mg) gegeben. Rational dafür ist die bessere Liquorgängigkeit, um so die intrathekale Infektion zu bekämpfen. Die Dosierungen betragen für Penicillin G 4×5 Mega, Ceftriaxon 1×2 g und Cefotaxim 3×2 g. Im Stadium II sollte die Therapie bei Symptomen mäßiger bis mittlerer Ausprägung über einen Zeitraum von 2 Wochen durchgeführt werden. Bei stärkerer Symptomatik im Stadium II und generell im Stadium III sollte die Dauer der antibiotischen Behandlung 21–30 Tage betragen. Die Wirkung der Antibiotikatherapie sollte sich in einer Besserung der klinischen Symptome zeigen. Weitere Parameter sind ein Rückgang der Pleozytose und der Schrankenstörung.

■ **Immunsuppressive Zusatztherapie**
Patienten mit ausgeprägten Schmerzen im Rahmen der Radikulitis können für 3–4 Tage mit Prednisolon in einer Dosis von 60 mg/Tag behandelt werden. Da bei den zentralnervösen Erkrankungen im Stadium III immunologische Mechanismen in der Pathogenese angenommen werden und da hierbei die Antibiotikatherapie zum Teil nur eine geringe Besserung erbringt, gibt es eine plausible Basis für eine immunsuppressive Behandlung mit Kortikosteroiden oder sogar anderen Substanzen wie Zyklophosphamid.

9.5   Neurosyphilis

Erstes Symptom der Syphilis ist ein Ulkus, welches am Ort der Infektion entsteht. Meist ist dieser sogenannte Schanker im Genitalbereich lokalisiert. Die dann folgende Bakteriämie stellt den Übergang zum Sekundärstadium dar, welches sich ca. 2–8 Wochen nach der Infektion entwickelt. Die Bakteriämie kann zu einem Befall der Haut und verschiedener parenchymatöser Organe einschließlich des ZNS führen. Die einzige Manifestation von Seiten des ZNS im Sekundärstadium ist die frühluische Meningitis (■ Tab. 9.6). Sie macht sich durch Kopfschmerzen

◻ Tab. 9.6 Klinische Manifestationen der Neurosyphilis

Stadium II	Frühluische Meningitis
Stadium III	Lues cerebrospinalis
	Progressive Paralyse
	Tabes dorsalis

und Meningismus bemerkbar, Fieber kann vorhanden sein. Im Verlauf kann es zu Hirnnervenausfällen kommen, die vor allem den N. facialis, N. vestibulocochlearis, N. opticus, N. oculomotorius und N. abducens betreffen.

Das Tertiärstadium weist eine Latenz von 5–20 Jahren zu der Primärinfektion auf. Es kann hier zu gummatösen Veränderungen der Haut, Knochen und anderer Organe kommen, selten sind die Gummen im ZNS zu finden. Zudem entstehen in dieser Phase die kardiovaskuläre Syphilis und die anderen Manifestationen der Neurolues (◻ Tab. 9.6). Die Lues cerebrospinalis ist eine Kombination aus Meningitis und Vaskulitis, seltener kommt es zu einer isolierten Meningitis oder Vaskulitis. Kopfschmerzen, Schwindel, Schlafstörungen und psychiatrische Auffälligkeiten sind unspezifische Symptome in der Frühphase der Lues cerebrospinalis. Im Verlauf treten Schlaganfallsymptome, organisches Psychosyndrom, Hirnnervenausfälle und Krampfanfälle auf. Bei der progressiven Paralyse stehen ein organisches Psychosyndrom und eine Wesensänderung im Vordergrund. Unbehandelt kann sich eine schwerste Demenz entwickeln. Zudem können psychotische Phasen mit Halluzinationen auftreten, die Verläufe mit Größenwahn sind die Ausnahme. Lanzierende Schmerzen, Ataxie und Blasenstörungen sind die Hauptsymptome der Tabes dorsalis. Sensibilitätsstörungen, Optikusatrophie und Pupillenanomalien sind weitere Veränderungen.

- **Therapie**

Trotz des langen Einsatzes ist Penicillin G weiterhin das Antibiotikum der Wahl. Bisher gibt es keine Beobachtungen, die eine Resistenzentwicklung nahelegen.

Dosierung   Penicillin G sollte in einer Dosierung von 6×4 Mio. IE pro Tag über 10–14 Tage intravenös verabreicht werden. Alternativ kann Procain-Penicillin, 2,4 Mio. IE pro Tag intramuskulär, zusammen mit Probenecid, 4×500 mg, gegeben werden.

Alternativen bei Penicillinallergie   Bei Penicillinallergie stehen Doxycyclin, 2×100 mg oral oder intravenös über 30 Tage, oder Ceftriaxon, 1×2 g intravenös über 14 Tage (Initialdosis 4 g), zur Verfügung.

Verlaufsparameter   Verlaufsparameter sind Zellzahl, Proteingehalt und VDRL-Titer im Liquor. Diese Parameter sollten nach Beendigung der Therapie und nach 6, 12 und 24 Monaten kontrolliert werden. Die Zellzahl normalisiert sich schneller als die anderen beiden Parameter. Nach 6–12 Monaten ist mit einer Normalisierung aller Parameter zu rechnen. Klinische Verschlechterung, Zunahme der Zellzahl oder Anstieg des VDRL-Titers sind Veränderungen, die für ein Rezidiv sprechen und eine erneute antibiotische Therapie notwendig machen.

9.6   Hirnabszess

Der Hirnabszess ist eine fokale intrazerebrale Infektion, bei der zunächst eine etwas diffusere Infiltration des Hirngewebes mit Bakterien und Entzündungszellen stattfindet (Zerebritis) und bei der sich im Verlauf ein nekrotisches Zentrum und eine Eiteransammlung mit Kapselbildung entwickelt. Häufige Erregerquellen sind paranasale Sinusitis, Otitis media und dentogene Infektionen, die über eine Ausbreitung per continuitatem zum Abszess führen können. Prädisponierende Faktoren sind bakterielle Entzündungen an Herz, Lunge und Urogenitaltrakt, aber auch Z. n. penetrierendem Schädel-Hirn-Trauma oder Hirnoperation. Die bakterielle Meningitis ist selten Ursache für einen Hirnabszess. Von der Infektionsquelle hängen Erreger und Lokalisation des Abszesses ab (◻ Tab. 9.7). Generell ist anzumerken, dass die klinische

◘ Tab. 9.7 Infektionsquelle, Abszesslokalisation und Erreger

Infektionsquelle	Abszesslokalisation	Erreger
Paranasale Sinusitis	Frontallappen	Streptokokken, Bakteroides, Haemophilus influenzae
Otitis media, Mastoiditis	Temporallappen, Kleinhirn	Meist Mischinfektion; Streptokokken, Enterobacteriaceae, Pseudomonas
Zahnentzündung	Frontallappen	Fusobakterium, Aktinomyces, Streptokokken
Kongenitaler Herzfehler	Multiple Abszesse meist im Mediastromgebiet	Streptococcus viridans, anaerobe Streptokokken, Haemophilus influenzae
Endokarditis	Multiple Abszesse meist im Mediastromgebiet	Staphylococcus aureus, Streptococcus viridans
Lungeninfektion	Multiple Abszesse meist im Mediastromgebiet	Streptokokken, Staphylokokken, Aktinomyces, Fusobakterium
Urogenitaltrakt	Multiple Abszesse meist im Mediastromgebiet	Pseudomonas, Enterobacteriaceae
Z. n. offenem Schädel-Hirn-Trauma	Ort der Verletzung	Staphylococcus aureus, Enterobacteriaceae, Clostridien, Streptokokken
Z. n. Hirnoperation	Ort der Operation	Staphylococcus aureus bzw. epidermidis, Pseudomonas, Enterobacteriaceae
Immunsuppression	Multiple Abszesse	Toxoplasmose, Nocardia, Mykobakterien, Pilze, Listerien

Symptomatik vor allem von der Lokalisation und der Größe des Abszesses abhängt. Das häufigste Symptom ist der Kopfschmerz. In ungefähr 50% der Fälle ist Fieber vorhanden. Dazu passend lassen sich systemische Entzündungszeichen wie Leukozytose, erhöhtes CRP oder BSG in 50 bis 80% nachweisen. Gut die Hälfte der Patienten hat ein fokales Defizit. Die diffusionsgewichtete Kernspintomografie kann die Abszesse mit hoher Sensitivität und Spezifität von hirneignen Tumoren und Metastasen abgrenzen.

Aufgrund der Schwere der Erkrankung und der Möglichkeit von lebensbedrohlichen Komplikationen sollten alle Patienten mit Hirnabszess zunächst intensiv überwacht werden. Wenn es der Gesamtzustand des Patienten und die örtlichen Gegebenheiten erlauben, sollte die Diagnostik vor Beginn der Antibiotikatherapie durchgeführt werden. Hierbei ist anzumerken, dass die CT-gesteuerte Punktion neben der Keimgewinnung durchaus auch therapeutische Ziele verfolgt.

So kann zum Beispiel bei großen Abszessen hierdurch Entlastung geschaffen und ggf. bei liegender Drainage eine Spülung mit Kochsalzlösung vorgenommen werden. Die Antibiotikatherapie sollte entsprechend dem zu erwartenden Erregerspektrum erfolgen (◘ Tab. 9.8). Weitere wichtige Eigenschaften der Antibiotika sind die Penetration der Blut-Liquor-Schranke und der möglichst ausreichende Wirkspiegel in der Abszesshöhle. Für die meisten Antibiotika liegen Daten über deren Liquorgängigkeit vor, Informationen über das Erreichen der Eiterhöhle gibt es allerdings kaum. Generell wird die antibiotische Therapie beim Hirnabszess über 4–8 Wochen durchgeführt. Bei einem singulären Abszess, der drainiert und eventuell auch gespült wurde, kann bei entsprechendem klinischen Befund und guter Rückbildung der Entzündungszeichen die Dauer auf 4–6 Wochen verkürzt werden. Zur Therapieüberwachung sind neben klinischen und laborchemischen Kontrollen Verlaufsuntersuchungen am besten

◘ **Tab. 9.8** Empirische Antibiotikatherapie entsprechend der Infektionsquelle

Fokus	Antibiotikum
Sinusitis, Otitis media, dentogen	Cefotaxim (4×3 g) oder
	Ceftriaxon (2×2 g) plus Metronidazol (3×0,5 g)
Z. n. Schädel-Hirn-Trauma oder Z. n. Hirnoperation	Vancomycin (2×1 g) plus Meropenem (3×2 g) oder
	Vancomycin (2×1 g) plus Cefotaxim (4×3 g) oder Ceftriaxon (2×2 g) plus Metronidazol (3×0,5 g)
Endokarditis	Oxacillin (3×4 g) oder
	Fosfomycin (3×8 g) plus Rifampicin (max. 1200 mg) oder
	Vancomycin (2×1 g)

mit der MRT notwendig, um das Ansprechen auf die Therapie und mögliche Komplikationen zu erfassen. Ein ausgeprägtes Ödem kann mit einer hochdosierten (Dexamethason 40 mg/Tag) und über 3–7 Tage befristeten Kortisonbehandlung angegangen werden.

9.7　Virale Meningitis

Kopfschmerzen, Fieber und Meningismus sind wie bei der bakteriellen Meningitis die führenden Symptome. Auch andere Symptome wie Übelkeit, Erbrechen, Lichtempfindlichkeit und Vigilanzstörungen können Ausdruck einer viralen Meningitis sein. Als Richtschnur lässt sich sagen, dass die Patienten mit einer viralen Meningitis nicht so krank wirken wie die mit einer bakteriellen. Allerdings ist diese Einschätzung nicht geeignet, im Einzelfall eine klare und eindeutige diagnostische Entscheidung zu fällen. Ein normales Procalcitonin im Serum und ein normales Laktat im Liquor schließen eine bakterielle Genese aus und machen eine virale Genese sehr wahrscheinlich.

Eine spezifische Therapie ist meist nicht möglich und auch nicht nötig. Symptomatisch werden die Patienten analgetisch mit Paracetamol, Ibuprofen oder Metamizol und ggf. antiemetisch behandelt. Innerhalb von einigen Tagen ist mit einer deutlichen Besserung zu rechnen. Ganz selten und dann meist bei Kleinkindern kommt es in der akuten Phase zu Komplikationen wie epileptischen Anfällen oder Hirndruck. Generell und auch bei Patienten mit solchen Komplikationen ist die Langzeitprognose nach einer viralen Meningitis als gut bis sehr gut einzustufen.

9.8　Herpes-simplex-Enzephalitis

Die Herpes-simplex-Enzephalitis wird in der überwiegenden Anzahl der Fälle durch das HSV Typ 1 verursacht und ist die häufigste Form einer akuten hämorrhagischen nekrotisierenden Enzephalitis. Anhand der klinischen Symptome lässt sich häufig ein typischer Verlauf erkennen. Zunächst besteht über 1–4 Tage ein Prodromalstadium, in dem die Patienten in erster Linie unter grippeähnlichen Beschwerden wie Fieber, Übelkeit, Kopfschmerzen oder Abgeschlagenheit leiden. Nach einer kurzen Phase der Entfieberung setzt das psychotische Stadium ein. In diesem Stadium entwickelt der Betroffene nahezu regelhaft Temperaturen bis zu 39°C, einen Meningismus sowie die ersten neurologisch-psychiatrischen Symptome. Innerhalb dieses Stadiums bietet der Erkrankte das Bild eines schwerkranken Patienten und es können epileptische Anfälle auftreten. Innerhalb weniger Stunden kann sich ein komatöses Stadium entwickeln, in dem sich der klinische Zustand des Patienten rasant verschlechtert.

▪ **Therapie**

Da die Letalität einer unbehandelten Herpes-simplex-Enzephalitis mit 70% sehr hoch ist, wofür in erster Linie das nicht zu beherrschende zerebrale Ödem verantwortlich ist, sollte auch bei unsicheren Verdachtsdiagnosen bis zum Ausschluss einer Herpes-simplex-Enzephalitis eine spezifische virustatische Behandlung begonnen werden. Es sei jedoch darauf hingewiesen, dass auch eine negative Herpes-PCR-Untersuchung eine Herpes-simplex-Enzephalitis nicht hundertprozentig ausschließt. Durch den frühzeitigen Therapiebeginn kann die Mortalität deutlich gesenkt werden:

- Virustatikum der ersten Wahl ist Aciclovir, 10 mg/kgKG alle 8 h über 10–14 Tage, dessen Wirkstoff das Acycloguanosin eine Hemmung der weiteren Replikation bewirkt.
- Als alternative Virustatika kommen Ganciclovir und Foscarnet in Betracht.

Des Weiteren umfasst das therapeutische Vorgehen auch die Behandlung möglicher Komplikationen. Bei Auftreten eines raumfordernden Ödems sollte zunächst eine konservative Hirndrucktherapie auf einer Intensivstation durchgeführt werden. Diese umfasst die Oberkörperhochlagerung, eine tiefe Analgosedierung mit kontrollierter Beatmung sowie eine Hypothermie. Sollte durch diese konservativen Maßnahmen das Ödem nicht beherrschbar sein, ist auch die Durchführung einer entlastenden Kraniotomie zu erwägen. Viele der betroffenen Patienten leiden unter epileptischen Anfällen, sodass eine antiepileptische Therapie einzuleiten ist.

9.9 HIV

Der Zeitraum, der zwischen der HIV-Infektion und dem Ausbruch der AIDS-Erkrankung ohne antiretrovirale Behandlung vergeht, liegt bei Erwachsenen im Mittel bei 8 Jahren. Im Rahmen der HIV-Erkrankung ist in einem hohen Prozentsatz das Nervensystem in den Krankheitsprozess einbezogen. Hinsichtlich des Zeitpunktes der Infektion lassen sich verschiedene Erkrankungen des ZNS unterscheiden: Zum einen die, die in der Frühphase einer HIV-Infektion, d. h. noch vor der Serokonversion eintreten (aseptische Meningitis, akute Myelitis, akute Polyneuritis), und zum anderen solche, die im Rahmen des Immundefizites eintreten und zum Vollbild der AIDS-Erkrankung gehören. Im Rahmen der AIDS-Erkrankung lassen sich unterschiedliche neurologische Manifestationen differenzieren (◘ Tab. 9.9). Etwa 20–30% der

◘ **Tab. 9.9** Neurologische Manifestationen im Rahmen der AIDS-Erkrankung

Primär durch HIV-Infektion bedingte Störungen	– Akute HIV-Meningitis/-Meningoenzephalitis – Chronische HIV-Meningitis – HIV-Enzephalopathie – HIV-Myelopathie – Periphere Neuropathie – HIV-Myopathie
Opportunistische Infektionen	– ZNS-Toxoplasmose – Pilz-Meningitiden und Hirnabszesse: z. B. Kryptokokkose, Kandidose – Bakterielle Meningitiden und Hirnabszesse: z. B. Mycobacterium tuberculosis, Treponema pallidum, Listeria monozytogenes – Virale Infektionen: z. B. PML, CMV, EBV
Neoplasien des ZNS	– Primäres ZNS-Lymphom – Metastasierendes Kaposi-Sarkom
Zerebrovaskuläre Komplikationen	– Embolischer Infarkt bei marantischer Endokarditis – Hämorrhagischer Infarkt bei Immunthrombozytopenie – Parainfektiöse zerebrale Arteriitis: z. B. durch Treponema pallidum

Patienten, die von einer HIV1-Infektion betroffen sind, entwickeln ein Syndrom, das Auffälligkeiten im kognitiven, motorischen und vegetativen Bereich sowie Verhaltensauffälligkeiten zeigt. Dieses Krankheitsbild, das als subakute HIV-Enzephalitis oder HIV-Enzephalopathie, AIDS-Demenz-Komplex oder HIV-assoziierter kognitiv-motorischer Komplex bezeichnet wird, stellt die häufigste neurologische Manifestation der HIV-Infektion dar. Die periphere Neuropathie ist eine weitere häufigere Manifestation im Nervensystem bei HIV.

- **Therapie**
Die Indikation zum Beginn einer hochaktiven antiretroviralen Behandlung (HAART) wird heute vor dem Erreichen des Stadiums der Immunsuppression gestellt. Die HAART setzt sich üblicherweise aus 3–5 Präparaten zusammen, die sich auf die folgenden Untergruppen verteilen:
- 1–2 nukleosidanaloge Reverse-Transkriptase-Hemmer und
- 1–2 Proteaseinhibitoren und/oder
- ein nichtnukleosid Reverse-Transkriptase-Hemmer.

Es ist notwendig, bereits frühzeitig das Zentralnervensystem durch die Auswahl geeigneter Wirkstoffe in die Therapie einzubeziehen. Ziel der Therapie der subakuten HIV-Enzephalitis ist es, ein weiteres Fortschreiten der Erkrankung zu verlangsamen. Dies kann nur durch eine Unterdrückung der zerebralen Virusreplikation gelingen. Um dies zu erreichen, ist es von besonderer Bedeutung, die hochaktive antiretrovirale Therapie aus Präparaten zusammenzusetzen, die eine ausreichende Liquorgängigkeit besitzen. Die Kombinationstherapie gegen die HIV-Enzephalitis sollte neben je einen Vertreter der verschiedenen Substanzgruppen (nukleosidanaloge Reverse-Transkriptase-Hemmer, nichtnukleosid Reverse-Transkriptase-Hemmer und Proteaseinhibitoren) Zidovudin und Abacavir enthalten. In ◘ Tab. 9.10 sind die Wirkstoffe entsprechend der ZNS-Penetrationskapazität aufgeführt. Hierbei werden den antiretroviralen Medikamenten Ziffern von 1 (niedrige Penetrationskapazität) bis 4 (hohe Penetrationskapazität) zugeordnet.

Bei der Auswahl der Präparate sollte weiterhin geprüft werden, inwieweit sie mit anderen erforderlichen Medikamenten verträglich sind. Insbesondere die Proteaseinhibitoren, die über das Zytochrom-P450-System abgebaut werden, interferieren mit vielen in der Neurologie gängigen Medikamenten, wie beispielsweise Antiepileptika oder Neuroleptika. Weiterhin sind

◘ **Tab. 9.10** ZNS-Penetrationsindex

Penetration	NRTI	NNRTI	PI
4	Zidovudin	Nevirapin	Indinavir
3	Abacavir Emtricitabin	Efaviraenz	Darunavir Fosamprenavir Lopinavir
2	Lamivudin Stavudin		Atazanvir
1	Didanosin Tenofovir		Ritonavir Saquinavir

NRTI Nukleosidanaloge Reverse-Transkriptase-Hemmer
NNRTI Nicht-Nukleosidanaloge Reverse-Transkriptase-Hemmer
PI Proteaseinhibitoren

die in der HAART eingesetzten Präparate auch mit einer Vielzahl von Nebenwirkungen behaftet. Bei den nukleosidanalogen Reverse-Transkriptase-Hemmern stehen Kopfschmerzen, Schwindel, Müdigkeit, epileptische Anfälle und Polyneuropathien im Vordergrund. Unter der Behandlung mit Proteaseinhibitoren können Nausea, Somnolenz, Schlafstörungen, Zephalgien, Verwirrtheit, Haltetremor und unter Ritonavir insbesondere Geschmacksstörungen auftreten. Die nichtnukleosidanalogen Reverse-Transkriptase-Hemmer sind hinsichtlich des Nebenwirkungsprofils eher als komplikationsarm anzusehen. Lediglich unter Efavirenz können LSD-ähnliche Rauschzustände beobachtet werden.

9.10   Therapie im Alter

Bei der Diagnostik hinsichtlich Meningitis ist zu bedenken, dass es im Alter noch weitere Gründe für einen „Meningismus" wie Parkinson-Syndrome, degenerative Veränderungen der Halswirbelsäule oder Niereninsuffizienz gibt. Anderseits kann bei alten Patienten der Meningismus oder das Fieber bei einer Meningitis fehlen. Wesensänderung oder Verwirrtheit, die ein mögliches Leitsymptom einer Enzephalitis oder einer Zerebritis/Abszess darstellen, können im Alter wegen der Komorbidität und der Polypharmazie durch eine Reihe anderer Ursachen bedingt sein.

Der Therapie der genannten infektiösen Erkrankungen ist im Alter grundsätzlich nicht anders durchzuführen als in jüngeren Jahren. Allerdings ist bei alten Patienten häufiger eine Dosisanpassung wegen der eingeschränkten Nierenfunktion notwendig und im Verlauf der Therapie eine engmaschigere Kontrolle der Nierenwerte sinnvoll.

9.11   Präparate

- **Abacavir**
- Ziagen, 300 mg – Filmtbl.; Lsg. (ViiV Healthcare)

▪▪ Pharmakodynamik

Abacavir ist ein nukleosidanaloger Reverse-Transkriptase-Hemmer, der über einen Kettenabbruch den viralen Replikationszyklus unterbricht.

▪▪ Pharmakokinetik

Die orale Bioverfügbarkeit von Abacavir beträgt ca. 83 %. Es wird zu etwa 49 % an Plasmaproteine gebunden. Abacavir wird hauptsächlich in der Leber metabolisiert, nur 2 % werden unverändert renal ausgeschieden. Die mittlere Halbwertszeit beträgt 1,5 h.

▪▪ Indikation

Antiretrovirale Kombinationsbehandlung bei HIV-Infektion.

▪▪ Dosierung
- Erwachsene und Jugendliche über 12 Jahre 600 mg pro Tag verteilt auf 1 oder 2 Gaben.

▪▪ Nebenwirkungen
- **Nervensystem**: Kopfschmerzen, Parästhesien;
- **Magen-Darm-Trakt**: Übelkeit, Erbrechen, Durchfall, Pankreatitis;
- **Sonstiges**: Hautausschlag, Anorexie, Fieber, Lethargie, Müdigkeit.

▪▪ Kontraindikationen

Schwere Leberfunktionsstörungen.

▪▪ Interaktionen

Starke Enzyminduktoren wie Rifampicin, Phenobarbital und Phenytoin können die Plasmakonzentration von Abacavir gering vermindern.

Bewertung

Liquorgängier nukleosidanaloger Reverse-Transkriptase-Hemmer.

- **Aciclovir**
- Aciclovir AL, 200 mg, 400 mg, 800 mg – Tbl. (Aliud Pharma)
- Aciclovir CT, 200 mg, 400 mg, 800 mg – Tbl. (AbZ Pharma)

Aciclovir-ratiopharm, 200 mg,
400 mg, 800 mg – Filmtbl.; 250 mg p.i.,
500 mg p.i. – Durchstechflaschen mit
Pulver zur Herstellung einer Inj.-Lsg.
(ratiopharm)

Acivir, 250 mg, 500 mg – Pulver (Actavis
Deutschland)

Virzin, 200 mg, 400 mg, 800 mg – Tbl.
(Dermapharm)

■■ Pharmakodynamik

Aciclovir wird von den Viren in Aciclovirtri-
phosphat umgewandelt und durch die Einla-
gerung dieser Substanz in die DNA der Viren
kommt es zu Kettenabbrüchen und damit einer
Hemmung der weiteren Replikation.

■■ Pharmakokinetik

Aciclovir wird zu 9–33% an Plasmaproteine
gebunden. Aciclovir weist eine gute Gewebepenetration auf, im Liquor werden 50% der Serumkonzentration erreicht. Es wird fast vollständig
renal eliminiert. Die Plasmahalbwertszeit liegt
bei 2,8 h.

■■ Indikation

Infektionen mit Viren der Herpes-Gruppe einschließlich Herpes-simplex-Enzephalitis.

■■ Dosierung

Bei Herpes-Enzephalitis für Kinder über
12 Jahren und Erwachsene 10 mg/kgKG
alle 8 h.

Bei Patienten mit Niereninsuffizienz muss
eine Dosisreduktion erfolgen.

■■ Nebenwirkungen

Nervensystem: Verwirrtheit, Halluzinationen, Unruhe, Tremor, Schläfrigkeit,
Psychose, Krampfanfälle, Koma;

Niere: Anstieg von Harnstoff und
Kreatinin, Nierenfunktionsstörungen bis
zum Nierenversagen;

Blutbild: Anämie, Thrombozytopenie,
Leukozytopenie;

Sonstiges: bei paravasaler Applikation
Gewebsentzündung bis zur Nekrose,
Übelkeit, Erbrechen.

■■ Kontraindikationen

Schwangerschaft.

■■ Interaktionen

Probenecid verringert die renale Ausscheidung
von Aciclovir und bewirkt somit eine Verlängerung der Eliminationshalbwertszeit.

Bewertung

Mittel der 1. Wahl bei Herpes-Enzephalitis.

■ Ampicillin

Ampicillin-ratiopharm, 1000 mg –
Filmtbl.; 0,5 g, 1,0 g, 2,0 g – Inj.-Lsg.; 5,0 g –
Inf.-Lsg. (ratiopharm)

■■ Pharmakodynamik

Ampicillin hemmt die bakterielle Zellwandsynthese und wirkt bakterizid. Es ist wirksam gegen
Listerien, Haemophilus influenzae, Enterokokken, Meningokokken, Streptokokken, Korynebakterien, Klostridien, Staphylokokken, Bacillus
anthracis, Bordetella pertussis, Proteus mirabilis, Salmonellen, Shigellen, E. coli.

■■ Pharmakokinetik

Ampicillin ist gut gewebegängig. Bei intakten
Meningen treten nur 5% der Konzentration
ins Plasma über, bei entzündeten Meningen
steigt die Konzentration im Liquor auf 50% der
Serumkonzentration. Die Elimination erfolgt
hauptsächlich renal. Die Halbwertszeit ist mit
einer 1 h recht kurz. Die Plasmaeiweißbindung
beträgt 18%.

■■ Indikation

Infektion mit Ampicillin-empfindlichen Erregern einschließlich Meningitis.

■■ Dosierung

Die Dosierung für Erwachsene beträgt
6×2 g.

■■ Nebenwirkungen

Nervensystem: Erregungszustand,
Myoklonien, Krampfanfälle;

- **Blutbild**: Granulo-, Thrombo-, Panzytopenie, Anämie, Blutgerinnungsstörungen;
- **Niere**: interstitielle Nephritis;
- **Leber**: passagere Erhöhung der Transaminasen;
- **Magen-Darm-Trakt**: Übelkeit, Durchfälle, pseudomembranöse Kolitis;
- **Sonstiges**: allergische Reaktionen bis zum anaphylaktischen Schock, lokale Venenentzündung.

▪▪ Kontraindikationen
- Überempfindlichkeit gegen Penicilline und andere β-Laktam-Antibiotika;
- virale Erkrankungen, insbesondere infektiöse Mononukleose.

▪▪ Interaktionen
- Bei Kombination mit bakteriostatisch wirkenden Antibiotika, wie Tetrazyklinen, Erythromycin, Sulfonamiden, kann es zu einer Wirkabschwächung von Ampicillin kommen.
- Die gleichzeitige Gabe von Probenecid und Ampicillin bewirkt eine erhöhte Konzentration von Ampicillin im Serum und in der Galle.
- Die Sicherheit von oralen Kontrazeptiva kann unter der Therapie mit Ampicillin herabgesetzt sein.

Bewertung

Mittel der Wahl bei Listerien-Meningitis.

▪ Antithrombin III
- Anbinex, 500 IE, 1000 IE – Trockensubstanz (Grifols)
- Atenativ, 500 IE, 1000 IE, 1500 IE – Pulver (Octapharma)
- AT III, 500 IE, 1000 IE – Trockensubstanz (Baxter)
- Kybernin HS, 500 IE, 1000 IE – Trockensubstanz (CSL Behring)

▪▪ Pharmakodynamik
Antithrombin III ist der wichtigste physiologische Inhibitor der Blutgerinnung. Es inaktiviert vor allem Thrombin und Faktor Xa.

▪▪ Pharmakokinetik
Die biologische Halbwertszeit beträgt 2,5 Tage, bei akutem Verbrauch kann sie aber auf wenige Stunden verkürzt sein. Nach i.v.-Gabe ist es sofort in entsprechender Plasmakonzentration verfügbar.

▪▪ Indikation
Prophylaxe und Therapie bei angeborenem oder erworbenem Antithrombin-III-Mangel.

▪▪ Dosierung
Die Dosierung und Dauer der Behandlung mit Antithrombin III richten sich nach dem Grad des Antithrombin III-Mangels und dem klinischen Bild. Die Initialdosis wird nach der folgenden Formel berechnet:

Erforderliche Einheiten = Körpergewicht [kg] × (100 – aktuelle Antithrombin-III-Aktivität [%] × 2/3)

▪▪ Nebenwirkungen
- Allergische Reaktionen,
- Infektion durch Übertragung von Erregern.

▪▪ Kontraindikationen
Schwangerschaft und Stillzeit.

▪▪ Interaktionen
- Die gerinnungshemmende Wirkung von Antithrombin III wird durch gleichzeitige Gabe von Heparin deutlich verstärkt.
- Die gleichzeitige Gabe mit anderen gerinnungshemmenden Arzneimitteln wie aktiviertem Protein C ist mit einem erhöhten Blutungsrisiko behaftet.

Bewertung

Indiziert bei AT-III-Mangel.

- **Atazanavir**
- Reyataz, 150 mg, 200 mg, 300 mg – Hartkps. (Bristol-Myers Squibb)

■■ **Pharmakodynamik**

Atazanavir hemmt die HIV1-Protease und bewirkt so die Entstehung von unreifen Viruspartikeln, die nicht infektiös sind.

■■ **Pharmakokinetik**

Die Einnahme von Atazanavir mit einer Mahlzeit optimiert die Bioverfügbarkeit. Es wird zu ca. 86% an Plasmaproteine gebunden. Atazanavir wird in der Leber durch CYP3A4 verstoffwechselt. Die Ausscheidung erfolgt zu großen Teilen über die Fäzes, zu geringerem Anteil über den Urin.

■■ **Indikation**

Kombinationstherapie zur antiretroviralen Behandlung bei HIV1-Infektion.

■■ **Dosierung**

- Erwachsene: Atazanavir 300 mg 1× täglich bei gleichzeitiger Einnahme von Ritonavir 100 mg und einer Mahlzeit.

■■ **Nebenwirkungen**

- **Nervensystem**: Kopfschmerzen, periphere Neuropathie, Schwindel, Schlaflosigkeit, Depressionen, Angst, Amnesie, Dysgeusie;
- **Magen-Darm-Trakt**: Übelkeit, Erbrechen, Durchfall, Dyspepsie;
- **Niere**: Nephrolithiasis, Dysurie;
- **Leber**: Ikterus, Hepatitis, Cholelitihasis
- **Sonstiges**: Lipodystrophie, Hyperlipidämie, Hautauschlag, Alopezie, Juckreiz, Myalgie, Myopathie.

■■ **Kontraindikationen**

- Atazanavir darf nicht mit Terfenadin, Cisaprid, Triazolam, Midazolam, Pimozid, Sildenafil, Simvastatin, Lovastatin, Antiarrhythmika oder Ergotaminderivaten verabreicht werden.
- Atazanavir darf nicht zusammen mit Rifampicin oder Johanniskraut gegeben werden.

■■ **Interaktionen**

- Die gleichzeitige Einnahme von Atazanavir mit Tenofovir, Nevirapin, Raltegravir, Rifabutin, Diltiazem, Buprenorphin, Clarithromycin oder Ketoconazol kann deren Plasmakonzentration erhöhen.
- Die gleichzeitige Einnahme von Atazanavir mit Didanosin oder Ethinylestradiol kann deren Plasmakonzentration verringern.
- Die gleichzeitige Einnahme von Atazanavir mit Didanosin, Tenofovir, Boceprevir oder Omeprazol kann die Plasmakonzentration von Atazanavir verringern.
- Die gleichzeitige Einnahme von Atazanavir mit Ritonavir kann die Plasmakonzentration von Atazanavir erhöhen.

Bewertung

Liquorgängiger Proteaseinhibitor.

- **Cefotaxim**
- Cefotaxim actavis, 500 mg, 1000 mg, 2000 mg – Trockensubstanz (Actavis Deutschland)
- Cefotaxim Fresenius, 0,5 g, 1 g, 2 g – Pulver (Fresenius Kabi)
- Cefotaxim Stragen, 1 g, 2 g – Pulver (Stragen)
- Cefotaxim-ratiopharm, 0,5 g, 1,0 g, 2,0 g – Trockensubstanz (ratiopharm)
- Claforan, 0,5 g, 1,0 g, 2,0 g – Trockensubstanz (Sanofi-Aventis)

■■ **Pharmakodynamik**

Über Hemmung der bakteriellen Zellwandsynthese bakterizid wirksam gegen Staphylokokken, Pneumokokken, Streptokokken der Gruppe A und der Gruppe B, Streptococcus viridans, Streptococcus bovis, Meningokokken, Haemophilus influenzae, Klebsiella pneumoniae, Borrelien, E. coli, Gonokokken, Proteus mirabilis, Citrobacter, Salmonella sp., Shigella sp., Yersinien, Clostridium perfrigens.

Pharmakokinetik

Cefotaxim wird zu großen Teilen metabolisiert, ein Metabolit ist ebenfalls antibakteriell wirksam. Die Ausscheidung erfolgt hauptsächlich renal. Die Serumhalbwertszeit beträgt 50–80 min. Die Plasmaeiweißbindung von Cefotaxim beträgt 40%. Bei eitriger Meningitis werden mit Cefotaxim therapeutisch wirksame Liquorkonzentrationen erreicht, bei nichtentzündeten Meningen weist es eine schlechte Liquorgängigkeit auf.

Indikation

Schwere Infektionen, die durch Cefotaxim-empfindliche Erreger verursacht werden, einschließlich Meningitis, Ventrikulitis und Neuroborreliose.

Dosierung

- Erwachsene und Kinder über 12 Jahren 3×2 g,
- Säuglinge und Kinder bis 12 Jahren 100–200 mg/kgKG verteilt auf 3 Gaben.

Nebenwirkungen

- **Blutbild**: Eosinophilie, Thrombozytopenie, Leukopenie, Granulozytopenie, Agranulozytose, hämolytische Anämie;
- **Leber**: Erhöhung der Leberenzyme;
- **Magen-Darm-Trakt**: Übelkeit, Erbrechen, Durchfall, pseudomembranöse Kolitis;
- **Niere**: Erhöhung des Serumkreatinins, Oligurie, interstitielle Nephritis;
- **Sonstiges**: allergische Reaktionen, Enzephalopathie, Krampfanfälle, Reizung der Venenwand.

Kontraindikationen

Allergie gegen Penicilline wegen möglicher Kreuzallergie gegen Cephalosporine.

Interaktionen

- Die gleichzeitige Gabe mit Probenecid führt zu einer Erhöhung der Serumkonzentration von Cefotaxim und zu einer Wirkungsverlängerung.
- Cefotaxim sollte nicht mit bakteriostatisch wirkenden Antibiotika kombiniert werden,

da es zu einem antagonistischen Effekt kommen kann.
- Die Sicherheit von oralen Antikonzeptiva ist bei gleichzeitiger Anwendung von Cefotaxim reduziert.

Bewertung

Mittel der Wahl bei ambulant erworbener Meningitis und bei Neuroborreliose.

Ceftazidim

- Ceftazidim Eberth, 1 g, 2 g – Pulver (Eberth)
- Ceftazidim Kabi, 0,5 g, 1 g, 2 g – Pulver (Fresenius Kabi)

Pharmakodynamik

Über Hemmung der bakteriellen Zellwandsynthese bakterizid wirksam gegen Meningokokken, Haemophilus influenzae, E. coli, Proteus mirabilis, Streptococcus pyogenes und agalactiae, Citerobacter koseri, Pseudomonas aeruginosa.

Pharmakokinetik

Die Halbwertszeit ist mit 2 h gering. Bei entzündeten Meningen werden mit Ceftazidim höhere Liquorkonzentrationen erreicht, bei nichtentzündeten Meningen weist es eine schlechte Liquorgängigkeit auf. Die Plasmaeiweißbindung von Ceftazidim ist mit etwa 10% gering. Ceftazidim wird nicht metabolisiert und überwiegend über den Urin ausgeschieden.

Indikation

Infektionen, die durch Ceftazidim-empfindliche Erreger verursacht werden, einschließlich Meningitis.

Dosierung

- Bakterielle Menigitis: 2 g alle 8 Stunden

Nebenwirkungen

- **Blutbild**: Eosinophilie, Thrombozytose;
- **Leber**: transiente Erhöhung der Leberenzyme;

- **Magen-Darm-Trakt**: Durchfall;
- **Niere**: Erhöhung des Serumkreatinins, Oligurie, Ausfällungen in der Niere;
- **Sonstiges**: Ausschlag, Thrombophlebitis, Kopfschmerzen, Schwindel.

■■ Kontraindikationen

Überempfindlichkeit gegen Ceftazidim oder andere Cephalosporine.

> **Bewertung**
>
> Option bei Meningitis durch Pseudomonas aeruginosa, Meningokokken, Haemophilus influenzae, E. coli.

- **Ceftriaxon**
- Ceforix, 0,5 g, 1,0 g, 2, 0 g – Pulver (Eberth)
- Ceftriaxon-Actavis, 0,5 g, 1,0 g, 2,0 g – Pulver (Actavis Deutschland)
- Ceftriaxon Kabi, 0,5 g, 1,0 g, 2,0 g – Pulver (Fresenius Kabi)
- Ceftriaxon-ratiopharm, 0,5 g, 1,0 g, 2,0 g – Pulver (ratiopharm)
- Ceftriaxon-saar zur Infusion, 1 g, 2 g – Pulver (MIP Pharma)
- Ceftriaxon Stragen, 0,5 g, 1 g, 2 g – Pulver (Stragen)
- Rocephin, 0,5 g, 1 g, 2 g – Pulver (Roche)

■■ Pharmakodynamik

Über Hemmung der bakteriellen Zellwandsynthese bakterizid wirksam gegen Pneumokokken, Streptokokken der Gruppe A und der Gruppe B, Streptococcus viridans, Streptococcus bovis, Meningokokken, Haemophilus influenzae, Klebsiella pnemoniae, Borrelien, E. coli, Gonokokken, Proteus mirabilis, Citrobacter, Salmonella sp., Shigella sp.

■■ Pharmakokinetik

Die Eleminationshalbwertszeit beträgt 8 h. Die Bioverfügbarkeit beträgt nahezu 100%. Bei eitriger Meningitis werden mit Ceftriaxon therapeutisch wirksame Liquorkonzentrationen erreicht, bei nichtentzündeten Meningen weist es eine schlechte Liquorgängigkeit auf. Die Plasmaeiweißbindung von Ceftriaxon beträgt 95%.

■■ Indikation

Schwere Infektionen, die durch Ceftriaxon-empfindliche Erreger verursacht werden, einschließlich Meningitis und Neuroborreliose. Umgebungsprophylaxe der Meningokokkensepsis und -meningitis.

■■ Dosierung

- Bakterielle Meningitis: initial 100 mg/kgKG, maximal 4 g und dann 2 g 1× pro Tag.
- Bei der Neuroborreliose für Erwachsene 1×2 g pro Tag, für Kinder 50 mg/kgKG, maximal 2 g pro Tag.
- Chemoprophylaxe bei Meningokokkenmeningitis: Erwachsene und Kinder über 12 Jahre 250 mg i.m. als Einmalgabe, Kinder unter 12 Jahre 125 mg i.m. als Einmalgabe.

■■ Nebenwirkungen

- **Blutbild**: Eosinophilie, Thrombozytopenie, Leukopenie, Granulozytopenie, Agranulozytose, hämolytische Anämie;
- **Leber**: Erhöhung der Leberenzyme, Präzipitationen in der Gallenblase;
- **Magen-Darm-Trakt**: Stomatitis, Übelkeit, Erbrechen, Durchfall, pseudomembranöse Kolitis;
- **Niere**: Erhöhung des Serumkreatinins, Oligurie, Ausfällungen in der Niere;
- **Sonstiges**: Pankreatitis, allergische Reaktionen, Kopfschmerzen, Schwindel, Reizung der Venenwand.

■■ Kontraindikationen

Allergie gegen Penicilline wegen möglicher Kreuzallergie gegen Cephalosporine.

> **Bewertung**
>
> Mittel der Wahl bei ambulant erworbener Meningitis und bei Neuroborreliose. Alternative zur Chemoprophylaxe bei der Meningokokkenmeningitis.

- **Clindamycin**
- Clinda-Saar, 600 mg, 900 mg – Injekti-onslsg. (Chephasaar)
- Clindamycin-hameln, 300 mg, 600 mg, 900 mg – Injektionslsg. (hameln pharma)
- Clndamycin Kabi, 150 mg, 300 mg, 600 mg, 900 mg – Injektionslsg. (Fresenius Kabi)
- Clindamycin-ratiopharm, 300 mg, 600 mg – Injektionslsg. (ratiopharm)

■■ Pharmakodynamik

Über Hemmung der bakteriellen Proteinbio-synthese bakteriostatisch wirksam gegen Sta-phylokokken, Streptokokken der Gruppe A, B, C und G, Streptococcus pneumonia und viridians, gramnegative und grampositive Anaerobier.

■■ Pharmakokinetik

Die Serumhalbwertszeit beträgt 3 h. Clinda-mycin ist gut gewebegängig, die Diffusion in den Liquorraum ist auch bei entzündeten Meningen unzureichend. Die Plasmaeiweiß-bindung von Clindamycin beträgt zwischen 60 und 94%.

■■ Indikation

Akute und chronische Infektionen, die durch Clindamycin-empfindliche Erreger verursacht werden, einschließlich Meningitis.

■■ Dosierung

- Bakterielle Menigitis: 1,8 bis 2,4 g in 2–4 Einzeldosen.

■■ Nebenwirkungen

- **Blutbild**: Eosinophilie, Thrombozytopenie, Leukopenie, Granulozytopenie, Agranulo-zytose, hämolytische Anämie;
- **Leber**: leichte, transiente Erhöhung der Transaminasen;
- **Magen-Darm-Trakt**: Übelkeit, Erbrechen, Durchfall, pseudomembranöse Kolitis;
- **Sonstiges**: Exanthem, Reizung der Venenwand.

■■ Kontraindikationen

Überempfindlichkeit gegen Clindamycin oder Lincomycin.

■■ Interaktionen

- Clindamycin sollte nicht mit Erthromycin kombiniert werden, da in vivo ein antago-nistischer Effekt beobachtet wurde.
- Clindamycin kann die Wirkung von Muskelrelaxantien verstärken.
- Die Sicherheit von oralen Kontrazeptiva ist bei gleichzeitiger Anwendung von Clinda-mycin in Frage gestellt.
- Bei gleichzeitiger Anwendung mit Vitamin-K-Antagonisten wurden erhöhte Blutgerinnungswerte und Blutungen berichtet.

Bewertung

Eine Option bei Meningitis durch Bacteroides fragilis, wegen der schlechten Liquorgängigkeit eher nur 3. Wahl.

- **Ciprofloxacin**
- Ciprobay, 250 mg, 500 mg, 750 mg – Filmtbl. (Bayer Vital)
- Ciprobeta, 250 mg, 500 mg, 750 mg – Filmtbl. (betapharm)
- Ciprofat, 250 mg, 500 mg – Filmtbl. (Riemser)
- Ciprofloxacin-ratiopharm, 250 mg, 500 mg, 750 mg – Filmtbl. (ratiopharm)
- Ciprofloxacin real, 250 mg, 500 mg, 750 mg – Filmtbl. (Dolorgiet)
- Ciproflox-CT, 250 mg, 500 mg – Filmtbl. (AbZ Pharma)
- Cipro-saar, 250 mg, 500 mg – Filmtbl. (MIP Pharma)
- Keciflox, 250 mg, 500 mg, 750 mg – Filmtbl. (Pfleger)

■■ Pharmakodynamik

Ciprofloxacin hat eine bakterizide Wirkung, es hemmt zwei Isoformen der Topoisomerase, die für die Replikation, Transkription, Rekombina-tion und Reparatur der bakteriellen DNS benö-tigt werden.

■■ Pharmakokinetik

Ciprofloxacin wird nach oraler Gabe vorwie-gend aus dem Dünndarm schnell resorbiert. Die

Bioverfügbarkeit beträgt 70 bis 80%. Die Plasmaeiweißbindung von Ciprofloxacin ist mit 20 bis 30% gering. Ciprofloxacin wird überwiegend unverändert renal und in kleinerem Umfang über die Fäzes ausgeschieden. Die Serumeliminationshalbwertszeit liegt bei 4 bis 7 Stunden.

▪▪ Indikation
Umgebungsprophylaxe der Meningokokkensepsis und -meningitis.

▪▪ Dosierung
▬ Chemoprophylaxe bei Meningokokkenmeningitis: Erwachsene 250 mg oral als Einmalgabe.

▪▪ Nebenwirkungen
▬ **Nervensystem**: Kopfschmerzen, Benommenheit, Dysästhesien, Krampfanfälle, Hyperaktivität, Verwirrtheit;
▬ **Blutbild**: Eosinophilie, Thrombozytopenie, Leukopenie, Granulozytopenie, Agranulozytose, hämolytische Anämie;
▬ **Leber**: Erhöhung der Leberenzyme;
▬ **Magen-Darm-Trakt**: Übelkeit, Erbrechen, Durchfall;
▬ **Sonstiges**: allergische Reaktionen, Hautausschlag, Schmerzen in der Skelettmuskulatur.

▪▪ Kontraindikationen
Die gleichzeitige Gabe von Ciprofloxacin und Tizanidin.

▪▪ Interaktionen
▬ Ciprofloxacin sollte nur unter Vorsicht mit anderen Substanzen verabreicht werden, die das QT-Intervall verlängern (Antiarrhythmika, trizyklische Antidepressvia, Makrolide, Antipsychotika).
▬ Durch Milchprodukte, kationenhaltige Arzneimittel und Mineralzusätze kann die Resorption von Ciprofloxacin vermindert werden.
▬ Ciprofloxacin hemmt den renalen tubulären Transport von Methotrexat, sodass erhöhte Spiegel von Methotrexat resultieren können.

▬ Ciprofloxacin kann zu einem Anstieg der Theophyllin-Konzentration führen.
▬ Ciprofloxacin kann die antikoagulierende Wirkung von Vitamin-K-Antagonisten verstärken.
▬ Ciprofloxacin kann die Serumspiegel von Ropinirol und Clozapin erhöhen.

Bewertung
Alternative zur Chemoprophylaxe bei der Meningokokkenmeningitis.

▪ Cotrimoxazol
▬ Cotrim-CT, 800 mg/160 mg – Tbl. (AbZ Pharma)
▬ Cotrim-ratiopharm, 480 mg, 960 mg forte – Tbl.; Saft; 480 mg – Amp. SF (ratiopharm)
▬ Eusaprim K – Suspension für Kinder; E – Suspension für Erwachsene; forte – Tbl.; Infusionslösungskonzentrat (Aspen Pharma)
▬ Kepinol, für Kinder, für Erwachsene – Suspension; für Kinder, für Erwachsene – forte Tbl. (Pfleger)

▪▪ Pharmakodynamik
Cotrimoxazol ist die Kombination aus Trimethoprim und Sulfamethoxazol. Durch die Kombination der beiden Substanzen, die jeweils die bakterielle Folsäuresynthese hemmen, wird die antibakterielle Aktivität um ein Vielfaches gesteigert. Das In-vitro-Wirkungsspektrum umfasst Pneumokoken, Enterokokken, Gonokokken, Haemophilus influenzae, Brucellen, Yersinien, Pasteurellen, Listeria monocytogenes, Pneumocystis carinii, Acinetobacter spp., Chlamydia trachomatis, Nocardia asteroides. Im Hinblick auf die bakterielle Meningitis erfasst es vor allem Haemophilus influenzae und Listerien.

▪▪ Pharmakokinetik
Nach oraler Gabe wird es fast vollständig resorbiert. Die Plasmaeiweißbindung beträgt für Sulfamethoxazol 65% und für Trimethoprim 40%. Die Metabolisierung beider Substanzen erfolgt

in der Leber und die Ausscheidung hauptsächlich renal. Die Halbwertszeit für Trimethoprim beträgt 12 h, für Sulfamethoxazol 10 h. Die Liquorkonzentrationen, die nach intravenöser Gabe erreicht werden, sind niedrig, jedoch antibakteriell ausreichend.

▪▪ Indikation
Infektionen mit Erregern, die gegen Cotrimoxazol empfindlich sind.

▪▪ Dosierung
▬ Bei der Meningitis sollte Cotrimoxazol intravenös in einer Dosis von 480 mg/Tag Trimethoprim und 2,4 g/Tag Sulfamethoxazol verabreicht werden. Aufgrund der Halbwertszeit sollten 3 Gaben über den Tag verteilt erfolgen.

▪▪ Nebenwirkungen
▬ **Nervensystem:** aseptische Meningitis, Kopfschmerzen, Psychose, Halluzinationen, Vertigo, periphere Neuropathie, Ataxie, Tremor, Myalgie;
▬ **Magen-Darm-Trakt:** Glossitis, Gingivitis, Stomatitis, epigastrische Schmerzen, Übelkeit, Erbrechen, Durchfall, pseudomembranöse Kolitis;
▬ **Blutbild:** Thrombozytopenie, Leukozytopenie, aplastische Anämie, megaloblastische Anämie, Agranulozytose;
▬ **Sonstiges:** metabolische Azidose, akute interstitielle Nephritis, akutes Nierenversagen, cholestatische Hepatose, allergische Reaktionen.

▪▪ Kontraindikationen
▬ Schwere Allgemeinreaktionen der Haut,
▬ pathologische Blutbildveränderungen,
▬ angeborener Glukose-6-Phosphat-Dehydrogenase-Mangel,
▬ Nierenschäden,
▬ Leberschäden,
▬ akute Porphyrie,
▬ Osteomyelitis.

▪▪ Interaktionen
▬ Bei gleichzeitiger Anwendung von Lokalanästhetika (z. B. Benzocain, Procain), von mineralischen Antazida oder des Antiarrhytmikums Procainamid kommt es zur Verminderung der Wirkung von Cotrimoxazol.
▬ Bei gleichzeitiger Anwendung von Probenecid, Sulfinpyrazon, Indometacin, Phenylbutazon und Salizylaten kommt es zu einer Verstärkung der Wirkung von Cotrimoxazol.
▬ Zu einer erhöhten Toxizität von Cotrimoxazol kann es bei gleichzeitiger Gabe von p-Aminosalizylsäure, Barbituraten oder Primidon kommen.
▬ Ein erhöhtes Kristallurierisiko besteht bei Methenamintherapie oder bei Ansäuern des Urins.
▬ Bei gleichzeitiger Behandlung mit Cotrimoxazol kann die Wirkung oraler Antikoagulanzien, oraler Antidiabetika aus der Gruppe der Sulfonylharnstoffe, Phenytoin, Methotrexat und kurz wirksamen, intravenös verabreichten Barbiturate verstärkt werden.
▬ Cotrimoxazol kann die 6-Mercaptopurin-Resorption verschlechtern und damit dessen antileukämische Wirkung schwächen.
▬ Cotrimoxazol kann die negativen Auswirkungen von Ciclosporin auf die Nierenfunktion verstärken.

> **Bewertung**
>
> Cotrimoxazol ist vor allem als Reserveantibiotikum bei Listerienmeningitis und Ampicillinallergie anzusehen.

▪ Darunavir
▬ Preszista, 75 mg, 150 mg, 400 mg, 600 mg – Filmtbl. (Janssen)

▪▪ Pharmakodynamik

Darunavir hemmt die HIV1-Protease und bewirkt so die Entstehung von unreifen Viruspartikeln, die nicht infektiös sind.

▪▪ Pharmakokinetik

Darunavir wird nach oraler Gabe rasch resorbiert, die Bioverfügbarkeit liegt bei ca. 37%. Es wird zu 95% an Plasmaproteine gebunden. Darunavir wird in der Leber durch CYP3A4 verstoffwechselt. Die Ausscheidung erfolgt zu großen Teilen über die Fäzes, zu geringerem Anteil über den Urin.

▪▪ Indikation

Kombinationstherapie zur antiretroviralen Behandlung bei HIV1-Infektion.

▪▪ Dosierung

- Bei nicht vorbehandelten Patienten 800 mg 1× täglich mit Ritonavir 100 mg.
- Bei vorbehandelten Patienten ohne Virusmutationen 800 mg 1× täglich mit Ritonavir 100 mg. Bei Virusmutationen oder ohne HIV1-Genotypisierung 600 mg 2× täglich mit Ritonavir 100 mg 2× täglich.

▪▪ Nebenwirkungen

- **Blutsystem**: Thrombozytopenie, Neutropenie, Anämie;
- **Nervensystem**: Kopfschmerzen, periphere Neuropathie, Schwindel, Schlaflosigkeit, Par- und Hypästhesien, Krampfanfall;
- **Magen-Darm-Trakt**: Übelkeit, Erbrechen, Durchfall, Dyspepsie, Flatulenz;
- **Niere**: Nierenversagen, Nephrolithiasis, Dysurie;
- **Sonstiges**: Hypothyreose, Lipodystrophie, Hyperlipidämie, Sehstörungen, Hautauschlag, Erhöhung der Transaminasen, Geschmacksstörungen, Myalgie, Osteonekrosen.

▪▪ Kontraindikationen

- Darunavir darf nicht mit Terfenadin, Cisaprid, Triazolam, Midazolam, Pimozid, Sildenafil, Simvastatin, Lovastatin, Antiarrhythmika oder Ergotaminderivaten verabreicht werden.
- Darunavir darf nicht zusammen mit Rifampicin oder Johanniskraut gegeben werden.

▪▪ Interaktionen

- Die gleichzeitige Einnahme von Darunavir mit Carbamazepin, Tenofovir, Efavirenz, Nevirapin, Rilpivirin, Lopinavir, Digoxin, Rifabutin, Clarithromycin oder Ketoconazol kann deren Plasmakonzentration erhöhen.
- Die gleichzeitige Einnahme von Darunavir mit Etravirin, Telaprevir, Boceprevir, Buprenorphin, Ethinylestradiol kann deren Plasmakonzentration verringern.

Bewertung

Liquorgängiger Proteaseinhibitor.

- **Dexamethason**
- afpred-DEXA, forte-DEXA – Inj.-Lsg. (Riemser)
- Axidexa – Inj.-Lsg. (Apocare)
- Cortidexa, 0,5 mg, 1,5 mg, 4 mg, 8 mg – Tbl. (Dermapharm)
- Dexa, 4 mg, 8 mg, 40 mg, 100 mg – Inj.-Lsg. (mibe)
- Dexabene – Inj.-Lsg. (Recordani Pharma)
- Dexa-clinit – Inj.-Lsg. (Hormosan)
- Dexa-CT, 4 mg/ml, 8 mg/2 ml – Amp. Inj.-Lsg.; 4 mg, 8 mg – Tbl. (AbZ Pharma)
- Dexa-Effekton – Inj.-Lsg. i.m. (Teofarma)
- Dexaflam injekt – Inj.-Lsg. (Winthrop)
- Dexagalen, 4 mg, 8 mg injekt – Inj.-Lsg. (Galenpharma)
- Dexa Loscon mono – Lsg. (Galderma)
- Dexamethason Galen, 0,5 mg, 1,5 mg, 4 mg, 8 mg – Tbl. (Galenpharma)
- Dexamethason Jenapharm, 0,5 mg, 1,5 mg, 4 mg, 8 mg – Tbl. (mibe)
- Dexamethason-mp, Ampullen – Inj.-Lsg. (medphano)

- Dexamethason-ratiopharm, 4 mg, 8 mg – Tbl. (ratiopharm)
- Dexamthason-Rotexmedica – Inj.-Lsg. (Rotexmedica)
- Dexa-ratiopharm, 4 mg, 8 mg, 40 mg, 100 mg – Inj.-Lsg. (ratiopharm)
- Fortecortin, 0,5 mg, 2,0 mg, 4,0 mg, 8,0 mg – Tbl.; 4 mg, 8 mg, 40 mg, 100 mg – Amp. (Merck Serono)

■■ Pharmakodynamik

Dexamethason ist ein monofluoriertes Gluko-kortikoid, das stark entzündungshemmend, antiallergisch und antiproliferativ wirkt.

■■ Pharmakokinetik

Nach intravenöser Applikation erfolgt sehr schnell eine Hydrolyse. Dexamethason wird dosisabhängig an Plasmaproteine gebunden. Nach 4 h lassen sich maximale Spiegel im Liquor messen, die zu 2/3 noch nach 24 h nachweisbar sind. Die Serumeliminationshalbwertszeit beträgt ca. 4 h. Die Ausscheidung erfolgt zum größten Teil renal.

■■ Indikation

Unter anderem bakterielle Meningitis, tuberkulöse Meningitis und Hirnabszess.

■■ Dosierung

- 4×10 mg/Tag über 4 Tage bei der bakteriellen Meningitis.

■■ Nebenwirkungen

- **Nervensystem**: Depression, Euphorie, Antriebssteigerung, Pseudotumor cerebri;
- **Magen-Darm-Trakt**: Ulzera, Blutungen, Pankreatitis;
- **Kreislauf**: Hypertonie;
- **Blutbild**: Leukozytose, Lymphopenie, Eosinopenie, Polyglobulie;
- **Sonstiges**: Glaukom, Katarakt, Muskelatrophie, Osteoporose, aseptische Knochennekrose, Steroidakne, Stammfettsucht, Diabetes mellitus.

■■ Interaktionen

- Enzyminduktoren, wie Rifampicin, Phenytoin und Barbiturate, können die Kortikoidwirkung vermindern.
- Östrogenhaltige Kontrazeptiva können die Kortikoidwirkung verstärken.
- Die gleichzeitige Gabe von nicht-steroidalen Antirheumatika bedeutet ein erhöhtes Risiko für Blutungen im Magen-Darm-Trakt.
- Dexamethason kann die blutzucker-senkende Wirkung von Antidiabetika vermindern.
- Dexamethason verstärkt durch den Kaliummangel die Glykosidwirkung.
- Dexamethason schwächt die Gerinnungshemmung von Kumarinderivaten.
- Bei gleichzeitiger Gabe von Dexamethason und ACE-Hemmern besteht ein erhöhtes Risiko für Blutbildveränderungen.
- Bei gleichzeitiger Behandlung mit Chloroquin, Hydroxychloroquin oder Mefloquin besteht ein erhöhtes Risiko für Myopathie und Kardiomyopathie.
- Die gleichzeitige Gabe von Salurektika oder Abführmitteln mit Dexamethason kann eine Hypokaliämie bewirken.
- Bei gleichzeitiger Gabe mit Ciclosporin besteht eine erhöhte Gefahr für Krampfanfälle.
- Zusammen mit Atropin oder anderen Anticholinergika kann es eine Augeninnendrucksteigerung auslösen.

Bewertung

Belegte Wirkung hinsichtlich von Sekundärschäden bei der bakteriellen Meningitis.

• Didanosin
- Videx, 125 mg, 200 mg, 250 mg, 400 mg – Hartkps.; Pulver (Bristol-Myers Squibb)

▪▪ Pharmakodynamik

Didanosin verhindert über eine Kettenverlängerung der viralen Nukleinsäure die Virusmehrung. Zudem hemmt es die virale reverse Transkriptase des HI-Virus.

▪▪ Pharmakokinetik

Didanosin wird im sauren pH-Bereich rasch abgebaut. Aus den magensaftresistenten Hartkapseln wird es im Dünndarm freigesetzt. Der Metabolismus ist nicht geklärt.

▪▪ Indikation

Antiretrovirale Kombinationstherapie bei Infektion mit HIV.

▪▪ Dosierung

- Erwachsene: ≥ 60 kgKG: 400 mg täglich, < 60 kgKG: 250 mg täglich, jeweils als einmalige oder zweimalige Gabe. Einnahme auf nüchternen Magen (2 Stunden vor oder nach dem Essen)

▪▪ Nebenwirkungen

- **Blutbild**: Anämie, Leuko-, Thrombozytopenie;
- **Nervensystem**: periphere Neuropathie, Kopfschmerzen;
- **Magen-Darm-Trakt**: Diarrhö, Übelkeit, Erbrechen, Bauchschmerzen, Blähungen, Vergrößerung der Ohrspeicheldrüse, Mundtrockenheit;
- **Leber**: Hepatitis, Hepatosteatose, Leberversagen;
- **Sonstiges**: Lipodystrophie, Osteonekrose, Ausschlag, Erschöpfung, Laktatazidose, Diabetes mellitus, Optikusneuritis, Alopezie, Myalgie, Arthralgie, Myopathie, Asthenie, Gynäkomastie.

▪▪ Interaktionen

- Die gleichzeitige Gabe von Ganciclovir erhöht die Konzentration von Didanosin.
- Die gleichzeitige Anwendung mit Arzneimitteln, von denen bekannt ist, dass sie eine periphere Neuropathie oder Pankreatitis

verursachen, kann das Risiko diesbezüglich erhöhen.

- Die gleichzeitige Anwendung mit Tenofovir erhöht die Konzentration von Didanosin. Deshalb ist die Kombination nicht zu empfehlen.
- Die gleichzeitige Anwendung mit Allopurinol erhöht die Konzentration von Didanosin. Deshalb ist die Kombination nicht zu empfehlen.
- Die gleichzeitige Anwendung mit Ribavirin erhöht die intrazelluläre Konzentration von Didanosin. Deshalb ist die Kombination nicht zu empfehlen.

Bewertung

Liquorgängier nukleosidanaloger Reverse-Transkriptase-Hemmer.

- **Doxycyclin**
- Doxy CT, 100 mg, 200 mg – Hartkps.; 100 mg, 200 mg – Tbl. (AbZ Pharma)
- Doxycyclin-ratiopharm, 100 mg – Kps.; Inj.-Lsg. (Ratiopharm)

▪▪ Pharmakodynamik

Doxycyclin wirkt über eine Hemmung der ribosomalen Proteinsynthese bakeriostatisch. Das Wirkspektrum umfasst zahlreiche grampositive (Clostridien, Staphylokokken, Streptokokken, Listeria monocytogenes, Tropheryma whippelii) und gramnegative Erreger (Bartonellen, Borrelien, Brucellen, Fusobakterien, Gonokokken, Enterobacteriaceae, Haemophilus influnzae, Treponema pallidum). Allerdings ist eine hohe Rate an Resistenzen vorhanden.

▪▪ Pharmakokinetik

Nach oraler Gabe wird Doxycyclin fast vollständig resorbiert. Es wird zu 80–90% an Plasmaproteine gebunden. Die Plasmahalbwertszeit beträgt 16 h. Die Penetration in das ZNS ist auch bei entzündeten Meningen relativ gering. Es wird nur zu einem geringen Anteil (ca. 10%)

metabolisiert. Die Ausscheidung erfolgt über den Darm und die Nieren.

▪▪ Indikation

Infektionen mit gegen Doxycyclin empfindlichen Erregern.

▪▪ Dosierung

▬ Jugendliche und Erwachsene 100–200 mg pro Tag.

▪▪ Nebenwirkungen

▬ **Nervensystem**: Pseudotumor cerebri, Parästhesien, Krampfanfälle;

▬ **Magen-Darm-Trakt**: Sodbrennen, Magendruck, Erbrechen, Meteorismus, Durchfall, Mund- und Rachenschleimhautentzündung, pseudomembranöse Enterokolitis;

▬ **Blutbild**: Leukopenie, Thrombopenie, Anämie, Lymphopenie, toxische Granulationen der Granulozyten;

▬ **Niere**: nephrotoxische Schäden, interstitielle Nephritis, akutes Nierenversagen;

▬ **Sonstiges**: allergische Reaktionen, fototoxische Reaktionen.

▪▪ Kontraindikationen

Schwere Funktionsstörungen der Leber.

▪▪ Interaktionen

▬ Die Resorption von Doxycyclin kann durch Aluminium, Kalzium, Magnesium, Aktivkohle und Colestyramin beeinträchtigt werden.

▬ Rifampicin, Carbamazepin, Phenytoin, Primidon können über Enzyminduktion den Abbau von Doxycyclin beschleunigen.

▬ Doxycyclin kann die Wirkung von Sulfonylharnstoffen und oralen Antikoagulanzien verstärken.

▬ Doxycyclin kann die toxische Wirkung von Ciclosporin A erhöhen.

▬ Das Risiko für einen Pseudotumor cerebri ist bei gleichzeitiger Gabe von Isotretinoin erhöht.

▬ Die gleichzeitige Gabe von β-Laktam-Antibiotika kann zu einer Verminderung der antibakteriellen Wirksamkeit führen.

▬ Die gleichzeitige Anwendung mit Theophyllin erhöht das Risiko für Nebenwirkungen im Magen-Darm-Trakt.

Bewertung

Reserveantibiotikum bei Neuroborreliose und Lues.

▪ Efavirenz

▬ Sustiva, 50 mg, 100 mg, 200 mg – Hartkps.; 600 mg – Filmtbl.; Lsg. (Bristol-Myers Squibb)

▪▪ Pharmakodynamik

Efavirenz ist ein nichtkompetitiver Hemmer der reversen Transkriptase von HIV1.

▪▪ Pharmakokinetik

Efavirenz wird zu 99% an Plasmaproteine gebunden. Es wird hauptsächlich durch das Zytochrom-P450-System metabolisiert. Es induziert seinen eignen Metabolismus. Nach Einzeldosen beträgt die Halbwertszeit 52–76 h, bei Mehrfachdosen 40–55 h.

▪▪ Indikation

Antiretrovirale Kombinationsbehandlung bei HIV-Infektion.

▪▪ Dosierung

▬ Erwachsene 1× täglich 600 mg.

▪▪ Nebenwirkungen

▬ **Nervensystem**: abnorme Träume, Rauschzustände, Konzentrationsstörungen, Kopfschmerzen, Schwindel, Schlaflosigkeit, Somnolenz, Amnesie, Ataxie, Verwirrtheit, Angst, Depression, Affektlabilität, Halluzination, Manie, Selbstmordgedanken, Paranoia;

- **Magen-Darm-Trakt**: Bauchschmerzen, Durchfall, Übelkeit, Erbrechen, Pankreatitis;
- **Leber**: akute Hepatitis;
- **Sonstiges**: verschwommenes Sehen, Gleichgewichtsstörungen, Hautausschlag, Juckreiz.

▪▪ Kontraindikationen

- Schwere Leberschädigung,
- Behandlung mit Terfenadin, Astemizol, Cisaprid, Midazolam, Triazolam, Pimozid, Bepridil oder Ergotaminpräparaten.

▪▪ Interaktionen

- Die gleichzeitige Behandlung mit Ritonavir und Efavirenz kann über einen Anstieg der Efavirenzkonzentration dessen Nebenwirkungen verstärken.
- Rifampicin vermindert die Konzentration von Efavirenz.
- Efavirenz bewirkt eine Senkung des Plasmaspiegels von Clarithromycin.
- Die gleichzeitige Gabe von Voriconazol und Efavirenz kann den Plasmaspiegel von Voriconazol senken und den von Efavirenz erhöhen.
- Die gleichzeitige Behandlung mit Carbamazepin und Efavirenz führt zu einer Senkung des Plasmaspiegels beider Substanzen.
- Efavirenz kann den Plasmaspiegel von Statinen senken, weshalb bei einer solchen Kombination die Cholesterinwerte überwacht werden sollten.
- Efavirenz kann den Plasmaspiegel von Methadon senken, weshalb Entzugssymptome auftreten können.
- Der Plasmaspiegel von Efavirenz kann durch Johanniskraut verringert werden.

- **Emtricitabin**
- Emtriva, 200 mg – Hartkps.; Lsg. (Gilead)

▪▪ Pharmakodynamik

Emtricitabin hemmt nach Phosphorylierung die virale reverse Transkriptase von HIV und bewirkt dadurch einen DNA-Kettenabbruch. Somit sistiert die virale DNA-Produktion.

▪▪ Pharmakokinetik

Emtricitabin wird nach oraler Gabe rasch resorbiert. Die Bioverfügbarkeit von Hartkapseln liegt bei 93%, die der Lösung bei 75%. Es wird zu weniger als 4% an Plasmaproteine gebunden. Emtricitabin wird in geringem Umfang metabolisiert. Es wird hauptsächlich über die Niere eliminiert.

▪▪ Indikation

Antiretrovirale Kombinationstherapie bei Infektion mit HIV.

▪▪ Dosierung

- Erwachsene: 200 mg pro Tag als Einmalgabe. Bei einer Kreatinin-Clearance < 50 ml/min muss die Dosis bzw. das Dosisinterval angepasst werden.

▪▪ Nebenwirkungen

- **Blutbild**: Anämie, Neutropenie;
- **Nervensystem**: Kopfschmerzen, Schwindel, Insomnie;
- **Magen-Darm-Trakt**: Übelkeit, Erbrechen, Bauchschmerzen, Durchfall, erhöhte Amylasewerte;
- **Leber**: Anstieg der Leberenzyme und Bilirubin im Serum;
- **Sonstiges**: Allergische Reaktion, Hautausschlag, Pruritus, Verfärbung der Haut, erhöhte Kreatinkinase.

Bewertung

Liquorgängiger nichtnukleosid-analoger Reverse-Transkriptase-Hemmer.

Bewertung

Liquorgängier nukleosidanaloger Reverse-Transkriptase-Hemmer.

- **Ethambutol**
- EMB-Fatol, 100 mg, 250 mg, 400 mg, 500 mg – Filmtbl.; 1,0 g – Inj.-Lsg.; Konzentrat (Riemser)
- Myambutol, 400 mg – Filmtbl.; 400 mg, 1000 mg – Inj.-Lsg. (Riemser)

■■ Pharmakodynamik

Ethambutol hat eine bakteriostatische Wirkung auf Mykobakterien. Wegen der toxischen Wirkung auf den Sehnerven sollten vor Beginn der Therapie und einmal monatlich während der Therapie augenärztliche Untersuchungen erfolgen, die Visus, Gesichtsfeld und Farbsehen prüfen.

■■ Pharmakokinetik

Ethambutol wird nach oraler Gabe rasch und fast vollständig resorbiert. Die Bioverfügbarkeit nach oraler Gabe beträgt 75–80%, nach intravenöser Gabe 100%. Es wird nahezu unverändert renal ausgeschieden.

■■ Indikation

Behandlung von Erkrankungen mit Mykobakterien.

■■ Dosierung

Erwachsene und Kinder über 10 Jahre 15 mg/kgKG 1× täglich, maximal 2 g pro Tag.

❯❯ Bei eingeschränkter Nierenfunktion muss die Dosis angepasst werden.

■■ Nebenwirkungen

- **Optikus**: Farbsinnstörung, Gesichtsfeldeinschränkung, Visusminderung;
- **Nervensystem**: Schwindel, Kopfschmerzen, Verwirrtheit, Halluzinationen, periphere Neuropathie;
- **Magen-Darm-Trakt**: Appetitlosigkeit, Sodbrennen, Erbrechen, Durchfall;
- **Blutbild**: Leukopenie, Thrombozytopenie;
- **Sonstiges**: allergische Reaktionen, Anstieg der Harnsäure im Serum, Anstieg der Leberenzyme.

■■ Kontraindikationen

- Vorgeschädigter Sehnerv, Optikusatrophie, Zustand nach Optikusneuritis, rezivierende Entzündungen des Auges, diabetische Retinopathie, Katarakt;
- eingeschränkte Nierenfunktion.

Bewertung

Antituberkulostatikum für die Vierfachkombination.

- **Flucloxacillin**
- Fluclox Stragen, 1 g, 2 g – Pulver (Stragen)
- Staphylex, 250 mg, 500 mg – Kps.; Injektion, 250 mg, 500 mg, 1 g – Trockensubstanz Inj.-Lsg.; Infusion, 2 g – Trockensubstanz Inf.-Lsg. (Actavis Deutschland)

■■ Pharmakodynamik

Flucloxacillin gehört zur Gruppe der penicillinasefesten Penicilline und es wirkt bakterizid durch Hemmung der bakteriellen Zellwandsynthese. Es hat eine gute Wirksamkeit gegen penicillinasebildende Staphylokokken. Gegen Penicillin-G-empfindliche Staphylokokken, Streptokokken und Pneumokokken ist es um den Faktor 10 weniger stark wirksam. Es ist nicht wirksam gegen Methicillin-resistente Staphylokokken.

■■ Pharmakokinetik

Flucloxacillin wird zu 4–10% metabolisiert und überwiegend renal ausgeschieden. Die Halbwertszeit ist mit 45–65 min kurz. Die Plasmaeiweißbindung ist mit 95% hoch. Die Liquorgängigkeit ist generell gering, bei einer Meningitis werden im Liquor ca. 10% des Serumwertes erreicht.

■■ Indikation

Infektion durch Flucloxacillin-empfindliche Staphylokokken.

■■ Dosierung

Meningitis und intrazerebraler Abszess:

- Erwachsene und Jugendliche ab 14 Jahren maximal 6×2 g,
- Kinder im Alter von 10–14 Jahren 3- bis 4-mal 500 mg pro Tag.

■■ Nebenwirkungen

- **Blutbild**: Eosinophilie, Thrombozyto-, Leuko-, Granulozytopenie, Agranulozytose, hämolytische Anämie;
- **Leber**: Erhöhung der Leberenzyme, Hepatitis, cholestatische Gelbsucht;
- **Magen-Darm-Trakt**: Übelkeit, Erbrechen, Durchfall, pseudomembranöse Kolitis;
- **Niere**: interstitielle Nephritis;
- **Sonstiges**: allergische Reaktionen, Kopfschmerzen, Schwindel, Krampfanfälle, Reizung der Venenwand, Thrombophlebitis.

■■ Kontraindikationen

- Überempfindlichkeit gegen Penicilline oder Cephalosporine,
- vorherige Leberfunktionsstörungen oder Ikterus unter Flucloxacillin.

■■ Interaktionen

- Die gleichzeitige Gabe mit Probenecid, Indometacin, Salizylaten, Sulfinpyraxon und Phenylbutazon führt zu einer Erhöhung der Serumkonzentration von Flucloxacillin und zu einer Wirkungsverlängerung.
- Flucloxacillin sollte nicht mit bakteriostatisch wirkenden Antibiotika kombiniert werden, da es zu einem antagonistischen Effekt kommen kann.
- Die Sicherheit von oralen Antikonzeptiva ist bei gleichzeitiger Anwendung von Flucloxacillin reduziert.

Bewertung

Mittel der Wahl bei Staphylokokkeninfektionen im ZNS-Bereich.

- **Fosamprenavir**
- Telzir, 700 mg – Filmtbl.; Susp. (ViiV)

■■ Pharmakodynamik

Fosamprenavir hemmt die HIV1-Protease und bewirkt so die Entstehung von unreifen Viruspartikeln, die nicht infektiös sind.

■■ Pharmakokinetik

Fosamprenavir wird nach oraler Gabe rasch und vollständig zu Amprenavir verstoffwechselt. Amprenavir wird zu 90% an Plasmaproteine gebunden. Amprenavir wird in der Leber durch CYP3A4 verstoffwechselt. Die Ausscheidung erfolgt zu großen Teilen über die Fäzes, zu geringerem Anteil über den Urin.

■■ Indikation

Kombinationstherapie zur antiretroviralen Behandlung bei HIV1-Infektion.

■■ Dosierung

- Erwachsene: Fosamprenavir 700 mg 2× täglich mit Ritonavir 100 mg 2× täglich.

■■ Nebenwirkungen

- **Blutsystem**: Thrombozytopenie, Neutropenie, Anämie;
- **Nervensystem**: Kopfschmerzen, Schwindel, Müdigkeit, orale Parästhesien;
- **Magen-Darm-Trakt**: Übelkeit, Erbrechen, Durchfall;
- **Sonstiges**: Hyperlipidämie, Steven-Johnson-Syndrom, Anioödem, Hautausschlag, Erhöhung der Transaminasen, Erhöhung der Lipase.

■■ Kontraindikationen

- Fosamprenavir darf nicht mit Alfuzosin, Amiodaron, Astemizol, Bepridil, Terfenadin, Cisaprid, Triazolam, Midazolam, Pimozid, Sildenafil, Simvastatin, Lovastatin oder Ergotaminderivaten verabreicht werden.
- Fosamprenavir darf nicht zusammen mit Rifampicin oder Johanniskraut gegeben werden.

■■ Interaktionen

- Die gleichzeitige Einnahme von Fosamprenavir mit Lopinavir oder Ketoconazol kann deren Plasmakonzentration erhöhen.

▬ Die gleichzeitige Einnahme von Fosamprenavir mit Phenytoin, Telaprevir, Paroxetin
oder Ethinylestradiol kann deren Plasmakonzentration verringern.

Liquorgängiger Proteaseinhibitor.

▪ Fosfomycin
▬ InfectoFos, 2 g, 3 g, 5 g, 8 g – Pulver
(Infectopharm)
▬ Monuril, 3 g – Granulat (Pierre Fabre
Pharma)

▬▬ Pharmakodynamik
Fosfomycin wirkt bakterizid über Hemmung
der bakteriellen Zellwandsynthese. Fosfomycin ist gegen Staphylokokken, Streptokokken,
Haemophilus influnzae, E. coli, Proteus mirabilis, Salmonellen, Shigellen, Klebsiellen, Yersinien wirksam.

▬▬ Pharmakokinetik
Fosfomycin weist eine gute Gewebegängigkeit
einschließlich Liquorraum auf. Fosfomycin
bindet nicht an das Plasmaeiweiß. Der größte
Teil (90%) wird unverändert renal ausgeschieden. Die Halbwertszeit beträgt 2 h.

▬▬ Indikation
Infektionen durch Fosfomycin-empfindliche
Erreger einschließlich Meningitis.

▬▬ Dosierung
▬ Jugendliche und Erwachsene 3×5 g.

▬▬ Nebenwirkungen
▬ **Nervensystem**: Kopfschmerzen,
Schwindel, Müdigkeit, Sehstörungen;
▬ **Magen-Darm-Trakt**: Brechreiz, Übelkeit,
Appetitlosigkeit, Durchfall;
▬ **Leber**: passagere Erhöhung der Transami-
nasen, Fettleber;
▬ **Sonstiges**: Hypernatriämie, Hypokaliämie,
allergische Reaktionen, Phlebitis.

Mittel der 2. Wahl bei bakterieller
Meningitis.

▪ Ganciclovir
▬ Cymeven, 500 mg – i.v. Trockensubstanz
(Roche)

▬▬ Pharmakodynamik
Ganciclovir entfaltet seine Wirkung nach Phosphorylierung, indem es die Bindung von dGTP
an die DNA-Polymerase unterbindet und somit
die Replikation der Viren der Herpesgruppe
hemmt.

▬▬ Pharmakokinetik
Ganciclovir wird zu 1–2% an Plasmaproteine
gebunden. Es wird fast vollständig renal ausgeschieden. Bei Nierengesunden beträgt die Halbwertszeit 3 h. Im Liquor werden 7–67% der Plasmakonzentration erreicht.

▬▬ Indikation
Lebens- bzw. augenlichtbedrohende CMV-Er-
krankung bei immunsupprimierten Patienten,
Ausweichpräparat bei Herpesenzephalitis.

▬▬ Dosierung
▬ 2×5 mg/kgKG i.v. bei Nierengesunden. In
Abhängigkeit von der Einschränkung der
Nierenfunktion muss eine Dosisanpassung
erfolgen.

▬▬ Nebenwirkungen
▬ **Nervensystem**: Kopfschmerzen, Schlafstö-
rungen, Krampfanfälle, Depression, Angst,
Verwirrtheit, periphere Neuropathie;
▬ **Blutbild**: Neutropenie, Anämie, Throm-
bozyto-, Leuko-, Panzytopenie;
▬ **Magen-Darm-Trakt**: Durchfall, Übelkeit,
Erbrechen, Obstipation;
▬ **Leber**: Störung der Leberfunktion, Anstieg
der Leberenzyme im Serum;
▬ **Niere**: Reduktion der Kreatininclearance,
Nierenversagen, Hämaturie;

▬ **Sonstiges**: Makulaödem, Netzhaut-
ablösung, Ohrenschmerzen, Müdigkeit,
Fieber, Schmerzen, Reaktionen an der
Injektionsstelle.

▪▪ **Kontraindikationen**

▬ Wegen möglicher Kreuzallergie
Überempfindlichkeit gegen Aciclovir oder
Valaciclovir,

▬ schwere Neutro- oder Thrombozytopenie,

▬ Schwangerschaft und Stillzeit.

▪▪ **Interaktionen**

▬ Die gleichzeitige Gabe von Probenecid und
Ganciclovir kann die renale Clearance von
Ganciclovir vermindern.

▬ Die Nephrotoxizität von Ganciclovir kann
gesteigert werden, wenn es gleichzeitig mit
Substanzen wie Cidofovir oder Foscarnet
verabreicht wird.

> **Bewertung**
>
> Mittel der Wahl bei Aciclovir-Resistenz
> gegen Herpesviren.

▪ **Ibuprofen** (▶ Kap. 1)

▬ Aktren, 200 mg – Tbl.; Forte 400 mg –
Filmtbl.; Spezial 400 mg – Weichkps.
(Bayer Vital)

▬ Dismenol N, 200 mg – Filmtabl. (Simons)

▬ Dolgit, 200 mg, 400 mg, 600 mg – Tbl.;
800 mg – Filmtbl. (Dolorgiet)

▬ Esprenit, 400 mg, 600 mg – Filmtbl.;
800 mg retard – Retardtbl.; Supp. (Hennig)

▬ Ib-u-ron, 75 mg, 150 mg – Supp. (bene
Arzneimittel)

▬ Ibu-Lysin-AbZ Migräne, 684 mg – Filmtbl.
(AbZ Pharma)

▬ Ibu-Lysin-ratiopharm, 684 mg – Filmtbl.
(ratiopharm)

▬ Ibu Teva, 400 mg – Filmtbl. (TEVA)

▬ Ibuprofen AbZ, 200 mg, 400 mg, 600 mg,
800 mg – Filmtbl.; Saft (AbZ Pharma)

▬ Ibuprofen-CT, 200 mg, 400 mg, 600 mg,
800 mg – Filmtbl.; 400 mg, 800 mg –
Retardtbl.; 500 mg – Supp. (AbZ Pharma)

▬ Ibuprofen Heumann, 200 mg, 400 mg,
600 mg, 800 mg – Filmtbl. (Heumann
Pharma)

▬ IBU-ratiopharm, 400 mg, 600 mg, 800 mg –
Filmtbl.; 800 mg – Retardtbl.; 200 mg,
400 mg akut – Schmerztbl.; 500 Lysinat
Schmerztbl. – Filmtbl. (ratiopharm)

▬ Imbun, 500 mg, 1000 mg Filmtbl.; 800 mg –
Retardtbl.; 500 mg – Supp. (Recordati
Pharma)

▬ Neuralgin extra, 684 mg – Filmtbl.
(Pfleger)

▬ Pedea, 5 mg/ml – Inj.-Lsg. (Orphan
Europe)

▪▪ **Dosierung**

▬ Erwachsene und Jugendliche ab 15 Jahren
1200–2400 mg pro Tag.

> **Bewertung**
>
> Gut wirksames NSAR bei Schmerzen im
> Rahmen der Meningitis.

▪ **Indinavir**

▬ Crixivan, 200 mg, 400 mg – Hartkps.
(MSD)

▪▪ **Pharmakodynamik**

Indinavir hemmt die HIV1- und HIV2-Pro-
tease und bewirkt so die Entstehung von unreifen Viruspartikeln, die nicht infektiös sind.

▪▪ **Pharmakokinetik**

Die Bioverfügbarkeit liegt bei ca. 65%. Indinavir wird zu 39% an Plasmaproteine gebunden. Es wird in der Leber in 7 Metaboliten
verstoffwechselt.

▪▪ **Indikation**

Kombinationstherapie zur antiretroviralen
Behandlung bei HIV1-Infektion.

▪▪ **Dosierung**

▬ Erwachsene 800 mg alle 8 h,

▬ Kinder und Jugendliche im Alter von
4–17 Jahren 500 mg/m^2 alle 8 h.

▪▪ Nebenwirkungen

▬ **Nervensystem**: Kopfschmerzen, Schwindel, Schlaflosigkeit, Par- und Hypästhesien;

▬ **Magen-Darm-Trakt**: Übelkeit, Erbrechen, Durchfall, Sodbrennen, Dyspepsie, Flatulenz;

▬ **Niere**: Nephrolithiasis, Dysurie;

▬ **Sonstiges**: Geschmacksstörungen, Ausschlag, Pruritus, Myalgie.

▪▪ Kontraindikationen

▬ Indinavir darf nicht mit Terfenadin, Cisaprid, Astemizol, Alprazolam, Triazolam, Midazolam, Pimozid oder Ergotaminderivaten verabreicht werden, da es durch Interaktion zu einer erhöhten Konzentration dieser Substanzen im Serum kommen kann.

▬ Indinavir darf nicht zusammen mit Rifampicin oder Johanniskraut gegeben werden, da es hierbei zu einer deutlichen Reduktion der Plasmakonzentration von Indinavir kommen kann.

▪▪ Interaktionen

▬ Erhöhte Plasmakonzentrationen von Indinavir können bei gleichzeitiger Einnahme von Kalziumantagonisten, Ketoconazol, Ritonavir, Statinen, Saquinavir und Sildenafil entstehen.

▬ Die gleichzeitige Einnahme von Indinavir mit Rifabutin, Nevirapin, Efavirenz, Venlafaxin und anderen Induktoren von CYP3A4 wie Phenobarbital, Phenytoin, Carbamazepin oder Dexamethason kann die Plasmakonzentration von Indinavir verringern.

Bewertung

Liquorgängiger Proteaseinhibitor.

▪ Isoniazid

▬ Isozid, 50 mg, 100 mg, 200 mg – Tbl.; 0,5 g N – Injektionsflasche (Riemser)

▬ Tebesium, s-100 mg, s-250 mg – zur Injektion, Infusion, Instillation und Inhalation (Riemser)

▪▪ Pharmakodynamik

Isoniazid wirkt bakteriostatisch und bakterizid auf Mykobakterien, indem es u. a. den Zellwandaufbau stört. Die Toxizität im Bereich des peripheren Nervensystems beruht auf der Interferenz von Isoniazid mit dem Pyridoxinstoffwechsel. Um der Entwicklung einer Polyneuropathie vorzubeugen, sollte Pyridoxin in einer Dosierung von 25–50 mg zusätzlich verabreicht werden.

▪▪ Pharmakokinetik

Nach oraler Gabe werden mehr als 80% rasch resorbiert. Es wird in der Leber azetyliert. Die Plasmaeiweißbindung beträgt 30%. Bei gesunden Meningen tritt es zu 15–30% in den Liquorraum, bei Meningitis werden 40–100% erreicht.

▪▪ Indikation

Chemotherapie bei Tuberkulose.

▪▪ Dosierung

▬ Die Dosierung für Isoniazid bei Erwachsenen beträgt 5 mg/kgKG bzw. maximal 300 mg.

▪▪ Nebenwirkungen

▬ **Nervensystem**: periphere Neuropathie, Psychose, Krampfanfälle, Beeinträchtigung der Merkfähigkeit, Schwindel, Optikusneuropathie;

▬ **Leber**: Leberfunktionsstörungen, Anstieg der Transaminasen, Ikterus;

▬ **Blutbild**: Leukopenie, Anämie, Neutropenie, Eosinophilie, Thrombozytopenie;

▬ **Sonstiges**: vermehrte Harnausscheidung, Allergien, Akne, systemischer Lupus erythematodes, Pankreatitis, herabgesetzte Alkoholverträglichkeit.

▪▪ Kontraindikationen

▬ Akute Hepatitis,

▬ Makrohämaturie,

- periphere Neuropathie,
- Gerinnungsstörungen, schwere Blutungsneigung,
- Epilepsie,
- Psychose.

▪▪ Interaktionen
- Aluminiumhaltige Antazida vermindern die Resorption von Isoniazid.
- Isoniazid verzögert den Abbau von Antiepileptika wie Carbamazepin oder Phenytoin.
- Isoniazid kann den Theophyllin-Blutspiegel erhöhen oder absenken.
- Isoniazid kann die Konzentration von Haloperidol im Serum erhöhen.
- Propranolol, Chlorpromazin und Fenyramidol können den Abbau von Isoniazid verzögern.
- Isoniazid kann den Abbau von Vitamin D in der Leber vermindern.
- Procainamid und p-Aminosalizylsäure können den Blutspiegel von Isoniazid erhöhen bzw. dessen Halbwertszeit verlängern.
- Der Blutspiegel von Protionamid wird durch Isoniazid um ca. 70% erhöht.
- Die gleichzeitige Behandlung mit Isoniazid und Rifampicin, Pyrazinamid, Protionamid, Phenytoin, Carbamazepin, Phenobarbital, Paracetamol oder Alkohol erhöht das Risiko der Hepatotoxizität.
- Bei gleichzeitiger Anwendung von MAO-Hemmern, anderen Antidepressiva und Isoniazid können die Wirkung der Antidepressiva verstärkt und der Isoniazid-Spiegel erhöht werden.

Bewertung

Antituberkulostatikum für die 2-, 3- und 4er-Kombination. **Cave:** Sehstörungen und PNP.

- **Lamivudin**
- Epivir, 150 mg, 300 mg – Filmtbl.; Lsg. (ViiV)

▪▪ Pharmakodynamik
Lamivudin ist ein Nukleosidanalogon. Es bewirkt einen Kettenabbruch bei der reversen Transkription des HI-Virus.

▪▪ Pharmakokinetik
Lamivudin wird gut aus dem Magen-Darm-Trakt resorbiert. Die Bioverfügbarkeit liegt bei 80–85%. Es wird zu 16–36% an Plasmaproteine gebunden. Lamivudin wird in unveränderter Form renal ausgeschieden.

▪▪ Indikation
Antiretrovirale Kombinationstherapie bei Infektion mit HIV.

▪▪ Dosierung
- Erwachsene und Jugendliche über 12 Jahre: 300 mg pro Tag verteilt auf 1 oder 2 Gaben.

▪▪ Nebenwirkungen
- **Blutbild**: Anämie, Neutro-, Thrombozytopenie;
- **Nervensystem**: Kopfschmerzen, Schlaflosigkeit, periphere Neuropathie;
- **Magen-Darm-Trakt**: Übelkeit, Erbrechen, Bauchschmerzen, Durchfall;
- **Leber**: vorübergehender Anstieg der Leberenzyme;
- **Sonstiges**: Husten, Hautausschlag, Alopezie, Arthralgie, Muskelbeschwerden, Müdigkeit, Unwohlsein, Fieber.

▪▪ Interaktionen
- Die gleichzeitige Gabe von Trimethoprim/Sulfamethoxazol führt zu einer 40%igen Erhöhung des Lamivudinplasmaspiegels.
- Bei Anwendung mit Zidovudin kommt es zu einem mäßigen (28%) Anstieg der maximalen Serumkonzentration von Zidovudin.

Bewertung

Liquorgängier nukleosidanaloger Reverse-Transkriptase-Hemmer.

- **Linezolid**
- Linezolid Inresa, 600 mg – Infusionslsg. (Inresa)
- Zyvoxid, 600 mg – Infusionslsg. (Pfizer Pharma)

Pharmakodynamik
Über Hemmung der bakteriellen Proteinsynthese wirksam gegen Enterococcus faecalis und faecium, Staphylococcus aureus, Pneumokokken, Streptokokken der Gruppe C und G, Streptococcus viridans, Streptococcus agalactiae und pyogenes, Clostridium perfringens, Peptostreptococcus anaerobius.

Pharmakokinetik
Die Bioverfügbarkeit beträgt nahezu 100%. Die Plasmaeiweißbindung von Linezolid beträgt 31%. Es wird durch Oxidation metabolisiert und hauptsächlich über den Urin ausgeschieden. Die Eliminationshalbwertzeit beträgt etwa 5 bis 7 Stunden.

Indikation
Schwere Infektionen, die durch Linezolid-empfindliche Erreger verursacht werden, einschließlich Meningitis.

Dosierung
- Bakterielle Menigitis: 600 mg 2× täglich.

Nebenwirkungen
- **Blutbild**: Anämie, Thrombozytopenie, Leukopenie, Eosinophilie;
- **Leber**: Erhöhung der Leberenzyme;
- **Magen-Darm-Trakt**: Übelkeit, Erbrechen, Durchfall, abdominelle Schmerzen;
- **Niere**: Erhöhung des Harnstoffs;
- **Sonstiges**: Kopfschmerzen, Schwindel, Hautausschlag, Hypertonie, Fieber.

Kontraindikationen
- Allergie gegen Linezolid.
- Einnahme von MAO-Hemmern, Serotonin-Wiederaufnahmehemmern, Triptanen, Vasopressoren, dopaminergen Substanzen, Pethidin, Buspiron.

- Patienten mit nicht eingestellter Hypertonie, Phäochromozytom, Thyreotoxikose, bipolarer Depression, schizoaffektive Psychose, akuter Verwirrtheit.

Bewertung

Option bei Meningitis durch Methicillin-empfindliche Staphylokokken.

- **Meropenem**
- Meronem, 500 mg, 1000 mg – Pulver zur Herstellung einer Inj.- bzw. Inf.-Lsg. (AstaZeneca)
- Meropenem Kabi, 500 mg, 1000 mg – Pulver zur Herstellung einer Inj.- bzw. Inf.-Lsg. (Fresenius Kabi)

Pharmakodynamik
Dieses Carbapenem hat sich bei der In-vitro-Testung als gut wirksam gegen die häufigen Meningitiserreger Pneumokokken, Meningokokken, Haemophilus influenza und Listerien erwiesen. Aber auch gegen andere Keime wie Staphylococcus aureus, E. coli, Klebsiella pneumoniae, Enterobacter aerogenes und cloacae und Proteus mirabilis und vulgaris weist es eine gute Wirksamkeit auf. Darüber hinaus werden die Penicillin-G-resistenten Pneumokokken von Meropenem erfasst, was sowohl unter In-vitro-Bedingungen als auch im Tierversuch belegt wurde.

Pharmakokinetik
Etwa 70% der intravenös verabreichten Dosis werden unverändert renal ausgeschieden. Die Halbwertszeit ist mit 60 min gering und die Plasmaeiweißbindung mit 2% niedrig. Meropenem weist eine gute Gewebegängigkeit einschließlich Liquor auf.

Indikation
Schwere Infektion durch einen oder mehrere Meropenem-empfindliche Erreger einschließlich Meningitis.

▪▪ Dosierung

- ≡ Erwachsene und Kinder über 12 Jahren: 3×2 g,
- ≡ Kinder zwischen 3 Monaten und 12 Jahren: 3×40 mg/kgKG.

▪▪ Nebenwirkungen

- ≡ **Nervensystem**: Kopfschmerzen, Müdigkeit, Verwirrtheit, Parästhesien, Krampfanfälle;
- ≡ **Blutbild**: Eosinophilie, Leuko-, Neutro-, Thrombozytopenie, Verlängerung der PTT und der Prothrombinzeit;
- ≡ **Magen-Darm-Trakt**: abdomineller Schmerz, Übelkeit, Erbrechen, Durchfall, pseudomembranöse Kolitis;
- ≡ **Haut**: Ausschlag, Juckreiz, lokale Reaktionen an der Injektionsstelle;
- ≡ **Sonstiges**: reversibler Anstieg der Transaminasen, des Bilirubins, der alkalischen Phosphatase, des Serumkreatinins und des Harnstoffes.

▪▪ Kontraindikationen

- ≡ Bekannte Überempfindlichkeit gegen andere Carbapeneme, Penicilline oder Cephalosporine.

▪▪ Interaktionen

- ≡ Bei gleichzeitiger Gabe von Meropenem und Probenecid können die Halbwertszeit und Plasmakonzentration von Meropenem erhöht sein.
- ≡ Meropenem kann die Serumkonzentration von Valproinsäure vermindern.

Bewertung

Gut und breit wirksames Antibiotikum bei bakterieller Meningitis, nicht primär indiziert für ambulant erworbene Meningitis.

▪ Metamizol (► Kap. 1)

- ≡ Analgin – Tbl.; Ampullen – Inj.-Lsg. (medphano)

- ≡ Novaminsulfon AbZ, 500 mg – Filmtbl.; Trpf. (AbZ Pharma)
- ≡ Novaminsulfon-ratiopharm, 500 mg – Tbl.; Trpf.; 1 g, 2,5 g – Inj.-Lsg. (ratiopharm)

▪▪ Dosierung

- ≡ Kinder im Alter von 4–9 Jahren maximal 1000 mg pro Tag,
- ≡ Kinder von 10–14 Jahren maximal 2000 mg pro Tag,
- ≡ Erwachsene und Jugendliche ab 15 Jahren maximal 4000 mg pro Tag.

Bewertung

Gut wirksam zur Behandlung von Fieber und Schmerzen bei Meningitis.

▪ Metronidazol

- ≡ Clont, 250 mg, 400 mg – Filmtbl. (Infectopharm)
- ≡ Flagyl, 400 mg – Filmtbl. (Sanofi-Aventis)
- ≡ Metronidazol, 400 mg – Tbl. (Drossapharm)
- ≡ Metronidazol-Actavis – Inj.-Lsg. (Actavis Deutschland)
- ≡ Metronidazol B. – Inj.-Lsg (B/Braun)
- ≡ Metronidazol-CT, 400 mg – Tbl. (AbZ Pharma)
- ≡ Metronidazol Fresenius – Inf.-Lsg. (Fresenius Kabi)
- ≡ Metronidazol-ratiopharm, 400 mg – Tbl.; Inf.-Lsg. (ratiopharm)
- ≡ Metronidazol Rotexmedica – Inf.-Lsg. (Rotexmedica)
- ≡ Vagimid, 250 mg – Tbl.; 250 mg – Drg.; 500 mg – Filmtbl. (Apogepha)

▪▪ Pharmakodynamik

Hemmt bei anaeroben Bakterien die Nukleinsäuresynthese und wirkt darüber bakterizid. Das Wirkungsspektrum umfasst fast alle anaeroben Bakterien.

▪▪ Pharmakokinetik

Es wird gut nach oraler oder intravenöser Gabe resorbiert. Die Halbwertszeit beträgt 7–8 h und die Plasmaeiweißbindung 15%. Es werden verschiedene Metaboliten gebildet und es werden ca. 80% über die Niere ausgeschieden. Metronidazol weist eine gute Gewebepenetration auf und erreicht unter anderem im Liquor hohe Konzentrationen.

▪▪ Indikation
Infektionen durch anearobe Keime einschließlich Meningitis und Gehirnabszess.

▪▪ Dosierung
— Erwachsene und Jugendliche 3×0,5 g/Tag,
— Kinder 3×7–10 mg/kgKG.

▪▪ Nebenwirkungen
— **Nervensystem**: Kopfschmerzen, Schwindel, Müdigkeit, Verwirrtheit, Depression, Ataxie, Krampfanfälle, Neuropathie;
— **Blutbild**: Leuko-, Thrombozytopenie, Agranulozytose;
— **Magen-Darm-Trakt**: Glossitis, metallischer Geschmack, Stomatitis, Übelkeit, Erbrechen, Durchfall, pseudomembranöse Kolitis;
— **Sonstiges**: allergische Reaktionen, Leberfunktionsstörungen, Pankreatitis, Reizung der Venenwand, Thrombophlebitis.

▪▪ Kontraindikationen
— Schwere Leberschäden,
— Störungen der Blutbildung,
— Erkrankungen des Nervensystems.

▪▪ Interaktionen
— Bei gleichzeitiger Gabe von oralen Antikoagulanzien kann Metronidazol die Hemmung der Blutgerinnung verstärken.
— Bei gleichzeitiger Behandlung mit Metronidazol und Lithium kann es zur Erhöhung des Serumspiegels von Lithium kommen.
— Bei gleichzeitiger Behandlung mit Barbituraten oder Phenytoin kann die Wirkung von Metronidazol abgeschwächt sein.
— Cimetidin kann über Beeinträchtigung der Elimination den Serumspiegel von Metronidazol erhöhen.

Bewertung

Mittel der Wahl bei Kombinationstherapie bei Hirnabszess.

▪ Nevirapin
— Viramune, 200 mg – Tbl.; 50 mg, 100 mg, 400 mg – Retardtbl.; Suspension (Boehringer Ingelheim)

▪▪ Pharmakodynamik
Nevirapin ist ein nichtnukleosidischer Reverse-Transkriptase-Hemmer.

▪▪ Pharmakokinetik
Die orale Bioverfügbarkeit beträgt 93%. Es wird etwa zu 60% an Plasmaproteine gebunden. Nevirapin wird hauptsächlich über das Zytochrom-P450-System metabolisiert und die Metabolite werden renal ausgeschieden.

▪▪ Indikation
Antiretrovirale Kombinationsbehandlung bei HIV-Infektion.

▪▪ Dosierung
— Erwachsene und Jugendliche ab 16 Jahren in den ersten 14 Tagen 200 mg pro Tag, dann 2×200 mg pro Tag.

▪▪ Nebenwirkungen
— **Nervensystem**: Kopfschmerzen;
— **Magen-Darm-Trakt**: Übelkeit, Erbrechen, Bauchschmerzen, Durchfall;
— **Leber**: Hepatitis, Gelbsucht, Leberversagen;
— **Blutbild**: Granulozytopenie, Anämie;
— **Sonstiges**: allergische Reaktionen, Hautausschlag, Myalgie, Arthralgie, Fieber.

▪▪ Kontraindikationen
— Schwere Leberfunktionsstörung,
— Behandlung mit Johanniskraut.

▪▪ Interaktionen
— Die gleichzeitige Gabe von Fluconazol und Nevirapin kann den Plasmaspiegel von Nevirapin erhöhen.

- Die gleichzeitige Gabe von oralen Kontra-
  zeptiva und Nevirapin kann den Plasma-
  spiegel der Östrogene senken.
- Nevirapin kann die Metabolisierung von
  Methadon steigern und somit dessen
  Plasmaspiegel senken.
- Die Interaktion zwischen Nevirapin und
  Warfarin ist komplex, sodass sowohl eine
  Zunahme als auch eine Abnahme der
  Gerinnungszeit resultieren kann. Deshalb
  ist eine engmaschige Überwachung der
  Gerinnungsparameter erforderlich.

Bewertung

Liquorgängiger nichtnukleosid-analoger
Reverse-Transkriptase-Hemmer.

- **Niedermolekulares Heparin (▶ Kap. 8)**
- Certoparin-Natrium Mono-Embolex,
  3000 IE, 8000 IE – Fertigspritze
  (Novartis)
- Enoxaparin-Natrium Clexane, 20 mg,
  40 mg, 60 mg, 80 mg, 100 mg – Fertigspritze (Aventis Pharma)

▪▪ Dosierung
- Zur Thromboseprophylaxe Certoparin-
  Natrium 3000 IE, Enoxaparin-Natrium
  40 mg.

Bewertung

Wirksam zur Thromboseprophylaxe,
einfach zu handhaben.

- **Paracetamol (▶ Kap. 1)**
- ben-u-ron, 500 mg – Hartkps.; Saft;
  75 mg, 125 mg, 250 mg, 500 mg,
  1000 mg – Supp.; 500 mg, 1000 mg – Tbl.
  (bene-Arzneimittel)
- Paracetamol AbZ, 500 mg – Tbl.; 125 mg,
  250 mg, 500 mg, 1000 mg – Supp. (AbZ
  Pharma)
- Paracetamol B Braun – Inf.-Lsg. (B Braun)
- Paracetamol Kabi – Inf.-Lsg. (Fresenius
  Kabi)

- Paracetamol-Hormosan, 500 mg – Tbl.
  (Hormosan Pharma)
- Paracetamol-ratiopharm, 500 mg – Tbl.;
  500 mg – Brausetbl.; Lsg.; 75 mg, 125 mg,
  250 mg, 500 mg, 1000 mg – Supp.
  (ratiopharm)
- Perfalgan, 10 mg/ml – Inf.-Lsg. (Bristol-
  Myers Squibb)

▪▪ Dosierung
- Im Alter von 6–9 Jahren maximal
  3×500 mg pro Tag,
- bis 12 Jahren maximal 4×500 mg pro Tag
  und
- älter als 12 Jahre maximal 4×1000 mg pro
  Tag.

Bewertung

Gut wirksam und verträglich bei Fieber und
Schmerzen im Rahmen von Meningitiden.

- **Penicillin G**
- Penicillin G, 0,5 Mega IE, 1 Mega IE,
  5 Mega IE, 10 Mega IE – Jenapharm
  Trockensubstanz zur Inj. (mibe)
- Penicillin „Grünenthal", 1 Mega, 5 Mega,
  10 Mega – Pulver (Grünenthal)
- Retacillin Composium, 1,2 Mio. IE –
  Trockensubstanz und Suspensionsmittel
  (mibe)

▪▪ Pharmakodynamik
Penicillin G hemmt die Zellwandsynthese und
wirkt so bakterizid. Es weist eine mittlere bis gute
Wirksamkeit gegen Pneumkokken, Meningokokken, Gonokokken, B-Streptokokken, Streptococcus pyogenes und viridans, anaerobe Streptokokken, Treponema pallidum, Borrelien,
Aktinomyces, Bacillus anthracis, Clostridien,
Corynebakterien und Listerien auf. In den europäischen Nachbarländern konnten in bis zu 30%
Resistenzen der Pneumokokken gegen Penicillin G ermittelt werden. In Deutschland konnten
dagegen bisher keine Resistenzen nachgewiesen
werden, allerdings ließ sich schon in einigen
Fällen eine intermediäre Empfindlichkeit der
Pneumokokken gegen Penicillin G feststellen.

Pharmakokinetik

Die Gewebegängigkeit von Penicillin G ist im Allgemeinen gut, die Liquorgängigkeit ist gering. Bei entzündeten Meningen ist sie besser, sodass bei der bakteriellen Meningitis therapeutisch ausreichende Liquorkonzentrationen erreicht werden. Die Halbwertszeit ist mit 40 min kurz und die Plasmaeiweißbindung mit 50% relativ hoch. Penicillin G wird fast ausschließlich renal ausgeschieden.

Indikation

Infektion durch Penicillin-G-empfindliche Erreger einschließlich Meningitis und Hirnabszess.

Dosierung

- Erwachsene und Kinder über 12 Jahren 6×5 Mio. IE.

Nebenwirkungen

- **Nervensystem**: Benommenheit, Halluzinationen, Myoklonien, Krampfanfälle;
- **Blutbild**: Leuko-, Neutro-, Granulozytopenie, Agranulozytose, Thrombozyto-, Panzytopenie, hämolytische Anämie, Blutgerinnungsstörungen;
- **Niere**: interstitielle Nephritis, Niereninsuffizienz;
- **Leber**: Hepatitis, Cholestase;
- **Magen-Darm-Trakt**: Glossitis, Stomatitis, Übelkeit, Durchfälle, pseudomembranöse Kolitis;
- **Sonstiges**: allergische Reaktionen bis zum anaphylaktischen Schock, Natriumintoxikation, Hyperkaliämie, Jarisch-Herxheimer-Reaktion bei der Behandlung von Spirochäteninfektionen.

Kontraindikationen

Überempfindlichkeit gegen Penicilline und andere β-Laktam-Antibiotika.

Interaktionen

- Bei Kombination mit bakteriostatisch wirkenden Antibiotika wie Tetrazyklinen, Makroliden, Sulfonamiden kann es zu einer Wirkabschwächung von Penicillin G kommen.
- Die gleichzeitige Gabe von Probenecid und Penicillin G bewirkt eine erhöhte Serumkonzentration von Penicillin G, der Transport in den Liquor wird vermindert.
- Die Eliminationshalbwertszeit von Penicillin G wird bei gleichzeitiger Gabe von Salizylaten, Phenylbutazon, Indomethacin und Sulfinpyrazon verlängert.
- Die Sicherheit von oralen Kontrazeptiva kann unter der Therapie mit Penicillin G herabgesetzt sein.

Bewertung

Mittel der Wahl bei ambulant erworbener Meningitis und bei Neuroborreliose. Erhöhtes Risiko für Krampfanfälle.

- **Prednisolon** (▶ Kap. 12)
- Decortin H, 1 mg, 5 mg, 10 mg, 20 mg, 50 mg – Tbl. (Merck serono)
- Dermosolon, 5 mg, 10 mg, 20 mg, 50 mg – Tbl. (Dermapharm)
- Hefasolon – Inj.-Lsg. (Riemser)
- Prednigalen, 10 mg, 25 mg – Inj.-Susp. (Galenpharma)
- Predni H Tablinen, 5 mg, 20 mg, 50 mg – Tbl.; 10 mg, 25 mg, 50 mg – Inj.-Susp. (Winthop)
- Prednisolon, 1 mg, 5 mg, 10 mg, 20 mg, 50 mg – Tbl. (mibe)
- Prednisolon Galen, 2 mg, 5 mg, 20 mg, 50 mg – Tbl. (Galenpharma)
- Prednisolon Rotexmedica, 25 mg, 250 mg – Inj.-Susp. (Rotexmedica)
- Prednisolon-ratiopharm, 5 mg, 50 mg – Tbl. (Ratiopharm)
- Prednisolut, 10 mg L, 25 mg L, 100 mg L – Trockensubstanz und Lösungsmittel zur Inj.; 250 mg, 500 mg, 1000 mg – Trockensubstanz und Lösungsmittel zur Inj. (mibe)
- Solu-Decortin H, 10 mg, 25 mg, 50 mg, 100 mg, 250 mg, 500 mg, 1000 mg – Pulver (Merck Serono)

- **Prednison** (▶ Kap. 12)
- Decortin, 1 mg, 5 mg, 20 mg, 50 mg – Tbl. (Merck Serono)

- Prednison Galen, 5 mg, 20 mg, 50 mg – Tbl. (Galenpharma)
- Prednison-ratiopharm, 5 mg – Tbl. (ratiopharm)
- Rectodelt 100 – Supp. (Trommsdorf)

■■ Dosierung

- Bei der tuberkulösen Meningitis initial 60–80 mg/Tag, über 4–8 Wochen ausschleichen. Zur Behandlung der Schmerzen der Borrelien-bedingten Radikulitis 60 mg/Tag über 3–4 Tage.

Bewertung

Sinnvoll in der adjuvanten Behandlung bei tuberkulöser Meningitis und zur Schmerztherapie bei der Neuroborreliose.

■ Probenecid

- Probenecid Weimer, 500 mg – Tbl. (Biokanol)

■■ Pharmakodynamik

Probenecid hemmt die tubuläre Reabsorption von Harnsäure.

■■ Pharmakokinetik

Nach oraler Gabe wird Probenecid rasch und vollständig resorbiert. Es wird zu 83–94% an Plasmaproteine gebunden. Es wird zu gut 80% renal eliminiert, der unverändert ausgeschiedene Anteil liegt bei 5–17%. Die Eliminationshalbwertszeit liegt bei 2–6 h.

■■ Indikation

Hyperurikämie.

■■ Dosierung

- Zu Beginn 2×½ Tablette, dann 2×1 Tablette.

■■ Nebenwirkungen

- Zu Beginn der Behandlung Gefahr eines Gichtanfalls und von Harnsäuresteinen;
- **Magen-Darm-Trakt**: Übelkeit, Brechreiz, Völlegefühl, Anorexie, Zahnfleischentzündungen;

- **Blutbild**: Leuko-, Thrombopenie, aplastische Anämie, hämolytische Anämie;
- **Sonstiges**: Hautreaktionen, Kopfschmerz, Benommenheit.

■■ Kontraindikationen

- Eingeschränkte Nierenfunktion,
- Nierensteindiathese,
- Kinder unter 2 Jahren,
- akuter Gichtanfall,
- Schwangerschaft und Stillzeit.

■■ Interaktionen

- Die urikosurische Wirkung von Probenecid kann durch Salizylate abgeschwächt werden.
- Eine Wirkungsabschwächung kann bei Kombination mit Diuretika und Pyrazinamid auftreten.
- Wegen verlangsamter Ausscheidung kann der Plasmaspiegel folgender Wirkstoffe erhöht sein: Captopril, NSAR, Paracetamol, Penicilline, Cephalosporine, Chinolone, Sulfonylharnstoffe, Thiopental, Lorazepam, Rifampicin, Virustatika, Methotrexat, Clofibrat, Diprophyllin, Famotidin.
- Probenecid kann die Wirkung von Schleifendiuretika abschwächen.
- Probenecid kann die Wirkung von oralen Antikoagulanzien abschwächen.

Bewertung

Kann eingesetzt werden, um die Wirkung von Penicillin zu verstärken.

■ Prothrombinkomplex

- PPSB-Konzentrat S-TIM, 4/200, 4/600 (Baxter)

■■ Pharmakodynamik

Prothrombinkomplex dient zur Substitution der plasmatischen Gerinnungsfaktoren II, VII, IX und X.

■■ Pharmakokinetik

Die Bioverfügbarkeit von Prothrombinkomplex beträgt 100%. Die Eliminationshalbwertszeit der einzelnen Faktoren ist unterschiedlich. Bei Faktor II beträgt sie 58 h, Faktor VII 5 h, Faktor IX 19 h und Faktor X 35 h. Bei Lebererkrankungen, Verbrauchskoagulopathie und schweren Blutungen ist generell mit kürzeren Halbwertszeiten zu rechnen.

■■ Indikation
Blutungsneigung bzw. Blutungen bei angeborenem oder erworbenem Mangel der Faktoren II, VII, IX und/oder X.

■■ Dosierung
▬ Dosis in IE = erwünschter Quick-Wert-Ansteig [%] × Körpergewicht [kg] × 1,2

■■ Nebenwirkungen
▬ Anaphylaktische Reaktionen bis zum Schock, HIT II, Hautnekrosen, Einblutungen, Flush, Thrombophlebitis, Lungenembolie, nephrotisches Syndrom, Fieber, Herzversagen;
▬ Übertragung von Infektionskrankheiten (HIV, Heptatitis etc.).

■■ Kontraindikationen
▬ Allergie gegen Heparin,
▬ HIT II,
▬ Thrombosegefahr,
▬ Angina pectoris, Herzinfarkt.

Bewertung

Indiziert bei Verbrauchskoagulopathie Stadium II und III.

▪ Pyrazinamid
▬ Pyrafat, 500 mg – Filmtbl. (Riemser)
▬ Pyrazinamid, 500 mg – Tbl. (mibe)
▬ Pyrazinamid Lederle, 500 mg – Tbl. (Riemser)

■■ Pharmakodynamik
Pyrazinamid hat eine bakterizide Wirkung auf humane Tuberkulosebakterien.

■■ Pharmakokinetik
Nach oraler Gabe wird Pyrazinamid gut resorbiert und es weist eine gute Liquorgängigkeit auf. Es wird in der Leber metabolisiert und die Metaboliten werden renal ausgeschieden. Die Halbwertszeit weist mit 4–17 h eine enorme Varianz auf.

■■ Indikation
Chemotherapie der Tuberkulose.

■■ Dosierung
▬ Erwachsene und Jugendliche ab 15 Jahren 20–30 mg/kgKG, maximale Tagesdosis beträgt 2,5 g.
▬ Kinder 30 mg/kgKG, maximale Tagesdosis 1,5 g.

■■ Nebenwirkungen
▬ **Nervensystem**: Kopfschmerzen, Schwindel, Erregbarkeit, Schlaflosigkeit;
▬ **Niere**: Hyperurikämie, tubulointerstitielle Nephritis;
▬ **Leber**: Anstieg der Transaminasen, Störung der Leberfunktion;
▬ **Magen-Darm-Trakt**: Appetitlosigkeit, Übelkeit, Brechreiz, Sodbrennen, Krämpfe im Unterbauch;
▬ **Blutbild**: Anämie, Thrombozytopenie, Verlängerung der Blutgerinnungszeit;
▬ **Sonstiges**: Lichtempfindlichkeit, Pellagra.

■■ Kontraindikationen
Schwere Leberfunktionsstörungen.

■■ Interaktionen
▬ Zu unerwünschten Wechselwirkungen kann es bei gleichzeitiger Einnahme von Pyrazinamid und Azetylsalizylsäure, Ascorbinsäure, jodhaltigen Kontrastmitteln und Gichtmitteln kommen;
▬ Bei gleichzeitiger Einnahme von Pyrazinamid und blutzuckersenkenden Mitteln kann die Blutzuckensenkung beschleunigt sein.

Bewertung
Antituberkulostatikum in der 3- und 4-fach Kombination.

- **Pyridoxin**
- Vitamin B6-ratiopharm, 40 mg – Filmtbl. (ratiopharm)

■■ Pharmakodynamik
Pyridoxin ist in seiner phosphorylierten Form ein Coenzym einer Vielzahl von Enzymen, die in den gesamten Stoffwechsel der Aminosäuren eingreifen. Zur Vermeidung eines Defizits ist eine tägliche Zufuhr für Männer von 1,4 bis 1,6 mg/Tag und für Frauen von 1,2 mg/Tag notwendig.

■■ Pharmakokinetik
Nach oraler Gabe wird Pyridoxin rasch im oberen Magen-Darm-Trakt resorbiert und mit einem Maximum zwischen 2 und 5 Stunden ausgeschieden.

■■ Indikation
Prophylaxe und Therapie einer peripheren Neuropathie infolge eines medikamenteninduzierten Pyridoxinmangels durch Pyridoxinantagonisten wie Isoniazid.

■■ Dosierung
- Zur Prophylaxe werden bei Erwachsenen in der Regel 25 bis 50 mg pro Tag empfohlen.

■■ Nebenwirkungen
- **Nervensystem:** periphere sensorische Neuropathie bei längerer Einnahme von Tagesdosen über 50 mg;
- **Sonstiges:** Lichtempfindlichkeit.

■■ Interaktionen
- Die gleichzeitige Einnahme von Pyridoxin und Pyridoxinantagonisten kann den Bedarf an Pyridoxin erhöhen.
- Pyridoxin kann in Tagesdosen ab 5 mg die Wirkung von L-Dopa herabsetzen.

Bewertung
Notwendige Begleittherapie bei einer Behandlung mit Isoniazid.

- **Rifampicin**
- Eremfat, 150 mg, 300 mg, 450 mg, 600 mg – Filmtbl.; Sirup; i.v. 300 mg, 600 mg – Trockensubstanz und Lösungsmittel (Riemser)
- RifampicinHefa-N, 150 mg, 300 mg – Hartkps.; 450 mg, 600 mg – Filmtbl.; 600 mg – i.v. Pulver Infusionslösung (Riemser)

■■ Pharmakodynamik
Rifampicin wirkt hauptsächlich gegen Mykobakterien, indem es deren Proteinsynthese hemmt.

■■ Pharmakokinetik
Rifampicin wird nach oraler Gabe fast vollständig resorbiert. Die Proteinbindung beträgt 70–90%. Rifampicin weist eine gute Gewebepenetration auf, die Liquorgängigkeit liegt bei Werten von 10–85% der Serumkonzentration. Rifampicin wird in der Leber metabolisiert und überwiegend biliär ausgeschieden.

■■ Indikation
Alle Formen der Tuberkulose, Umgebungsprophylaxe der Meningokokkensepsis und -meningitis.

■■ Dosierung
- Erwachsene und Kinder über 12 Jahre 10 mg/kgKG 1× täglich, die Höchstdosis beträgt 600 mg.
- Kinder von 6–12 Jahre 10–20 mg/kgKG.
- Chemoprophylaxe bei Meningokokkenmeningitis: Erwachsene 2×600 mg pro Tag über 2 Tage, Kinder 2×10 mg/kgKG über 2 Tage.

■■ Nebenwirkungen
- **Nervensystem:** Ataxie, Schwindel, Kopfschmerzen, Müdigkeit, Verwirrtheit, Psychose, Schmerzen und Taubheit in den Extremitäten, Optikusneuritis;

- **Magen-Darm-Trakt**: Magenschmerzen, Übelkeit, Erbrechen, Durchfall, Meteorismus, pseudomembranöse Kolitis;
- **Blutbild**: Eosinophilie, Leuko-, Granulozyto-, Thrombozytopenie, thrombozytopenische Purpura, Hypoprothrombinämie, hämolytische Anämie;
- **Leber**: Erhöhung der Transaminasen, Ikterus, Hepatomegalie, akute Hepatitis;
- **Sonstiges**: Orangefärbung von Speichel, Tränenflüssigkeit, Schweiß, Harn und Stuhl. Sehstörung, allergische Reaktionen, Nierenfunktionsstörungen, Menstruationsstörungen, grippeähnliches Syndrom.

■■ Kontraindikationen
- Schwere Leberfunktionsstörungen,
- Schwangerschaft.

■■ Interaktionen
- Durch Enzyminduktion kann Rifampicin die Wirkung von Antiarrhythmika, Antidiabetika vom Sulfonylharnstoff-Typ, Warfarin und anderen Kumarinen, Azathioprin, Kalziumantagonisten, Cimetidin, Ciclosporin, Simvastatin, Morphin und Kortikosteroiden vermindern.
- Durch Enzyminduktion kann Rifampicin den Serumspiegel von Antibiotika (Doxycyclin, Chloramphenicol, Clarithromcyin), Antidepressiva (Amitriptylin, Nortriptylin), Atovaquon, Clofibrat, Enalapril, Haloperidol, Herzglykosiden, Levothyroxin, Losartan, Ondansetron, Praziquantel, Proteaseinhibitoren, β-Rezeptoren-Blockern (Bisoprolol, Metoprolol, Propranolol, Carvedilol), Tacrolimus, Theophyllin, Vitamin D, Zidovudin, Zolpidem und Zopiclon reduzieren.
- Die leberschädigende Wirkung von Halothan und Paracetamol kann durch Rifampicin verstärkt werden.
- Die Sicherheit oraler Kontrazeptiva ist unter der Behandlung mit Rifampicin in Frage gestellt.

Bewertung

Antituberkulostatikum in der 2-, 3- und 4-fach Kombination.

■ Ritonavir
- Norvir, 100 mg – Filmtbl.; Lsg. (Abbott)

■■ Pharmakodynamik
Ritonavir ist ein Hemmer der HIV1- und HIV2-Aspartylproteasen. Die Hemmung des Enzyms führt zur Bildung von HIV-Partikeln mit unreifer Morphologie.

■■ Pharmakokinetik
Die Halbwertszeit beträgt 3–5 h. Ritonavir wird zu 98–99% an Plasmaproteine gebunden. Es wird in der Leber über Zytochrom-P450 metabolisiert und zwar hauptsächlich über CYP3A4. Die Ausscheidung erfolgt über das hepatobiliäre System.

■■ Indikation
Antiretrovirale Kombinationsbehandlung bei HIV-Infektion.

■■ Dosierung
- Erwachsene 600 mg 2× täglich.
- Kinder über 2 Jahre 350 mg/m^2 Körperoberfläche 2× täglich, maximal 600 mg 2× täglich.

■■ Nebenwirkungen
- **Nervensystem**: Schwindel, Parästhesien, Schläfrigkeit, Schlaflosigkeit, Angstzustände, Kopfschmerzen;
- **Magen-Darm-Trakt**: Bauchschmerzen, Dyspepsie, Blähungen, Mundtrockenheit, Mundgeschwüre;
- **Skelettmuskulatur**: CK-Erhöhung, Myalgie, Myositis, Rhabdomyolyse;
- **Sonstiges**: Rachenentzündung, Husten, Hautausschlag, Pruritus, Fieber, Gewichtsverlust, Lipodystrophie.

■■ Kontraindikationen
- Aufgrund von Interaktionen können schwerwiegende Nebenwirkungen wie

Arrhythmien, hämatologische Störungen, Anfälle oder anderes auftreten. Deshalb darf Norvir nicht mit Amiodaron, Astemizol, Bepridil, Bupropion, Chinidin, Cisaprid, Clozapin, Dihydroergotamin, Encainid, Ergotamin, Flecainid, Pethidin, Pimozid, Piroxicam, Propafenon, Propoxyphen und Terfenadin kombiniert werden.

- Ritonavir kann zu einem Anstieg der Serumkonzentration von Beruhigungs- und Schlafmitteln wie Clorazepat, Diazepam, Estazolam, Flurazepam, Midazolam und Triazolam führen. Aufgrund der zu erwartenden Sedierung bzw. Atemlähmung sind diese Kombinationen kontraindiziert.
- Rionavir sollte nicht mit Rifabutin, Voriconazol oder Johanniskraut verabreicht werden.

▪▪ Interaktionen
- Ritonavir erhöht die Konzentration von Clarithromycin, Desipramin, Saquinavir, Indinavir, Nelfinavir, Amprenavir, Efavirenz, Sildenafil, Tadalafil, Vardenafil, Trazodon, Ketoconazol, Lovastatin, Simvastatin, Digoxin.
- Ritonavir vermindert die Konzentration vom Warfarin, Morphin, Methadon, Ethinylestradiol, Theophyllin, Cotrimoxazol, Meperidin.

Bewertung

Liquorgängiger Proteaseinhibitor.

▪ Saquinavir
- Invirase, 500 mg – Filmtbl. (Roche)

▪▪ Pharmakodynamik
Saquinavir hemmt die HIV1-Protease und bewirkt so die Entstehung von unreifen Viruspartikeln, die nicht infektiös sind.

▪▪ Pharmakokinetik
Saquinavir wird nach oraler Gabe unvollständig resorbiert. Durch einen hohen Firstpass-Metabolismus ist die Bioverfügbarkeit niedrig. Es wird zu ca. 97% an Plasmaproteine gebunden. Saquinavir wird in der Leber durch CYP3A4 verstoffwechselt. Die Ausscheidung erfolgt zu großen Teilen über die Fäzes, zu geringerem Anteil über den Urin.

▪▪ Indikation
Kombinationstherapie zur antiretroviralen Behandlung bei HIV1-Infektion.

▪▪ Dosierung
- Erwachsene und Jugendliche über 16 Jahre: Saquinavir 1000 mg 2× täglich bei gleichzeitiger Einnahme von Ritonavir 100 mg 2× täglich.

▪▪ Nebenwirkungen
- **Blutsystem**: Anämie, Leukopenie, Thromobzytopenie;
- **Nervensystem**: Kopfschmerzen, periphere Neuropathie, Schwindel, Schlafstörungen, Dysgeusie;
- **Magen-Darm-Trakt**: Übelkeit, Erbrechen, Durchfall, Dyspepsie, Obstipation, Flatulenz;
- **Sonstiges**: Lipodystrophie, Hautauschlag, Alopezie, Juckreiz, Muskelspasmen, Diabetes mellitus, Dyspnoe, erhöhte Transaminasen, erhöhte Lipide, erhöhte Amylase.

▪▪ Kontraindikationen
- Dekompensierte Lebererkrankung,
- QT-Verlängerung,
- klinisch relevante Bradykardie,
- klinisch relevante Herzinsuffizienz,
- Hypokaliämie.
- Saquinavir darf nicht mit Triazolam, Midazolam, Simvastatin, Lovastatin, Ergotaminderivaten und Rifampicin verabreicht werden.

Interaktionen

- Die gleichzeitige Einnahme von Saquinavir mit Maraviroc, Digoxin, Clarithromycin, Rifabutin oder Ketoconazol kann deren Plasmakonzentration erhöhen.
- Die gleichzeitige Einnahme von Saquinavir mit Methadon oder Ethinylestradiol kann deren Plasmakonzentration verringern.
- Die gleichzeitige Einnahme von Saquinavir mit Didanosin, Tenofovir, Fosamprenavir, Rifabutin, Knoblauchkapseln oder Johanniskraut kann die Plasmakonzentration von Saquinavir verringern.
- Die gleichzeitige Einnahme von Saquinavir mit Ritonavir, Atazanavir, Nelfinavir, Clarithromycin, Erythromycin, Omeprazol oder Grapefruitsaft kann die Plasmakonzentration von Saquinavir erhöhen.

Bewertung

Liquorgängiger Proteaseinhibitor.

Standardheparin (▶ Kap. 8)

- Heparin-Calcium-ratiopharm, 5000 IE, 7500 IE, 12.500 IE – Inj.-Lsg. (ratiopharm)
- Heparin-Natrium-Ratiopharm, 5000 IE, 7500 IE, 25.000 IE, 250.000 IE – Inj.-Lsg. (ratiopharm)
- Heparin-Natrium Braun, 5000 IE, 10.000 IE – Inj.-Lsg. (B. Braun)
- Heparin-Rotexmedica, 5000 IE – Inj.-Lsg. (Rotexmedica)

Dosierung

- Bei der Verbrauchskoagulopathie Stadium I 500–1000 IE/h i.v.

Bewertung

Indiziert bei Verbrauchskoagulopathie Stadium I und bei der septischen Sinusthrombose.

Stavudin

- Zerit, 20 mg, 30 mg, 40 mg – Hartkps.; 200 mg – Pulver (Bristol-Myers Squibb)

Pharmakodynamik

Stavudin, ein Thymidinanalogon, ist ein nukleosidanaloger Reverse-Transkriptase-Hemmer. Zudem hemmt es die virale DNA-Synthese.

Pharmakokinetik

Die orale Bioverfügbarkeit von Stavudin beträgt 86%. Es wird kaum an Plasmaproteine gebunden. Ca. 50% werden unverändert mit dem Urin ausgeschieden. Die Eliminationshalbwertszeit liegt bei 1,3–1,4 h.

Indikation

Antiretrovirale Kombinationsbehandlung bei HIV-Infektion.

Dosierung

- Erwachsene bei einem Körpergewicht < 60 kgKG: 30 mg 2× pro Tag, bei einem Körpergewicht > 60 kgKG: 40 mg 2× pro Tag.

Nebenwirkungen

- **Nervensystem**: periphere Neuropathie, Benommenheit, Kopfschmerzen, abnormale Träume, Schlaflosigkeit, Somnolenz, Depression, Angst;
- **Magen-Darm-Trakt**: Durchfall, Übelkeit, Bauchschmerzen, Pankreatitis;
- **Leber**: Hepatitis, Gelbsucht;
- **Sonstiges**: Lipoatrophie, Laktatazidose, Gynäkomastie, Juckreiz, Ausschlag.

Bewertung

Liquorgängier nukleosidanaloger Reverse-Transkriptase-Hemmer.

Streptomycin

- Strepto-Fatol, 1 g – Durchstechflasche (Fatol)
- StreptoHefa – Trockensubstanz zur Inj. (Riemser)
- Streptomycin, 1 g – Trockensubstanz (Rotexmedia)

Pharmakodynamik

Streptomycin wirkt bakterizid gegen Mycobacterium tuberculosis, Bruzellen, Yersinien.

Streptomycin weist eine Neurotoxizität auf, die vor allen Dingen den N. vestibulocochlearis betrifft. Deswegen sollten vor Beginn der Behandlung und währenddessen in 14-tägigen Abständen eine Audiometrie und eine Vestibularisprüfung erfolgen.

■■ Pharmakokinetik

Streptomycin wird nach oraler Gabe praktisch nicht resorbiert, sodass es parenteral verabreicht werden muss. Die Liquorgängigkeit bei intakten Meningen ist mit 2–4% der Serumkonzentration gering, bei bestehender Meningitis werden jedoch Liquorkonzentrationen von 10–20% erreicht. Es wird zu 32–35% an Plasmaproteine gebunden. Streptomycin wird nicht metabolisiert und fast vollständig renal eliminiert. Die Serumhalbwertszeit beträgt 150 min.

■■ Indikation

Tuberkulose, Bruzellose.

■■ Dosierung

- Erwachsene bis 50 Jahre und Kinder über 12 Jahre 15 mg/kgKG,
- die Standarddosis für Erwachsene bis 50 Jahre beträgt 1 g/Tag,
- bei Erwachsenen über 50 Jahre ist sie auf 0,5 g pro Tag zu begrenzen.

■■ Nebenwirkungen

- **Nervensystem**: Innenohrschwerhörigkeit bis zur Taubheit, Nystagmus, Ohrensausen, Schwindel, Kopfschmerzen;
- **Niere**: Nierenfunktionsstörung;
- **Blutbild**: Granulozyto-, Thrombopenie, Anämie, Leukopenie, Eosinophilie;
- **Sonstiges**: Exanthem, Pruritus, Transaminasenanstieg, lokale Reizerscheinungen.

■■ Kontraindikationen

- Überempfindlichkeit gegen Aminoglykoside,
- fortgeschrittene Niereninsuffizienz,
- Früh- und Neugeborene,
- unmittelbar nach einer Behandlung mit Aminoglykosiden,
- Schäden von Vestibularapparat oder Kochlea.

■■ Interaktionen

- Cephalosporine, Polymyxine, Amphotericin B, Methoxyfluran und Zytostatika verstärken die nephrotoxische Wirkung von Streptomycin.
- Furosemid und Etacrynsäure verstärken die nephrotoxische und ototoxische Wirkung von Streptomycin.
- Muskelrelaxanzien und Inhalationsnarkotika verstärken die neuromukulär-blockierende Wirkung von Streptomycin.

Bewertung

Antituberkulostatikum in der 4-fach Kombination.

■ Tenofovir

- Viread, 245 mg – Filmtbl. (Gilead)

■■ Pharmakodynamik

Die Metaboliten von Tenofovir hemmen die reverse Transkriptase des HI-Virus und bewirken durch den DNA-Kettenabbruch die weitere Replikation des Virus.

■■ Pharmakokinetik

Tenofovir wird nach oraler Aufnahme schnell resorbiert. Es wird nur sehr gering an Plasmaproteine gebunden (< 0,7%). Tenofovir wird primär über die Nieren eliminiert.

■■ Indikation

Antiretrovirale Kombinationstherapie bei Infektion mit HIV oder Hepatitis B.

■■ Dosierung

- Erwachsene: 1×245 mg pro Tag zu einer Mahlzeit

■■ Nebenwirkungen

- **Nervensystem**: Schwindel, Kopfschmerzen;
- **Magen-Darm-Trakt**: Diarrhö, Übelkeit, Erbrechen, Bauchschmerzen, Blähungen, Völlegefühl;
- **Leber**: erhöhte Transaminasen, Hepatitis, Hepatosteatose;

Sonstiges: Hypophosphatämie, Hypokaliämie, Laktatazidose, Ausschlag, Angioödem, Rhabdomyolyse, Osteomalazie, erhöhter Kreatininwert, Nierenversagen, Müdigkeit.

Interaktionen

- Die gleichzeitige Gabe von Arzneimitteln, die die Nierenfunktion beeinträchtigen, kann die Serumkonzentration von Tenofovir und/oder dem gleichzeitig angewendeten Arzneimittel erhöhen.
- Die gleichzeitige Anwendung mit nephrotoxischen Arzneimitteln sollte vermieden werden.
- Die gleichzeitige Anwendung mit Didanosin wird nicht empfohlen.

Bewertung

Liquorgängier nukleosidanaloger Reverse-Transkriptase-Hemmer.

Vancomycin

- VANCO-cell, 500 mg, 1000 mg – Trockensubstanz (cell pharm)
- Vancomycin Enterocaps – Kps. (Riemser)
- Vancomycin „Lederle", 500 mg, 1000 mg – Pulver (Riemser)
- Vancomycin Lyomark – Pulver (Lyomark)
- Vancomycin-ratiopharm, 500 mg, 1000 mg – Pulver (ratiopharm)
- Vanco-saar, 500 mg, 1000 mg – Pulver (MIP Pharma)

Pharmakodynamik

Vancomycin hemmt die bakterielle Zellwandbiosynthese und wirkt so bakterizid. Es wirkt unter anderem gegen Staphylokokken einschließlich Methicillin-resistenten Staphylococcus-aureus- und Staphylococcus-epidermidis-Stämmen und Streptokokken einschließlich Enterokokken und Penicillin-G-resistenten Pneumokokken. Weitere Vancomycin-empfindliche Erreger sind Korynebakterien, Listerien, Klostridien.

Pharmakokinetik

Vancomycin verteilt sich nach i.v.-Gabe in fast alle Gewebe. Bei nicht entzündeten Meningen ist die Liquorgängigkeit gering. Vancomycin wird zu 55% an Plasmaproteine gebunden. Es wird fast vollständig renal ausgeschieden. Die Halbwertszeit bei Nierengesunden beträgt 4–6 h.

Indikation

Schwere Infektionen mit Vancomycin-empfindlichen Keimen.

Dosierung

- Erwachsene und Kinder ab 12 Jahren mit Meningitis oder Hirnabszess 2–3 g/Tag verteilt über 2–4 Kurzinfusionen.

Nebenwirkungen

- **Niere**: Erhöhung von Kreatinin und Harnstoff im Serum, Nierenfunktionseinschränkungen;
- **Blutbild**: Neutro-, Thrombozytopenie, Eosinophilie;
- **Magen-Darm-Trakt**: Übelkeit, Durchfälle, pseudomembranöse Kolitis;
- **Sonstiges**: Verschlechterung des Hörvermögens, anaphylaktische Reaktionen, Venenentzündung.

Kontraindikationen

- Akute Anurie,
- Vorschädigung der Kochlea,
- Schwangerschaft.

Interaktionen

- Die gleichzeitige Gabe von Vancomycin und anderen potenziell oto- oder nephrotoxischen Substanzen kann die oto- bzw. nephrotoxische Wirkung verstärken.
- Bei gleichzeitiger Gabe von Vancomycin und Narkosemitteln können Nebenwirkungen wie Hautrötung, Juckreiz, Exantheme und Hypotonie häufiger auftreten.
- Bei gleichzeitiger Anwendung von Vancomycin und Muskelrelaxanzien kann deren Wirkung verstärkt werden.

Nur indiziert bei Meningitis durch Vancomycin-empfindliche Keime.

- **Zidovudin**
- Retrovir, 100 mg, 250 mg – Hartkps.; 300 mg – Filmtbl.; Lsg.; Konzentrat für Inf.-Lsg. (GlaxoSmithKline)

▪▪ Pharmakodynamik

Zidovudin ist Hemmstoff und Substrat der viralen reversen Transkriptase. Durch Inkorporation in die virale RNA kommt es zu einem Kettenabbruch und somit sistiert die virale DNA-Produktion.

▪▪ Pharmakokinetik

Die Bioverfügbarkeit nach oraler Gabe liegt bei 60–70%. Es wird zu 34–38% an Plasmaproteine gebunden. Zidovudin wird hauptsächlich in der Leber durch Konjugation metabolisiert. Der größte Anteil des Hauptmetaboliten wird über den Urin ausgeschieden.

▪▪ Indikation

Antiretrovirale Kombinationstherapie bei Infektion mit HIV.

▪▪ Dosierung

- Erwachsene: 500–600 mg pro Tag verteilt auf 2 Gaben.

▪▪ Nebenwirkungen

- **Blutbild**: Anämie, Neutro-, Leuko-, Thrombozyto-, Panzytopenie;
- **Nervensystem**: Kopfschmerzen, Schwindel, Parästhesie, Angst, Depression, Myopathie;
- **Magen-Darm-Trakt**: Übelkeit, Erbrechen, Bauchschmerzen, Durchfall;
- **Leber**: Anstieg der Leberenzyme und Bilirubin im Serum, Hepatomegalie;
- **Sonstiges**: Anorexie, Kardiomyopathie, Exanthem, Juckreiz, Unwohlsein, Fieber, Brustschmerzen.

▪▪ Kontraindikationen

- Niedrige Werte der Granulozyten oder des Hämoglobins,
- Neugeborene mit Hyperbilirubinämie.

▪▪ Interaktionen

- Die gleichzeitige Gabe von Zidovudin und Rifampicin kann zu einer verminderten Konzentration im Serum und verminderten Wirksamkeit von Zidovudin führen.
- Ribavirin und Stavudin antagonisieren die antivirale Wirksamkeit von Zidovudin.
- Die gleichzeitige Gabe von Zidovudin und Atovaquon, Valproinsäure, Fluconazol oder Methadon kann einen Anstieg der Plasmakonzentration von Zidovudin bewirken.
- Die nephrotoxische oder knochenmarkschädigende Wirkung von Zidovudin kann erhöht sein bei gleichzeitiger Gabe von Pentamidin, Dapson, Pyrimethamin, Cotrimoxazol, Amphotericin, Flucytosin, Ganciclovir, Interferon, Vincristin, Vinblastin und Doxorubicin.
- Die gleichzeitige Gabe von Clarithromycin-Tabletten kann die Resorption von Zidovudin vermindern.

Liquorgängier nukleosidanaloger Reverse-Transkriptase-Hemmer.

Immunvermittelte ZNS-Erkrankungen

Jürgen H. Faiss

10.1   **Einleitung – 344**

10.2   **Multiple Sklerose – 344**
10.2.1   Definition eines Schubes – 344
10.2.2   Therapie – 345

10.3   **Neuromyelitis optica Spektrum Erkrankung (NMOSD) – 359**

10.4   **Akute disseminierte Enzephalomyelitis (ADEM) – 361**

10.5   **Vaskulitiden – 361**
10.5.1   Riesenzellarteriitis – 362
10.5.2   Granulomatose mit Polyangiitis (GPA) – 363
10.5.3   ZNS-Vaskulitiden – 365

10.6   **Antikörpervermittelte Enzephalitiden – 366**
10.6.1   Spannungsabhängige Kaliumkanäle – 366
10.6.2   Anti-NMDA-Rezeptor-Enzephalitis – 367
10.6.3   Therapeutisches Management – 368

10.7   **Präparate – 368**

© Springer-Verlag GmbH Deutschland, ein Teil von Springer Nature 2018
F. Block (Hrsg.), *Praxisbuch neurologische Pharmakotherapie*,
https://doi.org/10.1007/978-3-662-55838-6_10

10.1 Einleitung

Neuroimmunologische Erkrankungen werden dank besserer biochemischer, neurophysiologischer, neuroradiologischer und histopathologischer Untersuchungsmöglichkeiten häufiger und sicherer diagnostiziert, wobei jeder Teil des zentralen und peripheren Nervensystems durch einen Autoimmunprozess erkranken kann.

Häufigste Autoimmunerkrankung des zentralen Nervensystems ist die multiple Sklerose (MS) mit ihren besonderen Verlaufsformen, die man inzwischen sehr differenziert voneinander abgrenzen kann. Die neuen Erkenntnisse zur Pathogenese, ganz besonders die enorme Erweiterung des therapeutischen Spektrums, wie im Detail dargestellt wird, haben heute ein hohes therapeutisches Potenzial für diese Patienten erreicht.

Autoimmunvermittelte Vaskulitiden des zentralen Nervensystems, oft assoziiert mit einer allgemeinen Vaskulitis, erfordern eine sehr präzise und umfangreiche Differenzialdiagnostik unter Beteiligung vieler Fachdisziplinen. Neben der Behandlung der Grunderkrankung sind spezielle Therapiemaßnahmen etabliert, die für viele Patienten sehr gute Erfolge erbringen.

Zunehmende Bedeutung erlangen in den letzten Jahren die Antikörper-vermittelten Enzephalitiden. Am häufigsten treten hier die NMDA-Rezeptor-Antikörper-induzierten Entzündungen auf. Die Anti-NMDA-Rezeptor-Enzephalitis wurde erstmals bei jungen Frauen im Zusammenhang mit Teratomen beschrieben, tritt jedoch auch nicht tumorassoziiert bei jungen Männern und Kindern auf. Bei rechtzeitigem Beginn einer immunsuppressiven Therapie und ggf. Resektion des Primärtumors ist eine günstige Prognose möglich.

10.2 Multiple Sklerose

Die multiple Sklerose (MS) ist die häufigste neurologische Erkrankung, die im jungen Erwachsenenalter (im Verhältnis 3:1 Frauen zu Männer) zu bleibender Behinderung und vorzeitiger Berentung führt. Weltweit sind ca. 2 Mio. Menschen betroffen, in Deutschland werden nach neuesten Registerdaten ca. 200.000 Erkrankte geschätzt. Die MS ist eine chronisch-entzündliche Erkrankung des ZNS mit unterschiedlicher Ausprägung von Demyelinisierung und axonalem Schaden. Unterschiedliche pathogenetische Muster der Entmarkung werden in Subgruppen von MS-Patienten gefunden. Klinisch beginnt die MS bei ca. 80 % der Patienten mit einem schubförmigen Verlauf.

Unbehandelt kommt es bei ca. 40–50 % der Patienten nach 10 Jahren zu einer sekundären Progredienz, d. h. einer progredienten Zunahme klinischer Symptome auch ohne eindeutigen Schub. Nur ein geringer Anteil von Patienten (ca. 15 %) zeigt einen primär chronisch progredienten Verlauf.

10.2.1 Definition eines Schubes

Als Schub werden neue oder eine Reaktivierung bereits zuvor aufgetretener klinischer Ausfälle und Symptome bezeichnet, die vom Patienten berichtet oder durch die Untersuchung objektiviert werden können und

- mindestens 24 h anhalten,
- mit einem Zeitintervall von ≥ 30 Tagen zu vorausgegangenen Schüben auftreten und
- nicht durch Änderung der Körpertemperatur (Uthoff-Phänomen) oder im Rahmen von Infektionen erklärbar sind.

Einzelne paroxysmale Episoden werden definitionsgemäß nicht als Schub eingeordnet. Multiple Episoden dieser Art mit einer Dauer von mehr als 24 h werden jedoch ebenfalls als Schub angesehen.

Eine hohe Entzündungsaktivität in der Frühphase der Erkrankung sowie polysymptomatischer Beginn mit früher Beteiligung pyramidaler und/oder zerebellärer Funktionssysteme und anhaltenden Defiziten sind signifikant häufiger mit einem prognostisch ungünstigen Krankheitsverlauf assoziiert.

10.2.2 Therapie

In den letzten Jahren ist die Zahl verfügbarer Immuntherapien auf der Basis kontrollierter Studien gestiegen; die symptomatische Therapie beruht oft auf niedrigeren Evidenzgraden, da die Therapeutika meist noch aus den 70er und 80er Jahren stammen. Neuere Studien beziehen sich auf den Einsatz von Fampridin (Fampyra) zur Verbesserung der Gehstrecke, Delta-9-THC/ Cannabidiol (Sativex) zur Spastikbehandlung (im Einzelfall zur Analgesie) und Botulinum-Toxin ebenfalls zur Behandlung von Spastik.

Generell gilt vor dem Hintergrund der Verfügbarkeit neuer wirksamer MS-Therapeutika und der besonderen Bedeutung des frühen Krankheitsverlaufs für die Prognose der MS, dass die Definition von Therapiezielen in den Fokus der Betrachtung rücken muss.

Primäres Behandlungsziel der milden bis moderaten Form der MS ist die bestmögliche Freiheit von klinisch relevanter und messbarer Krankheitsaktivität respektive die Verhinderung der Zunahme der T2-Läsionslast und die Vermeidung der Hirnvolumenminderung in der Kernspintomographie.

Für die Behandlung der hochaktiven MS ist als Therapieziel eine weitgehende Kontrolle der Krankheitsaktivität und damit die Stabilisierung des Verlaufs zu formulieren.

In den frühen Phasen der Erkrankung spielt die Schubaktivität eine wichtige Rolle. Schübe sollen verhindert oder durch Therapiewechsel zumindest die Schubfrequenz deutlich reduziert werden.

Es ist ein essenzielles Ziel der langfristigen MS-Therapie, die Zunahme der Behinderung zu vermeiden. Therapieentscheidungen sollten daher nicht als (späte) Reaktion auf rezidivierende Krankheitsschübe oder eine langanhaltende Behinderungszunahme getroffen werden, wobei entsprechend qualifizierte Kompetenz- und Referenzzentren beratend hinzugezogen werden sollten.

■ Therapie des akuten Schubes

Die Behandlung des akuten Schubes mit Glukokortikosteroiden (GKS) – in der Regel mit Methylprednisolon – ist als etablierter Therapiestandard anzusehen. Zur Frage der therapeutischen Wirksamkeit liegen mehrere, allerdings methodisch limitierte Studien der Klasse-I-Evidenz vor. Während die Effekte der intravenösen GKS-Pulstherapie auf eine raschere Symptomrückbildung bei einem MS-Schub konstant belegt sind, gibt es keine ausreichenden Hinweise dafür, dass die i.v. GKS-Pulstherapie einen Einfluss auf die Langzeitprognose funktioneller Beeinträchtigungen der MS hat.

Es wird derzeit folgendes Vorgehen zur Schubbehandlung bei funktionell beeinträchtigenden Schüben vorgeschlagen:

- Nach standardisierter, quantitativer neurologischer Untersuchung, Ausschluss eines akuten Infektes und Beachtung der Kontraindikationen für eine Kortikosteroidtherapie wird die intravenöse GKS-Pulstherapie möglichst innerhalb von 3–5 Tagen nach Beginn der klinischen Symptomatik mit einer Dosierung von 1 g an 3 bis max. 5 aufeinanderfolgenden Tagen unter Magen- und Thromboseschutz begonnen.
- Eine Ausdehnung der Behandlungsdauer auf 5 Tage kann erfolgen, wenn klinisch keine eindeutige Rückbildungstendenz der Schubsymptomatik erkennbar ist.
- Zu beachten ist, dass bei GKS-Applikationen in den ersten 3 Schwangerschaftsmonaten fetale Missbildungen auftreten können.
- Falls nicht im letzten Jahr durchgeführt, sollten eine Röntgen-Thorax-Untersuchung zum Ausschluss einer Tuberkulose erfolgen.
- Aufgrund möglicher bedrohlicher Nebenwirkungen wie anaphylaktischer Reaktionen, Hyperglykämie, Hypokaliämie, Hüftkopfnekrose oder psychotischer Reaktionen ist die Anwesenheit eines Arztes bei der GKS-Pulstherapie erforderlich. Die erstmalige GKS-Pulstherapie sollte prinzipiell unter stationären Bedingungen durchgeführt werden.

- **Eskalationstherapie des Schubes**

Bei therapierefraktärer Schubsymptomatik mit funktionell beeinträchtigenden Symptomen 2 Wochen nach Beendigung der initialen GKS-Pulstherapie sollte die Eskalationstherapie mit ultrahochdosierten GKS (z. B. 2 g täglich über 5 Tage) erfolgen.

Bei fortdauernder Symptompersistenz in der standardisierten neurologischen Untersuchung 2 Wochen nach Beendigung der GKS-Pulstherapie muss die Plasmapherese (PE) bzw. Immunadsorption (IA) erwogen werden. In der Regel werden 5PE-Zyklen mit Albuminsubstitution durchgeführt. Für die IA wurden mehrere Beobachtungsstudien publiziert, die vergleichbare Ergebnisse wie die PE erbrachten. Die IA benötigt im Gegensatz zur PE keine Albuminsubstitution und beeinträchtigt kaum die Blutgerinnung. Eine Erweiterung der PE-Zyklen bei Nichtansprechen (z. B. 7–8 Zyklen) ist individuell zu entscheiden. Die Wahrscheinlichkeit einer Besserung von GKS-Pulstherapie nicht responsiblen Schüben unter PE liegt bei bis zu 70%.

Nebenwirkungen der PE sind unter anderem Volumenbelastung, Tetanie-Symptome, Nebenwirkungen der Antikoagulation, allergische Reaktionen auf Albumin, mechanische Irritationen durch die großlumigen Zugänge, Infektionen und lokale Thrombosen.

Bei schweren, protrahiert verlaufenden Schüben und anhaltender klinischer Krankheitsaktivität kann, begleitend zur o. g. Therapiesequenz, ggf. schon frühzeitig mit einer Eskalation der Immuntherapie (Natalizumab, Fingolimod, Mitoxantron) begonnen werden.

Die Eskalationstherapie des akuten MS-Schubes sollte prinzipiell an spezialisierten MS-Zentren durchgeführt werden.

- **Verlaufsmodifizierende Therapie**

Für die verlaufsmodifizierende Therapie der MS bei schubförmigem Verlauf sind in Deutschland folgende Präparate zugelassen:

- Interferon-β-1b (Betaferon, Extavia: 250 µg jeden 2. Tag s.c.),
- Interferon-β-1a (Avonex: 30 µg 1× pro Woche i.m.; Rebif: 22 µg oder 44 µg 3× pro Woche s.c.),
- PEG-Interferon-ß-1a (Plegidry: 125 µg alle 2 Wochen s.c.),
- Glatirameracetat (Copaxone: 20 mg täglich s.c. und 40 mg s.c. 3× pro Woche),
- Dimethylfumarat (Tecfidera: 2×240 mg/Tag oral),
- Teriflunomid (Aubagio: 14 mg/Tag oral),
- Alemtuzumab (Lemtrada: 12 mg über 5 aufeinanderfolgende Tage, Gesamtdosis 60 mg, nach 12 Monaten 12 mg über 3 aufeinanderfolgende Tage, Gesamtdosis 36 mg i.v.),
- Cladribin (Mavenclad: die empfohlene kumulative Dosis beträgt 3,5 mg/kgKG in 2 Jahren, verteilt auf zwei Behandlungszyklen),
- Ocrelizumab (Ocrevus: Startdosis 300 mg i.v., nach 2 Wochen gefolgt von weiteren 300 mg i.v.; im Weiteren dann 600 mg i.v. alle 6 Monate),
- Natalizumab (Tysabri: 300 mg alle 4 Wochen i.v.),
- Fingolimod (Gilenya: 0,5 mg/Tag oral),
- Azathioprin (mehrere Anbieter: empfohlene Dosierung 2 mg/kgKG, Anpassung nach Blutbildkontrolle),
- Mitoxantron (Ralenova: 10–12 mg pro m^2 KOF in 3-monatigen Intervallen).

Die pathophysiologisch ansetzenden Therapiemöglichkeiten der MS und ihre Bewertung durch Experten unterliegen seit einigen Jahren einem raschen Wandel. Zunehmend sind für die komplexe und individuell sehr heterogen verlaufende Erkrankung Erkenntnisse der evidenzbasierten Medizin (EbM) verfügbar und anwendbar geworden.

Schon vor Zulassung von IFN-ß war bereits lange Jahre das Prinzip der immunsuppressiven Langzeittherapie der MS mit Azathioprin angewandt worden, hatte aber noch nicht zu einer allgemein unumstrittenen Therapieempfehlung geführt. Auf IFN-ß folgte in 2001 die Zulassung von Glatirameracetat (GLAT) in Deutschland.

Durch den seit 2006 in der EU zur Behandlung der hochaktiven schubförmigen MS zugelassenen monoklonalen Antikörper (MAK)

Natalizumab konnte das therapeutische Spektrum um eine sehr wirksame Substanz ergänzt werden, allerdings um den Preis des bis dahin in der MS-Therapie nicht bekannten Risikos der progessiven multifokalen Leukenzephalopathie (PML).

Auch in Bezug auf das Prinzip der Immunsuppression hat sich ein Zuwachs an Kenntnissen und Möglichkeiten ergeben. Die „milde" Immunsuppression mit Azathioprin, das in Tablettenform verabreicht wird, hat in Deutschland 2000 die Zulassung zur Therapie der schubförmigen MS erhalten.

Eine weitere oral zu verabreichende Substanz ist das in Europa 2011 zur Behandlung der aktiven schubförmigen MS zugelassene Fingolimod, dessen Wirksamkeit als hoch einzuschätzen ist. Seine Wirkmechanismen gehen auf eine Kombination von sowohl immunmodulatorschen als auch immunsuppressiven Eigenschaften zurück.

Mit dem bereits sehr lange in der Tumortherapie etablierten Chemotherapeutikum Mitoxantron steht eine weitere seit 2002 für die MS-Therapie zugelassene Substanz zur Verfügung. Es erweitert, trotz einiger Limitationen, die Möglichkeiten der Behandlung insbesondere bei sehr rasch fortschreitenden Krankheitsverläufen, die auf immunmodulatorische Therapieansätze nicht ausreichend ansprechen.

2013 und 2014 folgte die Zulassung dreier weiterer Substanzen zur Behandlung der schubförmigen MS. Teriflunomid, aktiver Metabolit des aus der Behandlung der rheumatoiden Arthrits bekannten Leflunomids, muss aufgrund seiner langen Halbwertszeit nur einmal täglich als Tablette eingenommen werden. Dimethylfumarat, Abkömmling der aus der Psoriasistherapie bekannten Fumarsäure, wird als Kapsel zweimal täglich verabreicht. Beide Substanzen sind als Therapien der milden/moderaten Form der schubfömigen MS einzuordnen. Mit Alemtuzumab steht ein weiterer MAK zur Verfügung, der sich durch eine hohe Wirksamkeit auszeichnet – aber auch ganz neue Dimensionen des Risikomanagements erfordert, wie dies im Übrigen durch die Vielzahl der nun zur Verfügung stehenden Substanzen generell gilt.

Im August 2017 wurde Cladribin in Europa zur Behandlung der aktiven schubförmigen MS (orientiert an der Schubfrequenz und Aktivität im MRT) zugelassen, gefolgt von Ocrelizumab im Januar 2018 ebenfalls zur Behandlung der aktiven schubfömigen MS. Überdies wurde Ocrelizumab aufgrund einer poitiven Studie auch für die Therapie der primär progredienten MS zugelassen.

Die Konsensusgruppe des ärztlichen Beirats der DMSG (MSTKG) hat ein Stufenschema zur immunmodulatorischen Therapie der MS erstellt, das die aktuelle Studienlage berücksichtigt und regelmäßig aktualisiert wird. Zuletzt wurde es vom Kompetenznetz Multiple Sklerose (KKNMS) weiterentwickelt und hat auch Einzug in die Leitlinien der Deutschen Gesellschaft für Neurologie (DGN) gehalten. Dieses Schema ist zu einer wichtigen und bewährten Orientierungshilfe für die Entscheidung zu einer Langzeittherapie der MS geworden und gliedert sich nach Indikation (CIS, RRMS, SPMS), Schubtherapie und verlaufsbeeinflussender Therapie, wobei zukünftig auch die PPMS in dieses Schema aufgenommen werden muss (◘ Abb. 10.1).

Zur Behandlung des **CIS** stehen IFN-ß und Glatirameracetat gleichberechtigt zur Verfügung.

In der Indikation **RRMS** unterscheidet das Schema zwischen den Verlaufsformen mild/moderat einerseits und (hoch-)aktiv andererseits.

— Für die milde/moderate Verfaufsform stehen 7 zugelassene Substanzen der 1. Wahl zur Verfügung (alphabetisch: Dimethylfumarat, GLAT, IFN-ß-1a i.m., IFN-ß-1a s.c., IFN-ß-1b s.c. pegyliertes IFN-ß-1a s.c. und Teriflunomid). Dazu kommt als Option der 2. Wahl das zugelassene Azathioprin.

— Zur Behandlung der hochaktiven Verläufe der RMS oder bei Therapieversagen der Substanzen für die milde/moderate Verlaufsform sind Alemtuzumab, Fingolimod, Natalizumab, Cladribin und Ocrelizumab 1. Wahl. Alle Substanzen sind in dieser Indikation ebenso zugelassen

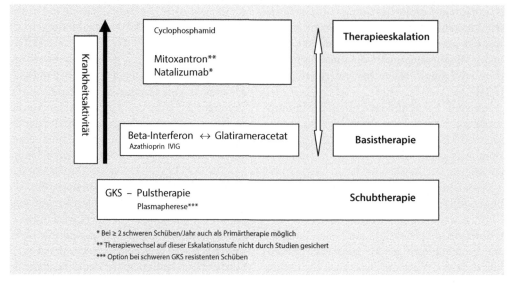

❏ **Abb. 10.1**   Immunmodulatorische Stufentherapie der MS

wie Mitoxantron und Daclizumab, die aufgrund ihrer Risikoprofile 2. Wahl sind. Als nicht zugelassene Ausweichpräparate stehen Cyclophosphamid und Rituximab zur Verfügung. Als 3. Wahl sind experimentelle Verfahren zu nennen (z. B. Stammzelltransplantation).

— Für die **SPMS mit aufgesetzten Schüben** sind IFN-ß1a s.c., IFN-ß-1b s.c. und Mitoxantron zugelassene Optionen, als Alternative wird das nicht zugelassene Cyclophosphamid genannt. In näherer Zukunft steht hier mit Siponimod eine weitere Substanz zur Verfügung.

— Die **SPMS ohne aufgesetzte Schübe** ist im zugelassenen Bereich nur mit Mitoxantron zu behandeln; als Ausweichmöglichkeit gilt auch hier wieder Cyclophosphamid.

— Aufgrund der bisher enttäuschenden Datenlage zur verlaufsmodifizierenden Behandlung der PPMS und keinem in dieser Indikation zugelassenen Medikament bestanden bisher hier auch keine Therapieempfehlungen. Eine Veränderung ergibt sich hier mit der Zulassung von Ocrelizumab für diese Indikation. Seit Januar 2018 ist dieser MAK in Europa zur Behandlung auch der PPMS

zugelassen. Zudem scheint auch Biotin eine Perspektive in der Behandlung der PPMS zu besitzen.

Unter Berücksichtigung der vielen Therapieoptionen ist es eine Herausforderung, jene Patientensubgruppen zu identifizieren, die am besten von den einzelnen zur Verfügung stehenden Therapieoptionen profitieren mit dem Ziel, eine Differenzialtherapie der MS zu entwickeln.

▪ **Behandlung der milden/moderaten Form der schubförmigen MS**
▪▪ **Interferon-ß-Präparate**
Die Zulassung der 3 rekombinanten Interferon-ß-Präparate für die Behandlung der schubförmigen MS (RRMS) erfolgte auf der Basis ihrer in Studien der Klasse-I-Evidenz nachgewiesenen Wirksamkeit in den jeweils eingesetzten Dosierungen und Applikationsformen. Alle Präparate sind auch bei Patienten mit erstmaligem demyelinisierenden Ereignis (klinisch isoliertes Syndrom, KIS) und hohem Risiko für das Auftreten einer klinisch gesicherten MS zugelassen.

Die Interferon-ß-1b-Präparate sind für den Einsatz beim sekundär progredienten Krankheitsverlauf zugelassen, wenn die Patienten noch klinische Schübe aufweisen. Vergleichbares gilt auch für das Interferon-ß-1a-Präparat (Rebif), wenn nachweislich noch überlagerte Schübe auftreten. Für den Einsatz der ß-Interferone bei der primär progredienten MS gibt es keine ausreichende Studienevidenz.

Als großmolekulare, relativ hydrophile Substanzen müssen alle Interferon-ß-Präparate parenteral appliziert werden. Anhand der vorliegenden experimentellen Daten zur Wirkungsweise der ß-Interferone ist davon auszugehen, dass vor allem der modulierende Effekt präinflammatorische Komponenten (Zytokine, Adhäsionsmoleküle) sowie eine Verminderung der Th17-mediierten Entzündungsreaktionen und eine Regulation phagozytierender Zellen in den Entzündungsherden eine wesentliche Rolle spielen.

Da es sich bei den rekombinanten Interferonen um potenziell immunogene Substanzen handelt, lassen sich neutralisierende Antikörper (NAB) unter der Therapie im Serum nachweisen. Die Wirksamkeit nimmt unabhängig vom Präparat bei anhaltend hochtitrigen NAB ab. Daher sollte die individuelle Wirksamkeit von Interferon-ß vorwiegend anhand klinischer Verlaufsuntersuchungen und ggf. unter kritischer Würdigung standardisiert durchgeführter Verlaufs-MRT erfasst werden.

Es empfiehlt sich zur besseren Abschätzung der Wirkung, vor Beginn der Therapie eine quantitative neurologische Untersuchung und eine MRT-Untersuchung durchzuführen. Eine initiale Laboruntersuchung unter Einschluss des Blutbildes und der Transaminasen ist obligat. Unter der Therapie sollten die genannten Blutwerte anfangs monatlich und danach ca. alle 3 Monate kontrolliert werden. Da sich in neueren Untersuchungen keine erhöhte Spontanabortrate unter der Behandlung zeigte, wurde die ß-Interferongabe bis zum Nachweis einer Schwangerschaft freigegeben. In Einzelfällen kann die Behandlung auch während der Schwangerschaft fortgesetzt werden.

▪▪ Glatirameracetat

Glatirameracetat hat als immunmodulatorische Therapie eine Zulassung für 2 Patientengruppen:

▬ Patienten mit einem klinisch isolierten Syndrom (KIS) und einem hohen Risiko, eine klinisch gesicherte MS zu entwickeln,
▬ gehfähigen Patienten mit schubförmig remittierender MS (RRMS).

Untersuchungen vor Beginn der Therapie mit Glatirameracetat: Ein Base-line MRT des Cerebrums sollte vor Behandlungsbeginn vorliegen, um für den weiteren Therapieverlauf eine Vergleichsbasis zu besitzen.

Monitoring und Maßnahmen unter der Therapie mit Glatirameracetat beschränken sich auf Anamnese und klinische Untersuchung, Blutbild und Serumchemie und einen Schwangerschaftstest vor Therapiebeginn.

Zum gegenwärtigen Zeitpunkt liegen keine Erkenntnisse über die notwendige Mindestbehandlungsdauer vor. Bisher gibt es auch keine Hinweise für mit Therapiedauer zunehmende Langzeitrisiken. Ebenso deuten aktuelle Studien darauf hin, dass es keinen signifikanten Unterschied im Eintritt der Wirkung zwischen Glatirameracetat und ß-Interferonen gibt.

Die praktische Erfahrung im klinischen Einsatz von Glatirameracetat hat gezeigt, dass der Eintritt einer Schwangerschaft unter dieser Substanz unproblematisch ist. Hinweise für ein erhöhtes Malformationsrisiko oder eine erhöhte Frühabortrate gibt es nicht.

▪▪ Dimethylfumarat

Dimethylfumarat (DMF) ist als Tecfidera seit Februar 2014 zur Behandlung von erwachsenen Patienten mit RRMS zugelassen.

Der Wirkmechanismus ist noch nicht verstanden. DMF induziert die Expression von Th2-Zytokinen wie IL-4 und IL-5, reduziert die Produktion von proinflammatorischen Molekülen wie IL-12, IFN-ɣ und Chemokinrezeptoren und vermindert die Infiltration von Makrophagen. Es wird auch angenommen, dass DMF den **Nrf2-Signalweg** aktiviert. Dadurch werden die genannten immunmodulatorischen und entzündungshemmenden Prozesse angestoßen. Zudem werden antioxidative Gene hochreguliert. Der Nuclear-related-Factor 2 (Nrf2) ist ein Transkriptionsfaktor, der bei seiner Aktivierung zur Transkription von Genen führt, die u. a. für antiinflammatorisch und antioxidativ wirksame Genprodukte kodieren. Der Nrf2-Signalweg ist das Hauptabwehrsystem der Zellen, mit dem sie auf toxische Einflüsse wie Entzündung und oxidativen Stress reagieren und deren schädliche Effekte abwehren können.

DMF kann die Lymphozytenzahl vermindern und wurde nicht bei Patienten mit vorbestehender niedriger Lymphozytenzahl untersucht, sodass bei der Behandlung dieser Patienten besondere Vorsicht geboten ist. Vor Beginn einer Behandlung mit DMF muss ein aktuelles großes Blutbild vorliegen. Da unter der Behandlung mit DMF auch einige Fälle einer PML auftraten, sind Kontrollen des Differenzialblutbildes in 6- bis 8-wöchigen Intervallen erforderlich.

Die Anfangsdosis beträgt in der Regel zweimal täglich 120 mg und wird dann auf die zugelassene Dosis von zweimal täglich 240 mg gesteigert. Aufgrund initial häufig auftretender gastrointestinaler Nebenwirkungen ist im individuellen Fall oftmals eine langsamere Aufdosierung notwendig.

Bisher liegen keine oder nur sehr begrenzte Erfahrungen mit der Anwendung von Dimethylfumarat bei Schwangeren vor. Tierexperimentelle Studien haben eine Reproduktionstoxizität gezeigt. Die Anwendung von Tecfidera während der Schwangerschaft und bei Frauen im gebärfähigen Alter, die nicht zuverlässig verhüten, wird nicht empfohlen. Tecfidera sollte in der Schwangerschaft nur bei eindeutigem Bedarf angewandt werden, wenn der mögliche Nutzen das potenzielle Risiko für den Fötus rechtfertigt.

▪▪ Teriflunomid

Teriflunomid ist als Aubagio seit Oktober 2013 zur Behandlung der RRMS zugelassen. Die Substanz zeigte in mehreren klinischen Phase-III-Studien ihre Wirksamkeit und ist zur Behandlung erwachsener Patienten mit RRMS indiziert.

Teriflunomid verhindert die schnelle Zellteilung und inhibiert die DNS-Replikation beim Zellzyklus. Da die Neusynthese insbesondere für sich schnell teilende Zellen wie die T-Lymphozyten bedeutsam ist, setzt hier Teriflunomid an.

Teriflunomid ist der aktive Metabolit von Leflunomid, einer Substanz, die bereits seit 1998 zur Behandlung der rheumatoiden Arthritis eingesetzt wird. Als Hauptwirkmechanismus gilt die nicht-kompetitive und reversible Blockade des für die De-novo-Synthese von Pyrinmidin wichtigen mitochondrialen Enzyms Dihydroorotat-Dehydrogenase (DHODH). Letztlich wird über deren Blockade die DNA-Synthese insbesondere von proliferierenden Immunzellen (B- und T-Zellen, Granulozyten, Makrophagen) gestört und darüber ein proliferationshemmender Effekt vermittelt.

Zu den häufigsten unerwünschten Nebenwirkungen zählen erhöhte Alanin-Aminotransferase-Werte, Haarausfall, Durchfall, Grippe, Übelkeit und Sensibilitätsstörungen.

Die Transaminasenanstiege sind meist mild bis moderat. Allerdings zeigten in der Phase-II-Extensionsstudie zu Teriflunomid insgesamt > 60% der mit Verum behandelten Patienten einen bis zu dreifach erhöhten asymptomatische ALT-Wert und die Inzidenz von Anstiegen darüber lag bei rund 12%. Deshalb müssen Leberwerte und Blutbild vor und während der Behandlung mit Teriflunomid regelmäßig kontrolliert werden – in den ersten 6 Monaten der Behandlung in 2-wöchigen Abständen.

Aufgrund der bereits für Leriflunomid nachgewiesenen Teratogenität aus Tierversuchen müssen Patienten, die Teriflunomid erhalten, sichere kontrazeptive Maßnahmen ergreifen. Frauen im gebärfahigen Alter dürfen die Therapie erst nach Schwangerschaftsausschluss beginnen. Im klinischen Studienprogramm traten insgesamt 65 Schwangerschaften bei 63 Patientinnen auf. Bislang wurden keine Kinder mit strukturellen oder funktionellen Defekten geboren. Auch die Frequenz der spontanen Aborte war mit einer Rate von 8 in 43 im Vergleich zur Normalbevölkerung nicht erhöht.

▪ Behandlung der (hoch)aktiven Form der schubförmigen MS

Alle hier aufgeführten Substanzen sind in Deutschland zur krankheitsmodifizierenden Monotherapie der hochaktiven, schubförmigen MS (RMS) zugelassen.

Die hochaktive Erkrankung wird wie folgt definiert:

- Patienten mit 2 oder mehr Schüben in einem Jahr und mit einem oder mehr Gd-affinen Läsionen im kraniale MRT oder
- Patienten, die nicht auf einen vollständigen und angemessenen Zyklus (mindestens 1 Jahr) einer vorherigen immunmodulatorischen Behandlung angesprochen haben und während dieser Therapie mindestens einen Schub im Vorjahr hatten und mindestens 9 hyperintense T2-Läsionen im kranialen MRT oder mindestens eine Gd-affine Läsion oder eine unveränderte oder erhöhte Schubrate im Vorjahr im Vergleich zu den 2 Vorjahren hatten.

▪▪ Fingolimod

Fingolimod ist ein Strukturanalogon von Sphingosin, dessen phosphorylierte Form an vier der fünf S1P-Rezeptoren bindet. Diese Rezeptoren modulieren verschiedene zelluläre Prozesse. Fingolimod reduziert reversibel die Anzahl zirkulierender Lymphozyten um ca. 70% und wirkt peripher und wahrscheinlich auch zentralnervös.

Ein aktuelles EKG (nicht älter als 4 Wochen) soll bei Behandlungsbeginn zum Ausschluss höhergradiger Blockierungen vorliegen. Alle Patienten müssen für den Zeitraum von 6 Stunden nach Einnahme der ersten Kapsel auf Zeichen einer Bradykardie per Monitor und EKG überwacht werden. Falls EKG-Veränderungen persistieren, muss der Überwachungszeitraum verlängert werden. Diese verschärfte Überwachung wurde aufgrund eines unklaren Todesfalls in den USA nach Ersteinnahme etabliert. Bei einer reversiblen Bradykardie < 40/min nach Ersteinnahme soll auch nach Einnahme der zweiten Kapsel eine 6-stündige Überwachung erfolgen. Wird Fingolimod länger als 2 Wochen ausgesetzt, können die Erstdosierungseffekte erneut auftreten. In diesem Fall ist wie bei der Ersteinstellung zu verfahren.

VZV-Serologie und ein Schwangerschaftstest und möglichst auch eine Hepatitis-B- und -C-Serologie sowie ein HIV-Test sollten durchgeführt werden. Bei VZV-seronegativen Patienten soll eine Impfung gegen VZV durchgeführt werden. Die Behandlung mit Fingolimod ist dann frühestens nach 4 Wochen möglich.

Vor Beginn der Behandlung mit Fingolimod ist eine ophthalmologische Beurteilung des Augenhintergrunds zum Ausschluss eines Makulaödems erforderlich. 3–4 Monate nach Behandlungsbeginn soll bei allen Patienten eine erneute ophthalmologische Untersuchung des Augenhintergrunds erfolgen.

Durch eine dermatologische Untersuchung sollen Präkanzerosen der Haut ausgeschlossen werden, insbesondere bei Risikopatienten für kutane Neoplasien.

Monitoring und Maßnahmen unter Fingolimod: Blutbild und Differenzialblutbild sollten 2 und 4 Wochen nach Behandlungsbeginn kontrolliert werden, danach alle 3 Monate. Bei einer Lymphopenie < 200/µl – bestätigt in einer zweiten Messung nach 2 Wochen – muss Fingolimod abgesetzt werden. Ein Differenzialblutbild muss dann in 2-wöchentlichen Abständen durchgeführt und Fingolimod kann erst wieder angesetzt werden, wenn der absolute Lymphozytenwert > 600/µl beträgt.

Die Leberwerte (GOT, GPT, GGT) sollen ebenfalls 2 und 4 Wochen nach Behandlungsbeginn und danach in 3-monatigen Abständen kontrolliert werden. Bei einem Anstieg über das 5-fache des Normwertes müssen wöchentliche Kontrollen und die Bestimmung von Serum-Bilirubin und der alkalischen Phosphatase erfolgen. Bei einem wiederholten Anstieg der Werte über das 5-fache des Normwertes muss die Behandlung mit Fingolimod permanent unterbleiben.

Nach dem ersten Behandlungsmonat und dann vierteljährlich sollen klinisch neurologische Kontrolluntersuchungen durchgeführt werden. Trotz der großen Zahl von Patienten, die mit Fingolimod in den Studien behandelt wurden, besteht die Möglichkeit, dass seltene, aber schwerwiegende Nebenwirkungen bisher nicht erfasst wurden.

Zur Beurteilung des Behandlungserfolgs und zur Einschätzung differenzialdiagnostisch relevanter Komplikationen der Therapie sollte jährlich ein MRT durchgeführt werden.

In jedem Fall soll eine ophthalmologische Untersuchung des Augenhintergrunds erfolgen, wenn Sehstörungen beklagt werden, die nicht einer Optikusneuritis zugeordnet werden können. Bei Diabetikern und Patienten mit Uveitis in der Vorgeschichte sollten regelmäßige Untersuchungen des Augenhintergrundes veranlasst werden.

Bei Patienten ohne erhöhtes Risiko für einen Hauttumor ist eine dermatologische Kontrolle nach einem Jahr sinnvoll.

Bei Hinweisen auf eine Lungenfunktionsstörung ist eine fachärztliche pulmonologische Untersuchung durchzuführen.

Vor dem Therapiebeginn muss bei Frauen im gebärfähigen Alter ein negatives Ergebnis eines Schwangerschaftstests vorliegen. Frauen sollten während der Behandlung nicht schwanger werden und die Anwendung einer aktiven Verhütungsmethode wird empfohlen. Tritt unter der Therapie mit Gilenya eine Schwangerschaft auf, wird ein Absetzen von Gilenya empfohlen. Tierexperimentelle Studien haben Reproduktionstoxizitat gezeigt, darunter Fehlgeburten und Organdefekte, insbesondere persistierender Truncus arteriosus und ventrikulärer Septumdefekt. Darüber hinaus ist bekannt, dass der durch Fingolimod modulierte Rezeptor (Sphingosin-1-Phosphat-Rezeptor) während der Embryogenese an der Gefäßbildung beteiligt ist. Schwangerschaften unter Fingolimod sollten im deutschen Schwangerschaftsregister erfasst werden.

▪▪ Natalizumab

Hierbei handelt es sich um einen sog. monoklonalen Antikörper (MAK), dessen Eigenschaft es ist, aktivierte T-Zellen (mononukleäre Leukozyten) am Übertritt ins zentrale Nervensystem (ZNS) über die Blut-Hirn-Schranke im Gefäßendothel zu hindern. Demyelinisierte Läsionen enthalten mononukleäre Leukozyteninfiltrate, die unmittelbar an der Gewebeschädigung beteiligt sind. Die Leukozytenmigration aus dem Gefäßsystem ins Gewebe (z. B. Hirnparenchym) erfordert eine Interaktion zwischen Adhäsionsmolekülen an der Leukozytenoberfläche und komplementären Liganden an der Oberfläche von Endothelzellen. Bei der MS spielt die Interaktion zwischen $\alpha_4\beta_1$-Integrinen und Rezeptoren der Endothelzellen eine entscheidende Rolle. Diese Leukozytenintegrine sind heterodimere Glykoproteine, die aus einer α- und einer β-Kette bestehen. Natalizumab enthält humanisierte neutralisierende IgG4κ-monoklonale Antkörper gegen Leukozyten-α_4-Integrine. Durch die Blockade der α_4-Integrine unterbindet Natalizumab die Invasion von aktivierten T-Zellen in entzündetes Gewebe auch ins ZNS. Dies macht den therapeutischen Effekt von Natalizumab in der Behandlung der MS aus.

Natalizumab ist seit Juli 2006 zur Behandlung der schubförmig remittierenden Verlaufsform der MS zugelassen bei klinisch hoher Schubaktivität (mehr als ein Schub in 12 Monaten) und Hochrisikopatienten (hohe T2-Läsionslast im MRT und schwere multifokale Krankheitsschübe) auch als Primärtherapie und bei Versagen einer Basistherapie.

Patienten, die mit Natalizumab behandelt werden, muss ein Patientenpass ausgehändigt und sie müssen über die Risiken von Natalizumab aufgeklärt werden. Nach 2-jähriger Behandlung muss eine erneute Aufklärung über die Risiken, insbesondere über das erhöhte Risiko einer progressiven multifokalen Leukenzephalopathie (PML) erfolgen.

Die Bestimmung von Blutbild inklusive Differenzialblutbild, Leberwerten (GOT, GPT, GGT) und CRP ist obligat. Bei Patientinnen sollte ein Schwangerschaftstest erfolgen. Der Status von CD4-/CD8-T-Zellen, Hepatitis-B- und -C-Serologie, HIV-Serologie, VZV-Serologie und ein Tbc-Test können erhoben werden.

Ein kraniales Referenz-MRT soll vor Beginn der Behandlung mit Natalizumab durchgeführt werden mit dem Ziel, im Fall einer Krankheitsprogression oder unvorhergesehener Nebenwirkungen über einen Ausgangsbefund zu verfügen.

Während der Behandlung mit Natalizumab soll regelmäßig ein Blutbild bestimmt werden (mindestens alle 3–6 Monate). Vor jeder Natalizumab-Infusion muss klinisch eine Infektion ausgeschlossen werden.

Die Leberwerte sollten 4 Wochen nach Beginn der Therapie, danach alle 3 Monate kontrolliert werden. Bei einem Anstieg der Lebertransaminasen auf das 3-Fache der Normwerte sollte die Behandlung ausgesetzt, nach Normalisierung kann sie fortgesetzt werden. Bei einem wiederholten Anstieg über das 5-Fache ist die Fortsetzung der Behandlung nicht mehr möglich.

Klinisch-neurologische Kontrolluntersuchungen sollten bei jeder Infusion durchgeführt werden (halbjährlich auch ein neuropsychologisches Screening). Zur Beurteilung der Behandlung und zur möglichen Einschätzung differenzialdiagnostisch relevanter Komplikationen sollte in den ersten zwei Jahren der Behandlung jährlich ein MRT durchgeführt werden. Wenn die Therapie über den Zeitraum von 24 Monaten hinaus fortgesetzt wird, müssen Maßnahmen höchster klinischer Vigilanz beachtet werden. MRT-Untersuchungen sollten insbesondere bei positivem JC-Virus-AK-Status mindestens halbjährlich durchgeführt werden.

Das PML-Risiko steigt mit der Behandlungsdauer an (≥ 2 Jahre). Deshalb ist eine engmaschige klinische Beobachtung dringend angezeigt. Hier sollten insbesondere kognitive und neuropsychologische Defizite beachtet werden.

Nach aktuellem Kenntnisstand lassen sich drei Faktoren für das Risiko, an einer PML zu erkranken, benennen, basierend auf Registerdaten:

- Eine Behandlungsdauer von mehr als 24 Monaten,
- eine vorherige Behandlung mit Immunsuppressiva (unabhängig von Dauer, Abstand und Substanz),
- ein positiver JCV-Serologie-Status. Anti-JCV-Antikörper sind als „möglicher Biomarker" zu werten. Ein fehlender Nachweis von Anti-JCV-Antikörper entbindet nicht von anderweitig notwendigen Maßnahmen der Pharmakovigilanz.

Die Weiterbehandlung nach 24 Monaten kann bei fehlender Kontraindikation erfolgen, wenn der positive Therapieeffekt weiterhin besteht, eine anhaltende Immunkompetenz gegeben und

die Indikation unverändert zu stellen ist. Die Fortsetzung der Behandlung über 24 Monate hinaus muss mit dem Patienten gemeinsam ausführlich diskutiert und seine Einwilligung in Schriftform dokumentiert werden. Dabei sollten die fehlende Verfügbarkeit von Therapiealternativen sowie die Unwirksamkeit weniger riskanter Therapieoptionen (Therapieversagen unter vorheriger Basistherapie) in die Bewertung einbezogen werden.

PML und Risikoprofil: Die Prognose einer Natalizumab-assoziierten PML hängt auch vom Intervall zwischen Symptombeginn und Diagnose ab. Für den Fall, dass der Verdacht auf eine PML besteht, muss die Behandlung mit Natalizumab so lange unterbrochen werden, bis eine PML ausgeschlossen werden kann. Auch eine negative JCV-Virus-PCR schließt eine PML unter Umständen nicht aus. Bei klinischem Verdacht sind ggf. wiederholte Liquoruntersuchungen erforderlich und es wird die Bestimmung der Virus-DNS in einem Referenzlabor empfohlen.

PML und inflammatorisches Immunrekonstitutionssyndrom (IRIS): Ein IRIS tritt häufig nach Absetzen der Therapie oder der Elimination vor Natalizumab auf. Inwieweit der Plasmaaustausch (PE) das Eintreten eines IRIS fördert, ist unklar, es kann in jedem Fall auch ohne PE auftreten. Es kann zu schweren neurologischen Komplikationen führen und ohne entsprechende intensivmedizinische Maßnahmen tödlich verlaufen. Die einzige derzeit empfohlene Therapie ist die hochdosierte GKS-Gabe und die intensivmedizinische Überwachung zur Kontrolle des Hirnödems.

▪▪ Alemtuzumab

Alemtuzumab (Lemtrada) ist ein humanisierter MAK, der gegen das Oberflächenmolekül CD52 gerichtet ist. CD52 ist auf fast allen reifen Lymphozyten exprimiert, die Therapie führt durch komplementvermittelte Lyse zu einer anhaltenden Lymphozytendepletion. Erste Studien bei MS wurden bereits in den 1990er-Jahren durchgeführt und haben eine deutliche Wirksamkeit auf die mittels Gd-Anreicherung im MRT gemessene entzündliche Aktivität gezeigt. Trotz dieser Wirkung kam es bei Patienten mit sekundär chronisch-progredienter MS zu einer klinischen Verschlechterung, die einer von der Entzündungsaktivität unabhängigen progredienten axonalen Schädigung zugeschrieben wurde. Im Gegensatz hierzu kam es bei Patienten mit RMS zu einer eindrucksvollen Reduktion der Schubrate.

Die Gabe von Alemtuzumab erfolgt in zwei Behandlungszyklen im Abstand von 12 Monaten. Im ersten Zyklus werden 12 mg/Tag Alemtuzumab über 5 Tage und im zweiten Zyklus nach 12 Monaten über drei Tage infundiert. Wenn sich weiterhin signifikante Krankheitsaktivität zeigt, kann frühestens 12 Monate später ein weiterer Behandlungszyklus über drei Tage erfolgen. Aufrund einer hohen Rate von Infusionsreaktionen erfolgt jeweils an den ersten drei Behandlungstagen eine Prämedikation mit 1 g Methylprednisolon i.v. Zudem sollte eine Begleitmedikation mit z. B. Ibuprofen und H1- und H2-Antihistaminika erfolgen. Beginnend mit dem ersten Behandlungstag wird zudem eine antivirale Prophylaxe mit Aciclovir (200 mg 2×/Tag) über einen Monat verabreicht. Über mindestens vier Jahre nach dem letzten Infusionszyklus müssen monatlich Blutbild und Nierenwerte und alle drei Monate TSH und Leberwerte bestimmt werden.

▪▪ Ocrelizumab

Die Rolle von B-Zellen bei der Pathogenese der MS wurde in den letzten Jahren wieder deutlicher herausgestellt. Der chimäre Maus-humane MAK Rituximab richtet sich gegen das Oberflächenmolekül CD20, das auf B-Zell-Vorläuferpopulationen, aber nicht auf Plasmazellen exprimiert wird. Die Gabe von Rituximab führt zu einer fast vollständigen Depletion von $CD20^+$-Zellen. Rituximab ist für die Therapie des Non-Hodgkin-Lymphoms sowie der rheumatoiden Arthritis zugelassen.

Weiterhin wird Rituximab bei Patienten mit Neuromyelitis optica Spektrum Erkrankungen (NMOSD) eingesetzt. Da es sich hier um eine antikörpervermittelte Erkrankung handelt, ist das Therapieprinzip pathophysiologisch sinnvoll. Aktuelle Behandlungsempfehlungen nennen Rituximab neben Azathioprin als Mittel der 1. Wahl bei NMOSD.

Da es sich bei Rituximab um einen chimären Antikörper mit einem relativ hohen Risiko zur Entwicklung von antichimären Antikörpern und allergischen Reaktionen handelt, wurden ein humanisierter (Ocrelizumab) und ein vollständig humaner (Ofatumumab) Antikörper gegen CD20 entwickelt, um derartige Nebenwirkungen zu reduzieren.

Die Substanz ist seit März 2017 in Nordamerika zur Behandlung der schubförmigen und frühen progredienten MS zugelassen. In Europa erfolgte die Zulassung im Januar 2018 in der gleichen Indikation.

Die Verabreichung erfolgt entsprechend den Studien initial im Abstand von zwei Wochen jeweils 300 mg intravenös und konsekutiv in Abständen von sechs Monaten jeweils einmalig 600 mg intravenös.

▪▪ Cladribrin

Cladribin (Mavenclad) ist ein synthetisches Nukleosidanalogon, das durch eine sequenzielle Phosphorylierung aktiviert wird und zu einer dosisabhängigen Lymphozytendepletion führt.

Nach dem erneuten Antrag auf Zulassung erfolgte diese für Europa im August 2017.

▪▪ Daclizumab

Daclizumab ist ein humanisierter Antikörper gegen CD25, die α-Untereinheit des IL-2-Rezeptors und seit Juli 2016 als Zinbryta in Europa zugelassen. Zu den vermuteten Wirkmechanismen von Daclizumab gehören die Expansion immunregulatorischer NK-Zellen sowie eine vermehrte Aktivierung von T-Lymphozyten durch dendritische Zellen. In den klinischen Studien SELECT und DECIDE entsprachen die pharmakodynamischen Wirkungen von Daclizumab 150 mg alle vier Wochen subkutan angewendet der Modulation des IL-2-Signalwegs, wie durch die schnelle und anhaltende Sättigung der CD25-Zielrezeptoren auf den zirlulierenden T-Zellen und ein anhaltender ca. 2-facher Anstieg der IL-2-Konzentration im Serum nachgewiesen wurde. Darüber hinaus wurden innerhalb von zwei Wochen nach der ersten Dosis ein Anstieg der CD56-NK-Zellen und eine Abnahme der regulatorischen T-Zellen mit einem anhaltenden 5-fachen Anstieg der CD56-NK-Zellen über den Ausgangswert und in der Behandlungsphase eine ungefähr 60%ige Abnahme der regulatorischen T-Zellen mit einem Rückgang auf die Ausgangsniveaus ca. 20–24 Wochen nach der letzten Dosis beobachtet.

Nach der Zulassung im Juli 2016 in Europa kam es im Juni 2017 bei einer jungen Patientin zu einem akuten Leberversagen mit Todesfolge. Dies führte zur Modifikation der Zulassung durch die European Medicines Agency (EMA):

Daclizumab soll nur noch bei solchen Patienten eingesetzt werden, die auf mindestens zwei Behandlungen mit DMTs inadäquat angesprochen haben und die nicht mit anderen DMTs behandelt werden können. Dies bedeutet, dass die Verordnung von Daclizumab nur noch sehr restriktiv erfolgen kann.

Erhöhte Serum-Transaminasen und Leberschädigungen waren bekannt. Deshalb müssen vor Therapiebeginn die Serum-Transaminasen und Bilirubin und konsekutiv während der Behandlung und bis vier Monate nach Beendigung der Therapie monatlich bestimmt werden.

▪▪ Mitoxantron

Mitoxantron ist ein synthetisches Antrazyklinderivat, das über die Hemmung der Nukleinsäuresynthese immunsuppressiv und zytostatisch wirkt.

Nach mehreren kleinen positiven Studien führten die Ergebnisse der Europäischen Dosisvergleichsstudie (12 mg vs. 5 mg/m^2 KOF), der MIMS, an Patienten mit hochaktiver, schubförmiger MS zur Zulassung von Mitoxantron bei hoher Schubfrequenz bzw. sekundär progredientem Verlauf. Nachgewiesen ist ein dosisabhängiger, signifikanter Effekt auf Schubrate, Krankheitsprogression und MRT-Aktivität.

Mitoxantron ist für die Therapie von nicht rollstuhlgebundenen (EDSS 3–6 inklusive) MS-Patienten bei Versagen oder Unverträglichkeit einer immunmodulierenden Vortherapie bei folgenden Patientengruppen zugelassen:

- Patienten mit SPMS,
- Patienten mit progressiv schubförmiger Verlaufsform mit anhaltender Krankheitsaktivität. Diese wird als mindestens 2 Schübe oder eine EDSS-Verschlechterung um mindestens 1 Punkt innerhalb der letzten 18 Monate definiert.

Auch wenn die Zulassung von Mitoxantron bei MS auf einen EDSS von 6 begrenzt ist, kann bei rasch progredienter Krankheitsaktivität unter Beachtung der Kontraindikationen der Einsatz von Mitoxantron auch bei einem EDSS jenseits von 6 als individueller Heilversuch gerechtfertigt werden, beispielsweise mit dem Ziel des Erhalts der Selbständigkeit oder der Funktion der oberen Extremitäten.

- Erstinfusion
  - EKG und Herzechokardiographie mit linksventrikulärer Auswurffraktion (LVEF)
  - 1 h vor Infusion 8 mg Ondansetron (Zofran) oder anderes Antiemetikum
  - 10–12 mg/m^2 Körperoberfläche (KOF) Mitoxantron als Kurzinfusion 30 min (Erstinfunsion)
  - Zweite Gabe des Antiemetikums 8 h nach Infusion ad libitum
  - Chemotherapiepass mit Dosisangabe und LVEF. Leukozytennadir nach 9–14 Tagen
- Wiederholungsinfusion: Dosisanpassung bei Leukozytennadir der letzten Infusion:
  - 3000/µl 10% Dosissteigerung
  - < 2000/µl 10 mg/m^2 KOF Mitoxantron
  - < 1000/µl 8 mg/m^2 KOF Mitoxantron

Mitoxantron wird alle 3 Monate als Kurzinfusion mit 10–12 mg pro m^2 KOF verabreicht. Bei besonders hoher Krankheitsaktivität kann im Einzelfall eine Induktionstherapie mit monatlich einer Infusion über 3 Monate durchgeführt werden. Ab einer kumulativen Gesamtdosis von 100–140 mg pro m^2 KOF werden potenziell irreversible *Kardiomyopathien* beobachtet, so dass vor Beginn der Therapie und mindestens vor jeder zweiten Infusion eine *Echokardiographie* mit Bestimmung der linksventrikulären Auswurffraktion (LVEF) und ein *EKG* durchgeführt werden sollten. Daneben sind Blutbildkontrollen notwendig, da eine Knochenmarkdepression mit Granulozytopenie nach 10–14 Tagen und eine milde Thrombozytopenie auftreten. Kontrollen von Leberenzymen und Retentionswerten gehören zur Routine. Seltenere weitere Nebenwirkungen sind Übelkeit, Erbrechen, sekundäre Amenorrhö, Cholestase, Alopezie, Nierenversagen und Entzündungen der Schleimhäute. Zu beachten sind auch Paravasate, da die hoch toxische Substanz zu schweren Nekrosen führen kann. In neueren Publikationen wurde auch über das vermehrte Auftreten von Leukämien berichtet – auch noch Jahre nach Beendigung der Therapie mit Mitoxantron. Zu beachten ist die Lebensmaximaldosis von 140 mg/m^2 KOF.

Die Patienten müssen über die Therapie und die Risiken aufgeklärt und ihre Einwilligungserklärung zur Therapie muss dokumentiert werden. Neben Zytostatika-üblichen Nebenwirkungen muss insbesondere auf die mögliche Kardiotoxizität, die Gonadotoxizität sowie auf die therapieassoziierte Leukämie dokumentiert eingegangen werden.

Vor jeder Mitoxantron-Infusion sollte anamnestisch und klinisch nach möglichen Kontraindikationen gesucht werden. Blutbild und Serumchemie (inklusive Leber- und Nierenwerte) sowie ein Schwangerschaftstest sollen vor jeder Mitoxantron-Infusion durchgeführt werden. Ein Infekt soll klinisch und laborchemisch ausgeschlossen werden (CRP, Urinstatus). Im Falle einer deutlichen Leukopenie oder Leukozytose ist ein Differenzialblutbild erforderlich.

Mit der Zulassung zahlreicher Substanzen in dieser Indikation ist der Stellenwert von Mitoxantron sehr in den Hintergrund gerückt; es ist als Reservemedikament zu betrachten.

▪▪ Azathioprin

Azathioprin ist angezeigt bei RRMS, wenn eine immunmodulatorische Therapie indiziert und eine Behandlung mit ß-Interferonen oder Glatirameracetat nicht möglich ist oder unter einer bisherigen Therapie mit Azathioprin ein stabiler Zustand erreicht wurde.

Die Zulassung für Azathioprin wurde in Deutschland erteilt, obwohl keine klinischen Studien vorliegen, die die Qualitätsstandards moderner Therapiestudien erfüllen würden. In zum Teil kleinen und sehr heterogenen Studien konnte eine moderate Schubratenreduktion gezeigt werde. Da zudem neuere, nach modernsten Standards untersuchte orale Substanzen zugelassen sind bzw. in naher Zukunft zugelassen werden (z. B. Fumarat, Teriflunomid), dient Azathioprin in der Behandlung der RRMS lediglich als Reservepräparat, z. B. bei Vorliegen weiterer Autoimmunerkrankungen. Eine Kombination mit ß-Interferonen ist nicht sinnvoll.

Eine standardisierte Aufklärung mit Einwilligungserklärung zur Therapie sollte speziell auf die Myelosuppression, Hepatotoxizität/Pankreatitis sowie bei Langzeitbehandlung auf die Entwicklung von Non-Hodgkin-Lymphomen eingehen.

Generell ist vor Umstellung der Therapie auf ein anderes Präparat ein Baseline-MRT sinnvoll. Zum Ausschluss einer relevanten Lymphopenie sollte ein Blutbild inklusive Differenzialblutbild durchgeführt werden.

Bei Umstellung auf ein ß-Interferon oder Glatirameracetat ist kein besonderer Sicherheitsabstand erforderlich.

Für die Umstellung auf Fingolimod wird empfohlen, eine Karenzzeit von drei Monaten einzuhalten und vor Beginn der Behandlung einen kompletten Immunstatus zu erheben.

Für die Umstellung auf Natalizumab ist aufgrund bisheriger epidemiologischer Daten bei Vortherapie mit Azathioprin mit einem erhöhten PML-Risiko zu rechnen. Es wird empfohlen, eine Karenzzeit von mindestens 3 Monaten einzuhalten und einen kompletten Immunstatus zu erheben. Überdies sollte ein Baseline-MRT durchgeführt werden.

▪▪ Cyclophosphamid und Rituximab

Keine dieser Substanzen ist für die Therapie der MS zugelassen. Aufgrund der geringen Evidenz bzw. potenziell gravierender Nebenwirkungen sollten diese Substanzen allenfalls im Sinne individueller Heilversuche mit entsprechend höheren Anforderungen an Dokumentation und Monitoring eingesetzt werden. Cyclophosphamid kann in Einzelfällen von SPMS mit rascher Progredienz bei jüngeren Patienten erwogen und dann mit 650 mg/m^2 KOF in 8- bis 12-wöchigen Abständen i.v. verabreicht werden.

Rituximab ist ein gegen CD20-positive B-Lymphozyten und B-Vorläuferzellen gerichteter und depletierender Antikörper, wobei Stammzellen im Knochenmark und Antikörper produzierende reife Plasmazellen ausgespart bleiben. Der Wirkmechanismus von Rituximab bei RRMS ist neben der raschen Depletion von CD20-exprimierenden B-Lymphozyten als potenziell Antikörper produzierende Plasmazellen auch vermutlich die Modifikation der B-Zellen als Antigen präsentierende Zellen, was durch den beobachteten raschen Wirkeintritt von Rituximab gestützt wird.

Rituximab ist in der EU für die Behandlung des Non-Hodgkin-Lymphoms, der chronisch lymphatischen Leukämie und der rheumatoiden Arthritis zugelassen. Basierend auf der beobachteten Wirksamkeit aus individuellen Heilversuchen, Fallserien und Phase-I-/II-Studien wird Rituximab bei einer Reihe von neuroimmunologischen Erkrankungen zumeist als Eskalationstherapie eingesetzt.

Rituximab lässt sich demnach am ehesten als Eskalationstherapie bei RRMS einordnen – eine valide Evidenzgrundlage für den Einsatz bei der SPMS und PPMS existiert nicht.

Generell sollten beide Substanzen nur im Rahmen von Studien und/oder in MS-Zentren eingesetzt werden.

■ Primär progrediente MS (PPMS)

Bei der primär progredienten Verlaufsform war bisher keine gesicherte Therapie bekannt.

Seit Januar 2018 ist in Europa Ocrelizumab (Ocrevus) für die Behandlung der frühen PPMS mit nachweisbarer Entzündungsaktivität zugelassen.

■■ Symptomatische Therapien

Neben der Immunmodulation und Immunsuppression ist die symptomatische Therapie der MS wichtiger Bestandteil eines umfassenden Therapiekonzepts. Ziel der symptomatischen MS-Therapie ist es, die funktionellen Fähigkeiten der Patienten, die durch einzelne oder eine Kombination von Symptomen eingeschränkt sind, wiederherzustellen, zu verbessern, eine Verschlechterung zu verlangsamen und mögliche Komplikationen dieser Symptome zu vermeiden.

Funktionell besonders einschränkende und im Krankheitsverlauf häufige Symptome sind Spastik und Muskelschwäche, Schmerzen und Sensibilitätsstörungen, autonome Funktionsstörungen (Blase, Darm, Sexualfunktion), Ataxie und Tremor, kognitive Störungen, Fatigue, Depression sowie Dysphagie und Dysarthrie.

Zunehmend in die Diskussion gelangt in den letzten Jahren die Behandlung mit Vitamin D. Dabei ist nicht geklärt, ob Vitamin D per se einen positiven Effekt auf den Krankheitsverlauf besitzt oder den Wirkungsgrad der MS-spezifischen Therapien im Falle eines vorliegenden Vitamin-D-Mangels verbessert. Es konnte nachgewiesen werden, dass die Vitamin-D-Spiegel von MS-Patienten signifikant häufiger erniedrigt sind als in der gesunden Bevölkerung. Insofern wird empfohlen, bei MS-Patienten regelmäßig die Spiegel zu bestimmen und ggf. eine Substitution durchzuführen.

■■ Therapie der Spastik

Spastik ist kein typisches Frühzeichen der MS, tritt jedoch im weiteren Verlauf sehr häufig auf (bei bis zu 70% der Patienten). Der Muskeltonus kann permanent, aber auch intermittierend paroxysmal gesteigert sein.

Ziele der Therapie sind die Verbesserung von Mobilität und Geschicklichkeit, das Erreichen physiologischer Bewegungsmuster, eine Reduktion Spastik-bedingter Schmerzen, die Erleichterung pflegerischer Maßnahmen sowie die Vermeidung von Komplikationen wie Kontrakturen, Deformierungen und Dekubitalulzera und damit eine Verbesserung der Lebensqualität.

Eine medikamentöse Therapie mit Antispastika ist indiziert, wenn durch physiotherapeutische und ergotherapeutische Maßnahmen keine ausreichende Wirkung erzielt werden kann. Die Wirkung Spastik-mindernder Medikamente sollte regelmäßig überprüft werden. Die Gabe von Antispastika sollte situations- und zeitgerecht geplant werden. Die individuell beste Dosis muss dabei oft langsam titriert werden.

Zur Verringerung der Spastik stehen vor allem folgende Substanzen zur Verfügung:

Baclofen (zugelassen), Tizanidin (zugelassen), Gabapentin zur Therapie vor allem der tonischen Spastik und der damit verbundenen Schmerzen in Dosierungen von 1200 mg/Tag bis 2400 mg/Tag (Off-label-Gebrauch). Ein Vergleich von Gabapentin gegen die etablierten Antispastika fehlt. Eine positive Wirkung auf die Spastik ist für Dantrolen, Tolperison, Benzodiazepine nicht durchgehend dokumentiert. Aufgrund möglicher unerwünschter Wirkungen von Dantrolen (Leber) sowie der Benzodiazepine (Sedierung, Muskelschwäche, Abhängigkeit) sollten diese Substanzen nur in Ausnahmefällen eingesetzt werden.

In den letzten Jahren ist zunehmend der therapeutische Einsatz von Cannabis diskutiert worden und hat nun zu einer Zulassung für ausgesuchte Indikationsbereiche geführt. Der Vollpflanzenextrakt Sativex ist ein Spray zur Anwendung in der Mundhöhle. Ein Sprühstoß mit 100 µl Spray besteht aus einem standardisierten Gemisch von 2,7 mg Delta-9-THC und 2,5 mg Cannabidiol (CBD). THC und CBD wirken agonistisch an Cannabinoid-Rezeptoren, die u. a. an Nervenendigungen zu finden sind.

Erwähnt werden muss in diesem Kontext auch 4-Aminopyridin (Fampridin), auch wenn dieser Kaliumkanalblocker nicht zur Therapie der Spastik entwickelt wurde. Bei einer Untergruppe von MS-Patienten mit einer Gangstörung führt retardiertes Fampridin (Fampyra) zu einer signifikanten Zunahme sowohl der Gehgeschwindigkeit als auch der subjektiven Gehfähigkeit. In 2011 wurde diese Therapieform für die MS-Behandlung zugelassen.

Für die intrathekale Administration von Triamcinolon-Acetonid (TCA: 3- bis 6-mal jeden 2. Tag, jeweils 40 mg) liegen nur nicht-kontrollierte Studien vor, die für die behandelten Patienten eine Abnahme der Spastik und eine signifikante Verbesserung der Gehstrecke zeigten.

Eine Indikation für Botulinum-Toxin A besteht bei ausgeprägter lokaler Spastik für die beiden Präparate Botox (400 E) und Dysport (1500 E). Es konnte eine signifikante Verbesserung einer vorbestehenden Adduktorenspastik gegenüber Placebo gezeigt werden. Botulinum-Toxin A ist allerdings hierzu nicht zugelassen, somit handelt es sich um einen Off-label-Gebrauch.

Mittels intrathekaler Applikation von Baclofen kann vor allem die spinale Spastik deutlich verringert werden, ebenso nimmt die Häufigkeit spontaner Muskelspasmen ab. Eine Indikation für diese Therapie besteht auch dann, wenn die Spastik zu erheblichen Kontrakturen oder Fehlstellung der Beine führt und dadurch die Lagerung eines Patienten und die Intimpflege eingeschränkt werden. Die Wirkung kann mehr als 10 Jahre anhalten.

Die beste Behandlungsoption für Patienten ist die Kombinationstherapie auf individuell angepasster Basis. Einen ganz entscheidenden Faktor zur Behandlung der Spastik stellen physiotherapeutische Methoden dar.

▪▪ Fatigue-Symptomatik

Bei der für die MS recht typischen Fatigue handelt es sich um eine pathologische Ermüdbarkeit, deren pathologische Grundlage bisher nicht eindeutig geklärt ist. Da die Symptomatik für die Patienten oft als sehr belastend empfunden wird, sollte ein medikamentöser Therapieversuch unternommen werden. Hierzu können Serotoninwiederaufnahmehemmer (z. B. Citalopram, Fluoxetin) oder Amantadin versuchsweise eingesetzt werden. In 2 Studien konnte für Modafinil, einer α-adrenergen Substanz, in Dosierungen bis zu 400 mg pro Tag ein positiver Effekt auf die Fatigue-Symptomatik aufgezeigt werden.

Für die Therapie von Ataxie und Tremor sowie kognitiver Störungen gibt es keine in Studien belegte wirksame medikamentöse Therapie.

▪▪ Therapie von Blasenstörungen

Blasenstörungen sind häufige Komplikationen der MS. Die psychosozialen Krankheitsfolgen sind schwerwiegend, die Einschränkung der Lebensqualität wird als hoch eingestuft. Neurogene Blasenstörungen können differenziert werden in Detrusor-Hyperreflexie, Detrusor-Hyporeflexie und Detrusor-Sphinkter-Dyssynergie. Symptome können Drangsymptome, Inkontinenz sowie Harnverhalt sein, als Komplikationen können Harnwegsinfekte, morphologische Veränderungen des unteren und oberen Harntrakts, Nierenschädigungen und Blasenkarzinome auftreten.

Medikamentöse Standardtherapie der überaktiven Blase sind Anticholinergika. Die Wirksamkeit und die Verbesserung der Lebensqualität sind in zahlreichen prospektiven Studien und einer Metaanalyse gut belegt. In Deutschland sind folgende Substanzen für die Behandlung der überaktiven Blase zugelassen:

- Oxybutynin,
- Tolteridin,
- Trospiumchlorid,
- Solifenacin,
- Darifenacin,
- Fesoterodin,
- Propiverin.

Duloxetin ist ebenfalls als Urologikum bei Belastungsinkontinenz der Frau zugelassen, was im Rahmen einer Therapie von depressiver Komorbidität bei MS-Patienten von Bedeutung sein kann. Die Präparate unterscheiden sich im Hinblick auf Wirksamkeit, Selektivität an den muskarinergen Acetylcholinrezeptoren, Verträglichkeit, Titrierbarkeit und Dosierung. Die Auswahl und Therapiekontrolle sollte in Absprache mit einem Urologen erfolgen.

Methionin oder Cranberry-Präparate können die Häufigkeit von Harnwegsinfekten bei Patienten mit neurogenen Blasenstörungen reduzieren. Aufgrund geringer Nebenwirkungen kann eine prophylaktische Therapie bei vermehrten Harnwegsinfekten empfohlen werden.

■ **Physiotherapie und Ergotherapie**

Zur Vermeidung von Sekundärfolgen und zur Verbesserung funktioneller Einschränkungen gehört die Krankengymnastik auf neurophysiologischer Grundlage sowie funktionelle Ergotherapie zur Basisversorgung von MS-Patienten mit Gehbehinderung oder Koordinationsstörungen.

Erste kontrollierte Studien belegen den Effekt gezielter physiotherapeutischer Maßnahmen bei MS-Patienten mit Einschränkungen der Mobilität.

10.3 Neuromyelitis optica Spektrum Erkrankung (NMOSD)

Die Neuromyelitis optica Spektrum Erankung ist eine seltene, chronisch entzündliche Erkrankung des zentralen Nervensystems (ZNS) autoimmuner Ätiologie, die vornehmlich die Sehnerven und das Rückenmark betrifft, aber auch mit einer zerebralen Beteiligung einhergehen kann. In bis zu 80% aller NMO-Fälle sind serologisch Antikörper gegen den Wasserkanal Aquaporin-4 (NMO-IgG oder AQP4-Ak) nachweisbar. Die AQP4-Ak-positive NMO gilt heute als eigenständige Entität, die sich hinsichtlich Prognose und Therapie von der klassischen multiplen Sklerose (MS) unterscheidet. AQP4-Ak sind nicht nur diagnostisch relevant, sondern bestimmen möglicherweise auch das klinische Erscheinungsbild und den Schweregrad der klinischen Symptomatik. Daneben spielen für die Pathophysiologie möglicherweise auch MOG-Antikörper eine Rolle. Insgesamt sind das Erscheinungsbild und wahrscheinlich auch die Pathophysiologie dieser Erkrankung sehr heterogen, sodass aktuell die Bezeichnung „Neuromyelitis optica Spekrum Erkrankungen" bevorzugt wird.

Die klinischen Indexsymptome ein- oder beidseitige Optikusneuritis und langstreckige Myelitis treten überwiegend (ca. 90%) relapsierend auf. Unter den monophasischen Fällen sind solche mit zeitgleicher Optikusneuritis und Myelitis häufiger. Studien zum natürlichen Krankheitsverlauf zeigen übereinstimmend, dass nach einer mittleren Erkrankungsdauer von 7–8 Jahren ca. 60% der Patienten mit einem EDSS-Punktwert von > 6,0 schwer gehbehindert bzw. ein- oder beidseitig erblindet sind.

Mögliche Prädiktoren einer schlechten Langzeitprognose sind das Vorherrschen motorischer Defizite bei der ersten Myelitis bzw. nach der Erstmanifestation verbleibende EDSS sowie das Auftreten einer Myelitis innerhalb des ersten Krankheitsjahres und die Schubfrequenz im Verlauf der Erkrankung.

Den NMO-Indexsymptomen gehen in 23–30% der Fälle virale oder bakterielle Infektionen voraus.

Mit der Entdeckung von NMO-IgG als krankheitsspezifischer Serum-Auto-Antikörper und AQP4 als dessen Zielantigen wurde erstmalig die laborgestützte Diagnose und die Abgrenzung der NMO gegenüber der MS möglich.

- **Diagnosekriterien für die Neuromyelitis optica Spektrum Erkrankung (NMOSD)**

Diagnose der NMOSD mit positivem Nachweis von AQP4-Autoantikörpern:

- mindestens 1 Indexsymptom,
- positiver Antikörper-Nachweis mit der besten zur Verfügung stehenden Nachweismethode (Zell-basierter Assay),
- Ausschluss anderer möglicher Erkrankungen.
- Diagnose der NMOSD ohne Nachweis von AQP4-Autoantikörpern:
- mindestens 2 Indexsymptome resultierend aus einem oder mehreren Krankheitsschüben mit folgenden Bedingungen:
  - mindestens 1 Indexsymptom muss eine Optikusneuritis, eine akute Myelits (langstreckige Myelitis transversa) oder ein Area-Postrema-Syndrom sein,
  - räumliche Dissemination (2 oder mehr verschiedene Indexsymptome),
  - negativer Antikörper-Test mit der besten zur Verfügung stehenden Nachweismethode,
  - Ausschluss anderer möglicher Erkrankungen.

Bislang ist eine Heilung der NMO nicht möglich. Therapeutische Bemühungen zielen daher zum einen auf eine Rückbildung und Besserung von Schubsymptomen, zum anderen auf die Verhinderung weiterer Krankheitsschübe, die jeweils ein hohes Risiko bleibender neurologischer Defizite beinhalten.

Analog zur Therapie des MS-Schubes wird unter Beachtung evtl. Kontraindikationen mit je 1 g Methylprednisolon/Tag an 5 aufeinanderfolgenden Tagen behandelt. Bei unzureichendem Ansprechen oder Verschlechterung ist eine Plasmapherese (PE) respektive Immunadsorption (IA) zu empfehlen.

Aufgrund der insgesamt unsicheren Prognose der NMO und der schlechten Remission vieler Schübe sollte bei sicherer Diagnose eine frühzeitige und konsequente immunsuppressive Dauertherapie initiiert werden; dies gilt auch für die AQP4-positiven Formen der longitudinalen extensiven Myelitis (LETM) und die rezidivierende ein- oder beidseitige Optikusneuritis (ON). Wegen der Seltenheit des Krankheitsbildes und aus ethischen Gründen liegen keine Daten aus randomisierten Placebo-kontrollierten Studien vor. Es ist unbedingt zu beachten, dass die bei MS eingesetzten Immunmodulatoren entweder nachgewiesenermaßen nicht wirksam (Glatirameracetat, Fingolimod) oder wahrscheinlich sogar schädlich und daher kontraindiziert sind (ß-Interferone, Natalizumab).

Folgende Immunsuppressiva kommen bei NMO zum Einsatz:

- **Azathioprin**: Üblicherweise wird eine Dosierung von 2–3 mg/kgKG pro Tag empfohlen. Aufgrund einer möglichen Wirklatenz von bis zu 6 Monaten sollte ggf. initial mit Prednisolon (1 mg/kgKG absteigend) kombiniert werden. Angestrebt wird eine Lymphozytenzahl zwischen 600 und 1000/µl und eine etwa 10%ige Zunahme des mittleren Erythrozytenvolumens (MCV).
- **Rituximab**: Vor Beginn einer Therapie sollte die Immunkompetenz des Patienten überprüft sowie der Patient über das mögliche Risiko einer PML aufgeklärt werden. Zwei Behandlungsschemata kommen zur Anwendung: Je 1000 mg im Abstand von 2 Wochen oder je 375 mg/m^2 KOF einmal wöchentlich über 4 Wochen. Eine Prämedikation (1 g Paracetamol, 100 mg Prednisolon, 4 mg Dimetindenmaleat i.v.) zur Vermeidung infusionsbedingter Nebenwirkungen sollte vor jeder Gabe erfolgen. Eine Wiederholung der Therapie kann nach 6 oder 12 Monaten

erfolgen, wobei Daten zum optimalen Applikationsintervall fehlen.
- **Mitoxantron**: Üblicherweise kommt das auch in der MS-Therapie etablierte Dosierungsschema zum Einsatz: 12 mg/m^2 KOF in 3-Monats-Intervallen. Analog zur MS-Therapie sind ein regelmäßiges kardiales Monitoring mittels TTE sowie Blutbildkontrollen durchzuführen und der Patient über das bestehende Leukämie-Risiko aufzuklären.
- **Mycofenolat-Mofetil**: Diese Substanz kann als orale Alternative bei Unverträglichkeit von Azathioprin erwogen werden sowie bei gewünschtem schnelleren Wirkungseintritt. Es werden üblicherweise Tagesdosen um 2 g verteilt auf 2 Einzeldosen gegeben.
- Weitere Substanzen: Cyclophosphamid und IVIG. Hier liegen nur Kasuistiken vor.

10.4 Akute disseminierte Enzephalomyelitis (ADEM)

Die akute disseminierte Enzephalomyelitis (ADEM) und ihre Maximalvariante, die akute hämorrhagische Leukoenzephalitis (AHLE, Hurst) sind seltene entzündliche demyelinisierende Erkrankungen des ZNS. Die ADEM kann insbesondere eine wichtige Differenzialdiagnose des klinisch isolierten Syndroms (KIS) sein. Anders als die MS kommt eine ADEM häufiger im Kindesalter als bei Erwachsenen vor, tritt überwiegend in enger zeitlicher Koinzidenz mit Infekten oder Impfungen auf, hat in der Regel einen monophasischen Verlauf und mit Ausnahme der AHLE eine insgesamt günstige Prognose.

Klar definierte diagnostische Kriterien für die ADEM existieren nicht und die sichere Differenzierung einer ADEM gegenüber dem ersten Schub einer MS ist nach Ergebnissen retrospektiver Verlaufsbeobachtungen nicht möglich. An eine ADEM sollte gedacht werden bei parainfektiösem oder postvakzinalem Auftreten der Symptomatik. Typisch sind ein subakutes enzephalopathisches Syndrom mit multifokaler polysymptomatischer Erstpräsentation von Symptomen und ein junges Alter. Das Spektrum der klinischen Manifestationen ist sehr variabel und reicht von subklinischen Episoden bis hin zu fulminanten und tödlichen Verläufen. Charakteristische radiologische Befunde sind vornehmlich Demyelinisierungsherde in den Basalganglien und große konfluierende Marklagerläsionen. Differenzialdiagnostisch gegenüber einer MS bedeutsam sind, analog zur NMO, eine Pleozytose im Liquor sowie der nur fakultative und transiente Nachweis oligoklonaler Banden im Liquor.

Die Therapie der ADEM erfolgt angesichts der Seltenheit der Erkrankung empirisch. Basistherapie sind einmalig oder wiederholt hochdosierte Kortikosteroide (1–2 g/Tag) i.v. über 3–5 Tage, ggf. gefolgt von einer oralen Gabe in schrittweiser Abdosierung. Bei mangelhaftem Ansprechen der Symptome sind als Eskalationstherapie intravenöse Immunglobuline, Plasmapherese, Immunadsorption und Cyclophosphamid geeignet.

10.5 Vaskulitiden

Vaskulitiden des peripheren oder zentralen Nervensystems treten als Manifestationen einer primär systemischen, häufiger einer durch eine nicht vaskulitische Grunderkrankung verursachten sekundären Vaskulitis oder als isolierte Vaskulitis des zentralen oder peripheren Nervensystems auf (◘ Tab. 10.1). Eine periphere nervale Beteiligung als meist asymmetrische Polyneuropathie, Mono- oder Multiplexneuropathie ist wesentlich häufiger als zentrale Manifestationen. Selten ist die neurologische Beteiligung bei systemischen Vaskulitiden Teil der Erstsymptomatik. Während für die primären oder sekundären Vaskulitiden die Zusammenarbeit mit Rheumatologen und anderen Fachdisziplinen entscheidend ist, stellen die isolierten Vaskulitiden des Nervensystems eine besondere diagnostische Herausforderung dar.

Typische Warnsymptome sind subfebrile Temperaturen, Gewichtsverlust, Nachtschweiß

⬛ Tab. 10.1 Einteilung der Vaskulitiden nach Gefäßkaliber und Pathomechanismus

	Vaskulitisart	Pathomechanismus
Große Gefäße	Arteriitis temporalis	T-Zellen
	Takayasu Arteriitis	T-Zellen
	Morbus Behçet	?
Mittelgroße Gefäße	Panarteriitis nodosa	Immunkomplexe
	Morbus Kawasaki	?
	Isolierte ZNS-Angiitis	T-Zellen
Kleine Gefäße	Granulomatose mit Polyangiitis (GMP)	ANCA, T-Zellen
	Eosinophile Granulomatose mit Polyangiitis	ANCA, T-Zellen
	Purpura Schönlein-Henoch	Immunkomplexe
	Essenzielle kryoglobulinämische Vaskulitis	Immunkomplexe
	Kutane leukozytoklastische Vaskulitis	Immunkomplexe
	Sekundäre Vaskulitiden	Immunkomplexe

ANCA anti-neutrophile zytoplasmatische Antikörper

und Abgeschlagenheit. Es gibt eine Reihe von systemischen Symptomen, die besonders verdächtig auf Vaskulitiden sind: ein blutiger Schnupfen, Deformierungen der Nase, das rote Auge (Episkleritis), Proteinurie, Ödeme, Oligurie und neu aufgetretene arterielle Hypertonie als Hinweis auf eine Nierenbeteiligung, obstruktive Lungensymptome sowie Veränderungen der Haut und ihrer Anhangsorgane.

Wichtigste Differenzialdiagnose der primären zerebralen Vaskulitis ist das reversible Vasokonstriktionssyndrom (RVCS). „Vaskulitis typische" angiographische (auch in der MR-TOF-Angiographie) Veränderungen sind bei diesem Krankheitsbild häufiger als bei der primären zerebralen Vaskulitis – im Gegensatz zu dieser bilden sich diese beim RVCS in der Regel innerhalb von 3 Monaten zurück.

Laborchemisch finden sich typischerweise eine Erhöhung der Akute-Phase-Proteine (BSG, CRP), ein Komplementverbrauch (bei Immunkomplexvaskulitiden), eine Leuko- und Thrombozytose sowie eine hypochrome Anämie.

10.5.1 Riesenzellarteriitis

Wichtigste, weil häufigste primäre Immunvaskulitis mit einer Inzidenz von 15–25/100.000 in Risikopopulationen ist die Riesenzellarteriitis, eine systemische Vaskulitis. Die Arteriitis cranialis stellt ihre häufigste Manifestationsform dar. Die Erkrankung tritt faktisch nur bei über 50-Jährigen auf. Kopfschmerzen mit hypersensitiver Kopfhaut treten in 2/3 der Fälle auf. Allgemeinsymptome wie Fieber, Gewichtsverlust sind häufig, können isoliert bestehen und den Verdacht auf ein Malignom lenken. Weitere Symptome sind eine Folge der Ischämie im Versorgungsbereich kranialer Arterien. Den höchsten prädiktiven Wert für ein positives Biopsieergebnis haben Doppelbilder und eine Claudicatio masticatoria. Besonders gefürchtet sind Visusverlust in ca. 15% und Hirninfarkte in ca. 4% der Fälle. Während diese Komplikationen am häufigsten initial auftreten, können sie auch noch im Verlauf unter Steroidtherapie auftreten, am häufigsten bei zu schneller Dosisreduktion. Die

◧ Tab. 10.2 Therapie der Arteriitis cranialis mit Prednison bzw. Prednisolon

	Initialdosis
Ohne Augenbeteiligung	60–100 mg/Tag (1 mg/kgKG) p.o.
Einseitige Erblindung (frisch)	0,5–1 g/Tag i.v. für 3 Tage dann 1 mg/kgKG p.o.
Einseitige Erblindung (älter)	100–200 mg/Tag i.v. für 3 Tage dann 1 mg/kgKG p.o.
Drohende Erblindung (Cotton-wool-Herde, Amaurosis-Fugax-Attacken)	0,5–1 g/Tag i.v. für 3 Tage dann 1 mg/kgKG p.o.

BSG ist gewöhnlich stark beschleunigt, beträgt jedoch in bis zu 20% der Fälle < 50 mmHg. Auch das sensitivere CRP kann falsch negativ sein. Die Duplexsonografie kann zur Wahl des optimalen Biopsieortes beitragen, ebenso möglicherweise die Kernspintomografie, mit der inflammatorische Veränderungen der Carotis-externa-Äste mit hoher Sensitivität nachweisbar sind. Die Biopsie ist aufgrund der Persistenz der granulomatösen Entzündung auch unter Kortikosteroiden Wochen nach Therapiebeginn sinnvoll. Entscheidend – generell bei Vaskulitis aufgrund des segmentalen Befalls – ist eine sehr gründliche histologische Aufarbeitung des Biopsates, ggf. in Serienschnitten.

▪ Therapie

Therapie der Wahl sind Glukokortikosteroide (◧ Tab. 10.2). Nach Induktionstherapie mit hoher Dosis (1 mg/kgKG p.o.) bzw. bei Augenbeteiligung als i.v.-Bolustherapie folgt nach Ansprechen der Symptome und der Entzündungsparameter eine langsame Dosisreduktion. Bei zu schneller Reduktion besteht ein hohes Rezidivrisiko. Die Dosisreduktion – anfangs um etwa 10 mg wöchentlich bis auf eine Erhaltungsdosis von ca. 20 mg/Tag – erfolgt unter BSG- und CRP-Kontrolle und nach klinischem Ansprechen, eine weitere Reduktion dann alle 2–4 Wochen um 1–2,5 mg ebenfalls nach klinischem Befund und unter Kontrolle von BSG und CRP. Absetzversuche sind meist erst nach 1- bis 2-jähriger Behandlung möglich, vorausgesetzt das klinische Bild und die Entzündungsparameter sind stabil.

Für einen GKS-sparenden Effekt anderer Immunsuppressiva – am besten untersucht für Methotrexat – fehlt bisher eine klare Evidenz. Ist ein solcher Schritt aus Gründen der Nebenwirkungen der GKS notwendig, kann auf Methotrexat oder Azathioprin zurückgegriffen werden. Retrospektiv wurde gezeigt, dass eine vorbestehende Therapie mit Azetylsalizylsäure (ASS 100 mg/Tag) aufgrund einer begleitenden koronaren Herzerkrankung die Inzidenz kranialer ischämischer Komplikationen signifikant reduziert. Antiinflammatorische und thrombozytenaggregationshemmende Wirkungen von ASS spielen dabei wahrscheinlich eine entscheidende Rolle.

10.5.2 Granulomatose mit Polyangiitis (GPA)

Die GPA zeigt eine nekrotisierende granulomatöse Entzündung des Respirationstrakts mit einer Entzündung kleiner und mittelgroßer Gefäße (auch Venen) und häufig Ausbildung einer Glomerulonephritis im Verlauf. Der Nachweis von cANCA gegen den Plasmabestandteil Proteinase 3 (PR3-ANCA) ist bei Kaukasiern diagnostisch wegweisend.

Die Inzidenz beträgt 1:1 Mio. Die Erstmanifestation liegt meist in der 5. Lebensdekade. Männer sind häufiger betroffen als Frauen.

Es lassen sich eine limitierte nekrotisierende Granulomatose mit Befall nur der oberen Luftwege und die generalisierte Vaskulitis mit Befall von oberen und unteren Luftwegen sowie Nieren

◘ **Tab. 10.3** Protokolle zur Remissionsinduktion bei ANCA-assoziierten Vaskulitiden (Evidenzstärken nach EULAR-Empfehlungen)

Protokoll	Stadium	Dosis	Evidenz[#]	Empfehlungsgrad[#]
Cyclophosphamid tgl. Oral*	Generalisiert	2 mg/kgKG/Tag p.o.	Ib	A
Cyclophosphamid Puls*	Generalisiert	15–20 mg/kgKG i.v. Intervall 21 Tage	Ia	A
Methotrexat*	Frühsystemisch	0,3 mg/kgKG/Wo i.v., s.c., p.o.	Ib	A
Trimethoprim/ Sulfamethazol	Lokalisiert	2×960 mg/Tag p.o.	IIa	A
Plasmapherese**	Rapid-progressive Glomerulonephritis	40–60 ml/kgKG (4–7×)	Ib	A

EULAR European League Against Rheumatism
[#] basierend auf Studien mit dem höchsten Evidenzgrad
* plus Prednison (Startdosis 1 mg/kgKG)
** plus Cyclophosphamid und Prednison

unterscheiden. Wenn es im Verlauf zur systemischen Vaskulitis kommt, ist das Kapillarstromgebiet der Lungen und der Nieren mit einer rapid progressiven Glomerulonephritis betroffen. Diese kann unbehandelt innerhalb von Tagen bis Monaten zum irreversiblen oligurischen Nierenversagen führen. In dieser Phase treten ZNS-Symptome auf. Eine Beteiligung des ZNS und PNS findet sich in 30–50% der Fälle. Neben der lokal destruierenden Form sind die hypertrophe Pachymeningitis und eine Vaskulitis des ZNS-Parenchyms wichtigste ZNS-Manifestationen der GPA.

■ **Therapie**
Standardbehandlung der GPA im generalisierten Krankheitsstadium ist die kombinierte Gabe von Cyclophosphamid und Prednisolon. Es hat sich in Studien gezeigt, dass die Pulsgabe von Cyclophosphamid (pCYC, 15 mg/kgKG) alle 2–3 Wochen im Vergleich zur oralen Applikation (oCYC) in der Remissionsinduktion gleich effektiv ist, aber weniger Leukopenien verursacht. Zudem werden nur 50% der Kumulativdosis benötigt. Seit durch die Ergebnisse der CYCAZAREM-Studie gezeigt werden konnte, dass nach Erreichen einer Remission die Therapie frühzeitig von Cyclophosphamid auf

Azathioprin umgestellt werden kann, kann die Dauer der CYC-Exposition im Hinblick auf die erhebliche Langzeittoxizität der Substanz auf 3–6 Monate beschränkt werden (◘ Tab. 10.3)

Im frühsystemischen Krankheitsstadium stellt Methotrexat eine gleichwertig effektive und weniger toxische Alternative zur Induktionstherapie dar.

Als Alternative in der Remissionsinduktion kann jetzt auch der monoklonale Anti-CD20-Antikörper Rituximab angesehen werden. Ergebnisse von zwei im Jahr 2010 publizierten Studien (RAVE und RITUVAS) konnten eine vergleichbare Wirksamkeit von Cyclophosphamid und Rituximab nachweisen. Bezüglich der primären Endpunkte anhaltende Remission 12 Monate nach Therapiebeginn (Rituximab 76%, Kontrollarm 82%) und schwere unerwünschte Ereignisse (Rituximab 42%, Kontrollarm 36%) wurden keine signifikanten Unterschiede zwischen den Therapiearmen beobachtet.

Plasmapheresen verbessern bei Patienten mit schwerer Nierenbeteiligung (Serumkreatinin > 500 mmol/l) das renale Outcome.

Wird die immunsuppressive Therapie nach erfolgreicher Remissionsinduktion beendet, sind Rezidive die Regel, sodass eine immunsuppres-

◘ Tab. 10.4	Protokolle zur Remissionserhaltung bei ANCA-assoziierten Vaskulitiden (Evidenzstärken gemäß den EULAR-Kriterien)		
Protokoll	**Dosis**	**Evidenz#**	**Empfehlungsgrad#**
Azathioprin**	2 mg/kgKG/Tag p.o.	Ib	A
Methotrexat**	0,3 mg/kgKG/Wo i.v., p.o., s.c.	Ib	A
Leflunomid**	30–40 mg/Tag	Ib	A
Trimethoprim/Sulfamethoxazol*,#	2×960 mg/Tag p.o.	Ib	B
Mycophenolat-Mofetil**	2 g/Tag	Ib	B

\# basierend auf Studien mit dem höchsten Evidenzgrad
* nicht bei neurologischen Manifestationen
** ggf. plus Prednison ≤ 7,5 mg/Tag

sive Therapie über mindestens 18–24 Monate fortgesetzt werden sollte (◘ Tab. 10.4).

Die mikroskopische Polyangiitis (MPA) ist eine nekrotisierende nicht granulomatöse Angiitis kleiner Gefäße ohne Immunkomplexablagerungen und häufig assoziiert mit nekrotisierender Glomerulonephritis und pulmonaler Kapillaritis (pulmorenales Syndrom). Die Häufigkeit ist mit 2–3/1 Mio. konstant. ANCA (meist pANCA/MPO-ANCA) finden sich bei über 90% der Patienten. Eine neurologische Beteiligung ist sehr selten.

Die klinischen Merkmale einer MPA entsprechen denen der GPA mit der Ausnahme, dass granulomatöse Manifestationen definitionsgemäß ausgeschlossen sind. Das therapeutische Procedere entspricht dem bei GPA.

10.5.3 ZNS-Vaskulitiden

Sie können als ZNS-Beteiligung primärer oder sekundärer Vaskulitiden vorkommen. Die isolierte ZNS-Vaskulitis ist eine sehr seltene Form der Vaskulitis, die auf das ZNS und die Meningen begrenzt ist. Die Inzidenz wird mit weniger als 1:2 Mio. angegeben. Die isolierte ZNS-Vaskulitis zeigt eine gewisse Häufung in der 4.–6. Dekade, aber keine richtige Altersprädilektion. Bei der isolierten ZNS-Vaskulitis stehen als Symptome Kopfschmerzen, Enzephalopathie und multifokale neurologische Ausfälle im Vordergrund. Es kann auch zu fokalen Anfällen, Psychosen, Hirnnervenausfällen oder einer spinalen Symptomatik kommen. Generell lässt sich sagen, dass aufgrund der ZNS-Symptome eine klinische Unterscheidung zwischen systemischer und isolierter ZNS-Vaskulitis nicht zu treffen ist. Klinische Zeichen einer systemischen Vaskulitis wie Fieber oder Beteiligung anderer Organe sprechen allerdings gegen das Vorliegen einer isolierten ZNS-Vaskulitis.

▪ Therapie

Unbehandelt versterben die meisten Patienten innerhalb von 1–5 Jahren, wobei Vigilanzstörungen und psychiatrische Symptome als schlechte und fokale Defizite als gute prognostische Faktoren angesehen werden.

Grundsätzlich sollte bei der Verdachtsdiagnose einer primären zerebralen Vaskulitis die „blinde" Behandlung mit Kortikosteroiden oder Immunsuppressiva vermieden werden. Die publizierten (empirischen) Kriterien verlangen zur Einleitung einer imunsuppressiven Therapie zumindest den histopathologischen Ausschluss einer anderen Erkrankung. Sowohl das klinische als auch das neuroradiologische und liquorchemische Bild können imitiert werden durch infektiöse Erkrankungen, z. B. eine Endokarditis mit rezidivierenden septischen Embolien oder erregerbedingten Vaskulitiden – in diesen Fällen kann die „blinde" Behandlung zum Tod des Patienten führen. Vor Einleitung einer Behandlung sind deshalb die Hirnbiopsie und die infektiologische Untersuchung des Liquors klinischer Standard.

Therapie der Wahl ist die kombinierte Gabe von Kortikosteroiden (1 mg/kgKG Prednisolon) und eine Cyclophosphamid-Pulstherapie (15–20 mg/kgKG i.v; ◘ Tab. 10.3). Anstelle von Cyclophosphamid kommt aktuell vermehrt auch Rituximab zum Einsatz.

Der klinische Verlauf unter der Therapie ist bei der großen Mehrzahl der Patienten als recht gut einzustufen. Neben dem klinischen Ansprechen können die Kontroll-MRT bzw. -angiografie als Verlaufsparameter benutzt werden, um über die Fortführung und Intensität der immunsuppressiven Therapie zu entscheiden. Neue Läsionen in der MRT oder neue Gefäßveränderungen sprechen für eine persistierende Aktivität der Erkrankung, sodass die immunsuppressive Therapie fortgeführt oder sogar intensiviert werden sollte. Die notwendige Behandlungsdauer ist aufgrund geringer Fallzahlen unklar. Es werden Rezidivraten von 30% bei einer Behandlungsdauer von 6 Monaten nach klinischer Remission und von unter 10% bei Behandlung über 1 Jahr beschrieben. Aufgrund des Nebenwirkungsprofils von Cyclophosphamid kann nach unterschiedlich lang beschriebener Cyclophosphamid-Therapie zwischen 3 und 6 Monaten eine Erhaltungstherapie mit Azathioprin oder Methotrexat versucht werden,

10.6 Antikörpervermittelte Enzephalitiden

Aufgrund der zunehmenden differenzialdiagnostischen Erwägung einer paraneoplastischen Enzephalitis wurden in den letzten Jahren vermehrt Patienten identifiziert, die zwar ein entsprechendes klinisches Syndrom zeigten, bei denen sich aber entweder kein onkoneuronaler Antikörper nachweisen ließ oder bei denen auch nach vielen Jahren kein Tumor auftrat. Innerhalb dieser Patientengruppe, bei denen keine „klassischen" paraneoplastischen Antikörper gegen intrazelluläre Antigene (Hu, Ma_2, seltener

$CV_2/CRMP_5$ und Amphiphysin) nachgewiesen werden, fanden sich etliche Seren mit einer Reaktivität gegen neuronale Oberflächenantigene auf Hirnschnitten von Rattenhippocampus oder Kleinhirn.

Durch Identifizierung einzelner spezifischer Antigene gelang bereits eine Aufteilung in autoimmunologische Krankheitsbilder mit Antikörpern gegen spannungsabhängige Kaliumkanäle (VGKC) sowie gegen Glutamatrezeptoren, hier in erster Linie gegen N-Methyl-D-Aspartat-Rezeptoren (NMDAR) und AMPA-Rezeptoren $(GluR_{1/2})$ (◘ Tab. 10.5).

10.6.1 Spannungsabhängige Kaliumkanäle

Die mit Anti-VGKC-Antikörpern assoziierte Enzephalitis macht etwa ein Drittel der autoimmun vermittelten Enzephalitiden mit Antineuropil-Antikörpern aus und präsentiert sich in zwei Hauptformen. Die erste ähnelt der klassischen limbischen Enzephalitis mit subakutem Auftreten von Reizbarkeit, Depression, Schlafstörungen, epileptischen Anfällen, Halluzinationen und Gedächtnisstörungen. Fast immer finden sich EEG-Veränderungen, meist eine geringe Pleozytose im Liquor (< 100 Zellen/ μl) und mesiotemporale Hyperintensitäten in der T2-Gewichtung im MRT. Bei der zweiten Form kommt es zu mehr generalisierten Symptomen mit Psychosyndrom, Schlafstörungen und Zeichen der Übererregbarkeit peripherer Nerven (Morvan-Syndrom). Der Liquor ist häufig unauffällig. Etwa 30% der Patienten mit VGKC-assoziierter Enzephalitis entwickeln einen Tumor, insbesondere ein Thymom oder ein kleinzelliges Bronchialkarzinom.

Weitere bereits identifizierte Zielantigene bei Patienten mit limbischer Enzephalitis und Antikörpern gegen Neuropil sind die Glutamatrezeptoruntereinheiten 1 und 2 $(GluR_{1/2})$ des α-Amino-3-hydroxy-5-methyl-4-isoxazol-Proponsäure (AMPA)-Rezeptors. Diese immunvermittelte Enzephalitis kann ebenfalls ohne Tumor vorkommen, charakteristisch ist eine hohe Rückfallrate.

⬛ Tab. 10.5 Antikörper-vermittelte Enzephalitiden und klinisches Erscheinungsbild

Syndrom	AK	Klinik
NMDAR-Ak Enzepalitis	NMDAR	Bewusstseinstörungen, Psychose, Epilepsie, Dyskinesie
Limbische Enzephalitis	LGI1	Faziale Dystonien, Myoklonie, häufig Männer, Hyponatriämie
	CASPR2	Isolierte Psychose möglich
	(VGKC)	Anfälle
	AMPAR	
	GABA$_B$R	
Morvan Syndrom	CASPR2	Enzephalopathie, periphere Hyperexzitabilität, Dysautonomie
PERM	GlyR	Progressive Enzephalomyelitis mit Rigor und Myoklonus
Zerebelläre Ataxie	VGCC mGluR1	Hodgkin-Lymphom

10.6.2 Anti-NMDA-Rezeptor-Enzephalitis

Im Jahr 2007 wurde die erste Patientin mit einer Anti-NMDAR-Enzephalitis beschrieben – ein junge Frau mit einem Ovarialteratom. Danach wurden in rascher Folge weitere 200 Fälle dokumentiert, was den Schluss zulässt, dass es sich nicht um eine seltene Erkrankung handeln kann.

Die Analyse der ersten 100 veröffentlichten Patienten zeigte, dass die Besonderheit der Anti-NMDAR-Enzephalitis ein nahezu stereotyper, in Phasen gegliederter klinischer Verlauf ist. Es handelt sich zu 90% um zumeist junge Frauen, die im Anschluss an eine uncharakteristische Prodromalphase mit subfebrilen Temperaturen, Kopfschmerz und Abgeschlagenheit eine akute Psychose mit formalen und inhaltlichen Denkstörungen sowie Halluzinationen und schweren Verhaltensstörungen und Bewegungsanomalien entwickeln.

Während oder nach dieser Phase schließt sich eine Episode an, in der die Patienten nicht auf Ansprache reagieren, die Augen meist geöffnet haben, nicht auf visuelle Reize reagieren und mit erhöhtem Muskeltonus und dystoner Körperhaltung an das Bild eines katatonen Stupors bei Schizophrenie erinnern. In mehr als drei Viertel der Fälle kommt es in dieser Phase zu epileptischen Anfällen und Bewusstseinsstörungen, ferner zu Dyskinesien, autonomen Funktionsstörungen und Hypoventilation.

Die autonome Instabilität kann starke Blutdruck- und Temperaturschwankungen, Tachy- und Bradykardie, Asystoliephasen mit Notwendigkeit einer Schrittmacherimplantation und starkes Schwitzen zur Folge haben. Schließlich kommt es bei der Mehrzahl der Patienten zu einer weitgehenden Rückbildung der Symptomatik, allerdings bei einem Viertel zu schweren Defiziten oder zum Tod.

Mit der raschen Zunahme diagnostizierter Fälle wandelt sich auch das Bild der hohen Spezifität für junge Frauen mit Teratomen. Zwar sind junge Frauen mit Abstand am häufigsten von einer Anti-NMDAR-Enzephalitis betroffen, doch wird das Krankheitsbild mittlerweile auch bei vielen Patientinnen ohne Tumor sowie bei Männern beschrieben. Ferner wurden inzwischen Patienten in höherem Lebensalter und Kinder diagnostiziert.

Die endgültige Diagnosestellung der Anti-NMDAR-Enzephalitis beruht auf dem Nachweis von Antikörpern gegen Glutamatrezeptoren vom NMDA im Serum oder Liquor. Strukturell stellen NMDA-Rezeptoren Heterodimere dar, die aus den Untereinheiten NR_1 und NR_2 bestehen. Bei der Anti-NMDAR-Enzephalitis sind die Antikörper gegen ein extrazelluläres Epitop der NR_1-Untereinheit gerichtet.

Es ist wichtig, neben Serum immer auch den Liquor zu untersuchen, da wahrscheinlich bei allen Patienten eine intrathekale Synthese von

Anti-NMDAR-AK besteht. Die klinische Besserung geht mit einem Absinken der Antikörper-Titer einher.

Die wichtigste Abschätzung, ob es sich bei einem Patienten mit einer Anti-NMDAR-Enzephalitis um ein paraneoplastisches neurologisches Krankheitsbild oder um einen Autoimmunprozess ohne zugrundeliegenden Tumor handelt, ist sehr schwierig. Zum einen beträgt die Wahrscheinlichkeit einer Tumorerkrankung im Gegensatz zu anderen Formen der limbischen Enzephalitis nur etwa 60%, zum anderen erfolgt die Tumordiagnose bei fast allen Patienten erst nach dem Beginn der neurologischen Symptomatik. Bei den Patienten, bei denen sich im Verlauf ein Tumor sichern ließ, handelte es sich meist um junge Frauen mit einer Raumforderung im kleinen Becken, fast immer ein Ovarialteratom. Insgesamt muss nicht nur bei Frauen mit einem Teratom an eine Anti-NMDAR-Enzephalitis gedacht werden, sondern auch bei Frauen ohne Tumor, bei Männern und Kindern.

Zu den seltenen Differenzialdiagnosen, die allerdings kaum zu den umschriebenen Veränderungen in der zerebralen Bildgebung führen, gehören der systemische Lupus erythematodes, die Hashimoto-Thyreoiditis, das Sjögren-Syndrom, das Antiphospholipidantikörpersyndrom, das maligne neuroleptische Syndrom und die zerebrale Vaskulitis.

10.6.3 Therapeutisches Management

Wenn die Diagnose einer Anti-NMDAR-Enzephalitis durch die Kombination aus dem charakteristischen klinischen Bild, dem positiven Nachweis von Anti-NMDAR-Antikörpern und ggf. stützenden Befunden von Bildgebung, EEG und Liquoranalyse gesichert ist und relevante Differenzialdiagnosen ausgeschlossen wurden, muss zunächst eine umfassenden Tumorsuche durchgeführt werden. Die onkologische Therapie mit einer raschen Entfernung des Tumors ist der wirksamste Behandlungsansatz der Enzephalitis. Aufgrund des oft guten Ansprechens auf eine immunmodulatorische Intervention sollte eine GKS-Pulstherapie, i.v. Immunglobulin-Gabe

oder eine PE, ggf. auch eine IA initiiert werden, wobei eine evidenzbasierte Empfehlung zur Reihenfolge der Therapieversuche derzeit nicht gegeben werden kann. Bei den Patienten ohne Tumor kann eine langfristige Therapie mit Azathioprin, Rituximab oder Cyclophosphamid den Zustand stabilisieren bzw. oft auch verbessern.

Da bei einigen Patienten die Diagnose eines Teratoms erst viele Monate nach Beginn der ersten neurologischen Symptome gestellt werden konnte, ist eine sorgfältige Nachsorge der Patienten wichtig. Es wird eine regelmäßige Ultraschall- und Becken-MRT-Untersuchung zumindest innerhalb der ersten 2 Jahre empfohlen.

10.7 Präparate

- **Alemtuzumab**
- Lemtrada, 12 mg/1,2 ml – Infusionslösungskonzentrat (Sanofi-Genzyme)

Pharmakodynamik

Alemtuzumab ist ein rekombinanter, aus DNS abgeleiteter, humanisierter monoklonaler Antikörper, der sich gegen das 21- bis 28-kD-Glykoprotein CD52 auf der Zelloberfläche richtet. Alemtuzumab ist ein IgG1-Kappa-Antikörper mit humanem variablem Gerüst und konstanten Regionen und komplementär-determinierenden Regionen eines murinen (Ratte) monoklonalen Antikörpers. Alemtuzumab bindet an CD52, ein Antigen auf der Zelloberfläche, das in hohen Konzentrationen auf T-Lymphozyten (CD3$^+$) und B-Lymphozyten (CD19$^+$) und in geringeren Konzentrationen auf natürlichen Killerzellen, Monozyten und Makrophagen vorkommt. Alemtuzumab wirkt durch antikörperabhängige, zellvermittelte Zytolyse und komplementvermittelte Lyse nach Zelloberflächenbindung an T- und B-Lymphozyten.

Lemtrada führt nach jeder Behandlungsphase zu einer Depletion der zirkulierenden T- und B-Lymphozyten, wobei die niedrigsten beobachteten Werte einen Monat nach einer Behandlungsphase auftreten. Es kommt im

Laufe der Zeit zu einer Repopulation der Lymphozyten mit einer Erholung der B-Zellen, die in der Regel innerhalb von 6 Monaten abgeschlossen ist.

▪▪ Pharmakokinetik

Die Serumspiegel stiegen mit jeder weiteren Dosis innerhalb einer Behandlungsphase an, wobei die höchsten Spiegel nach der letzten Infusion einer Behandlungsphase beobachtet wurden. Die Verabreichung von 12 mg/Tag führte zu einer mittleren C_{max} von 3.014 ng/ml an Tag 5 der ersten Behandlungsphase und von 2.276 ng/ml an Tag 3 der zweiten Behandlungsphase. Die Alpha-Halbwertszeit betrug etwa 4–5 Tage und war unter den Phasen vergleichbar, wobei innerhalb von 30 Tagen nach jeder Behandlungsphase niedrige oder nicht nachweisbare Serumspiegel erreicht wurden.

▪▪ Indikation

Schubförmig-remittierende multiple Sklerose mit aktiver Erkrankung

▪▪ Dosierung

Die empfohlene Dosis von Lemtrada beträgt 12 mg/Tag, verabreicht als intravenöse Infusion initial in 2 Behandlungsphasen, mit bis zu zwei zusätzlichen Behandlungsphasen nach Bedarf:
- Initiale Behandlung in 2 Phasen
  - Erste Behandlungsphase: 12 mg/Tag an 5 aufeinanderfolgenden Tagen (60 mg Gesamtdosis)
  - Zweite Behandlungsphase: 12 mg/Tag an 3 aufeinanderfolgenden Tagen (36 mg Gesamtdosis), verabreicht 12 Monate nach der ersten Behandlungsphase.
- Bis zu zwei zusätzliche Behandlungsphasen können nach Bedarf in Betracht gezogen werden:
  - Dritte oder vierte Behandlungsphase: 12 mg/Tag an 3 aufeinanderfolgenden Tagen (36 mg Gesamtdosis), verabreicht mindestens 12 Monate nach der vorherigen Behandlungsphase bei Patienten mit MS-Krankheitsaktivität, definiert durch klinischen Befund oder Bildgebung.

Vorbehandlung:
Die Patienten sollten an jedem der ersten 3 Tage einer jeden Behandlungsphase unmittelbar vor der Verabreichung von Lemtrada mit Kortikosteroiden vorbehandelt werden. In klinischen Studien wurden die Patienten an den ersten 3 Tagen einer jeden Behandlungsphase mit Lemtrada mit 1.000 mg Methylprednisolon vorbehandelt. Eine Vorbehandlung mit Antihistaminika und/oder Antipyretika vor der Verabreichung von Lemtrada kann in Erwägung gezogen werden. Eine orale Prophylaxe gegen Herpes-Infektionen sollte bei allen Patienten durchgeführt werden. Die Prophylaxe sollte am ersten Tag einer jeden Behandlungsphase mit Lemtrada beginnen und mindestens einen Monat über den Abschluss der jeweiligen Behandlungsphase hinaus fortgeführt werden. In klinischen Studien wurde den Patienten zweimal täglich 200 mg Aciclovir oder ein äquivalentes Arzneimittel verabreicht.

▪▪ Nebenwirkungen

- Die häufigsten Nebenwirkungen unter Alemtuzumab (bei ≥ 20% der Patienten) waren Ausschlag, Kopfschmerz, Fieber und Atemwegsinfektionen.
- Autoimmunologische Sekundärerkrankungen (Niere, Schilddrüse, Thrombozyten)

▪▪ Kontraindikationen

- Überempfindlichkeit gegen den Wirkstoff oder einen der sonstigen Bestandteile,
- Human-Immunodeficiency-Virus-Infektion (HIV-Infektion). Patienten mit einer schweren aktiven Infektion, bis diese abgeklungen ist.
- Schwangerschaft,
- Stillzeit.

▪▪ Interaktionen

- Es wurden keine formalen Wechselwirkungsstudien mit Alemtuzumab unter Anwendung der empfohlenen Dosis für Patienten mit MS durchgeführt. In einer kontrollierten klinischen Studie zu MS mussten Patienten, die kürzlich mit β-Interferon und Glatirameracetat behandelt worden waren, die Behandlungen 28 Tage vor Beginn der Behandlung mit Lemtrada absetzen.

> **Bewertung**
>
> Die Behandlung kann zur Bildung von Autoantikörpern und einem erhöhten Risiko für autoimmun vermittelte Erkrankungen, einschließlich idiopathische thrombozytopenische Purpura (ITP), Schilddrüsenerkrankungen oder in seltenen Fällen Nephropathien (z. B. Goodpasture-Syndrom), führen. Bei Patienten mit anderen anamnestischen Autoimmunerkrankungen als MS ist besondere Vorsicht geboten, auch wenn verfügbare Daten nahelegen, dass nach einer Behandlung mit Lemtrada keine Verschlechterung von existierenden Autoimmunerkrankungen zu erwarten ist.
>
> Insgesamt ist Alemtuzumab eine sehr wirksame Substanz für die Behandlung der hochaktiven RMS, offensichtlich insbesondere in der Frühphase der Erkrankung bei hoher Entzündungsaktivität. Auch sind bisher keine Fälle von PML beschrieben worden, sodass Alemtuzumab bei positivem JC-Virus-AK-Titer das Mittel der ersten Wahl bei hochaktiver RMS darstellt. Für die SPMS und PPMS existieren keine belastbaren Daten. Die früheren Erfahrungen aus den 1990er Jahren sind eher negativ.

- **Amantadin** (▶ Kap. 6)
- Adekin, 100 mg – Filmtbl. (Desitin)
- Amanta AbZ, 100 mg – Filmtbl. (AbZ-Pharma)
- Amantadin AL, 100 mg, 200 mg – Filmtbl. (Aliud Pharma)
- Amantadin beta, 100 mg, 200 mg – Filmtbl. (betapharm)
- Amantadin-CT, 100 mg – Filmtbl. (CT-Arzneimittel)
- Amantadin-HCI Sandoz, 200 mg – Filmtbl. (Sandoz)
- Amantadin Hexal, 100 mg, 200 mg – Filmtbl. (Hexal)
- Amantadin Holsten, 100 mg – Filmtbl. (Holsten Pharma)
- Amantadin-neuraxpharm, 100 mg, 200 mg – Filmtbl. (neuraxpharm)
- Amantadin-ratiopharm, 100 mg Filmtbl.; 200 mg – Inf.-Lsg. (ratiopharm)
- Amantadin-Serag, 200 mg – Inf.-Lsg. (Serag-Wiessner)
- Amantadin-Stada, 100 mg – Tbl. (Stadapharm)
- Amantagamma, 100 mg, 200 mg – Tbl. (Wörwag)
- PK-Merz, 100 mg – Brausetbl.; 100 mg, 150 mg – Filmtbl.; 200 mg – Inf.-Lsg. (Merz Pharmaceuticals)
- Tregor, 100 mg, 200 mg – Tbl. (Hormosan)

■■ Dosierung
- 200–400 mg pro Tag, aufgrund der aktivierenden Wirkung nicht nach 16 Uhr einnehmen.

> **Bewertung**
>
> Amantadin stellt eine Therapieoption zur Behandlung der Fatigue-Symptomatik bei MS dar. Off-label-Gebrauch.

- **Azathioprin** (▶ Kap. 12)
- Azafalk, 25 mg, 50 mg – Filmtbl. (Falk)
- Azamedac, 50 mg – Tbl. (Medac)
- Aza-Q, 50 mg – Tbl. (Juta Pharma, Q-Pharm)
- Azathiodura, 25 mg, 50 mg – Filmtbl. (Merck dura)
- Azathioprin-1 A Pharma, 50 mg – Filmtbl. (1 A Pharma)
- Azathioprin AL 50 – Filmtbl. (Aliud Pharma)

- Azathioprin beta, 50 mg – Filmtbl. (betapharm)
- Azathioprin Hexal, 25 mg, 50 mg – Filmtbl. (Hexal)
- Azathioprin-Puren, 50 mg – Filmtbl. (Actavis)
- Azathioprin-ratiopharm, 25 mg, 50 mg – Filmtbl. (ratiopharm)
- Azathioprin Sandoz, 50 mg – Filmtbl. (Sandoz)
- Azathioprin STADA, 25 mg, 50 mg – Filmtbl. (Stadapharm)
- Colinsan, 25 mg, 50 mg – Filmtbl. (Ferring Arzneimittel)
- Imurek, 25 mg, 50 mg – Filmtbl. (Eisai, GlaxoSmithKline)
- Zytrim, 25 mg, 50 mg – Filmtbl. (Merckle Recordati)

■■ Dosierung
- 2–3 mg/kgKG pro Tag. Unter der Therapie wird eine absolute Lymphozytenzahl von 600–1000/µl angestrebt. Entsprechend sollte im Verlauf die Dosis angepasst werden. Bei gleichzeitiger Anwendung von Allopurinol, Oxipurinol oder Thiopurinol sollte die Dosis auf ein Viertel reduziert werden.

Bewertung

Basistherapie der 2. Wahl bei der MS, zudem kortisonsparendes Immunsuppressivum bei der Arteriitis temporalis und anderen neuroimmunologischen Erkrankungen mit langjähriger Erfahrung in der Anwendung.

■ Azetylsalizylsäure (▶ Kap. 8)
- Acesal, 250 mg – Tbl. (Altana)
- Aspirin N, 100 mg, 300 mg – Tbl.; Aspirin protect, 100 mg, 300 mg – Tbl. (Bayer Vital)
- ASS Hexal, 100 mg – Tbl. (Hexal)
- ASS AL, 100 mg – Tbl. (Aliud Pharma)
- ASS-CT, 50 mg, 100 mg – Tbl. (CT Arzneimittel)
- ASS gamma, 75 mg – Tbl. (Wörwag)
- ASS-ISIS, 100 mg – Tbl. (Alpharma)
- ASS-ratiopharm, 100 mg – Tbl. (ratiopharm)
- ASS Sandoz, 100 mg – Tbl. (Sandoz)
- ASS STADA, 100 mg – Tbl. (Stada)
- Godamed, 50 mg, 100 mg, 300 mg – Tbl. (Pfleger)

■■ Dosierung
- 100 mg/Tag als Einmalgabe.

Bewertung

Aufgrund von Wirksamkeit und Preis sicherlich der Thrombozytenaggregationshemmer der 1. Wahl in der Sekundärprophylaxe.

■ Baclofen (▶ Kap. 7)
- Baclofen AL, 25 mg – Tbl. (Aliud Pharma)
- Baclofen-neuraxpharm, 10 mg, 25 mg – Tbl. (neuraxpharm)
- Baclofen-ratiopharm, 10 mg, 25 mg – Tbl. (Ratiopharm)
- Lioresal, 5 mg, 10 mg, 25 mg – Tbl.; intrathekal, 0,05 mg/1 ml – Inj.-Lsg.; 10 mg/20 ml – 10 mg/5 ml – Inf.-Lsg. (Novartis)
- Baclofen Meduna intrathekal, 0,05 mg/ml – Inj.-Lsg.; 0,5 mg/ml – 2 mg/ml – Inf.-Lsg. (Meduna)

■■ Indikation
- Spastizität der Skelettmuskulatur durch Schädigung des ZNS, z. B. bei multipler Sklerose.
- Intrathekale Gabe bei schwerer chronischer Spastik bei MS, die mit einer medikamentösen Standardtherapie nicht erfolgreich behandelt werden kann.

■■ Dosierung
- **Oral:**
  - Langsame Aufdosierung. Bei Erwachsenen beginnend mit 3×5 mg/Tag; die

Steigerung der Tagesdosis um 5–15 mg sollte frühestens jeden 3. Tag erfolgen bis zum Erreichen der optimalen Tagesdosis von 30–75 mg. Die Tageshöchstdosis beträgt 75 mg.

- Besonders langsame Dosissteigerung bei älteren Patienten und Patienten, die unter kardiovaskulären Erkrankungen, unter respiratorischer Insuffizienz oder eingeschränkter Leber- und Nierenfunktion leiden. Bei eingeschränkter Nierenfunktion ist die Dosis anzupassen.
- Bei Kindern und Jugendlichen Startdosis von 0,3 mg/kgKG verteilt auf vorzugsweise 4 Einzeldosen, dann vorsichtige Erhöhung in wöchentlichen Intervallen. Übliche Tagesdosis beträgt 0,75–2 mg/kgKG.
- **Intrathekal:**
  - Verabreichung nur in den Subarachnoidalraum. Testphase: vor Beginn der Dauerinfusion Prüfung der individuellen Reaktion. Verabreichung von ½–1 Testampulle 0,05 mg/1 ml unverdünnt mittels Lumbalpunktion oder mittels intrathekalem Katheter. 4–8 h Überwachung nach jeder Bolusinjektion. Maximale Testdosis 100 µg unter intensivmedizinischer Überwachung stationär.
  - Bei nachgewiesener Wirkung Pumpenimplantation. Initialdosis/Tag = Testdosis. Keine Dosiserhöhung in den ersten 24 h. Dann schrittweise Erhöhung um 5–30% der letzten Tagesdosis innerhalb von 24–48 h. Erhaltungsdosis 300–800 µg/Tag.
  - In der Dauerbehandlung ist die niedrigst mögliche Dosis anzustreben. Bei Verstärkung der Spastik Dosiserhöhung um 10–30% der letzten Tagesdosis, bei Nebenwirkungen Reduktion um 10–20% (niedrigste Dosis 12 µg, höchste 2000 µg). Bei Tagesdosen über 1000 µg bestehen nur begrenzte Erfahrungen.

Bewertung

Insgesamt ist die positive Beeinflussbarkeit der Spastik bei MS eher begrenzt. Es sollte stets intensive begleitende Physiotherapie erfolgen.

Die Test-, Implantations- und Anpassungsphasen der intrathekalen Behandlung müssen stationär unter engmaschiger Überwachung durch entsprechend fachlich qualifizierte Ärzte in Zentren mit spezieller Erfahrung durchgeführt werden.

- **Botulinum-Toxin A (▶ Kap. 6)**
- Botox, 50, 100, 200 Allergan-Einheiten – Trockensubstanz zur Herstellung einer Inj.-Lsg. (Pharm-Allergan)
- Dysport, 300, 500 Einheiten – Pulver zur Herstellung einer Inj.-Lsg. (Ipsen Pharma)

Bewertung

Anwendung bei Harninkontinenz bei Erwachsenen mit neurogener Detrusorhyperaktivität bei MS und bei Spastik im Bereich der Extremitätenmuskulatur. Off-label-Gebrauch.

- **Cholecalciferol (▶ Kap. 12)**
- Dedrei, 1000 IE – Drg. (Opfermann)
- Dekristol, 400 IE – Tbl.; 20.000 IE – Kps. (Mibe Jena/Jenapharm)
- Opur D3, 1000 IE – Tbl. (SanofiAventis)
- Vigantoletten, 500 IE, 1000 IE – Tbl. (Merck)
- Vitamin D3-Hevert, 1000 IE – Tbl. (Hevert)

- **Dosierung**
- 1000 IE pro Tag.

Bewertung

Wichtige Begleitmedikation bei längerdauernder Kortisonbehandlung, um der Osteoporose vorzubeugen.

- **Cladribin**
- Mavenclad, 10 mg – Tbl. (Merck)

Pharmakodynamik

Cladribin ist ein Nukleosid-Analogon des Desoxyadenosins. Eine Substitution durch ein Chloratom im Purinring schützt Cladribin vor dem Abbau durch die Adenosindesaminase, dadurch ist Cladribin als Prodrug intrazellular länger verfügbar. Anschließend erfolgt die Phosphorylierung von Cladribin zum aktiven Triphosphat, 2-Chlordesoxyadenosin-5'-triphosphat (Cd-ATP), vornehmlich in den Lymphozyten, da diese im Vergleich zu anderen Zelltypen hohe Spiegel an Desoxycytidinkinase (DCK) und verhältnismäßig geringe Spiegel an 5'-Nukleotidase (5'-NTase) aufweisen. Ein hoher Anteil von DCK im Vergleich zu 5'-NTase fordert die Anreicherung von Cd-ATP, was Lymphozyten besonders anfällig für Zelltod macht. Aufgrund des geringeren DCK/5'-NTase-Verhältnisses sind andere aus dem Knochenmark stammende Zellen weniger betroffen als die Lymphozyten. Die Umwandlungsrate des Prodrugs Cladribin in sein aktives Triphosphat wird durch das Enzym DCK bestimmt; dadurch kommt es zu einer selektiven Reduktion von sich teilenden und nicht teilenden T- und B-Zellen.

Unterschiede in der Expression von DCK und 5'-NTasen in den Immunzell-Subtypen erklären möglicherweise die unterschiedliche Empfindlichkeit der Immunzellen gegenüber Cladribin. Aufgrund dieser unterschiedlichen Expression sind Zellen des angeborenen Immunsystems weniger betroffen als Zellen des adaptiven Immunsystems.

Pharmakokinetik

Cladribin ist ein Prodrug und muss intrazellulär phosphoryliert werden, um biologisch aktiv zu werden. Cladribin wird nach oraler Anwendung rasch resorbiert. Das Verteilungsvolumen ist groß, was auf eine umfangreiche Verteilung im Gewebe und eine intrazellulare Aufnahme hinweist. Studien zeigten ein mittleres Verteilungsvolumen von Cladribin im Bereich von 480 bis 490 l. Die Plasmaproteinbindung von Cladribin beträgt 20% und ist unabhängig von der Plasmakonzentration. Cladribin hat das Potenzial, die Blut-Hirn-Schranke zu überwinden. Das Konzentrationsverhältnis von Zerebrospinalflüssigkeit/Plasma beträgt ungefähr 0,25.

Die renale Clearance ist größer als die glomeruläre Filtrationsrate, was auf eine aktive renale tubuläre Sekretion von Cladribin hindeutet. Der nicht-renale Teil der Elimination von Cladribin (ungefähr 50%) besteht aus einer vernachlässigbaren hepatischen Metabolisierung sowie einer umfassenden intrazellulären Verteilung und aus der Aufnahme der aktiven Cladribin-Komponente (Cd-ATP) in das intrazellulare Ziel-Kompartiment (d. h. in den Lymphozyten) mit nachfolgender Elimination des intrazellularen Cd-ATP entsprechend dem Lebenszyklus und den Eliminationswegen dieser Zellen.

Indikation

Cladribin wird angewendet zur Behandlung von erwachsenen Patienten mit hochaktiver schubförmiger multipler Sklerose (RMS), definiert durch klinische oder bildgebende Befunde. Der Beginn und die Überwachung der Therapie mit Cladribin darf nur durch einen in der Behandlung der MS erfahrenen Arzt vorgenommen werden.

Dosierung

- Die empfohlene kumulative Dosis von Cladribin beträgt 3,5 mg/kgKG über 2 Jahre, angewendet als eine Behandlungsphase von 1,75 mg/kgKG pro Jahr. Jede Behandlungsphase besteht aus 2 Behandlungswochen, eine zu Beginn des ersten Monats und eine zu Beginn des zweiten Monats des jeweiligen Behandlungsjahres. Jede Behandlungswoche besteht aus 4 oder 5 Tagen, an denen ein Patient abhängig vom Körpergewicht 10 mg oder 20 mg (eine oder zwei Tabletten) als tägliche Einmaldosis erhält.
- Nach Abschluss der zwei Behandlungsphasen ist keine weitere Behandlung mit Cladribin in den Jahren 3 und 4 erforderlich. Eine Wiederaufnahme der Therapie nach dem 4. Jahr wurde nicht untersucht.

■■ **Nebenwirkungen**

— **Infektionen und parasitäre Erkrankungen:** häufig: oraler Herpes, dermatomaler Herpes Zoster; sehr selten: Tuberkulose;

— **Erkrankungen des Blutes und des Lymphsystems:** sehr häufig: Lymphopenie; häufig: Verminderung der Neutrophilenzahl;

— **Erkrankungen der Haut und des Unterhautzellgewebes:** häufig: Ausschlag, Alopezie.

— **Maligne Erkrankungen:** In klinischen Studien und bei der langfristigen Nachbeobachtung von Patienten, die eine kumulative orale Dosis von 3,5 mg/kgKG Cladribin erhalten hatten, wurden bei mit Cladribin behandelten Patienten häufiger maligne Erkrankungen beobachtet.

■■ **Kontraindikationen**

— Überempfindlichkeit gegen den Wirkstoff oder einen sonstigen Bestandteil,

— Infektion mit dem Humanen Immundefizienz-Virus (HIV),

— aktive chronische Infektion (Tuberkulose oder Hepatitis),

— Beginn einer Behandlung mit Cladribin bei immungeschwächten Patienten, einschließlich Patienten, die derzeit eine immunsuppressive oder myelosuppressive Therapie erhalten,

— aktive maligne Erkrankungen,

— mittelschwere oder schwere Einschränkung der Nierenfunktion (Kreatinin-Clearance < 60 ml/min),

— Schwangerschaft und Stillzeit.

■■ **Interaktionen**

— Aufgrund des Risikos additiver Wirkungen auf das Immunsystem ist der Beginn einer Behandlung mit Cladribin bei immungeschwächten Patienten kontraindiziert, einschließlich Patienten, die derzeit eine immunsuppressive oder myelosuppressive Therapie mit Wirkstoffen wie Methotrexat, Cyclophosphamid, Ciclosporin oder Azathioprin erhalten, sowie bei Patienten unter chronischer Behandlung mit Kortikosteroiden. Eine akute Kurzzeitbehandlung mit systemischen Kortikosteroiden ist während der Behandlung mit Cladribin möglich.

— Wegen der Cladribin-induzierten Verminderung der Lymphozytenzahl ist mit additiven hämatologischen Nebenwirkungen zu rechnen, wenn Cladribin vor oder gleichzeitig mit anderen Wirkstoffen angewendet wird, die das hämatologische Profil beeinflussen (z. B. Carbamazepin). In solchen Fällen wird eine sorgfältige Kontrolle der hämatologischen Parameter empfohlen.

— Eine Behandlung mit Cladribin sollte wegen des Risikos einer aktiven Impfinfektion frühestens 4 bis 6 Wochen nach einer Impfung mit Lebendimpfstoffen oder abgeschwächten Lebendimpfstoffen begonnen werden. Während und nach der Behandlung mit Cladribin sollte eine Impfung mit Lebendimpfstoffen oder abgeschwächten Lebendimpfstoffen vermieden werden, solange die Anzahl der weißen Blutkörperchen nicht im Normalbereich liegt.

Bewertung

Nachdem die Zulassung von Cladribin bereits 2011 erwartet wurde, erfolgte diese nun im August 2017. Hinsichtlich der Wirksamkeit scheinen die Studiendaten vielversprechend und der Verabreichungsmodus hinsichtlich der Frequenz ist vergleichbar mit Alemtzumab. Allerdings sind einige Unsicherheiten hinsichtlich des Malignitätsrisikos und auch in Bezug auf das Schwangerschaftsrisiko zu beachten. Insofern sollten die zu behandelnden Patienten sorgfältig selektiert werden.

■ **Citalopram** (▶ Kap. 8)

— Cipramil, 20 mg, 40 mg – Filmtbl. (Lundbeck)

— Citadura, 10 mg, 20 mg, 40 mg – Filmtbl. (Merck dura)

- CitaLich, 10 mg, 20 mg, 40 mg – Filmtbl. (Winthrop)
- Citalon, 20 mg, 40 mg – Filmtbl. (Krewel Meuselbach)
- Citalopram-1 A Pharma, 20 mg, 30 mg, 40 mg, 60 mg – Filmtbl. (1 A Pharma)
- Citalopram AbZ, 20 mg, 40 mg – Filmtbl. (AbZ-Pharma)

■■ Dosierung
- Bei Beginn 20 mg pro Tag, Steigerung bis maximal 40 mg pro Tag.

Bewertung

Citalopram stellt eine Therapieoption zur Behandlung der Fatigue-Symptomatik bei MS dar. Off-label-Gebrauch. Gut geeignet zur Behandlung depressiver Episoden bei MS (sowohl als Symptom der MS als auch bei reaktiv depressiven Zustandsbildern).

- **Cyclophosphamid**
- Endoxan, 50 mg – Tbl.; 100 mg, 200 mg, 500 mg, 1 g – Pulver zur Inj. (Baxter)

■■ Pharmakodynamik
Cyclophosphamid wirkt zytostatisch durch Alkylierung der DNS.

■■ Pharmakokinetik
Cyclophosphamid wird nach oraler Gabe fast vollständig resorbiert. Die mittlere Halbwertszeit beträgt 7 h. Es wird in der Leber metabolisiert und die Ausscheidung erfolgt überwiegend renal.

■■ Indikation
Chemotherapie von Lymphomen, Leukämien, Plasmozytom und verschiedenen Karzinomen. Behandlung schwer verlaufender Autoimmunkrankheiten.

■■ Dosierung
- 1–2 mg/kgKG. Als Pulstherapie 15 mg/kgKG alle 2–3 Wochen.

■■ Nebenwirkungen
- **Blutbild**: Leuko-, Thrombozytopenie, Anämie;
- **Magen-Darm-Trakt**: Übelkeit, Erbrechen, Anorexie, Durchfall, Obstipation, Stomatitis, Kolitis;
- **Niere und Harnwege**: hämorrhagische Zystitis, Hämaturie, Nierenfunktionsstörungen;
- **Leber**: Anstieg der Leberenzyme, „venoocclusive disease";
- **Herz-Kreislauf-System**: Kardiomyopathie, Arrhythmien, EKG-Veränderungen;
- **Sonstiges**: Pneumonie, Lungenfibrose, Zweittumoren, Hyperurikämie, Haarausfall, Pigmentveränderungen, schwere Hautreaktionen.

■■ Kontraindikationen
- Schwere Beeinträchtigung der Knochenmarkfunktion,
- Blasenentzündung,
- Harnabflussbehinderung,
- floride Infektion,
- Schwangerschaft, Stillzeit.

■■ Interaktionen
- Die blutzuckersenkende Wirkung von Sulfonylharnstoffen kann verstärkt werden.
- Bei gleichzeitiger Gabe von Allopurinol oder Hydrochlorothiazid kann die myelosuppressive Wirkung verstärkt werden.
- Bei Behandlung mit Enzyminduktoren wie Barbituraten, Carbamazepin, Phenytoin, Benzodiazepinen, Chloralhydrat oder Dexamethason kann die Wirkung von Cyclophosphamid verstärkt werden.
- Bei Behandlung mit depolarisierenden Muskelrelaxanzien kann die Apnoephase verlängert sein.
- Chloramphenicol bewirkt eine Verlängerung der Halbwertszeit von Cyclophosphamid.
- Anthrazykline und Pentostatin können die kardiotoxische Wirkung von Cyclophosphamid verstärken.

- Bei gleichzeitiger Gabe von Indomethacin kann es zu einer Wasserintoxikation kommen (sehr selten).
- Es kann zu einer Malabsorption von Digoxin infolge einer Cyclophosphamid-bedingten Kolitis kommen.
- Grapefruits können die Wirkung von Cyclophosphamid vermindern.

Bewertung

Immunsuppressivum der Wahl bei isolierter ZNS-Vaskulitis. Kann im Rahmen der Eskalation bei der MS eingesetzt werden, hier jedoch Reservemedikament. Aufgrund der Nebenwirkungen (hämorrhagische Zystitis, Blasenkarzinom) nicht länger als 6 Monate verabreichen.

- **Dantrolen (▶ Kap. 7)**
- Dantramacrin, 25 mg, 50 mg – Hartkaps. (SpePharm)
- Dantrolen i.v., 20 mg – Pulver und Lösungsmittel zur Herstellung einer Inf.-Lsg. (SpePharm)

Bewertung

Dantamacrin ist zur Behandlung der Spastik bei MS nur ein Reservemedikament.

- **Darifenacin**
- Emselex, 7,5 mg, 15 mg – Retardtbl. (Bayer Vital)

Indikation
Dranginkontinenz und/oder häufiges Wasserlassen und verstärkter Harndrang bei überaktiver Blase.

Dosierung
- Initial 7,5 mg, nach 2 Wochen evtl. erhöhen auf 15 mg/Tag **einmal** gegeben.
- Vorsicht bei Patienten mit mäßiger Leberfunktionsstörung (max. 7,5 mg/Tag). Schwere Leberinsuffizienz ist eine Kontraindikation.

Bewertung

Wegen guter Wirksamkeit und geringen Nebenwirkungen ein Medikament der 1. Wahl zur systemischen Therapie der überaktiven Blase.

- **Dimethylfumarat**
- Tecfidera, 120 mg, 240 mg – Kaps. (Biogen)

Pharmakodynamik
In präklinischen und klinischen Studien zeigte Tecfidera entzündungshemmende und immunmodulatorische Eigenschaften. Dimethylfumarat und Monomethylfumarat, der Hauptmetabolit von Dimethylfumarat, reduzierten in präklinischen Modellen signifikant die Immunzellaktivierung und die nachfolgende Freisetzung von entzündungsfördernden Zytokinen als Reaktion auf Entzündungsstimuli.

Pharmakokinetik
Oral angewendetes Tecfidera (Dimethylfumarat) wird durch Esterasen schnell präsystemisch hydrolysiert und in seinen aktiven Primärmetaboliten, Monomethylfumarat, umgewandelt. Dimethylfumarat ist nach der oralen Gabe von Tecfidera im Plasma nicht quantifizierbar. Daher wurden alle pharmakokinetischen Analysen bezüglich Dimethylfumarat mit Monomethylfumarat-Konzentrationen im Plasma durchgeführt. Pharmakokinetische Daten wurden an Patienten mit multipler Sklerose und gesunden Probanden erhoben.

T_{max} von Monomethylfumarat beträgt 2 bis 2,5 Stunden. Da die Tecfidera magensaftresistenten Hartkapseln Mikrotabletten enthalten, die mit einem magensaftresistenten Überzug geschützt sind, erfolgt die Resorption erst dann, wenn diese den Magen verlassen haben (im Allgemeinen unter einer Stunde). Die humane Plasmaproteinbindung von Monomethylfumarat schwankt üblicherweise zwischen 27 und 40%. Die terminale Halbwertszeit von Monomethylfumarat ist kurz (ungefähr eine Stunde) und bei der Mehrzahl der Patienten ist nach 24 Stunden kein zirkulierendes Monomethylfumarat mehr vorhanden.

▪▪ Indikation
Schubförmige multiple Sklerose

▪▪ Dosierung
– Die Anfangsdosis beträgt 120 mg zweimal täglich. Nach 7 Tagen kann die Dosierung auf die empfohlene Dosis von 240 mg zweimal täglich erhöht werden. Dies ist jedoch in Abhängigkeit von der Schwere der initialen Nebenwirkungen individuell zu handhaben.
– Eine vorübergehende Dosisreduktion auf 120 mg zweimal täglich kann das Auftreten von Hitzegefühl und gastrointestinalen Nebenwirkungen reduzieren. Die empfohlene Dosis von 240 mg zweimal täglich sollte innerhalb eines Monats wieder aufgenommen werden. Tecfidera sollte zusammen mit einer Mahlzeit eingenommen werden.

▪▪ Nebenwirkungen
Die häufigsten Nebenwirkungen bei mit Tecfidera behandelten Patienten waren Hitzegefühl und gastrointestinale Ereignisse (z. B. Diarrhö, Übelkeit, Abdominalschmerz, Schmerzen im Oberbauch). Hitzegefühl und gastrointestinale Ereignisse beginnen tendenziell im frühen Behandlungsverlauf (hauptsächlich während des ersten Monats) und diese Ereignisse können bei Patienten mit Hitzegefühl und gastrointestinalen Ereignissen während der Behandlung mit Tecfidera weiterhin periodisch auftreten.

Die Behandlung mit Tecfidera kann zu einem arzneimittelbedingten Leberschaden, einschließlich eines Leberenzymanstiegs ($\geq$ 3 ULN) und eines Anstiegs des Gesamtbilirubinspiegels ($\geq$ 2 ULN), führen. Das Eintreten der Leberschädigung kann unmittelbar, nach mehreren Wochen oder später sein. Nach Absetzen der Behandlung wurde ein Rückgang der unerwünschten Ereignisse beobachtet. Eine Überprüfung der Aminotransferasen im Serum (z. B. ALT, AST) und des Gesamtbilirubinspiegels wird vor Behandlungsbeginn sowie während der Behandlung, wenn klinisch indiziert, empfohlen. Patienten, die mit Tecfidera behandelt werden, können eine schwere,

anhaltende Lymphopenie entwickeln. Tecfidera wurde bei Patienten mit vorbestehender niedriger Lymphozytenzahl nicht untersucht und bei der Behandlung dieser Patienten ist Vorsicht geboten. Vor der Einleitung einer Behandlung mit Tecfidera muss ein aktuelles großes Blutbild, einschließlich Lymphozyten, bestimmt werden. Falls die Lymphozytenzahl unterhalb der Norm liegt, sollte vor Einleitung einer Therapie mit Tecfidera eine umfassende Abklärung möglicher Ursachen durchgeführt werden. Nach Beginn der Therapie muss alle drei Monate ein großes Blutbild, einschließlich Lymphozyten, bestimmt werden.

Unter Tecfidera und anderen Fumarat-haltigen Präparaten sind bei Patienten mit anhaltender mäßiger bis schwerer Lymphopenie Fälle von PML aufgetreten. PML ist eine durch das John-Cunningham-Virus (JCV) hervorgerufene opportunistische Infektion, die tödlich verlaufen oder zu schwerer Behinderung führen kann. PML kann nur bei Vorliegen einer JCV-Infektion auftreten. Im Falle von Testung auf JCV ist zu berücksichtigen, dass der Einfluss einer Lymphopenie auf die Aussagekraft des anti-JCV-Antikörpertests nicht bei Patienten, die mit Tecfidera behandelt wurden, untersucht wurde. Es sollte auch beachtet werden, dass ein negativer anti-JCV-Antikörpertest (bei normalem Lymphozytenwert) die Möglichkeit einer anschließenden JCV-Infektion nicht ausschließt.

▪▪ Kontraindikationen
– Überempfindlichkeit gegen den Wirkstoff oder einen der sonstigen Bestandteile.
– Eine Unterbrechung der Behandlung mit Tecfidera sollte erwogen werden bei Patienten mit einer Lymphozytenzahl $< 0.5 \times 10^9$/l über einen Zeitraum von mehr als 6 Monaten. Die Nutzen-Risiko-Abwägung der Behandlung sollte zusammen mit dem Patienten im Kontext anderer verfügbarer Therapieoptionen überdacht werden. Klinische Faktoren, die Bewertung der Laboruntersuchungen und der bildgebenden Untersuchungen können im Rahmen dieser Betrachtung einbezogen werden. Wird die Behandlung trotz einer

anhaltenden Lymphozytenzahl $< 0,5{\times}10^9$/l fortgesetzt, wird eine erhöhte Wachsamkeit empfohlen.

- Vor Einleitung der Therapie mit Tecfidera sollte eine Ausgangs-MRT-Untersuchung (i. d. R. innerhalb von 3 Monaten) als Referenz vorliegen. Die Notwendigkeit weiterer MRT-Untersuchungen sollte gemäß nationaler und lokaler Empfehlungen in Betracht gezogen werden. Im Rahmen einer erhöhten Wachsamkeit kann die MRT-Bildgebung bei Patienten, bei denen ein erhöhtes Risiko in Bezug auf eine PML vermutet wird, in Betracht gezogen werden. Liegt ein klinischer Verdacht auf PML vor, so sollte unverzüglich eine MRT-Untersuchung zu diagnostischen Zwecken durchgeführt werden.
- Schwangerschaft und Stillzeit.

■■ Interaktionen
- Es wurden keine Studien mit Tecfidera durchgeführt, die die Wirksamkeit und Sicherheit bei der Umstellung von Patienten von einer anderen immunmodulierenden Therapie auf Tecfidera untersucht haben. Es ist nicht bekannt, inwiefern sich eine vorherige immunsuppressive Therapie auf die Entwicklung einer PML bei mit Tecfidera behandelten Patienten auswirkt. Bei der Umstellung von Patienten von einer anderen immunmodulierenden Therapie auf Tecfidera sollten die entsprechende Halbwertszeit und der Wirkmechanismus der vorherigen Therapie berücksichtigt werden, um eine additive immunologische Wirkung bei gleichzeitiger Verminderung des Risikos einer MS-Reaktivierung zu vermeiden.
- Impfungen während der Behandlung mit Tecfidera wurden nicht untersucht. Es ist nicht bekannt, ob eine Behandlung mit Tecfidera die Wirksamkeit von Impfstoffen vermindert. Lebendimpfstoffe können ein erhöhtes Risiko einer klinischen Infektion mit sich bringen und sollten Patienten unter Tecfidera nicht verabreicht werden, außer wenn in Ausnahmefällen dieses

potenzielle Risiko von dem Risiko einer Nichtimpfung der Patienten überwogen wird.
- Während der Behandlung mit Tecfidera sollte die gleichzeitige Anwendung von Fumarsäurederivaten (topisch oder systemisch) vermieden werden.

> **Bewertung**
>
> Insgesamt besitzt das Präparat einen bedeutenden Stellenwert in der Behandlung der milden/moderaten schubförmigen MS. Zu beachten ist weiterhin das Risiko der Entwicklung einer PML. Das ist Risikomanagement ist gewissenhaft zu beachten.

■ Fampridin
- Fampyra, 10 mg – Retardtbl. (BiogenIdec)

■■ Pharmakodynamik
Fampridin ist ein Kaliumkanalblocker. Durch Blockierung der Kaliumkanäle verringert Fampridin den Ionen-Ausstrom durch diese Kanäle, verlängert so die Repolarisation und verstärkt die Aktionspotenzial-Bildung in demyelinisierten Axonen und konsekutiv die neurologische Funktion.

■■ Pharmakokinetik
- Oral angewendetes Fampridin wird schnell und vollständig aus dem Magen-Darm-Trakt resorbiert. Fampridin weist eine enge therapeutische Breite auf. Bei Einnahme von Fampyra-Tabletten zusammen mit Nahrungsmitteln beträgt die Verringerung der Fläche unter der Plasmakonzentration (AUC) von Fampridin ca. 2–7%. C_{max} steigt aber um 15–23%. Da es einen klaren Zusammenhang zwischen C_{max} und dosisbedingten Nebenwirkungen gibt, wird empfohlen, Fampyra nüchtern einzunehmen.
- Fampridin ist ein lipidlösliches Arzneimittel, das leicht die Blut-Hirn-Schranke passiert. Fampridin ist größtenteils nicht

an Plasmaproteine gebunden und ist kein Substrat für P-Glykoprotein.

- Fampridin wird beim Menschen durch Oxidation zu 3-Hydroxy-4-Aminopyridin metabolisiert und weiter zu 3-Hydroxy-4-Aminopyridin-Sulfat konjugiert. Die 3-Hydroxylierung zu 3-Hydroxy-4-Aminopyridin schien durch Zytochrom-P450 2E1 (CYP2E1) katalysiert zu werden.
- Die Behandlung von gezüchteten menschlichen Hepatozyten mit Fampridin hatte wenig oder keine Wirkung auf die CYP1A2-, CYP2B6-, CYP2C9-, CYP2C19-, CYP2E1- oder CYP3A4/5-Enzymaktivitäten.
- Der Hauptweg der Elimination von Fampridin ist die Ausscheidung über die Nieren, wobei ca. 90% der Dosis innerhalb von 24 h als unveränderter Wirkstoff im Urin gefunden werden. Die renale Clearance (CLR 370 ml/min) ist aufgrund der kombinierten glomerulären Filtration und aktiven Ausscheidung durch den renalen OCT2-Transporter erheblich größer als die glomeruläre Filtrationsrate.
- Fampridin ist durch eine lineare Pharmakokinetik mit einer terminalen Eliminationshalbwertszeit von ca. 6 h gekennzeichnet. C_{max} und zu einem geringeren Umfang AUC nehmen proportional zur Dosis zu. Bei Patienten mit normaler Nierenfunktion gibt es keine Hinweise für eine klinisch relevante Akkumulation von Fampridin bei Einnahme der empfohlenen Dosis.

▪▪ Indikation

Fampyra ist zur Verbesserung der Gehfähigkeit von erwachsenen Patienten mit MS mit einer relevanten Gehbehinderung (EDSS 4–7) indiziert. Die Behandlung muss durch einen in der Behandlung von MS erfahrenen Arzt überwacht werden.

▪▪ Dosierung

- Die empfohlene Dosis beträgt je eine 10 mg Retardtablette 2× tgl. im Abstand von 12 h. Fampyra darf nicht häufiger und in höheren Dosen eingenommen werden. Die Tabletten sollten nüchtern eingenommen werden.
- Die Erstverordnung sollte auf 2 Wochen begrenzt sein, da ein klinischer Behandlungserfolg innerhalb dieser Zeit in der Regel erkennbar ist.
- Zur Beurteilung von Verbesserungen wird die Durchführung eines Gehtests mit Messung der Gehgeschwindigkeit (z. B. T25FW) empfohlen. Dies kann auch durch die Physiotherapie erfolgen. Wenn keine Verbesserung nachweisbar ist, kann Fampyra wieder abgesetzt werden.
- Wenn sich die Gehfähigkeit wieder verschlechtert, sollte eine Unterbrechung der Behandlung erwogen werden, um eine Reevaluation der Wirksamkeit von Fampyra durchzuführen.
- Das Dosierschema sollte immer eingehalten werden. Wenn die Einnahme versäumt wird, darf keine doppelte Dosis eingenommen werden.

▪▪ Nebenwirkungen

- **Nervensystem:** Schlafstörungen, Angst, Krampfanfall, Schwindel, Parästhesien, Tremor;
- **Sonstiges:** Harnwegsinfekte, Rückenschmerzen, Dyspnoe, Übelkeit, Erbrechen.

▪▪ Kontraindikationen

- Überempfindlichkeit gegen Fampridin und/oder sonstige Bestandteile.
- Patienten mit Krampfanfällen in der Anamnese oder Patienten, die gegenwärtig an Krampfanfällen leiden.
- Patienten mit leichter, mäßiger oder schwerer Niereninsuffizienz (Kreatinin-Clearance < 80 ml/min).
- Gleichzeitige Behandlung mit Fampridin und Inhibitoren des organischen Kationentransporters 2 (OTC2), wie z. B. Cimetidin.
- Vor Beginn der Behandlung mit Fampridin sollte bei älteren Patienten die Nierenfunktion überprüft werden.

- Die Sicherheit und Wirksamkeit von Fampridin bei Kindern und Jugendlichen (0–18 Jahre) ist nicht gesichert. Daten liegen nicht vor.
- Fampridin ist bei Patienten mit kardio-vaskulären Rhythmusstörungen und sinuatrialen oder atrioventrikulären Reizleitungsstörungen mit Vorsicht anzuwenden. Für diese Patientengruppe liegen nur begrenzte Informationen zur Sicherheit vor.
- Es liegen keine Daten zur Anwendung von Fampridin in der Schwangerschaft vor. Tierexperimentelle Studien haben eine Reproduktionstoxizität gezeigt. Die Anwendung von Fampridin in der Schwangerschaft sollte deshalb vermieden werden.
- Es ist nicht bekannt, ob Fampridin beim Menschen oder bei Tieren in die Muttermilch übergeht. Die Anwendung während der Stillzeit wird daher nicht empfohlen.

▪▪ Interaktionen
- Wechselwirkungsstudien wurden nur bei Erwachsenen durchgeführt.
- Fampridin wird überwiegend über die Nieren ausgeschieden, wobei die aktive Nierenausscheidung ca. 60% ausmacht. OCT2 ist der für die aktive Ausscheidung von Fampridin verantwortliche Trans-porter. Deshalb ist die gleichzeitige Behandlung mit Fampridin und Inhibi-toren von OCT2 (z. B. Cimetidin) kontra-indiziert und es wird vor gleichzeitiger Anwendung von Fampridin und Arznei-mitteln, die Substrate von OCT2 sind (z. B. Carvedilol, Propranolol und Metformin), gewarnt.
- Fampridin wurde gleichzeitig mit ß-Inter-feron angewendet, ohne dass negative pharmakokinetische Wechselwirkungen beobachtet wurden. Gleiches gilt für den kombinierten Einsatz von Fampridin und Baclofen.

Bewertung

Fampridin kann die Gangfähigkeit bei MS-Patienten verbessern. Da dieser Effekt nur bei ca. der Hälfte der Patienten eintritt, ist nach 2 Wochen der Therapie die Wirkung zu beurteilen und dann darüber zu entscheiden, ob die Therapie fortgeführt wird (Responder) oder beendet wird (Non-Responder).

▪ Fesoterodin
- Toviaz, 4 mg, 8 mg – Retardtbl. (Pfizer Pharma/Pharmacia)

▪▪ Indikation
Symptomatische Behandlung von erhöhter Harnfrequenz und/oder imperativem Harn-drang und/oder Dranginkontinenz, wie sie bei Patienten mit hyperaktiver Blase vorkommen können.

▪▪ Dosierung
- Erwachsene einschließlich ältere Patienten 1× tgl. 4 mg, je nach Ansprechen Erhöhung auf 1× tgl. 8 mg. Maximale Tagesdosis 8 mg.

▪▪ Nebenwirkungen
- Sehr häufig: Mundtrockenheit;
- häufig: Schwindel, Kopfschmerzen, trockene Augen, Bauchschmerzen, Diarrhö, Obstipation, Übelkeit, Schlaflosigkeit;
- gelegentlich: Tachykardie, Palpitationen, Somnolenz, Verschwommensehen, Husten, gastroösophagealer Reflux, Harnverhalt, trockene Haut, Pruritus, Müdigkeit, erhöhte Leberwerte.

▪▪ Kontraindikationen
- Harnretention, nicht ausreichend oder unbehandeltes Engwinkelglaukom, Myasthenia gravis, schwere Einschränkung der Leberfunktion, gleichzeitige Anwendung

von starken CYP3A4-Hemmern bei Patienten mit mäßiger bis schwerer Einschränkung der Leber- und Nieren-funktion, schwere Colitis ulcerosa.

— Eingeschränkte Anwendung bei obstruktiven gastrointestinalen Störungen, bei verminderter gastrointestinaler Motilität, autonomer Neuropathie, manifesten vorbestehenden Herzerkrankungen, insbesondere bei Therapien mit starken CYP3A4-Hemmern. Für Patienten unter 18 Jahren liegen keine Daten vor.

— Kontraindikation besteht für Schwangerschaft und Stillzeit.

▪▪ Interaktionen

Andere antimukarinerge Wirkstoffe oder Arzneimittel mit anticholinerger Wirkung (z. B. Amantadin, trizyklische Antidepressiva, Neuroleptika): Wirkungsverstärkung und Verstärkung von Nebenwirkungen von Arzneimitteln, die die Motilität des Gastrointestinaltrakts anregen (Metoclopramid).

Bewertung

In klinischen Studien unterschied sich das frequenzkodierte QT-Intervall in der mit Fesoterodin behandelten Gruppe nicht von der Placebo-Gruppe. Nach Markteinführung, vorwiegend während der ersten Woche, wurden Fälle von Harnverhalt beobachtet. Diese betrafen hauptsächlich ältere männliche Patienten mit einer Anamnese, die eine benigne Prostatahyperplasie vermuten ließ.

▪ Fingolimod

— Gilenya, 0,5 mg – Kaps. (Novartis)

▪▪ Pharmakodynamik

Fingolimod wirkt als S1P-Rezeptor-Modulator, der an den S1P-Rezeptor auf den Lymphozyten bindet. Außerdem kann Fingolimod die Blut-Hirn-Schranke überwinden und dort an den S1P-Rezeptoren auf den Nervenzellen des ZNS binden. Auf die S1P-Rezeptoren der Lymphozyten wirkt Fingolimod funktionell antagonistisch und blockiert die Migration von Lymphozyten aus den Lymphknoten. Durch die Umverteilung der Lymphozyten infolge des verringerten Lymphozytenausstroms aus lymphoiden Organen wird die Infiltration pathogener Lymphozyten ins ZNS reduziert.

Die anhaltende tägliche Applikation führt zu einem kontinuierlichen Abfall der Lymphozyten über einen Zeitraum von ca. 2 Wochen (ca. 20–30% des Ausgangswerts). Die erniedrigte Lymphozytenzahl bleibt bei einer kontinuierlichen Einnahme erhalten. Durch Fingolimod wird die Mehrheit der durch die Lymphorgane zirkulierenden T- und B-Lymphozyten beeinflusst. Unmittelbar nach Absetzen von Fingolimod setzt ein Anstieg der peripheren Lymphozyten ein, Normwerte werden typischerweise innerhalb von 1–2 Monaten erreicht. Die Langzeitanwendung von Fingolimod hat ein leichtes Absinken der Neutrophilenzahl auf ca. 80% zur Folge. Monozyten werden durch Fingolimod nicht beeinflusst.

▪▪ Pharmakokinetik

Fingolimod wird bei oraler Gabe innerhalb von 12–16 Stunden resorbiert. Die Substanz wird über die mischfunktionelle Oxigenase CYP4F2 metabolisiert. Allerdings trägt auch CYP3A4 zur Metabolisierung von Fingolimod bei, sodass CYP3A4-Inhibitoren (z. B. Proteaseinhibitoren, Azol-Antimykotika, Clarithromycin oder Telithromycin) zu einer Erhöhung der Fingolimod-Konzentration führen können. Die Eliminationshalbwertszeit von Fingolimod und Fingolimod-Phosphat beträgt 6–9 Tage. Bei täglicher Gabe wird nach 1–2 Monaten die Steady-state-Konzentration im Plasma erreicht. Weder Dialyse noch Plasmaphereseverfahren führen zu einer Elimination von Fingolimod.

▪▪ Indikation

Fingolimod ist zugelassen zur krankheitsmodifizierenden Monotherapie von hochaktiver

RRMS bei folgenden Gruppen erwachsener Patienten:

- Patienten mit hoher Krankheitsaktivität trotz Behandlung mit einem ß-Interferon. Dabei kann es sich um Patienten handeln, die nicht auf einen vollständigen und angemessenen (in der Regel mindestens 1 Jahr dauernden) Zyklus einer ß-Interferon-Therapie angesprochen haben. Diese Patienten sollten während der Therapie im vorangegangenen Jahr mindestens einen Schub gehabt haben. Ein Patient, der nicht auf die Therapie anspricht („Non-Responder"), lässt sich ebenso als ein Patient mit einer im Vergleich zum Vorjahr unveränderten oder vermehrten Schubrate oder anhaltend schweren Schüben definieren;

oder

- Patienten mit rasch fortschreitender schwerer RRMS, definiert durch 2 oder mehr Schübe mit Behinderungsprogression in einem Jahr und mit einer oder mehr Gadolinium-affinen Läsionen oder mit einer deutlichen Erhöhung der T2-Läsionen im Vergleich zu einer rezenten MRT.
- Es wurden keine Studien durchgeführt, um die Wirksamkeit und Sicherheit von Gilenya bei Patienten zu untersuchen, die von Teriflunomid, Dimethylfumarat oder Alemtuzumab auf Gilenya umgestellt wurden. Bei der Umstellung von Patienten von einer anderen krankheitsmodi-fizierenden Therapie auf Gilenya müssen die Halbwertszeit und Wirkungsweise der anderen Therapie berücksichtigt werden, um einen additiven Immuneffekt zu vermeiden und gleichzeitig das Risiko einer Krankheitsreaktivierung zu minimieren. Ein großes Blutbild wird vor der Initiierung mit Gilenya empfohlen, um sicherzugehen, dass Immuneffekte der vorherigen Therapie (z. B. Zytopenie) abgeklungen sind.

■■ **Dosierung**

- Fingolimod wird bei RRMS als Kapsel mit 0,5 mg einmal täglich oral verabreicht. Das Medikament kann mit oder ohne Nahrung zu sich genommen werden. Dosisanpassungen nach Gewicht, Geschlecht oder ethnischer Zugehörigkeit werden nicht vorgenommen. Bei leichter Leberinsuffizienz ist keine Anpassung der Dosis erforderlich.
- Überwachung zu Beginn der Therapie mit Fingolimod: Alle Patienten müssen zu Therapiebeginn für mindestens 6 Stunden überwacht werden. Bei Patienten mit kardiovaskulären Risiken sollte vor Beginn der Behandlung die Konsultation eines Kardiologen erfolgen, um eine geeignete Überwachung während des Therapiebeginns zu gewährleisten. Bei dieser Gruppe von Patienten sollte eine Verlängerung der Überwachung auf 24 Stunden erfolgen.
- Überwachung der „First-dose-Applikation" für mindestens 6 Stunden:
  - EKG und Blutdruckmessung vor Erstgabe.
  - Stündliche Messung von Puls und Blutdruck während der ersten 6 Stunden nach Verabreichung der ersten Dosis und Beachtung von Zeichen einer Bradykardie. Falls der Patient symptomatisch wird, sollte die Überwachung bis zur Rückbildung verlängert werden.
  - Eine kontinuierliche (Echtzeit-)EKG-Überwachung wird während der ersten 6 Stunden empfohlen.
  - Erneute EKG-Ableitung nach 6 Stunden.

■■ **Nebenwirkungen**

In klinischen Studien zur multiplen Sklerose war die Gesamtrate von Infektionen (65,1%) unter der 0,5-mg-Dosierung ähnlich wie unter Placebo. Infektionen der unteren Atemwege, vor allem Bronchitis und zu einem geringeren Ausmaß Herpesinfektionen und Pneumonien, traten jedoch häufiger bei den mit Gilenya behandelten Patienten auf. Einige Fälle von disseminierten Herpesinfektionen, einschließlich tödlicher Fälle, wurden noch bei einer Dosierung von 0,5 mg berichtet.

Nach der Markteinführung sind Fälle von Infektionen mit opportunistischen Pathogenen, wie virale (z. B. Varizella-Zoster-Virus [VZV], John-Cunningham-Virus [JCV], das progressive multifokale Leukoenzephalopathie auslöst, Herpes-Simplex-Virus [HSV]), mykotische (z. B. Kryptokokken, einschließlich Kryptokokken-Meningitis) oder bakterielle Keime (z. B. atypische Mykobakterien) berichtet worden.

▪▪ Kontraindikationen

- Fingolimod ist kontraindiziert bei schwerer Leberinsuffizienz, bei malignen Erkrankungen, bei chronischen und schweren aktiven Infektionen sowie bei angeborener oder erworbener Immundefizienz. Fingolimod darf nicht in der Schwangerschaft eingesetzt werden. Fingolimod sollte nicht angewandt werden bei Patienten mit AV-Block II. und III. Grades, bei Patienten mit chronischen Atemwegserkrankungen und bei Patienten mit Makulaödem.
- Mit Vorsicht ist Fingolimod bei Patienten mit leichten bis mäßigen Leberfunktionsstörungen, bei Patienten > 65 Jahre und bei Patienten mit Diabetes mellitus einzusetzen. Die Unbedenklichkeit und Wirksamkeit bei Kindern im Alter von 0–18 Jahren ist bisher nicht untersucht. Basierend auf Studien zur klinischen Pharmakologie ist bei Patienten mit leichten bis schweren Nierenfunktionsstörungen keine Dosisanpassung erforderlich. Fingolimod sollte bei Patienten, die gleichzeitig mit Antiarrhythmika der Klasse Ia (z. B. Chinidin, Disopyramid) oder III (z. B. Amiodaron, Sotalol) behandelt werden, nicht eingesetzt werden.

▪▪ Interaktionen

- Antineoplastische, immunsuppressive oder immunmodulierende Substanzen sollten nicht gleichzeitig mit Fingolimod eingesetzt werden, da ein Risiko von additiven Effekten auf das Immunsystem besteht. Vorsicht ist auch geboten, wenn Patienten von lang wirksamen Substanzen, die das Immunsystem beeinflussen, wie z. B. Natalizumab oder Mitoxantron, umgestellt werden – hier sollte ein zeitlicher Abstand von mindestens 8 Wochen eingehalten werden. In klinischen Studien zur MS war die gleichzeitige Anwendung einer GKS-Pulstherapie zur Schubbehandlung nicht mit einer erhöhten Infektionsrate assoziiert.

- Fingolimod ist in Kombination von Atenolol und Diltiazem untersucht worden. Wenn Fingolimod an gesunden Probanden zusammen mit Atenolol angewendet wurde, kam es zu Beginn der Fingolimod-Behandlung zu einer zusätzlichen Reduktion der Herzfrequenz um 15%. Bei der Kombination mit Diltiazem wurde dieser Effekt nicht beobachtet. Die Behandlung mit Fingolimod sollte nicht bei Patienten initiiert werden, die mit ß-Blockern, Antiarrythmika der Klassen Ia und III, Kalziumkanal-Blockern (z. B. Ivabradin, Verapamil), Digoxin, Cholinesterasehemmern oder Pilocarpin behandelt werden, aufgrund des potenziell additiven Effekts auf die Absenkung der Herzfrequenz.

- Fingolimod wird vorwiegend durch CYP4F2 metabolisiert. Andere Enzyme wie CYP3A4 tragen möglicherweise ebenfalls zu seiner Metabolisierung bei. Die gleichzeitige Gabe von Fingolimod und Ketoconazol resultierte in einer 1,7-fachen Erhöhung der Exposition von Fingolimod und Fingolimod-Phosphat. Besondere Vorsicht ist angebracht bei Wirkstoffen, die CYP3A4 hemmen können (Proteaseinhibitoren, Azol-Antimykotika, einige Makrolide wie Clarithromycin oder Telithromycin).

- Es ist unwahrscheinlich, dass Fingolimod mit Wirkstoffen interagiert, die hauptsächlich durch die Zytochrom-P450-Enzyme oder durch Substrate der

wichtigsten Transportproteine eliminiert werden.
- Die gleichzeitige Gabe von Fingolimod und oralen Kontrazeptiva (Ethinylestradiol und Levonorgestrel) hatte keinen Einfluss auf die Exposition der oralen Kontrazeptiva.

Bewertung

Eine 2-jährige Behandlung kann entsprechend dem Nutzen-Risiko-Profil durchgeführt werden. Die Entscheidung über eine Weiterbehandlung mit Fingolimod nach 2 Jahren sollte in Abhängigkeit von der individuellen Wirksamkeit, unter Berücksichtigung weiterer verfügbarer Sicherheitsdaten und nach erneuter Aufklärung des Patienten erfolgen. Aktuell deshalb nur in der Eskalation der prophylaktischen Behandlung der schubförmigen MS einsetzbar.

- **Fluoxetin (▶ Kap. 8)**
- Fluctin, 20 mg – Kps.; 20 mg – Tbl.; Lsg. (Lilly)
- Fluneurin, 10 mg, 20 mg – Hartkps.; 10 mg, 20 mg, 40 mg – Tbl. (Hexal)
- Fluox AbZ, 20 mg – Hartkps. (AbZ-Pharma)
- Fluox Basics, 20 mg – Hartkps. (Basics)
- FluoxeLich, 20 mg – Hartkps. (Winthrop)
- Fluoxemerck, 20 mg – Hartkps. (Merck dura)
- Fluoxe-Q, 20 mg – Hartkps. (Juta Pharma/Q-Pharm)
- Fluoxetin-1 A Pharma, 10 mg, 20 mg, 40 mg – Filmtbl. (1 A Pharma)
- Fluoxetin, 20 mg – Hartkps. (CT-Arzneimittel)
- Fluoxetin AL, 20 mg – Tbl. (Aliud Pharma)
- Fluoxetin Heumann, 20 mg – Hartkps. (Heumann)
- Fluoxetin beta, 20 mg – Hartkps.; 20 mg, 40 mg – Tbl. (betapharm)
- Fluoxetin-biomo, 20 mg – Hartkps.; 20 mg – Tbl. (biomo)

- Fluoxetin-neuraxpharm, 10 mg, 20 mg – Tbl.; 20 mg – Kps. (neuraxpharm)
- Fluoxetin-ratiopharm, 20 mg – Kps.; Tbl; Lsg. (ratiopharm)
- Fluoxetin-RPh, 20 mg – Hartkps. (Rodleben)
- Fluoxetin Sandoz, 20 mg – Hartkps.; 20 mg – Tbl. (Sandoz)
- Fluoxtein Stada, 20 mg – Hartkps.; 20 mg – Tbl. (Stadapharm)
- Fluoxetin TAD, 20 mg – Hartkps. (TAD Pharma)
- Fluoxgamma, 20 mg – Hartkps. (Wörwag)
- Fluox-Puren, 20 mg – Hartkps.; 20 mg – Tbl. (Alpharma-Isis)
- Fluxet, 20 mg – Hartkps.; 20 mg – Tbl. (Krewel Meuselbach)

- **■■ Dosierung**
- Zu Beginn 20 mg pro Tag, im Verlauf maximal 60 mg pro Tag.

Bewertung

Fluoxetin stellt eine Therapieoption zur Behandlung der Fatigue-Symptomatik bei MS dar. Off-label-Gebrauch.

- **Folsäure**
- DreisaFol, 5 mg – Tbl. (Gry)
- Folarell, 5 mg – Tbl.; 5 mg – Inj.-Lsg. (Sanorell)
- Folcur, 5 mg – Tbl. (1 A Pharma)
- Folgamma Mono, 5 mg – Tbl. (Wörwag)
- Folsäure-biosyn, 5 mg – Tbl. (Biosyn)
- Folsäure Dr. Hotz, 5 mg – Tbl. (Riemser)
- Folsäure-Hevert, 5 mg – Tbl.; 5 mg – Inj.-Lsg. (Hevert)
- Folsäure-ratiopharm, 5 mg – Tbl. (ratiopharm)
- Folsäure Stada, 5 mg – Tbl. (Stada)
- Folsan, 0,4 mg, 5 mg – Tbl. (Solvay Arzneimittel)
- Folverlan, 0,4 mg, 5 mg – Tbl. (Verla)
- Gravi-Fol, 5 mg – Tbl. (Asconex)
- Lafol, 0,4 mg – Weichkps. (Valeant)

▪▪ Pharmakodynamik

Folsäure hat eine zentrale Stellung im Intermediärstoffwechsel aller Zellen, wirksam ist dabei die reduzierte Form, Tetrahydrofolsäure.

▪▪ Pharmakokinetik

Oral verabreichte Folsäure wird fast komplett resorbiert, die Bioverfügbarkeit liegt bei 80–87%.

▪▪ Indikation

Folsäuremangel, durch Folsäuremangel bedingte Homozysteinämie, Prophylaxe des Neuralrohrdefektes unter Antiepileptikatherapie bzw. vorausgegangener Schwangerschaft mit Neuralrohrdefekt.

▪▪ Dosierung

- 5 mg/Tag am Tag nach der Einnahme von Methotrexat.

▪▪ Nebenwirkungen

- Gastrointestinale Störungen bei sehr hohen Dosierungen,
- allergische Reaktionen,
- Schlafstörungen, Erregung, Depression.

▪▪ Interaktionen

- Bei antikonvulsiver Therapie kann es zu einer Zunahme der Krampfbereitschaft kommen.
- Die Wirkung von Folsäureantagonisten (z. B. Methotrexat, Trimethoprim) und von Folsäure kann gegenseitig abgeschwächt werden.
- Bei gleichzeitiger Anwendung von Fluorouracil können schwere Durchfälle auftreten.
- Chloramphenicol kann die Wirkung von Folsäure verhindern.

> **Bewertung**
>
> Folsäure sollte am Tag nach der Einnahme von Methotrexat eingenommen werden, um einen Folsäuremangel zu verhindern.

▪ Glatirameracetat

- Copaxone, 20 mg/ml, 40 mg/ml – Inj.-Lsg. in einer Fertigspritze zur s.c.-Inj. (Teva Pharma)
- Clift, 20 mg/ml, 40 mg/ml – Inj.-Lsg. in einer Fertigspritze zur s.c.-Inj. (Mylan)

▪▪ Pharmakodynamik

Glatirameracetat ist ein heterogenes Gemisch synthetischer Polypeptide. Das Wirkprinzip ist nicht sicher geklärt, es ist von einer modifizierenden Wirkung auf Immunprozesse auszugehen.

▪▪ Pharmakokinetik

Subkutan verabreichtes Glatirameracetat wird leicht absorbiert und schnell in kleinere Fragmente abgebaut. Es besitzt eine relativ lange biologische Halbwertszeit von ca. 6 Tagen.

▪▪ Dosierung

- Die empfohlene Dosis bei Erwachsenen beträgt 1× täglich 20 mg Glatirameracetat entsprechend einer Fertigspritze angewendet als s.c.-Injektion. Das Sicherheitsprofil bei Jugendlichen von 12–18 Jahren ist mit dem von Erwachsenen vergleichbar.
- Alternativ 40 mg Glatirameracetat 3× wöchentlich s.c.
- In einer prospektiven Studie konnte gezeigt werden, dass eine Verdopplung der Dosis die Wirksamkeit der Substanz, gemessen an klinischen und MRT-Parametern, nicht verbessert.

▪▪ Nebenwirkungen

- Am häufigsten finden sich lokale Nebenwirkungen an den Injektionsstellen: Erythem, Schmerz, Quaddelbildung, Pruritus, Entzündung.
- Eine lokale Lipoatrophie kann häufig kosmetisch beeinträchtigend sein.
- Bei 31% der mit Glatirameracetat behandelten Patienten kam es mindestens einmal zu einer sogenannten Post-Injektions-Reaktion (SPIR).

- Weitere beschriebene, aber nach klinischer Erfahrung sehr seltene Nebenwirkungen umfassen Infektionen, Lymphadenopathie, abnorme Leberfunktionstests, Funktionsstörungen der Augen, Erbrechen, Tremor und Gewichtsabnahme.
- Glatirameracetat kann nicht nur Leberwerterhöhungen, sondern – selten – auch ein akutes Leberversagen hervorrufen.
- Unter Glatirameracetat sind initial sechswöchentliche und im weiteren Verlauf dreimonatliche Kontrollen der Leberwerte indiziert. Glatirameracetat ist bei Erhöhung der Transaminasen abzusetzen, da es im Einzelfall eine schwere Leberschädigung verursachen kann. Das Kompetenznetz MS empfiehlt in seinem Qualitätshandbuch zu Glatirameracetat die o. g. regelmäßigen Leberwertkontrollen. Ein Hinweis auf eine (seltene) potenziell lebensbedrohliche Hepatitis fehlt hier ebenso wie in der Fachinformation des Herstellers.

■■ Kontraindikationen
- Bekannte Überempfindlichkeit gegenüber Glatirameracetat oder Mannitol.
- Schwere Leberfunktionsstörungen.

■■ Interaktionen
Bei gleichzeitiger Behandlung mit GKS werden häufiger Reaktionen an den Injektionsstellen berichtet.

Bewertung

Glatirameracetat kann als Therapie bei der milden/moderaten schubförmigen MS (RMS) eingesetzt werden. In Head-to-Head-Studien besteht eine mit den ß-Interferonen vergleichbare klinische Wirksamkeit – hinsichtlich MR-Parametern schneiden die ß-Interferone besser ab. Allerdings beziehen sich diese Ergebnisse auf 2-Jahres-Daten. Aufgrund

des im Vergleich zu Interferon-β etwas günstigeren Nebenwirkungsprofils ist der Einsatz bei MS im Kindesalter zu erwägen, wenngleich auch hier nur kleinere unkontrollierte Studien existieren.

■ Immunglobuline (▶ Kap. 12)
- Endobulin S/D – Pulver und Lösungsmittel zur Herstellung einer i.v. Inf.-Lsg. (Baxter)
- Octagam – Lsg. zur i.v. Inf. (Octapharma)
- Sandoglobulin – Trockensubstanz und Lösungsmittel (ZLB Behring)

■■ Dosierung
- Bei Immunmodulation 0,4 g/kgKG pro Tag über 3–7 Tage.

Bewertung

Immunglobuline sind bei der MS wahrscheinlich schubreduzierend wirksam. Off-label-Gebrauch. Eindeutige positive Studien liegen nicht vor. Kleinere Studien legen einen positiven Effekt der Immunglobulingaben post partum nahe.

■ Interferon-β
- Avonex, 30 µg/0,5 ml – Inj.-Lsg.; Fertigspritze (Biogen)
- Plegridy, 125µg/0,5 ml – Inj.-Lsg. in einem Fertigpen (Biogen)
- Betaferon, 8 Mio IE – Durchstechflasche (Bayer Healthcare)
- Extavia, 8 Mio IE – Durchstechflasche (Novartis)
- Rebif, 22 µg, 44 µg – Inj.-Lsg.; Fertigspritze (0,5 ml) (Merck-Serono)

■■ Pharmakodynamik
β-Interferone beeinflussen die Immunantwort durch Wechselwirkungen mit spezifischen Rezeptoren auf der Zelloberfläche.

▪▪ Pharmakokinetik

β-Interferone werden hauptsächlich durch Leber und Niere metabolisiert und ausgeschieden.

▪▪ Indikationen

Schubförmig remittierende Verlaufsform der multiplen Sklerose; Betaferon, Extavia und Rebif können auch bei der sekundär chronisch progredienten Verlaufsform bei noch nachweisbaren Schüben eingesetzt werden. Sie sind auch zur Behandlung von Patienten mit einem einmaligen demyelinisierenden Ereignis geeignet, wenn dieses demyelinisierende Ereignis eine hochdosierte i.v.-Methylprednisolon-Therapie rechtfertigte, andere Diagnosen ausgeschlossen wurden und eine hohes Risiko für die Entwicklung einer klinisch manifesten MS besteht.

▪▪ Dosierung

- Avonex wird in einer Dosis von 30 µg (6 Mio. IE) 1× pro Woche i.m. appliziert.
- Plegridy wird in einer Dosis von 125 µg alle 2 Wochen s.c. appliziert.
- Betaferon und Extavia werden in einer Dosis von 250 µg s.c. jeden 2. Tag appliziert.
- Rebif ist in 2 verschiedenen Dosierungen (22 µg und 44 µg) 3× pro Woche s.c. zugelassen.

▪▪ Nebenwirkungen

- Für alle ß-Interferone gilt, dass zu Beginn der Therapie häufig grippeähnliche Nebenwirkungen mit Fieber, Schüttelfrost und/oder Myalgien auftreten, die einen wesentlichen Einfluss auf die Lebensqualität der Patienten haben und die Therapieadhärenz beeinflussen können. Diese Symptome lassen sich meist durch eine schrittweise Aufdosierung, abendliche Injektionen und die prophylaktische Gabe von 400–800 mg Ibuprofen oder 0,5–1 g Paracetamol 30 min vor und ggf. nach der Injektion kupieren.
- Bei den subkutan applizierten ß-Interferonpräparaten können Reizungen wie Schmerzen, Rötungen und Verhärtungen an den Injektionsstellen auftreten.
- Gelegentlich wurden verstärkte Regelblutungen während der Therapie beschrieben.
- Nicht eindeutig geklärt ist das Auftreten von Depressionen unter der Therapie mit ß-Interferonen. Da diese Symptome ebenso wie das Fatigue-Syndrom generell bei Patienten mit MS häufiger auftreten, sollte ggf. frühzeitig eine antidepressive medikamentöse Therapie eingeleitet werden.
- Ein Anstieg der Transaminasen insbesondere zu Beginn der Therapie ist häufig.
- Das Auftreten von Autoimmunthyreoiditiden ist als seltene Nebenwirkung zu betrachten.

▪▪ Kontraindikationen

- Bei den rekombinanten ß-Interferonen handelt es sich um gentechnisch synthetisierte Varianten des körpereigenen Fibroblasteninterferons. Bei bekannter Überempfindlichkeit dürfen diese Proteine nicht angewendet werden.
- Obwohl keine teratogenen Wirkungen oder Fetotoxizität der ß-Interferone beschrieben wurden, dürfen sie initial nicht in der Schwangerschaft oder Stillzeit eingesetzt werden. Bei eingetretener, durch positiven Test nachgewiesener Schwangerschaft sollen die Substanzen abgesetzt werden.
- Anwendungsbeschränkungen bestehen bei Kindern < 12 Jahren, schwerer Depression, nicht kontrollierbarer Epilepsie und hochgradiger Leber- und/oder Nierenfunktionseinschränkung.

Bewertung

Die mittlerweile über 20-jährige Erfahrung mit den ß-Interferonen in der Behandlung der MS belegen deren gutes Nutzen-Risiko-Profil in der milden/moderaten schubförmigen MS. Neben dem prophylaktischen Einsatz der ß-Interferone beim schubförmigen Verlauf der Erkrankung liegen ebenfalls überzeugende Studiendaten sowie die Zulassung zum Einsatz beim klinisch isolierten Syndrom (KIS) vor. In vitro und in der frühen Behandlungsphase gibt es Hinweise für eine Dosis-Wirkungs-Beziehung der ß-Interferone. Allerdings gibt es keine gesicherten Belege für einen Wirksamkeitsunterschied in der Langzeitbehandlung. Bei persistierenden Schüben unter niedrig dosiertem Interferon-ß sollte ein Therapiewechsel erfolgen. Die verlaufsmodifizierende Wirkung der ß-Interferone ist bei der SPMS an das Vorhandensein klinisch oder kernspintomographisch nachweisbarer schubförmig auftretender Entzündungsaktivität gebunden. Bei PPMS sind ß-Interferone nicht wirksam.

- **Kalzium** (▶ Kap. 12)
- Calcigamma, 500 mg, 1000 mg – Brausetbl. (Wörwag)
- Calci-Gry, 1250 mg – Kautbl. (Gry)
- Calcimagon, 500 mg – Kautbl. (Orion Pharma)
- Calcium dura, 500 mg, 1000 mg – Brausetbl. (Merck dura)
- Calcium Hexal, 500 mg, 1000 mg – Brausetbl. (Hexal)
- Calcium CT, 500 mg – Kautbl. (CT-Arzneimittel)
- Calcium AL, 500 mg, 1000 mg – Brausetbl. (Aliud Pharma)
- Calcium beta, 500 mg, 1000 mg – Brausetbl. (betapharm)
- Calciumcarbonat Sertüner, 500 mg – Kautbl. (Riemser)
- Calciumcarbonat, 500 mg – Tbl. (Fresenius Medical Care)
- Calcium-Sandoz, 500 mg, 1000 mg – Brausetbl. (Sandoz)
- Calcium Stada, 500 mg, 1000 mg – Brausetbl. (Stadapharm)
- Calcium Verla, 500 mg, 1000 mg – Brausetbl.; 600 mg – Filmtbl. (Verla)
- Löscalcon, 500 mg, 1000 mg – Brausetbl. (Lilly Pharma)
- Ospur Ca, 500 mg – Brausetbl. (Sanofi-Synthelabo)

▪▪ Dosierung
- 500–1500 mg pro Tag.

Bewertung

Wichtige Begleitmedikation bei längerdauernder Kortisonbehandlung, um der Osteoporose vorzubeugen.

- **Methylprednisolon**
- Medrate, 2 mg, 4 mg, 10 mg – Tbl. (Pharmacia)
- Methylprednisolon Jenapharm, 4 mg, 8 mg, 16 mg – Tbl. (Jenapharm, mibe Jena)
- Metypred Galen, 4 mg, 8 mg, 16 mg – Tbl.; 125 mg, 250 mg, forte 1000 mg – Pulver und Lösungsmittel zur Herstellung einer Inj.- oder Inf.-Lsg. (Galenpharma)
- Metysolon, 4 mg, 8 mg, 16 mg – Tbl. (Dermapharm)
- M-Prednihexal, 4 mg, 8 mg, 16 mg – Tbl. (Hexal)
- Predni M Tablinen, 4 mg, 8 mg, 16 mg – Tbl. (Winthrop)
- Urbason, 4 mg, 8 mg, 16 mg, 40 mg – Tbl. (Aventis Pharma)
- Urbason solubile, 16 mg, 32 mg – Trockensubstanz und Lösungsmittel (Sanofi-Aventis)
- Urbason solubile forte, 250 mg, 1000 mg – Trockensubstanz und Lösungsmittel (Sanofi-Aventis)

▪▪ Pharmakodynamik
Methylprednisolon ist ein nichtfluoriertes Glukokortikoid. In höheren als den zur Substitution notwendigen Dosen wirkt es schnell antiphlogistisch und verzögert immunsuppressiv.

▪▪ Pharmakokinetik
Methylprednisolon wird nach intravenöser Gabe rasch aus dem Ester freigesetzt und ist biologisch sofort verfügbar. Methylprednisolon wird zu 77% an Eiweiß gebunden. Es wird hauptsächlich in der Leber metabolisiert. Die Metaboliten sind hormonell inaktiv und werden renal ausgeschieden. Die Wirkdauer beträgt 12–36 h.

▪▪ Indikation
Akut lebensbedrohliche Zustände.

▪▪ Dosierung
– 1–2 g i.v. pro Tag über 3–5 Tage.

▪▪ Nebenwirkungen
– **Nervensystem**: Pseudotumor cerebri, Depression, Gereiztheit, Euphorie, Antriebssteigerung, Psychosen;
– **Magen-Darm-Trakt**: Ulzera, Blutungen, Pankreatitis, Oberbauchbeschwerden;
– **Herz-Kreislauf-System**: Hypertonie, Erhöhung des Atherosklerose- und Thromboserisikos;
– **Blutbild**: Leukozytose, Lympho-, Eosinopenie, Polyglobulie;
– **Auge**: Glaukom, Katarakt;
– **Haut**: Striae, Atrophie, Petechien, Steroidakne, verzögerte Wundheilung;
– **Sonstiges**: Cushing-Syndrom, Muskelatrophie, Osteopororose, verminderte Glukosetoleranz, Diabetes mellitus, Natriumretention mit Ödembildung, vermehrte Kaliumausscheidung.

▪▪ Interaktionen
– Enzyminduktoren wie Rifampicin, Phenytoin, Barbiturate können die Kortikoidwirkung vermindern.
– Östrogenhaltige Kontrazeptiva können die Kortikoidwirkung verstärken.
– Die gleichzeitige Gabe von nicht-steroidalen Antiphlogistika bedeutet ein erhöhtes Risiko für Blutungen im Magen-Darm-Trakt.
– Methylprednisolon kann die blutzuckersenkende Wirkung von Antidiabetika vermindern.
– Methylprednisolon verstärkt durch den Kaliummangel die Glykosidwirkung.
– Methylprednisolon schwächt die Gerinnungshemmung von Kumarinderivaten.
– Bei gleichzeitiger Gabe von Methylprednisolon und ACE-Hemmern besteht ein erhöhtes Risiko für Blutbildveränderungen.
– Bei gleichzeitiger Behandlung mit Chloroquin, Hydroxychloroquin oder Mefloquin besteht ein erhöhtes Risiko für Myo- und Kardiomyopathie.
– Gleichzeitige Gabe von Salurektika oder Abführmitteln mit Methylprednisolon kann eine Hypokaliämie bewirken.
– Bei gleichzeitiger Gabe mit Ciclosporin besteht eine erhöhte Gefahr für Krampfanfälle.
– Bei gleichzeitiger Gabe mit Atropin oder anderen Anticholinergika ist eine zusätzliche Augeninnendrucksteigerung möglich.
– Die Somatropinwirkung kann bei Langzeitgabe von Methylprednisolon vermindert sein.

Bewertung

Methylprednisolon stellt die bedeutsamste medikamentöse Interventionsmöglichkeit bei akuten Exazerbationen einer Vielzahl von neuroimmunologischen Erkrankungen dar. Insbesondere sind hier die Schubbehandlung bei MS, aber auch Vaskulitiden zu nennen. Zudem hat es eine gewisse prophylaktische Wirkung bei den progredient verlaufenden MS-Erkrankungen.

▪ Methotrexat
– Lantarel, 2,5 mg, 7,5 mg, 10 mg – Tbl. (Pfizer Pharma)
– Lantarel FS, 7,5 mg, 10 mg, 15 mg, 20 mg, 25 mg – Inj.-Lsg. in Fertigspritzen s.c., i.m., i.v. (Pfizer Pharma)
– Metex, 2,5 mg, 7,5 mg, 10 mg – Tbl.; 7,5 mg/ml – Inj.-Lsg.; 50 mg/ml – Inj.-Lsg. in Fertigspritzen (medac)
– Methotrexat, 5 mg, 15 mg, 50 mg – Inj.-Lsg. (medac)
– Methotrexat, 250 mg, 500 mg, 1000 mg, 5000 mg – Inj.-Lsg. (medac)
– Methotrexat-GRY, 5 mg, 50 mg – Inj.-Lsg.; 500 mg, 1000 mg, 5000 mg – Inj.-Lsg. (TEVA)
– Methotrexat HC, 1000 mg, 5000 mg – Inj.-Lsg. (medac)

- Methotrexat Lederle, 25 mg, 50 mg –
  Inj.-Lsg.; 500 mg, 1000 mg, 5000 mg –
  Inj.-Lsg; 2,5 mg, 10 mg – Tbl. (Pfizer Pharma)

▪▪ Pharmakodynamik

Methotrexat beeinträchtigt als kompetitiver Folsäureantagonist die Synthese von Thymidin und Purin.

▪▪ Pharmakokinetik

Methotrexat wird nach oraler Gabe rasch resorbiert. Es wird zu ca. 50% an Plasmaeiweiße gebunden. Es hat eine biphasische Eliminationshalbwertszeit mit 2–4 und 12–24 h. Es wird überwiegend renal eliminiert.

▪▪ Indikationen

Leukämie, Chorionepitheliom, Mammakarzinom, Karzinome im Kopf- und Halsbereich, kleinzelliges Bronchialkarzinom. Generalisierte, therapieresistente Psoriasis vulgaris.

▪▪ Dosierung

- 7,5–25 mg 1× pro Woche. Die Einnahme von 5 mg Folsäure am Folgetag wird empfohlen.

▪▪ Nebenwirkungen

- **Nervensystem**: Kopfschmerzen, Benommenheit, Sehstörungen, Aphasie, Schwindel, Krampfanfälle, Meningismus und Pleozytose, Psychose, Muskelschwäche, Parästhesien;
- **Magen-Darm-Trakt**: Entzündung von Mund- und Rachenschleimhaut, Übelkeit, Erbrechen, Durchfall, Gastroenteritis, gastrointestinale Blutungen;
- **Blutbild**: Leuko-, Thrombozytopenie, Anämie, Hypogammaglobulinämie, Myelosuppression;
- **Niere**: Nierenfunktionsstörungen, Azotämie, Hyperurikämie, Anurie, Oligurie, Zystitiden;
- **Leber**: Anstieg der Transaminasen und des Bilirubins, akute Lebernekrose, Leberverfettung, Leberzirrhose;
- **Sonstiges**: Tachypnoe, Lungenfibrose, Exantheme, allergische Reaktionen.

▪▪ Kontraindikationen

- Schwangerschaft, Stillzeit,
- Infektionen,
- Ulzera des Magen-Darm-Traktes,
- Leberschäden,
- Nierenfunktionsstörungen,
- Funktionsstörungen des hämatopoetischen Systems.

▪▪ Interaktionen

- Salizylate, Amidopyrin-Derivate, Phenylbutazon, Phenytoin, Barbiturate, Tranquilizer, Tetrazykline, Sulfonamide, Doxorubicin, Probenecid und Paraaminobenzoesäure verdrängen Methotrexat aus der Eiweißbindung und können somit dessen Toxizität steigern.
- Salizylate, nichtsteroidale Antiphlogistika, Paraaminohippursäure, Probenecid, Penicillin, Sulfonamide und Cefalotin können die tubuläre Sekretion von Methotrexat vermindern und darüber dessen Toxizität erhöhen.
- Die gleichzeitige Gabe von Protonenpumpenhemmern kann die renale Elimination von Methotrexat vermindern.

Bewertung

Kortisonsparendes Immunsuppressivum bei der Arteriitis temporalis.

• Mitoxantron

- Mitoxantron Hexal, 10 mg, 20 mg – Inj.-Lsg. bzw. Konzentrat zur Herstellung einer Inf.-Lsg. (Hexal)
- Mitoxantron-GRY, 2 mg/ml – Konzentrat zur Herstellung einer Inf.-Lsg. (Gry Pharma)
- Neoxantron, 2 mg/ml – Konzentrat zur Herstellung einer Inf.-Lsg. (NeoCorp)
- Novantron, 10 mg/5 ml, 20 mg/10 ml, 25 mg/12,5 ml, 30 mg/15 ml – Inj.-Lsg. (Wyeth)
- Onkotrone, 2 mg – Inj.-Lsg. (Baxter Oncology)

- Onkoxantron, 2 mg/ml – Konzentrat zur Herstellung einer Inf.-Lsg. (Onkoworks)
- Ralenova, 2 mg/ml – Inj.-Lsg. bzw. Konzentrat zur Herstellung einer Inf.-Lsg. (Wyeth)

■■ Pharmakodynamik

Mitoxantron ist ein synthetisches Anthrachinonderivat, in seiner Wirkung vergleichbar den zytostatisch wirksamen Antibiotika der Stoffklasse der Anthrazykline. Die Wirkung beruht in der Interkalation in die DNA, darüber hinaus wirkt es durch Hemmung der Topoisomerase II zytotoxisch. Der Wirkmechanismus bei MS ist nicht geklärt.

■■ Pharmakokinetik

Mitoxantron wird nach intravenöser Gabe rasch aus dem Plasma eliminert und in das Gewebe aufgenommen. Es wird zu ca. 90% an Plasmaproteine gebunden. Die Ausscheidung erfolgt langsam über die Nieren und den hepatobiliären Weg. Mitoxantron tritt in die Muttermilch über.

■■ Indikation

Noch gehfähige Patienten mit sekundär chronisch progredienter MS oder hochaktiv schubförmiger MS mit einem EDSS von 3 bis einschließlich 6 (definiert durch 2 Schübe oder EDSS-Verschlechterung um mindestens 1 Punkt in 18 Monaten).

■■ Dosierung

- Nach der MIMS-Studie beträgt die verabreichte Einzeldosis 12 mg/m^2 KOF alle 3 Monate streng intravenös (cave: Nekrosen durch Paravasate). Es wird eine individuelle Anpassung der Dosis empfohlen aufgrund der relativ niedrigen Lebensmaximaldosis von 100 (–140 im Einzelfall) mg/m^2 KOF und in Abhängigkeit vom Ausmaß der Knochenmarksuppression. Einige Zentren propagieren eine Initiierung der Therapie in Monatszyklen in den ersten 3 Monaten der Behandlung, insbesondere bei besonders aggressiven Verläufen.

- Vor der Infusion sollte eine antiemetische Therapie (z. B. H$_1$-Antihistaminika, 5HT$_3$-Antagonisten) erfolgen, die bei Bedarf nach der Infusion wiederholt werden kann. Die Infusion wird nach Verdünnung von Mitoxantron in physiologischer Kochsalzlösung über ca. 30–60 Min. appliziert.

■■ Nebenwirkungen

- **Nervensystem**: Angst, Verwirrtheit, Schläfrigkeit, Parästhesien, Anorexie, Kopfschmerzen;
- **Blutbild**: Granulozyto-, Neutropenie, Hämorrhagie, Blutungsneigung, akute myeloische Leukämie, myelodysplastisches Syndrom;
- **Herz-Kreislauf-System**: verminderte linksventrikuläre Auswurffraktion, EKG-Veränderungen, kongestives Herzversagen, Myokardinfarkt, Hypotonie;
- **Magen-Darm-Trakt**: gastrointestinale Blutungen, Leibschmerzen, Obstipation;
- **Leber**: vorübergehender Anstieg der Leberenzyme und des Gesamtbilirubins, Hepatotoxizität;
- **Niere**: Nierentoxizität, blaugrüne Verfärbung des Urins; erhöhter Serumkreatininspiegel;
- **Sonstiges**: vermehrte Infekte, Zahnschmerzen. Reversible Blauverfärbung der Haut, der Skleren, der Venen, des perivenösen Gewebes, der Nägel; Phlebitis, reversibler Haarausfall. Gewebsnekrose, Hautrötung, Veränderungen des Nagelbetts, Ödeme, Dysmenorrhö, Fieber, Atemnot.
- Paravasate können zu schweren lokalen Nekrosen führen. Die Infusion ist sofort zu unterbrechen. Nach Möglichkeit sollte über den verbliebenen Zugang das Paravasat aspiriert und danach erst der Zugang entfernt werden. Bei Hautblasen oder großen Paravasaten sollten diese transkutan abpunktiert werden. Danach sollte DMSO 99% alle 3–4 Stunden für mindestens 3–4 Tage mit Watteträger auf das gesamte Paravatgebiet aufgetragen

werden. Zusätzlich ist Hochlagerung und Kühlung sinnvoll. Bei progredienter Gewebenekrose sollte der Patient frühzeitig konsiliarisch chirurgisch vorgestellt werden.

Kontraindikationen

- Mitoxantron sollte nicht angewandt werden, wenn eine Überempfindlichkeit gegen die Substanz oder einen der sonstigen Bestandteile besteht.
- Während der Schwangerschaft und Stillzeit, bei schweren floriden Infekten, bei chronischen oder rezidivierenden bakteriellen Infekten darf Mitoxantron nicht eingesetzt werden.
- Patienten mit einer kardialen linksventrikulären Ejektionsfraktion (LVEF) von < 50%, einem Abfall der LVEF um > 10% im Vergleich zum Ausgangswert oder einer klinisch signifikanten Minderung der LVEF dürfen nicht mit Mitoxantron behandelt werden.
- Patienten mit Herzerkrankungen oder vorhergehender/anhaltender Therapie mit kardiotoxischen Substanzen oder einer vorausgegangenen Mediastinalbestrahlung sollten Mitoxantron nicht erhalten.
- Mitoxantron darf nicht bei Patienten mit einer Neutropenie unter 1500 Zellen/mm^3 angewandt werden.
- Bei Patienten mit schwerer Nieren- oder Leberinsuffizienz sollte Mitoxantron mit Vorsicht eingesetzt werden.
- Über Einzelfälle hinaus liegen keine Daten zur Sicherheit und Wirksamkeit bei pädiatrischen Patienten vor.
- Schwangerschaft, Stillzeit, Fertilität: Frauen im gebärfähigen Alter sind über eine wirksame Kontrazeption aufzuklären. Vor jeder Infusion ist auf das Vorliegen eines negativen Schwangerschaftstests zu achten. Mitoxantron sollte mindestens 6 Monate vor einer gewünschten Schwangerschaft abgesetzt werden. Mitoxantron ist in der Stillzeit kontraindiziert. Bei Eintritt einer Schwangerschaft unter Mitoxantron ist aufgrund der möglichen Erbgutschädigung eine embryotoxische Beratungsstelle aufzusuchen. Auch Männer dürfen unter der Behandlung mit Mitoxantron und 6 Monate danach kein Kind zeugen. Über das Risiko einer irreversiblen Infertilität bei Männern bzw. einer persistierenden Amenorrhoe bei Frauen ist explizit aufzuklären.
- Impfungen: Die Wirksamkeit von Impfungen kann während und bis zu 3 Monaten nach Absetzen der Therapie eingeschränkt sein. Ggf. ist der Impferfolg mittels Titerkontrolle zu überprüfen. Die Anwendung von attenuierten Lebendimpfstoffen ist unter der Therapie mit Mitoxantron zu vermeiden.

Bewertung

Mitoxantron besitzt bei der Eskalationstherapie der MS große Bedeutung. Limitierend ist die Lebensmaximaldosis, sodass die Indikation zur Behandlung sorgfältig abgewogen werden muss. Die begleitenden Kontrolluntersuchungen sind aufwändig – allerdings unabdingbar: kontinuierliche Echokardiografie- und Kontrollen von Blutbild und Leberwerten.

- **Modafinil (▶ Kap. 4)**
- Vigil, 100 mg – Tbl. (Cephalon)

Dosierung
- 200–400 mg pro Tag.

Bewertung

Modafinil stellt eine Therapieoption zur Behandlung der Fatigue-Symptomatik bei MS dar. Off-label-Gebrauch.

- **Nabiximols (▶ Kap. 7)**
- Sativex, pro ml 27 mg THC + 25 mg Cannabidiol – Spray zur Anwendung in der Mundhöhle, (Almirall)

■■ Pharmakodynamik

Partieller Agonist an Cannabinoid-Rezeptoren, die praesynaptisch die Wirkung z. B. von exzitatorischen Neurotransmittern wie Glutamat reduzieren können.

■■ Pharmakokinetik

- T_{max} = 45–120 min; $t_{1/2}$ = 4 h; Plasmaproteinbindung 97%;
- Metabolisierung hepatisch über CYP2C9 und CYP3A, Elimination über Urin (1/3) und Fäzes (2/3).
- Bei Einnahme mit den Mahlzeiten ca. 2- bis 5-fache Wirksamkeit.

■■ Indikation

- Mittelschwere bis schwere Spastik bei Patienten mit multipler Sklerose, die nicht angemessen auf eine andere antispastische Arzneimitteltherapie angesprochen haben (Zusatzbehandlung zu der bereits bestehenden antispastischen Therapie).
- Dauertherapie nur bei den Patienten, die innerhalb von 4 Wochen erhebliche Verbesserung bzgl. Spastik, Spasmen, Schlaf und Gehfähigkeit zeigen.
- Patienten über 18 Jahren.

■■ Dosierung

- Ausschließlich zur Anwendung in der Mundhöhle,
- Applikation erfolgt morgens und abends,
- in der Titrationsphase am 1. und 2. Tag jeweils ein Sprühstoß abends, am 3. und 4. Tag jeweils 2 Sprühstöße abends, danach täglich um einen Sprühstoß erhöhen bis zum Wirkungseintritt bzw. max. Applikation von 12 Sprühstößen am Tag 12,
- in der Erhaltungsphase optimale Dosis beibehalten, im Mittel 8 Sprühstöße/Tag.

■■ Nebenwirkungen

- Sehr häufig: Schwindel (besonders in der Anfangsphase), Müdigkeit;
- häufig: Anorexie, Appetitminderung und -steigerung, Depression, Desorientiertheit, Euphorie, Amnesie, Gleichgewichtsstörung, Aufmerksamkeitsstörung, Dysarthrie, Dysgeusie, Lethargie, Schläfrigkeit, Verschwommensehen, Konstipation, Diarrhö, Nausea, Erbrechen, Glossodynie, Mundschleimhautaphten, Schmerzen im Mund (besonders Anwendungsstelle), Sturz;
- gelegentlich: Halluzinationen, Sinnestäuschungen, Paranoia, Suizidgedanken, Wahnvorstellungen, Synkope, Palpitationen, Tachykardie, Abdominalschmerz, Mundschleimhautverfärbung, -störung, -exfoliation, Stomatitis, Zahnverfärbung.
- Mit getesteten Dosen keine signifikanten Wirkungen auf Gedächtnis, Aufmerksamkeit und Reaktionsgeschwindigkeit.

■■ Kontraindikationen

- Bekannte Überempfindlichkeit,
- in der Anamnese oder Familienanamnese Schizophrenie oder andere Psychose,
- Anamnese einer schweren Persönlichkeitsstörung oder einer anderen erheblichen psychiatrischen Störung mit Ausnahme einer Depression,
- Stillen.

■■ Interaktionen

- Begleitbehandlung von CYP3A4-Hemmern (z. B. Ketoconazol, Ritonavir, Clarythromycin) führt zu einer Zunahme der Hauptmetaboliten, die Begleitbehandlung mit CYP3A4-Induktoren (z. B. Rifampicin, Carbamazepin, Johanniskraut) zu einer Reduktion der Hauptmetaboliten.
- Vorsicht bei Hypnotika, Sedativa und Alkohol.

- **Natalizumab**
- Tysabri, 300 mg – Konzentrat zur Herstellung einer Inf.-Lsg. (Biogen Idec).

Pharmakodynamik

Natalizumab ist ein selektiver Adhäsionsmolekülinhibitor (SAM) und bindet an die α4-Untereinheit von humanen Integrinen, die in hohem Maße auf der Oberfläche aller Leukozyten mit Ausnahme der Neutrophilen exprimiert werden. Natalizumab blockiert die Wechselwirkung des α4β7-Integrins mit dem Adhäsionsmolekül MadCAM-1 (mucosal addressing cell adhesion molecule-1). Durch die Unterbindung dieser molekularen Interaktionen wird die transendotheliale Migration von mononukleären Leukozyten in entzündliches Gewebe verhindert. Die Blockade der molekularen Interaktionen von α4β1 mit seinen Zielzellen reduziert die bei MS im ZNS vorhandene Entzündungsaktivität und hemmt die weitere Rekrutierung von Immunzellen in entzündliches Gewebe, wodurch die Bildung oder Vergrößerung von MS-Läsionen eingeschränkt wird.

Pharmakokinetik

- Nach wiederholter intravenöser Gabe von 300 mg Natalizumab betrug die mittlere maximale Serumkonzentration bei MS-Patienten 110 ± 52 µg/ml. Die mittleren Talspiegel von Natalizumab im Steady-state während des Verabreichungszeitraums lagen im Bereich von 23–29 µg/ml. Die vorhergesagte Zeit bis zum Erreichen des Steady-state betrug ca. 36 Wochen.
- Die mittlere Clearance im Steady-state betrug $13,1 \pm 5,0$ ml/h mit einer mittleren Halbwertszeit von 16 ± 4 Tagen. Das Vorliegen von persistierenden Anti-Natalizumab-Antikörpern erhöhte die Natalizumab-Clearance um das 3-Fache.
- Die Pharmakokinetik von Natalizumab bei pädiatrischen MS-Patienten oder bei Patienten mit Nieren- oder Leberinsuffizienz wurde nicht untersucht.
- Die Wirkung eines PE auf die Clearance und Pharmakodynamik von Natalizumab wurde in einer Studie mit 12 Patienten untersucht. Die Beseitigung von Natalizumab nach 3 PE über einen Zeitraum von 5–8 Tagen war 70–80%.

Indikationen

Natalizumab ist für die krankeitsmodifizierende Monotherapie von hochaktiver, schubförmig remittierender Verlaufsform der multiplen Sklerose bei folgenden Patientengruppen indiziert:

- Patienten, die nicht auf einen vollständigen und angemessenen Zyklus einer Interferon-β-Therapie angesprochen haben. Bei den Patienten sollte es während der Therapie im vorangegangenen Jahr zu mindestens einem Schub gekommen sein und sie sollten mindestens 9 hyperintense T_2-Läsionen in der kranialen MRT oder mindestens eine Gadolinium-anreichernde Läsion aufweisen;

oder

- Patienten mit rasch fortschreitender schubförmig remittierend verlaufender MS, definiert durch 2 oder mehr Schübe mit Behinderungsprogression in einem Jahr und mit einer oder mehr Gadolinium-anreichernden Läsionen in der kranialen MRT oder mit einer signifikanten Erhöhung der T_2-Läsionen im Vergleich zu einer früheren MRT.

Die Einleitung und Überwachung der Natalizumab-Therapie muss durch einen in der Diagnosestellung und Behandlung von neurologischen Erkrankungen erfahrenen Spezialisten in Zentren mit unmittelbarem Zugang zu einer MRT erfolgen. Patienten, die mit Natalizumab behandelt werden, muss ein spezieller Patienten-pass ausgehändigt werden.

■■ Dosierung
Natalizumab 300 mg wird 1-mal alle 4 Wochen als intravenöse Infusion verabreicht. Die Dauer der Infusion beträgt eine Stunde, die Nachbeob-achtung eine weitere Stunde. Die Infrastruktur für die Akuttherapie anaphylaktischer Reaktio-nen muss vorgehalten werden.

■■ Nebenwirkungen
- **Nervensystem:** Kopfschmerzen, Schwindel, PML;
- **Sonstiges:** Harnwegsinfektionen, Nasopharyngitis, Urtikaria, Erbrechen, Übelkeit, Arthralgie, Abgeschlagenheit.

■■ Kontraindikationen
- Natalizumab ist kontraindiziert bei PML sowie anderen opportunistischen Infek-tionen innerhalb der letzten 3 Monate, bei vorliegender HIV-Infektion, bei aktiven Malignomen (mögliche Ausnahmen: behandeltes Carcinoma in situ, mehr als 5–10 Jahre Rezidivfreiheit bei behan-deltem Karzinom; reseziertes Basaliom) sowie nach Organtransplantation mit bestehender Immunsuppression.
- Natalizumab ist bei Kindern unter 18 Jahren kontraindiziert. Es liegen jedoch erste kleinere Fallserien vor, die keine zusätzlichen Risiken bei Kindern anzeigen.
- Natalizumab sollte nicht angewendet werden, wenn eine Überempfindlichkeit gegen die Substanz oder einen sonstigen Bestandteil besteht (beschrieben wurden ca. 4% leichte bzw. 0.8% schwere Hyper-sensitivitäts-Reaktionen). Bei Patienten mit systemischen Pilzinfektionen innerhalb der letzten 6 Monate (Ausnahme: Soor und Hautpilze), bei chronischen oder rezidivierenden bakteriellen Infektionen, bei aktiven Infektionen (Harnwegsinfekte, Pneumonie, chronisch aktive Hepatitis) und bei akuten Herpes-Infektionen bzw. Zoster-Reaktivierung innerhalb der

letzten 3 Monate sollte Natalizumab nicht angewendet werden.
- Schwangerschaft und Stillzeit: Frauen im gebärfähigen Alter sind auf eine wirksame Empfängnisverhütung aufmerksam zu machen. Im Falle einer Schwangerschaft unter Natalizumab sollte die Therapie beendet werden. Bei explizitem Schwan-gerschaftswunsch kann die Therapie bis zum Eintreten der Schwangerschaft unter strenger Risiko-Nutzen-Abwägung fortge-führt werden. Die bisherigen Schwanger-schaften unter Natalizumab zeigen keine wesentlichen Auffälligkeiten im Vergleich zur Normalpopulation. Natalizumab tritt in die Muttermilch über – Auswirkungen auf den Säugling sind nicht bekannt. Bei Therapie mit Natalizumab darf sicherheits-halber nicht gestillt werden.
- Impfungen: Die Wirksamkeit von Impfungen kann während der Behandlung und bis zu 3 Monate nach Absetzen von Natalizumab eingeschränkt sein. Die Anwendung von attenuierten Leben-dimpfstoffen ist unter der Therapie mit Natalizumab zu vermeiden.

Bewertung

Natalizumab zeigte eine sehr gute Wirkung hinsichtlich der Reduktion der Schubrate bei MS sowie der MRT-Läsionen und der Krankheitsprogression. Das Auftreten von PML erfordert jedoch den kritischen Einsatz streng nach den Zulassungskriterien und gewissenhafte Verlaufskontrollen. Aktuell deshalb nur in der Eskalation der prophylaktischen Behandlung der schubförmigen MS einsetzbar.

● Ocrelizumab
- Ocrevus, 300 mg – Konzentrat zur Herstellung einer Inf.-Lsg. (Roche)

■■ Pharmakodynamik
Ocrelizumab ist ein rekombinanter humani-sierter monoklonaler Antikörper, der selektiv

gegen CD20-exprimierende B-Zellen gerichtet ist. CD20 ist ein Zelloberflächenantigen, das auf Prä-B-Zellen, reifen B-Zellen und B-Gedächtniszellen, jedoch nicht auf lymphoiden Stammzellen und Plasmazellen exprimiert wird. Auf welchen Wirkmechanismen der therapeutische Effekt von Ocrelizumab bei der MS beruht, ist noch nicht vollständig geklärt. Es wird jedoch angenommen, dass die Reduktion der Anzahl und Funktion der CD20-exprimierenden B-Zellen, d. h. eine Immunmodulation, eine Rolle spielt.

■■ Pharmakokinetik

Der Metabolismus von Ocrevus wurde nicht direkt untersucht, da Antikörper durch Abbau in Peptide und Aminosäuren vorwiegend über den katabolen Stoffwechsel ausgeschieden werden. Die konstante Clearance wurde auf 0,17 l/Tag und die initiale zeitabhängige Clearance, deren Halbwertszeit 33 Wochen betrug, auf 0,0489 l/Tag geschätzt. Die terminale Halbwertszeit von Ocrelizumab betrug 26 Tage.

■■ Indikationen

Ocrevus ist angezeigt zur Behandlung erwachsener Patienten mit schubförmiger multipler Sklerose (RMS) mit aktiver Erkrankung.

Ocrevus ist angezeigt zur Behandlung erwachsener Patienten mit früher primär progredienter multipler Sklerose (PPMS), charakterisiert anhand der Krankheitsdauer und dem Grad der Behinderung, sowie mit Bildgebungsmerkmalen, die typisch für eine Entzündungsaktivität sind.

■■ Dosierung

Die Behandlung mit Ocrevus ist von spezialisierten Ärzten mit Erfahrung in der Diagnose und Behandlung neurologischer Erkrankungen und mit Zugang zu einer angemessenen medizinischen Notfallversorgung zur Behandlung schwerer Nebenwirkungen, wie z. B. schwerwiegender infusionsbedingter Reaktionen (Infusion-Related Reactions = IRRs), einzuleiten und zu überwachen.

Prämedikation gegen infusionsbedingte Reaktionen:

- 100 mg intravenöses (i. v.) Methylprednisolon (oder ein Äquivalent) ca. 30 Minuten vor jeder Ocrevus-Infusion
- ein Antihistaminikum ca. 30–60 Minuten vor jeder Ocrevus-Infusion.

Zusätzlich kann auch eine Vorbehandlung mit einem Antipyretikum (z. B. Paracetamol) ca. 30–60 Minuten vor jeder Ocrevus-Infusion in Betracht gezogen werden.

Die Initialdosis von 600 mg wird in Form von zwei getrennten intravenösen Infusionen gegeben: eine erste Infusion zu 300 mg, gefolgt von einer zweiten Infusion zu 300 mg, die 2 Wochen später gegeben wird.

Folgedosen von Ocrevus werden als intravenöse Einmalinfusionen zu 600 mg alle 6 Monate gegeben. Die erste Folgedosis zu 600 mg sollte 6 Monate nach der ersten Infusion der Initialdosis gegeben werden. Zwischen jeder Dosis von Ocrevus ist ein Mindestabstand von 5 Monaten einzuhalten.

■■ Nebenwirkungen

- **Infektionen:** Infektion der oberen Atemwege, Nasopharyngitis, Influenza, Sinusitis, Bronchitis, oraler Herpes, Gastroenteritis, Infektionen der Atemwege, virale Infektionen, Herpes zoster, Konjunktivitis;
- **Erkrankungen des Blutes und des Lymphsystems:** Neutropenie;
- **Sonstiges:** Infusionsbedingte Reaktionen.

■■ Kontraindikationen

- Überempfindlichkeit gegen den Wirkstoff oder einen der sonstigen Bestandteile,
- aktuell vorliegende, aktive Infektion,
- schwer immunsupprimierter Zustand,
- bekannte aktive Malignome,
- Schwangerschaft,
- Stillzeit.

■■ Interaktionen

Es wurden keine formalen Studien zur Erfassung von Arzneimittelwechselwirkungen durchgeführt, da keine Arzneimittelwechselwirkungen, die über die Zytochrom-P450-Enzyme, andere metabolisierende Enzyme oder Transporter vermittelt werden, zu erwarten sind.

Mit Ausnahme von Kortikosteroiden zur symptomatischen Behandlung von Schüben wird die gleichzeitige Gabe von Immunsuppressiva und Ocrevus nicht empfohlen.

Bewertung

Ocrelizumab wurde in Europa erst im Januar 2018 zugelassen. Insofern sind die klinischen Erfahrungen im Alltag noch sehr eingeschränkt. Da Ocrelizumab die erste Substanz ist, die für die Behandlung der PPMS zugelassen wurde, bleibt abzuwarten, ob eine langfristige Reduktion der Behinderungsprogression in dieser Patientengruppe erreicht werden kann. Die Beschränkung auf die frühe PPMS und bildgebend postulierter Entzündungsaktivität erschwert die Auswahl geeigneter Patienten sehr.

■ Oxybutynin
- Dridase, 5 mg – Tbl. (Sanofi)
- Kentera, 3,9 mg/24 h – transdermales Pflaster (Recordati Pharma)
- Oxybugamma, 2,5 mg, 5 mg – Tbl. (Wörwag)
- Oxybutin, 5 mg – Tbl. (Holsten Pharma)
- Oxybutynin-MaxMedic, 5 mg – Tbl. (MaxMedic)
- Oxybutynin-ratiopharm, 2,5 mg, 5 mg – Tbl. (ratiopharm)
- Oxybutynin STADA, 5 mg – Tbl. (STADApharm)
- Spasyt, 5 mg – Tbl. mit Bruchrille (TAD Pharma)

■■ Indikation
Symptomatische Behandlung der Hyperaktivität des Detrusors (idiopathisch oder neurogen) mit den Symptomen Pollakisurie, Nykturie, imperativer Harndrang und Dranginkontinenz.

■■ Dosierung
- Erwachsene 3× tägl. 2,5–5 mg. Bei ungenügender Wirkung bis max. tägl. 4×5 mg.
- Bei älteren Patienten Initialdosis 2× tägl. 2,5 mg. Bei ungenügender Wirkung bis 4×5 mg tägl.
- Die gleiche Initialdosis gilt für Kinder > 5 Jahre – die Maximaldosis für Kinder beträgt 3×5 mg.
- Dosierung für Pflaster: 3,9 mg 2× wöchentlich.

■■ Nebenwirkungen
- Häufig: Übelkeit, Obstipation, Abdominalschmerzen, Dyspepsie, Schwindel, Benommenheit;
- gelegentlich: Diarrhö, Erbrechen, Halluzinationen, Erregungs- und Angstzustände, Kopfschmerzen, Müdigkeit, trockene Augen, Lichtempfindlichkeit, Hauttrockenheit.

■■ Kontraindikationen
- Myasthenia gravis, Darmatonie, Ileus, schwere Colitis ulcerosa, Harnröhrenstrikur und Prostatahyperplasie;
- eingeschränkte Behandlung bei Pollakisurie oder Nykturie aufgrund von Herzinsuffizienz oder Nierenfunktionsstörung;
- M. Parkinson;
- Leber- und Nierenfunktionsstörungen, Hyperthyreose, autonome Neuropathie;
- strenge Indikationsstellung in Schwangerschaft und Stillzeit.

■■ Interaktionen
- Digitalis, Antihistaminika: anticholinerge Wirkung wird verstärkt.
- Die gleichzeitige Anwendung von Metoclopramid oder Domperidon kann die Motilität des Gastrointestinaltrakts herabsetzen.
- Bei gleichzeitiger Gabe von Atropin und verwandten Substanzen kann es zur Wirkungsverstärkung kommen.
- Ebenfalls zur Wirkungsverstärkung kann die gleichzeitige Gabe von Arzneimitteln, die CYP3A4 hemmen, führen (Ketoconazol, Itraconazol oder Makrolid-Antibiotika).

– Beeinträchtigt das Reaktionsvermögen. Dauerhafte Anwendung kann zu Karies und oraler Candidose infolge reduzierter Speichelbildung führen. Wenn während der Therapie eine Infektion des Urogenitalsystems auftritt, muss mit einer adäquaten Therapie begonnen werden.

Bewertung

Oxybutynin ist gut wirksam bei Detrusorhyperaktivität.

- **Prednisolon** (► Kap. 12)
– Decortin H, 1 mg, 5 mg, 10 mg, 20 mg, 50 mg – Tbl. (Merck)
– Dermosolon, 5 mg, 10 mg, 20 mg, 50 mg – Tbl. (Dermapharm)
– Duraprednisolon, 5 mg – Tbl. (merck dura)
– Hefasolon, 5 mg – Tbl. (Riemser)
– Prednihexal, 5 mg, 10 mg, 20 mg, 50 mg – Tbl. (Hexal)
– Predni H Tablinen, 20 mg – Tbl. (Winthorp)
– Predni H Tablinen, 5 mg, 50 mg – Tbl. (Winthorp)
– PrednisolonJenapharm, 1 mg, 5 mg, 10 mg, 20 mg, 50 mg – Tbl. (Jenapharm, mibe Jena)
– Prednisolon Galen, 2 mg, 5 mg, 20 mg, 50 mg – Tbl. (Galenpharma)
– PrednisolonRotexmedica, 5 mg – Tbl. (Rotexmedica)
– Prednisolon-ratiopharm, 5 mg, 50 mg – Tbl. (ratiopharm)
– Prednisolut, 10 mg L, 25 mg L, 100 mg L – Trockensubstanz und Lösungsmittel zur Inj. (Jenapharm, mibe Jena)
– Prednisolut, 250 mg, 500 mg, 1000 mg – Trockensubstanz und Lösungsmittel zur Inj. (Jenapharm, mibe Jena)
– Solu-Decortin H, 10 mg, 25 mg, 50 mg, 100 mg – Pulver und Lösungsmittel (Ampullen) i.v., i.m., i.a. (Merck)
– Solu-Decortin H, 250 mg, 500 mg, 1000 mg – Pulver und Lösungsmittel (Ampullen) i.v. (Merck)

- **Prednison** (► Kap. 12)
– Decortin, 1 mg, 5 mg, 20 mg, 50 mg – Tbl. (Merck)
– PrednisonGalen, 5 mg, 20 mg, 50 mg – Tbl. (Galenpharma)
– Prednison Hexal, 5 mg, 20 mg, 50 mg – Tbl. (Hexal)
– Prednison-ratiopharm, 5 mg – Tbl. (ratiopharm)
– Predni Tablinen, 5 mg – Tbl. (Winthorp)

■■ Dosierung
– 1 mg/kgKG pro Tag und im Verlauf nach Effekt reduzieren.

Bewertung

GKS stellen die bedeutsamste medikamentöse Interventionsmöglichkeit bei akuten Exazerbationen einer Vielzahl von neuroimmunologischen Erkrankungen dar. Insbesondere sind hier die Schubbehandlung bei MS, aber auch Vaskulitiden zu nennen.

- **Propiverin**
– Mictonetten, 5 mg – überzogene Tbl. (Apogepha)
– Mictonorm Uno, 30 mg, 45 mg – Hartkaps. (Apogepha)
– Propimedac, 15 mg – Filmtbl. (medac)
– Propiver, 5 mg, 15 mg – Filmtbl. (mibe)
– Propiverin AL, 5 mg, 15 mg – Filmtbl. (Aliud Pharma)
– Propiverin-HCI STADA, 5 mg, 15 mg – Filmtbl. (STADApharm)

■■ Indikation
Zur symptomatischen Behandlung von Harninkontinenz und/oder erhöhter Miktionsfrequenz und Harndrang bei idiopathischer Detrusorhyperaktivität oder neurogener Detrusorhyperaktivität durch Rückenmarkschädigung.

■■ Dosierung
– Erwachsene: 30–45 mg/Tag.

▪▪ Nebenwirkungen

- Häufig: Übelkeit, Obstipation, Abdominalschmerzen, Dyspepsie, Schwindel, Benommenheit;
- gelegentlich: Diarrhö, Erbrechen, Halluzinationen, Erregungs- und Angstzustände, Kopfschmerzen, Müdigkeit, trockene Augen, Lichtempfindlichkeit, Hauttrockenheit.

▪▪ Kontraindikationen

- Darmobstruktion,
- ausgeprägte Blasenentleerungsstörungen mit vorhersehbarem Harnverhalt,
- Myasthenia gravis,
- Darmatonie, schwere Colitis ulcerosa, toxisches Megacolon,
- unbehandeltes Engwinkelglaukom,
- moderate oder ausgeprägte Leberfunktionsstörungen,
- Tachyarrhythmien.
- In Schwangerschaft und Stillzeit strenge Indikationsstellung.

▪▪ Nebenwirkungen

- Häufig: Übelkeit, Obstipation, Abdominalschmerzen, Dyspepsie, Schwindel, Benommenheit;
- gelegentlich: Diarrhö, Erbrechen, Halluzinationen, Erregungs- und Angstzustände, Kopfschmerzen, Müdigkeit, trockene Augen, Lichtempfindlichkeit, Hauttrockenheit.

▪▪ Interaktionen

- Wirkungsverstärkung bei trizyklischen Antidepressiva (z. B. Imipramin), Tranquilizern (z. B. Benzodiazepinen), Anticholinergika, Amantadin, Neuroleptika (z. B. Phenothiazine) und ß-Sympathikomimetika.
- Wirkungsabschwächung bei Cholinergika.
- Mögliche Verringerung der Wirkung von Prokinetika wie Metoclopramid, Isoniazid.

> **Bewertung**
>
> Eine Option zur Behandlung von Blasenentleerungsstörungen; wegen der anticholinergen Nebenwirkungen ist Vorsicht geboten.

▪ Rituximab

- MabThera, 100 mg, 500 mg – Konzentrat zur Herstellung einer Inf.-Lsg. (Roche)

▪▪ Pharmakodynamik

Rituximab bindet spezifisch an das CD20-Antigen, welches auf B-Lymphozyten lokalisert ist. Dadurch wird eine Lyse der B-Lymphozyten bewirkt und es kommt bereits nach der ersten Verabreichung zu einem deutlichen Abfall der B-Lymphozyten.

▪▪ Pharmakokinetik

Die durchschnittliche terminale Halbwertzeit beträgt 20 Tage.

▪▪ Indikation

In Kombination mit einer Chemotherapie als Erstbehandlung des follikulären Lymphoms nach Ansprechen auf eine Induktionstherapie. Als Monotherapie bei Patienten mit follikulärem Lymphom im Stadium III–IV, die gegen eine Chemotherapie resistent sind oder nach einer solchen einen zweiten oder neuerlichen Rückfall haben. Therapie von Patienten mit CD20-positivem, diffusem großzelligen B-Zell-Non-Hodgkin-Lymphom in Verbindung mit einer CHOP-Chemotherapie.

In Kombination mit Methotrexat bei Patienten mit schwerer aktiver rheumatoider Arthritis, die ungenügend auf Disease modifying antirheumatic drugs (DMARDs) einschließlich einer oder mehrerer anti-TNF-Therapien angesprochen oder diese nicht vertragen haben. Einzelne Berichte über positive Effekte bei Vaskulitiden. Phase-II-Studien bei MS erbrachten hinsichtlich Reduktion der Schubfrequenz sehr gute Ergebnisse. Derzeit besteht jedoch keine Zulassung und die Anwendung bei MS ist Off-label.

▪▪ Dosierung
- Dosierungsempfehlung bei rheumatoider Arthritis und in Anlehnung hieran bei MS und Vaskulitiden: 2 i.v.-Infusionen zu 1000 mg im Abstand von 2 Wochen. Weitere Behandlungszyklen sind möglich. Eine Beurteilung erfolgt 24 Wochen nach dem vorherigen Zyklus.
- Als Dosierungsvariante bei MS kommen 4 Zyklen à 375 mg/m² KOF in wöchentlichen Abständen zum Einsatz. Eine Prämedikation mit Antihistaminikum, Analgetikum und Glukokortikoiden ist zu beachten, um Häufigkeit und Schweregrad infusionsbedingter Reaktionen zu verringern.

▪▪ Nebenwirkungen
- Schmerzen unterschiedlicher Lokalisation, Ödeme, Infektionen. Allgemeine Schwäche, Fieber, Müdigkeit;
- **Herz-Kreislauf-System**: Hypotonie, Hypertonie, linksventrikuläres Versagen, Arrhythmie, Bradykardie, Tachykardie, Herzinsuffizienz (einschließlich der Verschlimmerung derartiger vorbestehender Erkrankungen), Myokardinfarkt, Vaskulitis (vorwiegend kutan, einschließlich der leukozytoklastischen Form);
- **Gastrointestinaltrakt**: Übelkeit, Erbrechen, Diarrhö, Ulzerationen im Mund, Magen-Darm-Perforation, Gewichtsverlust bei Appetitlosigkeit;
- **Blut- und Lymphsystem**: Leukopenie, Neutropenie, Thrombozytopenie, Anämie (einschließlich hämolytische und anaplastische Formen), Serumkrankheit;
- **Muskel- und Skelettsystem**: Myalgien, Arthralgien, Muskelkrämpfe;
- **Nervensystem**: Schwindel, Parästhesien, Schlaflosigkeit, Polyneuropathie, Migräne;
- **Respirationstrakt**: Bronchospasmus, Rhinitis, Dyspnoe, Asthma, Pneumonie (einige tödlich), Bronchiolitis obliterans;
- **Haut**: Pruritus, Exanthem, Urtikaria, Nachtschweiß, Alopezie, schwere bullöse Hautreaktion;
- **Sinnesorgane**: Konjunktivitis, Tinnitus, Gehörverlust, Visusverlust;
- **Infektionen**: virale und bakterielle Infektionen sowie Pilzinfektionen, schwerwiegende Virusinfektionen einschließlich PML, Hepatitis B, Fortschreiten eines bestehenden Kaposi-Sarkoms;
- Überempfindlichkeitsreaktionen einschließlich Anaphylaxie;
- Nierenversagen.

Warnhinweis:
Für eine Rückverfolgung sollte der Handelsname in der Patientenakte vermerkt werden. Anaphylaktische und Überempfindlichkeitsreaktionen nach i.v.-Gabe sind möglich. Zur Behandlung dieser Komplikationen sollten Arzneimittel wie z. B. Adrenalin, Antihistaminika und Kortikoide zur Verfügung stehen, ebenso muss eine intensivmedizinische Behandlung möglich sein. Die Infusionslösung darf nicht als i.v.-Injektion oder als Bolus verabreicht werden. Eine sorgfältige Überwachung auf Anzeichen oder Symptome einer PML ist erforderlich. Aufgrund von Fällen einer Hepatitis-B-Virus-Reaktivierung sollen Patienten mit entsprechendem Risiko immer auf HBV getestet werden. Eine Impfung sollte mindestens 4 Wochen vor einer Behandlung mit Rituximab abgeschlossen sein. Eine Impfung mit Lebendimpfstoffen während der Therapie und bei Patienten mit verringerter B-Zellzahl sollte unterbleiben. Eine Impfung mit inaktivierten Impfstoffen ist möglich.

Regelmäßige Kontrollen des großen Blutbildes einschließlich Neutrophilen und Thrombozytenzahl während der Therapie sind obligat. Die Kontrolle der Neutrophilenzahl sollte auch bis zu 6 Monaten nach Therapieende sowie bei Infektionen erfolgen.

▪▪ Kontraindikationen
- Überempfindlichkeit gegen Mausproteine,
- aktive schwere Infektionen,
- stark geschwächte Immunabwehr.

▬ Bei Indikation rheumatoide Arthritis und im Off-label-Gebrauch zusätzlich bei schwerer Herzinsuffizienz.

▬ Blutdruckabfall während der Infusion ist möglich, daher ggf. antihypertensive Medikation vor der Behandlung absetzen.

▬ Anwendungsbeschränkung gilt auch für Patienten mit einer Zahl der neutrophilen Granulozyten $< 1{,}5 \times 10^9$/l und/oder einer Thrombozytenzahl $< 75 \times 10^9$/l. Kontraindikation für die Off-label-Behandlung in Schwangerschaft und Stillzeit.

> **Bewertung**
>
> Rituximab sollte in der Behandlung von MS nur in erfahrenen Zentren oder in Studien eingesetzt werden. Dabei ist eine intensive Überwachung der Patienten insbesondere auch in Bezug auf Symptome einer PML erforderlich. Off-label-Gebrauch.

- **Solifenacin**

Vesikur, 5 mg, 10 mg – Filmtbl. (Astellas Pharma)

■■ **Indikation**

Symptomatische Therapie der Dranginkontinenz und/oder Pollakisurie, wie sie bei Patienten mit dem Syndrom der hyperaktiven Blase auftreten können.

■■ **Dosierung**

▬ 5 mg 1× täglich, bei Bedarf Erhöhung auf 10 mg Tagesdosis.

■■ **Nebenwirkungen**

▬ Sehr häufig: Mundtrockenheit;

▬ häufig: Obstipation, Übelkeit, Bauchschmerzen, Verschwommensehen;

▬ gelegentlich: Ösophagitis, Augentrockenheit, Infekte der Harnwege, Zystitis, Müdigkeit, Ödeme der unteren Extremitäten;

▬ selten: Kopfschmerz, Juckreiz, Harnverhalt.

■■ **Kontraindikationen**

▬ Harnverhalt, Myasthenia gravis, schwere Erkrankungen des Gastrointestinaltrakts, Hämodialysepatienten, Patienten mit stark eingeschränkter Leberfunktion, gleichzeitige Behandlung mit einem CYP3A4-Inhibitor (Ketoconazol, Ritonavir) bei Patienten mit schwerer Niereninsuffizienz (Kreatinin-Clearance ≤ 30 ml/min). Kinder und Jugendliche < 18 Jahren.

▬ Tageshöchstdosis beträgt 5 mg bei Patienten mit schwerer Niereninsuffizienz, mäßig eingeschränkter Leberfunktion, gleichzeitiger Behandlung mit CYP3A4-Inhibitor.

▬ Patienten mit obstruktiver gastrointestinaler Erkrankung oder dem Risiko einer verminderten gastrointestinalen Motilität.

▬ Patienten mit autonomer Neuropathie.

▬ Strenge Indikationsstellung in der Schwangerschaft, Kontraindikation in der Stillzeit.

■■ **Interaktionen**

▬ Bei Arzneimitteln mit anticholinergen Eigenschaften Verstärkung von Wirkung und Nebenwirkungen.

▬ Bei gleichzeitiger Anwendung von cholinergen Rezeptoragonisten Wirkminderung.

▬ Solifenacin kann die Wirkung von Medikamenten, die stimulierend auf die Motilität des Gastrointestinaltrakts wirken, wie z. B. Metoclopramid, vermindern.

▬ Solifenacin wird von CYP3A4 metabolisiert. Daher ist bei gleichzeitiger Anwendung von starken CYP3A4-Inhibitoren die Tageshöchstdosis von Solifenacin auf 5 mg zu begrenzen. Pharmakokinetische Wechselwirkungen mit anderen Substraten von CYP3A4 mit einer höheren Affinität (z. B. Verapamil, Diltiazem) und mit CYP3A4-Induktoren (Rifampicin, Phenytoin, Cabamazepin) sind möglich.

- **Teriflunomid**

▬ Aubagio, 14 mg – Filmtbl. (Sanofi)

▪▪ Pharmakodynamik

Teriflunomid ist ein immunmodulatorischer Wirkstoff mit entzündungshemmenden Eigenschaften, der selektiv und reversibel das mitochondriale Enzym Dihydroorotat-Dehydrogenase (DHO-DH) hemmt, das für die denovo-Pyrimidinsynthese erforderlich ist. Infolgedessen blockiert Teriflunomid die Proliferation sich teilender Zellen, die auf eine de-novo-Pyrimidinsynthese angewiesen sind, um sich zu vermehren. Der genaue Mechanismus, durch den Teriflunomid seine therapeutische Wirkung bei der MS entfaltet, ist nicht vollständig geklärt, könnte aber durch eine reduzierte Anzahl an aktivierten Lymphozyten vermittelt sein.

▪▪ Pharmakokinetik

Die mediane Zeit bis zum Erreichen der maximalen Plasmakonzentrationen liegt zwischen 1 und 4 Stunden nach Einnahme bei wiederholter oraler Verabreichung von Teriflunomid. Die Bioverfügbarkeit ist hoch (nahezu 100%). Nahrung hat keine klinisch relevante Wirkung auf die Pharmakokinetik von Teriflunomid. Ausgehend von den mittleren vorausgesagten pharmakokinetischen Parametern, die anhand der pharmakokinetischen Populationsanalyse (PopPK-Analyse) unter Verwendung der Daten von gesunden Probanden und MS-Patienten berechnet wurden, ist die Annäherung an die Steady-state-Konzentration langsam (d. h. etwa 100 Tage [3,5 Monate], um 95% der Steady-state-Konzentrationen zu erreichen) und das geschätzte Akkumulationsverhältnis für die AUC beträgt etwa das 34-Fache.

Teriflunomid wird weitgehend an Plasmaprotein gebunden (> 99%), wahrscheinlich Albumin, und wird hauptsächlich im Plasma verteilt. Das Verteilungsvolumen beträgt 11 l nach einer einzelnen intravenösen (i.v.) Verabreichung. Allerdings ist dies sehr wahrscheinlich eine Unterschätzung, da bei Ratten eine weitreichende Organverteilung beobachtet wurde.

Teriflunomid wird mäßig verstoffwechselt und ist der einzige nachgewiesene Bestandteil im Plasma. Der primäre Biotransformationsweg für Teriflunomid ist die Hydrolyse, wobei die Oxidation ein Biotransformationsweg von untergeordneter Bedeutung ist. Sekundäre Biotransformationswege sind Oxidation, N-Acetylierung und Sulfatbindung.

Teriflunomid wird im Gastrointestinaltrakt hauptsächlich über die Galle als unveränderter Wirkstoff ausgeschieden, und zwar sehr wahrscheinlich durch direkte Sekretion. Innerhalb von 21 Tagen werden 60,1% der verabreichten Dosis über die Fäzes (37,5%) und den Urin (22,6%) ausgeschieden.

▪▪ Indikation

Teriflunomid ist zur Behandlung erwachsener Patienten mit schubförmiger MS angezeigt. Die Behandlung ist von einem Arzt mit Erfahrung in der Behandlung der multiplen Sklerose einzuleiten und zu überwachen.

▪▪ Dosierung

- Die empfohlene Dosierung von Teriflunomid beträgt 14 mg einmal täglich.
- Eine Dosisanpassung ist bei Patienten mit leichter, mittelschwerer oder schwerer Beeinträchtigung der Nierenfunktion, die sich keiner Dialyse unterziehen, nicht erforderlich. Patienten mit schwerer Nierenfunktionsbeeinträchtigung, die sich der Dialyse unterziehen, wurden nicht untersucht.
- Eine Dosisanpassung ist bei Patienten mit leichter und mittelschwerer Beeinträchtigung der Leberfunktion nicht erforderlich.

▪▪ Nebenwirkungen

- **Nervensystem:** Kopfschmerzen, Parästhesie, Ischialgie, Karpaltunnelsyndrom, Hyperästhesie, Neuralgie, periphere Neuropathie;
- **Magen-Darm-Trakt:** Diarrhö, Übelkeit, Oberbauchschmerzen, Erbrechen;
- **Leber:** Erhöhung der Alanin-Aminotransferase (ALT) und der Gamma-Glutamyltransferase (GGT), akute Hepatitis;
- **Infekte:** Grippe, Infektion der oberen Atemwege, Harnwegsinfektion, Bronchitis, Sinusitis, Pharyngitis, Zystitis, virale Gastroenteritis, Herpes simplex labialis, Zahninfektion, Laryngitis, Tinea pedis;

- **Blutbild:** Neutropenie, Anämie, leichte Thrombozytopenie;
- **Sonstiges:** leichte allergische Reaktionen, Hypertonie, Alopezie, Exanthem, Akne, Schmerzen des Muskel- und Skelettsystems, Myalgie, Arthralgie, Pollakisurie, Menorrhagie.

Kontraindikationen

- Teriflunomid ist bei Patienten mit schwerer Nierenfunktionsbeeinträchtigung kontraindiziert.
- Teriflunomid ist kontraindiziert bei Patienten mit schwerer Beeinträchtigung der Leberfunktion.
- Überempfindlichkeit gegen den Wirkstoff oder einen der sonstigen Bestandteile.
- Schwangere oder Frauen im gebärfähigen Alter, die während der Behandlung mit Teriflunomid und so lange, wie die Plasmaspiegel über 0,02 mg/l liegen, keine zuverlässige Verhütungsmethode anwenden. Eine Schwangerschaft muss vor Beginn der Behandlung ausgeschlossen werden.
- Stillende Frauen,
- Patienten mit schwer beeinträchtigtem Immunstatus, z. B. AIDS,
- Patienten mit signifikant beeinträchtigter Knochenmarkfunktion oder signifikanter Anämie, Leukopenie, Neutropenie oder Thrombozytopenie,
- Patienten mit schwerer aktiver Infektion, bis diese sich zurückgebildet hat,
- Patienten mit schwerer Hypoproteinämie, z. B. beim nephrotischen Syndrom,
- Schwangerschaft,
- Stillzeit.

Interaktionen

- Auf Grundlage der klinischen Daten zur konsekutiven Anwendung von Teriflunomid nach Interferon-β bzw. Glatirameracetat und vice versa ist keine Wartezeit erforderlich.
- Aufgrund der langen Halbwertszeit von Natalizumab kann eine gleichzeitige Exposition und somit eine gleichzeitige Immunwirkung bis zu 2–3 Monate nach

Beenden der Behandlung mit Natalizumab auftreten, wenn die Behandlung mit Teriflunomid unverzüglich begonnen wird. Daher ist Vorsicht geboten, wenn Patienten von Natalizumab zu Teriflunomid wechseln.

- Auf Grundlage der Halbwertszeit von Fingolimod ist ein therapiefreier Zeitraum von 6 Wochen zur Clearance aus dem Blutkreislauf erforderlich und ein Zeitraum von 1 bis 2 Monaten für eine Normalisierung der Lymphozytenzahl nach Absetzen von Fingolimod notwendig. Der Beginn der Behandlung mit Teriflunomid innerhalb dieses Zeitraums führt zu einer gleichzeitigen Exposition gegenüber Fingolimod. Dies kann zu einer additiven Wirkung auf das Immunsystem führen und es ist daher Vorsicht geboten.
- Bei MS-Patienten betrug die mediane Halbwertszeit nach wiederholten Dosen von 14 mg etwa 19 Tage. Wenn entschieden wird, die Behandlung mit Teriflunomid zu beenden, führt der Beginn anderer Therapien innerhalb des Zeitraum von 5 Halbwertszeiten (etwa 3,5 Monate, wobei es bei einigen Patienten länger dauern kann) zur gleichzeitigen Exposition gegenüber Teriflunomid. Dies kann zu einer additiven Wirkung auf das Immunsystem führen und es ist daher Vorsicht geboten.
- Wiederholte Gaben von Teriflunomid führten zu einem Anstieg der mittleren C_{max} und AUC von Repaglinid (1,7- bzw. 2,4-fach), was darauf schließen lässt, dass Teriflunomid CYP2C8 *in vivo* hemmt. Daher sollten Arzneimittel, die durch CYP2C8 verstoffwechselt werden, wie etwa Repaglinid, Paclitaxel, Pioglitazon oder Rosiglitazon, während der Behandlung mit Teriflunomid mit Vorsicht angewendet werden.
- Wiederholte Gaben von Teriflunomid führten zu einem Anstieg der mittleren C_{max} und $AUCo\_24$ von Ethinylestradiol (1,58- bzw. 1,54-fach) und der C_{max} und $AUCo\_24$ von Levonorgestrel (1,33- bzw.

1,41-fach). Obwohl nicht zu erwarten ist, dass diese Wechselwirkung von Teriflunomid die Wirkung oraler Kontrazeptiva beeinträchtigt, sollte dies bei der Auswahl oraler Kontrazeptiva (ggf. Wechsel) bei einer gleichzeitigen Einnahme von Teriflunomid beachtet werden.

— Wiederholte Gaben von Teriflunomid senkten die mittlere C_{max} und AUC von Koffein (CYP1A2-Substrat) um 18% bzw. 55%, was darauf schließen lässt, dass Teriflunomid *in vivo* ein schwacher Induktor von CYP1A2 sein könnte. Daher sollten Arzneimittel, die durch CYP1A2 verstoffwechselt werden (wie etwa Duloxetin, Alosetron, Theophyllin und Tizanidin), während der Behandlung mit Teriflunomid mit Vorsicht angewendet werden, da es die Wirksamkeit dieser Arzneimittel senken könnte.

— Wiederholte Gaben von Teriflunomid hatten keine Wirkung auf die Pharmakokinetik von S-Warfarin, was darauf schließen lässt, dass Teriflunomid CYP2C9 weder induziert noch hemmt. Allerdings wurde bei gleichzeitiger Anwendung von Teriflunomid und Warfarin eine Abnahme um 25% des International Normalised-Ratio (INR)-Peaks im Vergleich zu Warfarin allein beobachtet. Daher wird bei gleichzeitiger Anwendung von Teriflunomid und Warfarin eine engmaschige Nachbeobachtung und Überwachung der INR empfohlen.

— Wiederholte Gaben von Teriflunomid führten zu einem Anstieg der mittleren C_{max} und AUC von Cefaclor (1,43- bzw. 1,54-fach), was darauf hindeutet, dass Teriflunomid OAT3 *in vivo* hemmt. Daher wird Vorsicht empfohlen bei gleichzeitiger Anwendung von Teriflunomid und Substraten von OAT3, wie z. B. Cefaclor, Benzylpenicillin, Ciprofloxacin, Indomethacin, Ketoprofen, Furosemid, Cimetidin, Methotrexat oder Zidovudin.

— Wiederholte Gaben von Teriflunomid führten zu einem Anstieg der mittleren C_{max} und AUC von Rosuvastatin (2,65- bzw. 2,51-fach). Allerdings bestand kein offenkundiger Einfluss dieses Anstiegs der Plasmaexposition von Rosuvastatin auf die HMG-CoA-Reduktase-Aktivität. Für Rosuvastatin wird bei gleichzeitiger Anwendung zusammen mit Teriflunomid eine Dosisreduktion um 50% empfohlen. Bei anderen Substraten von BCRP (z. B. Methotrexat, Topotecan, Sulfasalazin, Daunorubicin, Doxorubicin) und der OATP-Familie, insbesondere bei HMG-CoA-Reduktase-Hemmern (z. B. Simvastatin, Atorvastatin, Pravastatin, Methotrexat, Nateglinid, Repaglinid, Rifampicin), sollte bei gleichzeitiger Anwendung zusammen mit Teriflunomid Vorsicht geboten sein. Die Patienten sollten engmaschig im Hinblick auf Zeichen und Symptome einer übermäßigen Exposition gegenüber den Arzneimitteln überwacht und eine Dosisreduktion dieser Arzneimittel in Erwägung gezogen werden.

Bewertung

Teriflunomid ist ein Präparat für die Behandlung der milden/moderaten RMS. Insbesondere geeignet für Patienten mit Problemen der Injektion von Substanzen. Vorsicht ist geboten bei Patientn mit Leberfunktionsstörungen und jungen Patienten mit Kinderwunsch.

- **Tizanidin** (▶ Kap. 7)
- Sirdalud, 2 mg, 4 mg, 6 mg – teilbare Tbl. (Novartis Pharma)

Bewertung

Etabliertes Antispastikum.

- **Tolperison** (▶ Kap. 7)
- Mydocalm, 50 mg – Filmtbl. (Strathmann)
- Tolperison-HCl STADA, 50 mg, 150 mg – Filmtbl. (STADApharm)
- Tolperison-HCl AL, 50 mg, 150 mg – Filmtbl. (Aliud Pharma)

Bewertung

Tolperison ist für eine Langzeitanwendung geeignet.

■ **Tolterodin**

▬ Detrusitol, 1 mg, 2 mg – Filmtabl; retard, 4 mg – Hartkaps. (Pharmacia)

■■ **Indikation**

Symptomatische Behandlung von Dranginkontinenz und/oder Pollakisurie und imperativem Harndrang, wie sie bei Patienten mit dem Syndrom der hyperaktiven Blase vorkommen können.

■■ **Dosierung**

▬ 1 mg/2 mg Filmtabletten: Empfohlene Dosierung für Erwachsene 2× täglich 2 mg. Bei Unverträglichkeit, eingeschränkter Leberfunktion oder stark eingeschränkter Nierenfunktion 2× täglich 1 mg. Behandlungserfolg nach 2–3 Monaten überprüfen.

▬ Retard 4 mg Hartkapseln: Empfohlene Dosierung für Erwachsene 1× täglich 4 mg.

■■ **Nebenwirkungen**

▬ Sehr häufig: Mundtrockenheit, Kopfschmerzen;

▬ häufig: Bronchitis, Schwindel, Müdigkeit, Parästhesien, trockene Augen, Sehstörungen (einschließlich Akkommodationsstörungen), Palpitationen, Obstipation, Bauchschmerzen, Erbrechen, Diarrhö, trockene Haut, Harnverhalt, periphere Ödeme, Gewichtszunahme;

▬ gelegentlich: Nervosität, Tachykardie, Herzinsuffizienz, Arrhythmien, gastroösophagealer Reflux;

▬ unbekannte Häufigkeit: anaphylaktoide Reaktione, Verwirrtheit, Halluzinationen, Orientierungsstörungen, Flushing, Angioödem, Fälle einer Verschlechterung von Demenz bei Patienten, die Cholinesterasehemmer einnahmen, nach Therapiebeginn mit Tolterodin.

■■ **Kontraindikationen**

▬ Harnretention,

▬ unbehandeltes Engwinkelglaukom,

▬ Myasthenia gravis,

▬ schwere Colitis ulcerosa,

▬ toxisches Megakolon,

▬ retard:

  ▬ obstruktive Harnabflussstörung verbunden mit dem Risiko des Harnverhalts,

  ▬ obstruktive Störungen des Gastrointestinaltrakts,

  ▬ eingeschränkte Nierenfunktion,

  ▬ Leberererkrankungen,

  ▬ autonome Neuropathie.

▬ Patienten mit bekannten Risikofaktoren für QT-Verlängerung, wie angeborener oder erworbener QT-Verlängerung, Elektrolytstörungen, Bradykardie, manifesten vorbestehenden Herzerkrankungen, gleichzeitiger Behandlung mit Medikamenten, die das QT-Intervall verlängern, einschließlich Antiarrhythmika der Klassen IA (Chinidin, Procainamid) und III (Amiodaron, Sotalol);

▬ gleichzeitige Behandlung mit stark wirksamen CYP3A4-Inhibitoren.

▬ Bei Kindern ist die Wirksamkeit nicht nachgewiesen.

▬ Kontraindikation besteht für Schwangerschaft und Stillzeit.

■■ **Interaktionen**

▬ Gleichzeitige Behandlung mit stark wirksamen CYP3A4-Inhibitoren wie Makrolidantibiotika, Antimykotika und Antiproteasen: erhöhtes Risiko der Überdosierung.

▬ Medikamente mit antimuskarinerger Wirkung: Verstärkung der therapeutischen Wirkung und Nebenwirkungen.

▬ Cholinerge Muskarin-Rezeptor-Agonisten: Verminderung der therapeutischen Wirkung von Tolterodin.

▬ Die Wirkung von motilitätsanregenden Medikamenten wie Metoclopramid und Cisaprid kann vermindert werden.

> ❯ Reaktionsvermögen! Organische
> Ursachen für imperativen Harndrang
> und Dranginkontinenz sollten vor der
> Behandlung ausgeschlossen werden.

Bewertung

Tolterodin ist gut wirksam bei
Dranginkontinenz oder Pollakisurie.

- **Trospiumchlorid (▶ Kap. 6)**
  - Spasmex, 5 mg – Tbl.; 15 mg, 30 mg –
    Filmtbl.; i.v., 1,2 mg, 2,0 mg – Inj.-Lsg.
    (Pfleger)
  - Spasmolyt, 5 mg, 10 mg, 20 mg, 30 mg –
    Filmtbl. (Rottapharm/Madaus)
  - Spasmo-Urgenin, 5 mg – Filmtbl.
    (Rottapharm/Madaus)
  - Trospi, 30 mg – Tbl. (medac)
  - Urivesc, 60 mg – Retardkaps. (Rottapharm/
    Madaus)

▪▪ Indikation
Behandlung der Detrusor-Instabilität und der
Detrusor-Hyperreflexie mit Pollakisurie, impe-
rativer Harndrang und Dranginkontinenz

▪▪ Dosierung
3×15 mg/Tag oder morgens 30 mg und abends
15 mg, unzerkaut mit ausreichender Flüssigkeit,
bei guter Verträglichkeit zeitlich nicht begrenzt.

Bewertung

Wegen fehlender zentral-nervöser
Nebenwirkungen Mittel der Wahl zur
Behandlung der Instabilität oder der
Hyperreflexie des M. detrusor vesicae bei
der MS.

Hirntumore

Jörg Gabriel und Frank Block

11.1   Einleitung – 408

11.2   Tumorarten – 408
11.2.1   Astrozytome – 408
11.2.2   Lymphome – 409
11.2.3   Metastasen – 409

11.3   Therapie – 410
11.3.1   Chemotherapie – 410
11.3.2   Strahlentherapie – 410
11.3.3   Operation – 410
11.3.4   Therapie von Folgeerkrankungen – 410

11.4   Therapie im Alter – 411

11.5   Präparate – 411

© Springer-Verlag GmbH Deutschland, ein Teil von Springer Nature 2018
F. Block (Hrsg.), *Praxisbuch neurologische Pharmakotherapie*,
https://doi.org/10.1007/978-3-662-55838-6_11

11.1 Einleitung

Grundsätzlich sind Hirntumore in gutartig hirneigene Tumore, in bösartig hirneigene Tumore und in intrazerebrale Metastasen einzuteilen. Diese Einteilung ist sowohl für die Prognose als auch für die Therapie relevant. Die Lokalisation des Tumors innerhalb des Gehirns, die Umgebungsreaktion und die Geschwindigkeit des Wachstums sind wesentliche Faktoren, die die Symptome und deren Ausprägungsgrad bestimmen.

11.2 Tumorarten

11.2.1 Astrozytome

Ca. 50% aller neu entdeckten Hirntumoren sind Gliome, das entspricht ca. 5000 neu aufgetretenen Fällen pro Jahr, davon ca. 2500 Glioblastome.
Wir unterscheiden

- low-grade Gliome (WHO I–II),
- anaplastische Gliome (WHO III),
- maligne Gliome = glioblastoma (WHO IV).

Die low-grade Gliome können unterteilt werden in pilozytische Astrozytome (WHO I), Astrozytome, Oligoastrozytome und Oligodendrogliome (WHO II). Das therapeutische Vorgehen richtet sich nach der Lage des Tumors und somit der Resektabilität, der Kontrastmittel-Aufnahme des Tumorrestes vor/nach der Operation, dem Malignitätsgrad, der durch den WHO-Grad definiert wird, sowie dem Alter und dem Karnofsky-Performance-Score des Patienten.

Pilozytische Astrozytome werden operiert und in langen Zeitabständen, wenn überhaupt, mittels MRT kontrolliert. Low-grade Gliome treten mit einer Häufigkeit von 1,3% der hirneigenen Tumoren auf. Sie sollten, wenn möglich, komplett reseziert werden, dann ist ein abwartendes und beobachtendes Verhalten zu empfehlen (wait and scan/wait and see). Die Kontrollintervalle sollten im 1. Jahr halbjährlich erfolgen, anschließend sind jährliche Kontrollen ausreichend. Sollten sich Hinweise für eine Malignisierung einstellen, muss entschieden

werden, ob der Patient von einer Bestrahlung oder von einer Chemotherapie profitiert. Bei Patienten unter 40 Jahren sollte man mit einer Bestrahlung sehr zurückhaltend sein. Eine Indikation für die Strahlentherapie besteht bei einem inoperablen Rezidiv. Bei inoperablen Tumoren und fehlender strahlentherapeutischer Option wäre eine Chemotherapie nach dem PC-Schema oder mit Temozolomid zu diskutieren. Es muss dem Therapeuten bewusst sein, dass diese Therapieoptionen nur das progressionsfreie Intervall verlängern, an der Gesamtlebenserwartung aber nichts ändern können. Als prognostischer Parameter, aber auch unter Berücksichtigung der Auswahl des therapeutischen Prozederes ist der Chromosomenverlust von 1 p und 19 q relevant.

Maligne Gliome machen mit ca. 30% den größten Teil der glialen Tumoren aus.

Anaplastische Astrozytome sollten möglichst komplett operiert werden, auch das Rezidiv sollte zur Zytoreduktion und eventuellen Neugraduierung des Tumors nachreseziert werden. Junge Patienten sollten zunächst mit einer Chemotherapie, z. B. Temozolomid, behandelt werden, im Rezidiv sollte der Patient bestrahlt werden. Bei älteren Patienten (> 65 Jahre), so die neuesten Daten der Methusalem-Studie (06/2012), ist die Strahlentherapie mit 60 Gy Gesamtherddosis einer Chemotherapie mit Temozolomid mit 100 mg/m^2 KOF one week on/one week off über die Dauer von 8 Wochen (4 Zyklen) gleichwertig.

Bei Glioblastomen (WHO IV) muss der Operation eine kombinierte Radio-Chemotherapie mit Temozolomid folgen (STUPP-Schema). Prognostisch günstig ist ein methylierter MGMT-Status zu sein. Im Rezidiv könnte der Einsatz von Angioneogenese-Hemmern wie Bevacizumab mono oder in Kombination mit Lomustin (BELOB-Studie) erwogen werde. Der monoklonale Antikörper Bevacizumab ist gegen den vaskulären endothelialen Wachstumsfaktor (VEGF) gerichtet und hemmt die Tumorangiogenese. Des Weiteren werden Therapieregime sowohl mit CCNU in Kombination mit Temozolomid als auch Temozolomid mono in diversen Schemata praktiziert.

11.2.2 Lymphome

Primäre ZNS-Lymphome (PCNSL) sind seltene extranodale maligne Lymphome, die im ZNS auftreten, ohne dass ein Lymphom außerhalb des ZNS besteht. Ihre Häufigkeit macht etwa 4% der intrakraniellen Neoplasien und etwa 1–2% aller Non-Hodgkin-Lymphome aus. Bei immunkompetenten Patienten sind sie Erkrankungen des höheren Lebensalters, v. a. zwischen dem fünften und siebten Lebensjahrzehnt.

Die rasche Diagnose ist angesichts des schnellen Wachstums dieser Tumore von großer Bedeutung. Im Falle des charakteristischen radiologischen Erscheinungsbildes sollte zügig eine neurochirurgische Probensicherung mittels stereotaktischer Probebiopsie erfolgen. Im Einzelfall kann durch moderne Liquordiagnostik, die neben der Zytologie die Durchflusszytometrie umfasst, ein ZNS-Lymphom-Befall gesichert werden.

Zum Ausschluss eines systemischen Befalls muss vor Behandlungsbeginn ein Staging (CT Thorax, CT Becken, Knochenmarkhistologie und -zytologie sowie die augenärztliche Untersuchung einschließlich Spaltlampenuntersuchung) erfolgen.

Unter einer symptomatischen Therapie sterben Patienten mit einem PCNSL im Median nach 2–3 Monaten. Eine Strahlenbehandlung mit 40–50 Gy kann eine vollständige Tumorremission erreichen und verlängert die Gesamtlebenserwartung um ca. 12–18 Monate. Bei einem oft frühen Nachweis von Rezidiven kann entgegen den Therapieprinzipien der Chemotherapie eine erneute Strahlentherapie mit Dosen bis zu 40 Gy sinnvoll sein. Chemotherapeutisch stehen Methotrexat und Cytosinarabinosid zur Verfügung. Die kombinierte Radiochemotherapie kann die mittlere Überlebenszeit auf 33–44 Monate verlängern.

11.2.3 Metastasen

Zerebrale Metastasen sind Absiedlungen solider Tumoren in das Zentralnervensystem und dessen Häute. Sie können im Hirnparenchym, in den Leptomeningen, in der Dura mater und dem Schädelknochen lokalisiert sein. Neben solitären Hirnmetastasen, die als einzelne Metastasen im Gehirn auftreten, gibt es auch singuläre Metastasen, wobei neben den intrazerebralen auch extrazerebrale Metastasen bestehen. Sie treten mit einer Häufigkeit von 20–30% aller Patienten mit systemischer Metastasierung auf und repräsentieren 30% aller Hirntumoren. Bei einem Befall der Meningen spricht man von einer Meningeosis neoplastica. Die entsprechenden Therapiealgorithmen richten sich nach dem jeweiligen Typ (adhärent/knotig vs. nicht adhärent). Am häufigsten finden sich Metastasen eines Bronchialkarzinoms gefolgt von denen des Mammakarzinoms und des malignen Melanoms.

Methode der Wahl in der Diagnostik stellt die Magnetresonanztomographie (MRT) dar. Eloquent gelegene Metastasen mit neurologischen Ausfällen sollten, sofern möglich, reseziert werden. Bei Metastasen mit unbekanntem Primärtumor können immunhistochemische Analysen von Differenzierungsmarkern wertvolle Informationen zur Art und Lokalisation des Primärtumors liefern. So können Karzinommetastasen histologisch und immunhistochemisch in aller Regel von metastatischen Sarkomen, malignen Melanomen, malignen Lymphomen und malignen hirneigenen Tumoren abgegrenzt werden. Die Ganzhirnbestrahlung (whole brain radiation therapy – WBRT) ist nach wie vor die Therapie der Wahl bei Hirnmetastasen. Wir unterscheiden die palliative WBRT (Karnofsky-Performance Score < 60) und die adjuvante WBRT mit 30–40 Gy nach operativer Metastasenresektion. Eine weitere Therapiemöglichkeit besteht mit der Radiochirurgie (stereotaktische Einzeitbestrahlung mit dem Gamma-Knife oder dem Linearbeschleuniger). Vorraussetzung für diese Therapieoption sind maximal 3 Tumoren mit einem maximalen Durchmesser von 3 cm. Die chemotherapeutische Behandlung von Hirnmetastasen sollte immer interdisziplinär unter Mitwirkung der internistischen Onkologen erfolgen. Sie hängt von der bisherigen Therapie des Primärtumors, dem aktuellen Tumorstaging, der Vortherapie von Hirnmetastasen und den Möglichkeiten der lokalen Therapie ab.

11.3   Therapie

11.3.1   Chemotherapie

Die Chemotherapie von Hirntumoren ist ab bei einem bestimmten Grad der Tumordifferenzierung elementarer Bestandteil der Tumortherapie. Es besteht die Möglichkeit, auf dem systemischen Weg Substanzen in den Körper einzuschleusen, die überaus selektiv die Tumorzellen direkt bzw. die Reparaturenzyme des Tumors schädigen können. Eine Chemotherapie sollte bei Patienten mit einem Karnofsky-Performance-Score > 60 durchgeführt werden. Die histopathologische Aufarbeitung des Tumormaterials mit der Bestimmung von bestimmten Markern ermöglicht bezüglich der Auswahl der Chemotherapie eine bessere Treffsicherheit.

11.3.2   Strahlentherapie

Die Strahlentherapie ist ein fester Bestandteil in der Therapie von Hirntumoren. Die Indikation hängt von der histologischen Klassifikation, der Lokalisation und der Ausdehnung des Tumors ab. Durch eine optimale Bestrahlungsplanung mittels CT, MRT und PET und durch eine zuverlässige, reproduzierbare Positionierung des Patienten am Bestrahlungsgerät können hohe Strahlendosen exakt appliziert und die Fehlbestrahlung des benachbarten Normalgewebes minimiert werden. Bei den hirneigenen Tumoren erfolgt eine postoperative fraktionierte Bestrahlung der Tumorregion (2 Gy pro Tag, Gesamtdosis 60 Gy). Inoperable Hirntumoren können durch die Implantation radioaktiver Substanzen (Brachytherapie) behandelt werden. Die Ganzhirnbestrahlung wird prophylaktisch bei malignen Systemerkrankungen und dem kleinzelligen Bronchialkarzinom durchgeführt. Sie ist zudem eine Option bei dem Vorliegen multipler intrazerebraler Metastasen. Bedingt durch die Akuttoxizität der Strahlentherapie kann das perifokale Ödem zunehmen, wodurch es zu einer begleitenden Verschlechterung neurologischer Symptome kommen kann. Therapie der Wahl ist eine kurzfristige Erhöhung der Steroiddosis auf mehr als 12 mg Dexamethason pro Tag. Die Spättoxizität, die im Median 15 Monate nach Therapie auftritt, ist in der Regel nicht reversibel. In Abhängigkeit von der Bestrahlungsart kann sie sich als diffuse leukenzephalopatische Veränderung oder als fokale Strahlennekrosen darstellen.

11.3.3   Operation

Die Operation bei Hirntumoren hat zwei Ziele – Gewebe zu gewinnen, um histologisch die Diagnose zu sichern, und die größtmögliche Entfernung des Tumorgewebes als wichtige Säule der Therapie. Die gute Lokalisation mittels MRT, die mikrochirurgischen Techniken, das intraoperative Monitoring und die Möglichkeit, mittels Farbstoff (5-ALA) Astrozytome von gesundem Hirngewebe abzugrenzen, haben die Operationsergebnisse hinsichtlich Morbidität und Mortalität und in Bezug auf die Überlebenszeit deutlich verbessert. Durch die Anlage von ventrikulären Reservoiren kann eine intrathekale Chemotherapie, z. B. durch das Einbringen von MTX bei Meningeosis neoplastica, erfolgen.

11.3.4   Therapie von Folgeerkrankungen

- **Epilepsie**

Bei etwa 50% der Patienten mit einem primären Hirntumor und 20–30% aller Patienten mit Hirnmetastasen treten im Verlauf der Erkrankung epileptische Anfälle auf. Da es sich um symptomatische und in ihrem Ursprung um fokale Anfälle handelt, besteht wegen des hohen Rezidivrisikos eine Indikation für eine antiepileptische Therapie. Eine prophylaktische Behandlung bei Vorhandensein eines Hirntumors ohne Anfälle hat keinen Nutzen. Die oft notwendige Chemotherapie ist der Grund, weshalb enzyminduzierende Antiepileptika wie Carbamazepin oder Phenytoin oder enzymhemmende Antiepileptika wie Valproat möglichst vermieden werden sollten. Gute Erfahrungen hinsichtlich Wirksamkeit und Verträglichkeit haben wir mit Levetiracetam und Topiramat gemacht. Sofern keine Chemotherapie mehr geplant ist, kann bei Anfallspatienten in Ausnahmefällen Valproat eingesetzt werden.

- **Hirnödem**

Astrozytrome und Metastasen können von einem perifokalen Ödem begleitet werden, welches je nach Ausprägung teilweise oder hauptsächlich die klinischen Symptome bedingt. Es handelt sich dabei um ein vasogenes Ödem, welches sehr gut auf Corticosteroide anspricht. Die Behandlung des peritumoralen Ödems erfolgt üblicherweise mit Dexamethason in einer Dosierung von bis zu 40 mg pro Tag. Aufgrund der vielen Nebenwirkungen der Corticosteroide ist die Dauer möglichst kurz zu halten. Ist wegen eines ausgeprägten Ödems eine längerfristige Therapie notwendig, sollte statt Dexamethason ein nicht-fluoriertes Steroid, z. B. Prednisolon, genutzt werden. Durch diese Umstellung kann das Risiko für die Entwicklung einer Steroidmyopathie reduziert werden.

11.4 Therapie im Alter

Bei älteren Menschen sollte die Tumortherapie individuell angepasst werden. Aufgrund von zunehmenden Komorbiditäten im Alter richtet sich die Therapie nicht ausschließlich nach dem biologischen Alter, statt dessen sollte der ältere Patient einer Einzelfallprüfung unterzogen werden. Diese sollte durch einen Tumorboard-Beschluss dokumentiert werden.

Bei low-grade Gliomen entscheidet man sich demnach eher zu einem abwartenden Verhalten, da ein möglicher Progress bzw. eine Malignisierung des Tumor oft die natürliche Lebenserwartung nicht übersteigt.

Bei operablen high-grade Gliomen gilt, sofern eine anschließende Therapie geplant ist, die makroskopische Tumorentfernung anzustreben.

Bestehen Zweifel an der Therapierbarkeit einer jeweiligen intrazerebralen Raumforderung, ist in Einzelfällen auch eine stereotaktische Probeexzision Mittel der Wahl. Durch diese mikroinvasive Probenentnahme kann entsprechend dem gewonnenen Material und dessen Pathogenität entschieden werden, ob eine weiterführende Therapie sinnvoll erscheint oder nicht.

In Abhängigkeit vom MGMT-Status (Methusalem-Studie) muss dann über eine Strahlentherapie **oder** eine Chemotherapie mit Temozolomid nach dem 5/28-Tage-Schema über 6 Zyklen entschieden werden. Bei biologisch „jungen Alten" mit Aussicht auf eine längere Lebenserwartung kann im Einzelfall auch die Therapie nach STUPP angewandt werden. Hierbei dient der MGMT-Status lediglich als Hilfestellung für eine Therapieentscheidung.

Bestrahlt werden die Patienten mit maximal 35–45 Gy.

Relevante strahleninduzierte Spätschäden sind in dieser Altersgruppe nicht zu erwarten. Frühschäden werden unter Berücksichtigung der Komorbiditäten entsprechend behandelt.

Bei der Auswahl des Chemotherapeutikums ist insbesondere auf die Nierenfunktion sowie Hausmedikationen zu achten, die die Wirkung der Chemotherapeutika abschwächen oder gar potenzieren können.

Zusammenfassend sollte bei der Formulierung von Therapieangeboten dem alten Patienten stets nur die Therapie vorgeschlagen werden, die die Gesamtlebenserwartung des Patienten und dessen Komorbiditäten berücksichtigt.

11.5 Präparate

- **Cytarabin**
- Ara-cell – Inf.-Lsg. (Cell pharm)
- DepoCyte – Inj.-Susp. (Mundipharma)

- **Pharmakodynamik**

Cytarabin bewirkt eine selektive Hemmung der DNS-Synthese.

- **Pharmakokinetik**

Cytarabin wird nach i.v.- Gabe in der Leber und anderen Geweben rasch und nahezu vollständig zu dem inaktiven Uracil-Metaboliten Ara-U abgebaut. Die Plasmaeiweißbindung des Cytarabins beträgt 2–20%. Es penetriert die Blut-Liquor-Schranke. Bei Dauerinfusion findet man 10–40% der Plasmakonzentration im Liquor. 4–10% werden renal unverändert ausgeschieden, 71–96% erscheinen als Ara-U im Urin.

■■ Indikation

Cytarabin wird in Kombination mit anderen Zytostatika in der Hochdosistherapie eingesetzt bei refraktären Non-Hodgkin-Lymphomen, refraktärer akuter nichtlymphatischer Leukämie, refraktärer akuter lymphoblastischer Leukämie, Rezidiven akuter Leukämien, Leukämien mit besonderem Risiko.

■■ Dosierung

- 3000 mg/m^2 KOF pro Einzeldosis i.v. über 3 Stunden, 4 Einzeldosen werden innerhalb von 48 Stunden in Abständen von je 12 Stunden verabreicht.

■■ Nebenwirkungen

- **Nervensystem:** Nystagmus, Dysarthrie, Ataxie, Verwirrtheit, Kopfschmerzen, Krampanfälle, Koma;
- **Blut- und Lymphsystem:** Leukopenie, Thrombopenie, Anämie, Megaloblastosis;
- **Herz-Kreislauf-System:** akute Perikarditis;
- **Magen-Darm-Trakt:** Mukositis, Schleimhautulzerationen, Diarrhö;
- **Sonstiges:** Fieber, Myalgien, Knochenschmerzen, Konjunktivitis, Keratitis, Anstieg der cholestaseanzeigenden Enzyme, Hyperbilirubinämie, Exanthem, Alopezie.

■■ Kontraindikationen

- Leukopenie,
- Thrombopenie,
- Erythrozytopenie,
- Schwangerschaft,
- Stillzeit,
- schwere Leber- und Nierenfunktionsstörungen,
- ZNS-Erkrankungen.

■■ Interaktionen

- Myelotoxische Interaktionen mit anderen knochenmarktoxischen Therapien sind zu erwarten.
- Cytarabin kann den Digoxin-Plasmaspiegel senken.

Bewertung

Zytostatikum der 2. Wahl bei primären ZNS-Lymphomen.

■ Dexamethason (▶ Kap. 9)

- afpred-DEXA, forte-DEXA – Inj.-Lsg. (Riemser)
- Axidexa – Inj.-Lsg. (Apocare)
- Cortidexa, 0,5 mg, 1,5 mg, 4 mg, 8 mg – Tbl. (Dermapharm)
- Dexa, 4 mg, 8 mg, 40 mg, 100 mg – Inj.-Lsg. (mibe)
- Dexabene – Inj.-Lsg. (Recordani Pharma)
- Dexa-clinit – Inj.-Lsg. (Hormosan)
- Dexa-CT, 4 mg/ml, 8 mg/2 ml – Amp. Inj.-Lsg.; 4 mg, 8 mg – Tbl. (AbZ Pharma)
- Dexa-Effekton – Inj.-Lsg. i.m. (Teofarma)
- Dexagalen, 4 mg, 8 mg injekt – Inj.-Lsg. (Galenpharma)
- Dexa Loscon mono – Lsg. (Galderma)
- Dexamethason Galen, 0,5 mg, 1,5 mg, 4 mg, 8 mg– Tbl. (Galenpharma)
- Dexamethason-mp, Ampullen – Inj.-Lsg. (medphano)
- Dexamethason-ratiopharm, 4 mg, 8 mg – Tbl. (ratiopharm)
- Dexamthason-Rotexmedica – Inj.-Lsg. (Rotexmedica)
- Dexa-ratiopharm, 4 mg, 8 mg, 40 mg, 100 mg – Inj.-Lsg. (ratiopharm)
- Fortecortin, 0,5 mg, 2,0 mg, 4,0 mg, 8,0 mg – Tbl.; 4 mg, 8 mg, 40 mg, 100 mg – Amp. (Merck Serono)

■■ Dosierung

- Initial 4×10 mg/Tag, im Verlauf entsprechend der Wirkung reduzieren.

Substanz der Wahl zur akuten Behandlung des perifokalen Ödems.

- **Levetiracetam** (▶ Kap. 3)
- Keppra, 250 mg, 500 mg, 750 mg, 1000 mg – Filmtbl.; Lsg.; Konzentrat für Inj.-Lsg. (UCB)
- Levetiracetam AbZ, 500 mg, 1000 mg – Filmtbl. (Abz Pharma)
- Levetiracetam-CT, 250 mg, 500 mg, 750 mg, 1000 mg – Filmtbl.; Lsg. (AbZ Pharma)
- Levetiracetam Desitin, 250 mg, 375 mg, 500 mg, 750 mg, 1000 mg, 1250 mg, 1500 mg – Granulat; Lsg.; Konzentrat für Inj.-Lsg. (Desitin)
- Levetiracetam Heumann, 250 mg, 500 mg, 750 mg, 1000 mg – Filmtbl.; Lsg. (Heumann Pharma)
- Levetiracetam Hormosan, 250 mg, 500 mg, 750 mg, 1000 mg – Filmtbl.; Lsg. (Hormosan Pharma)
- Levetiracetam-neuraxpharm, 250 mg, 500 mg, 750 mg, 1000 mg – Filmtbl.; Lsg.; Granulat, (neuraxpharm)
- Levetiracetam-ratiopharm, 250 mg, 500 mg, 750 mg, 1000 mg – Filmtbl.; Lsg.; Konzentrat für Inj.-Lsg. (ratiopharm)
- Levetiracetam UCB, 250 mg, 500 mg, 750 mg, 1000 mg – Filmtbl.; Lsg.; Konzentrat für Inj.-Lsg. (UCB Pharma)
- Levetiragamma, 250 mg, 500 mg, 750 mg, 1000 mg – Filmtbl. (Wörwag Pharma)

▪▪ Dosierung
- In der Monotherapie und der Kombinationstherapie werden 1000–3000 mg Levetiracetam pro Tag auf 2 Gaben verteilt verabreicht.

Gutes Antiepileptikum bei symptomatischen Anfällen aufgrund des geringen Interaktionspotenzials und der Möglichkeit der i.v.-Gabe.

- **Lomustin**
- Cecenu, 40 mg – Hartkps. (medac)

▪▪ Pharmakodynamik
- Lomustin ist ein zytostatisch wirksames Nitrosoharnstoffderivat aus der Reihe der alkylierenden Substanzen.
- Alkylans: Quervernetzung von NS-Einzel- und -Doppelsträngen, Störung/Schädigung sowohl der Synthese der DNS als auch der Matrixfunktion.

▪▪ Pharmakokinetik
Cecenu wird nach oraler Gabe schnell resorbiert und rasch metabolisiert. Die Abnahme der Chlorethyl-Gruppe im Plasma zeigt einen einphasigen Verlauf mit einer Halbwertszeit von 72 Stunden.

▪▪ Indikation und Behandlungshinweise
M. Hodgkin, Hirntumoren, Hirnmetastasen, malignes Melanom, kleinzelliges Bronchial-Ca.

▪▪ Dosierung
- Die kumulative Gesamtdosis soll 1000 mg Lomustin/m² KOF nicht erreichen, da die Gefahr einer Lungenfibrose besteht.
- 70–100 mg/m² KOF (= 1,6–2,3 mg/kgKG) alle 6 Wochen.
- Bei eingeschränkter Nierenfunktion ist die Dosis zu reduzieren.
- 110 mg/m² KOF bei PCV-Schema D1, Wdh. nach 6–8 Wochen.

▪▪ Nebenwirkungen
Pulmonale Infiltrate, Lungenfibrose, interstitielle Pneumonitis, transienter Transaminasenanstieg.

▪▪ Kontraindikationen
- Schwangerschaft und Stillzeit.
- Dosisreduktion/-anpassung nach GFR: GFR 10–50: 75%, GFR < 10: 50%.

▪▪ Interaktionen
- Gefahr der Erblindung bei gleichzeitiger Behandlung mit Doxorubizin,

- Verstärkung der Wirkung von Carmustin durch Imidazole, Amphotericin B, Theophyllin und Cimetidin.

Bewertung

Sowohl in der Primärtherapie von Hirntumoren (PC[V]-Schema), als auch in der Rezidivtherapie (Temozolomid + Lomustin) in Anwendung.

- **Methotrexat** (▶ Kap. 10)
- Lantarel FS, 7,5 mg, 10 mg, 15 mg, 20 mg, 25 mg – Inj.-Lsg. in Fertigspritzen s.c., i.m., i.v. (Pfizer Pharma)
- Metex, 7,5 mg/ml – Inj.-Lsg.; 50 mg/ml – Inj.-Lsg. in Fertigspritzen (medac)
- Methotrexat, 5 mg, 15 mg, 50 mg – Inj.-Lsg. (medac)
- Methotrexat, 250 mg, 500 mg, 1000 mg, 5000 mg – Inj.-Lsg. (medac)
- Methotrexat-GRY, 5 mg, 50 mg – Inj.-Lsg.; 500 mg, 1000 mg, 5000 mg – Inj.-Lsg. (TEVA)
- Methotrexat HC, 1000 mg, 5000 mg – Inj.-Lsg. (medac)
- Methotrexat Lederle, 25 mg, 50 mg – Inj.-Lsg.; 500 mg, 1000 mg, 5000 mg – Inj.-Lsg. (Pfizer Pharma)

Dosierung
- Beim primären ZNS-Lymphom 1,5 g/m^2 KOF, maximal 4 g/m^2 KOF über 6 Zyklen alle 2 Wochen.

Bewertung

Beim primären ZNS-Lymphom wirksamstes Chemotherapeutikum, Off-label-Gebrauch.

- **Prednisolon** (▶ Kap. 12)
- Decortin H, 1 mg, 5 mg, 10 mg, 20 mg, 50 mg – Tbl. (Merck serono)
- Dermosolon, 5 mg, 10 mg, 20 mg, 50 mg – Tbl. (Dermapharm)
- Hefasolon – Inj.-Lsg. (Riemser)

- Prednigalen, 10 mg, 25 mg – Inj.-Susp. (Galenpharma)
- Predni H Tablinen, 5 mg, 20 mg, 50 mg – Tbl.; 10 mg, 25 mg, 50 mg – Inj-Susp. (Winthop)
- Prednisolon, 1 mg, 5 mg, 10 mg, 20 mg, 50 mg – Tbl. (mibe)
- Prednisolon Galen, 2 mg, 5 mg, 20 mg, 50 mg – Tbl. (Galenpharma)
- Prednisolon Rotexmedica, 25 mg, 250 mg – Inj.-Susp. (Rotexmedica)
- Prednisolon-ratiopharm, 5 mg, 50 mg – Tbl. (Ratiopharm)
- Prednisolut, 10 mg L, 25 mg L, 100 mg L – Trockensubstanz und Lösungsmittel zur Inj.; 250 mg, 500 mg, 1000 mg – Trockensubstanz und Lösungsmittel zur Inj. (mibe)
- Solu-Decortin H, 10 mg, 25 mg, 50 mg, 100 mg, 250 mg, 500 mg, 1000 mg – Pulver (Merck Serono)

- **Prednison** (▶ Kap. 12)
- Decortin, 1 mg, 5 mg, 20 mg, 50 mg – Tbl. (Merck Serono)
- Prednison Galen, 5 mg, 20 mg, 50 mg – Tbl. (Galenpharma)
- Prednison-ratiopharm, 5 mg – Tbl. (ratiopharm)
- Predni Tablinen, 5 mg, 20 mg – Tbl. (Winthrop)
- Rectodelt 100 – Supp. (Trommsdorf)

Bewertung

Bei längerfristiger Therapie des perifokalen Ödems geringeres Risiko für das Auftreten der Kortisonmyopathie.

- **Procarbazinhydrochlorid**
- Natulan, 50 mg – Hartkaps. (sigma- tau)

Pharmakodynamik
Alkylans: Hemmung der DNA-, RNA- und Proteinsynthese.

Pharmakokinetik
- Rasche hepatische Elimination.

━ Procarbazin ist ein Prodrug. Es gibt zahlreiche Metaboliten mit teilweise unklarer Aktivität, die wesentlich renal eliminiert werden. Die Hauptaktivität scheint Methylazoxyprocarbazin zu haben.
━ Halbwertszeit 0,15 h.

■■ **Indikation und Behandlungshinweise**
ZNS-Tumoren, M. Hodgkin, NHL.

■■ **Dosierung**
━ 60 mg/m^2 KOF bei PCV-Schema D8–D21, Wdh. nach 6–8 Wochen.

■■ **Nebenwirkungen**
━ Interstitielle Pneumonie, Myelosuppression: Nadir 7–14 Tage,
━ Azoospermie, Übelkeit, Erbrechen.

■■ **Kontraindikationen**
━ Schwangerschaft und Stillzeit,
━ relative Kontraindikation bei GFR < 10.

■■ **Interaktionen**
━ Alkohol und alkoholhaltige Getränke können zusammen mit Procarbazin ein Antabus-Syndrom (wie Disulfiram) auslösen.
━ Die gleichzeitige Einnahme von Procarbazin und Nahrungsmitteln mit einem hohen Gehalt an Tyramin kann zu Blutdruckkrisen führen. Daher müssen Käse, Streichkäse, Joghurt, methylxanthinhaltige Getränke (Kaffee, schwarzer Tee, Cola), alkoholische Getränke (Bier, Wein, Wermut, Sherry, Portwein), Schokolade, Hartwurst (Salami), Fleisch, Leber, Hefe oder Hefe-Extrakte, Saubohnen, Fava-Bohnen, überreife Früchte, Avocado, Bananen, Feigen, Hering, geräuchertes oder mariniertes Fleisch oder Fisch, sowie nicht mehr frisches Fleisch oder Fisch, vermieden werden.
━ Da Procarbazin ein schwacher Hemmstoff der Monoaminooxidase (MAO) ist, sind Wechselwirkungen mit sympathomimetisch wirksamen Medikamenten (Antiasthmatika, abschwellende Nasentropfen/-sprays, Antihypotonika), trizyklischen Antidepressiva (Amitriptylin, Imipramin) und Serotonin-Wiederaufnahme-Inhibitoren (Sertralin) möglich.
━ Die Wirkung von Barbituraten, Antihistaminika, Phenothiazinen, Narkotika und hypotensiv wirkenden Medikamenten kann verstärkt werden. Die gleichzeitige Verabreichung von oralen Antidiabetika und Insulin kann deren blutzuckersenkenden Effekt verstärken. Allopurinol kann zu einer Verlängerung der Procarbazin-Wirkung führen.

Bewertung

Immer mit Antiemetikum kombinieren.

● **Temozolomid**
━ TEMODAL, 5 mg, 20 mg, 100 mg, 140 mg, 180 mg, 250 mg – Hartkaps. (MSD)
━ TEMODAL, 2,5 mg/ml – Pulver zur Herstellung einer Infusionslösung (MSD)
━ Temozolomide SUN, 5 mg, 20 mg, 100 mg, 140 mg, 180 mg, 250 mg – Hartkaps. (SUN Pharmaceuticals Germany)
━ Temozolomid Hospira, 5 mg, 20 mg, 100 mg, 140 mg, 180 mg, 250 mg – Hartkaps. (Hospira)
━ Temozolomid-ratiopharm, 5 mg, 20 mg, 100 mg, 140 mg, 180 mg, 250 mg – Hartkaps. (ratiopharm GmbH)
━ Temozolomid Teva, 5 mg, 20 mg, 100 mg, 140 mg, 180 mg, 250 mg – Hartkaps. (TEVA)

■■ **Pharmakodynamik**
Alkylans: DNA-Methylierung, DNA-Strangbrüche.

■■ **Pharmakokinetik**
━ Nach oraler Gabe wird Temozolomid schnell und vollständig resorbiert. Die absolute Bioverfügbarkeit ist im Vergleich zur Infusionslösung 100%. Plasmaspitzenkonzentrationen werden nach 0,5–1,5 h erreicht. Plasmaclearance,

Verteilungsvolumen und Halbwertszeit sind dosisunabhängig. Nach Mehrfachgabe tritt keine Akkumulation auf.

— Die Verabreichung von Temodal mit Nahrung führt zu einer Abnahme der Cum 33. Da nicht ausgeschlossen werden kann, dass diese Änderung klinisch relevant ist, sollte Temodal ohne Nahrung verabreicht werden.

— Temozolomid wird hauptsächlich renal ausgeschieden mit einer mittleren Eliminationshalbwertszeit von 1,8 h. Nach oraler Anwendung können ungefähr 5–10% der Dosis im Verlauf von 24 h unverändert im Urin nachgewiesen werden; der Rest wird als Temozolomid-säure, 5-Amino-imidazol-4-carboxamid (AIC) oder nichtidentifizierte polare Metaboliten ausgeschieden.

■■ **Indikation und Behandlungshinweise**

Glioblastom, Astrozytom, Primär- und Rezidiv-therapie.

■■ **Dosierung**

— 75 mg/m^2 KOF p.o. tgl. während Rezidivtherapie,

— STUPP-Schema: 150 mg/m^2 KOF, ab Zyklus 2 dann 200 mg/m^2 KOF, in Rezidiv-therapie dosisintensiviert, z. B. metrono-misches Schema: 50 mg/m^2 KOF tgl. oder 75 mg/m^2 KOF 21/28 Tage oder 100 mg/m^2 KOF one week on/one week off.

■■ **Nebenwirkungen**

— Orale Candidiasis, Herpes simplex, Herpes zoster, Pharyngitis, Wundinfektion, Otitis media,

— Thrombozytopenie (Grad 3–4, 19%), Neutropenie (Grad 3–4, 17%), Lymphozyto-penie (49%): Nadir 23 Tage, Ödeme, Hämor-rhagie, tiefe venöse Thrombose, Flush,

— Alopezie (bis zu 72%).

■■ **Kontraindikationen**

Schwangerschaft und Stillzeit.

■■ **Interaktionen**

— Die gleichzeitige Anwendung von Valproinsäure war mit einer geringen, aber statistisch signifikanten Abnahme der Temozolomid-Clearance verbunden.

— Die Anwendung von Temodal in Kombi-nation mit anderen myelosuppressiven Substanzen kann die Wahrscheinlichkeit einer Myelosuppression erhöhen.

Bewertung

Chemotherapeutikum der Wahl bei malignen Astrozytomen. Sehr gut verträglich, auch ambulante Gabe vertretbar, Einnahme nüchtern. Off-label-Gebrauch, z. B. bei Melanommetastasen.

● **Topiramat** (▶ Kap. 3)

— Topamax, 25 mg, 50 mg, 100 mg, 200 mg – Filmtbl; 25 mg, 50 mg – Kps. (Janssen-Cilag)

— Topiramat Desitin, 25 mg, 50 mg, 100 mg, 200 mg – Filmtbl. (Desitin)

— Topiramat-Janssen, 25 mg, 50 mg, 100 mg, 200 mg – Filmtbl. (Janssen-Cilag)

— Topiramat Heumann, 25 mg, 50 mg, 100 mg, 200 mg – Filmtbl. (Heumann Pharma)

— Topiramat-Hormosan, 25 mg, 50 mg, 100 mg, 200 mg – Filmtbl (Hormosan Pharma)

— Topiramat-ratiopharm, 25 mg, 50 mg, 100 mg, 200 mg – Filmtbl. (ratiopharm)

Bewertung

Breit wirksames Antiepileptikum. Von Vorteil ist das geringe Interaktionspotenzial.

● **Vincristin**

— Cellcristin – Inj.-Lsg. (cell pharm)

— Vincristin Liquid – Inj.-Lsg. (cell pharm)

— Vincristinsulfat-Teva – Inj.-Lsg. (TEVA)

▪▪ Pharmakodynamik

Bindung an mikrotubuläre Proteine mit Depolarisation. Bildung der mitotischen Spindel wird verhindert. Störung der Protein-, DNS- und RNS-Synthese.

▪▪ Pharmakokinetik

- Wirkstoff wird 15–30 min nach der Injektion ins Gewebe abgegeben,
- Halbwertszeit ca. 19 h,
- ein Großteil wird durch die Leber ausgeschieden, davon werden 80% in den Fäzes und 10–20% im Urin gefunden.

▪▪ Indikation und Behandlungshinweise

Hirntumoren, M. Hodgkin, NHL, Mamma-Ca, kleinzelliges Bronchial-Ca, Sarkome, Wilms-Tumor, Neuroblastom.

▪▪ Dosierung

- Die übliche Dosis für Erwachsene beträgt 1,4 mg/m² KOF (höchstens 2 mg) einmal wöchentlich,
- Kinder tolerieren eine höhere Dosis: 1,5–2,0 mg/m² KOF einmal wöchentlich. Kinder, die 10 kg oder weniger wiegen, erhalten als übliche Anfangsdosis 0,05 mg/kgKG einmal wöchentlich,
- ältere Patienten erhalten die normale Erwachsenendosis

▪▪ Nebenwirkungen

Dosisabhängige periphere Neurotoxizität, autonome Neurotoxizität, Hirnnervenausfälle, Blasenatonie.

▪▪ Kontraindikationen

- Schwangerschaft und Stillzeit,
- relative Kontraindikation bei GFR < 10: 75%, GFR > 10: 100%,
- bei Patienten mit neuromuskulären Erkrankungen (z. B. Charcot-Marie-Tooth-Syndrom in der demyelinisierenden Form),
- bei Patienten mit einer schweren Leberfunktionsstörung,
- bei Patienten mit Verstopfung und drohendem Ileus, besonders bei Kindern,
- bei Patienten, die eine Strahlentherapie unter Einbeziehung der Leber erhalten.

▪▪ Interaktionen

- Chlorpromazin, Azol-Antimykotika, Cimetidin.
- Die Plasmakonzentration von Vincristin kann ansteigen, wenn gleichzeitig CYP3A4- und P-Glycoproteininhibitoren verabreicht werden, wie z. B. Ritonavir, Nelfinavir, Ketoconazol, Itraconazol, Erythromycin, Cyclosporin, Nifedipin und Nefazodon. Die gleichzeitige Verabreichung von Phenytoin und antineoplastischen Chemotherapeutika-Kombinationen, u. a. Vincristin, kann zur Blutspiegelanhebung von Phenytoin führen, wodurch sich ein prokonvulsiver Effekt einstellen kann.

Bewertung

Bei Patienten mit eingeschränkter Leberfunktion ist die Dosis zu reduzieren und die Funktion anhand der üblichen Laborkontrollen zu überprüfen.

Muskel-Nerv-Erkrankungen

Frank Block

12.1   Einleitung – 420

12.2   Entzündliche (immunvermittelte)
Polyneuropathien – 420
12.2.1   Guillain-Barré-Syndrom (GBS) – 421
12.2.2   Chronische Polyneuroradikulitiden (CIDP) – 422
12.2.3   Multifokale motorische Neuropathie (MMN) – 422
12.2.4   Paraproteinämische Polyneuropathien – 422
12.2.5   Therapie – 423

12.3   Vaskulitische Neuropathien – 424

12.4   Post-Polio-Syndrom – 424

12.5   Motoneuronerkrankung – 425

12.6   Myasthenia gravis – 426
12.6.1   Symptomatik – 426
12.6.2   Symptomatische Therapie – 427
12.6.3   Immunsuppression – 427
12.6.4   Myasthene Krise – 428

12.7   Lambert-Eaton-Syndrom – 429

12.8   Entzündliche (immunogene)
Muskelerkrankungen – 430

12.9   Polymyalgia rheumatica – 432

12.10 Therapie im Alter – 433

12.11 Präparate – 433

© Springer-Verlag GmbH Deutschland, ein Teil von Springer Nature 2018
F. Block (Hrsg.), *Praxisbuch neurologische Pharmakotherapie*,
https://doi.org/10.1007/978-3-662-55838-6_12

12.1 Einleitung

Am peripheren Nervensystem sind autoimmunbedingte Erkrankungen in den letzten Jahren weiter differenziert worden, z. B. die klare Abgrenzung der akuten von der chronischen Polyneuritis, ebenso wie die klare Definition der multifokalen Neuropathie mit Leitungsblock und der anderen verschiedenen Unterformen der chronischen Nervenschädigungen. Jetzt sind effektive immunsuppressive und -modulierende Behandlungsmöglichkeiten für viele Patienten möglich, die z. T. bei bis zu 80% der Patienten Erfolge ermöglichen, zumindest eine Stabilisierung des Verlaufs bewirken.

Die Synaptopathien, d. h. die Myasthenia gravis (MG), das Lambert-Eaton-Syndrom (LES) und seltenere Neuromyotonieformen, jeweils autoimmunbedingte Erkrankungen der Verbindung zwischen Nerv und Muskel, zählen inzwischen zu den bestuntersuchten und behandelbaren Erkrankungen in der Neurologie. Die Vielzahl der verschiedenen Manifestationsformen macht die Erkennung initial oft schwierig. Verschiedene diagnostische Maßnahmen erlauben aber eine genaue Beurteilung und Zuordnung. Inzwischen ist auch eine ganze Reihe von therapeutischen Strategien klar etabliert, wie z. B. symptomatische, operative, immunsuppressive und -modulierende Therapien, die in der Hand des Erfahrenen fast allen diesen Patienten gute therapeutische Möglichkeiten bieten. Fast immer ist eine Stabilisierung erreichbar, für viele auch eine deutliche Besserung.

Dies gilt zum Teil auch für die autoimmunbedingten Muskelerkrankungen, bei denen verschiedene Manifestationsformen berücksichtigt werden müssen, die heute vor allem durch histologische Untersuchungen präzise abgrenzbar sind, wie die oft paraneoplastisch manifeste Dermatomyositis, die Polymyositis und auch die Einschlusskörperchenmyositis, wobei jeweils eine autoimmune Genese wahrscheinlich ist.

12.2 Entzündliche (immunvermittelte) Polyneuropathien

Polyneuritiden als immunvermittelte (nicht erregerbedingte) Neuropathien spielen in der Differenzialdiagnose von Polyneuropathien (PNP) eine zunehmend bedeutsamere Rolle, da sie, anders als z. B. sog. „altersbedingte" Neuropathien, mit denen sie nicht selten verwechselt werden, relativ gut behandelbar sind. Eine grobe Einteilung orientiert sich an der zeitlichen Entwicklung bis zum Maximum der Erkrankung, ihren spezifischen Manifestationsformen und den Begleiterkrankungen:

- akute Polyneuroradikulitis mit Varianten (GBS = Guillain-Barré-Syndrom),
- subakute Polyneuroradikulitis (SIDP),
- chronische Polyneuroradikulitiden (CIDP),
  - klassische Form der CIDP,
  - distale demyelinisierende symmetrische Polyneuritis (DADS),
  - multifokale demyelinisierende sensible und motorische Polyneuritis (MADSAM),
- multifokale motorische Neuropathie mit persistierenden Leitungsblöcken (MMN),
- Neuropathie bei Gammopathie,
- vaskulitische Neuropathien.

Das diagnostische Vorgehen umfasst neben der klinisch-neurologischen Untersuchung vor allem eine elektrophysiologische Kategorisierung des Läsionsmusters, eine serologische Untersuchung und eine Liquoranalyse und entspricht den generellen differenzialdiagnostischen Überlegungen bei Polyneuropathien. Die Polyneuropathien werden nach dem zeitlichen Verlauf, nach den betroffenen Systemen (motorisch/sensibel/autonom/sensomotorisch) und nach der Verteilung der Symptome (symmetrisch/asymmetrisch) unterschieden.

Diagnostisch richtungsweisend ist der Krankheitsverlauf:

- ≤ 4 Wochen: akut,
- 4–8 Wochen: subakut,
- > 8 Wochen: chronisch.

Symmetrisch-sensibler Manifestationstyp Der symmetrisch-sensible Manifestationstyp zeigt distal betonte symmetrische Sensibilitätsstörungen sowie eine/n Reflexabschwächung/-verlust, in der Regel zuerst der Achillessehnenreflexe (z. B. alkoholtoxische PNP, nephrogene PNP, ein Großteil der diabetischen PNP).

Symmetrisch-sensomotorischer Manifestationstyp Der symmetrisch-sensomotorische Manifestationstyp zeigt symmetrisch angeordnete sensible und motorische Ausfälle bzw. vorwiegend motorische Ausfälle. Hierzu entwickelt sich ein Teil der PNP mit symmetrisch-sensiblem Manifestationstyp.

Asymmetrischer Manifestationstyp Zu den asymmetrischen Manifestationstypen zählen die Mononeuropathia multiplex mit Ausfällen entsprechend dem Versorgungsgebiet einzelner Nerven und die Schwerpunkt-PNP mit zusätzlich symmetrisch sensiblen und/oder symmetrisch motorischen Ausfällen (z. B. vaskulitische Neuropathie, multifokal motorische Neuropathie [MMN], Lewis-Sumner-Syndrom, Borreliose-Neuropathie u. a.).

Proximale Verteilung Eine proximale Verteilung der Symptome findet sich bei der Plexusneuritis und der proximalen diabetischen PNP.

Proximale und distale Verteilung Eine proximale und distale Verteilung zeigt sich beim GBS, der CIDP und bei Porphyrie.

12.2.1 Guillain-Barré-Syndrom (GBS)

Die akute Polyneuroradikulitis (GBS-Typ, AIDP) zeigt einen akuten bis subakuten Beginn mit Krankheitsmaximum bis maximal 4 Wochen, verläuft monophasisch (5% Rezidive) und bei ca. 70% der Fälle sind Infektionen

vorausgegangen (Campylobacter jejuni, Mycoplasma pneumoniae, Epstein-Barr-Virus, Zytomegalievirus). Der Nachweis von myelinspezifischen Antikörpern in Verbindung mit diesen Infektionen untermauert die Hypothese der molekularen Mimikry zwischen Erregern und der Oberfläche der Nervenwurzeln. Klinisch zeigen sich von distal nach proximal aufsteigende sensomotorische Ausfälle teilweise auch verbunden mit Schmerzen, gelegentlich initial proximal betont. In 20% findet sich eine Fazialisparese, eine autonome Beteiligung in 60–70% der Fälle insbesondere bei schweren Verläufen. Als Varianten sind zu nennen:

- das Miller-Fisher-Syndrom mit Ophthalmoplegie, Ataxie und Areflexie (6%),
- die Polyneuritis cranialis (10%),
- die Polyradikulitis sacralis (Elsberg-Syndrom),
- die paraparetische Variante des GBS (2%),
- das akute GBS mit vorwiegend axonaler Degeneration (5%),
- die akute motorische und sensible axonale Neuritis (AMSAN),
- die akute motorische axonale Neuritis (AMAN)
- und die akute Pandysautonomie (sehr selten).

- **Therapie**

Aufgrund des unterschiedlichen Therapieansatzes beim GBS im Vergleich zu den anderen immunvermittelten Neuropathien wird die Behandlung des GBS (AIDP) bereits an dieser Stelle besprochen. Bei Verschlechterung der Gehfähigkeit auf eine maximale Gehstrecke < 10 m oder einem Abfall der Vitalkapazität auf 1,5 l (m) und 1,3 l (w) erfolgt eine Behandlung mit Plasmapherese mit 2–5 Zyklen (50 ml/kgKG) oder eine intravenöse Immunglobulintherapie an 5 Tagen (0,4 g/kgKG pro Tag). Die Plasmapherese wird in der Regel jeden 2. Tag durchgeführt, die Immunglobulintherapie täglich. Die Verfahren sind als gleichwertig zu betrachten. Für die Immunglobulintherapie spricht der geringere apparative und logistische Aufwand. Eine Zulassung zur Behandlung des GBS haben in Deutschland Gamunex, Ig Vena, Octagam 5% und Privigen.

Falls nach ca. 3 Wochen kein messbarer Effekt erzielt werden konnte, sollte die Therapie wiederholt werden (für einen Wechsel des Verfahrens gibt es keine Evidenz). Gleiches gilt bei Auftreten eines Frührezidivs. Die adjuvante Gabe von Glukokortikoiden wird nicht empfohlen.

12.2.2 Chronische Polyneuroradikulitiden (CIDP)

Die CIDP zeigt entweder einen schubförmigen Krankheitsverlauf – insbesondere bei jüngeren Patienten – oder ist über mehr als 2 Monate langsam fortschreitend mit symmetrischen, distal und/oder proximal lokalisierten Paresen, meist distal betonten Muskelatrophien, abgeschwächten bzw. erloschenen Muskeleigenreflexen, sensiblen Reizsymptomen mit dominanter Large-fibre-Affektion und seltener Hirnnervenbeteiligung.

Bei der Pathogenese spielen wahrscheinlich sowohl zelluläre als auch humorale Immunfaktoren eine Rolle, wobei heterogene Ursachen angenommen werden.

Die Prognose der CIDP ist initial nur schwer zu beurteilen und erst nach einem Krankheitsverlauf von ca. 1–2 Jahren abzuschätzen. Männer sind häufiger betroffen als Frauen. Die Erkrankung schreitet – trotz Therapie – häufig bis zur Gehunfähigkeit fort.

Als CIDP-Varianten sind zu nennen die ataktische Form, die multifokale CIDP (multifocal acquired demyelinating sensory and motor neuropathy = MADSAM, Lewis-Sumner-Syndrom), die fokale CIDP (focal acquired demyelinating neuropathy), die distal symmetrische Form (distal acquired demyelinating symmetric neuropathy = DADS), die axonale Form (CIAP) und die rein motorische Form.

12.2.3 Multifokale motorische Neuropathie (MMN)

Bei der MMN handelt es sich um eine langsam progrediente, asymmetrische, distal und armbetonte, im Allgemeinen rein motorische Neuropathie mit Muskelatrophien, häufig mit Muskelkrampi, teilweise mit Faszikulationen und abgeschwächten Muskeleigenreflexen. Vorwiegend sind Männer betroffen (ca. 65%) bei einem Manifestationsalter zwischen dem 30. und 50. Lebensjahr.

Die pathogenetische Rolle der Anti-GM1-Antikörper wie auch anderer, weniger häufig anzutreffender Antigangliosidantikörper gegen GM2 und GD1a ist bislang unklar. Möglicherweise spielt der Anti-GM1-Antikörper eine prädiktive Rolle für das therapeutische Ansprechen auf Immunglobuline, ebenso wie die CK-Serumkonzentration, die mit Werten über 180 U/l häufiger bei Non-Respondern auftritt.

Der Verlauf der Erkrankung ist im Allgemeinen langsam progredient. Spontanremissionen sind möglich, jedoch selten, ebenso wie rasche Verschlechterungen. Länger als 1 Jahr bestehende atrophische Paresen bilden sich meist nicht mehr zurück.

12.2.4 Paraproteinämische Polyneuropathien

Paraproteinämische Polyneuropathien entstehen entweder auf der Basis einer monoklonalen Gammopathie unbestimmter Signifikanz (MGUS) oder seltener bei malignen lymphoproliferativen Erkrankungen (Plasmozytom, Morbus Waldenström, B-Zell-Lymphom, chronisch lymphatische Leukämie, primäre systemische Amyloidose).

Pathogenetisch lassen sich diese Neuropathien auf monoklonale Serumproteine vom IgA-, IgG- oder IgM-Typ zurückführen, die teilweise Autoantikörperaktivität besitzen. Bei ca. 10% der Patienten mit ätiologisch unklarer PNP ist eine monoklonale Gammopathie feststellbar.

Klinisch manifestiert sich eine MGUS-assoziierte PNP mit distal betonten, symmetrischen, überwiegend sensiblen Symptomen, meist ohne Hirnnervenbeteiligung, vor allem bei Männern ab dem 60. Lebensjahr nach schleichendem Beginn, in 70% der Fälle chronisch progredient, in 20% schubförmig und in 10% chronisch rezidivierend.

Im Vergleich zur CIDP kommt es häufiger zu Sensibilitätsstörungen und die therapeutische Beeinflussbarkeit ist schlechter.

Bei MGUS kommt es in 10% der Fälle zur malignen Transformation. Die relativ häufig bei Morbus Waldenström (Makroglobulinämie) anzutreffende sensomotorische PNP ähnelt in der klinischen Präsentation der IgM-MGUS. Während das (osteolytische) multiple Myelom (Plasmozytom) nur in 10–15% der Fälle mit einer axonalen, im Allgemeinen sensomotorischen PNP einhergeht, ist das seltene osteosklerotische Myelom (3% der Myelome) in 50% der Fälle (meist junge Männer) mit einer demyelinisierenden, vorwiegend motorischen PNP assoziiert.

Bei 25% der monoklonalen Gammopathien mit PNP liegt eine primäre Amyloidose vor, gekennzeichnet durch eine distal symmetrische, axonale Small-fibre-Neuropathie mit Hyperpathie und autonomer Dysfunktion. Diese Erkrankung ist gekennzeichnet durch eine sehr ungünstige Prognose mit 50% Letalität innerhalb von 2 Jahren.

12.2.5 Therapie

Obligat ist im aktiven Krankheitsstadium bei allen aufgeführten Erkrankungen mit beeinträchtigter Mobilität des Patienten die medikamentöse und nichtmedikamentöse Thromboseprophylaxe. Bei schweren Krankheitsverläufen ist die intensivmedizinische Überwachung und Behandlung erforderlich. Darüber hinaus sollten Physio- und Ergotherapie zur Stabilisierung motorischer Funktionen zum Einsatz kommen.

Bei CIDP und MGUS besteht die Initialtherapie in der Gabe von Glukokortikoiden, beginnend mit einer intravenösen Pulsbehandlung mit 250–500 mg/Tag Prednisonäquivalent über 3–5 Tage, danach fortgesetzt mit 1–1,5 mg/kgKG pro Tag Prednisonäquivalent. In leichteren Fällen kann die orale Gabe von Glukokortikoiden ausreichend sein. Bei schweren neurologischen Ausfällen bzw. bei Glukokortikoidresistenz ist alternativ die intravenöse Immunglobulintherapie (IVIG) mit 0,4 g/

kgKG über 5 Tage oder Plasmapherese mit 2–5 Zyklen jeden 2. Tag (50 ml/kgKG) möglich. Eine Zulassung zur Behandlung der CIDP haben in Deutschland Gamunex, Ig Vena, Octagam 5% und Privigen. Bei der CIDP zeigt sich in 70% der Fälle ein Ansprechen auf die Monotherapie mit Glukokortikoiden, IVIG oder Plasmapherese. Ein Prädiktor für eine Therapie-Response ist nicht bekannt.

Als CIDP-Rezidivprophylaxe erfolgt ergänzend zur Glukokortikoidtherapie die orale Langzeitimmunsuppression mit Azathioprin mit 2–3 mg/kgKG pro Tag – dabei sind Blutbildkontrollen in den ersten 2 Monaten der Behandlung wöchentlich und im weiteren Verlauf monatlich erforderlich. Hierdurch ist eine Verkürzung der Glukokortikoidbehandlungsdauer bzw. eine Reduktion der Glukokortikoiddosis möglich. Alternativ dazu ist auch eine Behandlung der CIDP mit Ciclosporin 2–3 mg/kgKG pro Tag per os mit Monitoring des Talspiegels, Mykophenolatmofetil 2 g pro Tag per os, MTX 20 mg pro Woche per os oder Cyclophosphamid 750 mg/m KOF i.v. monatlich möglich.

Bei der MMN erfolgt die Therapie mit IVIG, initial mit 2 g/kgKG pro Tag über 5 Tage und dann als Erhaltungstherapie mit 1 g/kgKG alle 4 Wochen. Diese Behandlung ist in 80% der Fälle kurzfristig und in 60% der Fälle langfristig effektiv (allerdings sehr kostenintensiv!). KIOVIG hat für die MMN die Zulassung, die anderen Immunglobuline nicht. Der GM1-Antikörpertiter korreliert im Allgemeinen nicht mit der Therapie-Response.

Bei MMN mit unzureichendem Ansprechen auf die konventionelle immunmodulatorische Behandlung ergibt sich die Indikation zur monatlichen intravenösen Cyclophosphamid-Pulstherapie (750 mg/m^2 KOF über zunächst 6 Monate). Allgemein ist hier die kumulative Höchstdosis von 50–60 g zu beachten.

Die Therapie bei MGUS ist im Wesentlichen analog zur CIDP durchführbar, wobei eine PNP bei IgG- oder IgA-MGUS mit alleiniger Plasmapherese günstiger beeinflussbar ist als IgM-MGUS-assoziierte Neuropathien. Die Gabe von Immunglobulinen ist im Allgemeinen therapeutisch wenig aussichtsreich.

12.3 Vaskulitische Neuropathien

Vaskulitische Neuropathien entwickeln sich häufig akut bis subakut, sind oft sehr schmerzhaft, zeigen in 2/3 der Fälle eine asymmetrische Verteilung (Mono-, Multiplexneuropathie) mit schweren sensomotorischen Ausfällen und einem axonalen Schädigungsmuster. Wichtigste Ursachen sind mit jeweils 20–25% nekrotisierende Vaskulitiden vom Typ der Polyarteriits nodosa, vaskulitische Manifestationen von Kollagenosen und die nichtsystemische vaskulitische Neuropathie (isolierte Angiitis des peripheren Nervensystems = IAPNS). Weitere Ursachen sind ANCA-assoziierte Vaskulitiden und sekundäre Vaskulitiden bei Infektionen und Malignomen. Eine kombinierte Nerv-Muskel-Biopsie erhöht die Trefferquote bei Verdacht auf eine vaskulitische Neuropathie, auch bei der IAPNS. Unter immunsuppressiver Therapie können sich auch ausgeprägte Paresen noch über viele Monate gut zurückbilden, residuelle Schmerzsyndrome sind dagegen häufig.

Die Therapie besteht in der immunsuppressiven Behandlung der jeweiligen Vaskulitisform. Begonnen wird mit Glukokortikoiden und dann entsprechend ergänzt um Azathioprin, Cyclophosphamid, Ciclosporin oder Methotrexat.
◼ Tab. 12.1 fasst noch einmal die Therapieoptionen bei immunvermittelten Neuropathien insgesamt zusammen.

12.4 Post-Polio-Syndrom

Jahre bis Jahrzehnte nach einer Polioinfektion kann sich das Post-Polio-Syndrom durch zunehmende Paresen und Atrophien der hauptsächlich von der Poliomyelitis betroffenen Muskeln manifestieren. Es kann auch zu einer Ausweitung auf bisher nicht betroffene Muskeln und Muskelgruppen kommen. Weitere Symptome sind belastungsabhängige Erschöpfung, Müdigkeit, Schlaf- und Atembeschwerden, Muskel-, Gelenk- und Kreuzschmerzen.

◼ **Tab. 12.1** Zusammenfassung der Therapieoptionen bei immunvermittelten Neuropathien

Erkrankungsform	Therapieoptionen
GBS (AIDP)	IVIG, Plasmapherese
CIDP + DADS, MADSAM, MGUS	Glukokortikoide i.v. akut und oral im Verlauf
	IVIG, Plasmapherese
	Azathioprin, Ciclosporin, Mykophenolatmofetil, Methotrexat
	Cyclophosphamid-Pulstherapie
MMN	IVIG
	Cyclophosphamid-Pulstherapie
Neuropathien bei Gammopathien, IgA- und IgG-Neuropathien	Plasmapherese, Glukokortikoide
Neuropathie mit Anti-MAG-IgM	Glukokortikoide, Plasmapherese
	Cyclophosphamid-Pulstherapie
Vaskulitische Neuropathien	Glukokortikoide, Azathioprin, Cyclophosphamid, Ciclosporin, Methotrexat

CIDP chronische Polyneuroradikuliden; *DADS* distal acquired demyelinating symmetric neuropathy; *GBS* Guillain-Barré-Syndrom; *IVIG* intravenöse Immunglobulintherapie; *MADSAM* multifocal acquired demyelinating sensory and motor neuropathy; *MGUS* monoklonalen Gammopathie unbestimmter Signifikanz; *MMN* multifokale motorische Neuropathie

▪ Therapie

Die wichtigste Säule in der Therapie ist eine konsequente, schonende, nicht zur Übermüdung führende Physiotherapie mit kontrollierter Kraftanwendung und regelmäßigen Bewegungspausen. Die Physiotherapie sollte sich dabei auf Dehnungsübungen, aufrechte Körperhaltung und Entspannungstechniken konzentrieren. Nächtliche Atemprobleme können mit einem Heimbeatmungsgerät angegangen werden. Medikamentös unterstützend kann versucht werden, mit Pyridostigmin eine Verbesserung der Muskelkraft zu bewirken. Pyridostigmin wird in einer Dosierung von 4×30–60 mg pro Tag verabreicht. Neben positiven Effekten auf die Kraft wird von einigen Patienten zudem eine Reduktion der Schmerzen berichtet. Amantadin kann eingesetzt werden, um Müdigkeit und Abgeschlagenheit zu vermindern. Depressive Symptome sollten mit Serotoninwiederaufnahmehemmern behandelt werden, wenn Antriebsstörungen im Vordergrund stehen (z. B. Citalopram, Fluoxetin). Wenn die Depression mit von Atemstörungen unabhängigen Schlafstörungen vergesellschaftet ist, sollten kombinierte Serotonin- und Noradrenalinwiederaufnahmehemmer eingesetzt werden (z. B. Amitriptylin, Duloxetin).

12.5   Motoneuronerkrankung

Die Motoneuronerkrankung ist eine meist spontan auftretende neurodegenerative Systemerkrankung, die durch einen Untergang des 1. und 2. motorischen Neurons gekennzeichnet ist. Klinisch zeigt sich entsprechend das Mischbild aus progredienten peripheren Paresen, Faszikulationen, Muskelkrämpfen, vergleichsweise lebhaften Reflexen, Pyramidenbahnzeichen und erhöhtem Muskeltonus. Bei Beginn ist die bulbäre Muskulatur, die Hand- oder Unterschenkelmuskulatur betroffen und im Verlauf findet eine Ausbreitung auf die anderen Muskelgruppen statt.

▪ Therapie

Riluzol   Riluzol kann eine Verlängerung der Lebenserwartung bewirken. In klinischen Studien ist dieser neuroprotektive Effekt belegt worden. Zudem konnte gezeigt werden, dass es den Verfall der motorischen Funktionen verlangsamt. Diese Effekte sind im Einzelfall sicherlich nicht gut nachweisbar und die Erkrankung wird unter dieser Behandlung in jedem Fall progredient verlaufen. Über diese Aspekte muss der Patient ebenso wie über die Erkrankung selbst und ihren Verlauf aufgeklärt werden. Aufgrund der infausten Prognose und dem Fehlen jeglicher therapeutischer Alternativen wird man meistens die Therapie mit Riluzol beginnen.

Gymnastik   Regelmäßige Gymnastik, die nicht zur Übermüdung führen darf und von entsprechenden Pausen unterbrochen werden soll, kann eine gewisse Stabilisierung erreichen.

Pyridostigmin   Zudem kann versucht werden, mit Pyridostigmin die Muskelschwäche zu vermindern. Dies gilt besonders bei Schluck-, Sprech- und Atemstörungen. Diese Effekte werden mit 3- bis 4-mal 30–60 mg Pyridostigmin pro Tag erreicht. Bei Problemen hinsichtlich der bulbären Muskulatur kann ergänzend ½ Retardtablette zur Nacht verabreicht werden. Meist sind positive Effekte nur über einen Zeitraum von 3–6 Monaten zu erzielen, bei Ausbleiben solcher Wirkungen sollte die Medikation allein wegen der möglichen Nebenwirkungen abgesetzt werden.

Hilfsmittel   Peronäusschiene, Rollstuhl und andere Hilfsmittel können eine gewisse Selbständigkeit erhalten. Bei ausgeprägter Dysphagie kann eine ausreichende kalorische Zufuhr über eine perkutane Enterogastrotomie erfolgen. Die aus der Dysphagie resultierende Hypersalivation kann durch systemisch verabreichte Anticholinergika (z. B. Atropin, Amitriptylin) verringert werden.

◻ Tab. 12.2 Medikamente, die myasthene Symptome verstärken können

Medikamentengruppe	Substanz
Analgetika	Flupirtin, Morphin
Antiarrhythmika	Chinidin, Ajmalin, Mexitil, Procainamid
Antibiotika	Aminoglykoside, Penicilline, Makrolide, Tetrazykline, Gyrasehemmer
Antiepileptika	Gabapentin, Phenytoin, Carbamazepin, Benzodiazepine, Ethosuccimid
β-Rezeptorenblocker	Acebutolol, Propranolol, Timolol (auch bei topischer Anwendung als Augentropfen), Oxprenolol, Pinolol, Practolol
Diuretika	Azetazolamid, Benzothiadiazine, Schleifendiuretika
Kalziumantagonisten	Diltiazem, Felodipin, Nifedipin, Verapamil
Periphere Muskelrelaxanzien	Atacurium, Mivacurium, Vecuronium,
Psychopharmaka	Trizyklische Antidepressiva, Chlorpromazin, Promazin, Benzodiazepine, Zolpidem, Zopiclon

Botulinumtoxin   Eine Alternative stellt die lokale Applikation von Botulinumtoxin in die Speicheldrüsen zur Reduktion der Speichelproduktion ohne systemische Nebenwirkungen dar.

▪▪ Behandlung der Atemnot

Die Atemnot ist das schwerste und oft auch limitierende Symptom der Erkrankung. Nächtliche Hypoxien und Hyperkapnien und deren Auswirkungen können durch eine nichtinvasive Beatmung über eine Maske deutlich gelindert werden. Theophyllin kann den zentralen Atemantrieb etwas steigern und wirkt sich bei zusätzlicher obstruktiver Komponente positiv aus. Die Dyspnoe kann symptomatisch mit Benzodiazepinen (z. B. Lorazepam) oder Morphinen (z. B. Oxycodon) gelindert werden. Depression und Angst sind bei dieser Erkrankung häufig zu erwarten und sollten durch Aufklärung, Gespräche und Medikamente behandelt werden.

blockieren die neuromuskuläre Übertragung und führen so zu einer belastungsabhängigen Muskelschwäche. Die Antikörper können zudem eine Abnahme der Anzahl der Azetylcholinrezeptoren in der postsynaptischen Membran bedingen. Ein Großteil der Patienten mit Myasthenia gravis weist einen morphologisch veränderten Thymus (Thymitis, Hyperplasie, Thymom) auf. Dieser wird als Ort der Antikörperbildung angenommen. Die Erkrankung bedingt auch, dass Medikamente, die die Funktion der neuromuskulären Übertragung beeinträchtigen können, zu einer Zunahme der myasthenen Symptome führen (◻ Tab. 12.2). Deshalb sollte bei dem Beginn einer Behandlung immer auf mögliche Veränderungen der Myasthenie geachtet werden. Der Einsatz der aufgeführten Medikamente ist jeweils hinsichtlich der Indikation und möglicher Alternativen zu überdenken.

12.6   Myasthenia gravis

Die Myasthenia gravis ist eine erworbene Autoimmunkrankheit der neuromuskulären Übertragungsstelle, wobei die Antikörper gegen die α-Untereinheit des nikotinergen Azetylcholinrezeptors gerichtet sind. Die Antikörper

12.6.1   Symptomatik

Die Myasthenia gravis ist durch eine belastungsabhängige Ermüdbarkeit und Schwäche der Skelettmuskulatur gekennzeichnet. Zu Beginn der Erkrankung stellen sich meist okuläre Symptome in Form von Ptosis und Doppelbildern

◘ Tab. 12.3 Nebenwirkungen von Cholinesterasehemmern

Rezeptorsubtyp	Wirkort	Nebenwirkungen
Nikotinerg	Muskulatur	Muskelschwäche, Faszikulationen, Spasmen
Muskarinerg	Gastrointestinal	Übelkeit, Erbrechen, Diarrhö, abdominelle Krämpfe
	Respiratorisch	Bronchkonstriktion, vermehrte Bronchialsekretion
	Kardial	Bradykardie, Hypotonie
	Okulär	Miosis, konjunktivale Injektion, Verschwommensehen
	Drüsensekretion	Tränenfluss, Schwitzen, Hypersalivation
	ZNS	Unruhe, Schlaflosigkeit, epileptische Anfälle

ein, die unter Belastung bzw. im Laufe des Tages an Ausprägung zunehmen und nach Ausruhen oder Schlafen deutlich verringert sind. Bei der überwiegenden Mehrzahl der Patienten treten im Verlauf einiger Jahre Paresen der Extremitäten- und bulbären Muskulatur hinzu. Näselndes Sprechen und Schluckstörungen sind typische Symptome bei Affektion der oropharyngealen Muskulatur. Neben den Extremitäten können auch die Rumpf-, Atem- und Nackenmuskulatur betroffen sein.

12.6.2 Symptomatische Therapie

Die Azetylcholinesteraseinhibitoren Pyridostigmin und Neostigmin verbessern die neuromuskuläre Übertragung und haben eine schnelle Wirkung, sodass oft nach der ersten Einnahme vom Patienten positive Effekte bemerkt werden. Die retardierte Präparation von Pyridostigmin hat den Vorteil der längeren Halbwertszeit. Aufgrund der variablen Resorption sollte es nicht routinemäßig eingesetzt werden. Die abendliche Gabe hat sich allerdings bei vielen Patienten bewährt. Beim Wechsel zwischen oraler und parenteraler Applikation ist zu bedenken, dass 1 mg Pyridostigmin i.v. etwa 30 mg Pyridostigmin oral entspricht.

> ⊕ In den meisten Fällen werden Tagesdosen von mehr als 540 mg nicht benötigt. Höhere Dosierungen bergen die Gefahr der cholinergen Krise.

Patienten mit Schluckstörungen oder starken Durchfällen können von dem Neostigmin-Spray profitieren, welches von der Apotheke zubereitet wird. Aus der Interaktion mit dem cholinergen System können Nebenwirkungen resultieren (◘ Tab. 12.3). Nebenwirkungen, die sich aus einer Interaktion mit den muskarinergen Synapsen ergeben, wie z. B. Durchfall oder Bradykardie, können mit Atropin behandelt werden.

12.6.3 Immunsuppression

Die Immunsuppression ist bei Patienten mit generalisierter Myasthenie immer indiziert. Patienten mit einer okulären Myasthenie, die einen hohen Titer für Azetylcholinrezeptorantikörper und ein geringes Ansprechen auf Azetylcholinesterasehemmer aufweisen, sollten ebenfalls immunsuppressiv behandelt werden.

Glukokortikoide Die Immunsuppression wird üblicherweise mit Glukokortikoiden begonnen. Da bis zu 50% der Patienten unter der Kortisonbehandlung eine Verschlechterung erfahren, kann man mit einer niedrigen Dosis (10–20 mg Prednison) beginnen und im Verlauf auf eine Dosis von 1 mg/kgKG steigern. Dieses Vorgehen verringert das Risiko einer transienten Verschlechterung, sie kann aber auch bei dieser Dosierung auftreten. Alternativ startet man mit der Dosis 1 mg/kgKG und hat somit einen schnellen immunsuppressiven Effekt mit einem höheren Risiko einer transienten

Verschlechterung. Aus der Erfahrung ist dieses Risiko besonders bei Patienten mit der oropharyngealen Form gegeben.

Bei erhöhtem Osteoporoserisiko sollte eine Prophylaxe mit 1000 mg Kalzium und 1000–1500 IE Vitamin D täglich erfolgen.

Ein Magenschutz mit H_2-Blockern oder Protonenpumpenhemmern ist routinemäßig nur dann notwendig, wenn Magenulzera oder Gastriden aus der Anamnese bekannt sind.

Kombination mit Azathioprin Um langfristig Glukokortikoide einzusparen, wird zusätzlich Azathioprin gegeben (2–3 mg/kgKG). Bei etwa 80% kommt es unter Azathioprin zu einem Anstieg des mittleren korpuskulären Volumens der Erythrozyten (MCV). Diese Veränderung wird deutlich häufiger bei Respondern als bei Nicht-Respondern beobachtet. Unter Azathioprin sollten die Gesamtleukozytenzahl bei mindestens 3500/µl und die absolute Lymphozytenzahl zwischen 500 und 900/µl liegen. Die immunsuppressive Wirkung von Azathioprin setzt nach 3–6 Monaten ein, sodass dann die Kortisondosis reduziert werden kann. In einigen Fällen kann das Kortison ganz ausgeschlichen werden, meist ist eine Erhaltungsdosis von 7,5–10 mg Prednison pro Tag notwendig. Bei Unverträglichkeit oder unzureichender Immunsuppression können Mycophenolatmofetil (2×1 g), Ciclosporin A (2–5 mg/kgKG), Cyclophosphamid (1–2 mg/kgKG) oder Methotrexat (7,5–25 mg 1-mal pro Woche) zum Einsatz kommen. Für alle zuletzt genannten Immunsuppressiva gilt, dass sie für diese Indikation nicht zugelassen sind. Die Datenlage und die Erfahrung zeigen, dass als Alternative zum Azathioprin am besten Ciclosporin A und Mycophenolatmofetil zum Einsatz kommen sollten. Der Gemeinsame Bundesausschuß (G-BA) hat im Rahmen eines Off-label-Verfahrens 2012 ein positives Votum für die Therapie der Myasthenia gravis mit Mycophenolatmofetil bei Versagen oder Unverträglichkeit von Azathioprin abgegeben. Somit besteht eine Erstattungsfähigkeit von Mycophenolatmofetil bei Patienten, „bei denen sich Azathioprin als unverträglich erwiesen hat (Unverträglichkeit) oder bei denen sich Azathioprin in einer ausreichenden Dosierung als nicht ausreichend wirksam erwiesen hat oder eine Absenkung der begleitenden Kortikoid-Dosis unter die Cushingschwelle nicht erreichbar war (Therapieresistenz)".

Thymektomie Bei Nachweis von Thymusgewebe wird bei Patienten bis 60 Jahre eine Thymektomie durchgeführt. Dieses bewirkt bei ca. 80% postoperativ eine klinische Verbesserung, bei einem kleinen Teil kommt es zur kompletten Remission. Zurückhaltung bezüglich der Thymektomie ist bei rein okulärer Myasthenie, Patienten über 75 Jahre oder insgesamt erhöhtem Operationsrisiko geboten. Patienten mit einer Myasthenia gravis ohne nachweisbare Autoantikörper gegen Azetylcholinrezeptor und mit Autoantikörpern gegen die muskelspezifische Tyrosinkinase scheinen nicht von einer Thymektomie zu profitieren. Der Nachweis eines Thymoms stellt unabhängig von Typ und Ausprägung der Myasthenie eine Operationsindikation dar. Aufgrund der Möglichkeit eines Thymomrezidivs sollten postoperativ computertomografische Kontrollen durchgeführt werden. Die Thymektomie ist ein elektiver Eingriff, der in einem klinisch stabilen Zustand erfolgen sollte. Er kann transsternal oder thorakoskopisch erfolgen.

12.6.4 Myasthene Krise

Sie ist eine potenziell lebensbedrohliche Komplikation der Myasthenia gravis, die intensivmedizinisch behandelt werden muss. Schwere Allgemeinerkrankungen, Infektionen, metabolische Störungen, Operationen und Einnahme von Medikamenten, die die neuromuskuläre Übertragung stören, bzw. Aussetzen der Immunsuppression sind häufige Auslöser. Leitsymptom ist eine ausgeprägte Muskelschwäche mit respiratorischer Insuffizienz und Schluckstörungen.

- Anhand vom klinischem Eindruck, Vitalkapazität, PO_2 und PCO_2 kann die respiratorische Situation gut abgeschätzt werden und es sollte frühzeitig die Indikation zur Intubation und Beatmung gestellt werden.

- Azetylcholinesteraseinhibitoren werden intravenös mittels Perfusor verabreicht, initial 0,15–0,3 mg Neostigmin pro Stunde oder 0,5–1,0 mg Pyridostigmin; im Verlauf wird die Dosis entsprechend der Klinik angepasst.
- Bakterielle Infektionen müssen antibiotisch behandelt werden. Bei der Auswahl des Antibiotikums sind neben Erreger und Infektionsquelle die möglichen neuromuskulären Interaktionen zu bedenken.
- Metabolische Störungen müssen ausgeglichen werden.
- Bei fehlender Besserung innerhalb einiger Tage ist die Indikation zur Plasmapherese, Immunadsorption oder intravenösen Gabe von Immunglobulinen gegeben. Im direkten Vergleich ist die Plasmapherese der Immunglobulinbehandlung bei der myasthenen Krise etwas überlegen. In der Regel wird hierzu der Austausch von 1–2 Plasmavolumina 3-mal wöchentlich über einen Zeitraum von bis 2 Wochen durchgeführt. Bei Sepsis, schlechten venösen Gefäßzugängen und Patienten über 70 Jahre sollte primär eine Behandlung mit Immunglobulinen erfolgen. Diese werden in einer Dosis von 0,4 g/kgKG an 5 aufeinanderfolgenden Tagen verabreicht. Eine Zulassung der Immunglobuline für diese Indikation gibt es nicht. Der GB-A hat 2014 im Rahmen der Änderung einer Arzneimittelrichtlinie die Behandlung mit Immunglobulinen bei einer myasthenen Krise oder einer schweren Exazerbation positiv bewertet. Als verordnungsfähig sind in dem Zusammenhang die folgenden Präparate benannt: Privigen, Gamunex, Ig Vena, Octagam.
- Daran anschließen muss eine Immunsuppression am besten mit hochdosierten Kortisongaben erfolgen, um den Zustand weiter zu stabilisieren.

12.7 Lambert-Eaton-Syndrom

Das Lambert-Eaton-Syndrom ist ebenfalls eine Autoimmunkrankheit, bei der Antikörper gegen spannungsabhängige präsynaptische Kalziumkanäle gebildet werden, die ihrerseits eine Verminderung der Azetylcholinfreisetzung hervorrufen. In etwas mehr als der Hälfte der Fälle ist das Lambert-Eaton-Syndrom paraneoplastisch bedingt, wobei meistens ein kleinzelliges Bronchialkarzinom zugrunde liegt. Patienten mit einem autoimmunologisch, nicht paraneoplastisch bedingten Lambert-Eaton-Syndrom haben naturgemäß eine bessere Prognose.

Klinisch imponiert das Lambert-Eaton-Syndrom mit einer proximal betonten Schwäche, häufiger in den Beinen als in den Armen. Okuläre und oropharyngeale Symptome sind seltener als bei der Myasthenia gravis. Bei dieser Erkrankung sind auch die cholinergen Synapsen des vegetativen Nervensystems beteiligt, wodurch Symptome wie Mundtrockenheit, Obstipation, Hypohidrosis, Blasenentleerungs- und Potenzstörungen zu erklären sind.

- **Therapie**

Die symptomatische Behandlung mit Pyridostigmin bringt oft wenig oder keinen Effekt. 3,4-Diaminopyridin, welches die präsynaptischen Kaliumkanäle blockiert und so die spannungsabhängigen Kalziumkanäle länger offen hält, bewirkt dagegen häufig eine spürbare Linderung sowohl der motorischen als auch der vegetativen Symptome. Diese Substanz ist in Deutschland nicht als Arzneimittel zugelassen, kann aber im Rahmen eines Heilversuches über eine Verordnung als Rezepturarzneimittel verschrieben werden. Bei nicht ausreichender Wirkung der Behandlung mit 3,4-Diaminopyridin ist eine Kombination mit Pyridostigmin empfehlenswert. Bei einem paraneoplastischen Lambert-Eaton-Syndrom muss das onkologische Grundleiden entsprechend mit Operation, Chemotherapie und/oder Bestrahlung therapiert werden. Liegt eine autoimmunologische Genese vor, so muss eine immunsuppressive Therapie erfolgen. Diese wird analog zur Behandlung der Myasthenia gravis mit Glukokortikoiden und ergänzend mit Azathioprin oder Ciclosporin A durchgeführt. Führt diese Immunsuppression zu keinem Erfolg, kann versucht werden, mit Plasmapherese oder Immunglobulinen die Situation zu verbessern.

12.8 Entzündliche (immunogene) Muskelerkrankungen

Entzündungen der Muskulatur sind verglichen mit anderen Organen selten. Myositiden zählen zu den wenigen therapierbaren Muskelerkrankungen.

Pathogenetisch sind die Myositiden aufzugliedern in

- nichterregerbedingte Myositiden, meist im Rahmen von Autoimmunerkrankungen, und
- erregerbedingte Muskelentzündungen.

Schwerpunkt dieser Betrachtung sind die immunogenen entzündlichen Muskelkrankheiten.

Die Klassifikation einer Myositis in die Hauptgruppen

- Dermatomyositis (DM) bzw. Overlap-Syndrome,
- Einschlusskörpermyositis (IBM – inclusion body myositis),
- idiopathische Polymyositis (PM)

erfolgt nach den Kriterien für immunogen entzündliche Muskelerkrankungen (○ Tab. 12.4).

Unter den insgesamt seltenen immunogenen Myositiden sind die DM und Overlap-Syndrome die häufigsten Formen. Das zweithäufigste Krankheitsbild ist nach heutiger Kenntnis die IBM. Die PM ist in Langzeitbeobachtungen eher selten. Nicht selten findet man im Verlauf eine Resistenz gegenüber der üblichen Therapie.

- **Klinische Symptome**

Die Kardinalsymptome Muskelschwäche und Muskelatrophie sind allen drei Krankheitsbildern gemeinsam (zu klinischen Symptomen ○ Tab. 12.4). Die Sensorik ist ungestört. Faszikulationen kommen nicht vor. Die Muskeleigenreflexe sind meist erhalten, aber abgeschwächt.

Für die DM charakteristisch sind zusätzlich Hauteffloreszenzen, die neben den Muskelsymptomen auftreten oder diesen sogar vorangehen können. Besonders typisch für das akute Stadium ist das heliotropfarbene Erythem („lilac disease"). Lang andauernde Verläufe zeigen De- und Hyperpigmentierungen – im weiteren Verlauf treten häufig subkutane Kalzifikationen auf, insbesondere bei der DM im Kindes- und Jugendalter.

Klinische Kennzeichen der IBM sind der extrem chronische Verlauf, starke Asymmetrien des Muskelbefalls, die oft schon von Anfang an deutliche Mitbeteiligung distaler Muskeln sowie

○ **Tab. 12.4** Klinische Kardinalsymptome der Dermatomyositis, Polymyositis und Einschlusskörpermyositis

Klinische Befunde	Dermatomyositis	Polymyositis	Einschlusskörpermyositis
Symptombeginn	Kindheit u. Erwachsenenalter	> 18 Jahre	> 50 Jahre
Progredienz der muskulären Symptome	Akut	Subakut	Langsam fortschreitend
Verteilung der Muskelschwäche	Proximale Muskulatur	Proximale Muskulatur	Proximale und distale Muskulatur
Muskelatrophien	Gering	v. a. bei chronischen Formen	Nahezu immer ausgeprägt in bestimmten Muskeln
Myalgien	Oft (speziell im akuten Stadium)	Manchmal	Nie
Hauteffloreszenzen oder Kalzinose	Vorhanden	Fehlend	Fehlend

selektiv ausgeprägte Atrophien. Ein Reflexverlust ist häufig zu beobachten.

Anamnese und klinische Diagnostik müssen den Befall innerer Organe einbeziehen, der bei der DM häufig, bei der PM gelegentlich und bei der IBM selten vorkommt. Mit mindestens 50% der Fälle sind der Pharynx und der untere Ösophagus am häufigsten betroffen, in bis zu 40% finden sich kardiale Symptome (Herzrhythmusstörungen, dilatative Kardiomyopathie). Pulmonale Symptome haben eine unterschiedliche Genese. Aufgrund von Schluckstörungen kann es zu Aspirationspneumonien kommen.

Die wichtigsten die Muskeln betreffenden Differenzialdiagnosen einer möglichen PM sind:
- sporadische Fälle von progressiven Muskeldystrophien,
- toxische Myopathien,
- infektiöse Myopathien,
- metabolische Myopathien (insbesondere Gykogenosen).

Sogenannte Overlap-Syndrome werden überwiegend bei der DM, aber auch bei der PM beobachtet. Sie betreffen im Wesentlichen die progressive systemische Sklerose sowie das Sharp-Syndrom. Das Jo-1-Syndrom ist eine eigene klinische Entität mit den Leitbefunden Myositis, Synovitis und fibrosierende Alveolitis.

Eine eindeutige Assoziation mit malignen Tumoren besteht nur für die DM jenseits des 40. Lebensjahres. Für die PM und die IBM ist das gehäufte Auftreten eines paraneoplastischen Syndroms nicht bestätigt. Unter den Malignomen ist das kleinzellige Bronchialkarzinom die häufigste Tumorart, gefolgt von Mammakarzinomen sowie Magen- und Ovarialkarzinomen.

- **Therapie**

Eine kausale Therapie der Myositiden ist bislang nicht etabliert.

Glukokortikoide   Sie sind wegen ihres antiphlogistischen und immunsuppressiven Effekts bei jeder akuten Form einer DM oder PM die Therapie der Wahl. Bei primär chronischen Verlaufsformen ist ein Behandlungsversuch nach Sicherung der Diagnose ebenfalls indiziert. Die

Indikation zur Dauertherapie hängt vom individuellen Ansprechen ab.

Bei der akuten DM/PM kann die anfänglich hohe Dosis – 1,5–2 mg/kgKG pro Tag – erst reduziert werden, wenn die erhöhte CK-Aktivität im Serum sowie die pathologische Spontanaktivität im EMG deutlich rückläufig sind. In der Regel ist dies nach etwa einem Monat der Fall. Anzustreben ist eine vorsichtige Reduktion der Dosis in den folgenden Wochen unter die Cushing-Schwellendosis: zunächst eine alternierende Therapie mit ca. 20 mg Prednison jeden 2. Tag, später in noch geringerer Dosis über mindestens 2 Jahre. Danach ist bei Beschwerdefreiheit ein Absetzversuch gerechtfertigt. Es muss allerdings mit Rezidiven gerechnet werden.

Azathioprin   Es verstärkt die immunsuppressive Wirkung der Glukokortikoide. Eine Indikation zum adjuvanten Einsatz von Azathioprin ist unter folgenden zwei Bedingungen gegeben:
- Bei allen schweren, insbesondere progredienten Verläufen kann wegen einer vitalen Bedrohung des Patienten nicht abgewartet werden, ob das Krankheitsbild mit Glukokortikoiden allein beherrscht werden kann.
- Bei Erkrankungen, in deren Verlauf entweder die Therapie mit Glukokortikoiden allein wirkungslos bleibt (sehr selten!) oder wenn die langfristig erforderliche Dosis über der Cushing-Schwellendosis bleibt.

Die Dosierung von Azathioprin beträgt 2 mg/kgKG pro Tag. Limitierend kann die Ausbildung einer Leukozytopenie (Thrombozytopenie) oder einer Cholestase sein. Die Induktion von Neoplasien ist denkbar, statistisch jedoch nicht gesichert.

Methotrexat   Der Einsatz von Methotrexat anstelle von Azathioprin ist indiziert, wenn bei gesicherter Diagnose mit Azathioprin innerhalb von 6 Monaten kein befriedigendes Therapieresultat erzielt werden kann (vor allem häufig bei schweren kindlichen DM) (Off-label-Gebrauch).

Cyclophosphamid   Es ist anstelle von Azathioprin den Fällen vorbehalten, bei denen wegen schwerer internistischer Organkomplikationen (pulmonal, kardial, renal) ein rascher Wirkungseintritt erforderlich ist. Nach kurzer initialer intravenöser Therapie (5 mg/kgKG pro Tag für wenige Tage) werden oral 2–3 mg/kgKG pro Tag, später 1 mg/kgKG pro Tag (Erhaltungsdosis) verabreicht (Off-label-Gebrauch).

Immunglobulintherapie   Die hochdosierte intravenöse Immunglobulintherapie ist eine Erfolg versprechende Therapieform der PM und der DM. Der genaue Wirkmechanismus ist bisher nicht bekannt. Kontrollierte Studien bei der PM sind bisher noch nicht abgeschlossen. Bei der DM wurde eine gute Wirksamkeit nachgewiesen. Derzeit wird die Immunglobulintherapie bei der DM bzw. PM des Erwachsenenalters nur als Therapieoption empfohlen, wenn die Standardtherapie mit Glukokortikoiden und Immunsuppressiva nicht zum gewünschten Erfolg führt. In diesen Fällen muss die primäre Diagnose überprüft werden, um eine z. B. paraneoplastische DM oder eine IBM auszuschließen. Nur bei der kindlichen DM ist die intravenöse Immunglobulintherapie aufgrund der Nebenwirkungen der Standardbehandlung mit Glukokortikoiden das Vorgehen erster Wahl. Grundsätzlich handelt es sich um einen Off-label-Gebrauch. Nach einem Beschluss des G-BA ist die Immunglobulintherapie bei der Dermatomyositis und der Polymyositis im Erwachsenenalter bei therapieresistentem Verlauf als Add-on-Therapie einsetzbar. Folgende Präparate wurde als verordnungsfähig benannt: Gammagard, KIOVIG, Privigen, IgVena, Octagam und Gamunex.

Plasmapherese   Die Wirksamkeit von Plasmapherese ist nicht belegt. Die Behandlung ist allenfalls besonders schweren Einzelfällen vorbehalten.

Bettruhe   Bettruhe ist in floriden Stadien einer PM häufig aufgrund der schweren Paresen erforderlich und indiziert, um einen weiteren Zerfall des Muskelgewebes durch Überlastung zu verhindern.

Krankengymnastik   In jedem floriden Stadium einer PM ist aktive Krankengymnastik kontraindiziert. Wenn die Entzündungsaktivität medikamentös gestoppt ist, muss eine konsequente aktive Übungsbehandlung einsetzen und kontinuierlich fortgeführt werden. Jede PM und jeder Schub führen zu einem irreversiblen Verlust an Muskelgewebe. In der Regel bleibt aber belastbare Muskulatur erhalten.

> ❯ **Paraneoplastisch bedingte Myositiden sind mit Glukokortikoiden bzw. Azathioprin nur wenig zu beeinflussen. Dagegen führt die Behandlung der Grunderkrankung, sofern möglich, in der Regel zu einer Remission der Myositis.**

■■ **Therapie der Einschlusskörperchenmyositis (IBM)**

Die IBM ist durch Glukokortikoide und Azathioprin nahezu nicht beeinflussbar. Im Einzelfall sind niedrig dosierte Glukokortikoide insbesondere in floriden Phasen (CK-Erhöhung) von Nutzen. Einzige therapeutische Option ist derzeit die intravenöse Immunglobulintherapie mit 0,4 g/kgKG pro Tag über 5 Tage mit Wiederholung alle 6–8 Wochen je nach klinischem Verlauf. In zwei Placebo-kontrollierten Doppelblindstudien wurden ein Krankheitsstillstand und in einigen Fällen eine moderate Funktionsverbesserung gezeigt.

12.9   Polymyalgia rheumatica

Die Polymylagia rheumatica ist eine entzündliche, mehrere Organe betreffende Erkrankung, die überwiegend bei Menschen über 50 Jahren auftritt. Leitsymptome sind starke, zumeist symmetrische Nacken-, Schulter- oder Beckengürtelschmerzen, Morgensteifigkeit und Muskelschwäche. Allgemeinsymptome wie Abgeschlagenheit, Appetitverlust, Gewichtsverlust, Nachtschweiß und Arthralgien werden häufig berichtet. Die Erkrankung ist nicht selten mit einer Riesenzellarteriitis, vor allem der Arteriitis cranialis, vergesellschaftet. Klinisch sind die objektivierbaren Paresen geringer ausgeprägt, als es die geklagten Beschwerden erwarten lassen. Die Muskeln können druckschmerzhaft sein. Im Labor findet sich eine erhöhte BSG (> 30 mm) und ein erhöhtes CRP bei normaler CK. Elektromyographisch können sich leichte myopathische Veränderungen nachweisen lassen, der Befund kann aber auch völlig unauffällig sein.

■ **Therapie**

Bei der Polymylagia rheumatica ohne begleitende Arteriitis cranialis wird mit 20 mg Prednisolon oral begonnen. Oft zeigt sich promptes Ansprechen mit Reduktion der Schmerzen und der Allgemeinsymptome. Bei fehlender Besserung sollte die Prednisolondosis auf 30 bis 60 mg erhöht werden. Bei Stabilisierung der Klinik und der BSG kann nach einem Monat die Dosis reduziert werden. Als initiale Reduktionsschritte haben sich 5 mg alle 2 Wochen bewährt. Die klinischen Symptome und die BSG sind die Parameter, anhand derer die Prednisolontherapie auszurichten ist. Oft ist eine Therapiedauer von mindestens einem Jahr notwendig. Sollten Steroidnebenwirkungen oder Kontraindikationen die alleinige Therapie mit Prednisolon limitieren, so ist ergänzend MTX in einer Dosis von 10 bis 15 mg pro Woche einzusetzen.

12.10 Therapie im Alter

Die CIDP verläuft bei älteren Menschen häufiger chronisch progredient und die Rückbildung der Symptome ist weniger wahrscheinlich. Bei der sogenannten Altersmyasthenie sind im Gegensatz zu der Manifestation im jüngeren Lebensalter die Männer häufiger betroffen. Autoantikörper gegen den Acetylcholinrezeptor, quergestreifte Muskulatur und Titin sind bei älteren Patienten häufiger zu finden. Die Histologie der Thymusdrüse zeigt häufig eine Atrophie und keine Hyperplasie.

Zur akuten Behandlung von autoimmunologisch bedingten Muskel-Nerv-Erkrankungen, vor allem bei einer krisenhaften Verschlechterung, ist im höheren Lebensalter die Gabe von Immunglobulinen der Plasmapherese wegen der weniger belastenden Applikation vorzuziehen. Allerdings ist dabei an eine mögliche Herzinsuffizienz zu denken und die zusätzliche Volumenbelastung durch die Infusion der Immunglobuline muss dringend berücksichtigt werden.

Ein besonderes Problem im Alter stellt die Glukokortikoidtherapie dar, da das Risiko für Nebenwirkungen im Alter erhöht ist. Insbesondere sind die Osteoporose, Hyperglykämie, Herz-Kreislauf-Erkrankungen, Infektionen, Glaukom und Katarakt zu bedenken. An erster Stelle ist grundsätzlich die Indikation kritisch zu prüfen. Bei positiver Entscheidung für eine Glukokortikoidtherapie sollte die möglichst niedrige Dosis und kürzeste Therapiedauer gewählt werden. Zu Beginn der Glukokortikoidtherapie sollte hinsichtlich der genannten Nebenwirkungen ein Ausgangsbefund erstellt werden mit Knochendichtemessung, 24-Stunden-Blutdruckmessung, Blutzucker und HbA1c, Blutbild und CRP und augenärztlicher Untersuchung. Bei einer längerfristigen Glukokortikoidtherapie sollten die Patienten regelmäßig klinisch begutachtet und die genannten Parameter in gewissen Abständen kontrolliert werden. Bei den anderen Immunsuppressiva ist die im Alter veränderte Aktivität von Leber und Niere zu beachten und neben den notwendigen Laborkontrollen sollten ggfs. Dosisanpassungen erfolgen.

12.11 Präparate

■ **Amantadin (▶ Kap. 6)**
- Amantadin AbZ, 100 mg – Filmtbl. (AbZ Pharma)
- Amantadin-ratiopharm, 100 mg – Filmtbl. (ratiopharm)
- Amantadin STADA, 100 mg – Tbl. (STADA)
- Amantagamma, 100 mg, 200 mg – Tbl. (Wörwag)

- **Amantadinsulfat**
- Amantadin 100 – 1A Pharma – Filmtbl. (1A Pharma)
- Amantadin AL, 100 mg, 200 mg – Filmtbl. (Aliud Pharma)
- Amantadin Hexal, 100 mg, 200 mg – Filmtbl. (Hexal)
- Amantadin-neuraxpharm, 100 mg, 200 mg – Filmtbl. (neuraxpharm)
- AMANTADIN-RATIOPHARM, 200 mg – Inf.-Fl. (Ratiopharm)
- AMANTADIN-Serag, 200 mg – 200 mg/500 ml – Inf.-Lsg. (Serag-Wiessner)
- PK-Merz, 100 mg, 150 mg – Filmtbl.; Infusion, 200 mg – Inf.-Lsg. (Merz-Pharmaceuticals)
- Tregor, 100 mg, 200 mg – Tbl. (Stregopharm)

■■ Dosierung
- 100–400 mg pro Tag, aufgrund der aktivierenden Wirkung nicht nach 16 Uhr einnehmen.

Bewertung

Kann bei dem Post-Polio-Syndrom eingesetzt werden, um eine Verbesserung des Aktivierungsniveaus und des Antriebes zu erreichen. Off-label-Gebrauch.

- **Amitriptylin (▶ Kap. 1)**
- Amitriptylin-CT, 25 mg, 75 mg – Tbl. (AbZ Pharma)
- Amitriptylin-neuraxpharm, 10 mg, 25 mg, 50 mg – Tbl.; 75 mg, 100 mg – Filmtbl.; 25 mg, 50 mg, 75 mg retard – Retardkps.; Lsg. (neuraxpharm)
- Saroten, 2 ml – Inj.-Lsg.; Tabs 50 mg – Filmtbl.; retard Tabs 75 mg – Retardtbl. (Bayer Vital)
- Syneudon, 50 mg – Tbl. (Krewel Meuselbach)

■■ Dosierung
- Zu Beginn 25 mg zur Nacht, im Verlauf auf 75–150 mg pro Tag steigern.

Bewertung

Als anticholinerg wirksame Substanz kann Amitriptylin bei der ALS eingesetzt werden, um die Speichelproduktion zu verringern.

- **Atropinsulfat**
- Atropinsulfat B. Braun, 0,5 mg – Inj.-Lsg. (B. Braun)
- Atropinum sulfuricum, 0,25 mg, 0,5 mg, 1 mg – Inj.-Lsg. (Eifelfango)
- Dysurgal, 0,5 mg – Tbl. (MaxMedic)

■■ Pharmakodynamik
Atropin ist ein kompetitiver Antagonist an muskarinergen Azetylcholinrezeptoren, in sehr hohen Dosierungen werden auch die nikotinergen Azetylcholinrezeptoren gehemmt.

■■ Pharmakokinetik
Atropinsulfat wird nach subkutaner und intramuskulärer Applikation rasch und vollständig resorbiert. Die Plasmaeiweißbindung variiert altersabhängig zwischen 2 und 40%. Die Elimination erfolgt hauptsächlich renal und ist biphasisch mit Halbwertszeiten von 2–3 h und von 12–38 h.

■■ Indikation
Koliken in Magen-Darm-Trakt und Gallen- und Harnwegen. Hemmung der Sekretion des Magens und der Bauchspeicheldrüse.

■■ Dosierung
- Jugendliche ab 15 Jahre und Erwachsene bis 3-mal 1–2 Tabletten entsprechend 1,5–3 mg Atropinsulfat.

■■ Nebenwirkungen
- **Nervensystem**: Sprachstörungen, Unruhezustände, Halluzinationen, Verwirrtheit, Krämpfe, Delir;
- **Herz-Kreislauf-System**: Tachykardie, supraventrikuläre und ventrikuläre Arrhythmien, Verkürzung der

AV-Überleitung, Angina-pectoris-Beschwerden, starke Erhöhung des Blutdrucks;
- **Magen-Darm-Trakt**: Mundtrockenheit, Störung der Darmperistaltik, Schluckstörungen, gastroösophagealer Reflux;
- **Sonstiges**: Hypohidrosis, Sehstörungen durch Mydriasis und Störung der Akkomodation, Miktionsstörungen, Glaukomanfall, Parotitis, allergische Reaktionen.

■■ Kontraindikationen
- Engwinkelglaukom,
- tachykarde Herzrhythmusstörungen,
- KHK,
- mechanischer oder paralytischer Ileus,
- krankhaft erweiterte Dickdarmabschnitte,
- obstruktive Harnwegserkran-kungen, Prostatahypertrophie und Blasenentleerungsstörungen mit Restharnbildung,
- Myasthenia gravis,
- akutes Lungenödem,
- Schwangerschaftstoxikose.

■■ Interaktionen
- Die anticholinergen Effekte von Antihistaminika, Neuroleptika, tri- und tetrazyklischen Antidepressiva, Pethidin, Methylphenidat, Dopaminantagonisten wie Metoclopramid, Antiarrhythmika wie Chinidin, Procainamid und Disopyramid und anticholinergen Antiparkinsonmittel können durch Atropinsulfat verstärkt werden.
- Bei gleichzeitiger Anwendung mit Cisaprid wird dessen Wirkung aufgehoben.
- Durch die verminderte Darmmotilität wird die Wirkung von Digoxin und Nitrofurantoin verstärkt.
- Durch die verminderte Darmmotilität werden Phenothiazine und L-Dopa weniger resorbiert.

> **Bewertung**
>
> Atropinsulfat kann bei der ALS eingesetzt werden, um die Speichelproduktion zu verringern; zudem kann man damit die muskarinergen Nebenwirkungen der Cholinesterasehemmer bei der Myasthenia gravis mildern.

■ Azathioprin
- Azafalk, 25 mg, 50 mg – Filmtbl. (Falk)
- Azaimun, 50 mg – Tbl. (mibe)
- Azameda, 50 mg – Tbl. (Medac)
- Azathioprin beta, 50 mg – Filmtbl. (betapharm)
- Azathioprin-ratiopharm, 25 mg, 50 mg – Filmtbl. (ratiopharm)
- Colinsan, 25 mg, 50 mg – Filmtbl. (Ferring Arzneimittel)
- Imurek, 25 mg, 50 mg – Filmtbl. (Aspen Pharma)
- Zytrim, 25 mg, 50 mg – Filmtbl. (Recordati Pharma)

■■ Pharmakodynamik
Azathioprin ist ein Imidazolderivat des 6-Mercaptopurins, in das es in vivo rasch umgewandelt wird. 6-Mercaptopurin wirkt als Purinantimetabolit, zudem hemmt Azathioprin die Nukleinsäuresynthese und darüber die Aktivität immunkompetenter Zellen. Als weiterer Mechanismus der immunsuppressiven Wirkung wird die Störung der DNA-Replikation diskutiert.

■■ Pharmakokinetik
Azathioprin wird nach oraler Gabe rasch resorbiert, die Plasmahalbwertszeit beträgt 3–5 h. Es wird zu 30% an Plasmaproteine gebunden. In der Leber wird es in die aktiven Metaboliten umgewandelt. Ein Großteil der Metaboliten wird renal ausgeschieden.

▪▪ Indikation

In Kombination mit anderen Immunsuppressiva zur Vorbeugung von Abstoßungsreaktionen nach allogener Transplantation; meist in Kombination mit Glukokortikoiden zur Behandlung von Autoimmunkrankheiten, u. a. Myasthenia gravis.

▪▪ Dosierung

▬ 2–3 mg/kgKG pro Tag.

▪▪ Nebenwirkungen

▬ **Blutbild**: Knochenmarksdepression, Leuko-, Thrombozytopenie, Anämie, Agranulozytose, Panzytopenie, aplastische und megaloblastische Anämie;
▬ **Magen-Darm-Trakt**: Übelkeit, Erbrechen, Pankreatitis, Kolitis, Divertikulitis;
▬ **Leber**: Cholestase, Verschlechterung der Leberfunktion;
▬ **Sonstiges**: erhöhte Anfälligkeit für virale, mykotische oder bakterielle Infektionen, idiosynkratische Reaktionen, reversible Pneumonitis, Haarausfall.

▪▪ Kontraindikationen

▬ Impfung mit Lebendimpfstoffen,
▬ Schwangerschaft und Stillzeit.

▪▪ Interaktionen

▬ Die Gichtmittel Allopurinol, Oxipurinol und Thiopurinol hemmen den Abbau von Azathioprin. Azathioprin sollte deshalb auf ein Viertel der sonst empfohlenen Dosis reduziert werden.
▬ Die gerinnungshemmende Wirkung oraler Antikoagulanzien kann vermindert werden.
▬ Azathioprin besitzt eine antagonistische Wirkung gegen nichtdepolarisierende Muskelrelaxanzien wie Curare, Tubocurarin und Pancuronium.
▬ Bei gleichzeitiger Anwendung mit Penicillamin, Zytostatika, Olsalazin, Mesalazin, Sulfasalazin, Trimethoprim/

Sulfamethoxazol, Cimetidin, Indomethacin oder Captopril besteht ein erhöhtes Risiko für eine myelosuppressive Wirkung.

Bewertung

Gut wirksame und etablierte Substanz in der immunsuppressiven Behandlung der Myasthenia gravis. Zudem findet es Anwendung bei CIDP, vaskulitischen Neuropathien, Dermatomyositis und Polymyositis.

▪ Botulinumtoxin Typ A (▶ Kap. 6)

▬ AZZALURE, 10 Speywood-Einheiten/0,05 ml 125 Einheiten – TrSoL (Galderma)
▬ BOCOUTURE, 4 Einheiten/0,1 ml 50 Einheiten, 100 Einheiten – TrSoL (Merz)
▬ Botox, 50, 100, 200 Allergan-Einheiten – Trockensubstanz zur Herstellung einer Inj.-Lsg. (Pharm-Allergan)
▬ Dysport, 300, 500 Einheiten – Pulver zur Herstellung einer Inj.-Lsg. (Ipsen Pharma)
▬ VISTABEL, 4 Allergan-Einheiten/0,1 ml 50 Einheiten – TrSoL (Allergan/Ireland)
▬ Xeomin, 50, 100, 200 LD_{50}-Einheiten – Pulver zur Herstellung einer Inj.-Lsg. (Merz Pharmaceuticals)

▪▪ Dosierung

▬ Bei Hypersalivation 20–50 U Botox bzw. 100–250 U Dysport pro Speicheldrüse.

Bewertung

Die lokale Applikation in die Speicheldrüse bei der ALS ist effektiv und frei von systemischen Nebenwirkungen. Off-label-Gebrauch.

- **Cholecalciferol (Vitamin D3)**
- Dedrei, 1000 IE – Drg. (Rottapharm/ Madaus)
- Dekristol, 400 IE – Tbl.; 20.000 IE – Kps. (Mibe)
- Vigantoletten, 500 IE, 1000 IE – Tbl. (Merck Serono)
- Vitamin D3-Hevert, 1000 IE – Tbl. (Hevert)

■■ Pharmakodynamik

Cholecalciferol ist eine Vorstufe eines Steroid-hormons, das wesentlich an der Regulation des Kalzium- und Phosphathaushalts beteiligt ist.

■■ Pharmakokinetik

Cholecalciferol wird zusammen mit Nahrungs-lipiden und Gallensäuren fast vollständig resor-biert. Nach Metabolisierung in der Leber erfolgt die Ausscheidung über Fäzes und Galle.

■■ Indikation

Vorbeugung und Behandlung von Vitamin-D-Mangelerkrankungen, unterstützende Behand-lung der Osteoporose.

■■ Dosierung

- 1000 IE pro Tag.

■■ Nebenwirkungen

Bei Überdosierung Hyperkalzämie.

■■ Kontraindikationen

- Hyperkalzämie, -kalziurie,
- Pseudohypoparathyreoidismus,
- Neigung zur Bildung kalziumhaltiger Nierensteine.

■■ Interaktionen

- Thiazid-Diuretika reduzieren die Kalziumausscheidung. Wegen des erhöhten Hyperkalzämierisikos sollte bei dieser Kombination der Kalziumspiegel überwacht werden.
- Kortikosteroide können die Wirkung von Cholecalciferol beeinträchtigen.

- Eine Hyperkalzämie unter Behandlung mit Cholecaciferol erhöht die Toxizität von Herzglykosiden.
- Phenytoin und Barbiturate können die Wirkung von Cholecalciferol beeinträchtigen.

Bewertung

Wichtige Begleitmedikation bei längerdauernder Kortisonbehandlung, um der Osteoporose vorzubeugen.

- **Ciclosporin**
- Ciclosporin Pro, 25 mg, 50 mg, 100 mg – Weichkps.; 100 mg/ml – Lsg. (TEVA)
- Deximune, 25 mg, 50 mg, 100 mg – Weichkps. (Dexcel)
- Immunosporin, 25 mg, 50 mg, 100 mg – Weichkps. (Novartis Pharma)
- Sandimmun, 25 mg, 100 mg – Kps.; Lsg.; Inf.-Lsg. (Novartis Pharma)
- Sandimmun Optoral, 10 mg, 25 mg, 50 mg, 100 mg – Kps.; Lsg. (Novartis Pharma)

■■ Pharmakodynamik

Ciclosporin ist ein Immunsuppressivum, das ruhende Leukozyten blockiert und die Pro-duktion und Freisetzung von Lymphokinen hemmt.

■■ Pharmakokinetik

Ciclosporin wird zu ca. 90% an Proteine gebun-den. Es wird über Zytochrom-P450 in der Leber metabolisiert und hauptsächlich über die Galle ausgeschieden. Die Eliminationshalbwertszeit liegt zwischen 6,3 und 20,4 h.

■■ Indikation

Prophylaxe der Transplantatabstoßung, Behand-lung der schweren endogenen Uveitis, schwers-ter therapieresistenter Formen der Psoriasis und des steroidabhängigen und -resistenten nephro-tischen Syndroms.

■■ **Dosierung**
▬ 2–5 mg/kgKG.

■■ **Nebenwirkungen**
▬ **Nervensystem**: Tremor, Müdigkeit, Kopfschmerzen, Parästhesien, Krampfanfälle, Polyneuropathie, Enzephalopathie, Pseudotumor cerebri;
▬ **Magen-Darm-Trakt**: Gingivitis, Bauchschmerzen, Übelkeit, Erbrechen, Durchfall, Magenulzera, Kolitis;
▬ **Niere**: Anstieg von Kreatinin und Harnstoff, Nierenschädigung;
▬ **Leber**: Anstieg der Leberenzyme und des Bilirubins, Leberfunktionsstörungen;
▬ **Blutbild**: Anämie, Leuko-, Thrombozytopenie, hämolytisch-urämisches Syndrom;
▬ **Sonstiges**: Hypertonie, erhöhtes Risiko für Tumoren, Hypertrichose, Ödeme, Hyperthermie, -glykämie, -urikämie, -kaliämie, Hypomagnesiämie.

■■ **Kontraindikationen**
▬ Nierenfunktionsstörungen,
▬ unkontrollierter Bluthochdruck,
▬ unkontrollierte Infektionskrankheiten,
▬ maligne Tumoren,
▬ Kinder.

■■ **Interaktionen**
▬ Bei Kombination mit Kortikosteroiden besteht ein erhöhtes Risiko für Krampfanfälle.
▬ Bei gleichzeitiger Anwendung mit Diclofenac wird dessen Bioverfügbarkeit erhöht mit dem erhöhten Risiko einer Niereninsuffizienz.
▬ Ketoconazol, Makrolidantibiotika, Doxycyclin, orale Kontrazeptiva, Propafenon, Metoclopramid, Danazol, Allopurinol, Amiodaron, Cholsäure, Proteaseinhibitoren, Kalziumantagonisten, Imatinib, Colchicin können den Spiegel von Ciclosporin **erhöhen**.
▬ Barbiturate, Carbamazepin, Oxcarbazepin, Phenytoin, Matmizol, Rifampicin, Nafcillin, Octreotid, Probucol, Ticlopidin, Terbinafin, Bosentan, Sulfinpyrazon und Johanneskraut können den Spiegel von Ciclosporin **senken**.
▬ Ciclosporin kann die Clearance von Digoxin, Colchicin, Prednisolon und einigen Statinen vermindern.
▬ Fettreiche Mahlzeiten können die Bioverfügbarkeit von Ciclosporin erhöhen.
▬ Grapefruitsaft kann den Blutspiegel von Ciclosporin erhöhen.

Bewertung

Immunsuppressivum der 1. Wahl bei vaskulitischen Polyneuropathien und der 2. Wahl bei der Myasthenia gravis und CIDP. Off-label-Gebrauch bei diesen Indikationen.

■ **Citalopram** (▶ Kap. 8)
▬ Cipramil, 20 mg, 40 mg – Filmtbl. (Lundbeck)
▬ Citalon, 20 mg, 40 mg – Filmtbl. (Krewel Meuselbach)
▬ Citalopram, 20 mg – Filmtbl. (Holsten Pharma)
▬ Citalopram AbZ, 10 mg, 20 mg, 40 mg – Filmtbl. (AbZ Pharma)
▬ Citalopram-CT, 20 mg, 40 mg – Filmtbl. (AbZ Pharmal)
▬ Citalopram Hennig, 10 mg, 20 mg, 40 mg – Filmtbl. (Hennig)
▬ Citalopram Heumann, 20 mg, 30 mg, 40 mg – Filmtbl (Heumann)
▬ Citalopram Holsten, 20 mg – Filmtbl. (Holsten Pharma)
▬ Citalopram-ratiopharm, 10 mg, 20 mg, 30 mg, 40 mg – Filmtbl. (ratiopharm)

■■ **Dosierung**
▬ Bei Beginn 20 mg pro Tag, Steigerung bis maximal 40 mg pro Tag.

Bewertung

Gut geeignet zur Behandlung depressiver Symptome bei ALS und Post-Polio-Syndrom.

- **Cyclophosphamid** (▶ Kap. 10)
- Endoxan, 50 mg – Tbl.; 100 mg, 200 mg, 500 mg, 1 g – Pulver zur Inj. (Baxter)

- **Dosierung**
- 1–2 mg/kgKG. Als Pulstherapie 15 mg/kgKG alle 2–3 Wochen.

> **Bewertung**
>
> Immunsuppressivum der 2. Wahl bei multifokaler motorischer Neuropathie, vaskulitischen Neuropathien, Myasthenia gravis, Dermatomyositis und Polymyositis.

❗ **Aufgrund der Nebenwirkungen (hämorrhagische Zystitis, Blasenkarzinom) nicht länger als 6 Monate verabreichen.**

- **3,4-Diaminopyridin**
- **Pharmakodynamik**

3,4-Diaminopyridin blockiert die präsynaptischen Kaliumkanäle und hält so die spannungsabhängigen Kalziumkanäle länger offen und das nervale Aktionspotenzial wird verlängert.

- **Pharmakokinetik**

Die Wirkung kann bereits 20 min nach Einnahme auftreten, Wirkdauer beträgt ca. 4 h.

- **Indikation**

Lambert-Eaton-Syndrom.

- **Dosierung**
- Initial 3×10 mg pro Tag, es kann langsam auf eine Tagesdosis von 60–80 mg gesteigert werden.

- **Nebenwirkungen**
- **Nervensystem**: Krampfanfälle, Parästhesien, Müdigkeit, Enzephalopathie;
- **Magen-Darm-Trakt**: Durchfälle, Bauchkrämpfe;
- **Sonstiges**: Asthmaanfälle.

- **Interaktionen**
- Bei Kombination mit Cholinesterasehemmern Verstärkung der Parästhesien.
- Bei Kombination mit Arzneimitteln, die die Krampfschwelle senken, wie einige Antibiotika oder Theophyllin, steigt das Risiko für Krampfanfälle.

> **Bewertung**
>
> Mittel der Wahl zur symptomatischen Therapie beim Lambert-Eaton-Syndrom.

- **Duloxetin** (▶ Kap. 1)
- Ariclaim, 30 mg, 60 mg – Hartkps. (Lilly)
- Cymbalta, 30 mg, 60 mg – Hartkps. (Lilly)

- **Dosierung**
- 60–120 mg pro Tag.

> **Bewertung**
>
> Gut geeignet zur Behandlung depressiver Symptome beim Post-Polio-Syndrom und bei ALS.

- **Escitalopram** (▶ Kap. 5)
- Cipralex, 10 mg, 20 mg – Filmtbl.; Trpf. (Lundbeck)

- **Dosierung**
- Bei älteren Patienten zu Beginn 5 mg pro Tag, maximale Dosis 20 mg pro Tag.

> **Bewertung**
>
> Gut geeignet zur Behandlung depressiver Symptome bei ALS und Post-Polio-Syndrom.

- **Fluoxetin** (▶ Kap. 8)
- Fluoxetin AbZ, 20 mg – Kps. (AbZ Pharma)
- Fluoxetin-CT, 20 mg – Kps. (AbZ Pharma)

- Fluoxetin-ratiopharm, 20 mg – Kps.; 20 mg – Tbl. (ratiopharm)
- Fluoxetin-TEVA, 20 mg – Kps.; 20 mg – Tbl. (TEVA)

.. Dosierung
- Zu Beginn 20 mg pro Tag, im Verlauf maximal 60 mg pro Tag.

> **Bewertung**
>
> Gut geeignet zur Behandlung depressiver Symptome bei ALS und Post-Polio-Syndrom.

- **Folsäure (▶ Kap. 10)**
- DreisaFol, 5 mg – Tbl. (Gry)
- Folarell, 5 mg – Tbl.; 5 mg – Inj.-Lsg. (Sanorell)
- Folcur, 5 mg – Tbl. (1 A Pharma)
- Folgamma Mono, 5 mg – Tbl. (Wörwag)
- Folsäure-biosyn, 5 mg – Tbl. (Biosyn)
- Folsäure Dr. Hotz, 5 mg – Tbl. (Riemser)
- Folsäure-Hevert, 5 mg – Tbl.; 5 mg – Inj.-Lsg. (Hevert)
- Folsäure-ratiopharm, 5 mg – Tbl. (ratiopharm)
- Folsäure Stada, 5 mg – Tbl. (Stada)
- Folsan, 0,4 mg, 5 mg – Tbl. (Solvay Arzneimittel)
- Folverlan, 0,4 mg, 5 mg – Tbl. (Verla)
- Gravi-Fol, 5 mg – Tbl. (Asconex)
- Lafol, 0,4 mg – Weichkps. (Valeant)

.. Dosierung
- 5 mg pro Tag am Tag nach der Einnahme von Methotrexat.

> **Bewertung**
>
> Folsäure sollte am Tag nach der Einnahme von Methotrexat eingenommen werden, um einen Folsäuremangel zu verhindern.

- **Immunglobuline**
- Flebogamma – Inf.-Lsg. (Grifols)
- Gammagard – Inf.-Lsg. (Baxter)
- Gammanorm – Inf.-Lsg. (Octapharma)
- Gamunex – Inf.-Lsg. (Grifols)
- Intratect – Inf.-Lsg. (Biotest)
- KIOVIG – Inf.-Lsg. (Baxter Wien)
- Octagam – Inf.-Lsg. (Octapharma)
- Pentaglobin – Inf.-Lsg. (Biotest)
- Privigen – Inf.-Lsg. (CSL Behring)

.. Pharmakodynamik
Enthalten jeweils Immunglobulin G mit einem breiten Spektrum von Antikörpern gegen infektiöse Erreger. Sie können bei niedrigen Immunglobulin-G-Spiegeln diese wieder normalisieren. Die Wirkung bei Autoimmunerkrankungen ist möglicherweise auf eine Immunmodulation zurückzuführen.

.. Pharmakokinetik
Nach intravenöser Gabe ist das Immunglobulin sofort und vollständig bioverfügbar. Es hat eine Halbwertszeit von ca. 3 Wochen.

.. Indikation
Immunmangelkrankheiten, Guillain-Barré-Syndrom, Kawasaki-Syndrom, idiopathische thrombozytopenische Purpura.

.. Dosierung
- Bei Immunmodulation 0,4 g/kgKG pro Tag über 3–7 Tage.

.. Nebenwirkungen
- **Nervensystem**: Kopfschmerzen, aseptische Meningitis, Schwindel;
- **Magen-Darm-Trakt**: Übelkeit, Erbrechen;
- **Sonstiges**: Schüttelfrost, Fieber, allergische Reaktionen, Mattigkeit, Kurzatmigkeit, Anstieg des Serumkreatininspiegels, akutes Nierenversagen.

.. Kontraindikationen
- Überempfindlichkeit gegen homologe Immunglobuline,
- IgA-Mangel.

.. Interaktionen
Immunglobuline können die Wirkung von Lebendimpfstoffen wie Masern, Röteln, Mumps und Varizellen beeinträchtigen. Nach Gabe von

Immunglobulinen sollten mindestens 3 Monate vergehen, bevor eine Lebendvirusimpfung erfolgt.

> **Bewertung**
>
> Immunglobuline sind Mittel der 1. Wahl beim akuten GBS, hierfür auch zugelassen. Ebenfalls Mittel der 1. Wahl bei der myasthenen Krise, hierfür Off-label-Gebrauch.

- **Kalzium**
- Biolectra, 500 mg – Brausetbl. (Hermes)
- Calci-Gry, 1250 mg – Kautbl. (TEVA)
- Calcimagon, 500 mg – Kautbl. (Nycomed)
- Calcium beta, 500 mg, 1000 mg – Brausetbl. (betapharm)
- Calcium-CT, 500 mg – Kautbl. (AbZ Pharma)
- Calcium Verla, 500 mg, 1000 mg – Brausetbl.; 600 mg – Filmtbl. (Verla)
- CC-Nefro, 500 mg – Filmtbl. (Medice)
- Dreisacarb, 500 mg – Filmtbl. (TEVA)
- Ospur Ca, 500 mg – Brausetbl. (Sanofi-Synthelabo)

Pharmakodynamik

Kalzium ist ein lebenswichtiges Mineral besonders für die Knochenbildung und -erhaltung.

Pharmakokinetik

Zirka 25–50% der oral zugeführten Dosis werden resorbiert. Kalzium wird über Urin, Fäzes und Schweiß ausgeschieden.

Indikation

Prävention und Behandlung eines Kalziummangels, zur Unterstützung der Prävention und Behandlung der Osteoporose, Behandlung von Rachitis und Osteomalazie.

Dosierung

- 500–1500 mg pro Tag.

Nebenwirkungen

- **Magen-Darm-Trakt**: Blähungen, Obstipation, Durchfall, Übelkeit, Erbrechen, Bauchschmerzen;

- **Sonstiges**: Exanthem, Juckreiz, Hyperkalzämie, Hyperkalziurie.

Kontraindikationen

- Nephrokalzinose, -lithiasis,
- Erkrankungen mit Hyperkalzämie oder -kalziurie.

Interaktionen

- Thiazid-Diuretika reduzieren die Kalziumausscheidung. Wegen des erhöhten Hyperkalzämierisikos sollte bei dieser Kombination der Kalziumspiegel überwacht werden.
- Kortikosteroide verringern die Kalziumresorption.
- Die Resorption von Tetrazyklinen kann durch Kalzium vermindert werden, deshalb sollten die Tetrazykline 2 h vor oder 4–6 h nach der Kalziumgabe eingenommen werden.
- Eine Hyperkalzämie unter Behandlung mit Kalzium erhöht die Toxizität von Herzglykosiden.
- Kalzium kann die Resorption von oralen Bisphosphonaten und Natriumfluorid einschränken.
- Oxalsäure (in Spinat und Rhabarber) und Phytinsäure (in Vollkorn) können die Kalziumresorption hemmen.

> **Bewertung**
>
> Wichtige Begleitmedikation bei längerdauernder Kortisonbehandlung, um der Osteoporose vorzubeugen.

- **Lorazepam** (▶ Kap. 3)
- Lorazepam-neuraxpharm, 1 mg, 2,5 mg – Tbl. (neuraxpharm)
- Lorazepam-ratiopharm, 1 mg, 2,5 mg – Tbl. (ratiopharm)
- Tavor, 0,5 mg 1,0 mg, 2,5 mg – Tbl.; 1,0 mg, 2,5 mg – Expidet Plättchen; 2,0 mg – Amp.; 2,0 mg Tabs – Tbl. (Pfizer)
- Tolid, 1,0 mg, 2,5 mg – Tbl. (Riemser Pharma)

■■ **Dosierung**

━ Erwachsene: initial 0,5–1,0 mg.

🛈 **Atemdepression bei der ALS.**

Bewertung

Lorazepam ist gut wirksam in der Behandlung der Angst und Luftnot bei fortgeschrittener ALS.

■ **Methotrexat (▶ Kap. 10)**

━ Lantarel, 2,5 mg, 7,5 mg, 10 mg – Tbl. (Pfizer Pharma)

━ Lantarel FS, 7,5 mg, 10 mg, 15 mg, 20 mg, 25 mg – Inj.-Lsg. in Fertigspritzen s.c., i.m., i.v. (Pfizer Pharma)

━ Metex, 2,5 mg, 7,5 mg, 10 mg – Tbl.; 7,5 mg/ml – Inj.-Lsg.; 50 mg/ml – Inj.-Lsg. in Fertigspritzen (medac)

━ Methotrexat, 5 mg, 15 mg, 50 mg – Inj.-Lsg. (medac)

━ Methotrexat, 250 mg, 500 mg, 1000 mg, 5000 mg – Inj.-Lsg. (medac)

━ Methotrexat-GRY, 5 mg, 50 mg – Inj.-Lsg.; 500 mg, 1000 mg, 5000 mg – Inj.-Lsg. (TEVA)

━ Methotrexat HC, 1000 mg, 5000 mg – Inj.-Lsg. (medac)

━ Methotrexat Lederle, 25 mg, 50 mg – Inj.-Lsg.; 500 mg, 1000 mg, 5000 mg – Inj.-Lsg; 2,5 mg, 10 mg – Tbl. (Pfizer Pharma)

■■ **Dosierung**

━ 7,5–25 mg 1-mal pro Woche.

Bewertung

Reservemedikament zur Immunsuppression bei autoimmunologischen Neuro-, Myo- und Synaptopathien, jeweils Off-label-Gebrauch.

■ **Mycophenolatmofetil**

━ CellCept, 250 mg – Kps.; 500 mg – Tbl.; 1 g – Pulver (Roche)

━ MYCOPHENO-cell, 250 mg – Kps.; 500 mg – Filmtbl. (cell pharm)

━ Mycophenolatmofetil Accord, 250 mg – Kps.; 500 mg – Filmtbl. (Lyomark)

━ Mycophenolatmofetil, 250 mg – Kps.; 500 mg – Filmtbl. (Winthrop)

■■ **Pharmakodynamik**

Mycophenolatmofetil hemmt nichtkompetitiv und reversibel die Inosinmonophosphatdehydrogenase und somit die Guanosinnucleotidsynthese. Über diesen Mechanismus wirkt es besonders stark zytostatisch auf Lymphozyten.

■■ **Pharmakokinetik**

Nach oraler Gabe wird Mycophenolatmofetil rasch und größtenteils resorbiert. Es wird präsystemisch in den aktiven Metaboliten MPA umgewandelt. Aufgrund des enterohepatischen Kreislaufes kommt es nach 6–12 h zu einem 2. Anstieg der Plasmakonzentration von MPA. Nach weiterer Metabolisierung wird das meiste mit dem Urin ausgeschieden, geringe Menge über die Fäzes.

■■ **Indikation**

In Kombination mit Kortikosteroiden und Ciclosporin zur Prophylaxe von akuten Transplantatabstoßungen.

■■ **Dosierung**

━ Zu Beginn 2×500 mg pro Tag, dann 2×1000 mg pro Tag.

■■ **Nebenwirkungen**

━ **Nervensystem:** Anfälle, Tremor, Somnolenz, Kopfschmerzen, Parästhesien, Dysgeusie, Verwirrung, Depression, Angst;

━ **Blutbild:** Leuko-, Thrombozytopenie, Anämie;

━ **Herz-Kreislauf-System:** Tachykardie, Hypotonie, Hypertonie, Vasodilatation;

- **Magen-Darm-Trakt**: Erbrechen, Bauchschmerzen, Übelkeit, Durchfall, Geschwüre und Blutungen, Stomatitis, Ösophagitis, Gastritis, Kolitis, Ileus, Obstipation;
- **Leber**: Hepatitis, Ikterus, Hyperbilirubinämie;
- **Stoffwechsel**: Azidose, Hyper-, Hypokaliämie, Hyperglykämie, Hypomagnesiämie, Hypokalzämie, Hypercholesterinämie, Hyperurikämie;
- **Sonstiges**: opportunistische Infektionen, Ödeme, Fieber, Hypertrophie der Haut, Tumoren der Haut.

Kontraindikationen
Schwangerschaft, Stillzeit.

Interaktionen
- Bei gleichzeitiger Gabe mit Aciclovir können dessen Plasmakonzentrationen erhöht sein.
- Bei Behandlung mit magnesium- und aluminiumhaltigen Antazida kann die Resorption von Mycophenolatmofetil verringert sein.
- Bei gleichzeitiger Gabe von Colestyramin kann die Konzentration von MPA deutlich vermindert sein.

Bewertung

Reservemedikament zur Immunsuppression bei autoimmunologischen Neuro-, Myo- und Synaptopathien, jeweils Off-label-Gebrauch.

Neostigmin
- Neostig, 0,5 mg (Carinopharm)
- Neostigmin-Actavis, 0,5 mg – Inj.-Lsg. (Actavis Deutschland)
- Neostigmin-Rotexmedica, 0,5 mg – Inj.-Lsg. (Rotexmedica)

Pharmakodynamik
Reversible Bindung an das katalytische Zentrum der Cholinesterase und somit reversible Hemmung der Enzymaktivität. Somit wird das AzetylcholinAngebot im synaptischen Spalt der motorischen Endplatte erhöht.

Pharmakokinetik
Neostigmin wird nach oraler Gabe nur schlecht resorbiert. Ein Teil des Neostigmins wird vermutlich in der Leber metabolisiert, der Rest wird unverändert renal ausgeschieden. Die Eliminationshalbwertszeit liegt zwischen 24 und 80 min.

Indikation
Myasthenia gravis, Antagonisierung der muskelrelaxierenden Wirkung nichtdepolarisierender Muskelrelaxanzien.

Dosierung
- Mehrmals täglich 0,5 mg.

Nebenwirkungen
- **Vegetatives Nervensystem**: Schweißausbruch, Speichel-, Tränenfluss, erhöhte Bronchialsekretion, Durchfälle, Bauchkrämpfe, verstärkter Harndrang, Bradykardie, Hypotonie, Muskelzittern, Muskelschwäche.
- **Sonstiges**: Insuffizienz von ileorektalen Anastomosen.

Kontraindikationen
- Iritis,
- Asthma bronchiale,
- Überfunktion der Schilddrüse,
- Verengung oder Krämpfe des Darmkanals, der Gallenwege oder der Harnwege,
- Myotonie,
- Parkinson-Syndrom,
- Schockzustände,
- Behandlung mit depolarisiernden Muskelrelaxanzien.

■■ **Interaktionen**

▬ Wirkungsverstärkung von Morphinderivaten und Barbituraten.

▬ Wirkungsverstärkung von Neostigmin bis zur cholinergen Krise bei gleichzeitiger Anwendung von Parasympathomimetika.

▬ Ausgeprägte Bradykardie bei gleichzeitiger Behandlung mit β-Blockern.

Bewertung

Gut wirksam in der symptomatischen Behandlung der Myasthenia gravis.

■ **Niedermolekulares Heparin** (▶ Kap. 8)

▬ Certoparin-Natrium, Mono-Embolex – Amp.; Mono-Embolex – Fertigspritze (Novartis)

▬ Enoxaparin-Natrium Clexane, 20 mg, 40 mg, 60 mg, 80 mg, 100 mg – Fertigspritze (Sanofi-Aventis)

■■ **Dosierung**

▬ Bei Enoxaparin 0,4 ml 1-mal täglich s.c.

Bewertung

Gut belegte Wirksamkeit in der Thromboseprophylaxe.

■ **Oxycodon** (▶ Kap. 1)

▬ Oxycodon-HCL AbZ, 10 mg, 20 mg, 30 mg, 40 mg, 60 mg, 80 mg – Retardtbl. (AbZ Pharma)

▬ Oxycodon-HCL beta, 10 mg, 20 mg, 30 mg, 40 mg, 60 mg, 80 mg – Retardtbl. (betapharm)

▬ Oxycodon-HCL CT, 10 mg, 20 mg, 40 mg, 80 mg – Retardtbl. (AbZ Pharma)

▬ Oxycodon-HCL Hennig, 5 mg, 10 mg, 20 mg, 40 mg, 80 mg – Retardtbl. (Hennig Pharma)

▬ Oxycodon-HCL Heumann, 5 mg, 10 mg, 20 mg – Kps.; 5 mg, 10 mg, 20 mg, 30 mg, 40 mg, 60 mg, 80 mg – Retardtbl. (Heumann Pharma)

▬ Oxycodon-HCL neuraxpharm, 5 mg, 10 mg, 20 mg, 40 mg, 80 mg – Retardtbl. (neuraxpharm)

▬ Oxycodon-HCL ratiopharm, 5 mg, 10 mg, 20 mg – Kps.; 5 mg, 10 mg, 20 mg, 40 mg, 80 mg – Retardtbl. (ratiopharm)

▬ Oxygesic, 5 mg, 10 mg, 15 mg, 20 mg, 30 mg, 40 mg, 60 mg, 80 mg, 120 mg, 160 mg – Retardtbl.; 5 mg, 10 mg, 20 mg – Hartkps.; 5 mg, 10 mg, 20 mg – Schmelztbl.; Inj.-Lsg. (Mundipharma)

■■ **Indikation**

Starke bis sehr starke Schmerzen.

Bewertung

Kann zur Behandlung der Dyspnoe bei der ALS eingesetzt werden.

■ **Prednisolon**

▬ Decortin H, 1 mg, 5 mg, 10 mg, 20 mg, 50 mg – Tbl. (Merck serono)

▬ Dermosolon, 5 mg, 10 mg, 20 mg, 50 mg – Tbl. (Dermapharm)

▬ Hefasolon – Inj.-Lsg. (Riemser)

▬ Prednigalen, 10 mg, 25 mg – Inj.-Susp. (Galenpharma)

▬ Predni H Tablinen, 5 mg, 20 mg, 50 mg – Tbl.; 10 mg, 25 mg, 50 mg – Inj-Susp. (Winthop)

▬ Prednisolon, 1 mg, 5 mg, 10 mg, 20 mg, 50 mg – Tbl. (mibe)

▬ Prednisolon Galen, 2 mg, 5 mg, 20 mg, 50 mg – Tbl. (Galenpharma)

▬ Prednisolon Rotexmedica, 25 mg, 250 mg – Inj.-Susp. (Rotexmedica)

▬ Prednisolon-ratiopharm, 5 mg, 50 mg – Tbl. (Ratiopharm)

▬ Prednisolut, 10 mg L, 25 mg L, 100 mg L – Trockensubstanz und Lösungsmittel zur Inj.; 250 mg, 500 mg, 1000 mg – Trockensubstanz und Lösungsmittel zur Inj. (mibe)

▬ Solu-Decortin H, 10 mg, 25 mg, 50 mg, 100 mg, 250 mg, 500 mg, 1000 mg – Pulver (Merck Serono)

- **Prednison**
- Decortin, 1 mg, 5 mg, 20 mg, 50 mg – Tbl. (Merck Serono)
- Prednison Galen, 5 mg, 20 mg, 50 mg –Tbl. (Galenpharma)
- Prednison-ratiopharm, 5 mg – Tbl. (ratiopharm)
- Predni Tablinen, 5 mg, 20 mg – Tbl. (Winthrop)
- Rectodelt 100 – Supp. (Trommsdorf)

•• Pharmakodynamik

Prednison ist ein nichtfluoriertes Glukokortikoid. In höheren als den zur Substitution notwendigen Dosen wirkt es schnell antiphlogistisch und verzögert immunsuppressiv.

•• Pharmakokinetik

Prednison wird nach oraler Gabe rasch und fast vollständig resorbiert. Bei der primären Leberpassage wird es zu 80–100% zu Prednisolon metabolisiert, auch der übrige Metabolismus erfolgt in der Leber, die inaktiven Metaboliten werden renal eliminiert. Die Plasmaeliminationshalbwertszeit beträgt ca. 3 h, die Wirkzeit ist mit 18–36 h deutlich länger.

•• Indikation

Substitutionstherapie, Autoimmunerkrankungen, u. a. Myasthenia gravis.

•• Dosierung

- 1 mg/kgKG pro Tag und im Verlauf nach Effekt reduzieren.

•• Nebenwirkungen

- **Nervensystem**: Pseudotumor cerebri, Depression, Gereiztheit, Euphorie, Antriebssteigerung;
- **Magen-Darm-Trakt**: Ulzera, Blutungen, Pankreatitis;
- **Herz-Kreislauf-System**: Hypertonie, Erhöhung des Atherosklerose- und Thromboserisikos;
- **Blutbild**: Leukozytose, Lympho-, Eosinopenie, Polyglobulie;
- **Auge**: Glaukom, Katarakt;

- **Haut**: Striae, Atrophie, Petechien, Steroidakne, verzögerte Wundheilung;
- **Sonstiges**: Cushing-Syndrom, Muskelatrophie, Osteoporose, verminderte Glukosetoleranz, Diabetes mellitus, Natriumretention mit Ödembildung, vermehrte Kaliumausscheidung.

•• Kontraindikationen

- Akute Virusinfektionen,
- HBsAG-positive chronisch-aktive Hepatitis,
- 8 Wochen vor bis 2 Wochen nach Schutzimpfungen,
- Lymphadenitis nach BCG-Impfung.

•• Interaktionen

- Enzyminduktoren wie Rifampicin, Phenytoin, Barbiturate können die Kortikoidwirkung vermindern.
- Östrogenhaltige Kontrazeptiva können die Kortikoidwirkung verstärken.
- Die gleichzeitige Gabe von nicht-steroidalen Antiphlogistika bedeutet ein erhöhtes Risiko für Blutungen im Magen-Darm-Trakt.
- Prednison kann die blutzuckersenkende Wirkung von Antidiabetika vermindern.
- Prednison verstärkt durch den Kaliummangel die Glykosidwirkung.
- Prednison schwächt die Gerinnungshemmung von Kumarinderivaten.
- Bei gleichzeitiger Gabe von Prednison und ACE-Hemmern besteht ein erhöhtes Risiko für Blutbildveränderungen.
- Bei gleichzeitiger Behandlung mit Chloroquin, Hydroxychloroquin oder Mefloquin besteht ein erhöhtes Risiko für Myo- und Kardiomyopathie.
- Gleichzeitige Gabe von Salurektika oder Abführmitteln mit Prednison kann eine Hypokaliämie bewirken.
- Bei gleichzeitiger Gabe mit Ciclosporin besteht eine erhöhte Gefahr für Krampfanfälle.
- Bei gleichzeitiger Gabe mit Atropin oder anderen Anticholinergika ist eine

zusätzliche Augeninnendrucksteigerung möglich.

- Die Somatropinwirkung kann bei Langzeitgabe von Prednison vermindert sein.

Bewertung

Immunsuppressivum mit schneller Wirkung.

• Pyridostigmin

- Kalymin, 10 mg, 60 mg – Tbl.; 180 mg – Retardtbl.; 5 mg – Inj.-Lsg. (Temmler Pharma)
- Mestinon, 10 mg, 60 mg – Tbl.; 180 mg – Retardtbl.; 5 mg – Inj.-Lsg. (MEDA Pharma)

▪▪ Pharmakodynamik

Reversible Bindung an das katalytische Zentrum der Cholinesterase und somit reversible Hemmung der Enzymaktivität, wodurch das Azetylcholinangebot im synaptischen Spalt der motorischen Endplatte erhöht wird.

▪▪ Pharmakokinetik

Die Resorptionsgeschwindikeit und -rate sind nach oraler Gabe sehr variabel. Nach oraler Gabe werden nur 22–25% resorbiert. Ein Großteil des resorbierten Pyridostigmins wird unverändert renal ausgeschieden, der Rest wird als inaktiver Metabolit renal eliminiert. Wirkdauer 2–4 h, bei der Retard-Formulierung 6–12 h.

▪▪ Indikation

Myasthenia gravis.

▪▪ Dosierung

- Oral: Pyridostigmin 1–3 Tbl. à 60 mg 2- bis 4-mal täglich; Pyridostigmin ret. 2× täglich 1–3 Tbl.
- Parenteral: 2–5 mg pro Tag.

▪▪ Nebenwirkungen

- **Vegetatives Nervensystem**: Schweißausbruch, Speichel-, Tränenfluss, erhöhte

Bronchialsekretion, Übelkeit, Durchfälle, Bauchkrämpfe, verstärkter Harndrang, Akkomodationsstörungen, Badykardie, Hypotonie;

- **Sonstiges**: Hautausschlag, psychopathologische Symptome bis zur Psychose.

▪▪ Kontraindikationen

- Mechanische Verschlüsse der Verdauungs- oder Harnwege,
- Erkrankungen mit erhöhtem Tonus der Bronchialmuskulatur,
- Stillzeit.

▪▪ Interaktionen

- Pyridostigmin kann die blockierende Wirkung von Sukzinylcholin verlängern.
- Methylzellulose verhindert die Absorption von Pyridostigmin.

Bewertung

Gut wirksam zur symptomatischen Behandlung bei der Myasthenia gravis, kann zudem die Muskelschwäche bei der ALS und dem Post-Polio-Syndrom mindern. Bei ALS und Post-Polio-Syndrom Off-label-Gebrauch.

• Riluzol

- Rilutek, 50 mg – Filmtbl. (Sanofi Aventis)

▪▪ Pharmakodynamik

Riluzol hemmt die glutamaterge Transmission. Ob dieser Mechanismus zu der Progressverzögerung der ALS beiträgt, ist nicht gesichert.

▪▪ Pharmakokinetik

Riluzol wird nach oraler Gabe schnell resorbiert, die absolute Bioverfügbarkeit beträgt 60%. Fettreiche Nahrung verzögert Geschwindigkeit und Ausmaß der Resorption. Es wird zu 97% an Proteine gebunden. Riluzol wird durch Zytochrom-P450 metabolisiert, die Metabolite werden fast vollständig renal ausgeschieden. Die Eliminationshalbwertszeit beträgt 9–15 h.

■■ **Indikation**

Verlängerung der Lebenserwartung bei ALS.

■■ **Dosierung**

▬ 2×50 mg pro Tag.

■■ **Nebenwirkungen**

▬ **Nervensystem**: Kopfschmerz, Benommenheit, orale Parästhesien;
▬ **Magen-Darm-Trakt**: Übelkeit, Durchfall, Bauchschmerzen, Erbrechen, Pankreatitis;
▬ **Leber**: meist transiente Erhöhung der Transaminasen, Gelbsucht;
▬ **Sonstiges**: anaphylaktische Reaktionen, Anämie, Tachykardie.

■■ **Kontraindikationen**

▬ Lebererkrankungen, vorbestehende deutliche Transminasenerhöhung,
▬ Schwangerschaft, Stillzeit.

■■ **Interaktionen**

▬ Hemmstoffe der CYP1A2 wie Koffein, Diclofenac, Diazepam, Nicergolin, Clomipramin, Imipramin, Fluvoxamin, Phenacetin, Theophyllin, Amitriptylin und Chinolone können möglicherweise die Eliminationsrate von Riluzol verringern.
▬ Induktoren der CYP1A2 wie Rifampicin oder Omeprazol können möglicherweise die Elimination von Riluzol beschleunigen.

Bewertung

Bisher einzige wirksame Substanz, um den Verlauf der ALS zu verlangsamen.

■ **Theophyllin**

▬ Afonilum, 125 mg, 250 mg, 375 mg – Retardkps. (Abbott)
▬ Aminophyllin, 125 mg – Tbl. (Nycomed)
▬ Bronchoretard, 100 mg, 200 mg, 350 mg, 500 mg – Retardkps. (Astellas Pharma)
▬ Euphylong, 125 mg, 200 mg, 250 mg, 300 mg, 375 mg, 500 mg – Retardkps. (Nycomed)

▬ Solosin, 135 mg, 270 mg – Retardtbl. (Sanofi-Aventis/Winthrop)
▬ Theo-CT, 125 mg, 250 mg – Retardkps. (AbZ Pharma)
▬ Theophyllin AL, 200 mg, 300 mg – Retardkps. (Aliud Pharma)
▬ Theophyllin retard-ratiopharm, 125 mg, 250 mg, 375 mg, 500 mg – Retardkps. (ratiopharm)
▬ Uniphyllin, 300 mg, 400 mg, 600 mg – Retardtbl. (Mundipharma)

■■ **Pharmakodynamik**

Theophyllin hemmt die Phosphodiesterase und bewirkt so einen Anstieg des intrazellulären cAMP.

■■ **Pharmakokinetik**

Theophyllin wird nach oraler Gabe vollständig resorbiert. Es wird zu 60% an Plasmaproteine gebunden. Ein Großteil wird in der Leber über Zytochrom-P450 metabolisiert und der Rest wird renal eliminiert.

■■ **Indikation**

Behandlung von Atemnot bei Bronchokonstriktion oder obstruktiver Atemwegserkrankung.

■■ **Dosierung**

▬ 300–800 mg pro Tag.

■■ **Nebenwirkungen**

▬ **Nervensystem**: Kopfschmerzen, Krampfanfälle, Unruhe, Schlaflosigkeit, Tremor;
▬ **Magen-Darm-Trakt**: Übelkeit, Erbrechen, Stimulation der Magensäure;
▬ **Herz-Kreislauf-System**: Tachykardie, Arrhythmie, Palpitationen, Blutdruckabfall;
▬ **Sonstiges**: verstärkte Diurese, Hypokaliämie, Hyperkalzämie, -glykämie, -urikämie.

■■ **Kontraindikationen**

▬ Frischer Herzinfarkt,
▬ akute tachykarde Arrhythmien.

▪▪ Interaktionen

- Beschleunigter Abbau bzw. verminderte Wirksamkeit von Theophyllin bei Rauchern und bei gleichzeitiger Einnahme von Barbituraten, Carbamazepin, Phenytoin, Rifampicin, Sulfinpyrazon, Johanniskraut, Aminoglutethimid.
- Verzögerter Abbau bzw. vermehrte Nebenwirkungen bei gleichzeitiger Einnahme von oralen Kontrazeptiva, Makrolidantibiotika, Chinolonen, Tiabendazol, Kalziumantagonisten, Propranolol, Propafenon, Mexiletin, Ticlopedin, Cimetidin, Allopurinol, α-Interferon, Rofecoxib, Pentoxifyllin, Fluvoxamin, Viloxazin, Disulfiram.
- Theophyllin kann die Wirkung von β-Blockern, Adenosin, Lithiumcarbonat und Benzodiazepinen abschwächen.
- Theophyllin verstärkt die harntreibende Wirkung von Diuretika.
- In Kombination mit Halothan kann Theophyllin schwere Herzrhythmusstörungen hervorrufen.

Bewertung

Theophyllin kann bei zentralen Atemstörungen der ALS eingesetzt werden, um den Atemantrieb zu steigern. Off-label-Gebrauch.

Neurologische Erkrankungen in der Schwangerschaft

Frank Block

13.1 Einleitung – 450

13.2 Präexistente neurologische Erkrankungen in der Schwangerschaft – 450
13.2.1 Epilepsie – 450
13.2.2 Migräne – 452
13.2.3 Multiple Sklerose (MS) – 453
13.2.4 Myasthenia gravis – 454

13.3 Neurologische Erkrankungen mit erhöhter Inzidenz in der Schwangerschaft – 455
13.3.1 Zerebrale Ischämie – 455
13.3.2 Intrazerebrale Blutung – 455
13.3.3 Subarachnoidalblutung – 456
13.3.4 Sinusthrombose – 456
13.3.5 Restless-legs-Syndrom – 456
13.3.6 Engpasssyndrome und andere periphere Nervenkompressionssyndrome – 457

13.4 Schwangerschaftsspezifische Erkrankungen mit neurologischen Symptomen – 459
13.4.1 Eklampsie – 459
13.4.2 HELLP-Syndrom – 460
13.4.3 Fruchtwasserembolie – 460
13.4.4 Akute Hypophyseninsuffizienz – 460

13.5 Präparate – 461

© Springer-Verlag GmbH Deutschland, ein Teil von Springer Nature 2018
F. Block (Hrsg.), *Praxisbuch neurologische Pharmakotherapie*,
https://doi.org/10.1007/978-3-662-55838-6_13

13.1 Einleitung

Grundsätzlich kann jede neurologische Erkrankung einer erwachsenen Frau auch während
der Schwangerschaft oder im Wochenbett auftreten. Die dabei zu beachtenden Besonderhei-
ten der Therapie müssen mit dem behandelnden Gynäkologen abgesprochen werden. In den
meisten Fällen betrifft dies jedoch allgemeine
Grundsätze der Diagnostik und Behandlung
in der Schwangerschaft, die auch für andere
Fachgebiete zutreffen. Die Erkrankungen in
der Schwangerschaft lassen sich in 3 Gruppen
einteilen:
1. Erkrankungen, die bereits vor der Schwangerschaft bestanden haben oder die zufällig
   in dieser Phase auftreten, wie Migräne,
   multiple Sklerose, Myasthenia gravis oder
   Epilepsie,
2. Erkrankungen, die auch außerhalb der
   Schwangerschaft auftreten, aber im Umfeld
   der Schwangerschaft eine erhöhte Inzidenz
   aufweisen. Hierzu gehören unter anderem
   die zerebrale Ischämie, das Restless-legs-
   und die Engpasssyndrome.
3. Die Präeklampsie/Eklampsie, das HELLP-
   Syndrom, die Fruchtwasserembolie und
   die akute Hypophyseninsuffizienz stellen
   schwangerschaftsspezifische Erkrankungen
   dar, die mit neurologischen Symptomen
   einhergehen.

13.2 Präexistente neurologische Erkrankungen in der Schwangerschaft

13.2.1 Epilepsie

Wie aufgrund der allgemeinen Prävalenz zu
erwarten, leiden 0,5–1% der Schwangeren an
Epilepsie. Auch wenn in der überwältigenden
Mehrheit von mehr als 90% Schwangerschaft
und Geburt normal verlaufen und gesunde
Kinder zur Welt kommen, gibt es einige Pro-
blembereiche. Diese sind die Antiepilepti-
ka-induzierte Teratogenität, Veränderung der

Anfallsfrequenz während der Schwangerschaft,
geburtshilfliche Probleme und das Stillen.

- **Auswirkungen der Antiepileptika auf den Fetus**

Die Fehlbildungsrate bei Kindern epileptischer Mütter ist doppelt bis 3-mal so hoch wie
die nichtepileptischer Mütter. Dieses erhöhte
Risiko lässt sich eindeutig auf die Therapie mit
Antiepileptika während der Schwangerschaft
zurückführen. Besonders relevant sind große
Fehlbildungen wie Neuralrohrdefekte, Herz-
fehlbildungen, Lippen-Kiefer-Gaumen-Spalten,
Mikrozephalie und Fehlbildungen im Urogenitaltrakt. Zudem kann es zu kleinen Fehlbildungen wie Dysmorphie des Gesichtes, Fingerano-
malie oder Nagelhypoplasie kommen, die sich
zum Teil später verwachsen oder überwiegend
nur kosmetisch störend sind. Einige dieser Fehlbildungen treten im Zusammenhang mit speziellen Antiepileptika auf. Am häufigsten werden
Neuralrohrdefekte unter Valproat beobachtet,
aber auch unter Carbamazepin. Das Auftreten
von Herzfehlern oder Lippen-Gaumen-Spalten
ist mit der Einnahme von Phenytoin oder Phenobarbital assoziiert. Zudem gibt es Hinweise,
dass Valproat im Langzeitverlauf Intelligenz-
minderung und autismusähnliche Bilder bei
den Kindern bedingen kann. Die Fehlbildungsrate unter der Behandlung mit Valproat scheint
sich mit ansteigender Dosis zu erhöhen, sodass
eine Dosisreduktion dieses Antiepileptikums
vor allem im ersten Trimenon zu erwägen ist.
Besonders hoch ist die Rate der Fehlbildungen
unter einer Polytherapie.

Ein möglicher Mechanismus der teratogenen Wirkungen der Antiepileptika ist ein Folsäuremangel bzw. -antagonismus. Das teratogene Risiko der neueren Antiepileptika wie
Oxcarbazepin, Gabapentin, Felbamat, Vigabatrin, Topiramat, Zonisamid oder Lacosamid ist
bisher nicht abschätzbar. In Tierversuchen sind
die teratogenen Effekte der neuen Antiepileptika geringer als die der alten. Die bisher vorliegenden klinischen Daten basieren auf Beobachtungen an Patientinnen, die eine dieser
Substanzen als Add-on-Medikation einnahmen,
sodass eine eindeutige Zuordnung von eventuell

auftretenden teratogenen Schäden nicht möglich ist. Aktuelle Untersuchungen konnten für Lamotrigin und Levetiracetam keine teratogene Wirkung nachweisen. Die aufgrund von mehreren Fallberichten angenommene erhöhte neonatale Blutungsneigung konnte in einer prospektiven, kontrollierten Studie nicht nachgewiesen werden. Somit ist auch die routinemäßige Gabe von Vitamin K_1 in den letzten 2 Wochen vor der Geburt nicht zwingend indiziert.

■ **Einfluss der Schwangerschaft auf die Epilepsie**

Es kann während der Schwangerschaft zu einer Zunahme der Anfallsfrequenz kommen, wobei der Anteil der Frauen mit erhöhter Anfallsfrequenz zwischen 4 und 75% variiert. Mehrere Gründe scheinen hierzu beizutragen. Veränderungen der Resorption und Elimination der antiepileptischen Medikation, Zunahme des Plasmavolumens und des Volumens der extrazellulären Flüssigkeit und eine gesteigerte metabolische Kapazität der mütterlichen Leber sind Faktoren, die zu einer niedrigeren Konzentration der Antiepileptika im Blut führen können. Die Serumkonzentration von Lamotrigin, Levetiracetam und Oxcarbazepin sinkt während der Schwangerschaft besonders stark ab. Ein sehr wichtiger und häufiger Grund für das Ansteigen der Anfallsfrequenz ist die verminderte Compliance hinsichtlich der antiepileptischen Medikation aus Angst vor möglichen Auswirkungen auf den Fetus bzw. Embryo. Darüber hinaus kann die Schwangerschaft durch Änderung des Schlafrhythmus Anfälle provozieren.

■ **Einfluss der Epilepsie auf die Schwangerschaft**

Hinsichtlich geburtshilflicher Komplikationen ist anzumerken, dass bei Patientinnen mit Epilepsie vaginale Blutungen, spontane Aborte, vorzeitige Entbindung, Entbindungen mit Unterstützung durch Zange oder Vakuumpumpe und Kaiserschnittentbindungen häufiger sind als in der Normalbevölkerung. Während der Schwangerschaft auftretende Anfälle können durch maternale Verletzungen oder durch Minderperfusion und Hypoxie der Plazenta zu spontanen Aborten, fetaler Hypoxie oder Bradykardie und intrauterinem Tod führen. Zudem ist das Mortalitätsrisiko für Frauen mit Epilepsie in und kurz nach der Schwangerschaft deutlich erhöht. Diese Beobachtungen sind ein wesentliches Argument bei einer Patientin mit Epilepsie und Schwangerschaft, die antiepileptische Behandlung fortzuführen.

■ **Antiepileptische Behandlung in der Schwangerschaft**

Frauen mit einer Epilepsie, bei denen ein Kinderwunsch besteht, sollten vor einer geplanten Schwangerschaft dahingehend beraten werden, dass sie mit hoher Wahrscheinlichkeit eine normale Schwangerschaft und die Geburt eines gesunden Kindes erwarten können. Bei Patientinnen, die unter einer antiepileptischen Behandlung 2 Jahre anfallsfrei waren, ist ein Auslassversuch vor der geplanten Schwangerschaft durchaus gerechtfertigt. Hierbei ist darauf zu achten, dass das Antiepileptikum 6 Monate vor der geplanten Empfängnis abgesetzt ist. Treten darunter erneut Anfälle auf oder ist es unter der antiepileptischen Therapie zur Konzeption gekommen, ist es unverzichtbar, die antiepileptische Behandlung durch- bzw. fortzuführen. Die Anfallskontrolle sollte mit dem Antiepileptikum der Wahl hinsichtlich des Anfallstyps und des Epilepsiesyndroms erfolgen. Dieses sollte möglichst mit einer Monotherapie in niedrigster, effektiver Dosis erreicht werden. Aufgrund der Datenlage hinsichtlich eines geringen Fehlbildungsrisikos sind Lamotrigin und Levetiracetam zu bevorzugen. Dabei ist zu beachten, dass der Spiegel beider Medikamente durch die Schwangerschaft deutlich absinken kann.

🛆 Eine Polytherapie, vor allem Kombinationen, die Carbamazepin, Valproat oder Phenobarbital enthalten, sollte vermieden werden.

Besonders wichtig ist eine eingehende Aufklärung über Nutzen und Risiko der Medikation und Risiken, die durch die Anfälle hervorgerufen werden, um die Compliance zu verbessern.

Während der Schwangerschaft sollte eine engmaschige Anbindung an eine neurologische Praxis gewährleistet sein, um durch Zwischenanamnese und Serumspiegelkontrollen die Dosierung des Antiepileptikums anzupassen. Auch nach der Geburt sind neurologische Untersuchungen und Spiegelkontrollen unbedingt notwendig, um rechtzeitig eine Überdosierung zu erkennen und eine Dosisreduktion durchzuführen. Bei positiver Familienanamnese hinsichtlich Neuralrohrdefekten ist möglichst eine Behandlung mit Carbamazepin oder Valproat zu unterlassen. Bei der Behandlung mit Carbamazepin oder Valproat sollte der Patientin die Möglichkeit der pränatalen Diagnostik mit der Frage nach Neuralrohrdefekten angeboten werden. Bei Therapie mit Valproat soll die Tagesdosis auf 3–4 Einzelgaben verteilt werden, um zu hohe Plasmaspiegel zu vermeiden. Aufgrund der Interaktion der Antiepileptika mit Folsäure und aufgrund des Zusammenhanges zwischen niedrigem Folsäurespiegel und Fehlbildungsrate ist eine Folsäuresubstitution (2,5–5 mg/Tag) empfehlenswert. Diese sollte am besten bereits vor der Empfängnis begonnen werden, in jedem Fall aber ab Bekanntwerden der Schwangerschaft.

Die Antiepileptika treten in die Muttermilch über und weisen dort in Abhängigkeit von ihrer Plasmaeiweißbindung Konzentrationen von bis zu 80% des Serumspiegels auf. Generell ist das Stillen unter Einnahme von Antiepileptika als unbedenklich einzustufen. Besonders unter Barbituraten und Benzodiazepinen kann es zu einer Sedierung der Neugeborenen kommen. Bei ausgeprägter Sedierung sind durchaus ein Abstillen und eine Umstellung der Ernährung des Neugeborenen zu erwägen.

13.2.2   Migräne

Die Migräne ist im Hinblick auf die Schwangerschaft aus zwei Gründen besonders interessant:
1. Frauen im gebärfähigen Alter stellen die Gruppe mit der größten Prävalenz von Migräne dar.
2. Veränderungen der Geschlechtshormone haben einen Einfluss auf den Verlauf der

Migräne. Viele Frauen berichten über eine Häufung bzw. Bindung der Migräneattacken an ihre Regelblutung, sodass bereits der Begriff der „menstruellen Migräne" geprägt wurde. Als Ursache dafür wird der prämenstruelle Östrogenabfall diskutiert.

- **Einfluss der Schwangerschaft auf die Migräne**

Für die Schwangerschaft stellt es sich so dar, dass ein Großteil der Patientinnen (ca. 60–70%), die vorher an einer Migräne litten, während der Schwangerschaft keine oder deutlich weniger Attacken erleiden. Der anhaltend hohe Spiegel von Östrogen während der Schwangerschaft wird als eine Ursache für die Abnahme der Migräneattacken angesehen.

- **Einfluss der Migräne auf die Schwangerschaft**

Die Migräne erhöht weder bei der Mutter noch beim Kind das Risiko für Schwangerschaftskomplikationen.

- **Therapie**

Die Behandlung der Migräneattacken wird im 1. Schritt mit nichtmedikamentösen Therapien wie dem muskulären Relaxationsverfahren nach Jacobson, autogenem Training oder Biofeedback durchgeführt. Bei fehlendem bzw. unzureichendem Effekt werden die Attacken mit Paracetamol (1000 mg) kupiert, bei ausgeprägter Übelkeit werden zuvor 20 Tropfen Metoclopramid verabreicht. Für die Azetylsalizylsäure in analgetischer Dosierung (500–1000 mg) konnten zwar keine teratogenen Effekte nachgewiesen werden, allerdings beschränken Nebenwirkungen wie Hemmung der Uteruskontraktion, erhöhtes Risiko der Blutung oder Einengung des Ductus arteriosus die Anwendung vor allem im 3. Trimester. Ergotaminpräparate verbieten sich aufgrund der uterotonischen Wirkung. Hinsichtlich der Triptane, die sich als sehr potente Migränetherapeutika erwiesen haben, ist aufgrund der mangelnden Erfahrung größte Zurückhaltung geboten. Sowohl tierexperimentelle Daten als auch ein Schwangerschaftsregister lassen für Sumatriptan, das älteste Triptan, keine erhöhte Fehlbildungsrate erkennen. Aufgrund der Tatsache, dass in vielen Fällen die Frequenz der Migräneattacken während der Schwangerschaft abnimmt, ist die Indikation zur Prophylaxe selten gegeben. Sollte es dennoch nötig sein, sind die β-Rezeptorenblocker Propranolol (40–160 mg/Tag) oder Metoprolol (50–200 mg/Tag) Medikamente der Wahl.

13.2.3 Multiple Sklerose (MS)

Aufgrund der epidemiologischen Datenlage – das Hauptmanifestationsalter liegt zwischen dem 15. und 40. Lebensjahr und es besteht eine 1,8-fach höhere Inzidenzrate bei Frauen – ist die MS eine neurologische Erkrankung, die schwangere Frauen betreffen kann.

- **Einfluss der Schwangerschaft auf die multiple Sklerose**

Ein möglicher Einfluss der Schwangerschaft auf die MS besteht darin, dass die Schubrate während der Schwangerschaft reduziert ist, wohingegen die Schubrate in den ersten 6 Monaten post partum erhöht ist. Der Langzeitverlauf der MS insgesamt scheint durch Schwangerschaften nicht verändert zu sein. Zudem gibt es keinen Anhalt für eine negative Auswirkung der Schwangerschaft auf die neurologischen Manifestationen der MS.

- **Einfluss der multiplen Sklerose auf die Schwangerschaft**

Eine wesentliche Beeinträchtigung der Schwangerschaft oder der Geburt durch die MS war bisher nicht zu beobachten. Ebenso gibt es keine Hinweise auf eine erhöhte Fehlbildungsrate oder andere Veränderungen wie verminderter Kopfumfang oder reduziertes Geburtsgewicht. Vor diesem Hintergrund ist es nicht notwendig, MS-kranken Patientinnen generell von einer Schwangerschaft abzuraten, zumindest nicht hinsichtlich des Risikos einer deutlichen Verschlechterung der Erkrankung oder negativen Auswirkungen auf das Kind. Allerdings müssen bei einer solchen Beratung die durch die MS bereits vor einer Schwangerschaft hervorgerufenen und bleibenden Symptome wie z. B. eine Querschnittslähmung berücksichtigt werden, die durch die daraus resultierende Behinderung die Schwangerschaft oder Geburt beeinträchtigen können.

- **Therapie**

Ein Schub, der im 2. oder 3. Trimester der Schwangerschaft auftritt, kann in Abhängigkeit seines Ausmaßes und des Gestationsalters nach Rücksprache mit dem betreuenden Gynäkologen mit einer Kortisonstoßtherapie (3 Tage 1000 mg/Tag Methylprednisolon, dann über 100 mg/Tag in 20 mg Schritten über 10 Tage ausschleichen) behandelt werden. Aus mehreren Studien lässt sich eine schubreduzierende Wirkung einer prophylaktischen Behandlung mit intravenösen Immunglobulinen in der postpartalen Phase ablesen. Da es hierfür keine Zulassung gibt, handelt es sich um einen Off-label-Gebrauch. Es empfiehlt sich daher, diese Therapie bei den Kostenträgern im Vorfeld zu beantragen. Für die seit Jahren zugelassenen Medikamente zur Prophylaxe (Interferon-β, Glatirameracetat) zeigen Registerstudien keine erhöhte Rate von Teratogenität oder Fehlgeburten. Diese Erkenntnis hat bei Glatirameracetat dazu geführt, dass die Schwangerschaft als Kontraindikation gestrichen wurde. Natalizumab, Fingolimod, Teriflunomid, Fumarsäure, Alemtuzumab und Daclizumab sind während der Schwangerschaft und der Stillzeit streng kontraindiziert.

> ❗ Die immunsuppressiven Medikamente Azathioprin, Mitoxantron und Cyclophosphamid dürfen aufgrund teratogener Effekte nicht gegeben werden.

Indikationen zum Schwangerschaftsabbruch allein aufgrund der MS und zu deren Behandlung eingesetzter Medikamente gibt es nicht. Ausgeprägte motorische Behinderungen wie z. B. bei einer Querschnittssymptomatik können Gründe für unterstützende Maßnahmen bei der Geburt oder für einen Kaiserschnitt darstellen.

13.2.4   Myasthenia gravis

Da der erste Gipfel des Erkrankungsalters zwischen 20 und 40 Jahren liegt und da Frauen doppelt so häufig wie Männer an einer Myasthenia gravis erkranken, kann die eher seltene Erkrankung auch schwangere Frauen betreffen.

- **Einfluss der Schwangerschaft auf die Myasthenia gravis**

Neben einer möglichen Verschlechterung der Myasthenie unter der Schwangerschaft stellen die Therapie der Myasthenie und die transiente neonatale Myasthenie die wesentlichen Probleme dar. Die bisherigen Untersuchungen über einen möglichen Einfluss der Schwangerschaft auf den Verlauf der Myasthenia gravis lassen keine klare Richtung erkennen. Bei einem Drittel kommt es zu einer Verschlechterung, ein weiteres Drittel bemerkt eine Verbesserung und beim letzten Drittel gibt es keine Änderung der myasthenen Symptomatik.

- **Einfluss der Myasthenia gravis auf die Schwangerschaft**

Die Masthenia gravis hat nur einen geringen Einfluss auf die Schwangerschaft, was vor allem dadurch bedingt ist, dass der kontraktile Apparat des Uterus aus glatter Muskulatur besteht, die von der Erkrankung nicht betroffen ist. Allerdings wird in der Austreibungsphase der Geburt auch die quergestreifte Muskulatur eingesetzt, sodass bei einer Schwächung der abdominellen Muskulatur im Rahmen der Myasthenie eine Zangen- oder Saugglockenentbindung notwendig werden kann. Indikationen für einen Kaiserschnitt sind nur aus geburtshilflicher und nicht aus neurologischer Sicht zu stellen.

- **Therapie**

Die symptomatische Therapie – Pyridostigmin in möglichst niedriger Dosierung als Dauerbehandlung und die Plasmapherese bzw. die intravenöse Gabe von Immunglobulinen im Fall einer myasthenen Krise – weist keine Unterschiede zur Myastheniebehandlung außerhalb der Schwangerschaft auf. Die bei der Plasmapherese notwendige Antikoagulation und die

einfachere Durchführbarkeit der Immunglobulinbehandlung sind Gründe, letztere der Plasmapherese vorzuziehen. Dahingegen wird die Immunsuppression mit Kortison (initial 1 mg/kgKG) erzielt.

> **!** Andere Immunsuppressiva wie Azathioprin oder Ciclosporin sind wegen möglicher teratogener Effekte kontraindiziert. Im Hinblick auf Medikamente, die aus geburtshilflicher Sicht gegeben werden und die die myasthene Symptomatik verschlechtern können und somit kontraindiziert sind, ist vor allem Magnesiumsulfat zu nennen, welches zur Behandlung der Präeklampsie und Eklampsie benutzt wird. Ebenso sind Muskelrelaxanzien kontraindiziert, sodass bei operativen Eingriffen eine Spinal- oder Periduralanästhesie zu bevorzugen ist.

- **Folgen für das Neugeborene**

Bei ungefähr 15% der Kinder myasthener Mütter entwickelt sich eine transiente myasthene Symptomatik, die durch ein intrauterines Übertreten der maternalen Azetylcholinrezeptorantikörper auf den Fetus bedingt ist. Einige Stunden bis 3 Tage nach der Geburt zeigen sich Anzeichen einer Muskelschwäche in Form von Schluck- und Saugproblemen, leisem Schreien und verminderter Mimik. Es kann auch zu respiratorischen Problemen kommen. Eine symptomatische Therapie erfolgt mit Neostigmin, welches parenteral 20–30 min vor der Nahrungsaufnahme verabreicht wird. In schweren Fällen kann eine Plasmapherese oder intravenöse Gabe von Immunglobulinen notwendig werden. Die Prognose der neonatalen Myasthenie ist gut, die Symptome klingen in der Regel innerhalb von 8–16 Wochen komplett ab. Sowohl Azetylcholinrezeptorantikörper als auch Cholinesterasehemmer können durch die Muttermilch auf das Kind übertragen werden, sodass es zu myasthenen bzw. parasympathomimetischen Nebenwirkungen kommen kann. Zudem gelangen die Kortikosteroide und die anderen Immunsuppressiva über das Stillen in den kindlichen Organismus. Da Substanzen wie Azathioprin oder Cyclophosphamid eine Immunsuppression beim Kind hervorrufen können, ist in diesen Fällen vom Stillen abzusehen. Gegen Kortikosteroide gibt es keine wesentlichen Einwände.

13.3 Neurologische Erkrankungen mit erhöhter Inzidenz in der Schwangerschaft

13.3.1 Zerebrale Ischämie

Aus der älteren Literatur lässt sich ein bis zu 13-fach erhöhtes Risiko für zerebrale Ischämien während der Schwangerschaft und des Puerperiums ablesen. Diese Zahlen sind jedoch nicht repräsentativ für die heutige Inzidenz von schwangerschaftsassoziierten zerebralen Ischämien, da in den meisten Studien ein Selektionsbias durch die Analyse von Daten aus einem einzigen Krankenhaus zustande kam. Zwei neuere Studien untersuchten die Inzidenz von zerebralen Ischämien in jeweils einer großen Region mit 3 bzw. 10 Mio. Einwohnern, wobei alle Akutkrankenhäuser miteinbezogen wurden. Sie konnten zeigen, dass ein erhöhtes Risiko für zerebrale Ischämien vor allem im frühen Puerperium besteht.

Die Lyse mit Gewebeplasminogenaktivator und die mechanische Rekanalisation stellen die etablierte Akuttherapie der zerebralen Ischämie dar. Die Lysetherapie darf allerdings nicht bei Schwangeren angewendet werden. Bei der mechanischen Rekanalisation ist eine Abwägung zwischen der Schwere des akuten Krankheitsbildes und der Belastung durch die Röntgenstrahlen zu treffen. Zur Sekundärprophylaxe während der Schwangerschaft ist Heparin sicherlich am besten geeignet, da es als großes Molekül nicht in die Plazenta übertritt und aufgrund seiner kurzen Halbwertszeit gut steuerbar ist. Niedrigmolekulares Heparin, das ebenfalls nicht in die Plazenta übertritt, ist einfacher zu handhaben. Das Blutungsrisiko unter Heparin scheint sich nicht zwischen schwangeren und nichtschwangeren Frauen zu unterscheiden. Die einzige Ausnahme ist die Phase der Entbindung, unter der es zu einer deutlich verlängerten Wirkung hinsichtlich der Antikoagulation kommt, sodass die Heparinbehandlung 24 h vor der geplanten Entbindung ausgesetzt wird. Niedrig dosierte Azetylsalizylsäure (bis 100 mg/Tag) kann im 2. und 3. Trimester als Sekundärprophylaxe gegeben werden.

> ❗ Für das 1. Trimester ist die Datenlage bezüglich teratogener Effekte widersprüchlich, sodass Azetylsalizylsäure in dieser Zeit eher nicht gegeben werden sollte. Für die anderen Thrombozytenaggregationshemmer (Clopidogrel) gibt es zurzeit zu wenig klinische Erfahrungen bezüglich der Anwendung während der Schwangerschaft, sodass eine Behandlung hiermit nicht empfohlen werden kann. Coumarinderivate wie Marcumar sind aufgrund der teratogenen Effekte im 1. Trimester und dem erhöhten Blutungsrisiko perinatal kontraindiziert.

Welche Art der Sekundärprophylaxe (Azetylsalizylsäure, Heparin) durchgeführt wird, ist ebenso wie bei Nichtschwangeren primär von der Pathogenese der zerebralen Ischämie abhängig.

13.3.2 Intrazerebrale Blutung

Das Risiko für intrazerebrale Blutung ist während der Schwangerschaft und des Puerperiums deutlich erhöht. Interessanterweise war in 2 großen Studien die Inzidenz von intrazerebralen Blutungen genau so hoch wie die von zerebralen Ischämien, was in einem deutlichen Gegensatz zu der Verteilung von Schlaganfallursachen bei jungen Frauen außerhalb der Schwangerschaft steht, da hier die Ischämie die Blutung bei weitem überwiegt. Wie auch für die zerebrale Ischämie ist das Risiko für die intrazerebrale Blutung vor allem im Puerperium erhöht. Die häufigsten Ursachen der Blutungen sind Gefäßmalformationen und die Eklampsie. Allerdings scheinen auch die schwangerschaftsinduzierte arterielle Hypertension außerhalb der Eklampsie und Drogenabusus Risikofaktoren der intrazerebralen Blutung darzustellen. Die Entscheidung über eine operative Entlastung der intrazerebralen Blutung ist weitgehend unabhängig von der Schwangerschaft zu treffen. Große raumfordernde und oberflächlich gelegene Blutungen stellen eine mögliche Operationsindikation dar.

13.3.3 Subarachnoidalblutung

Subarachnoidalblutungen (SAB) sind die dritthäufigste nichtgynäkologische Todesursache von Schwangeren. Ungefähr 5–10% der mütterlichen Mortalität sind auf eine SAB zurückzuführen. Aufgrund der sehr dramatischen Auswirkungen und der ca. 5-fach erhöhten Inzidenz gegenüber Nichtschwangeren ist es wichtig, bei akut einsetzenden Kopfschmerzen, Übelkeit, Erbrechen, Nackensteifigkeit und Bewusstseinsstörung an diese Diagnose zu denken. Ätiologisch liegt – wie auch außerhalb der Schwangerschaft – eine Ruptur arterieller Aneurysmen oder arteriovenöser Malformationen zugrunde. In einer retrospektiven Analyse mit nachgewiesenen Aneurysmen konnte gezeigt werden, dass 90% der Subarachnoidalblutungen während der Schwangerschaft und 8% während des Puerperiums auftraten. In nur 2% der Fälle trat die Subarachnoidalblutung während der Entbindung auf. Die Behandlung sollte genauso wie außerhalb der Schwangerschaft in einer Ausschaltung des Aneurysmas bestehen und wegen der erhöhten Gefahr einer Rezidivblutung nicht herausgezögert werden. Die Art der Entbindung nach erfolgreicher operativer Behandlung wird vorwiegend durch gynäkologische Überlegungen bestimmt. Bei Patientinnen mit nichtoperierten oder inkomplett verschlossenen Aneurysmen sollte ein Kaiserschnitt erfolgen.

13.3.4 Sinusthrombose

Die Inzidenz von Sinusthrombosen ist im Umfeld der Schwangerschaft erhöht. Die Inzidenzraten liegen in Westeuropa und Nordamerika im Mittel bei 10–20 auf 100.000 Schwangerschaften, in Indien bei 200–500 auf 100.000 Schwangerschaften. In den meisten Fällen treten die Sinusthrombosen im Puerperium auf und nicht während der Schwangerschaft selbst. Antikoagulation mit intravenösem Heparin ist die Therapie der Wahl. Da die Schwangerschaft und besonders das Puerperium einen Risikofaktor für die Sinusthrombose darstellen und Rezidive in nachfolgenden Schwangerschaften auftreten können, ist eine prophylaktische Behandlung während einer folgenden Schwangerschaft durchaus indiziert. Eine Low-dose-Heparinisierung, die nach der Entbindung begonnen und für einen Monat fortgesetzt wird, stellt einen möglichen Ansatz dar, seine Wirksamkeit ist jedoch nicht belegt.

13.3.5 Restless-legs-Syndrom

Das Restless-legs-Syndrom ist erst in den letzten Jahren richtig bekannt geworden. Mit einer Prävalenz in der westlichen Bevölkerung von ca. 5% ist es eine häufige Erkrankung. Im Vordergrund stehen hierbei unangenehme Missempfindungen in den Beinen, die als Taubheit, Kribbeln, Reißen, Ziehen, Brennen bis hin zu Schmerzen angegeben werden. Diese Missempfindungen treten immer dann auf, wenn die Betroffene zur Ruhe kommt, wie z. B. Sitzen im Theater, Konzert etc. Noch stärker ausgeprägt stellen sich die Beschwerden dar, wenn sich die Betroffenen zum Schlafen legen. Zu den Missempfindungen gesellt sich ein Bewegungsdrang, die beide gemeinsam das Einschlafen verhindern oder zum Erwachen führen. Bewegung, vor allem Aufstehen und Umhergehen, bringen eine deutliche Erleichterung. Neben dem idiopathischen Restless-legs-Syndrom gibt es symptomatische Formen bei der Polyneuropathie,

Urämie, rheumatoiden Arthritis und Schwangerschaft. Die Prävalenz wird für das dritte Trimenon mit fast 25% angegeben. Die Diagnose ist entsprechend den anamnestischen Angaben klinisch zu stellen. Durch die klinisch-neurologische Untersuchung können symptomatische Formen wie eine Polyneuropathie ausgeschlossen werden. Neben der Aufklärung der Patientin über die Harmlosigkeit der Erkrankung kann man zudem eine Beruhigung durch die Information erzielen, dass es in den meisten Fällen nach Beendigung der Schwangerschaft zum Sistieren der Beschwerden kommt. Ein Eisenmangel als Ursache sollte unbedingt ausgeschlossen bzw. behandelt werden. Als erste Therapiestufe empfiehlt es sich, lange Ruhephasen zu vermeiden oder ein leichtes Ausdauertraining durchzuführen. Bei stärker ausgeprägter Symptomatik ist ein Therapieversuch mit Folsäure angezeigt, da deren Erniedrigung mit dem Auftreten der Beschwerden in der Schwangerschaft assoziiert ist. Bei anhaltend starken Beschwerden kann jenseits des 1. Trimenons L-Dopa oder Oxycodon in möglichst niedriger Dosierung verabreicht werden.

🛑 Die bisher zugelassenen Medikamente zur symptomatischen Therapie des Restless-legs-Syndroms – L-Dopa mit dem Decarboxylasehemmer Benserazid, Pramipexol und Ropinirol – sind in der Schwangerschaft kontraindiziert.

13.3.6 Engpasssyndrome und andere periphere Nervenkompressionssyndrome

Engpasssyndrome sind gekennzeichnet durch Kompression von peripheren Nerven im Bereich physiologischer Engpässe, in denen es entweder durch äußere, meist chronische Druckeinwirkungen oder durch endogene Faktoren, wie z. B. in der Schwangerschaft, zu Reiz- oder Ausfallerscheinungen im Projektionsareal des betroffenen Nerven kommt. Typische Symptome einer druckbedingten Mononeuropathie sind Kribbelparästhesien und Schmerzen im kutanen Versorgungsgebiet des Nerven, schwerer zu lokalisierende Schmerzen in der Haut und im Bereich der Gelenke, die aber auch in andere Bezirke aberrieren können, und Muskelatrophien und -paresen im muskulären Versorgungsgebiet des Nerven. Das gehäufte Auftreten von einigen Engpasssyndromen während der Schwangerschaft wird auf vermehrte Wassereinlagerungen in das Bindegewebe im Bereich der physiologischen Engen zurückgeführt. Andere Plexus- oder Nervenkompressionen werden durch die Druckwirkung des kindlichen Kopfes in utero erklärt.

Karpaltunnelsyndrom

Die häufigste Form des Engpasssyndroms in der Schwangerschaft ist das Karpaltunnelsyndrom. Die angegebenen Inzidenzen in der Schwangerschaft sind widersprüchlich und reichen von 2,3–25%. Dies beruht auf unterschiedlichen Kriterien der klinischen und elektroneurografischen Definition des Karpaltunnelsyndroms. Die hohe Inzidenz ist nicht auf eine besondere schwangerschaftsbedingte Vulnerabilität des N. medianus im Bereich des Karpaltunnels zurückzuführen, sondern spiegelt lediglich die Tatsache wider, dass dieses Syndrom auch außerhalb des Schwangerschaft sehr häufig bei Frauen auftritt und insgesamt das häufigste Engpasssyndrom in der Gesamtbevölkerung ist. Die klinische Manifestation tritt in der überwiegenden Zahl der Schwangerschaften im 3. Trimester auf.

Die Symptome des Karpaltunnelsyndroms beginnen typischerweise mit einem Taubheitsgefühl in den Fingerspitzen des Daumens, des Zeigefingers oder des Ringfingers der betroffenen Hand und mit Kribbelparästhesien und unangenehmen, stechenden oder schwer zu charakterisierenden Schmerzen im Handteller und in den 3 genannten Fingern. Die Schmerzen sind häufig nachts und nach körperlichen Betätigungen verstärkt, und Erleichterung verschafft nicht selten das Ausschütteln der Hand. Auch können Schmerzen weiter proximal im Arm auftreten, was nicht selten zu falschen differenzialdiagnostischen Schlüssen verleitet. Im fortgeschrittenen Stadium treten Paresen der medianusversorgten Handmuskulatur (Oppositionsschwäche des Daumens) und eine Atrophie der Thenarmuskulatur auf. Druck über dem Karpaltunnel führt häufig zu Kribbelparästhesien oder zu Taubheit im oben genannten Versorgungsgebiet des Nervens, die die Druckeinwirkung längere Zeit überdauern können.

■ **Therapie**

In den meisten Fällen bilden sich die Beschwerden innerhalb von 3 Monaten nach der Entbindung vollständig zurück, sodass in der Regel eine konservative Behandlung mit Tragen einer nächtlichen Handgelenksschiene zur Vermeidung von Hyperflexionen des Handgelenks ausreicht. Bei auch tagsüber auftretenden Schmerzen können ebenfalls Ruhigstellung oder die lokale Injektion von Kortison helfen. Nur bei schweren Verläufen mit elektromyografischem Nachweis starker florider Denervierungszeichen in EMG der Thenarmuskulatur sollte eine operative Dekompression in Lokalanästhesie schon während der Schwangerschaft durchgeführt werden kann.

Meralgia paraesthetica

Die Meralgia paraesthetica entsteht durch chronische Kompression des N. cutaneus femoris lateralis beim Durchtritt durch das Leistenband. Durch Fingerdruck des Untersuchers auf das Leistenband dicht am Ansatz des Beckens lassen sich häufig Parästhesien im Versorgungsgebiet des rein sensiblen Nervens an der Vorder-Außen-Seite des Oberschenkels auslösen. Die Meralgia paraesthetica ist ein häufiges Engpasssyndrom in der Schwangerschaft, das meistens im 3. Trimester in Erscheinung tritt. Als Ursache trägt neben der Ödemneigung vermutlich auch eine mechanische Komponente aufgrund der gespannten Bauchdecken bei, da diese Erkrankung sonst bevorzugt bei Männern mit Übergewicht auftritt. Die betroffenen Frauen klagen über ein rezidivierendes Taubheitsgefühl und

über meist schmerzhafte Parästhesien an der Vorder-Außenseite des betroffenen Oberschenkels unter Aussparung des Knies. Ausgelößt werden die Beschwerden durch Streckung des Hüftgelenks, z. B. bei längerem Stehen oder beim Schlafen mit gestrecktem Bein (Meralgia paraesthetica nocturna). Entsprechend führt eine Hüftgelenksbeugung meist zu einer raschen Besserung der Beschwerden. Die Therapie ist nicht einfach, da die Meralgia paraesthetica wie alle neuropathischen Schmerzen kaum auf normale Analgetika ansprechen und Lokalinjektionen im Bereich des Leistenbandes in der Schwangerschaft vermieden werden sollten, meistens auch nicht den gewünschten Erfolg bringen. Die wichtigste Therapie ist das Vermeiden auslösender Faktoren. Wie das Karpaltunnelsyndrom bilden sich die Beschwerden fast immer innerhalb einiger Monate nach der Entbindung zurück.

Periphere Fazialislähmung

Die häufigen Begleitsymptome auf der gelähmten Seite, wie Geschmacksstörungen auf den vorderen zwei Dritteln der Zungenhälfte und eine Hyperakusis, sprechen dafür, dass die Nervenschädigung meistens im knöchernen Fazialiskanal abläuft, in dem der entzündete und geschwollene Nerv sich selbst abklemmen kann. Die vermehrte Wassereinlagerung in der Schwangerschaft kann der Grund für die etwa 3-fach so hohe Inzidenz (45 auf 100.000 Geburten) in der Schwangerschaft gegenüber gleichaltrigen nichtschwangeren Frauen sein. Etwa 85% der Fazialislähmungen treten im 3. Trimester oder im Puerperium auf. Das häufige Auftreten im relativ jungen Alter spricht gegen eine mikroangiopathische Genese und eher für einen entzündlichen Prozess, wobei in erster Linie an virale Infekte (direkte Virusinfektionen oder para-/postinfektiöse Entzündungen) zu denken ist. Differenzialdiagnostisch muss gegenüber der idiopathischen Fazialisparese in erster Linie an eine Borreliose gedacht werden, die sich klinisch nicht selten als isolierte Fazialisparese manifestiert.

■ **Therapie**

Die Therapie der idiopathischen Fazialisparese erfolgt aufgrund der entzündlichen Genese frühzeitig mit Prednison (5 Tage 100 mg/Tag, dann über 2 Wochen ausschleichend), das wegen der erhöhten Thromboseneigung in der Schwangerschaft grundsätzlich unter subkutanem Heparinschutz verabreicht werden sollte. Der günstige Effekt der Kortisontherapie auf die Restitution der Fazialislähmung ist durch Studien nachgewiesen. Wichtig ist der Schutz der Kornea durch lokale Applikation von Augensalben und durch das nächtliche Tragen eines Uhrglasverbandes. Bei inkompletten Fazialislähmungen sind aktive Innervationsübungen sinnvoll.

Wurzel- und Plexusaffektionen

Lumbale Schmerzen sind ein häufiges Phänomen in der Schwangerschaft. Die Inzidenz liegt bei etwa 50% mit einem Maximum zwischen dem 4. und 7. Schwangerschaftsmonat. Die Schmerzen können in ein Bein oder beide Beine ausstrahlen und sind häufig nachts betont. Als Ursache wird eine Druckwirkung des kindlichen Schädels auf den Plexus lumbosacralis am Übergang vom großen zum kleinen Becken diskutiert, wodurch die Schmerzausstrahlung in die Beine erklärt werden kann. Für eine Lumbago ohne Ischialgien kommen alle auch außerhalb der Schwangerschaft vorkommenden Ursachen in Frage, wobei die höhere Inzidenz durch Fehlbelastungen und durch den ödematöseren Bandapparat während der Schwangerschaft erklärt werden kann. In seltenen Fällen sind Bandscheibenvorfälle für diese Beschwerden verantwortlich. Deshalb ist eine bildgebende Diagnostik (vorzugsweise MRT) zum Ausschluss einer Bandscheibenprotrusion oder eines Bandscheibenvorfalls nur dann indiziert, wenn eindeutige Wurzelreiz- oder -kompressionszeichen wie radikuläre Schmerzausstrahlung, Hypästhesie in einem Dermatom oder Paresen hinzutreten. Eine retrospektive Untersuchung von 48.760 Schwangerschaften ergab nur bei 5 Frauen operationswürdige Bandscheibenvorfälle mit entsprechender Wurzelkompressionssymptomatik.

Alle Frauen konnten bis zur Entbindung durch Kaiserschnitt konservativ behandelt und erst danach operiert werden.

13.4 Schwangerschaftsspezifische Erkrankungen mit neurologischen Symptomen

13.4.1 Eklampsie

Die Eklampsie ist eine schwangerschaftsspezifische Ursache für Schlaganfälle, wobei sie sowohl zu Ischämien als auch zu Blutungen führen kann. In den westlichen Ländern ist die Eklampsie eine der häufigsten Ursachen der mütterlichen Morbidität und Mortalität. Über 50.000 Frauen sterben weltweit pro Jahr an den Folgen der Eklampsie. 44% der Eklampsien treten antepartal auf, 33% unter der Geburt und 23% bis zu 48 h nach der Geburt, wobei in den letzten 20 Jahren ein relativer Anstieg der postpartalen Eklampsien bis auf 50% beobachtet werden konnte. Das Vorliegen einer schwangerschaftsassoziierten arteriellen Hypertonie und das Auftreten von epileptischen Anfällen sprechen für eine Eklampsie. Weitere Symptome sind Kopfschmerzen, Sehstörungen, Vigilanzminderung, Proteinurie und periphere Ödeme. Alle Symptome der Präeklampsie/Eklampsie bilden sich in der Mehrzahl der Fälle nach Ende der Schwangerschaft zurück. In der Computertomografie zeigen sich bilaterale Hypodensitäten vor allem im okzipitalen und parietalen Kortex, gelegentlich auch im Marklager oder in den Basalganglien. In seltenen Fällen ist Blut zu sehen. MR-tomografisch lassen sich in den gleichen Regionen Hyperintensitäten in den T_2-gewichteten Sequenzen nachweisen.

■ **Therapie**

Die Präeklampsie/Eklampsie wird durch Senkung des erhöhten Blutdruckes behandelt (z. B. Dihydralazin 5–10 mg langsam i.v.). Zur Kontrolle der unter der Eklampsie auftretenden epileptischen Anfälle ist Magnesiumsulfat als Mittel der Wahl anzusehen. In zwei vergleichenden Studien hat sich Magnesium den üblichen Antiepileptika als überlegen erwiesen, da es signifikant häufiger das Risiko für erneute Anfälle verminderte. Bei Vorliegen einer Eklampsie wird Magnesiumsulfat zur Prävention epileptischer Anfälle in der 24. bis 32. Schwangerschaftswoche empfohlen. In schweren Fällen der Eklampsie ist je nach Gestationsalter die Geburt einzuleiten oder die Schwangerschaft abzubrechen. Die neurologischen Symptome bilden sich in der Mehrzahl der Fälle innerhalb von 2 Wochen komplett zurück. Gelegentlich können Residuen in Form von Sehstörungen oder einer Hemiparese persistieren. Die Veränderungen in der Bildgebung bilden sich ebenfalls passend zum klinischen Verlauf häufig zurück. Das Auftreten von intrazerebralen Blutungen bei der posterioren Leukenzephalopathie ist mit einer deutlich höheren Rate an Mortalität bzw. Residuen behaftet. Sowohl das Signalverhalten in der MRT als auch die Reversibilität sprechen für ein Ödem, welches aus einem Endothelschaden resultiert, der seinerseits durch eine bei raschem Blutdruckanstieg passive Überdehnung der Arteriolen bedingt ist.

13.4.2 HELLP-Syndrom

Das HELLP-Syndrom (haemolysis, elevated liver enzymes, low platelet count) ist eine schwere Form der Präeklampsie/Eklampsie, die initial klinisch zusätzlich Schmerzen im rechten oberen Epigastrium verursacht. Die Diagnose ist durch die typischen Laborveränderungen einer Hämolyse, einer Erhöhung von Bilirubin, Laktatdehydrogenase und Transaminasen und einer Thrombozytopenie (< 100.000) gekennzeichnet. Neurologischerseits besteht die Besonderheit des HELLP-Syndroms im Auftreten von intrazerebralen Blutungen.

Da sich die überwiegenden Symptome des HELLP-Syndroms postpartal zurückentwickeln, ist nach Diagnosestellung eine sofortige Beendigung der Schwangerschaft durch Entbindung oder Sectio anzustreben.

13.4.3 Fruchtwasserembolie

Die Fruchtwasserembolie ist eine seltene und schwere Komplikation der Schwangerschaft, die vor allem bei Multipara über 30 Jahren auftritt. Weitere Risikofaktoren sind Kaiserschnitt, Placenta praevia, fetales Distress-Syndrom, Eklampsie und medikamentöse Einleitung der Geburt. Plötzliche Dyspnoe, Zyanose und arterielle Hypotension sind die klinischen Zeichen, die meistens während der Entbindung auftreten. Ein Herz-Kreislauf-Versagen und eine Verbrauchskoagulopathie, welche sich im weiteren Verlauf entwickeln, sind sicherlich die häufigsten Ursachen der aus der Fruchtwasserembolie resultierenden Mortalität und Morbidität. In einer retrospektiven Analyse von 46 Patientinnen mit Fruchtwasserembolie betrug die mütterliche Mortalität 61%, von den Überlebenden waren nur 15% neurologisch unauffällig. Die Behandlung besteht aus intensivmedizinischen Maßnahmen und ggf. einer Substitution von Gerinnungsfaktoren und Thrombozyten.

13.4.4 Akute Hypophyseninsuffizienz

Die akute Hypophyseninsuffizienz ist eine seltene, aber lebensbedrohliche Komplikation der Schwangerschaft. Durch Ischämie oder Blutung kann es besonders postpartal zu einer akuten Hypophyseninsuffizienz kommen (Sheehan-Syndrom), die meistens den Hypophysenvorderlappen betrifft. Neben den hormonellen Veränderungen kann es durch eine raumfordernde Wirkung dieses akuten Geschehens zu Sehstörungen oder Okulomotoriusparesen kommen. Mittels MRT kann die Diagnose gesichert werden.

Um eine Addison-Krise zu vermeiden, müssen die Patientinnen sofort mit Kortison behandelt werden, ggf. müssen andere Hormone substituiert bzw. Elektrolytstörungen korrigiert werden. Bei ausgeprägter oder progredienter neurologischer Symptomatik muss die Raumforderung durch einen transsphenoidalen Zugang entfernt werden.

13.5 Präparate

- **Folsäure** (▶ Kap. 10)
- DreisaFol, 5 mg – Tbl. (Gry)
- Folarell, 5 mg – Tbl.; 5 mg – Inj.-Lsg. (Sanorell)
- Folcur, 5 mg – Tbl. (1 A Pharma)
- Folgamma Mono, 5 mg – Tbl. (Wörwag)
- Folsäure-biosyn, 5 mg – Tbl. (Biosyn)
- Folsäure Dr. Hotz, 5 mg – Tbl. (Riemser)
- Folsäure-Hevert, 5 mg – Tbl.; 5 mg – Inj.-Lsg. (Hevert)
- Folsäure-ratiopharm, 5 mg – Tbl. (ratiopharm)
- Folsäure Stada, 5 mg – Tbl. (Stada)
- Folsan, 0,4 mg, 5 mg – Tbl. (Solvay Arzneimittel)
- Folverlan, 0,4 mg, 5 mg – Tbl. (Verla)
- Gravi-Fol, 5 mg – Tbl. (Asconex)
- Lafol, 0,4 mg – Weichkps. (Valeant)

■■ Indikation
Folsäuremangel, durch Folsäuremangel bedingte Homozysteinämie, Prophylaxe des Neuralrohrdefektes unter Antiepileptikatherapie bzw. vorausgegangener Schwangerschaft mit Neuralrohrdefekt.

■■ Dosierung
- 5 mg pro Tag.

> **Bewertung**
>
> Sollte bei Schwangerschaft und behandelter Epilepsie verabreicht werden, um das Risiko für Missbildungen zu vermindern. Zudem einzige Therapieoption bei Restless-legs-Syndrom während der Schwangerschaft.

- **Magnesiumsulfat**
- Cormagnesin 200/400 – Inj.-Lsg (Wörwag)
- Magnesium-Diasporal, 2 nmol, 4 nmol – Inj.-Lsg. (Protina)
- Magnesium Verla 50% – Infusionskonzentrat (Verla)
- Mg 5-sulfat 10%, 50% – Amp. (Artesan/Casella-med)

■■ Pharmakodynamik
Durch die kalziumantagonistische Wirkung führt Magnesiumsulfat zu einer Muskelrelaxation.

■■ Pharmakokinetik
Das parenteral verabreichte Magnesium wird renal ausgeschieden, die Halbwertszeit beträgt ca. 4 h.

■■ Indikation
Magnesiummangel, Abortneigung, Frühgeburtsbestrebungen, fetale Hypotrophie.

■■ Dosierung
- Beim eklamptischen Anfall initial 4–6 g, Erhaltungsdosis 1–2,5 g/h bis zu 24 h post partum.

■■ Nebenwirkungen
- **Nervensystem**: Tremor, Erregung, Schwindel, Kopfschmerzen, Kribbeln;
- **Sonstiges**: Wärmegefühl, Flush, Erbrechen, Schwitzen, Mundtrockenheit.

■■ Kontraindikationen
- AV-Block,
- Myasthenia gravis,
- eingeschränkte Nierenfunktion,
- wegen des Risikos der Atemdepression nicht mit Barbituraten, Narkotika oder Hypnotika verabreichen.

■■ Interaktionen
- Durch gleichzeitige Gabe von Kalzium kann die Wirkung von Magnesiumsulfat aufgehoben werden.
- Muskelrelaxanzien vom Kurare-Typ verstärken die Magnesiumwirkung an der motorischen Endplatte.

> **Bewertung**
>
> Mittel der Wahl bei epileptischen Anfällen im Rahmen der Eklampsie.

Serviceteil

Pharmakaverzeichnis – 464

Stichwortverzeichnis – 467

© Springer-Verlag GmbH Deutschland, ein Teil von Springer Nature 2018
F. Block (Hrsg.), *Praxisbuch neurologische Pharmakotherapie*,
https://doi.org/10.1007/978-3-662-55838-6

Pharmakaverzeichnis

3,4-Diaminopyridin 429, 439

A

Abacavir 308
Aciclovir 306, 308
Agomelatin 114
Alemtuzumab 353, 368
Almotriptan 3, 15
Amantadin 166, 370, 433
Amantadinhydrochlorid 166
Amantadinsulfat 166, 434
Amitriptylin 4–5, 9, 16, 115, 434
Amlodipin 272
Ampicillin 309
Antithrombin lll 310
Apixaban 273
Apomorphin 168
Atazanavir 311
Atorvastatin 273
Atropinsulfat 434
Azathioprin 356, 370, 435
Azetylsalizylsäure 2, 5, 17, 142, 270, 371
Azetylsalizylsäure und Dipyridamol 271

B

Baclofen 10, 18, 170, 240, 243, 371
Baclofen intrathekal 241, 245
Benserazid 120
Betahistin 60
Biperiden 171
Bisoprolol 274
Bornaprin 172
Botulinum-Toxin A 372
Botulinumtoxin A 241
Botulinumtoxin Typ A 18, 174, 248, 436
Botulinumtoxin Typ B 178
Bromocriptin 178
Brotizolam 115
Budipin 180

C

Cabergolin 182
Capsaicin 18–19

Carbamazepin 9–10, 19, 57, 61, 72, 80, 142
Cefotaxim 311
Ceftriaxon 312–314, 328
Chloralhydrat 111, 116
Cholecalciferol 372, 437
Ciclosporin 437
Ciprofloxacin 314
Citalopram 142, 275, 374, 438
Cladribin 373
Cladribrin 354
Clobazam 82
Clomipramin 5, 19
Clonazepam 51, 58, 61, 82, 102, 106, 117, 183
Clopidogrel 143, 276
Clozapin 143, 184
Cotrimoxazol 315
Cyclophosphamid 356, 375, 439
Cytarabin 411

D

Dabigatran 277, 282
Daclizumab 354
Dantrolen 241, 376
Dantrolene 249
Darifenacin 376
Darunavir 316
Dexamethason 317, 412
Diazepam 83, 252
Diclofenac 2, 21
Didanosin 318
Dihydrocodein 102
Dimenhydrinat 51, 62
Dimethylfumarat 349, 376
Diphenhydramin 117
Dipyridamol 142
Domperidon 2, 21, 188
Donepezil 143, 190
Donezepil 139, 141
Doxepin 5, 22
Doxycyclin 319
Doxylamin 117
Duloxetin 9, 23, 439

E

Efavirenz 320
Eletriptan 3, 24
Emtricitabin 321

Enalapril 279
Entacapon 191, 205
Eprosartan 280
Ergotamintartrat 24
Escitalopram 144, 439
Eslicarbazepinacetat 84
Ethambutol 322
Ethosuximid 72, 85

F

Fampridin 378
Fesoterodin 380
Fingolimod 351, 381
Flucloxacillin 322
Fludrocortison 194
Flunarizin 4, 25
Flunitrazepam 118
Fluoxetin 5, 25, 145, 280, 384, 439
Flupirtin 26, 253
Flurazepam 119
Folsäure 384, 440, 461
Fosamprenavir 323
Fosfomycin 324
Frovatriptan 3, 26

G

Gabapentin 9–10, 27, 57, 63, 85, 102, 120, 195, 253
Galantamin 139, 145
Ganciclovir 324
Glatirameracetat 349, 385

H

Heparin, niedermolekulares 331
Hydrochlorothiazid 281

I

Ibuprofen 2, 5, 10, 28, 325
Imipramin 5, 9, 29
Immunglobuline 386, 440
Indinavir 325
Indometacin 30
Insulin human 283

Interferon-β 348, 386
Isoniazid 326

K

Kalzium 388, 441

L

L-Dopa 101
L-Dopa und Carbidopa 284
Lacosamid 77, 86
Lamivudin 327
Lamotrigin 9–10, 31, 72, 86
Levetiracetam 72, 77, 79, 87, 413
Levodopa 102, 120, 156, 196
Levodopa intestinal 200
Levodopa plus Benserazid 196
Levodopa plus Carbidopa 196, 200
Levodopa plus Carbidopa plus
    Entacapon 197
Lidocain 31
Lithium 32
Lomustin 413
Lorazepam 88, 441
Lormetazepam 120

M

Macrogol 203
Magnesiumsulfat 461
Mannitol 284
Melatonin 112, 121
Melperon 122, 146
Memantin 139, 141, 147, 241, 254
Meropenem 328
Metamizol 5, 10, 33, 284, 329
Methocarbamol 33
Methotrexat 389, 414, 442
Methylphenidat 104, 122
Methylprednisolon 388
Metoclopramid 2, 34
Metoprolol 4, 35
Metronidazol 329
Midazolam 89
Midodrin 204
Mirtazapin 5, 36, 123
Mitoxantron 355, 390
Modafinil 104, 123, 392
Mycophenolatmofetil 442

N

Nabiximols 241, 255, 393
Naloxon 9–10, 43, 132
Naproxen 2, 5, 37
Naratriptan 3, 37
Natalizumab 352, 394
Natriumoxybat 103, 124
Neostigmin 427, 443
Nevirapin 330
Niedermolekulares Heparin 285, 444
Nitrazepam 125
Nortriptylin 286

O

Ocrelizumab 354, 395
Ondansetron 51, 63
Oxcarbazepin 10, 38, 72, 90
Oxybutynin 397
Oxycodon 9–10, 38, 444

P

Paracetamol 2, 5, 10, 39, 287, 331
Paroxetin 64
Penicillin G 302–303, 331
Pergolid 207
Phenobarbital 91
Phenprocoumon 287
Phenytoin 10, 40, 76, 92
Pipamperon 126, 147
Piribedil 208
Pitolisant 127
Pramipexol 102, 128, 209
Prednisolon 41, 332, 398, 414, 444
Prednison 41, 332, 398, 414, 445
Pregabalin 9, 40, 93
Primidon 93, 211
Probenecid 333
Procarbazinhydrochlorid 414
Procyclidin 212
Promethazin 128
Propiverin 398
Propofol 77, 94
Propranolol 4, 41, 213
Prothrombinkomplex 333
Pyrazinamid 334
Pyridostigmin 427, 446
Pyridoxin 335

Q

Quetiapin 148, 215

R

Rasagilin 218
Rifampicin 335
Riluzol 446
Risperidon 130, 148
Ritonavir 336
Rituximab 356, 399
Rivaroxaban 278, 289
Rivastigmin 139, 141, 149, 219
Rizatriptan 3, 42
Ropinirol 102, 129–130, 220
Rotigotin 102, 131, 222
rtPA 290

S

Saquinavir 337
Scopolamin 51, 65
Selegilin 223, 225, 229
Sertralin 150
Sildenafil 227
Simvastatin 291
Solifenacin 401
Standardheparin 292, 338
Stavudin 338
Streptomycin 338
Sulpirid 5, 42, 66
Sumatriptan 3, 43

T

Temazepam 131
Temozolomid 415
Tenofovir 339
Teriflunomid 350, 401
Tetrabenazin 230
Theophyllin 447
Tilidin 9–10, 43, 102, 132
Tizanidin 5, 44, 241, 256, 404
Tolcapon 232
Tolperison 44, 241, 258, 404
Tolterodin 405
Topiramat 4, 45, 95, 416
Tramadol 9–10, 45

Triazolam 132
Trihexyphenidyl 234
Trimipramin 133
Trospiumchlorid 235, 406

U

Urapidil 293

V

Valproat 4–5, 72
Valproinsäure 46, 76, 96, 151
Vancomycin 340
Verapamil 47
Vigabatrin 72, 97
Vincristin 416
Vitamin D3 437
Vitamin E 151

Z

Zaleplon 134
Zidovudin 341
Zolmitriptan 3, 48
Zolpidem 134
Zonisamid 98
Zopiclon 135

Stichwortverzeichnis

A

Absencen 72
Absencenstatus 78
AIDS-Demenz-Komplex 307
AIDS-Erkrankung 306
Aktionstremor 161
Akute disseminierte
　Enzephalomyelitis (ADEM) 361
Analgetika 5, 7
Anfälle, epileptische 264
Anti-NMDA-Rezeptor-
　Enzephalitis 367
Antidepressiva 104, 110
– trizyklische 110
Antiepileptika 102
Antihistaminika 112
Antikörpervermittelte
　Enzephalitis 366
Antispastika 242
Aphasie
– primär progressive 140
Astrozytom 408
Aufwach-Grand-mal 72
Autoimmunerkrankungen 344

B

Baclofentherapie, intrathekale 243
Barbiturate 76
Basilarismigräne 57
Basilaristhrombose 263
Beinspastik 242
Beinvenenthrombose 265
Benigner paroxysmaler
　Lagerungsschwindel (BPLS) 52
– Befreiungsmanöver 52
Benzodiazepine 76, 102, 109, 241
Beschäftigungskrämpfe 165
Betarezeptorenblocker 162
Blepharospasmus 165
Blut-Hirn-Schranke 156
Botulinumtoxininjektion,
　intramuskuläre 243

C

Cephalosporine 302
Cholinesterasehemmer 427

Chronisch inflammatorische
　demyelinisierende
　Polyneuropathie (CIDP) 422
CIDP
– im Alter 433
Cladribin 354
Clusterkopfschmerz 5
Cyclopyrrolone 109

D

Demenz 137
– Alzheimer 138
– bei Parkinson-Syndrom 141
– frontotemporale 140
– Lewy-Körperchen 140
– semantische 140
– vaskuläre 141
Dermatomyositis 430
Diabetes mellitus 266
Dopaminagonisten 101–102
Drehschwindel 56
Dyskinesien 159
Dyssomnie, extrinsische 107
Dystonie 163
– generalisierte 165
– Klassifikation 164
– segmentale 165

E

Einschlusskörperchenmyositis 432
Einschlusskörpermyositis 430
Eklampsie 459
Elektrostimulation, epidurale
　spinale 13
Emboliequelle
– kardiale 268
Engpasssyndrom
– Schwangerschaft 457
Epilepsie 69
– fokale 72
– fotosensible Anfälle 72
– generalisierte 72
– im Alter 78
– Klassifikation 70
– Kombinationstherapie 74
– myoklonische Anfälle 72
Epilepsiechirurgie 73
Epilepsietherapie

– medikamentöse 71
Ergotamine 7

F

Fingolimod 351
Fruchtwasserembolie 460

G

Gangstörungen 159
Gaumensegeltremor 162
Gedächtnisstörung 138
GKS-Pulstherapie 345
Glioblastom 408
Gliom
– anaplastisches 408
– low-grade 408
– malignes 408
Glukokortikoidtherapie
– im Alter 433
Glukokortikosteroiden 345
Granulomatose mit Polyangiitis
　(GPA) 363
Guillain-Barré-Syndrom (GBS) 421

H

HELLP-Syndrom 460
Hemianopsie 265
Hemikranie, paroxysmale 6
Herpes-simplex-Enzephalitis 305
Hirnabszess 303
Hirnödem 265
Hirnstamminfarkt 58
Hirnstimulation, tiefe 163
Hirntumor 407
– Chemotherapie 410
– Epilepsie 410
– Hirnödem 411
– im Alter 411
– Operation 410
– Strahlentherapie 410
HIV-Enzephalitis 307
HIV-Enzephalopathie 307
HIV-Infektion 306
Hochaktive antiretrovirale
　Behandlung (HAART) 307

Holmes-Tremor 162
Hypercholesterinämie 267
Hypertonie 266
Hypophyseninsuffizienz 460

I

Imidazopyridine 109
Immunvermittelte ZNS-
   Erkrankungen 343
Infektionen 295
– im Alter 308
Insomnie 106
Ischämie
– im Alter 269
Ischämie, zerebrale 261

K

Karotisstenose 268
Karpaltunnelsyndrom
– Schwangerschaft 457
Kataplexie 103

L

Lambert-Eaton-Syndrom 429
Lennox-Gastaut-Syndrom 72
Lungenembolie 265
Lymphom 409
Lysetherapie 263

M

M. Wilson 164
Medikamentenübergebrauch 6
Meige-Syndrom 165
Menière-Syndrom 55
Meningitis, bakterielle 296
– Abszess 299
– Epilepsie 300
– Hirnödem 298
– Hydrozephalus 299
– Sepsis-Syndrom 298
– septische Sinusthrombose 299
– Verbrauchskoagulopathie 298
– zerebrale Vaskulitis 299
Meningitis, frühluische 302

Meningitis, tuberkulöse 300
Meningitis, virale 305
Meningokokkenmeningitis 298
Meralgia paraesthetica
– Schwangerschaft 458
Metastasen 409
Migräne 2
– Aura 2
– chronische 4
– vestibuläre 57
Morbus Menière 55
Motoneuronerkrankung 425
– Atemnot 426
MS
– Eskalationstherapie 355
Multifokale motorische Neuropathie
   (MMN) 422
Multiple Sklerose 344
– Blasenstörungen 358
– Fatigue-Symptomatik 358
– primär progrediente 357
– schubförmig remittierende 347
– Spastik 357
Muskel-Nerv-Erkrankungen 419
– im Alter 433
Muskelerkrankungen
– immunogene 430
Myasthene Krise 428
Myasthenia gravis 426
Myositis 430

N

Narkolepsie 103
Neglekt 265
Neuroborreliose 301
Neuroleptika 111
Neurologische Erkrankungen
– Schwangerschaft 449
Neuromyelitis optica (NMO) 359
Neuropathia vestibularis 54
Neuropathie
– immunvermittelte 424
– vaskulitische 424
Neurosyphilis 302
Non-Benzodiazepin-Hypnotika 109

O

Ödem, zerebrales 305
Opiate 7, 103

P

Paraspastik 242
Parkinson-Syndrom 154
– fortgeschrittenes 158
– Initialtherapie 157
– On-Off-Fluktuationen 158
Parkinson-Tremor 161
Penicillinallergie 303
Perilymphfistel 56
Periphere Fazialislähmung
– Schwangerschaft 458
Persistierendes Foramen ovale
   (PFO) 268
Phytotherapeutika 112
Plexusaffektionen
– Schwangerschaft 459
Polymyalgia rheumatica 432
Polymyositis 430
Polyneuropathie 420
– immunvermittelte 420
– Manifestationstypen 421
– paraproteinämische 422
Polyneuroradikulitis, akute 421
Post-Polio-Syndrom 424
Progressive stroke 264
Pyrazolopyrimidine 109

R

Rauchen 266
Reinsult 264
Rekanalisation
– mechanische 264
REM-Schlaf-Verhaltensstörung 105
Restless-legs-Syndrom 100, 159
– Schwangerschaft 456
Riesenzellarteriitis 362
Rückenschmerzen 10
– akute 10
– chronische 11
Ruhetremor 161

S

Schenck-Syndrom 105
Schlafhygiene 108
Schlafstörungen 99
– Depression 107
– Hypnotikatherapie 108
– im Alter 113

Schlaganfall 141, 262
- im Alter 269
- Lebensführung 269
Schluckstörungen 266
Schmerz 1
- Biofeedback 12
- Entspannungstherapie 12
- im Alter 14
- neuropathischer 8
Schmerztherapie
- kognitiv-behaviorale 12
- multimodale 12
- operante 12
Schub
- akuter 345
- Eskalationstherapie 346
Schwangerschaft 449
- Antiepileptika 451
- Epilepsie 450
- intrazerebrale Blutung 455
- Migräne 452
- Multiple Sklerose (MS) 453
- Myasthenia gravis 454
- zerebrale Ischämie 455
Schwankschwindel 56
- phobischer 59
Schwindel 49
- Ätiologien 50
- im Alter 59
- polyätiologischer 60
Sinusthrombose
- Schwangerschaft 456
Spannungskopfschmerz 4
Spasmus hemifacialis 165
Spastik 239
- Definition 240
Sprachstörungen 265
Status epilepticus 74
Status fokaler Anfälle 77
Status generalisierter tonisch-
    klonischer Anfälle 77
Steady-state-Konzentration 72–73
Stenose, intrakranielle 268
Stroke Unit 262
Subarachnoidalblutung
- Schwangerschaft 456
Sympathikusblockade 13

Tortikollis 165
Transkutane elektrische
    Nervenstimulation (TENS) 13
Tremor 161
- dystoner 161
- essenzieller 161
- orthostatischer 57, 161
- phänomenologische
    Klassifikation 161
- psychogener 162
- syndromale Klassifikation 161
- verstärkter physiologischer 161
- zerebellärer 162
Tremorfrequenz 161
Trigeminusneuralgie 9
Triptane 2, 7
Tumortherapie
- im Alter 411

V

Vagusnervstimulation 74
Vaskulitiden 361
- Einteilung 362
Vestibularisparoxysmie 56
VGKC-assoziierte Enzephalitis 366
Vorhofflimmern 267

W

West-Syndrom 72
Wurzelaffektionen
- Schwangerschaft 459

Z

Zerebritis 303
ZNS-Erkrankung 240
ZNS-Vaskulitiden 365

T

Tagesmüdigkeit 103
Tetraspastik 242
Tetrazykline 302
Thymektomie 428
Torticollis spasmodicus 163

Ihr Bonus als Käufer dieses Buches

Als Käufer dieses Buches können Sie kostenlos das eBook zum Buch nutzen.
Sie können es dauerhaft in Ihrem persönlichen, digitalen Bücherregal
auf **springer.com** speichern oder auf Ihren PC/Tablet/eReader downloaden.

Gehen Sie bitte wie folgt vor:

1. Gehen Sie zu **springer.com/shop** und suchen Sie das vorliegende Buch
   (am schnellsten über die Eingabe der eISBN).
2. Legen Sie es in den Warenkorb und klicken Sie dann auf:
   zum Einkaufswagen/zur Kasse.
3. Geben Sie den untenstehenden Coupon ein. In der Bestellübersicht wird
   damit das eBook mit 0 Euro ausgewiesen, ist also kostenlos für Sie.
4. Gehen Sie weiter **zur Kasse** und schließen den Vorgang ab.
5. Sie können das eBook nun downloaden und auf einem Gerät Ihrer Wahl lesen.
   Das eBook bleibt dauerhaft in Ihrem digitalen Bücherregal gespeichert.

EBOOK INSIDE

eISBN	978-3-662-55838-6
Ihr persönlicher Coupon	gTHtBFx3yNwDtW8

Sollte der Coupon fehlen oder nicht funktionieren, senden Sie uns bitte
eine E-Mail mit dem Betreff: **eBook inside** an **customerservice@springer.com.**

Printed by Printforce, the Netherlands